Adam Joseph Kunkel

Handbuch der Toxikologie

Erster Band

Verlag
der
Wissenschaften

Adam Joseph Kunkel

Handbuch der Toxikologie

Erster Band

ISBN/EAN: 9783957004215

Auflage: 1

Erscheinungsjahr: 2015

Erscheinungsort: Norderstedt, Deutschland
Hergestellt in Europa, USA, Kanada, Australien, Japan
Verlag der Wissenschaften in Hansebooks GmbH, Norderstedt

Cover: Sandro Botticelli "die Geburt der Venus"

HANDBUCH

DER

TOXIKOLOGIE.

VON

PROFESSOR A. J. KUNKEL

IN WÜRZBURG.

ERSTE HAELFTE.

JENA.

VERLAG VON GUSTAV FISCHER.

1899.

Vorwort.

Bei der Darstellung der Toxikologie habe ich besonders die didaktischen Aufgaben zu erfüllen gesucht: einmal möglichst sorgfältige Beschreibungen der Symptomatologie der verschiedenen Intoxikationen zu geben und zweitens die gesehenen Einzelstörungen mittels des vorhandenen Beobachtungs-Materiales wissenschaftlich zu erklären. Von diesen selbstverständlichen Forderungen ist die erste besonders wichtig für den praktischen Gebrauch des Buches, weil ja der Arzt aus dem klinischen Bilde die Diagnose stellen muss. — Aus der gleichen Rücksicht sind die häufigst vorkommenden Intoxikationen am eingehendsten behandelt.

Den Lehrstoff habe ich nach einem chemischen Eintheilungsprincip geordnet, weil ich dieses Princip aus allen Gründen für das zweckmässigste halte. In der hier vorliegenden ersten Hälfte des Buches sind die anorganischen Stoffe, weiter die Kohlenstoffverbindungen der fetten und der aromatischen Reihe besprochen. Die zweite Hälfte, die ich etwa in Jahresfrist abzuschliessen hoffe, behandelt die gesammten N-haltigen Präparate (Alkaloide), sodann die pflanzlichen und thierischen Gifte, die noch nicht ins chemische System eingereiht werden können, endlich gewisse Giftgruppen die aus praktischen Gründen eine besondere Darstellung verlangen (Ptomaine, schädliche Speisen, Farben etc.).

Die Literatur-Citate habe ich so einzurichten gesucht, dass man damit im Bedürfnissfall sich weiteren Rath erholen kann. Die Schwierigkeiten, eine Literatur von so erdrückendem Umfange für ein Lehrbuch zurechtzulegen, sind sehr gross. Das bitte ich zu bedenken, wenn ich nicht allen Wünschen entspreche.

In den Paragraphen 6 bis 18 sind eine Reihe allgemeiner Betrachtungen zusammengestellt, auf die ich mich zur Aufklärung vieler Vergiftungssymptome im speciellen Theil oft beziehe. Den zuerst gefassten

Plan, eine allgemeine Toxikologie aller Organe und Funktionen zu schreiben, habe ich nicht vollständig durchgeführt, weil ich zweifle, ob solche allgemeine Betrachtungen den Beifall vieler Leser finden.

Nachweis- und Isolirungs-Methoden der Gifte sind nur bei solchen Stoffen besprochen, bei denen besondere physiologische Methoden, die in den gebräuchlichen Hilfsbüchern der analytischen Chemie nicht erwähnt sind, zur Anwendung kommen. Sonst sei auf die Bücher von Dragendorff und Otto verwiesen. Die sichere Handhabung der analytischen Methodik der gerichtlichen Chemie verlangt viele specialistische Erfahrung, die man nicht aus kurzen Notizen gewinnen kann. Es kann nur Aufgabe des Arztes sein, das Untersuchungs-Material in passender Form zu sammeln und zu verwahren. Darüber werde ich in einem Schlussparagraphen kurze Notizen geben.

Würzburg im Herbst 1898.

Kunkel.

Inhalts-Uebersicht.

Literatur-Abkürzungen.

A. e. P. Ph. =	Archiv für experimentelle Pathologie und Pharmakologie redig. Naunyn und Schmiedeberg.
A. f. Hyg. oder Arch Hyg. =	Archiv für Hygiene. Herausg. v. Buchner, Forster, Gruber, Hofman, Rubner.
Arch. klin. Medicin =	Deutsches Archiv für klinische Medicin. Herausg. v. Ziemssen und Zenker.
B. B. =	Berliner Berichte, vollständig: Berichte der deutschen chemischen Gesellschaft: red. Tiemann.
Centralblatt =	(ohne nähere Bezeichnung bedeutet) Centralblatt für die medic. Wissenschaften. Sonst näherer Zusatz, z. B.
Chem. Centrbl. =	Chemisches Centralblatt.
Centrbl. I. Medic. =	Centralblatt für innere Medicin.
Centralbl. Chir. =	Centralblatt für Chirurgie etc.
C. R. =	Comptes rendus de l'Academie des sciences de Paris. Sonst ausführlich: z. B. C. R. hebdomadaires des Séances et M. de la société de Biologie etc.
D. Vjschr. ö. Gespfl. =	Deutsche Vierteljahrschrift für öffentliche Gesundheitspflege.
H. S. Z. =	Hoppe-Seylers Zeitschrift, richtig: Zeitschrift für physiologische Chemie von F. Hoppe-Seyler.
J. A. Phys. =	Journal of Anatomie and Physiologie.
M.-H. prakt. Derm.	Monatshefte für praktische Dermatologie.
Pflügers Archiv =	Archiv für die gesammte Physiologie edit. Pflüger
Pharmac. Jber. =	Jahresbericht der Pharmacie, von Beckurts.
Schmidts Jb. =	Schmidts Jahrbücher der gesammten Medicin.
Ther. M.-H. =	Therapeutische Monatshefte.
Virchows A. =	Virchows Archiv — Archiv für pathologische Anatomie und Physiologie . . . . edit. Virchow.
Virchows Jber. = (auch Vi. Hi. Jber.)	Jahresbericht über die Leistungen und Fortschritte in der gesammten Medicin — edit. Virchow.
Vjschr. ger. Medic. =	Vierteljahrschrift für gerichtliche Medicin.
Vjschr. ö. Geshpfl. =	Deutsche Vierteljahrschrift für öffentliche Gesundheitspflege.

Abkürzung von Büchertiteln.

Dragendorff, Ermittelung =	Die gerichtlich chemische Ermittelung von Giften: Dragendorff: 3. Auflage.
Fröhner (Lehrbuch) =	Lehrbuch der Toxikologie für Thierärzte: Eug. Fröhner.
Lewin N. W. =	Die Nebenwirkungen der Arzneimittel: Lewin: 2. Auflage.
Maschka (auch M. Handbuch) =	Handbuch der gerichtlichen Medicin von J. Maschka. Zweiter Band: Die Vergiftungen, bearbeitet von Schuchardt, Seidel, Husemann, Schauenstein.

I. Theil.

Einleitung.

§ 1. Definition.

I. Eine allseitig ausreichende Definition des Begriffes Gift ist mit kurzen Worten nicht zu geben. Praktisch von Bedeutung kann diese Definition gelegentlich nur für den Richter und Gerichtsarzt werden. Die Schwierigkeiten, die für die Gerichtspraxis aus dem Mangel einer scharfen Definition entstehen könnten, sind durch die Fassung der entsprechenden Paragraphen der verschiedenen Strafgesetzbücher umgangen: so lautet z. B. § 229 des deutschen Str.G.B.: „Wer einem Andern Gift oder solche Stoffe beibringt, welche die Gesundheit zu zerstören geeignet sind", wird bestraft. Das Wesentliche ist darnach die Fähigkeit der fraglichen „giftigen" Substanz die Gesundheit zu zerstören. Daraufhin aber wird die Fragestellung des Juristen immer, die Antwort des Sachverständigen in den meisten Fällen durchaus bestimmt sein können.

II. Um wenigstens die Hauptstücke, die zur Construktion des Begriffes Gift gehören, hier zusammenzustellen, so sei zuerst erinnert, dass „Giftigkeit" nicht eine einer Substanz immanente Eigenschaft, wie Aggregatzustand oder Dichte, sondern nur eine zufällige, bei Einwirkung auf gewisse Organisationen (Lebewesen) hervortretende Reaktion (Gegenwirkung) ist. Zweitens ist wesentlich, dass es sich dabei um eine chemische Wirkung auf unseren Körper handelt: die giftige Substanz bringt eine bestimmte (qualitativ oder quantitativ ausserhalb der Norm liegende) chemische Veränderung in dem vergifteten Körper hervor: aus der gesetzten Veränderung folgt dann die funktionelle Störung. Mit der Aufstellung des Merkmales der chemischen Wirkung sind alle mechanischen Schädigungen ausgeschlossen. Mit der Definition „abnorme Wirkung" ist die Meinung zurückgewiesen, dass die giftige Substanz unter allen Umständen etwas dem Organismus fremdes, feindliches sein müsse. So kann Wasser zum lebenzerstörenden Gift werden, wenn es direkt in die Blutgefässe eingespritzt zur Auflösung von rothen Blutkörperchen und den daraus folgenden schweren secundären Veränderungen in Darm, Leber, Nieren führt. Es gibt wohl gewisse als Gift bezeichnete Stoffe, die immer, in jeder Menge und auf jedem Wege dem menschlichen Körper beigebracht schädlich wirken, z. B. Kohlenoxydgas; es wäre auch durchaus gerechtfertigt, wenn man solche giftige Stoffe durch eine besondere engere Definition umschlösse. Praktisch aber reicht diese Definition als Merkmal der Giftigkeit nicht aus. — Ebenso ist der Satz, dass ein Gift schon in kleinen Mengen schwere Störungen erzeugen müsse, zu enge, weil hier schon die erste Frage, was denn eine kleine Menge sei, die ganze Unterscheidung umstiesse, wiewohl andrerseits nicht zu leugnen ist, dass viele Gifte nach der Hinsicht ausgezeichnet sind. — Weiter folgt aus der Thesis der chemischen Wirkung, dass eine bestimmte Menge eines Giftes zur Wirkung gelangen muss, weil eben zur chemischen Veränderung eines Organes eine bestimmte Quantität eines Stoffes, die in chemische Wechselwirkung tritt, gehört: selbst die schwersten Gifte müssen in sehr kleinen Mengen gleichgültig sein. — Endlich ist mit diesen Eingrenzungen sofort eine erste Orientirung für die merkwürdige Thatsache gewonnen, dass verschiedene Thierarten ganz verschieden stark und verschiedenartig durch dasselbe Gift beeinflusst werden. Jedes Thier reagirt natürlich auf ein Gift nach Maassgabe seiner eigenen chemischen Organisation.

III. Ganz von selbst folgt aus der Definition „chemische Wirkung“, dass man beim Vergleiche der toxischen Kräfte zweier chemischer Verwandten äquivalente d. i. im Verhältniss der Molekulargrösse stehende absolute Mengen auf den tierischen Versuchs-Organismus reagiren lassen muss. — Von Lithium- und Kaliumsalzen müssten also unter der Voraussetzung gleicher Giftigkeit solche Mengen notwendig werden, in denen das Verhältniss von Li und Ka wie 7 zu 39 sich verhielte. — Die Frage wird noch näher beleuchtet bei Besprechung des Begriffes Isotonie vide Blut § 6. —

§ 2. Allgemeines. Empfänglichkeit. Vergiftungsbild. Quellen der toxikologischen Erkenntnisse.

I. Als das Endziel der toxikologischen Forschung müssen wir das zu erreichen suchen, dass sich aus der bekannten chemischen Zusammensetzung eines Stoffes seine Wirkung auf den Thierkörper vorausbestimmen lässt. Denn wenn Giftwirkung überhaupt als chemische Aktion aufzufassen ist, so ist sofort klar, dass sich aus der vollständigen Erkenntniss der chemischen Eigenschaften unseres Körpers einerseits und der fremden Substanz andrerseits Art und Verlauf der gegenseitigen Einwirkung vorausbestimmen lassen muss. Von dieser Vollendung in der Ausbildung unserer Lehre ist noch lange nicht die Rede. Es gelingt zwar schon für chemisch verwandte Stoffe, aus der Erkenntniss der Wirkungen von Einer Substanz Wahrscheinlichkeitsschlüsse auf die Wirkung der anderen zu machen: es hat auch gerade dieser Theil toxikologischer Forschung besonderes wissenschaftliches Interesse. Doch ist vorderhand noch zu warnen vor zu weitgehender Verallgemeinerung von Einzelbeobachtungen. Wer an solchen Speculationen, die nach meiner Meinung noch kein praktisches Ergebniss haben, Gefallen findet, lese deren Zusammenstellung in dem bekannten Lehrbuch von Lauder Brunton. —

II. Wir sind drum in unserer Lehre, wie in allen Erfahrungswissenschaften, auf die Einzelbeobachtung angewiesen. Giftwirkung einer Substanz sind die abnormen „biologischen“ Reaktionen, die wir an einem Lebewesen nach Einführung einer bestimmten Menge einer chemischen Substanz beobachten. Bedingung für die Richtigkeit dieses Schlusses ist, dass der Zusammenhang zwischen angenommener Ursache und beobachteter Wirkung über allen Zweifel festgestellt ist. Der Trugschluss des post hoc ergo propter hoc ist bei unserer doch genauen Kenntniss der normalen Lebensäusserungen und der Feinheit des Ineinandergreifens aller einzelnen Funktionirungen wenig zu fürchten, kommt aber doch oft genug vor.

III. Die ergiebigste und wichtigste Quelle unserer toxikologischen Erfahrung ist das Thierexperiment: der beste Theil unserer jetzigen Kenntnisse ist hierdurch gewonnen. Wir müssen beispielsweise dem Fabrikanten, der uns nach der Giftigkeit von Dämpfen fragt, die bei einem gewissen Betriebe in den Arbeitsräumen entstehen, eine sicher orientirende Antwort geben: diese gewinnen wir durch das Thierexperiment. Stoffe, die von der synthetischen Chemie neu dargestellt nach ihrer Zusammensetzung für Heilzwecke tauglich erscheinen, müssen wir zuerst im Thierversuch prüfen. Bei allen Fragen, die aus rein wissenschaftlichen Gründen gestellt nur durch Beobachtung am lebenden Organismus zu entscheiden sind, kommt der Thierversuch in Anwendung. — Die zufälligen Beobachtungen bei Unglücksfällen an Menschen sind ja von der allergrössten Bedeutung: aber vor Allem sind die Einzelheiten der Bedingungen uns nicht bekannt: deren Beherrschung vollends steht durchaus nicht in unserer Gewalt. Im Thierexperiment können wir durch Aenderung der Bedingungen und durch Häufung der Versuche zu so sicheren Ergebnissen gelangen, als die wissenschaftliche Fragestellung dies zur Zeit überhaupt zulässt.

IV. Da die toxikologischen Fragen allermeist aus der praktischen Rücksicht — der Erkennung der Wirkung auf den Menschen — gestellt werden, so ist zuerst die wichtige Vorfrage zu erledigen: dürfen wir das am Thier Gesehene auf den Menschen übertragen und dürfen wir die Beobachtungen am einzelnen Menschen verallgemeinern.

Nach den gleich anfangs gemachten Bemerkungen hängt ja die Vergiftung eines Lebewesens von dessen Empfänglichkeit, d. i. von seiner „Reagirfähigkeit" auf die beigebrachte Substanz ab. So werden z. B. Giftschlangen nicht angegriffen von dem Gifte ihrer Artsverwandten, Kröten reagiren nicht auf Krötengift. Der nicht an den Tabaksgenuss Gewöhnte wird durch das Rauchen einer starken Cigarre schwer krank, wogegen der Passionsraucher nur angenehme Wirkungen verspürt. Kaninchen können Tollkirschenblätter ungestraft fressen, während der Mensch von der darin enthaltenen Atropin-Menge schwer vergiftet wird. — Es gibt also eine Art von chemischer Organisation, die eine ganze Thier-Species besitzen oder die ein Individuum erwerben kann, mit der ein von der allgemeinen Reaktion abweichendes Verhalten auf ein bestimmtes Gift verbunden ist. Was hier von Giftwirkung überhaupt gesagt ist, gilt natürlich auch von der Art der Wirkung. Das Opium, das beim Europäer (Nordländer) nur schlafmachend, betäubend wirkt, soll nach Reiseberichten bei Orientalen eine schwere rauschähnliche Erregung hervorbringen. Carbolsäure in vergiftenden Mengen erzeugt bei Thieren schwere Krampfanfälle, beim Menschen nur Lähmungserscheinungen. Arzneisubstanzen, die von den meisten Menschen gut ertragen werden, machen bei anderen Hautausschläge — oder aber werden von Einzelnen erbrochen — oder bringen statt Temperaturabfall eine Erhöhung der Körperwärme hervor (Idiosynkrasie — refractäres Verhalten).

1*

Daraus folgt, dass mit der grössten Vorsicht verfahren werden muss bei der Verallgemeinerung bestimmter experimenteller Erfahrungen oder gar beim Uebertragen der Resultate von Thierversuchen auf den Menschen. Speciell die Giftwirkungen, die auf das Centralnervensystem gerichtet sind, verlaufen beim Menschen nach Art und Umfang wesentlich anders als bei den gewöhnlich benützten Versuchsthieren. Ein Kaninchen erträgt mehr Morphium als ein erwachsener Mensch. Von den Veränderungen der sensiblen Sphäre erfahren wir durch Thierbeobachtung nur das Gröbste, von den Funktionsstörungen der Sinnesapparate so gut wie gar nichts. Andererseits aber — und dies ist wichtig hervorzuheben, weil es die Aufgabe unserer Disciplin wesentlich vereinfacht — hat eine tausendfältige Erfahrung gelehrt, dass verwandte Thiere dem gleichen Agens (Gift), gegenüber sich in der That auch gleichartig verhalten d. h. dass sie eben gleichartig sind in ihren chemischen Eigenschaften, in ihrer Empfänglichkeit und Gegenwirkung. Es ist darum nicht nur möglich, sondern es ist geradezu die Aufgabe der Toxikologie, die einzelnen Vergiftungsbilder zu untersuchen d. i. die gleichartigen Veränderungen, die bei derselben Thier-Species oder beim Menschen durch eine Substanz ausgelöst werden, durch Beobachtung festzustellen, die sogenannten Grundwirkungen aufzusuchen, um den ursächlichen Zusammenhang aller Einzelsymptome aufzuklären.

Es hat darum sehr wohl einen Sinn, von der minimal letalen Dosis eines Giftes zu sprechen, die Mengen einer Substanz anzugeben, die „pro Kilo Thier" deutlich schädigend oder tötend wirken. Jeder Sachverständige gesteht die nur annähernde Giltigkeit solcher Angaben zu: für gewisse praktische Bedürfnisse aber ist deren Kenntniss unerlässlich. —

§ 3. Oertliche Wirkung — Elementarwirkung. Entfernte Wirkung. Entgiftung.

I. Die Giftwirkung eines Stoffes ist eine chemische Aktion: es wird also eine Reaktion nur dann und dort eintreten, wann und wo das Gift chemische Veränderungen hervorbringt. Wenn wir einmal eine Luft einathmen, die ein halb Procent Kohlenoxydgas, und dann solche, die ein halb Procent Chlorgas zugemischt enthält, so wird die nächste Wirkung der Athmung beider giftiger Gasarten total verschieden sein. Wir können durch eine Minute das Kohlenoxydgemisch respiriren, ohne eine besondere Wirkung zu verspüren. — Das Kohlenoxyd übt auf die Schleimhäute (Nase, Mundhöhle, Athmungswege) keinerlei Wirkung aus — darum fehlen die örtlichen Gegenwirkungen. Erst wenn das Kohlenoxyd durch die Lungen ins Blut kommt und darin allmählich sich anhäuft (den Sauerstoff vom Hämoglobin verdrängt), treten die Allgemein-Erscheinungen der Lähmung und Erstickung hervor. — Anders beim Chlorgemisch: der erste Athemzug wird schon eine heftige Reaktion auslösen. Die Schleimhäute der Nase, des Athmungsweges werden vom Chlorgas angegriffen, d. h. die oberflächlichsten (Epithel)-Zellen chemisch verändert, gereizt, geätzt, zerstört. Die Folge ist die Auslösung all der Abwehreinrichtungen, durch die der Organismus sich vor Beschädigungen schützt: Thränen der Augen, Fliessen der Nase, Niessen, vermehrter Speichel, Kratzen im Schlund, Husten u. s. w. stellt sich ein. Beide Gasgemische fortgesetzt eingeathmet führen zu tödtlicher Vergiftung: aber die Erscheinungen, der Verlauf ist ein durchaus verschiedener.

II. Es ist darnach von selbst klar, was es bedeuten will, die Elementarwirkung oder -Wirkungen eines Giftes aufzusuchen. Man untersucht, mit welchen Stoffen des Thierkörpers das gerade vorgenommene Gift in chemische Wechselwirkung tritt, welcher Art die dabei entstehenden Reaktionsprodukte und Funktionsstörungen sind. Für das Verständniss der Kohlenoxydvergiftung war die Erkenntniss von fundamentaler Bedeutung, dass dieses Gas mit dem Blutfarbstoff eine sehr feste chemische Verbindung eingeht: aus dieser Elementarwirkung sind die wichtigsten Erscheinungen des ganzen Vergiftungsbildes abzuleiten.

III. Eine grosse Anzahl giftiger Substanzen ist dadurch ausgezeichnet, dass sie durch ihre starken chemischen Affinitäten sofort tiefgehende chemische Veränderungen an der Applicationsstelle hervorbringen, die schwere Funktionsstörungen, selbst den Tod der befallenen Theile bedeuten. Es ist ja ohne Weiteres klar, dass die zart organisirte und fein reagirende Substanz, die wir Protoplasma der lebenden thierischen Zelle nennen, durch concentrirte Schwefelsäure oder starke Kalilauge vollständig chemisch verändert, entmischt, d. i. als solche zerstört wird. Wir nennen solche Dinge ätzende, kaustische Stoffe, Gifte. Diese Aetzsubstanzen können im Allgemeinen nur örtliche Wirkungen, am Orte wo sie applicirt werden, hervorbringen. Gewiss würde eine Ganglienzelle des Gehirns, eine Drüsenzelle von freier Schwefelsäure sehr kräftig angegriffen, vergiftet werden. Auf dem gewöhnlichen Zufuhrwege aber, durch die Blutbahn, den alle Gifte, die eine „entfernte“ Wirkung auf Organe herbeiführen sollen, beschreiten müssen, ist die Ankunft freier Schwefelsäure an den beschriebenen Orten nicht möglich, weil es im lebenden Blute keine freie Mineralsäure geben kann.

IV. Ungleich interessanter als diese ätzenden Substanzen, die im Grossen und Ganzen sehr gleichartige Vergiftungsbilder erzeugen, sind die vielen übrigen Gifte, die nicht direkt am Orte der Application grobe chemische Aenderungen hervorbringen, die ins Blut aufgenommen werden können, ohne dasselbe gerinnen oder sonst circulationsunfähig zu machen, die mit dem Blute in dem ganzen Körper vertheilt, und dadurch an Orte gebracht werden, wo sie mit reagirfähigen Substanzen und Organen (Nervenzellen, Drüsenzellen) in Wechselwirkung treten. Man denke an die Wirkung des Morphium, des Atropins, des Coniins (Schierlingssaft), Strychnins u. s. w.

V. Die Elementarwirkungen solcher Gifte zu kennen, wäre natürlich von besonderem Interesse. Indess sind wir hier kaum über die erste Fragestellung hinaus. Da wir nämlich über den normalen Chemismus der Zellen eigentlich noch wenig oder gar nichts wissen, so können wir auch Veränderungen hieran nur sehr unvollkommen constatiren. Wir schliessen desshalb hier sehr oft von der beobachteten Wirkung rückwärts auf die Ursache d. h. aus der veränderten Funktionirung eines Organes schliessen wir darauf, dass dieses Organ von dem Gifte angegriffen worden sei. — In dem Sinne reden wir einstweilen von Elementarwirkung auf Nerven, Muskeln, Ganglienzellen, Drüsen u. s. w.

VI. Was man unter örtlicher, entfernter, resorptiver, primärer, secundärer . . . , Wirkung versteht, ist wohl nicht nöthig des Näheren zu erörtern.

Des Weiteren versteht es sich von selbst, dass ein „entfernt" wirkendes Gift erst dann nach Aussen sichtbare Wirkungen hervorbringt, wenn es in genügender Menge resorbirt, in den Kreislauf gekommen ist. Wenn also nach Einnahme von Cyankalium schon in einer Minute, nach Aufnahme von Nitrobenzol erst in mehreren Stunden Vergiftungserscheinungen auftreten, so ist hiefür der Erklärungsmodus zutreffend, dass in den beiden Fällen die Gifte mit sehr verschiedener Geschwindigkeit vom Magen aus ins Blut hinübergetreten sind.

Protoplasma-Gift (ein häufig gebrauchter Kunstausdruck) ist ein Gift, das ohne direkt erkennbare (grob chemische) Aenderung alle lebenden protoplasmatischen Gebilde schädigt, abtötet. Der Sublimat gehört z. B. dazu. — Dagegen werden Brom. concentrirte Schwefelsäure und ähnliche Stoffe, die ja durch ihre stark chemische Wirkungen alles Leben zerstören, nicht hieher gerechnet. — Es kann sich bei den Protoplasma-Giften kaum um etwas anderes handeln, als um chemische Wirkung auf einen bestimmten, wesentlichen Protoplasma-Bestandtheil. So wird z. B. das Chloroform wahrscheinlich dadurch wirksam. dass es sich durch mechanische Affinität an das Lecithin und andere die Fettsäure-Gruppe enthaltende Stoffe der lebenden Zelle bindet. In dem Sinne fasse ich die Giftwirkung der oxalsauren Salze als Veränderung im Kalkbestande des lebenden Protoplasma: gleich liegt wahrscheinlich die Wirkung von Seifenlösungen, von Fluornatrium. Bei der Ba-Wirkung handelt es sich darnach um die Festlegung der Schwefelsäure. Wahrscheinlich wirken gewisse Gifte in derselben Art auf die Phosphorsäure. Ich werde den Gedanken an anderer Stelle weiter entwickeln.

VII. Die Gifte zu classificiren ist schon verschiedentlich versucht worden, ohne dass bisher eines der verwendeten Eintheilungsprincipien allgemeine Annahme gefunden hätte. Wer die neuesten Bestrebungen auf diesem Gebiete kennen will. findet die hieher gehörige Litteratur in dem Buche von O. Löw: Ein natürliches System der Giftwirkungen: München 1893: weiter vergleiche man: von Jaksch, Wien. Kl. Wschr. 1890 Nr. 52 und Koberts Handbuch, pag. 33ff. — Ich ordne nach einem chemischen, nicht nach einem der Biologie entnommenen Eintheilungsprincip, weil ich meine, dass man bei zu starker Vorliebe für ein Eintheilungssystem sehr leicht Gefahr läuft, den wichtigsten Grundsatz bei der Darstellung von Naturvorgängen, vollständige und unbefangene Sachbeschreibung, dem System zu Liebe zu verletzen. — In dem nächsten Theil, der allgemeinen Toxikologie der Organe und Funktionen ist manches von den allgemeinen Ueberlegungen besprochen.

VIII. Es ist bekannt, dass der Organismus von jeder Art von Vergiftung spontan genesen kann. Die allgemeine Frage nach den Hilfsmitteln, durch die der Thierkörper das fertig bringt, soll hier noch nicht erörtert werden. Nur die chemische Frage sei discutirt, wie man sich denn den Widerspruch zurecht legen könne, dass scheinbar unter denselben Bedingungen (in unserem Körper) eine chemische Verbindung erst entsteht (Vergiftung) und dann sich wieder löst (Entgiftung).

Dieser Widerspruch wird für viele Fälle klar durch Betrachtung der von der neueren Chemie entwickelten Begriffe der Dissociation, der Avidität und der Massenwirkung.

Dissociation nennt man die unter dem Einfluss zugeführter Wärme entstehende Trennung einer chemischen Verbindung (Dissociationstemperatur). Als Avidität bezeichnet man die (relative) Stärke der chemischen Anziehung, mit der zwei verschiedene Substanzen denselben dritten Stoff an sich zu binden bestrebt sind. — Die Massenwirkung endlich, bei der die absolute Anzahl der in eine Reaktion eintretenden gleichartigen Molekule in Betracht kommt, ist von entscheidendem Einfluss auf das Schlussergebniss eines chemischen Processes.

Als Beispiel sei der Vorgang der Entgiftung nach Aufnahme von Kohlenoxydgas besprochen. Bekanntlich verbindet sich der Blutfarbstoff sehr gierig mit diesem Gas. Bringt man Kohlenoxydblut in den auf Blutwärme gebrachten Recipienten einer Luftpumpe, so entweicht das Kohlenoxyd nach und nach vollständig in das Vacuum: d. h. das Kohlenoxyd-Hämoglobin wird durch die zugeführte Wärme langsam zersetzt. Da im Vacuum jedes frei gewordene Kohlenoxydtheilchen vom Blute entweicht, so wird allmählich durch Dissociation allein (unter Begünstigung äusserer Verhältnisse) das Blut vollständig frei von Kohlenoxyd.

Schüttelt man eine Lösung von reinem (reducirtem) Blutfarbstoff mit einem Gasgemisch, das aus gleichen Raumtheilen Kohlenoxyd und Sauerstoff besteht, so wird von beiden Gasen etwas gebunden. Entgast man nach vollendeter Sättigung die Hämoglobinlösung wieder, so erhält man ein Gemisch von CO und O, in dem auf 1 Raumtheil O ungefähr 200 Theile CO kommen. Dieser Versuch zeigt, dass die Avidität des Kohlenoxyds zum Blutfarbstoff etwa 200 mal so gross als die des Sauerstoffes ist. Lässt man eine Hämoglobinlösung sich aus einem Gasgemisch sättigen, in dem der Sauerstoff procentisch das Kohlenoxyd sehr überwiegt, so wird natürlich die Menge des gebundenen Sauerstoffs zu Ungunsten des Kohlenoxydes vermehrt sein: die Massenwirkung des Sauerstoffs kommt hier in Betracht. Daraus folgt, dass eine mit CO gesättigte Blutmenge beim Durchleiten von atmosphärischer Luft nach kurzer Zeit entgiftet sein wird: ebenso, dass ein mit Kohlenoxyd vergiftetes (schon betäubtes) Thier beim Athmen in reiner Luft nach kurzer Zeit sich erholt. Ganz übereinstimmend ist das Versuchsergebniss, dass ein so vergiftetes Thier sich rascher erholt, wenn es in reinem Sauerstoff athmet (Massenwirkung des Sauerstoffs).

IX. Es ist von vornherein klar, dass eine ganz bestimmte und wohl bekannte Giftwirkung auf einen thierischen Organismus verändert werden kann, wenn irgend welche für das Leben wichtige allgemeine Bedingung bei der wiederholten Application des Giftes verändert wird. So hat z. B. Luchsinger (Pflügers Archiv 35, pag. 174: daselbst weitere Litteratur) beschrieben, dass stark gewärmte Thiere durch gewisse Gifte immer vor den kalt gehaltenen Controllthieren zu Grunde gingen. Eine mässige Erwärmung garantirte die längste Lebensdauer, Ebenso ist für verschiedene Gifte ein Einfluss des Lebensalters, des Geschlechtes, des Ernährungszustandes u. s. f. bewiesen; diese Beobachtungen müssen sich häufen, je sorgfältiger man darauf achten wird.

§ 4. Gegenwirkung des Organismus.

I. Die oberflächlichste Beobachtung der Lebensvorgänge eines thierischen Organismus zeigt, dass in demselben eine Anzahl höchst zweckmässiger automatischer Vorrichtungen thätig ist, die das geordnete Zusammengreifen der verschiedenen Funktionen überwachen und Beschädigungen von aussen abwehren: solche Einrichtungen sind z. B. das Niessen, der Husten, der Lidschlag zur Entfernung von Fremdkörpern aus den ersten Schleimhautwegen.

Auch gegen die Einwirkung chemischer Schädlichkeiten (Gifte) besitzt der Organismus Schutzmassregeln. So sind im Geruch und im Geschmack zwei Sinnesgebiete ausgebildet, die hauptsächlich zur Sicherung gegen das Eindringen chemischer Schädlichkeiten in den Nahrungsschlauch und den Respirationstractus dienen sollen.

II. Da der Organismus jede Vergiftung mit Hilfe seiner natürlichen Schutzmittel überstehen kann, so verlohnt es sich, aus praktischen wie aus allgemein biologischen Rücksichten das was wir jetzt von diesen Schutzmitteln kennen, zusammenfassend zu betrachten. Unsere Kenntnisse hierüber sind noch sehr unvollständig. So wissen wir z. B., dass die meisten Menschen sich nach und nach an grosse Gaben von Nikotin (Rauchen), an Alkohol, Morphin, Arsenik u. a. gewöhnen können. Was aber unser Organismus bei der Gewöhnung an diese Gifte von besonderen neuen Einrichtungen in sich ausbildet, ist uns gänzlich unbekannt.

III. Erwähnt sind schon die Schutzvorrichtungen, die wir in den Sinnesgebieten des Geruchs und des Geschmackes besitzen. Ganz im gleichen Sinne, nur noch viel energischer wirksam sind die Abwehreinrichtungen, die auf dem sensiblen Gebiete an den sichtbaren Schleimhäuten und an der Haut gegen das Eindringen ätzender Gase, Dämpfe, Flüssigkeiten . . . durch das Schmerzgefühl ausgelöst werden: die Augen thränen, der Lidschlag ist verstärkt oder die Lider sind krampfhaft geschlossen, die Nase fliesst, Niessen, Räuspern, Speichelfluss, Würgen, Husten wirken zusammen, die eindringende Schädlichkeit abzuwehren und die Flucht aus der gefährlichen Umgebung zu erzwingen. —

IV. Ist die giftige Substanz in den Organismus aufgenommen, so ist mit der definitiven Entfernung aus dem Körper am besten geholfen. Die Bedeutung des Brechaktes und der diarrhoischen Ausleerung ist dafür ganz unmittelbar klar. Was aber der Brechakt bei vielen Vergiftungsbildern bedeuten soll, bei denen der erste Angriff gar nicht auf den Magen geschieht, dafür fehlte uns bis vor Kurzem eine plausible Erklärung. Wir wissen jetzt wenigstens Eines, dass viele giftige Substanzen in den Magen ausgeschieden werden, so Morphin bei subcutaner Application, Schlangengift, Metallpräparate und vieles Andere (siehe Magen). Das Erbrechen bei vielen subcutanen Vergiftungen, bei Urämie, beim Beginn von Infektionskrankheiten ist also ein zweckmässiger Akt. Ob der Brechakt neben der Evacuirung des Magens auch noch für mechanische Zwecke der Unterleibsorgane in Anspruch genommen wird, ist hier nicht zu erörtern.

V. Die definitive Entfernung der resorbirten giftigen Substanzen aus dem Körper geschieht meist durch den Harn, seltener mit den

Fäkalmassen, manchmal auch durch die Exspirationsluft. Ob es neben dem Brechakt und der diarrhoischen Ausleerung besondere Einrichtungen gibt, die auch die Harn-Ausscheidung beschleunigen (Polyurie, Urina spastica?) ist meines Wissens nicht bekannt. Gegensätzlich hiezu ist es direkt klar, dass solche Substanzen besonders schwere Intoxikationen machen können, die sehr fest und sehr lange im Körper zurückgehalten werden. (Digitalis, Strychnin . . .)

VI. Manche Substanzen, die unter gewissen Bedingungen sehr energisch giftig wirken, werden durch den zeitlichen Verlauf der Resorption im Darmkanal unschädlich gemacht. Chlorkalium oder sonst ein neutrales Kaliumsalz direkt in eine Körpervene gespritzt, tötet schon in kleiner Menge. Wenn man aber ein mehrfaches derselben Gabe in den Magen bringt, sieht man gar keine Giftwirkung. Die langsame Resorption vom Magen aus und die gleichzeitig rasch besorgte Ausscheidung durch die Nieren verhindern die Anhäufung vergiftender Mengen im Blute. Die bekannte Thatsache, dass Schwermetalllösungen so gut wie gar nicht vom Epithel des Darmes durchgelassen, also nur sehr schwer resorbirt werden, ist uns zur Zeit noch unerklärbar. Die Zweckmässigkeit der Einrichtung aber ist sehr klar. Es ist constatirt, dass verätzende Substanzen ganz verschieden auf die todte und lebende Magenwand wirken (siehe Magen). Ebenso zwingt die Thatsache, dass nach schwerer Schwefelsäurevergiftung die Schwefelsäure-Ausscheidung im Harn nur wenige Stunden andauert, ganz direkt zu der Folgerung, dass die Resorption nur kurze Zeit hindurch geschieht, dass also durch die sogen. reaktive Entzündung ein Hinderniss für die weitere Aufsaugung gesetzt wird.

VII. Eine besondere Schutzkraft gegen die verschiedensten Gifte hat man der Leber zugeschrieben. Alles was im Darm resorbirt wird, muss ja durch die Pfortader zuerst die Leber durchsetzen. Man hat darum in der Leber gleichsam das Filter für alles gesehen, was an schädigenden Substanzen für den allgemeinen Kreislauf vom Darm herkommt. Näheres über die vielfachen experimentellen Prüfungen dieser Frage bei „Leber". Nur Ein Gedanke sei hier kurz berührt. Manches, was die Leber festhält, wird in den Darm wieder durch die Galle ausgeschieden, und damit scheint der Schutz, den die Leber gewähren soll, hinfällig. Es geschieht nun aber die Ausscheidung mit der Galle sehr langsam und da ja immer nur eine kleine Menge Gift auf einmal im Darmkanal sich befindet, sind die Bedingungen für den Organismus, das Gift zu überwinden, günstiger.

VIII. Eine grosse Zahl von Giften, die in den allgemeinen Kreislauf gekommen sind, werden wieder auf den Darmkanal ausgeschieden, so besonders das Morphin und die Schwermetalle: näheres bei Magen. Die Bedeutung dieser Einrichtung ist uns noch ganz unklar. Ob vielleicht durch die Form, in der die Ausscheidung erfolgt (chemische Bindung) oder durch die zeitliche Folge (verschiedene Funktionsphasen des Darms) die Wiederresorption verhindert ist, sind einstweilen unbewiesene Vermuthungen. Merkwürdig ist, dass das so leicht lösliche Morphin in so grossen Mengen mit den Fäces erscheint.

IX. Eine eigenartige Abwehreinrichtung gegen kleinste in den Kreislauf eingedrungene Partikelchen fester Substanzen besorgen die Leukocyten. (Ponfick: Virchows Archiv 48. pag. 32. Hofmann und Langerhans: Virchows A. 48. pag. 305. Arnold: Virchows

A. 62. Rütimeyer: A. e. P. Ph. 14. pag. 393. Siebel: Virchows Archiv 104.)

Spritzt man z. B. feinstzerriebenen Zinnober, in Kochsalzlösung aufgeschlämmt, in eine Körpervene, so findet man, dass die anfänglich im Blut kreisenden Farbstoffkörnchen bald sich der Zahl nach vermindern und nach kurzer Zeit vollständig aus dem Blut verschwunden sind. Ein kleiner Theil der feinen Körnchen bleibt an gewissen Stellen im Kreislauf an den Endothelien kleben, der wesentlichste Theil aber wird entfernt durch Phagocytose. Weisse Blutzellen nehmen die Körnchen in ihren Leib auf und diese beladenen Zellen verschwinden dann aus der Blutbahn. Leber und Milz sind die hauptsächlichsten Depots, auch in den Nieren werden viele gefunden. Langsam erfolgt dann die definitive Entfernung dieser Leukocyten aus dem Körper (durch Galle, Harn, in den Darm?). Ob der Organismus dies Mittel benutzt, um Gifte aus dem Körper zu entfernen, ist bisher nicht erwiesen. Da wir aber wissen, dass in der Submucosa des Darms reichlich Leukocyten angehäuft sind, so dass also alle Stoffe, nachdem sie das Darmepithel durchwandert haben, erst durch eine Leukocytenschicht zu den Blutgefässen wandern müssen, ist es wohl der Mühe werth, auf diese Thatsache hier aufmerksam zu machen. — Die merkwürdigen antitoxischen Wirkungen des Blutserums, beziehungsweise der Bluteiweisssubstanzen, die neuerdings bei den Studien über Infektionskrankheiten aufgedeckt worden sind (Antitoxine, Alexine) seien hier nur kurz mit dem Namen erwähnt.

X. Die interessanteste Art der Entgiftung, die dem Organismus zur Verfügung steht, sind chemische Gegenwirkungen, die natürlich nur im Einzelnen dargestellt werden können.

Bei allgemeiner resorptiver Säurevergiftung bewahrt der Organismus die Alkalescenz seines Blutes dadurch, dass er vermehrt Ammoniak bildet (dafür weniger Harnstoff ausscheidet) und als Ammoniaksalz die resorbirte Säure mit dem Harn entfernt. — Die Schwermetalle, die sehr intensiv giftig wirken, kann der Organismus dadurch entgiften, dass er sie in organische Bindung überführt. Wir besitzen mehrere Gramm Eisen im Hämoglobin unseres Blutes: ein Bruchteil davon als Doppelsalzlösung direkt in den Kreislauf gebracht, würde zu tödtlicher Eisenvergiftung führen. In die gleiche ungiftige Form ist das Eisen im Eidotter, in der Milch u. s. w. gebracht. Ob der thierische Stoffwechsel noch andere Schwermetalle in der gleichen Weise entgiften kann, ist allerdings fraglich.

Von den organischen Giften werden manche (solche die zur Fettreihe gehören) im Organismus zerstört, oxydirt: so z. B. der schwer lähmend wirkende Alkohol. Andere werden durch Paarung (an Säuren) in ungiftige oder weniger giftige Substanzen übergeführt. So wird das Chloral zu Urochloralsäure. Die schwer vergiftende Carbolsäure wird durch die Bindung an Schwefelsäure (oder Glykuronsäure) in fast ungiftige Aethersäuren verwandelt. Das giftige Nitrotoluol wird zu der wenig wirksamen Nitrobenzoesäure oxydirt. Viele hieher gehörige Umsetzungen sind in dem Kapitel: „Allgemeines über Benzolderivate" zusammengestellt. —

XI. Endlich sei kurz an solche Hilfsmittel des Organismus erinnert, die man als dynamische Gegenwirkungen bezeichnen kann. Verarmt z. B. das Blut an Sauerstoff, so kommt sofort erhöhte Thätigkeit des Athmungscentrums zu Stande: durch ausgiebigere Respiration soll der Sauerstoffverarmung entgegengearbeitet werden. Gleichgiltig ob eine an Sauerstoff arme Gasmischung eingeathmet wird, oder ob das Herz ungenügend arbeitet, oder ob eine fehlerhafte Blutmischung die Sauerstoffaufnahme verringert: allemal wird die Athmung vermehrt angestrengt. Dyspnoë ist ein sehr häufiges Symptom bei Vergiftungen: was aber im Einzelnen die Ursache der Dyspnoë ist, das ist manchmal schwer anzugeben. — Es wird also — das ist das wesentliche an dem hier besprochenen Punkt — durch vicariirende oder verstärkte Thätigkeit eines Organs eine am anderen Orte gesetzte Schädigung auszugleichen gesucht. Es handelt sich also hiebei um Erregungszustände, Funktionssteigerung gewisser Organe, Veränderungen, die so häufig bei Intoxikationen auftreten und die so schwer causaliter zu erklären sind. Es klingt in Verfolgung dieses Gedankens durchaus plausibel, das Erregungsstadium mancher lähmenden Gifte in dem hier angegebenen Sinne zu erklären. Vindicirt man z. B. dem Organismus das Bestreben, das aufgenommene Inhalations-Betäubungs-Mittel, Chloroform oder Aether rasch wieder auszuscheiden, so muss die Respiration und die Herzaktion sich steigern. Es ist darnach ein verlängertes Excitations-Stadium, wenigstens manches Symptom desselben, nicht ein Zeichen von Schwächung, sondern von kräftiger Reaktion des Organismus. — Ob jede Erregung, die der Lähmung durch ein Gift vorausgeht, in dem hier gedeuteten Sinne als Gegenwirkung des Organismus zu erklären ist, ist mir nicht wahrscheinlich. Vergl. hiezu Centralnervensystem.

XII. Im Anhang zu dem letzt ausgesprochenen Gedanken sei kurz der merkwürdigen Angaben gedacht, dass gewisse starke Gifte in sehr hoher Verdünnung begünstigend und steigernd auf gewisse Funktionen von lebenden Organismen wirken sollen. So soll nach Schulz die Gärthätigkeit der Hefe durch Sublimat in Verdünnung von 1 : 200000 verbessert werden. — (Siehe Quecksilber.) Phenol soll ebenso auf Bakterien wirken (Nägeli: Ber. Bayr. Akad. 1879. pag. 313).

§ 5. Allgemeine Therapie der Intoxikationen.

I. Von der Verhütung der Vergiftungen ist nichts im Einzelnen zu sagen. Gründliche Belehrung derjenigen, die mit gefährlichen Substanzen berufsmässig zu thun haben und ausreichender Schutz durch strenge Gesetze gegen jede missbräuchliche Verwendung von Giften und fahrlässige Beschädigung Unwissender sind die Maassregeln, die selbstverständlich scheinen.

Die im Deutschen Reich hierüber erlassenen Gesetze und Verordnungen (über den Verkehr mit Giften, Fabrikhygiene, Verbot giftiger Farbstoffe etc. etc.) sind in der Darstellung anderer Disciplinen (Medicinalgesetzgebung . .) zusammengetragen.

II. Ist ein Gift in den menschlichen Körper aufgenommen, so kann man als erste therapeutische Forderung verlangen, dasselbe am Orte der Application sofort unschädlich, unwirksam zu machen. Dies geschieht, indem man es zerstört, oder aus dem Körper entfernt oder durch einen bestimmten Eingriff (Gegengift) in eine ungiftige Substanz umwandelt. —

Die Zerstörung des Giftes wird beispielsweise vorgenommen, wenn man vergiftete Wunden (Schlangenbiss) mit dem Glüheisen ausbrennt oder mit starken Aetzmitteln (Brom, Kalilauge) verätzt. Das Aussaugen solcher Wunden oder Abbinden der Gliedmassen centralwärts von der verletzten Stelle soll die Entfernung des Giftes bezwecken, beziehentlich dessen Transport zu den lebenswichtigen Organen verhindern.

Interessante hieher bezügliche Versuche liegen über die Desinfektion von Wunden vor, die mit pathogenen Bakterien inficirt waren[1]). Weisse Mäuse wurden am Schwanzende mit Milzbrand-Virus, Kaninchen am Ohr mit stark virulenten (septischen) Streptokokken inficirt. Die unmittelbar auf die Infektion folgende Ueberrieselung mit Carbolsäure, essigsaurer Thonerde, Chlorzink, Kalilauge konnte in keinem Falle den Tod der Thiere verhindern. Es sind also schon in wenigen Sekunden die Bakterien in die Gewebsinterstitien aufgenommen, wo sie sich dem Einflusse des Desinfektionsmittels entziehen. In gleichartigen Versuchen wurden Pferde mit Rotz, Schafe mit Pocken geimpft und 8—10 Minuten später die Wunde mit dem Glüheisen ausgebrannt. Sämmtliche Thiere erkrankten in specifischer Weise. Amputation des Kaninchenohres, das an der Spitze mit Milzbrand inficirt war, hatte schon in einigen Minuten keinen Erfolg. Ebenso zeigte sich, dass Amputation des mit Anthrax geimpften Mäuseschwanzes an der Wurzel den Tod an Milzbrand nicht hindern konnte, wenn mehr als 10 Minuten seit der Impfung der 3 Centimeter entfernten Wunde verflossen waren. — Das Eindringen und Weiterwandern von Giften in den Lymphbahnen geschieht also mit grosser Schnelligkeit und der therapeutische Wert mancher Maassregel ist darnach recht zweifelhaft.

III. Der meist für Gifte benutzte Eingangsweg in den Körper ist der Magen. Die Natur hat beim Menschen und den fleischfressenden Säugetieren eine selbstthätige Einrichtung zur Entfernung aller die Magenwand beleidigenden Stoffe ausgebildet in dem Brechakt. Es wurde deshalb von jeher der Brechakt, wenn er auf das verschluckte Gift sich nicht spontan einstellt, künstlich hervorgerufen: durch Medikamente (Brechmittel) oder mechanisch (Berührung der Rachengebilde). Die Zweckmässigkeit dieser Einrichtung ist unmittelbar klar: bei vielen ökonomischen Vergiftungen (Kupfer, manche Pilze, z. B. Täublinge etc.) genügt der spontan sich einstellende Brechakt, um weitere Schädigungen auszuschliessen. Es sollen darum nur die Einwendungen gegen die künstliche Auslösung des Brechaktes hier erwähnt sein. Einmal wird im Brechmittel zu dem schon im Magen befindlichen Gift ein zweites Gift hinzugefügt, das man nur unter der sicheren Voraussetzung geben darf, dass es durch den Brechakt auch wirklich wieder vollständig entfernt wird; zweitens wirkt der Brechakt schwächend, erschöpfend auf den gesammten Organismus ein und befördert damit den durch das Gift verursachten Collaps; dann wird durch den Brechakt der Magen n i c h t v o l l s t ä n d i g entleert. Man findet z. B. bei der Sektion eines mit Schwefelsäure Vergifteten, der intra vitam oftmals spontan erbrochen hat, im Magen

[1]) Calmette: Annales de l'Institut Pasteur 1892. Obiges Referat nach Schimmelbusch: Ueber Desinfektion von Wunden: 22. Congress deut. Gesellsch. Chirurgie 12.—15. April 1893.

immer noch eine starke saure Flüssigkeit. Andrerseits befördert man die Ausleerung des Magens durch Darreichung indifferenter Flüssigkeiten (laues Wasser, Milch, Thee), die neue Brechstösse hervorrufen. Der letzte Einwand endlich ist der, dass nach manchen Giften, die das Centralnervensystem rasch lähmen, Brechmittel nicht mehr angreifen, unwirksam bleiben. So wird man nach grossen Gaben von Carbolsäure oder Morphium von Brechmitteln keinen Erfolg mehr sehen. Man hat dann zum ersten Gift noch ein zweites in den Magen eingeführt.

Es ist deshalb jetzt allgemein zur Entleerung des Magens die Magenausspülung mittels der eingeführten Schlundsonde in Anwendung gekommen, die schneller, sicherer, umfänglicher und mit geringerer Gefahr und Belästigung die Magenentleerung besorgt als der Brechakt. Nur wenn grobe Brocken (Pilze, Tollkirschen, Fleisch etc.) verschluckt sind, wird man vielleicht noch an das Brechmittel denken müssen. —

Besondere Bedeutung hat neuerdings die gründliche und wiederholte Magenreinigung nach Intoxikationen durch die Beobachtung gewonnen, dass Gifte, die z. B. subcutan applicirt werden, zum wesentlichen Theile auf die Magenschleimhaut zur Ausscheidung gelangen. Das nach solchen Intoxikationen (Morphium-Einspritzung, Jodeinspritzung, Schlangenbiss) eintretende Erbrechen fördert beträchtliche Mengen des in den Kreislauf resorbirten Giftes zu Tage. Lange schon war bekannt, dass nach Jodinjektion in eine Ovarialcyste Jod im Erbrochenen erscheint: Brechweinstein, der subcutan applicirt war, kam auf dem gleichen Wege zur Ausscheidung aus dem Körper. Methodisch untersucht und klar nach der physiologischen und praktischen Seite erkannt ist diese wichtige Funktionirung erst neuerdings worden[1]). Es ist Morphium in dem Erbrochenen gefunden, das auf Morphium-Injektion spontan entleert war. Hunde, die von Giftschlangen gebissen waren, wurden durch häufige Magenausspülungen gerettet, während Controllthiere zu Grunde gingen. Aus dem Magen-Spülwasser konnte das Schlangengift isolirt und damit andere Thiere schwer vergiftet werden. Diese interessanten Funde werden vielleicht künftig hin die Magenausspülung bei der Behandlung gewisser Intoxikationen als eine wichtige therapeutische Maassregel rechtfertigen und einführen.

Praktisch von Bedeutung ist die Frage, wie lange Zeit nach dem Verschlucken des Giftes man überhaupt noch die Evacuirung des Magens vornehmen soll. Eine allgemeine Regel lässt sich dafür nicht geben: die Erfahrung, dass von einer aufgenommenen Mahlzeit der Magen nach etwa 6 Stunden Alles durch den Pylorus weiter geschoben hat, lässt sich nur mit Einschränkungen hieher beziehen. Manche Dinge z. B. verschluckte Stückchen von Phosphor oder Arsenik bleiben gewiss sehr lange im Magen liegen: hier würde man wohl nach 6 und 8 Stunden manchmal mit Erfolg spülen. Bei einer schweren Carbolsäure-Intoxikation oder wenn eine starke Morphium-

[1]) cf. Alt, Konrad:
Berliner klin. Wochenschr. 1889. Nr. 25.
Verhandl. der naturforsch. Gesellsch. zu Halle. 23. Juli 1892.
Münchener medic. Wochenschr. 1892. Nr. 41.
Deutsche medic. Wochenschr. 1892. Nr. 42.

lösung getrunken ist, ist wohl schon nach einer halben oder gar viertel Stunde ein sicherer Erfolg nicht mehr zu garantiren. Die Art des Giftes, der Füllungszustand des Magens und manches andere ist hier von Bedeutung. —

Auch die vollständige Ausleerung des Darms ist bei vielen Intoxikationsfällen (Tollkirschen, Giftpilze, schlechte Speisen) anzustreben. Das Ricinusöl (Gorholt, Dissert. Würzburg 1898) ist hierfür noch immer das sicherste Mittel. Von Amerika aus werden dafür wiederholte hohe Eingiessungen empfohlen.

IV. Die zweite wichtige Rolle spielen in der Therapie der Intoxikationen die Gegengifte (Antidota). Es sind das bestimmte Stoffe, die durch eine gewisse (chemische) Aktion die Schadenwirkung des genommenen Giftes aufheben sollen. Man unterscheidet von den Antidotis zwei Gruppen: die einen, die man chemische Antidota nennt, sollen das noch im Verdauungs-Tractus befindliche Gift in eine unlösliche also unresorbirbare oder in eine unschädliche Verbindungsform überführen: die anderen, die dynamischen (auch physiologischen) Gegengifte sollen an denselben Organen wie die vorausgenommene Giftsubstanz angreifend die entgegengesetzte Wirkung (Lähmung, Erregung) hervorbringen, so dass die beiden Aktionen sich genau aufheben, wie plus und minus zu Null addiren.

Die Anwendung der ersten Gruppe von Gegengiften ist sehr zweckmässig und geschieht darum sehr häufig (leider in der Praxis oft zu spät). Gibt man z. B. einem Thiere Chlorbaryumlösung in den Magen, und unmittelbar hinterdrein schwefelsaures Natron, so wird sich das absolut unlösliche schwefelsaure Baryum neben Kochsalz bilden und darum jede Giftwirkung des Baryums ausbleiben. So wirkt das sogen. Antidotum Arsenici (Eisenoxydhydrat), es führt die arsenige Säure in das ganz unlösliche Eisenoxydsalz über: so wirkt altes (ozonisirtes) Terpentinöl auf Phosphor, indem es denselben zu den wenig giftigen Phosphor-Sauerstoff-Verbindungen (und anders) umwandelt. —

Zu beachten ist bei der Anwendung solcher Mittel, dass das gereichte Antidot nicht selbst wieder schädlich wirke und zweitens dass die neugebildete Verbindung wirklich unlöslich oder unschädlich sein muss. So wird man z. B. bei einer Schwefelsäurevergiftung nicht Kalilauge trinken lassen, weil die letztere selbst wieder ätzt. Man wird aber auch nicht doppeltkohlensaures Natron geben, weil die entwickelte Kohlensäure die verätzten Magenwandungen übermässig ausdehnt und spannt. — Wir besitzen eine grosse Anzahl von Substanzen, womit wir Alkaloide quantitativ aus ihren Lösungen ausfällen können (Allgemeine Alkaloidreagentien). Aber keines derselben ist wegen eigener starker Giftigkeit oder sonstiger Unzuträglichkeit als Antidot brauchbar. Nur die Gerbsäure, die gerade am wenigstens vollständig fällt, wird so verwendet. Was die zweite Forderung betrifft — Unlöslichkeit des entstehenden Reaktionsproduktes, so kann man sich nur auf ganz wenige Gegengifte sicher verlassen. Selbst nach Darreichung des Antidotum Arsenici soll man in ernsthaftem Falle Magen und Darm gründlich entleeren, weil doch gewisse Mengen des Arseniks durch Ueberzug mit Schleim z. B. der Einwirkung des Eisenoxyds entgangen oder aber wieder gelöst sein könnten. Die meisten chemischen Antidota sind aus ähnlichen Gründen noch weniger sicher als das gerade erwähnte. So reicht die Darreichung von Gerbsäure nach Alkaloidvergiftung als einzige therapeutische Maassregel keinesfalls aus. Trotzdem ist man natürlich immer verpflichtet, auch nur halbsicher Erprobtes anzuwenden, besonders wenn man das beste noch nicht oder nicht mehr ausführen kann: nur bleibe man der Unzulänglichkeit der geleisteten Hilfe sich immer bewusst.

V. Eine Anzahl von Stoffen werden als allgemeine Gegengifte beschrieben und benutzt, deren Wirkung am besten hier besprochen wird: Milch, verdünntes Eiweiss, Kochsalzlösung (von etwa 2%), Aufguss von Thee, Kaffee, Kamillen und anderen aromatischen Stoffen, warmes Wasser, Senfmehl in warmem Wasser, fette Oele, Butter u. s. w. Die Absichten hiebei sind verschiedene. Einmal ist bei manchen Giften (den ätzenden) schon durch die Verdünnung etwas erreicht, sodann wird, wenn das Gift brechenerregend wirkt, der Ausbruch des Brechaktes durch die Anfüllung des Magens mit lauen Flüssigkeiten beschleunigt. Manche dieser Mittel haben wirklich antidotarische Wirkung, so wirkt Eiweiss fällend auf schwere Metallsalze: andere, wie Thee, Kaffee wirken durch ihren Gehalt an Gerbsäure. Fette in grösseren Mengen befördern die rasche Darmentleerung. Bei manchen dieser Gemische (starke Kochsalzlösung, Senfmehlwasser) mag man auch an eine Behinderung der Resorption oder raschere Ausscheidung aus dem Blut (Darm-Transsudation?) gedacht haben. Die Zweckmässigkeit dieses Verfahrens ist von vornherein einleuchtend: methodische Versuche über diesen Punkt existiren aber nicht. Natürlich muss man bei der Verwendung solcher Mittel den individuellen Fall wohl berücksichtigen: denn man könnte mit manchen derartigen Mitteln (z. B. Oel bei Phosphorvergiftung) mehr schaden als nützen — (vergl. § 9, Resorption und Ausscheidung im Magen).

VI. Hieher gehört noch eine allgemeine Methode antitoxischer Behandlung, die unter der Bezeichnung „Organismus-Waschung" beschrieben ist[1]). Auf die Erwägungen hin, dass die meisten Gifte durch die Nieren ausgeschieden werden und dass die Harnsecretion in ausgiebiger Weise durch Infusion von physiologischer Kochsalzlösung angeregt wird, hat man bei Vergiftungen intravenöse Injektionen von Kochsalzlösung gemacht. Bei Vergiftung mit Alkohol, Strychnin, Chloral, Akonitin war die Infusion in die Jugularvene (acht Procent des Gewichtes des Versuchsthieres) von Erfolg, bei anderen Giften aber (Morphin, Curare) immer erfolglos. Injicirt wurde die 0,75 procentige Kochsalzlösung. — Das Verfahren ist bei gewissen Giften dahin abgeändert, dass man vorher depletorischen Aderlass macht: allgemein wird gerathen, darnach die doppelte Menge des entzogenen Blutes von der Salzlösung einzuspritzen. — Der Kochsalzlösung wird von Manchen noch 0,1 Procent Soda zugesetzt; auch Rohrzucker (3 bis 5 Procent) ist für sich oder als Zusatz zur Kochsalzlösung vorgeschlagen, ebenso Blut (4 Theile Kochsalzlösung + 1 Blut)[2]).

VII. Die Lehre von den dynamischen Gegengiften spielte bei den Toxikologen früherer Zeiten eine grosse Rolle. Man glaubte an ein allgemeines Gegengift (antidotum universale, alexipharmakon) und suchte dasselbe in den verschiedenartigsten Präparationen. Besonders

---

1) Organismus-Waschung bei Vergiftungen von C. Sanquirico in Centralbl. med. Wissensch. 1886, Nr. 51, pag. 929.

2) Landerer: 15. Congress deut. chirurg. Gesellsch. 7.—10. April 1886.

der Bezoar (Darmstein von Ziegenarten) stand in hohem Ansehen, so dass man darnach den Kunstausdruck Bezoardicum für Gegengift gebrauchte. Diese Bestrebungen, in einem Stoffe ein Gegenmittel gegen alle Gifte zu gewinnen, hat man jetzt als in der Wurzel verfehlt erkannt: sie haben nur mehr historisches Interesse. Die Lehre von den dynamischen Gegengiften hat in den letzten Jahrzehnten eine ganz veränderte Formulirung bekommen in der Hypothese des sogenannten physiologischen Antagonismus. Man nahm an, es gebe Paare von Stoffen, deren jeder für sich stark vergiftend auf Lebewesen wirke, deren Effekt aber bei gleichzeitiger Darreichung sich geradezu aufhebe, wie + a — a algebraisch sich zu Null addiren. Tollkirsche und Opium sollten zwei solcher Stoffe sein, von Atropin und Morphin wurde späterhin dasselbe behauptet, desgleichen von Atropin und Physostigmin: solcher Giftpaare sind noch eine ganze Reihe aufgestellt[1]). Man bezog den Antagonismus auf die Gesammtwirkung zweier Gifte d. i. auf die an allen Organen und Systemen gesetzten Veränderungen, richtiger aber beschränkt man jetzt das Studium auf die Funktionirung nur eines Organes. Wahre Antagonisten nennt man zwei Stoffe, die die erkennbare Funktionirung eines Organes um Gleiches nach entgegengesetzten Seiten verschieben (Beschleunigung — Verlangsamung des Herzschlages, Erweiterung — Verengerung der Pupille). Man spricht von vollkommenem doppelseitigen Antagonismus, wenn bei willkürlicher zeitlicher Folge der Applikation der beiden Antagonisten jedes die Wirkung des andern aufhebt. Unvollkommen und einseitig nennt man den Antagonismus, wenn zwar A die Wirkung von B aufhebt, nicht aber umgekehrt. Von falschem Antagonismus spricht man, wenn beide Antagonisten an verschiedenen Angriffspunkten mit ihrer Wirkung einsetzen (wenn also beispielsweise eine centrale Erregung durch ein peripherisch angreifendes, lähmendes Mittel aufgehoben wird). Die Lehre vom Antagonismus ist heiss umstritten, vor Allem ist von Einzelnen ein wahrer Antagonismus vollkommen geleugnet worden. Eine principielle Entscheidung soll hier gar nicht versucht werden: denn das ist gerade der grosse und einzige Fehler, der in dieser Fehde begangen wurde, dass man aus einigen Versuchsergebnissen, die bis in ihre Grundwirkungen noch gar nicht aufgelöst werden können, zu weit gehende allgemeine Schlussfolgerungen zog. Dass es praktisch genommen Antagonisten gibt, d. h. dass gewisse bedrohliche Symptome in Vergiftungsfällen durch bestimmte Mittel — Gegengifte — gebessert, weggenommen und das ganze Bild ad melius verschoben werden kann, das unterliegt bei den meisten Aerzten keinem Zweifel: der beste Theil unserer Heilkunde ist ein Beweis für diesen Satz: denn Kranksein ist in vielen Fällen eine Intoxikation. Wahrscheinlich ist die Frage von Fall zu Fall, d. i. an jeder einzelnen Giftsubstanz durch genaue Untersuchung aller Einzelwirkungen zu erledigen: hierüber vergleiche man die Paragraphen Atropin, Morphin u. s. f. — Nur eine einschlägige Versuchsreihe sei hier angeführt, weil sich zu deren Citirung keine Gelegenheit später findet. Baum (zur Lehre vom Antagonismus, Rostocker Dissertation 1892) hat die Wirkung von

[1]) Vergl. hierüber die sehr gute Zusammenstellung von Hans Baum (unter O. Nasse, Rostock), Zur Lehre vom Antagonismus, Dissertation, Rostock 1892.

Antagonisten an einem Ferment, und zwar am Invertin geprüft. Von O. Nasse (Pflügers A. 11 pag. 138) ist nachgewiesen, dass Enzyme in ihrer Thätigkeit durch Zusatz fremder Substanzen gehemmt oder gefördert werden; als ein solchen Einflüssen sehr zugängliches Ferment wurde das Invertin aus Bierhefe ausgewählt, dessen Wirkung auf Rohrzucker — Spaltung in Traubenzucker und Fruchtzucker — durch gewisse Stoffe: Kalisalze, Chinin gehemmt, durch andere Substanzen: Ammonsalze, Curare beschleunigt wird. Es zeigte sich, dass die hemmende Wirkung des Chlorkaliums durch Chlorammonium vollständig aufgehoben und sogar ins Gegentheil verkehrt werden kann. Das Gleiche zeigte sich mit Curare (+) und Chininsulfat (—), in noch bestimmter ausgesprochener Weise. Durch diese Versuche, besonders die Reihe, die mit Zusatz der Alkaloide durchgeführt wurde, ist der Antagonismus an dem einfachsten Lebensprozess, der Fermentwirkung als im Sinn von plus und minus existirend erwiesen. Diese Versuche erscheinen stringenter als beispielsweise Versuche am Froschherzen, an dem ja auch ein wahrer gegenseitiger Antagonismus gewisser Gifte bewiesen ist, weil bei den Versuchen mit Enzymen der beim Herzen immer noch mögliche Einwand des Angreifens an verschiedenen Elementen des Organs ausgeschlossen werden kann.

Literatur: Stokvis im 3. Bande (pag. 353) der Festschrift: Rud. Virchow zur Vollendung seines 70. Lebensjahres, Berlin 1891.
Husemann: A. e. P. Ph. 6., pag. 335; 9. 414 und 10. 101.

II. Theil.

Allgemeine Toxikologie der Organe und Funktionen.

§ 6. Das Blut.

Das Blut ist der allgemeine Durchgangsweg für alle Substanzen, die zu den Organen gehen und von den Organen kommen. Was von giftigen Substanzen resorbirt wird und so allgemeine Vergiftung erzeugt, geht in das Blut und durch das Blut. Für viele Gifte ist das Blut nur der Durchgangsweg, den sie unverändert durchwandern. Andere toxische Stoffe aber treten mit Blutbestandtheilen in solche chemische Beziehungen, dass dadurch die normalen Funktionirungen des Blutes wesentlich alterirt werden.

I. Als erste, gerade für die Toxikologie sehr wichtige Eigenschaft des Blutes soll seine Consistenz, Zähigkeit (innere Reibung), untersucht werden, weil davon die Strömungsgeschwindigkeit durch enge Röhren ganz wesentlich abhängt. Es ist ja von vorneherein klar, dass z. B. Wasser und dicker Gummischleim durch dieselbe Capillarröhre unter dem Einflusse derselben pressenden Kraft mit sehr verschiedener Geschwindigkeit hindurchfliessen. Die Physik misst diese durch die innere Natur der Flüssigkeit bedingte Constante (die Transspiration) mittelst der sogen. Transpirationsversuche, d. h. durch die Mengen, die in gleichen Zeiten durch gleich weite Capillarröhren ausfliessen.

Ueber die Transpiration des Blutes besitzen wir leider nur wenige Angaben. Die Ursache hiefür liegt wohl wesentlich an der hohen Schwierigkeit, wenn nicht Unmöglichkeit, die experimentellen Vorbedingungen für die Gewinnung brauchbarer Versuchsergebnisse zu erfüllen. Die wenigen Experimentaluntersuchungen, die bis jetzt veröffentlicht sind[1]), haben folgendes ergeben. Die Transpirationszeit (des überlebenden Blutes) nimmt mit steigender Temperatur ab — die Transpirationszeit nimmt zu, je längere Zeit von der Blutentziehung bis zur Anstellung des Versuches verstrichen ist. (Der Transpirationscoëfficient sinkt mit steigendem specifischen Gewicht des Blutes: Wasser = 1, Menschenblut = 0,41, Hundeblut = 0,27.)

Das Blut verschiedener Menschen hat verschiedene Transpirationszeiten: doch hat sich ein bestimmter Einfluss bei der Prüfung des Blutes kranker Menschen nicht erkennen lassen. Die untersuchten Gifte (Kohlensäure, Nicotin, Chloral, Aether, glycocholsaures Natron, schwefelsaures Chinin, Curare, Phosphorsäure) bringen, in vergiftenden Mengen zugesetzt, bei reinem Serum keine nennenswerthe Aenderung der Transpiration hervor, dagegen wird diese Constante bei ganzem Blut deutlich geändert: es tritt nämlich ausnahmslos Verlangsamung der Transpirationsgeschwindigkeit ein (nur beim glycochols. Natrium auf kleine Mengen Verlangsamung, auf grosse Beschleunigung der Geschwindigkeit).

Dieses Versuchsergebniss beweist, dass die Abnahme der Transspirationsgeschwindigkeit durch die Formveränderung der Blutkörperchen verursacht ist, ein Ergebniss, das zur Thatsache stimmt, dass durch Auflösen der Blutkörperchen (Gefrieren) die Geschwindigkeit wesentlich zunimmt. — Intra vitam vorkommende Transpirations-Aenderungen müssen, selbst wenn es sich um geringe Werthe handelt, bei der grossen Verbreiterung des Blutstromes im Capillar-Gebiete von enormer Wirkung sein. —

Die interessantesten hieher bezüglichen Gifte sind auf ihre Wirkung noch nicht untersucht, das sind die Methämoglobin bildenden Substanzen und diejenigen, die schwere Darmentzündung machen (z. B. Arsen, Sublimat, Colchicin). Es bestehen wahrscheinlich Beziehungen zwischen Lymphvermehrung, Anhäufung von Blutzellen an gewissen Stellen und der Transpiration, die noch nicht aufgedeckt sind. — Es versteht sich von selbst, dass man bei Versuchen über den Einfluss von Giften über die Weite der Blutgefässe die Transpiration berücksichtigen muss.

[1]) Aronheim: Ueber den Einfluss der Salze auf die Strömungsgeschwindigkeit des Blutes. Hoppe-Seylers med. chem. Unters., pag. 265. Berlin 1867.

Haro: Sur l'écoulement du sang par des tubes de petit calibre (transpirabilité de Graham). C. R. 9. Okt. 1876.

C. A. Ewald: Ueber die Transpiration des Blutes: du Bois Archiv. I (1877), pag. 208. (Die gründlichste der vorliegenden Abhandlungen, aus der die gebrachten Auszüge stammen.)

II. Kurz erwähnt sei das specifische Gewicht des Blutes. Es nimmt mit dem Reichthum an Blutkörperchen zu (mittlerer Werth 1,05). cf. Pflüger in seinem Archiv I. pag. 75. Schmalz: Deutsch. Archiv klin. Medicin 47. Rumpf: Dissertation Kiel 1891.

III. Zur normalen Zusammensetzung und Funktionirung des Blutes gehört seine Alkalescenz, die durch den Gehalt an kohlensaurem Natron bedingt ist. Nach den ersten Versuchen von Zuntz[1]) ist eine grosse Zahl gleichartiger Experimente veröffentlicht worden, worunter diejenigen hier besonders interessiren, als deren Ergebniss eine manchmal sehr beträchtliche Verminderung der Alkalescenz in Folge der verschiedenartigsten Vergiftungen und Erkrankungen erwiesen ist. Die Alkalescenz wurde von Canard im normalen Blut durch Titriren zu 204 bis 271 milligr NaOH auf 100 cm^3 Blut bestimmt (264 bis 360 milligr $Na_2 CO_3$). Rumpf gibt als normale Zahl 182 bis 218 milligr NaOH (241 bis 288 Na_2CO_3) an.

Für die Austitrirung benützt man gewöhnlich Weinsäure oder Oxalsäure: ich finde eine Mineralsäure ($^1/_{10}$ Normale Salzsäure oder Schwefelsäure) für zweckmässiger. Um die Auflösung der Blutkörperchen zu vermeiden wird die Säure mit gesättigter Glaubersalzlösung versetzt. Für manche Zwecke ersetze ich das letztere durch Acidum carbolic. liquefactum. Allgemein wird die Tüpfelprobe mit empfindlichem Lakmus benützt.

Gegen diese Art von Alkalescenz-Bestimmung hat man mit Recht schwere Bedenken geltend gemacht. Trotzdem ist es zuweit gegangen, der Methode jeden Werth abzusprechen. Als erstes Mittel zur Orientirung, für die Erkennung der Blut-Alkalescenz überhaupt, für die Constatirung von deren rascher Abnahme hat sie Dienste gethan und wird sie thun. Die genaueren jetzt eingeführten Methoden haben nur die früheren quantitativen Angaben nicht voll bestätigt: ein Widerspruch gegen die wichtigen allgemeinen Beziehungen ist nicht herauszulesen. Für die erste Orientirung wird man die Titrirung darum mit Recht weiter verwenden.

---

1) Zuntz: Centralblatt 1867 Nr. 51, und Dissertation, Bonn 1868. (Die Alkalescenz des Blutes nimmt nach der Entfernung aus dem Körper rasch ab, postmortale Säurebildung.)

Binz: Arch. f. e. P. Ph. 1, pag. 18. (Die postmortale Säurebildung wird durch Chininzusatz gehemmt.)

Lassar: Pflügers Archiv 9. 44. Untersuchungen an Thieren, bei Fütterung mit Säuren nimmt die Alkalescenz ab.

Lépine: Centralbl. 1881. pag. 471.

Canard (nach des Vorigen Methode): Essai sur l'alcalinité du sang . . . Thèse Paris 1878.

(Mya und Tassinari: Arch. per le scienze mediche 9.)

Cantani: Centralbl. 1884, pag. 785. (Bei Cholera im asphyktischen Stadium Abnahme d. Alkalescenz bis zu neutraler Reaktion und noch vor dem Tode saure Reaktion.)

Landois: Real-Encyclopädie v. Eulenburg. 2. Aufl. Bd. 3. Artikel: Blut. (Methodik.)

v. Jaksch: Ueber d. Alkalescenz des Blutes. Zeitschr. für klin. Medicin 13, pag. 350. (Verminderung durch Fieber, Urämie, Leukämie, Lebererkrankung, Anämie, Chlorose.)

Peiper, E.: Alkalimetr. Untersuch. Virchow's A., 115, pag. 337.

Rumpf, W.: Alkalimetr. Unters. d. Blutes etc. Dissertation. Kiel 1891. (Alkalescenz normal ziemlich constant, bei Frauen und Kindern etwas geringer: sie ist bei Anämien (mit Ausnahme der Chlorose) herabgesetzt, ebenso bei Leukämie, Urämie, Nephritis, Cachexien, Diabetes, Säurevergiftung, Fieber.)

Die Titrirung von kohlensaurem und phosphorsaurem Natron ist scharf nicht ausführbar. Dazu kommt, dass Eiweiss, die Nucleine, Lecithin eine gewisse Alkalimenge binden und dadurch wieder die Genauigkeit der Titrirung schwer beeinflussen. Um die Störung durch die vorhandene CO_2 und Phosphorsäure zu vermeiden, hat Maly (Ztschr. f. anal. Chemie 15. pag. 417 und Wiener Akad. Sitz.-Ber. 85. 3. pag. 314) die Fällung dieser beiden Säuren mit überschüssigem Aetzbaryt vorgeschlagen: der noch gelöste Baryt wird dann zurücktitrirt. Diese Methode ist im ganzen Blut nicht ausführbar (Kraus A. e. P. Ph. 26. 186 ff.), da im Blut, das mit Aetzbaryt zusammen steht, eine continuirlich weitergehende Barytbindung (durch Lecithinzersetzung?) stattfindet. —

Die jetzt — mit Recht — meist geübte Methode, über den Alkaligehalt des Blutes etwas zu erfahren, besteht in CO_2-Bestimmungen, da der Kohlensäuregehalt von dem Gehalt von Na_2CO_3 direkt abhängt. Aus der gefundenen starken Kohlensäure-Verminderung haben Walter (A. e. P. Ph. 7. pag. 148) und H. Meyer mit seinen Schülern (eodem loco 14 pag. 313 und 17 pag. 304) bei verschiedenen Intoxikationen, andere Autoren (Geppert, Minkowski, von Jaksch, Kraus) bei Erkrankungen wie Fieber, Diabetes etc mit Recht auf Abnahme der Alkalescenz, das ist auf Anhäufung stärkerer Säuren im Blute geschlossen. Walter und Hans Meyer. bedienten sich der Hg.-Luftpumpe, Kraus treibt die CO_2 mit starker Mineralsäure aus und absorbirt sie mit Kalilauge. — Eine weitere kritische und experimentelle Untersuchung über Blutalkalescenz ist von Kraus (A. e. P. Ph. 26. pag. 186). Kraus bestimmt die CO_2 des Blutes durch vollständiges Austreiben mit Säure und Absorption mit Kalilauge; die „Acidität" des Blutes misst er mit Barytlauge, nachdem zuvor die gesammten Eiweisssubstanzen durch Kaliumacetat gefällt sind, die „Alkalescenz" endlich durch Titriren mit Säuren nach Entfernen des Eiweiss mittelst Ammonsulfat.

Von besonderem Interesse ist bei diesen Versuchen die hochgradige Abnahme der CO_2 (von 27 vol. proc. bis zu 12 und weniger), welcher Befund noch besonders bei der Kohlensäure-Vergiftung besprochen werden soll. Jod, Jodsäure, Quecksilber, salpetrigsaures Natrium, oxalsaures Salz, Phosphor, Arsenik, Antimon, Eisen, Platin, Toluylendiamin, Emetin etc. zeigen diese Einwirkung.

H. Meyer hat im Blute von As-vergifteten Thieren Milchsäure gefunden (A. e. P.Ph. 17.). Kraus hat die wichtige Thatsache festgestellt, dass Lecithin in alkalisch reagirende Lösungen eingetragen nach und nach gespalten wird (A. e. P. Ph. 26. pag. 220) unter Bildung deutlich saurer Produkte (Glycerinphosphorsäure?). Damit ist für alle Gifte, die Blutkörperchen zerstören oder verändern, eine ausreichende Erklärung für die Alkalescenzminderung (aus dem frei gewordenen Lecithin) nachgewiesen. — Es bestehen ganz eigenartige Einrichtungen im Blute, die darauf hinaus laufen, durch Verschieben des Kohlensäureträgers an verschiedene Orte den Kohlensäuretransport möglichst zu sichern und die Kohlensäurespannung in den Geweben möglichst niedrig zu halten. Da diese Beziehungen bis jetzt noch keine direkte Anwendung in der Toxikologie erfahren haben, so sei hiemit verwiesen auf N. Zuntz in Handbuch d. Physiologie 4. Bd. 2. Theil. pag. 17 bis 82.

Die chemische Untersuchung der Serum-Asche, die besseren Aufschluss böte, ist besonders umständlich, so dass wir nur wenige vollständige Analysen besitzen (Bunge: Lehrbuch der physiol. Chemie, 2. Auflage pag. 254), die einstweilen nur das normale Verhalten erweisen (cf. die Angabe von Kraus A. e. P. Ph. 26, 208).

Besondere Bedeutung gewinnt die Lehre von der Blut-Alkalescenz bei Besprechung der Gegenwirkung des Organismus gegen die allgemeine Säurevergiftung, auf die darum verwiesen sei. — Der Tier-Organismus stirbt, bevor die alkalische Reaktion des Blutes vollständig aufgehoben ist.

IV. In unmittelbarem Zusammenhang mit der Alkalescenz des Blutes steht wie schon erwähnt der Gehalt des Blutes an Gasen, speciell an Kohlensäure. Arterielles Blut enthält etwa 19 Volumprocente Sauerstoff und 39,5 Kohlensäure: venöses 12 Sauerstoff und 45 Kohlensäure. Der Stickstoffgehalt (etwa 2,5) hat keine biologische Bedeutung.

Abweichungen von diesen Mittelzahlen die hier interessiren, kommen durch folgende Ursachen zu Stande.

Der Unterschied in Gasgehalt beider Blutarten muss um so beträchtlicher werden, je geringer die Geschwindigkeit des Kreislaufs und je umfänglicher der Stoffwechsel in dem gerade untersuchten Organe ist. Diese Sätze, deren Richtigkeit durch Ueberlegungen a priori zugestanden werden muss, sind ausserdem durch viele Beobachtungen ausnahmslos constatirt.

Der Sauerstoffgehalt des Blutes hängt von dem normalen Bestande des Hämoglobins ab und von der richtigen Sauerstoffzufuhr durch die Athmung. Nimmt die Menge des Hämoglobins ab (Blutverluste etc.), wird das Hämoglobin zur Sauerstoffbindung untauglich (Kohlenoxyd, Nitrobenzol, Methämoglobin bildende Substanzen), so muss die Sauerstoffmenge im Blute abnehmen. Das Gleiche tritt ein, wenn die Sauerstoffzufuhr durch die Athmung ungenügend wird. So nimmt der Sauerstoff im Blut ab, bei der ganz flachen und verlangsamten Athmung während schwerer akuter Morphium-Vergiftung (Ewald in du Bois Archiv 3, 1876): weiter bei jeder Art von Erstickung in sauerstoffarmen Gasgemischen.

Der Kohlensäure-Gehalt des Blutes nimmt zu, wenn die Respiration oder die Circulation ungenügend wird: daher die Kohlensäure-Anhäufung bei der akuten Morphium-Vergiftung, bei Zuständen schlechter Herzaktion. — Eine schwere Störung bedeutet für den Organismus die Abnahme des Kohlensäure-Gehaltes, wie sie allemal bei starker Alkalescenzminderung des Blutes angetroffen werden muss. Die ausgesprochensten Fälle sind bei Diabetes-kranken Menschen constatirt, wo kurz vor dem Tode nur 3,3 Volumprocente Kohlensäure gefunden wurden (vide Minkowski in A. e. P. Ph. 19, pag. 209 und Mittheil. medic. Klinik Königsberg 1888, pag. 179). Bei Nitrobenzol-Vergiftung war die CO_2-Menge im Blut auf 15 bis 16 Volumprocente vermindert (Filehne, A. e. P. Ph. 9, pag. 329): dasselbe ist für Anilin und andere Gifte constatirt.

Als Folge all der genannten Störungen (die tiefen Lähmungszustände ausgenommen) zeigt sich gesteigertes Athmungsbedürfniss — Dyspnoe.

V. Eine besondere Besprechung verdienen im Anschluss an den vorigen Passus diejenigen Substanzen, die den Blutfarbstoff chemisch verändern und ihn (d. i. die Blutkörperchen) dadurch ungeeignet machen, als Sauerstoffträger zu wirken. Es gehören hieher alle Substanzen, die mit dem Blutfarbstoff sich verbinden (als z. B. das Kohlenoxyd, das Nitrobenzol (?). — Von besonderer Bedeutung ist eine Wirkung auf den Blutfarbstoff geworden, die von einer grossen Anzahl chemischer Substanzen ausgeübt wird und die darin besteht, dass in den im Blute cirkulirenden Blutkörperchen, ohne dass dieselben zunächst besonders sich verändern, der Farbstoff in Methämoglobin umgewandelt wird (cf. Litteratur bei Dittrich A. e. P. Ph. 29 (1892) pag. 247).

Das Methämoglobin ist eine Modification des Oxyhämoglobin, von dem letzteren deutlich sinnenfällig unterschieden durch einen (chocolade- oder sepia-)braunen Farbenton.

Es ist sehr leicht in Wasser löslich (Gegensatz zum Hämatin), unlöslich in Alkohol: es wird (schnell) durch Säuren, (langsam) durch Alkalien in Eiweiss und Hämatin übergeführt. Vom Hämatin ist es (ausser der Löslichkeit) wesentlich noch dadurch verschieden, dass es durch reducirende Substanzen in Hämoglobin zurückverwandelt wird. Es ist also eine Restitution des Methämoglobins durch die Phase des reducirten Hb zu O-Hb möglich[1]) (und dieselbe geschieht thatsächlich im menschlichen und thierischen Organismus).

Das Methämoglobin ist ausgezeichnet und erkennbar durch sein spektroskopisches Verhalten. Es hat einen Absorptionsstreifen swischen C und D, im rothen Theil des Spektrums näher an C. Dieser Streifen ist gut zu sehen, wenn man (durch Verdünnen mit Wasser) eine etwa 4 bis 5 procentige Lösung der fraglichen Blutsorte in 1 cm dicker Schicht untersucht: verdünnt man stärker, so verschwindet der Streifen. Für die Benützung dieser spektroskopischen Reaktion zur Erkennung des Methämoglobins in praktisch wichtigen Fällen ist folgendes zu beachten:

Man vergleicht die kritische Blutprobe am besten mit einer reinen Met-Hb-Lösung, die man aus frisch geschlachtetem und gut durchgeschütteltem Blut durch Zusatz eines kleinen Stückchens von salpetrigsaurem Natrium in Substanz frisch bereitet. Ich finde das $NaNO_2$ besser als das von verschiedenen Seiten empfohlene Ferricyankalium (Otto in Pflügers Archiv 31, pag. 240). — Ueber die Darstellung von reinem Met-Hb vergleiche man Hüfner und Otto und Külz in H. S. Z. 7, pag. 65 und pag. 366 und Dittrich, A. e. P. Ph. 29, pag. 250. Ich untersuche das Blut (5 mit 95 Wasser verdünnt) in 1 cm dicker Schicht in Glaskästchen von folgender Form. Aus genau 1 cm breiten Metallstreifen wird ein Gerippe von der neben gezeichneten Gestalt zusammengelöthet: mit wenig Siegellack werden auf die beiden Breitflächen Glasscheiben wasserdicht befestigt. Das Kästchen auf ein passendes Statif montirt wird so vor das Spektroskop gestellt, dass die Wellenlinie auf den Spalt trifft: man sieht dann, wenn in beide Hälften des Kästchens die Normalblutprobe und die Vergleichsprobe eingefüllt sind,

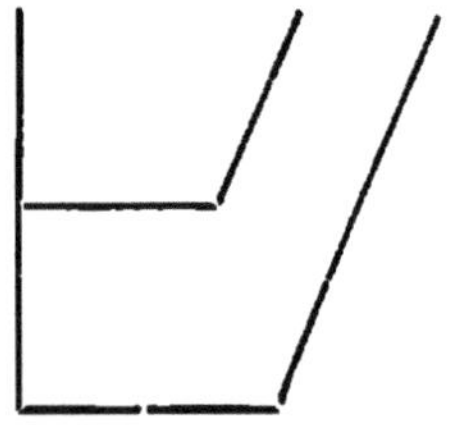

[1]) Hoppe-Seyler, Physiolog. Chemie, pag. 385 und 391 ff., vergl. auch die Darstellung von Rollet in Handbuch der Physiologie, 4. Band: daselbst die umfangreiche physiologische Literatur (die hier nicht citirt wird).

zwei Spectra übereinander. Die Weite des Spaltes ist leicht einzustellen.

In 5procentiger Lösung von Met-Hb-Blut sieht man den charakteristischen Streifen in Roth sehr deutlich. Etwa von der Linie E an ist das ganze rechte Spektralende verdunkelt. Verdünnt man aufs Doppelte ($2^1/_2$ Procent Blut), so ist der Streien im Roth noch deutlich: bei noch weiterer Verdünnung aber wird er sehr schwach. In Mischungen, die von den gleich starken $2^1/_2$procentigen Blutverdünnungen 40 Theile Met-Hb zu 60 O-Hb enthalten, ist kaum noch sicher auf dem beschriebenen Weg das Met-Hb zu erkennen bei noch geringerem Gehalt ist der Streifen verschwunden, so dass also bei der gewöhnlichen Untersuchungs-Methodik bis zu 40 Procent Met-Hb in einer Blutprobe übersehen werden können.

Da in ernsthaften Vergiftungsfällen immer nur ein gewisser Antheil des Blutfarbstoffes in Met-Hb umgewandelt, also in den entnommenen Blutproben meistens mehr O-Hb als Me-Hb vorhanden ist, so ist die spektroskopische Untersuchung für die sichere Diagnose noch ungenügend.

Genaue quantitative Angaben über die Met-Hb-Menen in einer Blutprobe sind mittelst der spektrophotometrischen Methode möglich. Solche Bestimmungen sind bisher nur für wissenschaftliche Fragen, nicht für praktische Zwecke durchgeführt worden. (Hüfner und Otto. H. S. Z. 7, pag. 68 ff. und Otto in Pfügers Archiv 31, pag. 260 ff.).

Nebst dem charakteristischen Streifen in Roth werden im Met-Hb Spektrum noch drei weitere Absorptionsstreifen beschrieben, worüber man die Original-Angaben vergleiche (Jädersholm, Zeitschrift Biologie 20 (1884) pag. 419 — Araki, H. S. Z. 14, pag. 405. Dittrich, A. e. P. Ph, 29, pag. 254). Diese Streifen sind nicht charakteristisch, werden von manchen Autoren geradezu als dem Met-Hb nicht zugehörend bezeichnet.

Das Methämoglobin hat denselben Sauerstoffgehalt wie das Sauerstoff-Hämoglobin. Diese Thatsache ist durch übereinstimmende Versuche von Hüfner und R. Külz (in Zeitschrift physiol. Chemie 7, pag. 366) und J. Otto (Pflügers Archiv 31, pag. 245) bewiesen. Mit diesem sicheren Beweis sind alle abweichenden Angaben (ob Super- oder Suboxyd des Hämoglobins) ausser Diskussion gestellt. Der O des Met-Hb ist nicht durch Auspumpen zu gewinnen, kaum ebenso durch Kohlenoxyd nicht (Zeitschr. physiol. Ch. 7, 69) verdrängt werden. Dagegen wird durch NO aus Met-Hb das Stickoxyd-Hb erzeugt (eodem loco 7, pag. 367).

Das Met-Hb ist von Hüfner krystallinisch dargestellt worden (Hoppe-Seyler Z. 7, pag. 65). — Die Lösung behält die eigene bräunliche Farbe nur bei neutraler oder schwach sauerer Reaktion. Versetzt man mit irgend welchem kohlensauren oder ätzenden Alkali, so wird die Lösung sofort schön hell — blutroth — alkalisches Methämoglobin. Damit ändert sich das spektroskopische Verhalten: der charakteristische Streifen im Roth verschwindet und es treten zwei Streifen in Gelb und Grün auf, die den Streifen des O-Hb sehr ähnlich, aber durchaus nicht damit identisch sind (der vordere ist der breitere und liegt mehr gegen roth). Da alle unsere Schwefelammon-Lösungen stark alkalisch reagiren, so ist die Angabe, Schwefelammon führe das Met-Hb sofort in Oxy-Hb über, wahrscheinlich auf diesen Umschlag des

Farbentons und auf das Auftreten dieser Absorptionserscheinung zu beziehen. Das alkalische Met-Hb ist selbstverständlich absolut verschieden vom O-Hb: man braucht nur die Alkalescenz aufzuheben, so tritt sofort die braune Färbung und die sonstigen Reaktionen des Met-Hb wieder deutlich ein. — Säuren fällen Met-Hb-Lösungen.

Versetzt man die genuinen aus verdünnten Blutlösungen durch $NaNO_2$ oder Ferricyankalium hergestellten Methämoglobinlösungen mit Cyankalium, so erhält man eine schön rothe, dem alkalischen Met-Hb nach dem Aussehen ganz ähnliche Lösung, die aber davon nach dem Ergebniss der spektroskopischen Untersuchung (ein Streifen im Grünen) wieder verschieden ist und die von Kobert (Stuttgart 1891 bei Encke) Cyanmethämoglobin benannt wurde: letzteres wird als Mittel, um kleinste Blausäuremengen zu entdecken, empfohlen. Es kann wohl kaum anders sein, als dass es sich hiebei um eine Verbindung von Blausäure mit Met-Hb handelt; denn während die durch Sodalösung alkalisch gemachte Met-Hb-Lösung durch Essigsäure wieder ihren braunen Farbenton annimmt, bleibt die Cyan-Met-Hb-Lösung roth, wird nur durch Säure trübe, es entsteht eine Fällung. — Wahrscheinlich gehen noch manche organische Nitroso-Derivate mit Met-Hb Verbindungen ein (vergl. die Dissertation von Vorkampff-Laue, Dorpat 1892 und die oben citirte Schrift Koberts).

Man hat die Methämoglobinbildung von gewissen Seiten durch Oxydation aus dem Oxyhämoglobin vor sich gehen lassen, weil man von oxydirend wirkenden Stoffen diese Umwandlung hauptsächlich entstehen sah. Diese Meinung ist jetzt durch verschiedene Beweisstücke als eine ungenügende erwiesen. Wir wissen, dass die allerverschiedensten Stoffe methämoglobinbildend wirken.

Eine einheitliche Grundwirkung ist einstweilen aus diesen verschiedenartigen Ursachen nicht heraus zu lesen, wenn man nicht etwa folgende Erklärung versuchen will. Das Oxyhämoglobin geht (durch Polymerisirung?) spontan in Methämoglobin über. Dieser Uebergang wird im normalen thierischen Haushalt durch die beständige Reduktion des Oxyhämoglobins verhütet. Methämoglobin entsteht immer dann, wenn das Oxyhämoglobin-molekul über eine gewisse Zeit lang (ohne reducirt zu werden) als solches persistirt. Es gibt eine grosse Zahl von Substanzen, die diese Umsetzung mehr oder weniger beschleunigen. In den lebenden Blutkörperchen können nur solche Substanzen diese Umsetzung machen, die in das Blutkörperchen eindringen können. Aus diesem Grunde sind z. B. die Erythrocyten der Kaninchen gegen chlorsaure Salze widerstandsfähiger als die des Hundes oder des Menschen. Das Ferricyankalium wirkt darum nur auf den gelösten Blutfarbstoff, nicht auf das ganze unversehrte Blut. Schwefelammon greift in das Methämoglobinmolekul ein, indem es dessen O an sich zu ziehen bestrebt ist: zuerst entsteht wieder Oxy. Hb dann reducirtes Hb. —

Die Substanzen, die Met-Hb erzeugen, werden nach der Art ihres allgemeinen chemischen Verhaltens in oxydirend und reducirend wirkende eingetheilt. Man hat einmal dem Sauerstoff bei der Met-Hb-Bildung eine besondere Rolle zugeschrieben und darum die auch von reducirten Substanzen geäusserte Met-Hb-Bildung in dem Sinne erklärt: diese Substanzen spalten das neutrale Sauerstoffmolekul und es kommen die jetzt frei werdenden Sauerstoffatome zur Wirksamkeit

Diese Erklärungen reichen aber nicht aus, weil auch ganz indifferente Salze (das schwefelsaure Ammon z. B. sehr energisch) das O-Hb umwandeln. Die Met-Hb-Bildung können an überlebendem Blute folgende Substanzen hervorbringen:

1. Die salpetrigsauren, chlorsauren, unterchlorigsauren Salze, die organischen Körper, die die Nitroso- (und Nitro-) Gruppe enthalten, die Salpetrigsäure-Aether, die übermangansauren Salze, das Ferricyankalium, das Ozon, die Jodlösung, Terpentinöl . . .

2. Pyrogallol, Hydroxylamin, Phenylhydrazin, Phloroglucin, schwefligsaures Natrium, Gallussäure, Kairin, Alloxantin (Centbl. 1887. 1. 2.) Hydrochinon und Brenzkatechin . . .

3. indifferente Körper als Ferrocyankalium, schwefelsaures Ammon, Anilin und dessen Verwandte (Acetanilid, Amidophenol) Alkohol, Glycerin . . .

(Vergl. hiezu Dittrich l. c. pag. 259 und von Vorkampff-Laue, Dissert. Dorpat 1892.)

Manche von den genannten Körpern wirken gleichzeitig rasch lösend auf die Blutkörperchen, so unterchlorigsaure und übermangansaure Salze und erzeugen darum ein anderes Vergiftungsbild als das der reinen Met-Hb-Vergiftung. Erwähnt ist schon, dass manche Substanzen den gelösten Blut-Farbstoff sehr rasch angreifen, die ganzen Blutkörperchen aber nicht verändern: dahin gehört z. B. das Ferricyankalium.

Praktisch von Bedeutung, insofern am gesunden Organismus bei der gewöhnlichen Einfuhr per os Met-Hb-Bildung befürchtet werden muss, sind besonders folgende Substanzen:

Die salpetrigsauren und chlorsauren Salze, die mit der NO und NO_2 Gruppe substituirten organischen Körper, die Salpetrigsäure-Ester, die Anilin-Derivate. Ueber die Eintheilung dieser Gifte von Hayem, welcher Autor die gleichzeitg gesetzten Blutkörperchenstörungen als das wesentliche für den Gesammt-Erfolg ansicht, vergleiche man das Original C. R. 102. p. 698. —

Die Gifte, die Met-Hb im lebenden Organismus erzeugen, bewirken nicht alle gleichartige Vergiftungsbilder, was durch gleichzeitige Wirkung auf andere Organe etc. bedingt ist. Es ist deshalb nothwendig das genauere bei den einzelnen Substanzen nachzulesen. Am besten bekannt ist die Vergiftung durch chlorsaure Salze. Daselbst sind die Einzelheiten über Zahl der Blutkörperchen, Darm-, Nieren-Erscheinungen nachzulesen. — Die wirklich zu Grunde gegangenen Blutkörperchen haben dasselbe Schicksal, das im nächsten Abschnitt von den gelösten Blutkörperchen beschrieben ist.

VI. Eine weitere Störung besteht in Auflösen der rothen Blutkörperchen, die ebenfalls des Genaueren zu betrachten ist, weil eine grosse Zahl schädlicher Substanzen diese Veränderung in der Blutbahn hervorbringt. —

Entnimmt man einem Thiere eine kleine Blutmenge durch Aderlass, löst dieselbe (durch wiederholtes Gefrierenlassen etc.) auf und spritzt das gelöste dann wieder herzwärts in eine Halsvene ein, so tritt sofort umfängliche Gerinnselbildung in der Blutbahn ein, die unter stürmischen Erscheinungen von Dyspnoe zu raschem Tode führt. Diese Gerinnselbildung wird gleichartig in allen Theilen der Gefässverzweigung zu Stande gebracht, in Arterien, Venen, Pfortadergebiet (Naunyn, A. e. P. Ph. 1. pag. 1. Ponfick, Virchows Archiv. 62). Die schädlichen Wirkungen gelösten Blutes sind nicht oder nur zum kleinen Theil auf das Hämoglobin zu beziehen: das wesentlich schädliche sind die Stromata, die im Blute die Gerinnung befördern (Nauck Dorpat. Dissert. 1886.) Auch am krystallisirten Hämoglobin bleiben diese gerinnungsfördernden Stoffe ausserordentlich zähe haften (Bergengrün, Dorpat. Dissert. citirt A. e. P. Ph. 27 pag. 102), so dass die verschiedenen mit Hb angestellten Versuchsreihen in gewissen Hinsichten kritisch aufzunehmen sind.

Reine Hb-Lösung wird zu einer bestimmten Menge (Gorodecki bis zu 0.475 pro Kilo) ohne weitere Folge im Blute ertragen (Stadelmann, A. e. P. Ph. 27. pag. 93, daselbst weitere Literatur). Die Leber nimmt einen gewissen Antheil davon auf und bereitet darnach eine gegen vorher veränderte Galle (siehe bei Leber). Geht die (subcutan oder intravenös) injicirte Hb-Menge über einen bestimmten Anteil hinaus, so tritt Hb-Urie und Albuminurie auf. — Nach einem Ueberschlag der von Stadelmann beschriebenen Versuche kann die Hälfte und mehr des injicirten Hb zu Bilirubin werden (30 Hb geben theoretisch etwa 1 Bilirubin). Ein Theil des injicirten Hb wird dazu verwendet, den Hb-Gehalt des Blutes zu erhöhen: diese Vermehrung geht allerdings bald wieder zurück. Was aus diesem Hb-Antheil wird, ist nicht bekannt.

Anders verlaufen die Erscheinungen, wenn die Auflösung der rothen Blutkörperchen erst im Blute durch ein dahin gelangendes Gift geschieht. Es kommt kaum einmal zu ganz akutem Tode (durch Thrombenbildung): behauptet wird dies von sehr concentrirten Lösungen gallensaurer Salze und vom Aether, wenn entsprechende Mengen dieser Stoffe direkt in die Gefässe (Venen) injicirt werden (vide J. Ranke: Blutvertheilung etc. der Organe, Leipzig 1871 und Naunyn, A. e. P. Ph. 1. pag. 11. ff.). In der Regel verlaufen die Erscheinungen langsam und die vom Organismus ausgebildeten Abwehr-Einrichtungen genügen, um Vergiftungen geringeren Grades vollständig unbedenklich für den Organismus ablaufen zu lassen. Zunächst werden die zerfallenen Blutkörperchen von Leber und Milz (und Knochenmark) aufgenommen und in diesen Organen festgehalten. Es schwellen darum Leber und besonders die Milz deutlich an. In der Leber erfolgt dann die Aufarbeitung des Blutfarbstoffes: die Bilirubinmenge der darnach gelieferten Galle ist beträchtlich erhöht: zugleich wird die Galle zäher, dickflüssiger. Dadurch ist ihr Abfliessen erschwert: sie tritt jetzt theilweise in die Leberlymphbahnen, damit in den allgemeinen Kreislauf und führt zu allgemeinem Icterus. Es ist wahrscheinlich, dass ein Theil des in der Milz abgelagerten Farbstoffes langsam in die Leber geschafft und dort im selben Sinne verarbeitet wird. (Näheres bei Leber).

Genügen diese Stellen nicht für die Deposition der beschädigten Erythrocyten und des freien Hb, so wird Hb auch durch die Nieren ausgeführt. Es ist schon erwähnt, dass nicht jede Hämoglobinämie auch zur Hämoglobinurie führt. Durch Injektion von reinem Hb ist das besonders erwiesen. Es scheint, dass bei verschiedenen Thieren und wahrscheinlich auch unter verschiedenen physiologischen Zuständen die Leistungsfähigkeit dieser regulatorischen selbstthätigen Einrichtungen eine verschieden hohe ist. — Das Hämoglobin, das durch die Nieren zur Ausscheidung gelangt, wird wohl als Lösung und hauptsächlich in den gewundenen Harnkanälchen ausgeschieden auch durch die Glomeruli! siehe Nieren). In den Harnkanälchen fliesst es dann zu kleineren und grösseren Tröpfchen zusammen, die sich zusammenballend zu cylinderförmigen Gebilden (Hämoglobincylinder) werden. Diese verstopfenden Cylinder sitzen hauptsächlich in den Papillen, die auf Durchschnitten davon ein streifiges Aussehen gewinnen, aber auch in den höher gelegenen Mark- und in den Rindenkanälchen. Wegen weiterer pathologischer Einzelheiten siehe die Literatur: Ponfick, Virchows Archiv 62 (1875) pag. 306 und Berlin. kl. Wochr. 1883 pag. 326. Silbermann, Zeitschr. klin. Med. 11 (1886) pag. 459 u. A. Das Hämoglobin kann aus den Harnkanälchen vollständig ausgespült werden, so dass keine Störungen zurückbleiben. Der im blutig gefärbten Harn darnach erscheinende Farbstoff ist immer zum Theil (aber nicht vollständig!) in Methämoglobin umgewandelt, zu einem Theil erscheint er auch als Hämatin, vielleicht als Parhämoglobin.

Anmerkung: Parhämoglobin nennt Nencki (A. e. P. Ph. 20 pag. 325) einen dem Hb isomeren Farbstoff, der sich von letzterem durch seine Unlöslichkeit in Wasser, sein Ansehen, sein spektroskopisches Verhalten (in alkalischer Lösung der Streifen des Hämatins) unterscheidet: er wird aus Hb durch Behandeln mit absolutem Alkohol gebildet. Es ist ja nicht unwahrscheinlich, dass diese Farbstoff-Modification gelegentlich im Organismus eine Rolle spielt, dass sie z. B. beim sogen. Hb-Infarkt der Niere gebildet wird. Kobert (Toxik. pag. 473) nimmt an, dass Hb in dieser Form bei der Hb-Aemie in Leber, Niere, Knochenmark deponirt werde: auf welche Gründe er diese Annahme stützt, ist mir nicht bekannt.

In schweren Fällen kann durch das Concurriren der verschiedenen Störungen (Leber, Icterus, Anurie, Urämie) der Tod eintreten.

Die Substanzen, die Blutkörperchen auflösen, sind sehr zahlreich. Es gehören hieher: Wasserinjektionen in die Blutbahn: nach Bouchardat (leçons . . . autointoxications, Paris 1887) pag. 29) wirken 122 gr auf 1 Kilo Kaninchen tödtlich: ferner Chloroform, Aether, Pyrogallol, Naphthol, Glycerin, gallensaure Salze, Arsenwasserstoff, Jod, Salicylsäure, Toluylendiamin, die Gifte der Morchel, der Lupinen, mancher Giftschlangen, gewisser Infektionskrankheiten (gelbes Fieber, paroxysmale Hämoglobinurie) etc.

Die verschiedenen Substanzen wirken vielleicht nicht alle in gleichem Sinne verderblich auf die Blutkörperchen ein. Der Arsenwasserstoff wird als Paradigma der Substanzen, die zu Hämoglobinurie, das Toluylendiamin dagegen als eine Substanz geschildert, die selten Hämoglobinurie, dagegen regelmässig Icterus erzeugt. Es erscheint aber der Mühe werth, den Beweis zu versuchen, ob nicht alle diese Stoffe doch in gleichartiger Weise wirken, ob nicht die gesehenen Abweichungen durch individuelle Unterschiede oder zeitliche Verschiedenheiten erklärbar sind. So sind schon die Blutkörperchen der verschiedenen Thier-Species von verschiedener Empfindlichkeit. Die der Katzen scheinen besonders rasch und ausgedehnt zu Grund zu gehen: bei Toluylendiamin-Vergiftung zeigen diese Thiere sofort Hämoglobinurie, was bei Hunden nur ausnahmsweise auftritt. Sodann kommt für Verschiedenheit des weiteren Verlaufes auch der Applicationsort des Giftes in Betracht. Arsenwasserstoff wird als Gas in die Lungen aufgenommen, erzeugt Auflösung von Blutkörperchen im grossen Kreislauf; das Hämoglobin kann direkt in den Nieren ausgeschieden werden. Toluylendiamin wird vom Magen aus aufgenommen, die von ihm ergriffenen Blutkörperchen werden in der Leber sofort zurückgehalten werden. Aus dem in der Literatur vorliegenden Versuchs-Materiale habe ich nicht entnehmen können, dass Toluylendiamin bei verschiedener Application verschiedenartig wirke. Allemal aber ist daran zu denken, dass die Substanz schwer löslich ist, also in so breitem Angriff, wie der Arsenwasserstoff mit dem Blut in den Lungen in Berührung kommt, gar nicht zur Wirksamkeit gelangt.

VII. Ueber die Zahl der rothen Blutkörperchen ist von allgemeinen Beziehungen Eines hier zu erwähnen. Zunächst ist die Zahl der Erythrocyten im normalen Organismus überall gleich. Durch besondere Versuche haben Cohnstein und Zuntz (Pflügers Archiv 42 pag. 303) erwiesen, dass in Arterien und Venen desselben Gebietes gleichviel rothe Körperchen sind, d. h. dass die Lymphbildung bei einmaligem Kreisen des Blutes so minimal ist, dass durch Blutkörperchenzählung kein Unterschied erwiesen werden kann. Anders wenn man eine Vene zubindet: Stauung im venösen Gebiet erhöht sofort die Lymphbildung, es wird Serum gleichsam abfiltrirt, die Zahl der Blutkörperchen in dem stagnirenden Venenblut steigt. Durch Nichtbeachtung dieser Thatsache sind viele irrthümliche Angaben in die Literatur gekommen. Nur aus dem überall frei cirkulirenden Blut dürfen die Proben entnommen werden für die Ausführung von Zählungen. Weiter haben Cohnstein und Zuntz festgestellt, dass bei starker allgemeiner Erweiterung der peripheren Gefässe (und der daraus folgenden tiefen Blutdrucksenkung) die Zahl der Blutkörperchen in den grossen Gefässen sofort abnimmt, um mit Herstellung normaler Gefässweite wieder auf die richtige Zahl hinaufzugehen. Cohnstein und Zuntz erklären diese Veränderung folgendermassen. Das Capillargebiet ist im normalen Zustande ärmer an Blutkörperchen als die grossen Stämme: die vasa serosa können wegen ihrer Enge gar keine Blutkörperchen durchlassen, führen normaler Weise nur Serum. Erweitert sich dieses Gefässgebiet, so sieht man nun alle Capillaren dicht mit Blutkörperchen ausgestopft. Bei der enormen Capacität des Capillargebietes muss diese Gleichstellung ein starkes Sinken der Blutkörperchenzahl in den grossen Gefässen veranlassen. — Mir scheint nach dem unmittelbaren Eindruck, den die Beobachtung des Kreislaufes unter dem Mikroskop darbietet, noch folgendes hinzu zu kommen. Mit der Erweiterung der Gefässe sinkt die Geschwindigkeit des Blutstroms, am meisten da, wo der Gesammtquerschnitt der Gefässbahn der grösste ist, d. i. in den Capillaren und im Anfang der Venen. Die specifisch schwereren Blutkörperchen haben an diesen Stellen langsamsten Strömens Zeit, sich zu senken, an einander zu legen, vielleicht kommt auch die Klebrigkeit (des Körperchens an die Gefässwand) mit in Betracht, das leichter bewegliche Serum fliesst immer noch ab, während die Blutkörperchen sich anhäufen. Mir machen bei längerer Beobachtung des gewöhnlichen Bildes des Kreislaufs am Frosch-Mesenterium einzelne kleinste Venen immer den Eindruck, dass ihr Inhalt blutkörperchenreicher sei als andere naheliegende Gefässe, in denen das Blut noch flotter strömt. Ich finde zufällig eine ganz unbefangen beschriebene Beobachtung eines Autors, der bei der mikroskopischen Untersuchung der Darmveränderungen nach Vergiftung mit chlorsaurem Kalium folgendes beschreibt: „In einzelnen oberflächlichen Schleimhautvenen ist statt des gewöhnlichen Inhaltes ein feinfaseriges Fibringerinnsel. Es macht dies den Eindruck, als wenn (vielleicht in den arteriellen Capillaren) eine Verlegung des Lumen stattgefunden habe, welche nur den flüssigen Blutbestandtheilen den Durchtritt gestattet, die corpusculären Elemente dagegen abfiltrirt habe." (Sudeck, Dissert. Würzburg 1890 pag. 9.)

Welches nun auch die richtige Erklärung ist, thatsächlich wird bei jeder Art von peripherer Gefässerweiterung die Zahl der Blutkörperchen in den grossen Gefässen sofort vermindert und die Zahl steigt, sowie der Kreislauf wieder in normalen Stand gesetzt wird. Die Beweisstücke dafür, dass die hier discutirte Veränderung nicht durch Wasserverschiebung aus dem Blut in die Gewebe und vice versa erklärbar ist, siehe bei Cohnstein und Zuntz, woselbst auch die frühere Literatur (der Alex. Schmidt'schen Schule) citirt ist.

VIII. Durch Untersuchungen am Blute hat man noch eine Reihe von äusseren Agentien geprüft betreffs gewisser Grundwirkungen auf organisirte thierische Gebilde. Eine solche Prüfung ist die der isotonischen Lösungen.

Von de Vries ist zuerst festgestellt, dass es von den verschieden concentrirten Lösungen verschiedener Salze eine Concentration gibt, in der Pflanzenzellen weder selbst Wasser abgeben noch auch Wasser aufnehmen — isotonische Lösungen. Bekanntlich zeigt sich, dass die isotonischen Concentrationen mit dem Moleculargewicht der Salze in einfachsten Beziehungen stehen. Solche Versuche haben an Blut Hamburger (du Bois Archiv 1886 pag. 476) und von Limbeck (A. e. P. Ph. 25 pag. 69 u. 26, pag. 39) angestellt. Dadurch hat sich die Regel der isotonischen Concentration auch für die Blutkörperchen als gültig erwiesen d. h. es gibt eine gewisse niedrigste Concentration von Lösungen (einbasischer) Salze, in denen Blutkörperchen eben noch keinen Farbstoff an das Plasma abgeben. Dieser Werth geht dem Moleculargewicht der Salze parallel. Das Blut verschiedener Thiere verhält sich indess verschieden, insofern z. B. Kaninchenblut schon Hämoglobin in einer Salzlösung abgibt, in der Hunde- und Menschenblut noch intakt bleiben. Dagegen ist Kaninchenblut gegen höher concentrirte Salzlösungen sehr resistent, während Hundeblutkörperchen damit digerirt schon in kürzerer Zeit stark verändert werden.

Eine weitere Probe betrifft die Feststellung der Empfindlichkeit des Hämoglobins gegen Säure und Alkali. Hämoglobinlösungen werden mit 10 % Essigsäure oder Natronlauge versetzt und zugesehen, nach welcher Einwirkungszeit die Oxyhämoglobin-Streifen vor dem Spektroskop vollständig verschwunden sind. Dabei zeigt sich das Kaninchenblut dem Hundeblut weit, dem Menschenblut sehr deutlich überlegen (Körber, Dissert. Dorpat 1866. Krüger, Zeitschr. f. Biol. N. F. 6. pag. 318. v. Limbeck, A. e. P. Ph. 26. pag. 50). —

Siehe weiter „Muskeln". —

IX. Beim Blute wird am besten die folgende Hypothese erwähnt.

Bei einer Anzahl von Vergiftungsbildern sollen Veränderungen im Blute die eigentliche Grundwirkung sein. Das primär Geschädigte sind die Erythrocyten. Indem diese zerfallen, sich lösen, geben sie nach der Meinung der Autoren Veranlassung zu Gerinnungen und Verstopfungen in einzelnen Gefässbezirken und dadurch zu Ernährungsstörungen mit all ihren Folgen. — Diejenigen Gifte, für deren

Erklärung die genannte Ursache in Anspruch genommen wird, sind hauptsächlich der Sublimat, das chlorsaure Kalium, das Anilin, der Arsenik. Verbrennung soll dieselben Störungen hervorrufen.

In der letzten Zeit ist diese Hypothese besonders bestimmt vertreten durch Silbermann (Breslau), der durch besondere Versuchsanordnungen sie zu beweisen versucht hat. — Die entgegengesetzte Meinung hat besonders Falkenberg vertheidigt.

O. Silbermann (Breslau), Deut. med. Wschr. 1888 Nr. 25. Virchows Archiv 117 pag. 288. — Falkenberg, Dissert. Marburg 1890 und Virchows Archiv 123 pag. 567. — Silbermann, Deut. med. Wschr. 1891. N. 29. — Weitere Literatur bei „Sublimat".

Landois hat (Transfusion, Leipzig 1875) beschrieben, dass die Stromata der sich auflösenden Erythrocyten unter einander zu einer Gerinnsel ähnlichen Masse, Stromafibrin, verkleben, welche Gerinnsel nun nach ihrer Grösse Gefässe verschiedener Weite verstopfen können. — Marchand (Virch. Arch. 77 pag. 468) sagt von der Wirkung des chlorsauren Kalium, dass das Blut eine sirupartige und zuletzt fast gallertige Beschaffenheit annimmt: die Blutkörperchen sind klebrig geworden und verschmelzen zu unregelmässigen Klumpen, die man auch in der Milz, in den Nieren vergifteter Individuen sehen kann. Die Circulationsstörungen, die daraus entstehen müssen, erwähnt Marchand ausdrücklich. — Ganz ähnlich sind die Veränderungen durch Anilin, das ja auch Methämoglobin erzeugend wirkt und ein ganz ähnliches Vergiftungsbild macht wie die chlorsauren Alkalien. Nicht so klar liegen die Veränderungen beim Sublimat, dessen Einwirkung auf die Erythrocyten beim Kapitel der Quecksilberwirkung beschrieben ist. Dagegen sind leichter zu verfolgen und vielfach beschrieben die Schädigungen der Blutkörperchen durch hohe Wärmegrade (Klebs, Ponfick, Münchener Naturf.-Versamml. (1877), Silbermann, Virchows Archiv 119. Welti in Zieglers Beitr. 4. Band (1889) u. A.). Auch hier wird das Verkleben gequollener rother Körperchen, deren Entfärbung, leichtere Zertrümmerung durch mechanische Eingriffe u. s. f. von den verschiedenen Autoren übereinstimmend erwähnt.

Durch diese Schollen zusammenklebender Blutkörperchen sollen nun rein mechanisch Verstopfungen, Verlegungen in der Blutbahn entstehen. Es kommt hinzu, dass die sich lösenden Stromata rother Blutkörperchen besondere Wirkung auf die Gerinnung äussern (dieser § No. VI) d. h. rasch das cirkulirende Blut in den lebenden Gefässen zur Gerinnung bringen; siehe Naunyn in A. e. P. Ph. I. Edelberg eodem loco 12. Pekelharing: Virchow's Festschrift 1891 und Deut. med. Wochschr. 1892. Ziegler in Centralblatt allgem. Pathologie 1893 etc.

Vereinzelte solche Thrombosirungen sind nun in der That von den verschiedensten Autoren beschrieben. So gibt Klebs Capillarthrombosen im Gehirn von Verbrennungsleichen an und leitet die Krämpfe etc. davon ab. Welti schildert Verstopfungen in den Nieren (Grenze von Rinde und Mark), im Magen, in den Lungen etc. —

Am entschiedensten aber ist O. Silbermann für diese Meinung eingetreten und bezeichnet geradezu zahlreiche intravitale Gerinnungen und Thrombosirungen als die Ursache der vielfachen anatomischen und funktionellen Störungen und zuletzt des Todes. Er benutzt zum

Beweise die Autoinfusionen der vergifteten Thiere, indem er diesen im moribunden Zustande Kochsalzlösungen mit indigschwefelsaurem Natrium, Eosin und Phloxinroth injicirt und aus dem Ausfall der Färbung bei der Autopsie des Thieres die Verstopfung der vorliegenden Zufuhrgefässe erschliesst. Dieser Meinung hat sich besonders Kaufmann angeschlossen (Sublimatintoxication, Breslau 1888), während in einer bei Marchand verfassten Dissertation von Falkenberg (Marburg, Dissert. 1890), bei der die Methode von Silbermann angewandt ist, der Theorie der Verstopfungen direkt widersprochen und solche Thrombosirungen höchstens in geringem Umfange zugegeben werden. Nach dem was ich selbst bei Ausführung der Arbeit von Heilborn (Dissert. Würzburg 1891) und bei vielen gelegentlichen Thierversuchen gesehen habe, möchte ich die Entstehung intravitaler Gerinnungen nicht leugnen, bin aber doch sehr zweifelhaft, ob sie so regelmässig und in dem Umfange vorkommen, wie Silbermann und Kaufmann das annehmen.

Es ist mit zu erwägen, dass es nicht so leicht gelingt intravitale Gerinnungen zu machen. Bei Einspritzung z. B. von gelöstem Blut, der gefährlichsten Flüssigkeit, kann ja sofort Thrombose eintreten. Es kommt dies aber nicht immer: es treten im Blut uns noch unbekannte Gegenwirkungen auf, so dass sogar das einige Zeit nach der gerinnungsbefördernden Injektion entnommene Blut ganz gerinnungsunfähig geworden ist; siehe z. B. Ziegler in Centr.-Bl. allgem. Pathol. 4. (1893) pag. 7. — Die funktionellen Störungen können dabei sehr schwere (Bild der putriden Infektion, Fieber) oder verschwindend kleine sein (Edelberg, A. e. P. Ph. 12. pag. 308 ff.). —

Das Entstehen intravitaler Gerinnungen wird weiterhin gefolgert aus gewissen histiologischen Veränderungen, die experimentell als die Folge arterieller Anämie erwiesen sind. So wird in der Sublimatniere die sogenannte Coagulations-Nekrose der Epithelien gesehen, welche Veränderung als Folge der arteriellen Anämisirung experimentell reproducirbar ist (siehe Quecksilber). Dagegen ist aber andrerseits hervorzuheben, dass Infarkte grösserer Arterien bei der Sublimatniere niemals constatirt sind: es müsste sich also allemal nur um capilläre Thrombosen handeln, die zudem so gelegen sein müssen, dass sie eine absolute Verschliessung des ganzen Zuflusses nicht zu Wege bringen; denn die nachfolgende Einlagerung von Kalksalzen verlangt doch eine Strömung, die den Kalk (im Blute oder in der Lymphe) den Epithelien zuführt. Ausserdem muss man daran denken, dass durchaus nicht bei allen Vergiftungen, die schwere Schädigung der Blutkörperchen und der Blutbewegung machen, Epithelnekrose und Kalkinfarkt in den Nieren angetroffen wird, dass man letzteres aber nach solchen Substanzen sieht, die durch ihre Ausscheidung in den Nieren direkt die Epithelien beschädigen. Der hohe Hg-Gehalt der immer in den Nieren getroffen wird, weist direkt nach dem letzten Erklärungs-Modus hin.

Das was bisher zu wenig bei der Erklärung der gerade behandelten Störungen berücksichtigt erscheint, ist die bei allen hieher gehörigen Intoxikationen constatirte tiefe Blutdrucksenkung, die zum Theil durch die schwere Veränderung des Herzmuskels (Sublimat), zum Theil aber auch durch die Lähmung des Gefässnerven-Centrums verursacht ist.

Lähmung des vasomotorischen Apparates ist bei verschiedenen hieher gehörigen Giftsubstanzen erwiesen. Was aber diese Lähmung selbst wieder veranlasst, das ist zunächst offen gelassen. Nun besitzen wir einige Erfahrungen wenigstens darüber, dass Eingriffe in die Blutvertheilung und den Blutgehalt der Unterleibsorgane den Blutdruck sofort alteriren. Heidenhain (Pflügers Archiv 49. pag. 232 und 233: Lehre von der Lymphbildung) findet, dass bei Verschluss der Pfortader der Blutdruck deutlich sinkt; dabei entsteht eine so hochgradige Hyperämie der Därme, dass Blutaustritte auf die Schleimhaut stattfinden. Wird aber die untere Hohlvene in Brusthöhe obturirt, so werden jetzt die Därme nicht hyperämisch, sondern merkwürdiger Weise sogar anämisch; Blutungen aus Darm-Wunden sind schwächer als vorher. Der Blutdruck aber sinkt enorm tief (z. B. von 90 mm Hg auf 13 mm, von 125 mm auf etliche 30 und 20). Gewiss muss man diesen Effekt auf die rein mechanische Ursache des verminderten Blut-Zuflusses zum Herzen beziehen. Da nun aber beim Hohlvenenverschluss die Darmhyperämie ganz ausbleibt, so ist es nothwendig, an die Existenz anderer ausgleichender Vorrichtungen zu denken. Ich habe oben (I. dieses §) bei der Transspiration eine diesbezügliche Andeutung gemacht: weiter erscheint die Annahme einer reflektorischen Anordnung von der Einrichtung plausibel, dass bei Kreislaufsbehinderung in den Unterleibsorganen sofort die Herzarbeit nachlässt, die Vasomotoren andere Blutbahnen öffnen und so den Blutdruck stark sinken machen, um die gefährliche Blutüberfüllung der Unterleibsorgane nicht noch weiter gedeihen zu lassen.

Als eine solche Ursache, die auf den Kreislauf in den Unterleibsorganen schädigend einwirkt, ist die Veränderung der Blutkörperchen durch die oben genannten Gifte anzusprechen: Zerfall, Zertrümmerung, Zusammenkleben der Stromata, Gestaltänderungen, Auflösung. Dadurch wird das Blut zäher, dickflüssiger. Der Widerstand in dem Pfortaderkreislauf muss enorm zunehmen. Dazu kommt, dass in der Leber die Trümmer von rothen Blutzellen massenhaft abgelagert und so das Strombett noch weiter verengert wird. Die Hyperämie des Darms weist auf Stauung in der Leber hin: dieser schweren Kreislaufverschlechterung in dem ganzen Pfortadergebiet folgt dann die Senkung des Blutdrucks.

Nimmt man nun die schwere allgemeine Blutdrucksenkung und dazu die Aenderung des Blutes selbst in dem Sinne, dass es zähflüssiger, dicker wird, so ist daraus auch die schwere Veränderung des Kreislaufes in der Niere zu erklären. Da ja aus den zwischen Rinde und Mark umbiegenden Arterienstämmen nach aussen die Glomerulus-Gefässe (a. interlob.), nach innen die arter. rectae entspringen, so kann bei Blutdrucksenkung die starke Verminderung, ja völlige Sistirung des Kreislaufes gerade in einzelnen Glomerulusbezirken sehr leicht zu Stande kommen. Es ist ja auch aus anderen Erfahrungen wahrscheinlich, dass auf der Bahn des grossen Widerstandes durch die (Wundernetze der) Glomeruli nur bei hohem Blutdruck reichlich Blut strömt. Man braucht noch gar nicht an wirkliche Verstopfung, sondern nur an Angefülltsein der Gefässe mit zähflüssigem Blute zu denken, dann wird bei Sinken des Blutdruckes an einzelnen Stellen der Kreislauf ganz aufgehoben, unterbrochen sein können: das Blut strömt dann in den Nieren auf der Bahn der arteriolae rectae ab, ohne durch die Rinde zu gehen. Es scheint mir mit dieser Auffassung sehr gut die Beobachtung zu stimmen, dass für gewöhnlich nicht die ganze Rinde, sondern nur einzelne Stellen zwischen ganz gesunden Partien verändert sind. Auch unter normalen Verhältnissen ist nicht immer das ganze Nierenparenchym gleichmässig an der Funktionirung betheiligt: einzelne Stellen sieht man z. B. bei Färbeversuchen immer ausgeschlossen, wahrscheinlich durch starke Verengerung der zuführenden Arterien. Dass auch bei den behandelten Vergiftungszuständen dieser Wechsel in der Funktionirung bestehen bleibt, spricht nicht für die Annahme von intravitalen Gerinnungen und Verstopfungen.

Aus den gleichen erklärenden Gesichtspunkten sind die Darmveränderungen zu betrachten, die ja im Vorigen schon erwähnt sind. Man sieht z. B. bei der Sublimatvergiftung einfache Nekrose, aber auch schwer entzündliche Zustände (Diphtheritis) der Schleimhaut. Die Nekrose wird wieder durch mangelhafte Ernährung (Abhebung der Epithelschicht durch Blutungen, völliger Stillstand der Circulation durch geringen Druck a tergo und Stauung von vorne) zu erklären sein: die diphtheritische Entzündung kann durch Eindringen der Fäulnisskeime in das ungenügend ernährte Epithel entstehen. Beim Darm kommt noch dazu die mechanische Schädigung durch die bald sehr heftigen peristaltischen Bewegungen. Deren Vorhandensein ist ja durch die regelmässig auftretenden diarrhoischen Ausleerungen erwiesen. Die heftigen an dem mit Blut stark überfüllten Darm sich beständig erneuernden Contraktionen sind für sich allein Ursache genug, die schon vorhandene Unregelmässigkeit der Blutvertheilung, die beginnenden Blutaustritte, die Ablösung der Epithelien, die Lymphstauung zu steigern. — Für die Vermehrung der Peristaltik sind die starken Epithelbeschädigungen ausreichende auslösende Ursache. Ich glaube, dass auch die Venosität des Blutes, die bei der schlechten Circulation eintreten muss, wesentlich dabei mitwirkt. — So entsteht eine ganze Summe sich allmählig steigernder anfänglich kleiner Abweichungen, aus deren Zusammenwirken doch die schwersten Gesammtstörungen resultiren müssen. —

X. Leukocyten.

Die weissen Blutkörperchen sind erst in den letzten Jahren Gegenstand genauerer wissenschaftlicher Untersuchung geworden. Gerade die interessantesten Funde auf diesem Gebiete sind indess mehr für den Pathologen als für den Toxikologen von Interesse. Die meisten Untersuchungen die hieher gehören, beziehen sich auf die Menge der im Blute kreisenden Leukocyten. Die letzte Mittheilung hierüber (Pohl), die sehr zahlreiche „pharmakologische" Substanzen umfasst, hat ergeben, dass gewisse flüchtige Stoffe der Fettreihe vermehrend wirken (Leukocytose), so Essigäther, essigsaurer Amylester, Oenanthester (nicht die Alkohole!): im gleichen Sinn wirksam wurden alle untersuchten ätherischen Oele (flüchtige Stoffe der aromatischen Reihe) befunden, so z. B. Terpentin-, Anis-, Fenchel-, Pfefferminz-, Nelkenöl; Myrrhen, Vanillin etc., weiterhin alle Bitterstoffe, endlich einige Alkaloide (Strychin, Piperin — unwirksam Coffein, Chinin). Interessant ist, dass die Substanzen deutlich nur bei stomachaler, nicht aber (oder nur wenig) bei subcutaner Application die Leukocytose hervorbringen. Da erwiesen ist, dass nach jeder eiweissreichen

Mahlzeit eine starke Vermehrung der in der Darm-Mucosa vorhandenen Leukocytenschicht eintritt und dass von dieser Bildungsstätte aus sofort eine starke Einwanderung in den allgemeinen Kreislauf statt hat[1]) (Verdauungsleukocytose), so wird die Wirkung der oben genannten Stoffe (Gewürze!) in dem Sinne aufgefasst, dass dieselben eine Förderung des cellulären Nährstofftransportes aus dem Darm in den Kreislauf anregen. Weiterhin wurde gefunden, dass eine starke Leukocytose auftritt nach Application von Blutgiften (Pyrodin und chlorsaures Natrium). Chloralhydrat zeigte sich in einigen Versuchen ohne Einfluss, in anderen wurde eine (geringe) Verminderung constatirt. Eine starke Verminderung der Leukocyten wurde dagegen regelmässig nach Kohlenoxydvergiftung beobachtet und zwar fiel allemal die Zahl der weissen Blutkörperchen um viel mehr ab als die der gleichzeitig gezählten rothen (cf. Dissertation von Max Michelsohn). Starke und rasche Verminderung (Leukolyse?) wird auch angegeben als Folge der intravenösen Injektion von Hämoglobin, Pepton, Pepsin.

Die interessantesten Beziehungen, die für den Wechsel in der Zahl der kreisenden Leukocyten festgestellt sind, sind als Folgen der Injektion von Bakterien und von Bakterienproteinen aufgedeckt worden. Beide Stoffe verursachen eine rasch eintretende Verminderung (1—2 h) die sich im Laufe einiger Stunden ausgleicht und dann zu einer sehr starken Vermehrung führt. (Nicht alle Bakterienproteine wirken im gleichen Sinne: man vergl. hierüber die Angaben von Rieder l. c., pag. 367 ff). Es sind diese Befunde in Zusammenhang gebracht worden mit der Lehre von der Chemotaxis: d. h. man hat sie erklärt und erweitert auf Grund der merkwürdigen, zuerst von Botanikern[2]) beobachteten Thatsachen, wonach gewisse chemische Stoffe auf niedrige pflanzliche Organismen eine anziehende (andere Stoffe eine abstossende) Wirkung äussern (positive — negative Chemotaxis). Die Bakterienproteine (und andere pflanzliche Eiweisstoffe) haben sich als positiv chemotaktisch gegenüber den Leukocyten erwiesen[3]) (Cohnheim-Councilman'sche Röhrchenversuche!).

Erwähnung verdient noch, dass von einer Anzahl von Stoffen eine besondere, beschleunigende Wirkung auf den Lymphstrom constatirt ist, wesshalb diese Stoffe als Lymphagoga bezeichnet werden. Von diesen Stoffen, von denen einzelne oben schon erwähnt sind, ist insgesammt erwiesen, dass unter ihrer Einwirkung anfänglich eine starke Verminderung (um 60 bis 80 %) der Leukocyten eintritt, der dann nach Stunden eine oft beträchtliche Vermehrung derselben Gebilde im kreisenden Blute nachfolgt. (Neben Blutegelextrakt, Krebsmuskelextrakt, gehören hiezu die schon erwähnten Bakterienproteine. Löwit, Centralbl. klin. Med. 1892 Nr. 9. Michelsohn, Ludwig: Dorpater Dissertation 1892). Eine Aufzählung dieser Stoffe ist bei dem Kapitel: Lymphagoga gegeben.

---

1) Von Rieder (l. c. pag. 251) konnte der (von Pohl zuerst angegebene) grössere Reichthum des Darmvenenblutes (gegenüber dem Arterienblut) an Leukocyten bei Verdauung nicht konstatirt werden (wird also Verdauungsleukocytose durch die Lymphwege verursacht?).

2) Stahl, Zur Biologie der Myxomyceten. Botan. Zeitung 1884. Pfeffer: Unters. aus d. botan. Institut Tübingen.

3) Buchner, Hans, Berlin. klin. Wochenschr 1890, Nr. 47. Detaillirte Besprechung dieser fundamentalen Versuche gehört nicht hieher.

Endlich hat die neueste Zeit auch die verschiedenen Formen der kreisenden Leukocyten beachtet und beschrieben. Schon lange ist bekannt, dass es grössere und kleinere, einkernige, mehrkernige Leukocyten gibt, die in der Zahl und zeitlichen Folge ihres Auftretens bestimmte Regelmässigkeiten erkennen lassen. Eine genauere Definition dieser verschiedenen Gebilde hat man neben Berücksichtigung der Grösse und des Kerns mit Erfolg durchgeführt auf Grund verschiedener Reaktionen der in ihrem Protoplasma vertheilten Körnchen. Diese durch ihre Lichtbrechung auffälligen, sehr kleinen, nur mit den stärksten Vergrösserungen erkennbaren Granula zeigen besondere Verwandtschaft zu Farbstoffen und werden, je nachdem sie basische, neutrale oder saure Farbstoffe anziehen und in sich aufnehmen als basophile, neutrophile (amphophile), oxyphile (eosinophile) im Wesentlichen unterschieden. Im normalen Blute werden 27 bis 30 % mononucleäre, gegen 65 bis 70 % polynucleäre (neutrophile) und gegen 5 bis 10 % Uebergangsformen + eosinophile Zellen gefunden. Bei der gewöhnlichen (entzündlichen?) Leukocytose bilden die neutrophilen polynucleären Zellen die grosse Mehrzahl (88 bis 90 %), kleine mononucleäre Formen (Lymphocyten, basophil) werden nur zu je 5 bis 7 % angegeben. Charakteristisch ist für die Leukocytose (auch bei sehr geringer absoluter Zunahme der Leukocyten überhaupt) die Verminderung der eosinophilen Zellen und die Vermehrung der polynucleären. — Für die Befunde nach Injektion von Lymphagogis der I. Gruppe sind die Angaben (von Thieren gewonnene Präparate!) über die relativen Zahlen der einzelnen Formen theilweise different: doch lautet der gewöhnliche Befund dahin, dass im ersten Stadium (der starken Leukocytenverminderung) die einkernigen mononucleären Lymphocyten bei weitem überwiegen, so dass nur selten ein mehrkerniges Gebilde gesehen wird. Dann erscheinen allmählich die letzteren Formen wieder mehr, bis im Stadium der Leukocytose die einkernigen fast verschwunden sind.

Literatur:

Zahl der Leukocyten:

Hirt: Arch. f. Anat. u. Physiol. 1856.
Binz: A. e. P. Ph., V, pag. 122.
Meyer, H.: Dissertation, Bonn 1874.
Michelsohn, Max: Dissertation, Würzburg 1889.
Pohl: A. e. P. Ph. 25 (1889) pag. 51.
Rieder: Arbeiten des klin. Instituts München. III. Bd., 1. Theil, pag. 185 ff. (Diese Arbeit enthält neben zahlreichen eigenen Versuchen eine vollständige Besprechung der gesammten Leukocyten-Literatur.

Lymphagoga:

Löwit: Centralbl. f. klin. Medic. 1892. Nr. 9.
— Studien zur Phys. u. Pathol. des Blutes. Jena 1892.
Michelson, Ludwig: Dorpater Dissertation 1892.

Differenzirung der Leukocyten:

Ehrlich: Farbenanalytische Unters. des Blutes, Berlin 1891. (I. Theil.) Die weitere Literatur (Hayem, Löwit, Gräber, v. Limbeck, von Jaksch etc.) muss in der bezeichneten Abhandlung von Rieder eingesehen werden.

XI. Lymphagoga.

Die Bedingungen der Lymphbildung sind physiologisch noch nicht ausreichend klar gestellt. Wir haben zwar durch Untersuchungen der neuesten Zeit eine Reihe sehr wichtiger Beziehungen dieser Funktionirung kennen gelernt, aber wir wissen noch nichts Sicheres über die principielle biologische Bedeutung der Zwischenschaltung der Lymphbahn in den Stoffaustausch-Weg zwischen Blut und Gewebe, wenn wir uns nicht mit der einfachsten Annahme begnügen wollen, dass die Lymphbahn nichts anderes als ein Sicherheitsventil sei für das zuviel an „Wasser", das unter excessiven Bedingungen entweder aus dem Blute gegen die Gewebe hin oder aus dem Gewebe ins Blut geschickt wird. Wir sind desshalb für eine Besprechung der toxikologischen Beziehungen der Frage auf eine Wiedergabe der einzelnen Specialuntersuchungen angewiesen.

Die an normalen Hunden von etwa 10 Kilo Gewicht am ductus thoracicus gemessene Lymphmenge beträgt für 24^h etwa 640 cm^3 also für 1^h etwa 27 cm^3. Die Menge der Lymphe ist vom Aortendruck fast vollständig unabhängig, nimmt wenigstens mit Steigen und Fallen des Blutdrucks in den Arterien nur wenig zu und ab. Auch bei vollständiger Obturation der Aorta fliesst die Lymphe in allmählig sich verringerndem Strome noch 1 bis 2 Stunden weiter fort. Diese Lymphe ist getrübt (durch einen gefällten Eiweisskörper?) und reicher an organischen Bestandtheilen (und gerinnt langsamer). Jede Venenstauung steigert die Menge der im zugehörigen Bezirk gebildeten Lymphe in hohem Maasse, am stärksten die Unterbindung der Pfortader (noch mehr die hohe Obturation der Cava inferior): im Allgemeinen verarmt dabei die Lymphe an festen organischen Bestandtheilen. (Das bei Hohlvenenschluss beobachtete Steigen der festen Bestandtheile der sehr reichlichen Lymphe hängt vom starken Fallen des Arteriendruckes ab: ganz regelmässig steigt mit sinkendem Aortendruck der Trockengehalt der gelieferten Lymphe.) — Passive (und jedenfalls auch aktive!) Bewegungen der Extremitäten steigern die Lymphmenge: ebenso wird durch Massiren des Darmtractus die Menge der ausfliessenden Lymphe stark in die Höhe getrieben.

Von experimentellen Untersuchungen des Einflusses bekannter Gifte auf die Lymphmenge liegt wenig vor. Vom Muscarin, Nicotin und Veratrin, Stoffen, denen man einen Einfluss auf die Darmperistaltik zuschreibt, ist eine mässige Vermehrung des Lymphstromes erwiesen[1]). Doch ist der Erfolg nicht ganz beständig und von sehr kurzer Dauer (bis 5 Minuten nach der Injektion). Vom Pilocarpin, das gleichfalls deutliche Einwirkung auf die Darmperistaltik besitzt, konnte ein solcher Einfluss nicht erwiesen werden[2]).

Dagegen ist von einer grossen Reihe sehr verschiedenartiger Stoffe, die nicht eigentlich zu den Giften gehören, eine ganz eigenartige und sehr ausgesprochene Wirkung auf den Lymphstrom erwiesen, so dass mit Recht für diese Stoffe der gemeinsame neue Name Lymphagoga gewählt worden ist. Heidenhain, der diese wichtigen Beziehungen festgestellt hat, theilt die Lymphagoga in zwei Gruppen.

[1]) Morunowicz: Leipziger Arbeiten XI. 1876, pag. 117.
[2]) Heidenhain, Pfl. A. 49, pag. 241.

Die Stoffe der 1. Gruppe bewirken eine starke Ausscheidung von Lymphe aus dem Blut: das Blut wird dadurch reicher an rothen Blutkörperchen. Diese Wirkung wird von ihrem Entdecker einer Beeinflussung der Gefässendothelien zugeschrieben, die von den fraglichen Lymphagogis gereizt eine erhöhte Secretion von Lymphe aus dem Blute einleiten. Alle hieher gehörigen Stoffe sind Eiweisssubstanzen. Im Gegensatz hiezu stehen die Lymphagoga der 2. Gruppe, wozu nur krystalloide Substanzen (z. B. Zucker, Harnstoff, Kochsalz) gehören. Diese verlassen, in überschüssiger Menge ins Blut kommend, dasselbe sehr schnell, entziehen den Geweben Wasser, welches zum Theil ins Blut aufgenommen, zum Theil als Lymphe abgeführt wird. Zu den Substanzen der 1. Gruppe gehört Krebsmuskelabkochung, Extrakt des officinellen Blutegels und des Pferdeegels, Pepton, Austernabkochung, verdünntes Hühner-Eiweiss, wahrscheinlich auch alle Bakterienproteine, dann manche pflanzliche Eiweissstoffe, endlich das Pfeilgift Curare. Die Menge der Lymphe steigt leicht aufs fünffache der vorherigen Menge: die Vermehrung beginnt sofort mit den höchsten Werthen und fällt langsam durch mehrere Stunden ab. Die abgesonderte Lymphe ist reicher an Eiweiss (aber vom gleichen Salzgehalt) wie normal: d. h. aus dem Blute wird eine Flüssigkeit abgesondert, ärmer an Eiweiss als das Plasma. Es wird dementsprechend das Blut wesentlich reicher an Blutkörperchen aber ärmer an Trockensubstanz gefunden. Beweisend für die Auffassung der referirten Versuchsresultate als wirkliche sekretorische Leistung der Endothelien ist der Versuch, in dem nach länger dauernder Obturation der Aorta die lymphagogische Wirkung einer nachfolgenden Injektion von Krebsmuskelsaft ausblieb — ganz in Uebereinstimmung mit gleichartigen Versuchen an den Nieren, deren sekretorische Zellen ebenfalls durch zeitweise Verschliessung der Arteria renalis funktionsunfähig werden. Die Gerinnbarkeit der durch diese Mittel gewonnenen Lymphe ist anfänglich vollständig aufgehoben und kehrt bei den nachfolgenden Portionen langsam wieder. Auch die Gerinnungsfähigkeit des Blutes wird verzögert und vermindert (Fibrinmenge geringer).

Der zweiten Gruppe von Lymphagoga gehören die krystalloiden Substanzen: Zucker, Harnstoff, Salze an. In überschüssiger Menge dem Blute einverleibt, verlassen sie dasselbe grösstentheils sehr schnell und entziehen den Gewebselementen grosse Mengen Wasser. Die reichlicher fliessende Lymphe ist darum ebenso wie das Blut wasserreicher als vorher: die Zahl der rothen Blutkörperchen in der Volumen-Einheit nimmt ab. Die Wirkung dieser Mittel beginnt sofort. sie ist vom Blutdruck in weiten Grenzen unabhängig, die gebildeten Lymphmengen können zu enormen Werthen (mehr als das zehnfache) ansteigen; auch diese Wirkung kann über eine Stunde andauern. Für die Versuche mit Traubenzucker wurden 3—5 gr pro Kilo im Laufe von 30—40 Minuten injicirt. Kochsalz macht schon zu 0,2 gr pro Kilo deutliche Wirkung. Interessant ist die Beziehung, dass die Mittel der ersten Gruppe auf die Harnsecretion ohne Einfluss sind, während die Substanzen der zweiten Gruppe eine starke Harnfluth anregen, die mit der Lymphmenge steigt und fällt.

Nach den Ergebnissen der an Thieren angestellten Versuche würde für allenfallsige therapeutische Anwendung der Lymphagoga erster Gruppe der Krebsmuskelsaft (und vielleicht das Blutegelextrakt) wegen der relativen Unschädlichkeit in Betracht kommen können.

Heidenhain, R.: Versuche und Fragen zur Lehre von der Lymphbildung. Pflüger's Archiv 49, (1891), pag. 209—301. (Die wichtigste zusammenfassende Arbeit der neueren Zeit, die auch die frühere Literatur angibt.)
Arbeiten des Leipziger Instituts (C. Ludwig): Zawilsky, Lesser, Genersich, Paschutin, Emminghaus . . . . .

Merunowicz: Leipziger Arbeiten, XI., 1876, pag. 117.

Zucker-Injektionen (Salze . . .).

Nasse, H.: Ueber Lymphbildung. Marburg 1872.
Brasol: Arch. f. An. u. Phys. — Phys. Abth. 1884, pag. 211.
Limbeck, v. (Salze u. Harnbildung): A. e. P. Ph. 25, (1888), pag. 69.
Klikowitsch: du Bois Archiv 1886, pag. 518.

XII. Ueber manche andere Fragen, die noch hieher gehören, wird später gesprochen: so vom Blutzucker bei „Diabetes“.

§ 7. Die giftigen Gase.

Die giftigen Gase und Dämpfe — hier eigentlich richtiger die gasigen Gifte — verdienen eine besondere allgemeine Besprechung. In dem gasförmigen Aggregatzustand ist es gelegen, dass ihre Aufnahme hauptsächlich mit der Respirationsluft geschieht. Sie kommen dadurch in die Lungen, werden von dem Blut der Lungencapillaren aufgenommen und dann vom linken Herzen aus mit dem Kreislauf durch den Körper vertheilt. Schon aus dieser Verschiedenheit des Resorptionsortes — der für alle übrigen Stoffe fast ausnahmslos der Verdauungsschlauch ist — ergeben sich für die gasigen Gifte manche nicht unwesentliche Verschiedenheiten.

I. Auch bei den gasigen Giften ist sofort in dem oben § 3 entwickelten Sinne zwischen örtlicher und entfernter Wirkung zu unterscheiden. Bei der Einathmung von Chlorgas werden alle von dem Chlor getroffenen Schleimhautpartien sofort chemisch angegriffen, geätzt. Als Folge dieser Aetzung erscheinen Gegenwirkungen aller getroffenen Schleimhäute: Thränen, Röthung, Brennen der Augen, Fliessen der Nase, Niessen, Kratzen im Hals, Husten u. s. w. Neben diesen örtlichen Erscheinungen kann es aber auch zu entfernten Wirkungen durch Aufnahme des Cl ins Blut kommen. — Ganz anders verlaufen die Erscheinungen bei Einathmung von Kohlenoxyd. Hier fehlen alle örtlichen Erscheinungen und ganz unvermittelt, wenn erst eine gewisse Kohlenoxydmenge ins Blut aufgenommen ist, beginnen die sogen. allgemeinen Vergiftungs-Symptome: Kopfweh, Schwindel, Ohnmacht, Bewusstlosigkeit etc.

II. Von allen Gasen ist eigentlich nur der Sauerstoff unumgänglich nothwendig für den thierischen Organismus. Der ganze animalische Stoffwechsel beruht ja auf Oxydation, die mit Hilfe des aus der Luft aufgenommenen Sauerstoffs geschieht. Man bezeichnet

[1]) Die Bedeutung der Kohlensäure und des Wasserdampfes zu behandeln, führt zu sehr interessanten aber nicht hieher gehörigen Speculationen.

darum neben dem Sauerstoff alle übrigen als irrespirable Gase, insofern sie den einen Hauptzweck der Respiration, Sauerstoffaufnahme, nicht erfüllen können. Die irrespirablen Gase sind sofort in zwei Gruppen zu trennen, die man kurz als giftige und ungiftige bezeichnen kann. Die letzteren, auch indifferente Gase genannt, sind für den Organismus gleichgültig. Nach ihren chemischen Eigenschaften treten sie mit den Substanzen und Organen des menschlichen Körpers in keinerlei Verbindung, üben keine Wirkung und lösen keine Gegenwirkung aus — werden wohl in gewissen Mengen aufgenommen, aber durchaus unverändert auch wieder ausgegeben. Zu dieser Gruppe gehören der Stickstoff und der Wasserstoff. Im Gegensatz hiezu stehen die eigentlich giftigen Gase, die mit gewissen thierischen Substanzen in Wechselwirkung treten, d. i. chemische Veränderungen hervorbringen. Diese hat man wieder in örtlich und entfernt wirkende oder in ätzende und resorptivwirkende unterschieden. Die oben besprochenen Beispiele des Chlor- und des Kohlenoxydgases sind Typen dieser beiden Gruppen. Es ist von vornherein klar, dass eine solche Eintheilung nur den Werth eines didaktischen Hilfsmittels, nicht den einer scharf abgrenzenden Definition hat: die meisten örtlich ätzenden Gase und Dämpfe, wie Chlor, schweflige Säure haben auch eine resorptive Wirkung.

III. Die Aufnahme der Gase ins Blut und in die thierischen Flüssigkeiten geschieht nach unseren jetzigen Anschauungen auf zweierlei Weise: durch Absorption und durch chemische (mechanische) Bindung. Auf alle Fälle müssen wir annehmen, dass Gase und Dämpfe nicht in gasförmigem Aggregatzustand, sondern nur gelöst, d. i. zum flüssigen Zustand verdichtet (coercirt) im Blute vorhanden sein können. Gase und Dämpfe können als solche d. i. im gasförmigen Aggregatzustand feuchte Membranen (die Lungenalveolenwand) nicht passiren. Wir müssen uns vorstellen, dass das Gas von der Flüssigkeit, die die feuchte Scheidewand benetzt, verdichtet, als liquidum aufgelöst wird: diese wässerige Gaslösung wandert dann durch Diffusion (oder durch chemische Anziehungskräfte?) auf die andere Seite der Membran (ins Blut u. s. w.). Für alle Gase und Dämpfe, die in Wasser löslich sind, müssen wir uns den Modus der Resorption so zurechtlegen. Für Quecksilber, von dem wir die Unlöslichkeit in Wasser wohl mit Recht annehmen, müssen wir an eine andere Art der Aufsaugung denken: der Dampf wird zunächst in den Luftwegen zu Tröpfchen verdichtet: diese Tröpfchen werden dann chemisch angegriffen, durch Oxydation und Säurewirkung in gelöste Verbindungen übergeführt: die letzteren endlich resorbirt.

IV. Die absolute Menge eines Gases oder Dampfes, die von einer bestimmten Flüssigkeit aufgenommen, gelöst wird, ist bekanntlich abhängig einmal vom Absorptions-Coefficienten, einer durch die innere Natur des Gases und der Flüssigkeit gegebenen Constanten, die mit der Temperatur sich ändert, und dann vom Partiardruck (procentische Menge), womit das Gas an der Zusammensetzung der ganzen Aussen-Atmosphäre sich betheiligt. Es sind also, da wir ja immer in Gasgemischen athmen, die von den einzelnen Gasen durch Absorption zur Aufnahme gelangenden Mengen ceter. parib. den Partiarpressungen dieser Gase (also den procentischen Antheilen, womit sie sich an der Gesammtzusammensetzung betheiligen) proportional. — Von den Folgerungen aus diesen Sätzen sei nur eine hervorgehoben. Wenn ein Thier, das bisher in gewöhnlicher Luft geathmet hat, plötzlich in einen weiten Athmungsraum gebracht wird, der künstlich mit einem Gemisch von 20 vol. proc. O und 80 proc. H angefüllt ist, so wird mit wenigen Athemzügen die Luft in den Alveolen statt N nur H enthalten. Das Blut, das Stickstoff aufgenommen hatte, tritt jetzt mit einem Gasgemenge in Austausch, in dem der Partiardruck des Stickstoffs gleich Null geworden ist: es wird also der N aus dem Blute in die Alveolen abdünsten und mit der Ausathmung nach Aussen entleert werden: dafür wird eine gewisse Menge H aufgenommen werden: in kurzer Zeit ist das Blut stickstoffrei. — Diese kurze Ueberlegung[1]) ist hieher gesetzt, um auf die wichtige Beziehung zu verweisen, wie schnell gasförmige Gifte in den Körper hinein und wieder herausgeschafft werden können. Die Betäubung des Menschen bis zu voller Bewusstseinslähmung — zur Vornahme schmerzhafter Operationen — kann nur mit gasförmigen Arzneien, Chloroform, Aether etc. ausgeführt werden. Sowie die Unterbrechung der Narkose nothwendig erscheint, hört man mit Zufuhr des Chloroform-Dampfes auf. Die nächsten Athmenzüge füllen die Lungen mit reiner chloroformfreier Luft: die Partiarspannung des Chloroformdampfes in den Alveolen wird gleich Null. Es dunstet darum das Chloroform aus dem Blute in die Alveolen ab, der Dampf wird mit der Ausathmungsluft entfernt und so ist nur durch das Hilfsmittel, den zuvor Betäubten reine Luft athmen zu lassen, der grösste Theil des aufgenommenen Chloroforms in kürzester Zeit aus dem Körper entfernt. Würde man eine gleich tiefe Betäubung mit Morphium oder Chloralhydrat hervorbringen, so würde man allemal den Narkotisirten der höchsten Lebensgefahr aussetzen wegen der nur langsam stattfindenden Ausscheidung dieser Gifte durch die Nieren und der dadurch bedingten langdauernden Wirkung.

V. Gewisse Gase werden durch bestimmte Substanzen des Blutes chemisch gebunden, so der Sauerstoff und das Kohlenoxyd durch das Hämoglobin. Selbstverständlich muss von einem solchen Gas neben der chemisch gebundenen Menge in dem damit gesättigten Blute noch ein gewisser Antheil absorbirt vorhanden sein. Kann eine solche Vergiftung wie die Kohlenoxyd-Intoxikation spontan sich ad integrum restituiren, so muss der Organismus Hilfsmittel besitzen, die fragliche Verbindung zu zersetzen: für die Kohlenoxyd-Vergiftung ist dieses Hilfsmittel die Dissociation, die schon bei Körpertemperatur erfolgende langsame Spontanzersetzung des Kohlenoxydhämoglobins.

VI. Gewisse Erscheinungen bei der Aufnahme und Ausgabe mancher dampfförmiger Gifte sind durch die bisher entwickelten Beziehungen der Gas-Absorption und der chemischen Bindung nicht erklärbar. So hat man z. B. beobachtet, dass das ins Blut aufgenommene Chloroform nicht gleichmässig im Blute vertheilt ist, sondern hauptsächlich an den Blutkörperchen haftet. Die genauere Untersuchung hat dann ergeben, dass es hauptsächlich das Lecithin der

[1]) Ausführlicheres in den Lehrbüchern der Physik und Physiologie: speciell sei verwiesen auf Zuntz: Gase des Blutes in 4. Band 2. Theil des Handbuches der Physiologie, pag. 9 ff.

Blutkörperchen ist, woran das Chloroform sich anlagert. Die Erklärung liegt in Folgendem. Leitet man Chloroformdampf über Wasser, so nimmt das Wasser eine bestimmte Menge davon auf: leitet man aber in gleicher Versuchsanordnung diesen Dampf über Oel, so hält das Oel eine ungleich grössere Chloroform-Menge fest. — Beide Flüssigkeiten, Wasser und Oel können Chloroform in sich aufnehmen, auflösen, sich mit dem Chloroform verbinden: das Vereinigungsbestreben zwischen Oel und Chloroform ist aber ungleich stärker als das zwischen Wasser und Chloroform. Auch diese Vereinigung zwischen Oel und Chloroform, wie jede andere Lösung z. B. des Salzes in Wasser können wir eine chemische Bindung nennen. Da wir das Auszeichnende der chemischen Verbindung im engeren Sinn, die Vereinigung nach ganz festen Gewichtsverhältnissen (Aequivalenten) in diesen Lösungen einstweilen noch nicht erkennen, so sprechen wir hier von Bindung durch „mechanische Affinität". Wenn wir also durch Milch, eine Fettemulsion, Chloroformdampf hindurchleiten, so wird das absorbirte Chloroform hauptsächlich am Fett, nur in kleinerer Menge am Wasser angebunden sein. — Ueberlegt man sich die Bedeutung dieser Begriffe etwas genauer, so kommt man nothwendig zu dem Schlusse, von wie grosser Wichtigkeit dieselben für die Toxikologie, für die Erklärung der Festhaftung mancher Gifte an einzelnen Organen, Geweben noch sein werden. Näheres hierüber siehe bei Ostwald: physikalische Chemie. 1. Theil und Hofmeister: Archiv f. exp. Path. u. Pharmak. 28 pag. 228—238.

VII. Endlich ist für das Verständniss der Aufnahme von Dämpfen noch an die Bedeutung der physikalischen Definition der Dampfspannung zu erinnern. Ein bestimmter Raum nimmt von dem Dampf einer Flüssigkeit nur bis zu einer bestimmten maximalen Menge auf, welche Menge nur von der Temperatur des Raumes abhängig ist. Wir sprechen von gesättigten Dämpfen und messen den Sättigungspunkt eines Dampfes für die verschiedenen Temperaturen durch den Druck, den die Dämpfe auf die Wände des umschliessenden Raumes ausüben = Dampfspannung, Tension. Besonders für die Technik der Inhalations-Anästhesirung (Chloroform und Aether) ist die Diskussion dieser Beziehungen die nothwendige Voraussetzung, um über die Mengen der Betäubungsmittel, die mit dem einzelnen Athemzuge aufgenommen werden, ins Klare zu kommen. — Fast in allen praktischen Fällen, wo Dämpfe mit Luft gemischt zur Einathmung kommen, haben wir es mit ungesättigten Dämpfen zu thun.

VIII. Damit dass ein Gas oder Dampf durch den Einathmungs luftstrom in die Lungen kommt, ist über die Menge des ins Blut aufgenommenen, d. i. zur Wirksamkeit gelangenden Antheils noch gar nichts bekannt. Natürlich kommen die entwickelten Relationen der Absorption, der chemischen und mechanischen Bindung, der Lösung u. s. f. zur Geltung. Aber einmal ist schon die wissenschaftliche Betrachtung der bekannten Bedingungen sehr verwickelt (rascher Wechsel der Temperatur der Ein- und Ausathmungsluft, Vorhandensein von Wasserdampf, der zum Theil coercirt wird, complicirte Blutzusammensetzung etc.); zum Andern liegen Andeutungen in der Literatur vor, wornach sogar den Lungenepithelien eine gewisse auswählende Kraft gegenüber den in die Lungen eingedrungenen Dämpfen in dem Sinne zukommt, dass die Resorption gewisser in Wasser leicht löslicher Dämpfe ausgeschlossen ist[1]), ähnlich wie das Darmepithel sich ausschliessend gegenüber der Resorption von Schwermetallsalzen u. a. verhält. Es ist desshalb eine besondere, im Einzelfalle nur durch den Versuch entscheidbare Frage: was wird von der in die Lungen eingeathmeten Dampfmenge überhaupt resorbirt[2]). Wir besitzen hierüber einstweilen nur Eine Experimentaluntersuchung, der auch das Verdienst der Fragestellung auf diesem Gebiet zukommt. Dieselbe hat das interessante Ergebniss geliefert, dass Ammoniak, Schwefelwasserstoff, Chlor und Brom, die in sehr kleinen eben noch erträglichen Mengen der Respirationsluft beigemischt sind, zum grössten Theil oder selbst vollständig von der Respirationsschleimhaut festgehalten werden, während von Schwefelkohlenstoff-Dampf nur geringere procentische Mengen (30 bis herunter zu 5procent) in den Athmungswegen zurückbleiben. Genauere Verfolgung dieser Frage wird besonders für die Begründung der Inhalations-Therapie die wissenschaftliche Grundlage bilden müssen. — Fürs Chloroform hat man dieselbe Frage praktisch schon so gelöst, dass man feststellte, wie lange eine Luft mit verschiedenem Dampfgehalt von Versuchsthieren eingeathmet werden kann.

VIII. Besondere Besprechung verdienen die sogen. ätzenden Dämpfe und Gase, die gelegentlich mancher technischer Betriebe erzeugt und der Einathmungsluft der Menschen beigemischt werden; dahin gehört z. B. Chlor, Brom, Salzsäure, Salpetersäure, schweflige Säure, Ammoniak u. A. Zuerst ist hiezu allgemein zu bemerken, dass, durch Versuchsfehler veranlasst, in der gesammten älteren Literatur falsche und hygienisch sehr gefährliche Angaben über die relativen Mengen enthalten sind, die der Athmungsluft des Menschen von diesen Gasen beigemischt sein dürfen[3]). So werden z. B. bis 7procent SO_2 als erträglich angegeben, von salpetriger Säure sollen bis 2procent, von Cl bis 20, von Ammoniak etwa ebensoviel in der Athmungsluft durch einige Zeit ertragen werden können. Diese von vorneherein auffallenden und ganz unwahrscheinlichen Zahlenangaben sind unrichtig. Die oben als Beispiele citirten Mengen würden Mensch und Thier fast momentan tödten. Nach neueren zuverlässigen Angaben liegt die von diesen ätzenden Gasen durch kurze Zeit erträgliche relative Menge höchstens um 1 bis 2 pro mille herum. Bruchtheile von einem pro mille machen in kurzer Zeit schon schwere Störungen der sichtbaren Schleimhäute: Mengen von 2 und etwas mehr pro mille tödten in kurzer Zeit (Ogata, Arch. f. Hyg. 2. pag. 223: schweflige Säure; Lehmann, K. B., Habilitationsschrift: Salzsäure und Ammoniak, München 1886 und Archiv f. Hygiene). — Bei den einzelnen Substanzen sind die quantitativen Angaben genauer wiedergegeben.

Die ätzenden Gase erzeugen als erste Wirkung Reizungszustände der sichtbaren Schleimhäute: Augen, Nase, Mund, Rachen, Kehlkopf

[1]) Lassar: (Ueber irrespirable Gase. H. 5, 7, I., pag. 165 ff.) gibt an, dass Kaninchen und Hunde nach Einathmung dampfförmiger Salpetersäure und Jodwasserstoffsäure (durch 1 bis 2 Stunden) keine Spur dieser Verbindungen im Harn ausscheiden.

[2]) Lehmann K. B.: Absorption v. giftigen Gasen und Dämpfen. A. f. Hyg. 17. B pag. 324 (1893)

[3]) Hirt: Die Gasinhalationskrankheiten. Breslau 1873.

und Luftröhrenverzweigung, bei geringem Gehalt (½ bis 1 pro mille der stark ätzenden Dämpfe). Das erste Symptom bei niedrigem Gehalt sind die specifischen Geschmacks- und Geruchsempfindungen, die indessen sehr bald abgestumpft werden: dann kommt in Nase, Schlund, Kehle leichtes Kitzeln, Brennen mit vermehrter Sekretion: man muss räuspern, niessen, das Taschentuch gebrauchen: gleichzeitig tritt Brennen, Jucken in den Augen, deutlich vermehrtes Thränen, Röthung der Conjunctiva auf. Bei stärkerem Gehalte nehmen all die Erscheinungen rasch zu, direkt schmerzhafte Empfindungen, Husten, Druck auf der Brust, Erstickungsgefühl stellt sich ein. —

Es ist davon geredet und geschrieben worden, dass beim Eindringen von ätzenden Gasen in die Luftwege krampfhafter Verschluss der Stimmritze (Spasmus glottidis) eintrete, der durch Abschneiden der Luftzufuhr zu Erstickung führen könne. Diese Meinung ist für Mensch und Thier durchaus unrichtig. Von F. Falk (Vierteljahrschr. f. gerichtl. Med. 16 (1872) pag. 6) ist die Frage experimentell untersucht und dahin beantwortet worden, dass entweder kein Spasmus glottidis oder nur ganz kurz dauernder auftrete, der sicher nicht durch Athmungs-Suspension den Tod zur Folge haben kann. Auch bei Thieren, die man solche Dämpfe concentrirt athmen lässt, ist dies jeden Augenblick neu zu constatiren. — Eine andere Beobachtung ist von Thieren, die solche Dämpfe athmen müssen, beschrieben: Die Thiere werden bald sehr ruhig, vermeiden jede Bewegung: man könnte sagen, um nicht durch reflektorische Athmungssteigerung die Zufuhr des schädigenden Dampfes zu vermehren.

Aus eigenen und fremden Versuchen scheint mir gefolgert werden zu können, dass die Nachwehen solcher ätzender Dämpfe, die von dem kohlensauren Natron der Gewebsflüssigkeit neutralisirt werden können (i. e. der Säuren) leichter überwunden werden als andere Substanzen, für die der Körper ein solches Schutzmittel nicht besitzt (Ammoniak). Nur die Dämpfe der Salpetersäure bilden hievon vielleicht eine Ausnahme.

In schweren Fällen macht die Verätzung der Athmungswege die den klinischen Verlauf beherrschenden Erscheinungen aus. Starke Schmerzhaftigkeit der Nase, des Mundes, des Rachens, des Kehlkopfes, der Trachea, die noch in den nächsten Tagen zunehmen und durch stärkere Schwellung und Geschwürsbildung die Athmungsbehemmung steigern können. Verschieden lauten die Angaben über die Betheiligung der Lungen an den reaktiven Veränderungen. So sind z. B. nach Einathmung von Salpetersäuredämpfen verschiedene Male tödtlich verlaufende Lungenentzündungen gesehen, während vom Ammoniak geradezu angegeben wird, dass selbst in schweren Fällen gewöhnlich nur die oberen Luftwege sich stark ergriffen zeigen. Man könnte daran denken, dass die leicht in Wasser löslichen Dämpfe wie z. B. Ammoniak schon höher oben durch Absorption von den feuchten Wänden der Athmungswege gebunden nicht in die feineren Bronchien und Alveolen gelangen, während schwerer lösliche (also z. B. die Untersalpetersäure) wirklich bis in die tieferen Lungenabschnitte von der Einathmungsluft mitgenommen werden.

Es ist oben (sub VII) schon davon gesprochen, dass wir fast noch gar keine experimentellen Untersuchungen darüber besitzen, welcher Antheil von den in die Luftwege gelangten Gasen denn nun wirklich festgehalten, absorbirt, resorbirt, und welcher mit dem Exspirationsluftstrom wieder ausgegeben wird. Das was nicht wieder sofort mit der Ausathmung entfernt wird, kann offenbar ein doppeltes Schicksal haben: es kann auf der Schleimhaut festgehalten, in dem Schleim gelöst, oder aber es kann resorbirt, in den Kreislauf aufgenommen werden. Dass die erstere Möglichkeit der erste Aktus auch der nachfolgenden Resorption sein muss, ist selbstverständlich. Es muss also z. B. Quecksilberdampf zuerst auf der Athmungsschleimhaut verdichtet, coercirt werden, und darnach erst geschieht die Oxydation, Ueberführung in gelöste Verbindungen und darauf die Resorption. Bei der Einathmung von Salpetersäuredämpfen hat man gesehen, dass darnach gelb gefärbter Auswurf ausgehustet wurde: das Produkt der Salpetersäure- Schleim- Schleimhaut-Verbindung. —

Eine merkwürdige Angabe in der Literatur[1]) besagt, dass ätzende Gase überhaupt nicht resorbirt, sondern entweder wieder ausgeathmet oder auf der Schleimhaut festgehalten werden. Für die Dämpfe der Salpetersäure und Jodwasserstoffsäure ist das als Ergebniss besonderer Versuche behauptet: für die Salpetersäure, bei der aber besondere Bedingungen mit in Betracht gezogen werden müssen (vergl. salpetersaure Salze) bestätigt worden[2]). Sicher gilt diese Behauptung nicht für alle ätzenden Dämpfe: für Chlor z. B. ist ja die Allgemeinwirkung erwiesen. Ob sie nicht aber für diejenigen Dämpfe der starken Mineralsäuren, die mit Eiweiss (Schleim) unlösliche Fällungen bilden, zutrifft, ist wie schon erwähnt erst durch weitere Experimente zu untersuchen. —

§ 8. Die Athmung.

Der Respirations-Tractus ist der Einführungweg für alle gasigen Gifte (Gase und Dämpfe). Viele hieher gehörige Beziehungen sind schon in der allgemeinen Untersuchung über „Gasige Gifte“ behandelt. Zu besprechen sind noch folgende Punkte. —

I. Aetzende Gase verursachen physiologische und anatomische Störungen der Schleimhaut. Die physiologischen Störungen bestehen in Auslösung gewisser Reflexe, die zu Abänderung des Athmungs-Typus führen. Bekannt ist, dass Reizung der Nasenschleimhaut (trigeminus-Zweige) sofortige Hemmung der Inspiration hervorbringt: das gleiche bewirkt Reizung des Larynx-Innern oberhalb der Stimmbänder: Reizung der Trachealschleimhaut dagegen hat Hustenreize zur Folge. Die Annahme dagegen, eine durch ätzende Gase auslösbare reflektorische Einrichtung bewirke spasmus glottidis ist oben § 7 sub VIII schon als unrichtig zurückgewiesen. Es kann wohl in einzelnen Fällen kurz dauernder Glottis-Krampf eintreten. Als solcher wird wenigstens das subjektiv stark hervortretende Erstickungsgefühl gedeutet, das man z. B. beim Einathmen concentrirter schwefliger Säure empfindet. Indess wird dieses Gefühl des nicht Athmen-Könnens wohl richtiger als Inspirationshemmung, am Athmungs-Centrum reflektorisch ausgelöst, erklärt. Glottis-Verschluss existirt ent-

[1]) Lassar in H. S. Z. I, pag. 165.
[2]) Spiegel: Dissertation Würzburg 1894.

weder gar nicht oder nur ganze Zeit: die Athmung wird bei Thieren und Menschen wieder frei: das ätzende Gas tritt ungehindert durch den offenen Larynx. —

II. Ein nicht seltener Befund bei der Sektion und zuweilen causa mortis nach Vergiftungen ist Glottis-Oedem. Wenn z. B. kleinen Kindern als Tödtungsmittel concentrirte Schwefelsäure eingegossen wird in liegender Haltung, so kann davon etwas in den Larynx kommen: es tritt in den tieferen Schichten der unmittelbar getroffenen Schleimhautpartien und in deren Umgebung rasch Glottis-Oedem ein, das bei der Enge des kindlichen Kehlkopfes schnell erstickend wirken kann. Auch bei dem akuten Tode durch Ammoniak-Dämpfe, wie derselbe bei Unglücksfällen mit den Linde'schen Eismaschinen vorgekommen ist, ist die Kehlkopfwirkung mitbetheiligt. — Weniger schwere Störungen, entzündliche Schwellung, Geschwürsbildung mit den subjektiven Zeichen: Schmerzen, Brennen, dann Husten und Auswurf sind die nothwendigen Folgen der Einathmung ätzender Gase: deren speciellere Besprechung ist nicht nothwendig.

III. Natürlich können sich die Erscheinungen der Entzündung auch in die tieferen Luftwege fortsetzen: Druck unter dem Sternum, Schmerzen, Husten, Dyspnoe verschiedenen Grades sind die subjektiven Erscheinungen, die schon bei den gasigen Giften beschrieben sind. Kommt es zu Lungen-Entzündung, so tritt dieselbe unter dem Bilde der lobulären Pneumonie auf mit sehr ungleicher Ausbildung und ganz unregelmässiger Vertheilung der Entzündungsheerde. Von der Einathmung der Salpetersäure-Dämpfe ist wiederholt Lungenentzündung als Nachkrankheit berichtet. — Dass es ebenso bei verschiedenen Intoxikationen zu Lungenödem kommt, ist bei den vielfachen Circulationsstörungen, die durch Veränderungen am Herzmuskel, in der Blutbeschaffenheit, in den Lungen selbst bedingt sind, und bei den Entzündungszuständen, wie sie durch die örtlichen Aetzungen entstehen, eine nothwendige Folgeerscheinung. Eine allgemeine Besprechung ist nicht für alle Intoxikationen zu geben.

IV. Eine besondere Besprechung verlangen die bei Vergiftungsbildern sehr häufigen Blutaustritte in den Lungen. Dieselben stellen sich verschieden vor, gewöhnlich als verhärtete, dunkel aussehende Stellen, theils scharf von dem normalen hellrosa gefärbten Lungenparenchym sich absetzend, theils allmählig in dasselbe übergehend. Es kann sich hier um hämorrhagische Infarkte handeln, Verstopfungen in Zweigen der Lungenarterie, die durch Emboli hervorgerufen werden. Die Diagnose ist durch sorgfältige Untersuchung der Verästelung der Pulmonalarterie zu stellen. Viel häufiger aber als die typischen Infarkte sind ähnlich aussehende Veränderungen, die wahrscheinlich anderen Ursprunges sind. An einzelnen Oberflächenpunkten sieht man nur Ekchymosen der Lungen-Pleura: diese scheinen an anderen Stellen grösser, oft sehr umfänglich geworden, so dass blutige Suffusionen entstehen, die tief in das Lungengewebe eindringen und derbe verhärtete Stellen erzeugen, die hämorrhagischen Infarkten noch am ähnlichsten sind. Diese Lungenblutungen zeigen alle Abstufungen von einfacher Hyperämie, kleinen Extravasationen bis zu umfänglichen Ergüssen. Sehr häufig (wenn nicht regelmässig!) findet sich daneben Oedem in dem der Farbe nach nicht veränderten Antheil des Parenchyms. Der einfachste Erklärungsmodus wird diese Veränderungen auf Kreislaufsstörungen zurückführen. Wenn die beiden Herzhälften nicht mehr in normaler Weise fortarbeiten, so muss es zu schweren Circulationsstörungen in den Lungen kommen. Solche Unregelmässigkeiten der Herzaktion sind aber bei Giften mehrfach gesehen: so z. B. aussetzende Aktion des linken Ventrikels bei Weiterschlagen des rechten Herzens (Morphium), Weiterarbeiten des rechten Ventrikels bei beginnender Lähmung — Insufficienz — des linken Herzens (Baryum). In den beiden angezogenen Fällen entsteht starke Ueberfüllung der Lungenblutgefässe, und schwere Stauung im Gebiete der Lungenvenen, die Ursache für Diapedesis und Oedem. Uebermässige Lymphbildung, das ist Oedem tritt bekanntlich in einem Gefässbezirk am raschesten bei venöser Stauung ein. —

Neben dieser Ursache ist dann zweitens an Störungen in der Ernährung und Funktionirung der Endothelien der Lungencapillaren zu denken, wodurch abnorme Durchlässigkeit, d. i. zuerst Oedem dann Diapedesis eingeleitet wird. Es ist eine Reihe von Substanzen bekannt geworden (siehe Lymphagoga), welche zu vermehrter Lymphbildung durch Beeinflussung der Endothelien bei sonst vollständig normalen Kreislaufverhältnissen führen. Das Zusammenwirken beider Ursachen wird selbstverständlich die Ausbildung gewisser Veränderungen besonders beschleunigen und begünstigen. —

Als weitere Ursachen für die beschriebenen Störungen kann man Veränderungen im Blute selbst (in seiner chemischen Zusammensetzung) und vasomotorische Einflüsse annehmen. — Hieher gehört wahrscheinlich der interessante Befund von hyalinen Thromben in den Lungengefässen von Kaninchen nach Verbrennungen. — So werden z. B. die Veränderungen in den Lungen nach langsamer Phosphorwasserstoffvergiftung folgendermassen geschildert. Es bestand starke Anhäufung von Blut in den Capillaren, dann Anfüllung vieler Alveolen mit einem eiweissreichen flüssigen Exsudat, weiterhin starkes Oedem im peribronchialen Bindegewebe und endlich Blutungen in das perialveoläre und peribronchiale Gewebe (an die vom Oedem durchtränkten Stellen). Diese Veränderungen können grossentheils aber nicht vollständig als Stauungserscheinungen aufgefasst werden, letzteres deshalb nicht, weil einfaches Stauungsödem eine eiweissarme, dünnwässerige Flüssigkeit in die Alveolen setzt. Das eiweissreiche Exsudat rechnen wir zu den Zeichen der Entzündung. Entweder also handelt es sich — neben den Folgen schwerer Circulationsstörungen — bei den Lungenveränderungen des Phosphorwasserstoffs um Entzündung oder um irgend eine andere der oben erwähnten Veränderungen (Schädigung der Endothelien, Blutveränderung . . .). Es führen also verschiedene Vorgänge zur Ausbildung dieser Lungenblutungen. Eine ganz ähnliche Erscheinung sind die unter denselben Bedingungen auftretenden Darmblutungen, die auch besonders besprochen sind.

V. Hier ist anzuschliessen die folgende Betrachtung: das Epithel der Lungen-Alveolen und die davon überdeckten Endothelien der Lungencapillaren schliessen für gewöhnlich die Räume, die sie auskleiden dicht von einander ab. Unter abnormen Druckbedingungen aber in den Lungencapillaren und in den Alveolen ist der Abschluss nicht genügend, nicht dicht: es tritt Blut aus den Lungencapillaren, Luft aus den Alveolen ins Lungengewebe über. Das letztere Vorkommniss ist allgemein anerkannt: so berichtet Speck (Zerreissung von Lungenbläschen bei Erstickung. in Vierteljsch. f. ger. Med. 1872.

16. pag. 231), dass bei zwei erstickten Kindern beträchtliches interstitielles und Hautemphysem ausgebildet war. Dass die aus den Alveolen ausgepresste Luft auch in die Lungenblutgefässe kommen kann, ist allgemein bekannt. Nach Chloroformtodesfällen wird als Befund bei den Sektionen verschiedentlich Vorkommen von Luft im linken Vorhof berichtet. Die Erklärung ist die: durch die gewaltthätigen für die künstliche Respiration ausgeführten Compressionen des Thorax wird Luft aus den Alveolen ausgepresst. Dazu gehört aber auf alle Fälle Schluss oder wenigstens Verengerung an der oberen Lungenöffnung: der Glottis. Da die Glottis respiratoria aktiv erweitert wird, so muss bei deren Verschluss (Lähmung, eingetretener Tod) das Zusammenpressen des Thorax den Druck der eingeschlossenen Luft abnorm hoch steigern: zuletzt erfolgt Durchbruch der Luft ins Lungengewebe u. s. f. Man nehme nun den ähnlichen Fall mit etwas geänderten Bedingungen. Der Blutdruck sei sehr hoch (Fortarbeiten des rechten, beginnende Lähmung des linken Ventrikels), dazu komme Verschluss an den Eingangspforten der Luftwege (Nase, Mund, Glottis) und nun setze eine forcirte Inspiration ein. Die Lungencapillaren müssen sich ausdehnen: einzelne Kittfugen werden undicht: zuerst kommen schwächere Blutungen: blutiger Schleim, dann auch stärkere Blutung. Sind die Lungencapillaren stark überfüllt und können sie sich nach dem linken Herzen hin wegen Lähmung des linken Ventrikels nicht entleeren, so muss anderntheils jetzt eine starke Compression (Exspiration) des Thorax den Druck in den Capillaren weiter steigern und nun ist wieder die Gefahr der Zerreissung gegeben. Es ist drum nicht zu verwundern, dass Lungenblutungen blutiger Schleim ein so häufiger Befund bei Intoxikationen sind.' Störungen am Herzen und Krampfzustände an den willkürlichen Muskeln sind zwei ausserordentlich häufige Symptome der akuten Krankheiten, die man Vergiftungen nennt. Es sind oben (IV) die inneren Ursachen (im Blute, in der Gefässwand liegend) für die Lungenblutungen erwähnt; wahrscheinlich sind die mechanischen in diesem Passus besprochenen Ursachen die häufiger und stärker wirksamen. — Ich möchte hier die Bemerkungen einfügen, dass ich auch die schweren Lungenblutungen, wie man sie manchmal bei der Sektion schwerer Herzfälle findet, für eine secundäre Erscheinung halte. Das Primäre sind die Herzstörungen (und Veränderungen an den Gefässwänden). Bei einem plötzlich sich einstellenden Anfall von Herzinsufficienz kommen dann die schweren Respirationsstörungen (Dyspnoe) dazu, die zusammen mit der unregelmässigen Blutvertheilung im Sinne der obigen Ausführungen die Blutaustritte veranlassen.

VI. Im Anschluss hieran sei ganz allgemein das Vorkommen von Gasen in der Blutbahn besprochen. Erwähnt und erklärt ist das Auftreten von Luftblasen im linken Herzen in Leichen von Chloroformvergifteten, bei denen in der Agone forcirte künstliche Respiration gemacht wurde. Weiterhin ist bekannt und verschiedene Male als causa mortis beobachtet das Auftreten von Luftblasen in den Gefässen solcher Menschen, die Luft unter sehr hohem Druck eingeathmet haben und plötzlich in Luft von niedrigerem Druck kommen (Taucher, Taucherglocken, Brückenbauten). Dieser Fall sowie das Eintreten von Luft in angeschnittene, dem Thorax nahe liegende Venenstämme gehört nicht weiter hieher. — Von chemischen Substanzen, die zum Auftreten von Gasblasen in der Blutbahn führen können, ist zu nennen: das Wasserstoffsuperoxyd und das von Jaffé (A. e. P. Ph. 2. pag. 1.) an Thieren studirte Diazobenzol, das in Phenol und freien Stickstoff zerfällt.

VII. Endlich ist noch das Eindringen von festen und flüssigen Substanzen gelegentlich von Vergiftungen in die Luftröhre und die dadurch hervorgerufenen Erstickungserscheinungen kurz zu erwähnen. In tiefer Betäubung jeder Art versagen die schützenden Reflexe, die am gesunden normalen Menschen das Eindringen fester Theile in die Trachea verhindern (Inspirationshemmung, Husten etc.): es können dadurch tödtlich endigende Schädigungen eintreten. So ist bei Vornahme chirurgischer, zahnärztlicher Operationen an Betäubten (Chloroform, Aether u. s. f.) wohl darauf zu achten, dass kein Blut, oder ausgezogene Zähne in die Trachea komme. In Fällen schwerer Vergiftung mit Alkohol, Kohlenoxyd sind Speisemassen in der Trachea ein nicht seltener Befund. Durch die Rückenlage der schwer Betäubten ist es bedingt, dass die vom Brechakt in den Rachenraum heraufbeförderten Massen nicht entleert werden. Manchmal findet man grosse Mengen von Speiseresten in der Trachea. — Man soll es sich zur Regel machen, beim Befund von solchen Dingen in der Luftröhre nicht schlechthin mit der Diagnose Erstickung sich zu begnügen, sondern zusehen, ob dieses Eindringen der Fremdkörper nicht durch irgend ein betäubendes Gift als weiterliegende Ursache bedingt ist.

VIII. Beachtenswerth für die Erklärung gewisser vivisektorischer Eingriffe ist die Thatsache, dass Thiere, Katzen, die gefesselt und tracheotomirt sind, im Laufe einiger Stunden sterben. Der Tod tritt unter Erscheinungen der Respirationslähmung ein: plötzliche dilatatio der Pupille ad maximum: Stillstand der Athmung. In der letzten Zeit vor dem Tode ist Abnahme der Frequenz und Tiefe der Athembewegungen zu constatiren: um so mehr, bei je niedrigerer Temperatur die Thiere sterben. Zuweilen tritt ante mortem auffallende Muskelunruhe ein. — Eine Erklärung dieser merkwürdigen Todesart ist nicht gegeben. — Böhm und Hoffmann, A. e. P. Ph. 8. pag. 375.

§ 9. Mundhöhle, Magen, Darm.

I. Die Mundhöhle resorbirt bekanntlich sehr ausgiebig. Ich erinnere mich eines Falles von Vergiftung durch chlorsaures Kalium, der angeblich durch übermässig starkes Ausspülen und Gurgeln verursacht war: geschluckt wurde dabei wenig. — Manche Gifte hinterlassen oder verursachen in der Mundhöhle Zeichen ihrer Aufnahme in den Körper. Bekannt ist der Bleisaum, eine grauschwarze Einfassung des Zahnfleischrandes am Zahnhalse. Aehnliche Verfärbungen machen manchmal Silber-, Wismut- und Eisen-Präparate. — In die Mundhöhle werden durch den Speichel eine Anzahl von Giften ausgeschieden, so Jodalkalien, Jod (vide sub V), Silber (siehe dieses), Quecksilber etc. — Die Mundhöhle zeigt natürlich Spuren der Verätzung nach Aufnahme von ätzenden Giften — vergleiche hierüber „Magen".

Von besonderer Bedeutung sind alle diese Einzelheiten nicht.

II. Der Magen spielt wie als Einfuhrweg für alle Ingesta, so auch bei den Intoxikationen eine sehr wichtige Rolle. Besonders die ätzenden Gifte, d. i. solche die beim Contakt mit Schleimhäuten sofort schwere Veränderungen, Zerstörungen, Aetzungen hervorbringen, erzeugen Vergiftungsbilder, in denen die vom Magen ausgelösten Gegenwirkungen das klinische Bild der schweren Allgemeinerkrankung bedingen und beherrschen.

III. Jede schwere Magenätzung, mag sie nun durch Verschlucken von siedendem Wasser oder von Schwefelsäure, Kalilauge, concentrirter Metallsalzlösung bedingt sein, zeigt eine Anzahl gleichartiger schwerer Störungen. Der Verunglückte hat sofort die intensivsten Schmerzen entlang Mundhöhle, Schlund, Speiseröhre und Magen (verbunden mit der gerade zutreffenden eigenartigen Geschmacksempfindung). Die Schmerzhaftigkeit, anfangs auf den Magen beschränkt, strahlt rasch auf den ganzen Unterleib aus: die Empfindlichkeit wird so hochgradig, dass der Patient sich vor Schmerz windet und krümmt und ängstlich jede Berührung des Unterleibs, jeden Druck vermeidet (im Gegensatz hiezu ist differentiell-diagnostisch bedeutsam, dass bei Kolik-Anfällen aus inneren Ursachen, Gallensteine etc., auch bei der Bleikolik, die Schmerzen durch Druck auf den Unterleib oft gemildert werden). Meist kommt sofort nach dem Verschlucken (wenige Sekunden bis halbe Minute) Erbrechen zu Stande, durch welches ein Theil des Giftes, oft gemischt mit Blut entleert wird. Das Schlingen ist höchst schmerzhaft, dabei besteht brennender Durst: die mildesten Flüssigkeiten rufen beim Schlucken Schmerzen, selbst Convulsionen und Ohnmachten, auch neue Brechstösse hervor. Aus dem Munde fliesst zäher, oft blutiger Schleim. Die Sprache wird schwach, unverständlich, die Augen sind eingefallen, Lippen cyanotisch, Hände, Füsse, Körper kalt, oft mit klebrigem Schweiss bedeckt, der Gesichtsausdruck ist ängstlich, schmerzhaft: der Puls extrem klein. Manchmal kommen nach Kolikanfällen diarrhoische, selbst blutige Stühle.

Einzelne Fälle endigen rasch, im Laufe von 2—3 Stunden tödtlich. Man findet in der Leiche verhältnissmässig geringe Störungen und muss darum annehmen, dass Shock die Ursache des Todes ist. Sehr plausibel klingt es, an eine reflektorisch vom Magen ausgelöste Beeinträchtigung der Herzaktion als proxima causa mortis zu denken. Dafür spricht das Unfühlbarwerden des Pulses, die Kälte der Extremitäten, das Eingefallensein des Gesichtes, die fortdauernden Ohnmachten u. s. w. Andere Autoren denken an eine „Art Paralyse des Nervensystems" (Nervenshock). Tod durch resorptive Wirkung nimmt man nicht an.

In anderen Fällen (besonders wenn Kindern ätzende Flüssigkeiten eingegossen werden) dringt etwas von dem Gift in den Kehlkopf ein. Durch das sich rasch ausbildende Glottis-Oedem entstehen die heftigsten Erstickungsanfälle, denen die Kranken in kürzester Zeit erliegen können.

Verhältnissmässig selten kommt Perforation des Magens in den ersten Stunden zu Stande. Das bis dahin andauernde Erbrechen hört plötzlich auf und die Symptome allgemeiner Peritonitis bilden sich rasch aus: Auftreibung und äusserste Schmerzhaftigkeit des Unterleibs, Schluchzen. . . . Der Tod erfolgt am 2. bis 3. Tage.

Beim gewaltthätigen Eingiessen des Giftes oder bei Selbstmördern kommt es auch vor, dass die ätzende Flüssigkeit nur in die Mundhöhle kommt: der Schlingakt unterbleibt. Es wird dann nur die Mund- und Rachenhöhlen-Schleimhaut ergriffen, Schmerz, Blutungen sind auf die Mundhöhle beschränkt — die Erscheinungen gehen bald in Genesung über.

Führen die Erscheinungen der schweren Magenätzung nicht unmittelbar zum Tode, so ist der weitere Verlauf sehr verschieden. Bei gutem Ausgang stossen sich die Schorfe an den geschwürigen Stellen nach und nach ab, werden auch durch Erbrechen entleert. Die Schmerzhaftigkeit beim Schlucken wird immer geringer, der Speichelfluss nimmt ab. Oft aber treten noch in der 2. und 3. Woche nach der Vergiftung spontan Brechanfälle ein, die dann manchmal von schweren Blutungen begleitet sind. Einzelne verätzte Stellen heilen nicht sofort aus: es entstehen langdauernde Eiterungen, die noch spät zu Perforationen an den schwerst befallenen Stellen führen können. Sind alle diese Gefahren überstanden, so tritt späterhin durch Vernarbung der üble Zufall von Strikturbildung auf. Es gibt gewisse ausgewählte Stellen, wo diese Verengerungen gerne sich etabliren, am häufigsten wird der Pylorus befallen, dann folgt der Oesophagus (Kreuzungsstelle mit dem Bronchus sinister, Cardia, Höhe der cartilago cricoidea laryngis). Die Erscheinungen der Verengerung: erschwertes Schlingen, Magendilatation, Erbrechen nach den Mahlzeiten, Abmagerung, Marasmus bilden sich sehr langsam aus: der Kundige wird sie schon im Anfang, der weniger Erfahrene erst später richtig diagnosticiren. Es werden dann wieder eingreifende Maassregeln nothwendig: Bougie-Kuren, Resectio pylori, denen schliesslich noch oft die Patienten erliegen.

Interessant ist die Beobachtung (Mendelsohn, Charité-Annalen XII. 1887, pag. 183ff.), dass Wochen lang nach der Vergiftung der Magen-Inhalt keine Salzsäure enthielt.

Die Behandlung besteht in schneller und vollständiger Entfernung des Giftes, in Darreichung chemischer Gegenmittel, in Verdünnung des Aetzmittels durch Darreichung von Flüssigkeiten. — Die Entfernung des Giftes wird am besten mit der Schlundsonde vorgenommen. Es ist als ein Fortschritt in der Therapie zu bezeichnen, dass man neuerdings gewagt hat, bei Schwefelsäurevergiftung die Schlundsonde zu applieiren (Mendelsohn, Charité-Annalen XII. 1887, pag. 189): es wird besonders bemerkt, dass die Einführung leicht gelang. Die Auswaschung wird fortgesetzt, bis das Spülwasser klar und neutral abläuft und dann zuletzt noch etwas von den chemischen Gegenmitteln in den Magen gegeben. Die Darreichung von chemischen Gegenmitteln und von verdünnenden Getränken ist selbstverständlich. Von der letzteren Maassregel soll man nur nicht viel erwarten, da auch verdünnte Säuren z. B. immer noch stark entzündungserregend wirken (auf den Darm!) und die resorptiven Wirkungen natürlich weitergehen. Drum wage man, wo es irgend angeht, die Application der Schlundsonde. Gegen die Collaps-Erscheinungen benützt man die gewöhnliche symptomatische Therapie: gekühlten Wein, Champagner etc. Wird alles fortgesetzt erbrochen, so kann man ernährende Clysmen versuchen. Späterhin wird man am besten nach den Erfahrungssätzen verfahren, die für die Behandlung des Magengeschwürs ausgebildet sind.

Anhangsweise sei hier der interessanten Angabe gedacht, dass gegen ätzende Substanzen die todte und die lebende Magenwand sich ganz verschieden verhalten (Harnack, Berl. kl. Wochschr. 1892

Nr. 35). Die erstere war durch acidum carbolicum liquefactum in eine zähe, lederähnliche strukturlose Schorfmasse verwandelt. Die lebende Magenwand dagegen war nur sammtartig geschwellt, hyperämisch. Es muss darnach die lebende Mageuschleimhaut in sich Schutzvorrichtungen besitzen gegen die lokalätzende Wirkung gewisser Gifte.

Eine interessante Thatsache hiezu liefert folgender Versuch (v. Mering, Verhandl. des XII. Congr. für innere Med. zu Wiesb. 1893). Ein Hund mit Duodenalfistel erhält 300 cm³ 4·38‰ HCl in den Magen. In dem abfliessenden war nur halb soviel Salzsäure enthalten als in dem eingegossenen: dagegen wurde das ganze Cl wiedergefunden: daraus wird gefolgert, dass Salzsäure im Magen neutralisirt worden ist.

IV. Bei der Würdigung des anatomischen Befundes nach Magenätzung muss man trennen, was durch die primäre Wirkung des Kaustikum und was durch die Gegenwirkung des Organismus an Veränderungen zu Stande gekommen ist. (Das Nachfolgende im Wesentlichen nach A. Lesser in Virchows Archiv 83 (1881) pag. 193. Eine spätere Arbeit von Thiele über Magenätzung habe ich mir nicht verschaffen können.)

Am genauesten studirt, weil am häufigsten beobachtet, ist die Schwefelsäurevergiftung, deren Besprechung desshalb hier zu Grunde gelegt ist. Anatomisch ist zu unterscheiden: die wirkliche Aetzung, Verschorfung durch die concentrirte Säure, und die reaktive Entzündung, die sich als Folge der ersten und als weitere Wirkung der verdünnteren Säure einstellt.

Bei der wirklichen Verschorfung wird die Schleimhaut undurchsichtig, grauweisslich, weniger biegsam als normal, so dass sie, sehr brüchig, leicht von der submucosa abblättert. Die einzelnen Elemente erscheinen unter dem Mikroskop ihrer Form nach wohlerhalten, stärker lichtbrechend, die Kerne lassen sich durch Essigsäure und Färbungsmethoden darstellen. — Haben grosse Mengen concentrirter Säure eingewirkt, so kann auch die submucosa und muscularis mit ihren Blutgefässen in gleicher Weise verändert sein: unter Erhaltung der Form besteht Coagulation und Trübung der Elemente. War die Säure von vorne herein verdünnter (etwa unter 15% Schwefelsäure), so sind diese primären Nekrosen wenig ausgesprochen, bestehen nur in Trübung der Epithelien. Immer tritt nun als Gegenwirkung der primären Aetzung und als Folge der im Magen weiter irritirend wirkenden verdünnten Säure eine schwere hämorrhagische Entzündung der übriggebliebenen Schleimhautpartien ein, an die sich natürlich die weiteren Folgezustände der Entzündung, Oedem und Einwanderung von Leukocyten anschliessen. An den hämorrhagisch infiltrirten Stellen kommt durch fortgesetzte Wirkung der Säure schnell Veränderung des Blutfarbstoffs zu Hämatin zur Ausbildung; daher stets die schwarzen Farbentöne im Magen, die aus nachträglich gebildetem Hämatin zu erklären sind. Untersucht man darum einen solchen Magen 3 Minuten nach der Vergiftung, so erscheint die Innenfläche nur opak, schmutzig-weiss: waren aber bis zur Sektion $1^1/_2$ Stunden verflossen, so sieht der grösste Theil der Mageninnenfläche schwarzbraun (submucosa) oder hellbraun — grünlich (muscularis) aus.

Die Folgen der eintretenden Entzündung lassen natürlich die Schleimhaut stark verdickt erscheinen: wo Theile derselben zu Grunde gegangen und abgestossen sind, wird doch noch bei der starken Infiltration der stehen gebliebene Rest dicker als die normale Magenwand erscheinen können. Die gelegentlich beschriebene höckerige Oberfläche der verschorften Theile ist durch solche Substanzverluste bedingt.

Die Consistenz der entzündlich infiltrirten Gewebe ist anfänglich eine erhöhte, geht aber bald — indess nicht an allen Stellen gleichmässig schnell — in Erweichung über. —

Die Perforation des Magens kann durch sehr concentrirte Säuren (über 50%) innerhalb weniger Minuten oder in Folge fortschreitender Erweichung auch erst in einigen Stunden auftreten. War der ausgetretene Mageninhalt noch sehr concentrirt, so zeigt sich an der Leber, an der anliegenden Darmserosa, an der Milz, an den Nieren gleichfalls Coagulation mit grau-weisslicher Verfärbung (an der Milz schwarzbraun) und Consistenzzunahme. Die Grenze der geätzten Theile in diesen Organen gegen das unversehrte ist scharf, eine Zone der „Reaktion" soll nicht vorhanden sein. War der ausgetretene Mageninhalt „dünner", nicht mehr im Stande zu verschorfen, so bildet sich nur eine Peritonitis exsudativa aus.

Die verschiedenen Theile des Verdauungs-Tractus zeigen sich gegen Aetzmittel verschieden empfindlich und zwar nimmt von der Mundhöhle ab in den weiteren Abschnitten die Empfindlichkeit zu — ganz so wie dies aus Zweckmässigkeitsgründen von vorneherein construirt werden kann! Es sind darum gewöhnlich die Veränderungen in der Speiseröhre weniger ausgebildet als im Magen, obwohl auf den letzteren das Aetzmittel meist viel verdünnter (durch die eigene Secretion des Magens!) einwirkt. Besonders empfindlich aber ist die Darmschleimhaut. Eine 5procentige Säure erzeugt im Magen erst nach längerer Berührung erkennbare Veränderungen, im Darm dagegen erzeugt eine 0,1procentige Lösung fast momentan sichtbare Störungen. — Man sieht darum häufig in Mund, Schlund und Speiseröhre nur einfache (plasmatische), im Magen dagegen neben tieferer Verschorfung hämorrhagische Entzündung. — Am empfindlichsten sind im Darm die Epithelien, die getrübt mortificirt sind. Die consecutiven Entzündungserscheinungen erreichen im Darm nicht die Höhe wie im Magen: primäre Defekte der Darmschleimhaut sind selten. Sekundär entstehen aus den Epithelnekrosen Erosionen von manchmal weiter Ausdehnung.

In der Speiseröhre ist meist das obere Ende, die Gegend über der cardia und die Kreuzungsstelle mit dem bronchus sinister stärker geätzt. Es kann auch hier die Verschorfung soweit gehen, dass sich die Schleimhaut mit der submucosa und selbst mit Theilen der muscularis als zusammenhängender Schlauch abstösst.

Die Salzsäure macht genau dieselben anatomischen Läsionen wie die Schwefelsäure. Eine Differenz besteht darin, dass man bei Salzsäure nie, dagegen häufig bei Schwefelsäure Hautätzungen antrifft. Selbst die concentrirte Salzsäure ätzt die Haut nicht.

Die Salpetersäure bringt ebenfalls ganz gleichartige Veränderungen hervor. Die für Salpetersäure charakteristische Reaktion, Gelbfärbung durch Bildung von Xanthoproteinsäure, erfolgt nur durch concentrirte Salpetersäure (etwa von über 15% an): man kann desshalb im Verlaufe des Darms in Mundhöhle, Speiseröhre und noch im Magen deutliche Gelbfärbung, im Darm aber nur mehr grauweisse

Verschorfung sehen: auf dem Wege bis zum Darm hat die Säure die entsprechende Verdünnung erfahren. (In dieser Farbenänderung, die die verschorften Theile aufweisen, liegt ein sicheres differentielles Zeichen gegenüber einer Aetzung mit Chromsäure, die überall gelbe Färbung erzeugt.) Die mit Salpetersäure geätzten Stellen sind weiterhin nicht so brüchig wie die durch H_2SO_4 oder HCl verschorften; durch das nachträgliche Erweichen der entzündlich infiltrirten Theile entstehen aber auch hier Defekte in der Schleimhaut.

Die Oxalsäure-Befunde sind dadurch charakterisirt, dass die Affektion des Magens zurücktritt gegen die der Speiseröhre und des Anfanges des Dünndarms und dass massenhaft an den geätzten Partien und in den Nieren Krystalle von oxalsaurem Kalk angetroffen werden. Die Speiseröhre ist in ihrer ganzen Ausdehnung geätzt — doch geht die Aetzung kaum über die mucosa hinaus: im duodenum aber betrifft sie öfter auch die tieferen Partien der Wand. Im Magen ist nur Hyperämie und Hämorrhagien zu sehen: letztere punkt- bis linsengross über die Schleimhaut gleichmässig vertheilt. Blutige Infiltration fehlt: dagegen ist ödematöse Schwellung oft vorhanden. Trübungen, die auf der mucosa des Magens oft ausgedehnt wahrgenommen werden können, sind meist nicht als Aetzung aufzufassen, zeigen sich vielmehr unter dem Mikroskop als Auflagerung von oxalsaurem Kalk (Krystalle und amorphe Körnchen). — Die Perforation des Magens nach Oxalsäure wird als Leichenerscheinung, durch die erweichende Wirkung der Säure verursacht, aufgefasst. — Die Kalkoxalatkrystalle erscheinen auch in den Nieren sehr bald (zuerst in den gewundenen, dann im Anfang der geraden Kanälchen), nur in den Glomerulis und im circulirenden Blute fehlen sie. —

Die Alkalien (Laugen) setzen primär dieselben anatomischen Störungen wie die Säuren: es entstehen weissliche, grauliche Trübungen, von anfänglich deutlich vermehrter Consistenz. Je schwächer die Lauge, um so weniger tief die Aetzung. Die Folgezustände sind genau der schon gegebenen Schilderung entsprechend: schwere hämorrhagische Entzündung. Die geätzten und durch entzündliche Schwellung veränderten Theile sind bei weitem nicht so brüchig wie nach Säurevergiftung, daher ist meist die Oberfläche der Schleimhaut noch erhalten — kein Substanzverlust nachzuweisen. Sowohl die corrodirten wie die hämorrhagischen Partien zeigen oft einen röthlich-braunen Farbenton, von imbibirtem veränderten Hämoglobin herrührend: manchmal (besonders nach kohlensaurem Kali, das schon in 10 bis 15 % Lösung ätzend wirkt) treten ganz tief dunkle schwarze Farbentöne, wie nach Schwefelsäure auf. — Bei längerer Einwirkung grösserer Mengen von freien Alkalien (post mortem) tritt eine immer weiter gehende Aufhellung aller (auch der anfänglich durch Aetzung opaken) Theile ein, so dass der Magen ein hellröthlich transparentes Aussehen gewinnt, dessen Färbung durch Auslaugen des Blutfarbstoffes deutlich abgenommen hat. Zuweilen weisen diese glasartig aussehenden Theile eine besondere Derbheit auf, manchmal auch nimmt die Consistenz deutlich ab, so dass das Bild der Erweichung entsteht, wie es (unrichtiger Weise) als der gewöhnliche oder ausschliessliche Befund nach Laugenätzung angegeben ist. Diese Transparenz erscheint also erst als Folge länger dauernder Einwirkung; in ganz frisch untersuchten Fällen sieht man nur grauweissliche Verschorfung, Trübung, gerade wie nach den Säuren. Die Abstossung der nekrotisirten Theile geschieht wahrscheinlich langsamer als nach den Säureätzungen.

Auch das Cyankalium, dessen käufliche Sorten meist bis zu 50% kohlensaures Kali (neben cyansaurem Kalium) enthalten, führt zu ähnlichen Aetzungserscheinungen im Magen. — Aetzalkalien lösen die Epidermis auf (sehr wenig nur thut dies die Soda): es entsteht darum an den aufeinanderreibenden Fingern ein eigenartig „schlüpfriges" Gefühl, das mit zur Diagnose bei der Sektion verwendet werden kann.

Die Carbolsäure macht feste, derbe, fast weisse Schorfe, die ganz opak aussehen. Die consecutiven Entzündungen sind sehr gering gegenüber den besprochenen Aetzgiften, auch die Aetzungen wenig tief: Defekte der Schleimhaut entstehen nicht. — Aehnlich steht es mit der Aetzung durch starke Metallsalzlösungen. —

V. Eine ganz eigenartige und praktisch auch bedeutungsvolle Funktion der Magen- und der Darmschleimhaut ist die, im Blute circulirende fremdartige Stoffe (Gifte) zur Ausscheidung zu bringen. Man hat schon lange festgestellt, dass Brechweinstein subcutan oder von der Haut aus durch Salben beigebracht zu Erbrechen führt und dass im Erbrochenen ein wesentlicher Theil des Antimons nachweisbar ist. Besonderes Aufsehen machte die Beobachtung, dass Jod nach Injektion in eine Eierstockcyste in grossen Mengen in dem Erbrochenen enthalten war. Edm. Rose (Virchows Archiv 35 (1866) pag. 12) bezog diesen Fund auf Ausscheidung in den Magen. Böhm und Berg aber (A. e. P. Ph. 5 (1876) pag. 328) stellten in Thierversuchen fest, dass viel Jod in dem copiösen Speichel excernirt wird. Die Frage ist dann in besonderen Thierversuchen studirt worden von K. Leineweber (Göttinger Dissertation 1883 unter Marmé). Er stellte fest, dass die löslichen Salze des Morphin, Atropin, Chinin und Strychnin nach subcutaner Injektion zum Theil von der Magenschleimhaut in den Magen secernirt werden und im Spülwasser chemisch und physiologisch nachweisbar sind. Die Elimination (grosser Mengen der Alkaloide) beginnt etwa 20 Minuten nach der Application und dauert bis zum Tode fort. Wird der Magen alle 15 bis 20 Minuten ausgespült, so lässt sich das Alkaloid in den einzelnen Spülwasserportionen und auch post mortem im Magen nachweisen. Das gleiche gelingt vom Natriumsalicylat, vom Sublimat und vom Chlorlithium, während Jodnatrium nur spärlich im Magen getroffen wird. — Erwähnt sei, dass Leineweber quantitative Versuche nicht gemacht hat und dass nicht des Näheren gesagt ist, womit die Angabe der Ausscheidung grosser Mengen begründet wird. — Viele Einzelangaben in der Literatur bestätigen diese Einrichtung als eine ganz allgemeine. So hat Koch (Dissertation, Dorpat 1870) bei Katzen die Ausscheidung von Curarin in den Magen chemisch und physiologisch erwiesen. — Schutckwer (Dissert., Königsberg 1882) gibt dasselbe für Coffein an. — Weitere Beobachtungen über Mangansalze und wolframsaures Natron an Hunden und Katzen theilt Marti (Dissertation, Bern 1883) mit. Nach subcutaner Injektion war Mn und Wo im Erbrochenen und darnach im Magen nachweisbar. — Besonders interessant sind die Ausscheidungsverhältnisse des Wismut. (Meyer und Steinfeld: A. e. P. Ph. 20 (1886) pag. 40.) Nach subcutaner Application war die Ausscheidung im Magen und Dünndarm unverhältnissmässig geringer als die im Dickdarm. Die Elimination in der

Magenschleimhaut war zu vermehren, wenn kurz vor der Bi-Injektion Schwefelwasserstoff in den Magen gebracht war. — Auch Eisenausscheidung besonders reichlich ins Colon aber auch in den Magen ist von Jacobi (Dissertation Strassburg 1887) nachgewiesen.

In den letzten Jahren hat Alt die Frage wieder aufgenommen und weiter geführt. Subcutan applicirtes Morphium wird in grosser Menge durch die Magenschleimhaut zur Ausscheidung gebracht (Berlin. kl. Wochschr. 1889 Nr. 25.) Hunde, die von Giftschlangen gebissen waren, konnten durch Magenspülungen gerettet werden: mit dem Spülwasser konnten andere Thiere tödtlich vergiftet werden (Alt, München. med. Wochschr. 1892 Nr. 24). Aus den von Cholerakranken erbrochenen Massen wurden nach Methoden, die für die Albumosen ausgebildet sind (Alkoholfällung und Lösung des Niederschlags in Wasser) Stoffe isolirt, mit denen Thiere tödtlich vergiftet werden konnten [1]). Nach diesen Erfahrungen liegt es nahe, Magenausspülungen auch bei Infektionskrankheiten als eine wichtige therapeutische Maassregel zu betrachten und zu verwenden. Der Heilerfolg, den dieser Eingriff oft aufzuweisen hat, ist nach dem Gesagten vielleicht anders zu erklären als man dies bisher versucht hat. Interessant ist die Notiz [2]) aus dem Jahre 1886, dass ein Fall von Tetanus traumaticus sich besserte und heilte auf Tage lang vorgenommene Magenausspülungen hin. — Die wichtigen Beobachtungen endlich, dass die Ausscheidung des Morphium [3]) reichlicher durch die Fäces als durch den Harn geschieht, werden noch weiter unten gewürdigt werden. Atropin [4]) wird — und dies ist interessant für seine Wirkung auf alle Ausscheidungen — nicht im Magen ausgeschieden. —

VI. Ueber die Resorptionsverhältnisse im Magen haben die früheren einfachsten Annahmen durch neuere Versuche und Beobachtungen wesentliche Verschiebungen und Ergänzung erfahren.

Anrep: du Bois Archiv 1881, pag. 504. Dortselbst weitere Literaturcitate.
Tappeiner: Zeitschrift Biologie, 16, pag. 497.
von Mering: Verhandlungen des XII. Congresses f. innere Medicin. Wiesbaden 1893 u. A.

Das wesentlichste Ergebniss dieser Versuche ist, dass Wasser vom Magen nur in geringen kaum in Betracht kommenden Mengen resorbirt wird, dagegen verschwinden wassergelöste feste Stoffe; so wird Kohlensäure, Alkohol in grossen Mengen, Zucker in mässigen Quantitäten, Dextrin und Pepton noch weniger aufgenommen. Die Menge des aus dem Magen Resorbirten nimmt mit der Concentration der Lösung zu. Für die verschwundenen festen Substanzen wird Wasser in den Magen ausgeschieden, dessen Menge im Allgemeinen mit der Menge der resorbirten Substanz zunimmt — so dass die Resorption der meisten bisher näher studirten festen Substanzen aus

---

1) Alt: Deutsche medic. Wochenschr., 1892, Nr. 12.

2) XV. Congress der deutsch. Gesellschaft f. Chirurgie 7. bis 10. April 1886: Diskussion zum Vortrag Rosenbach: Aetiologie des Wundstarrkrampfes (Zabludowski).

3) Tauber: Schicksal des Morphin etc. A. e. P. Ph. 27, pag. 336. Schicksal des Codeins. Dissertation, Strassburg 1892.

4) Mehnert: Dissertation, Würzburg 1893.

dem Magen an den physikalischen Process der Diffusion erinnert. Die Wasserausscheidung in den Magen scheint von gleichzeitiger Salzsäureausscheidung unabhängig zu sein. —

VII. Ueber die motorischen Funktionen des Magens siehe Moritz in Zeitschr. f. Biologie 32. Heft 3. —

VIII. Was wir über Darmbewegungen unter dem Einflusse von Vergiftungen wissen, sind vereinzelte Angaben, deren Zusammenstellung gemeinsame Beziehungen noch nicht erkennen lässt. Eine viel citirte Versuchsmethodik von Nothnagel (Reizung des Darms durch aufgelegte feste Salzkrystalle) ist in Virchows Archiv Band 88 beschrieben. — Eine neue Untersuchungsreihe stammt von Pohl (A. e. P. Ph. 34 (1894) pag. 87).

§ 10. Leber.

Die Bedeutung der Leber für den thierischen Stoffwechsel ist durch ihre anatomische Einordnung in den Blutkreislauf schon auffallend bezeichnet. Alles Blut, das aus dem gesammten Verdauungsschlauch abfliesst und aus diesem die resorbirten Nahrungsbestandtheile (und auch die giftigen Substanzen!) mit sich führt, muss durch die Leber hindurch. — Hier sind folgende Einzelfragen zu erörtern: Der Glykogenbestand, die Gallenbereitung, die anatomischen Störungen durch Gifte, endlich die Deposition und Veränderung giftiger Substanzen in der Leber. —

I. Die Bedeutung der Leber für den Kohlehydratstoffwechsel gilt hier als bekannt. Im gut ernährten normalen Thier trifft man in der Leber, und zwar in deren Drüsenelemente aufgenommen, ein Kohlehydrat von besonderen chemischen und physikalischen Eigenschaften, das Glykogen. Ein grosses experimentelles Material liegt über die Frage vor, durch welche Nahrungsstoffe wir den Glykogenbestand der Leber erhöhen können. Da diese Frage nicht zu unserer Aufgabe gehört, so sei hier nur kurz auf die Literatur verwiesen: Luchsinger, Dissertat. Zürich 1875. Finn, Dissertat. Würzburg 1877. Külz, E., Festschr. medic. Fakultät Marburg, für C. Ludwig, Marburg 1890. Voit, C., Zeitschr. Biologie 28 (1892) pag. 245. Külz, R., Zeitschr. für Biologie 22 (1886) pag. 161. Fränkel, S., Pflügers Archiv 52 pag. 125.

II. Gewisse Eingriffe bringen mehr oder weniger schnell den Glykogenbestand der Leber zum Schwinden. Dahin gehört der Hunger, starke Muskelanstrengung, gewaltthätige Eingriffe in den Wärmehaushalt und endlich eine grosse Anzahl von Giften. Da die Frage nach dem Einflusse des Wärmebestandes nicht ohne Bedeutung für toxikologische Versuche ist, sei nur kurz erwähnt, dass Schiff, dann Böhm und Hofmann nach starker Wärme-Entziehung eine rasche Verminderung des Glykogens gesehen haben (Schiff, Untersuchungen etc., Würzburg 1859 und A. e. P. Ph. 8. pag. 394). Auch bei Wärme-Dyspnoë verschwindet rasch das Leber-Glykogen (Zätsch, Dissert., Würzburg 1894 und Schulte-Overberg, Dissert., Würzburg 1894). Von weiteren nicht unwichtigen äusseren Beziehungen auf den Glykogen-Gehalt handeln die Dissertationen von Werthmann: Einfluss der Jahreszeit auf den Stoffwechsel. Dissert. Würzburg 1894 und von Fischer über Lebergewicht und Glykogen, Würzburg 1895. —

Sehr zahlreich sind die Arbeiten, die einen raschen Schwund des Leberglykogens nach den verschiedensten Giften erweisen. Zuerst hat dies Saikowski (Virchows Archiv 34 pag. 79) für Arsen, Antimon und Phosphor dargethan. Dann folgt die Untersuchung von Rosenbaum (Böhm), Dissert., Dorpat 1879 und A. e. P. Ph. 15 pag. 450, der neben As und Phosphor noch Morphin, Chloroform und Strychnin mit positivem Erfolge geprüft hat. Demant (H. S. Z. 10 pag. 441) hat völligen Glykogenverlust bei den Intoxikationen mit Curare und Strychnin beobachtet und Külz (obencitirte Festschrift pag. 119 und 120) hat im Einzelnen für Strychnin die Angaben früherer Autoren verificirt. — Kohlenoxyd, wornach bekanntlich sehr häufig Diabetes eintritt (Senff, Dissert., Dorpat 1869), macht nur namhafte Verminderung (Ottow, Dissert., Würzburg 1893). Völliger Schwund aber ist wieder constatirt nach Nitrobenzol, das bei Kaninchen Diabetes macht (Konkoff), nach Sublimatvergiftung (Koch, Diss., Würzburg 1893) und nach Colchicin (Winterstein, Diss., Würzburg 1893). Die nahe liegende Frage, zuzusehen, ob vielleicht nach starker Darmreizung der Glykogenbestand rasch verschwinde, wurde dagegen im Versuch verneinend entschieden: die Ergebnisse nach Crotonöl und Aloin waren bei Kaninchen zweifelhaft.

Die gleichzeitig angestellten Versuche, wie es nach all den genannten Vergiftungen mit dem Zuckergehalt des Blutes stehe, haben principiell verschiedene Resultate geliefert: bei raschem Glykogenschwund gar kein plus von Blutzucker, bei langsamem Schwund bei einzelnen Intoxikationen hoher Zuckergehalt. Am auffallendsten war der Blutzucker vermehrt während langdauernder Chloroform-Zufuhr bei Kaninchen auf 0,3 bis 0,6 procent (gegen 0,12 etwa der Norm) (Heinsberg, Diss., Würzburg 1895). Von Versuchen mit Kohlenoxydvergiftung sind leider die Einzelzahlen verloren gegangen: doch haben auch sie nach meinem Erinnern erhöhten Zuckergehalt des Blutes ergeben. Vom Phosphor ist Erhöhung des Zuckergehaltes (60^h nach Intoxik.) im Blute auf etwa 0,26 procent, aber nicht ausnahmslos in allen Fällen constatirt. Dagegen ist während der akuten Sublimatvergiftung, obwohl hier Glykogenschwund und auch Diabetes constatirt ist, der Blutzucker nicht vermehrt, eher vermindert, was in Uebereinstimmung zu gewissen Diabetesformen mit der Annahme einer abnormen Durchlässigkeit der Nierenepithelien für den normalen Zuckergehalt des Blutes erklärt wird. — Bei Besprechung des Diabetes ist Gelegenheit hierauf zurückzukommen.

III. Auf die Gallenbereitung haben Vergiftungen sehr bedeutenden Einfluss. Von einer auch nur annähernd vollständigen Literatur-Aufzählung ist hier abzusehen: es sei auf das Buch von Stadelmann: „der Icterus“ verwiesen.

An erster Stelle seien hier genannt die Gallen- und Leberveränderungen, die sich nach Uebertritt von freiem Hb ins Blut oder beim Zugrundegehen von Blutkörperchen (nach Blutgiften) einstellen. Es gibt eine grosse Zahl von Substanzen, die diese Störung hervorbringen (siehe Blut): andrerseits ist gerade aus toxikologischen Untersuchungen den jetzt giltigen Anschauungen über den Leberstoffwechsel ein wesentlicher Zuwachs geworden.

Wird eine Lösung von reinem Hb einem Thiere in die Blut- oder Lymphbahn gebracht, so wird ein wesentlicher Theil des Hb in der Leber zurückgehalten und es wird darnach eine gegen vorher veränderte Galle gebildet („Blut“ § 6. VI. und Stadelmann, A. e. P. Ph. 27. pag. 93). Diese Veränderung beginnt sogleich — intraperitoneale Application — oder erst nach 3 Stunden (intravenös) bis 10 Stunden (subcutan) und dauert durch etwa 24 Stunden an. Sie besteht darin, dass die Galle der absoluten Menge nach verändert, zäher fliessend, reicher an Gallenfarbstoff und ärmer an Gallensäuren wird.

Die Gallenmenge sinkt im Laufe einiger Stunden bis auf ein Drittel, selbst noch weniger der vorher gelieferten normalen Menge. Die Zähflüssigkeit fällt meist beträchtlich auf, ist indess nicht in allen Einzelfällen gleich stark ausgesprochen: Blutfarbstoff enthält die Galle nicht (siehe unten). Die Gesammtsteigerung der Farbstoffmenge kann innerhalb der 24^h dauernden Störung um 50 procent des Normalen betragen: in einzelnen Stunden ist sie natürlich procentisch und absolut noch höher gesteigert. Die Verminderung der Gallensäuren ist meist deutlich ausgesprochen, kann indess auch fehlen. Sie kann bis zur Hälfte der normalen Menge heruntergehen.

Kobert nimmt an, dass in der Leber (und an den anderen Ablagerungsstätten, Milz und Knochenmark) das gelöste Hb als Parhämoglobin festgehalten und dass aus diesem das Bilirubin gebildet werde. Ob er diese Annahme noch auf andere Gründe als die der Unlöslichkeit dieser Farbstoff-Modification stützt, ist mir nicht bekannt geworden (vide Blut, pag. 27).

Dies sind die Folge-Erscheinungen, wenn kleine Mengen freien Hb in die Blutbahn kommen. Werden grosse Mengen von Blutkörperchen gelöst, so kann Hb auch in die Galle übertreten (Filehne, Virchows A. 117 pag. 415 und 121 pag. 605. Stern, Virchows A. 123 pag. 33). Auch kommt es dann zu Hb-Urie mit all den zugehörigen Nierenstörungen.

IV. Unter den genannten Bedingungen entsteht sehr häufig Icterus, den man früher als hämatogenen dem sogenannten hepatogenen — mechanischer Verschluss des ductus hepaticus oder choledochus — gegenüberstellte. Es ist jetzt mit so grosser Wahrscheinlichkeit als sie auf solch schwierigem Gebiet nur wünschenswerth erscheint, bewiesen, dass jeder Icterus ein hepatogener ist. (Stadelmann, A. e. P. Ph. 14, 15, 16. Affanassiew, Zeitschr. klin. Med. 6. Stern, A. e. P. Ph. 19 pag. 39. Minkowski, Centr.-Bl. 1885 pag. 17. Minkowski und Naunyn, A. e. P. Ph. 21 pag. 1 und pag. 41. Stadelmann, eodem loco 27 etc. und „Icterus“ pag. 234 ff.) Die Entstehung dieses Icterus ist sehr leicht verständlich, wenn man alle mechanischen Bedingungen, die hiebei concurriren, betrachtet. — Die Galle wird normaler Weise unter sehr geringem Drucke abgesondert d. h. wenn sich der abfliessenden Galle nur ein geringes Hinderniss entgegenstellt (Druck von etwa 18 centimeter Wasser), so fliesst sie nicht mehr aus dem ductus hepaticus aus, sondern durchbricht, wahrscheinlich in der Höhe der Gallencapillaren, den präformirten Weg, kommt in die Leberlymphbahnen und wird mit der Leberlymphe ausgeführt. Diese Thatsache ist im Ludwig'schen Laboratorium sicher erwiesen (Fleischl, Leipziger Berichte 1874 und dieselben Berichte 1875 pag. 236). Hinderniss für die Vorwärtsbewegung der Galle kann aber nicht nur der mechanische Verschluss des Gallenausführungsganges, sondern selbstverständlich die dickliche, zähe Beschaffenheit der Galle selbst sein. Das was die Galle vorwärts bewegt ist (neben der geringen Beihilfe der Schwere) wesentlich der Druck von oben, die immer von den Leberzellen in die Gallengänge neu gelieferte abgesetzte Galle. Wird die Galle sehr zähe oder gar noch durch abgeschiedene feste Partikelchen getrübt, so wird der Widerstand in den viele Centimeter langen feinsten Gallengängen ein sehr beträchtlicher. Man braucht sich nur vorzustellen, dass etwa ein sehr zäher flüssiger Honig durch lange Röhrchen vom Caliber einer feinsten Nähnadel bis etwa einer mittelstarken Stecknadel hindurchgetrieben werden soll, so wird man mit einiger „hydraulischen" Erfahrung sofort sagen können, dass der Druck einer 18 centimeter hohen Wassersäule hiezu nicht genügt. Wenn man die zähe Galle bei Thieren nach Toluylendiamin-Vergiftung sieht, so erscheint es nicht mehr auffallend, dass diese Galle nicht in dem nothwendigen raschen Strom durch die Gallengefässe strömt, sondern sich im Quellgebiet der Capillaren aufstaut und durch Uebergang in die Lymphe und in den allgemeinen Kreislauf zu Icterus führt. — Ich habe bei der Sektion eines mit chlorsaurem Kalium vergifteten Mannes besonders auf die Consistenz der Galle geachtet und diese von solcher Zähigkeit gefunden, wie ich sie bei Thieren nicht gesehen habe. Normale menschliche Galle ist, wenn auch nicht dünnflüssig wie Wasser, doch nicht zähe zu nennen.

Als weiteres Beweisstück für diese Auffassung sind die anatomischen Beschreibungen von solchen Lebern gut zu gebrauchen. Marchand (A. e. P. Ph 23 pag. 281) beschreibt, dass in der Leber eines an $KaClO_3$ zu Grunde gegangenen Hundes die Gallencapillaren erweitert und wie mit einer festen Masse von Gallenfarbstoff ausgefüllt waren (Härtung in Alkohol und 6 procentigem Sublimat). Affanasiew gibt dasselbe vom Toluylendiamin an (Zeitschr. klin. Medicin 6 pag. 281). Es finden sich förmliche Ektasien der Gallencapillaren, besonders an den Knotenpunkten und darin kolbig klumpige Massen (von Farbstoff?). Was die zähe Beschaffenheit der unter diesen Bedingungen gelieferten Galle ausmacht, ist nicht klar: die Vermehrung an festen Bestandtheilen überhaupt ist es nicht. Ich habe in Uebereinstimmung mit den zahlreichen Angaben von Gorodecki-Stadelmann bei dem an $KaClO_3$ gestorbenen Mann zwischen 10 und 11 procent festen Rückstand in der Galle gefunden, dieselbe Zahl etwa, wie man sie für normale Blasengalle festgestellt hat. — Nun regt der Befund des hohen Farbstoffgehaltes der Galle und der Ausfüllung der Capillaren post mortem den Gedanken an, dass an dieser Rückstauung in die Leberlymphe nicht die ganze Galle gleichmässig, sondern nur gewisse Bestandtheile hauptsächlich betheiligt sind. Vom Farbstoff bleibt mehr, von den Gallensäuren weniger zurück: eine an Gallensäure reichere Flüssigkeit tritt über. Der Vorgang ist überhaupt als einfaches Uebertreten durch weite Oeffnungen wahrscheinlich zu schematisch aufgefasst. — Auch daran ist zu denken, dass bei längerer Dauer des veränderten Zustandes in der Leber die Qualität der Galle sich ändert: das oben beschriebene Vollgestopftsein der Gallencapillaren mit Farbstoffmassen deutet darauf hin, dass Farbstoff nach und nach ausfällt. Bilirubin ist eine Säure, deren Calcium- und Magnesium-Salze unlöslich sind. Würde es sich um Aenderung der Ausscheidung in dem Sinne handeln, dann würde der Bilirubinkalk schon oben in den Capillaren ausfallen, eine Hypothese, die auch für die Entstehung der Gallensteine von Bedeutung wäre. —

Man hat den unter diesen Bedingungen entstehenden Icterus einen Icterus durch Polycholie oder — da es sich ja nur um Vermehrung des Farbstoffes handelt — durch Pleiochromie genannt.

Polycholie könnte ja wohl für sich allein Ursache des Icterus werden, Pleiochromie nur, wenn sie mechanisch den Abfluss der Galle hemmt.

Im Vorstehenden sind die Thatsachen so zusammengestellt, dass sich daraus eine erste Uebersicht über die wesentlichen Störungen gewinnen lässt. Im Uebrigen sind die Einzelwirkungen der Blutgifte wieder unter sich verschieden. So soll das Glycerin nur den Blutfarbstoff aus den Erythrocyten ausziehen, das Toluylendiamin diese ganz zerstören (siehe hiezu Affanassiew, Virchows A. 98. Silbermann, Zeitschr. klin. Medicin 11. — Stadelmann, Icterus pag. 234.) — Auch verschiedene Thierklassen reagiren auf dasselbe Gift nicht gleichartig (vide Toluylendiamin).

IV. Eine weitere Ursache für Störungen der Gallenbereitung liegt in allen Vergiftungszuständen, die specifische Veränderungen an den anatomischen Elementen hervorbringen. Der Typus der parenchymatösen Leberveränderung ist die Phosphor-Vergiftung, die dabei entstehende trübe Schwellung und fettige Degeneration. Auch hier wird die Ursache des Icterus verschieden angegeben, durch zähe Galle oder durch Compression der Gallengänge (bei der Leberschwellung) bedingt. Auch bei der interstitiellen Hepatitis nimmt man die mechanische Compression der Gallengänge als Ursache des entstehenden Icterus an. —

V. Im § 4 „Gegenwirkung“ etc. sub IX ist beschrieben, dass kleinste in die Blutbahn gekommene feste Partikelchen rasch aus derselben durch Phagocytose hauptsächlich entfernt werden. Eine Stätte, die solche mit festen Körnchen beladene Leukocyten hauptsächlich aufnimmt und festhält, ist die Leber. Aus derselben werden sie, zum Theil wenigstens, durch die Galle entfernt, in der die zu Grunde gegangenen Leukocyten dann als feine Trübungen auftreten. Als eine weitere Ursache für das Entstehen von Trübungen ist oben die Ausfällung von Bilirubinkalk angegeben. Neben diesen Quellen für das Entstehen von trüber Galle muss es gelegentlich noch weitere geben. Ob diese in Ausscheidung von Schleim (in den grossen Gallengängen) oder im Zugrundegehen von Epithelien der Gallenwege oder in noch anderen Ursachen bestehen, ist mir noch nicht klar geworden. Thatsächlich sind Trübungen in der Galle ein sehr häufiges Vorkommniss bei schweren Vergiftungen. Es ist ohne Weiteres klar, dass solche Ausscheidungen in der Galle der Vorwärtsbewegung einen grossen Widerstand bereiten und so ihrerseits Ursache von Icterus werden können.

VI. Die schon oben berührte anatomische Eigenthümlichkeit der Zwischenschaltung der Leber zwischen das vom Darm kommende Blut und den allgemeinen Kreislauf hat für gelegentliche Beobachtungen den Erklärungsmodus sehr nahe gelegt, in der Leber werde eine Anzahl von Giften gleichsam entgiftet, zerstört oder zurückgehalten und so unschädlich gemacht. Zeitlich die ersten solchen Angaben beziehen sich auf die Alkaloide. Schiff hat Leber mit Nicotin verrieben: er findet darnach im Filtrat kein Nicotin mehr (physiologische Reaktion auf Frösche!). Wird ein anderes Organ in gleicher

Weise mit Nicotin behandelt, so ist die Giftigkeit des Filtrates allemal zu constatiren. Héger (Journal de Med. Chir. et Pharm. Bruxelles 1877. t. 65) liess in die Pfortader durch eine eingebundene Doppelkanüle zuerst gifthaltiges und darnach unvergiftetes Blut zur Ausspülung einfliessen: das ausfliessende wurde quantitativ auf das benützte Alkaloid untersucht: was nicht gefunden wurde, galt als absorbirt. Jedem der schon Durchspülungen der überlebenden Leber gemacht hat, ist bekannt, wie schwer die Ausspülung völlig gelingt. Héger gibt selbst an, die Einströmungsgeschwindigkeit des Blutes habe rapid abgenommen; „die Leberoberfläche wurde glänzend gespannt, es entstand Oedem". Héger findet in seinen gewöhnlichen Versuchen etwa die Hälfte des gebrauchten Alkaloids. Als er einmal die geringe Menge des Spülblutes „verlängern" musste (mit Sodalösung, wornach die Turgescenz der Leber ausblieb), fand er mehr als dreiviertel des Giftes in der Spülflüssigkeit.

Die nahe liegende Folgerung, dass in den Héger'schen Versuchen die Ausspülung der Leber ungenügend gewesen sei, wurde bestätigt in Versuchen von Jussewitsch (Würzburg. Dissert. 1886 u. Würzb. Verhandl. 1886). Bei Thieren, die subcutan mit Atropin und Morphin vergiftet waren, fand sich das Gift in den einzelnen Organen in Mengen, die dem Blutgehalte entsprachen. Das Alkaloid war im Blute nur im Serum, nicht in den Körperchen nachzuweisen. Wurden die Organe (zuerst durch Autoinfusion) mit 0,7 procentiger Kochsalzlösung möglichst vollständig entblutet, so fand sich alles Alkaloid im Spülwasser. (Feinstvertheilter Zinnober, der nach Injektion in die Blutbahn zum grössten Theil in der Leber festgehalten wird, ist durch Ausspülung mit NaCl-Lösung nicht auszuwaschen [Siebel, Virchows A. 104].)

Die ausführlichsten Untersuchungen über den fraglichen Punkt hat Roger durchgeführt (Action du foie sur les poisons, Paris, Steinheil 1887). Eine wichtige Versuchsanordnung von ihm ist die folgende: Er spritzt die Giftsubstanzen einmal in eine Mesenterialvene und dann in eine Körpervene ein: die gefundenen Unterschiede im Vergiftungsbild bezieht er auf Zurückhaltung in der Leber. Er gibt an, dass Ka- und Na-Verbindungen von der Leber nicht entgiftet werden. Dagegen bestehe ein solcher Einfluss für Pflanzen- (und Fäulniss-) Alkaloide, die Roger in der Leber an ein Kohlehydrat gebunden sein lässt. Wird die Leber glykogenfrei gemacht, so höre die entgiftende Kraft auf.

Sicher erwiesen ist, dass Schwermetalle in der Leber zurückgehalten und abgelagert werden (siehe: Eisen, Kupfer, Zink, Quecksilber, Blei . . .). Die Thatsache ist so sicher, dass ich die Anführung von Beweisstücken hier unterlasse. Die Gerichtschemiker kennen die daraus zu ziehenden Folgerungen sehr genau. Weiter sei über Vertheilung von Giften im menschlichen Körper hier noch citirt eine Untersuchung von Bischoff (B. B. 16 (1883). I. pag. 1337 ff.) Darnach wird Phenol, nicht aber Oxalsäure, Chlorsäure, Blausäure in grösserer Menge als dem Blutgehalt entspricht, in der Leber gefunden. Eigenartig ist die Beobachtung von Stadelmann, dass Hunde mit Gallenfisteln viel grössere Mengen von Toluylendiamin ertragen als nicht operirte Thiere. Die Erklärung ist wohl eine sehr complicirte.

VII. Vielfache Angaben liegen vor über das Austreten der in die Leber geführten Substanzen mit der Galle. Die reichhaltige

Literatur siehe bei Mosler, Dissert., Giessen 1857; Eric Wichert, Dissert., Dorpat 1860; Annuschat A. e. P. Ph. 7 (1877); Peiper, Dissert., Greifswald 1881. Meder, Dissert., Würzburg 1892; Diepow, Dissert., Würzbg. 1893 etc. etc. — Die Versuche sind meist an Gallenfistelhunden ausgeführt.

Von Alkaloiden findet Roger (siehe oben) nur Spuren: auch Meder konnte Morphin und Atropin nicht nachweisen. Ferrocyankalium hat schon Cl. Bernard angegeben. Mosler hat Jodkalium, Kupfer, Terpentinöl, Traubenzucker und Rohrzucker in der Galle beschrieben, Wichert KaJ, BrKa, Eisen, Nickel, Arsen, Silber, Wismuth, Antimon. Heubel und Annuschat Blei. — Wichert-Peiper finden, dass Jodkalium erst nach etwa 6 Stunden in der Fistelgalle erscheint, Meder dagegen findet es schon nach einer Stunde. Die Ausscheidung von Ka J und KaBr dauert durch etwa 30 Stunden an. — Salpetersäure (als Na-Salz gegeben) wurde nicht gefunden, ebensowenig schwefelsaures Natron, dagegen in Spuren schwefelsaures Nickel, auch Salicylsäure und Phenol nur in minimalen Mengen.

Schwermetalle sind verschiedentlich erwiesen, so Blei von Annuschat und Heubel, von Wichert die meisten anderen Schwermetalle. Widersprechende Angaben auf diesem Gebiete sind vielleicht nur durch verschiedenartige zeitliche Anordnung des Versuches bedingt. So konnte z. B. Meder nach ausreichender Kalomel Gabe bei einem Gallenfistelhunde am gleichen und nächsten Tage kein Hg finden. Als aber 18 Tage lang fortgesetzt kleine Kalomelgaben dargereicht und die dabei gelieferte Galle gesammelt wurde, war viel Hg nachzuweisen und dieser Befund wurde darnach von Diepow bestätigt. Ob immer die Schwermetalle so spät, gleichsam erst, wenn die Leber eine gewisse Sättigung mit dem Schwermetall erfahren hat, ausgeführt werden, muss noch durch weitere Versuchsanstellung entschieden werden.

VIII. Von Einzelheiten, die nur gelegentlich bei toxikologischen Experimenten Beachtung verlangen, sei hier folgendes erwähnt: Ein grosses Versuchsmaterial liegt über das Schicksal der in den Darm ergossenen Gallenbestandtheile vor. Eine zusammenfassende Darstellung hievon gibt neuerlichst Stadelmann im 34. (16.) Band der Zeitschrift für Biologie. —

Die Veränderungen der Leber bei verschiedenen physiologischen Zuständen (Hunger, Uebererernährung . .) beschreibt Affanasiew (Pflügers Archiv 30, pag. 385, siehe auch oben II).

Die Lehre von den cholagogen Stoffen, die für die specielle Therapie sehr interessant ist, hat für die Toxikologie keine weitere Bedeutung.

Die wichtigen Versuche über Entleberung von Gänsen sind in den oben citirten Versuchen von Stern und Minkowski beschrieben (A. e. P. Ph. Bd. 19 und 21).

Die anatomischen Folgen der dauernden Verschliessung des ductus choledochus siehe bei Gerhardt A. e. P. Ph. 30 pag. 1.

§ 11. Nieren.

I. Die Nieren sind der wichtigste Ausscheidungsapparat für all das, was im gelösten Zustand aus dem thierischen Haushalt entfernt werden muss. Auch die fremdartigen ins Blut aufgenommenen Substanzen, die Gifte, werden grösstentheils entweder unverändert oder nach gewissen Umsetzungen, die der Chemismus des Stoffwechsels an ihnen hervorgebracht hat, durch die Nieren wieder entfernt. Beim Durchwandern des Weges aus dem Blute in die Nierenkanälchen setzen viele Gifte an den die Abscheidung besorgenden Epithelien schwere Beschädigungen. Dadurch werden gewisse Theile der Nieren selbst funktionsuntüchtig gemacht. Es ändert sich, oder aber es stockt ganz die für normalen Ablauf der Lebenserscheinungen nothwendige Nierenthätigkeit und so wird die Nierenbeschädigung durch Gifte oft genug sogar Ursache des Todes des Gesammtorganismus.

II. Zuerst sei hier kurz daran erinnert, dass zahlreiche Erfahrungen uns zu der Annahme nöthigen, dass (wenigstens unter abnormer Inanspruchnahme) allemal nur ein Theil des Nierenparenchyms in Funktion ist. Von den verschiedenen Störungen (Coagulationsnekrose, typische Entzündung des Parenchyms) findet man nach kurzdauernder Einwirkung der schädigenden Ursache immer nur einzelne Bezirke befallen. Dem einfachsten Erklärungsmodus — dass die kräftig entwickelte Muskulatur der kleinsten Arterien in dem einen Theile der Niere die Circulation fast gänzlich abstellen, in den anderen besonders reichlich einleiten kann — ist die örtliche Vertheilung der befallenen Stellen nicht gerade günstig, die anscheinend ohne alle Regel zwischen ganz nahe gelegenen gesunden Strecken desselben Kanälchens angeordnet sind. — Hat eine derartige Schädigung längere Zeit eingewirkt, dann zeigt sich das ganze Nierenparenchym verändert (siehe z. B. Kaufmann, Virchows Archiv 117, pag. 237).

III. Direkt gefährlich für den Gesammtorganismus sind alle diejenigen Nierenstörungen durch Gifte, die das normale Weiterfunktioniren unmöglich machen. Bei jeder Unterdrückung der Harnsecretion ist das schwere Symptomenbild der Urämie, das zuletzt zum Tode führen muss, zu fürchten. — Derselbe Erfolg — Anurie — kann nach verschiedenen anatomischen Störungen zu Stande kommen. Es kann rein mechanisch eine Verstopfung der Harnkanälchen durch Substanzen, die aus dem Blute abgesondert in den Harnkanälchen zu festen Massen werden, eintreten: der Typus dieser Veränderung ist der Hämoglobininfarkt. — Es können aber auch die den Harn bereitenden Drüsenzellen durch das ausgeschiedene Gift so schwer verändert werden, dass sie ihre Funktion vollständig einstellen — die eigentliche parenchymatöse Nephritis ist der Typus dieser Störung. — Die Trennung zwischen diesen beiden Zuständen ist nicht in jedem Einzelfall scharf möglich: aber es ist doch didaktisch berechtigt, diese Veränderungen fürs erste auseinanderzuhalten.

IV. Der Hämoglobininfarkt der Niere ist schon bei Blut nach seiner allgemeinen Entstehungsart beschrieben. Am besten studirt ist er bei der Intoxikation mit chlorsaurem Kalium und dort sind die bisher festgestellten Thatsachen angegeben. — Es ist an dieser Nierenstörung noch nicht Alles aufgeklärt, was die einzelnen Bedingungen des Zustandekommens betrifft. Man nimmt an, dass nur gelöster

Blutfarbstoff aus den Nierenblutgefässen in die harnableitenden Kanälchen gelangen könne: gerade aber für die Methämoglobin erzeugenden Gifte, nach denen die umfänglichsten Hämoglobininfarkte vorkommen, ist diese Lösung in der Blutbahn nicht erwiesen, wird nicht einmal als wahrscheinlich angenommen. — Der Ort, wo der Blutfarbstoff in der Niere abgesondert wird, ist gleichfalls noch streitig: ob gewundene Harnkanälchen oder Glomeruli. Für den letzteren Ort sind ja eine Reihe von Autoren mit bestimmten Beweisstücken eingetreten: so Adams (Dissertat., Leipzig 1880), Ribbert (Nephritis etc. Bonn 1881), Afanassiew (Virchows Archiv 98, pag. 460), von Sobieranski (A. e. P. Ph. 35, pag. 175), der behauptet, dass mit Sublimat und Osmium-Chromsäure das Hb zu fixiren sei. Andere Pathologen halten aber noch immer an der Ausscheidung durch das Epithel der gewundenen Kanälchen fest (Ponfick: Berl. kl. Wschr. 1883, pag. 326); auch Marchand scheint nach der Beschreibung gewisser Befunde (A. e. P. Ph. 23, pag. 360) bei Kaliumchlorat-Vergiftung derselben Meinung zu sein. — Ebenso ist durchaus nicht klar, wodurch die Ausscheidung zu festen Klumpen der in die Harnkanälchen abgesetzten Hämoglobinlösung zu Stande kommt. Dass mit diesem Festwerden zu kleinsten Schollen, Klümpchen, Tröpfchen eine chemische Umwandlung des Hb, theilweise zu Met-Hb und weiter zu Hämatin verbunden ist, steht wohl fest, ist aber noch immer nicht allgemein anerkannt. Der Erklärungsmodus, durch die saure Reaktion des Harns geschehe die Umwandlung zu Hämatin, ist zum mindesten für viele Fälle unzureichend; denn bei diesen Erkrankungen wird häufig ein alkalischer Harn abgesondert (siehe unter „Reaktion“). Ob vielleicht Parhämoglobin gebildet wird, könnte man durch den Versuch prüfen (vide Blut).

Der Hb-Infarkt wird bei der Sektion hauptsächlich in den Markpapillen, aber auch höher, in seltenen Fällen bis in die gewundenen Kanälchen hinauf angetroffen: meist in Form von verstopfenden Cylindern, die streckenweise in rein hyaline Cylinder übergehen.

Bei denjenigen Giften, die Met-Hb machen, ist fast der gesammte, aus den Harnkanälchen ausgespülte Farbstoff im Harn in unlöslicher Form vorhanden: also nur wenig noch in der Modification des (wasserlöslichen) Met-Hämoglobins. Bei denjenigen Giften, die in der Blutbahn die Blutkörperchen lösen, also zu den Zuständen führen, die schulgemäss als Hämoglobinämie und Hämoglobinurie bezeichnet werden, ist deutlich gelöster Farbstoff (O-Hb und meist Met.-Hb) im Harn, der dann exquisit wie eine Blutlösung aussieht. Aber auch in dem letzten Fall ist viel ungelöster Farbstoff (also Hämatin oder Parhämoglobin) in dem Harnsediment. —

Ueber den Umfang und die Art der Schädigung, die die Epithelien der Harnkanälchen beim Hämoglobininfarkt erfahren, ist kurz zu bemerken, dass diese meist nur geringfügige sind: es macht gleichsam den Eindruck, als ob die Epithelien durch den Druck der verstopfenden Massen gelitten haben. Bei günstiger Wendung der Gesammterkrankung sind auch die Nieren alsbald wieder ganz unversehrt. In einzelnen gewundenen Harnkanälchen beschreibt Marchand schwerere Störung (Kernlosigkeit).

V. Es ist kaum nöthig daran zu erinnern, dass von der Hämoglobinurie und dem Hämoglobininfarkt scharf zu trennen ist die Hämaturie: der Uebertritt von Blutkörperchen in den Harn. Bei allen schweren Entzündungen (hämorrhagische), so nach Cantharidin z. B., nach schweren Circulationsstörungen, bei Brüchigkeit der Nierengefässe (Phosphorvergiftung) kann man im Harn Blutkörperchen finden. — Die Diagnose ist mit dem Mikroskop (stechapfelförmige, geschrumpfte Formen) leicht zu stellen. — Auch Blutkörperchen können in den Harnkanälchen liegen bleiben, sich zusammenballen, können Ausgüsse der Harnkanälchen bilden, die dann allmählig entfärbt werden — Veränderungen, die als nicht typisch für Intoxikationen hier nicht näher zu betrachten sind.

VI. Mit Unrecht spricht man von einem Silberinfarkt der Niere bei der Argyrie. Hier handelt es sich nicht um Verstopfung (Infarcirung) der Harnkanälchen: die Silberkörnchen sind vielmehr an anderen Orten, so zwischen Gefässwand und Epithel des Malpighischen Knäuels, in der tunica propria der Harnkanälchen abgelagert.

Der Harnsäureinfarkt muss hier nicht besprochen werden. — Ueber eine besondere Ablagerung (ausserhalb der Harnkanälchen) in den Nieren von chronischbleivergifteten Thieren (Prévost) — siehe Blei.

VII. Eine weitere eigenartige Störung in der Niere ist der Kalkinfarkt. Hier interessiren nicht die bei chronischen Ernährungsstörungen (Altersatrophien, embolische Bezirke) auftretenden Verkalkungen, sondern nur die ganz akut bei gewissen Giften sich einstellenden reichlichen Kalkdepositionen. Als Typus gilt die Verkalkung wie sie nach Unterbindung der Nierenarterien beobachtet wird: und als eigentliche Grundveränderung, die diese Ablagerung bedingt, wird von den Pathologen die Nekrose der Epithelien angesehen (anämische oder Coagulationsnekrose). Der Verlauf ist der, dass durch irgendwelche Schädigung zuerst die Epithelien nekrotisirt und dass dann Kalk erst nachträglich eingelagert wird: es gilt gleichsam als eine Reaktion der nekrotischen Elemente, Kalk in sich aufzunehmen und in sich und in dem Lumen der Kanälchen zu deponiren. Den Befund an diesen Epithelien selbst (nach Entfernung des Kalkes) beschreibt z. B. Kaufmann (Virchows Archiv 117, pag. 236): siehe Sublimat.

Zuerst ist Kalk erwiesen nach Unterbindung der Nierenarterien (Litten: Zeitschr. für kl. Medicin 1, [1881] pag. 131: Werra: Virchows Archiv 88 [1882]). Wird die Arterie temporär ligirt (1 bis 2 Stunden), und dann der Blutstrom wieder frei gegeben, so kommt in den nächsten Tagen die Infarcirung. Grosse Mengen von Kalk finden sich weiter nach Intoxikation mit Aloin (Gottschalk: Dissert. Leipzig 1882), mit Bismuth. subnitric.: (Langhans: Deut. Zeitschr. f. Chirur. 22 (1885), mit Glycerin (Affanassiew: (Virchows Archiv 98 (1884) pag. 468, mit Sublimat (Saikowski: Virchows Archiv 37, pag. 347), geringe Mengen kommen nach Phosphor, nach chromsaurem Kali vor (Neuberger: A. e. P. Ph. 27, pag. 49). — Das abgelagerte ist kohlensaurer und phosphorsaurer Kalk (vielleicht auch eine Bindung an organische Substanz?) und ist färbbar durch Hämatoxylin. — Die starke Ablagerung von oxalsaurem Kalk nach allgemeiner Oxalsäurevergiftung färbt sich dagegen mit Hämatoxylin nicht (Neuberger l. c.).

Es ist noch wichtig zu bemerken, dass entgegen der Meinung der meisten Autoren, die für die Kalkinfarcirung nach der primären Epithelnekrose die Wiederherstellung des Kreislaufes verlangen, Neuberger angibt, auch nach definitivem Verschluss der arter. renalis starke Verkalkung des ganzen Rindengebietes, selbst der glomeruli gesehen zu haben. — Für gewöhnlich sind die Endstücke der gewundenen und die geraden Harnkanälchen der Rinde befallen. Diese typische Lokalisation beweist, dass mit der eigenartigen Blutvertheilung in der Niere die Entstehung des Kalkinfarktes zusammenfällt.

Am meisten studirt ist der Kalkinfarkt bei der Sublimatniere. Von den allgemein wichtigen Einzelheiten, die dabei festgestellt worden sind, sei kurz folgendes angeführt. Nicht jede Niere, die ganz ausgesprochen makroskopisch das Aussehen der „grossen weissen Niere“ darbietet, besitzt den Kalkinfarkt. Die die geraden Harnkanälchen der Rinde ausfüllenden Massen können wohl aus Kalk, können aber auch aus Detritus der zu Grunde gegangenen Epithelzellen ohne alle Kalkeinlagerung bestehen (Königer: Dissert. Würzburg 1888). — Der Befund an den Epithelien ist mit oder ohne Kalk derselbe. Trotz des makroskopisch ganz übereinstimmenden Aussehens mit der grossen weissen Niere handelt es sich nicht um eine entzündliche Degeneration, sondern um eine Nekrose der Epithelien auf nicht entzündlicher Basis. Die Epithelien werden körnig, quellen auf, die Kerne sind nicht mehr sichtbar, die normalen Contouren schwinden immer mehr und unförmige vieleckige klumpige Gebilde sind statt des normalen Epithelsaums zu sehen. Fettige Degeneration findet man nicht. In dieser Auffassung der Sublimatniere stimmen Prévost, Senger, Huber, Kaufmann überein.

VIII. Eine grosse Anzahl von Substanzen endlich erzeugen nach der Aufnahme in den Kreislauf bei der Ausscheidung durch die Nieren schwere Veränderungen, die sogen. Intoxikations-Nephritiden. Die klinischen Erscheinungen sind die einer akuten Nephritis. Die Menge des Harns wird klein oder aber die Absonderung versiecht bald ganz. Der Harn ist stets trübe und lässt beim Stehen ein Sediment absitzen; die Farbe ist röthlich bis deutlich blutig. Das Sediment besteht aus rothen und weissen Blutkörperchen, abgestossenen Epithelien und Cylindern (hyaline und epitheliale). Der Harn enthält Eiweiss und zwar meist in grosser Menge (bis zu ein procent).

Es sei hiezu vor Allem bemerkt, dass man beim Studium der histiologischen Einzelheiten, die bei den Intoxikationsnephritiden gesehen werden, immer bestimmter zu der Ansicht kommen muss, dass die wesentliche Veränderung, die an den wichtigsten Theilen, den gewundenen Harnkanälchen gesetzt wird, die einfache Epithelnekrose ist. Man sieht ja auch bei den infektiösen Nephritiden des Menschen an einem recht wesentlichen Theil der Epithelien die Zeichen der Nekrose und nur bei langsamerem und länger dauerndem Verlauf sind die typischen Veränderungen der trüben Schwellung und besonders der fettigen Degeneration deutlich und verbreitet constatirbar. Bei den Intoxikationsnephritiden aber ist überhaupt nichts anderes als Nekrose festgestellt: es ist also das was oben für die Sublimatniere angegeben ist, durchaus nicht eine besondere Ausnahme, sondern scheint mir die Regel zu sein. Es sieht aus, als ob durch das aus dem Blute abgeschiedene Gift (oder durch eine die Epithelien von der

Membrana propria abhebende und gerinnende Eiweisssubstanz) die ersteren in der kürzesten Frist ertödtet werden und dann nachfolgend zerfallen. Anfänglich sieht man noch die Contouren der einzelnen Zellen, die aber bald verschwinden, ebenso gehen die Kerne meist schnell unter eigenartiger Vergrösserung und Verlagerung (gegen das Lumen des Kanälchens hin) zu Grunde, die Chromatinsubstanz fliesst zu Tropfen, die noch eine Zeit lang erkennbar sind, zusammen. Aus den Epithelien ist eine körnige gequollene Masse, an der bald alle Differenzirung verschwunden ist, entstanden: nur das körnige trübe Aussehen lässt noch die alten Grenzen gegenüber dem hyalinen Inhalt im Lumen erkennen — (siehe z. B. Mürset: A. e. P. Ph. 19. pag. 316 ff. . . . .). — Betreffs der Störungen an den übrigen Theilen der Niere ist folgendes zu sagen. Die heutige Pathologie unterscheidet als anatomisch differente Formen all der Zustände, die man zusammenfassend Nephritis nennt, die Glomerulonephritis, die eigentlich parenchymatöse Nephritis und die interstitielle Nephritis. Die meisten Autoren stimmen darin überein, dass bei den meisten Intoxikationen die gewöhnlich gesehenen Veränderungen die Nekrose der gewundenen Harnkanälchen ist. Bei verschiedenen Giften kommt die Glomerulitis erst später hinzu. Doch gibt es auch Vergiftungsbilder (z. B. durch Cantharidin), bei denen die Glomerulitis die zuerst und ausserordentlich bald sich einstellende Veränderung ist. — Die interstitiellen Wucherungen sehen die meisten Autoren erst als Folgezustände der länger bestehenden Schädigung der Glomeruli und der Kanälchen an. Sie sind als typischer Erfolg nur von einzelnen Giften erwiesen (z. B. Blei). —

Anatomische und funktionelle Störungen in den Nieren werden von ausserordentlich vielen chemischen Substanzen hervorgebracht. So machen alle Schwermetallverbindungen, wenn sie akute Vergiftungssymptome erzeugen, auch nephritische Erscheinungen. Von den ätzenden Mineralsäuren z. B. der Schwefelsäure ist Albuminurie und Epitheltrübung beschrieben. Jod macht bei forcirter Application sogar von der Haut aus „Nierenreizung". Zur Jodoformvergiftung kommen ebensolche Erscheinungen (anatomische Verfettung) hinzu. Arsen und Phosphor sind unten besonders aufgeführt.

Von den organischen Substanzen kommen die der Fettreihe wenig in Betracht, sind indess nicht absolut harmlos (siehe Petroleum, chronisch Chloral, Alkohol etc.): dagegen ist die aromatische Reihe viel reicher betheiligt. Gleich die Carbolsäure macht in vergiftenden Gaben auch nephritische Symptome: vom Naphthalin ist dies nach sehr kleinen Mengen erwiesen. Besonders aber die grosse Gruppe der ätherischen Oele ist hier sehr schwer betheiligt (Terpentinöl, Juniperus Sabina und ähnliche, Zimmtsäure, Balsame). Die pharmakologische Gruppe des Cantharidins (Stoffe die rasch in den Geweben diffundirend, diese zu schwerer Entzündung bringen) ist den Nieren besonders gefährlich. Auch gewisse, in der Praxis als Abführmittel (Darmreizmittel) gebrauchte Stoffe (Aloin . . .) gehören zu den Nierengiften. Ganz eigenartig ist die funktionelle Störung durch das Phloridzin. —

In die nachfolgende Uebersicht sind nur diejenigen Substanzen aufgenommen, von denen in besonderen monographischen Bearbeitungen durch Pathologen die Anatomie der ausgelösten Veränderungen in letzter Zeit genauer beschrieben ist. Sie soll neben der Aufzählung der nächsten Literatur nur zeigen, wie verschiedenartig das anatomische Bild bei gleichen klinischen Symptomen sein kann.

Cantharidin: gibt in der kürzesten Zeit ($^1/_2$ h nach der Application) Glomerulitis, dann erst kommen Störungen an den Harnkanälchen. Nur bei längere Zeit wiederholter Vergiftung (subakut) sieht man auch geringe interstitielle Veränderungen (Brovicz: Centrbl. 1879. pag. 145. Aufrecht: Centrbl. 1882. pag. 849. Dunin: Virchows Archiv. 93. pag. 316. Eliaschoff: Virchows Archiv 94. pag. 323. Steiger: Virch. A. 104. pag. 122 etc.).

Wismuth steht dem Cantharidin am nächsten: auch hier Glomerulonephritis, nur geringe Verkalkung der gewundenen Kanälchen, aber bald Affektion des Stroma (Langhans: citirt nach Mürset A. e. P. Ph. 19. pag. 310).

Chromsalze: hauptsächlich Nekrose in den Epithelien der gewundenen Harnkanälchen mit Cylinderbildung: bei chronischer Darreichung auch interstitielle Wucherung: (Kabierske: Dissert., Breslau 1880. Weigert: Virch. A. 70 u. 72. Posner: Virch. A. 79).

Aloin: zuerst erkranken die gewundenen Kanälchen: erst später und wenig ändert sich an dem normalen Befund der Glomeruli. Das Stroma der Rinde betheiligt sich in intensiver Weise (Cohn: Berl. kl. Wschr. 1882. Nr. 5. Mürset: A. e. P. Ph. 19. pag. 311).

Oxalsäure macht nur geringe Störungen, die aber doch deutlich und regelmässig zu constatiren sind und zwar an allen in Betracht kommenden Stellen. Die typischen Krystalle Ca Ox liegen im Lumen der Kanälchen, gelegentlich im Innern von hyalinen Cylindern (Kobert und Küssner: Virchows Arch. 78. Fränkel: Zeitschr. klin. Med. 2. (1881). Mürset: A. e. P. Ph. 19. pag. 334).

Petroleum und Crotonöl machen schwache Störungen (Lassar: Virchows Archiv 77 (1879) pag. 157).

Aceton und Acetessigsäure haben Albertoni und Pisenti mit Rücksicht auf die Veränderungen untersucht, die sich nach und nach an den Nieren der Diabetiker ausbilden. Die constatirten Störungen bestehen wesentlich in nekrotischen Aenderungen der Epithelien der gewundenen Harnkanälchen (A. e. P. Ph. 23. pag. 393).

Arsen und Phosphor sind eingehend untersucht von Ziegler und Obolonski in Zieglers Beiträgen 2. (1888) pag. 291.

IX. Die Reaktion des menschlichen Harns ist für gewöhnlich sauer. Von Maly und Posch (H. S. Z. 1. (1878) pag. 174) ist der jedenfalls die Sache nicht erschöpfende, aber doch sehr bemerkenswerthe Erklärungsversuch gegeben, im Blut entstehe durch die Massenwirkung der Kohlensäure aus dem gewöhnlichen neutralen Natriumphosphat Na_2HPO_4 saures Phosphat NaH_2PO_4, welch letzteres nun als schneller durch Membranen diffundirend im Harn zur Ausscheidung gelange. Es sei hier nur kurz an einige entgegenstehende Thatsachen erinnert. Einmal sollte dann auch die überall im Körper gebildete Lymphe, die ja auch durch die Endothelien von Capillaren abgesondert wird, saures Natriumphosphat enthalten: sie reagirt aber deutlich alkalisch. Dann wie will man erklären, dass bei Schwefelsäurevergiftung aus dem allemal alkalisch reagirenden Blut saures schwefelsaures Natrium ausgeschieden wird — was nach Unglücksfällen an Menschen erwiesen erscheint. Der Harn ist nicht nur Filtrat, sondern er ist auch Drüsensecret, worüber ich unten sub XI. noch kurze Bemerkungen beifügen werde. Hier sei nur speciell zur Frage der Reaktion kurz folgendes gesagt. Es wird nach gewissen Eingriffen ein deutlich und stark alkalisch reagirender Harn abgeschieden, wo man dies per analogiam nach plausiblen Ueberlegungen speciell chemischer Art nicht erwarten sollte. Zuerst ist von Falck (Virchows Archiv 56. pag. 315) nach Einführung grosser Kochsalzmengen (per os oder in venam) bei Hunden ein stark alkalischer mit Säuren brausender Harn beobachtet worden. Gruber (Ludwigs Festschrift 1887) constatirte dasselbe. v. Schröder sah in einzelnen Fällen von Coffeindiurese nach Nierennervendurchtrennung den Harn alkalisch werden und Rüdel hat darnach (A. e. P. Ph. 30. pag. 41 ff.) unter der Annahme, dass durch vermehrte Diurese die alkalische Reaktion des Harns verursacht werde, eine Anzahl von diuretischen Substanzen (Traubenzucker, Harnstoff, schwefelsaures, salzsaures, salpetersaures Natron) mit dem Erfolg untersucht, dass deutlich durch alle genannten Stoffe die Acidität des Harns zurückging, bei manchen (NaCl und Theobromin) sogar stark alkalische Reaktion entstand. Besonders constatirt ist allemal, dass bei der sehr ausgiebigen Harnvermehrung (vorübergehend bis zum 30- und 50fachen) nie Eiweiss auftrat. Rüdel fasst (l. c. pag. 48) zunächst die beobachteten Thatsachen in dem Satz zusammen: Je lebhafter die Niere des Säugethieres arbeitet, desto mehr nähert sich die Reaktion des Harns der des Blutes. Er nimmt in seiner Deutung der Heidenhain'schen Theorie an, dass durch Vermehrung des Glomerulusstromes Abnahme der sauren Reaktion des Harns bedingt werde. — Nun ist zur Würdigung dieser Harnalkalescenz mit zu berücksichtigen, dass sie auch eintritt bei den Giften, die Hämoglobinämie und Hb-Urie machen. Ich führe hier nur die Versuche von Stadelmann (Der Icterus, Stuttgart 1891. pag. 196 ff.) an: nach Vergiftung mit Arsenwasserwasserstoff, Toluylendiamin ist (zwar nicht mit absoluter Sicherheit aber doch) meistens der Befund eines alkalischen Harns angegeben. Hier ist die Annahme naheliegend, dass durch Aenderungen an den Blutkörperchen in den gelösten Bestandtheilen des Blutes selbst eine solche Verschiebung eintritt, dass darnach ein alkalischer Harn abfiltrirt wird. Und an solche Einflüsse ist bei der sogen. Salzdiurese Rüdel's, bei der allemal grosse Mengen des diuretisch wirkenden Stoffes dem Blut zugeführt wurden, auch zu denken. Wodurch die alkalische Reaktion des Harns im Einzelnen bedingt ist, das ist bis jetzt nicht untersucht und klargestellt.

X. Die neuere Pharmakologie hat eine Reihe wichtiger Einzelheiten über diuretische Mittel, speciell der Coffeingruppe festgestellt. (Langgaard: Berl. med. Gesellsch. Sitzung 3. März 1886. v. Schröder: A. e. P. Ph. 22. [1887] pag. 39 und ibidem 24. [1888] pag. 85 etc). Es ist für toxikologische Versuche durchaus nothwendig, diese Thatsachen und die Methodik des zugehörigen Experimentirens zu kennen. Eine Uebersicht des hieher bezüglichen experimentellen Materiales gibt Sobieranski (A. e. P. Ph. 35. pag. 144).

Kurz sei hier beigefügt, dass fremde Eiweissstoffe ins Blut eingespritzt die Schnelligkeit der Blutcirculation vermindern und den

Blutdruck heruntersetzen. Dadurch ist es auch deren Ausscheidung in den Nieren verzögert.

XI. Es ist für die Toxikologie nicht unmittelbar von Bedeutung, die zur Erklärung der Nierenthätigkeit aufgestellten physiologischen Hypothesen ihrerseits zu prüfen und zu diskutiren. Bekanntlich stehen sich hierüber die folgenden Ansichten gegenüber: der Harn entstehe als Filtrat aus dem Blute mit all seinen Bestandtheilen in den Glomerulis und werde wesentlich in den gewundenen Harnkanälchen, die Wasser ins Blut zurückgeben, eingedickt. Im Gegensatz dazu behauptet die Bowman'sche Hypothese, die neuerlichst hauptsächlich von Heidenhain vertreten wurde, dass die Glomeruli wohl Wasser und Salz abfiltriren, dass die gewundenen Harnkanälchen dagegen die eigentlichen Harnbestandtheile (Harnstoff und Harnsäure . . .) durch eine specifische Drüsenthätigkeit aus dem Blute ausscheiden sollen. Von vielen hieher gehörigen Literaturstücken sei nur die Arbeit von Sobieranski citirt (A. e. P. Ph. 35. pag. 144), der eine Anzahl von Erfahrungen der Pharmakologie und Toxikologie für die Unterstützung der Ludwig'schen Hypothese beigezogen hat. Im Gegensatz dazu möchte ich einige Thatsachen hier zusammenstellen, die kaum anders als durch eine specifische Drüsenthätigkeit der Nieren (in den gewundenen Kanälchen) zu deuten sind.

a) Bei Schwefelsäurevergiftung wird aus dem durch kohlensaures Natron immer alkalisch reagirenden Blut in den Nieren saures schwefelsaures Salz gebildet, was wohl kaum durch einen Filtrations- oder Diffusionsvorgang erklärt werden kann.

b) Die oben sub VIII kurz zusammengestellten Nierengifte, die typische Entzündungszustände und Nekrose der Nierenepithelien machen, greifen an sehr verschiedenen Punkten, die einen hauptsächlich an den Glomerulis, die anderen an den gewundenen Harnkanälchen an. Nun kann man ja wohl diese Verschiedenheit so erklären, dass bei starker Verdünnung der Lösung, mit der ein Nierengift ausgeschieden wird, Aetzwirkung (in den Glomerulis) ausbleiben, aber dann an den Orten auftreten kann, wo die Eindickung stattfindet. Einfacher aber liegt die Erklärung, dass verschiedene Dinge an verschiedenen Stellen ausgeschieden werden und da sofort ätzen, wo sie ausgeschieden sind.

c) In dem Passus IX oben ist die Salzdiurese besprochen und angegeben, dass dabei der Harn alkalisch wird. Die alkalische Reaktion verschwindet aber im Zeitraum von einer Stunde und noch kürzer wieder (siehe Rüdel's Protokolle). Die einfachste Erklärung, die es hiefür gibt, ist die: das Glomerulusfiltrat reagirt immer — als Blutfiltrat — alkalisch: sauer wird der Inhalt erst durch die specifische Drüsenwirkung der gewundenen Harnkanälchen. Ist der Glomerulusstrom zu mächtig, so reicht die kurze Zeit des Verweilens in den gewundenen Kanälchen nicht aus, um den Harn sauer zu machen. Wir hätten dann bei der reichsten Harnflut die grösste Annäherung an das Glomerulussekret. — Dass man indess auch an „Wirkung im Blut" denken kann, ist oben angedeutet.

XII. Im Anschluss an diesen Passus sei kurz der gerade für den Toxikologen sehr wichtigen Blutgefässvertheilung in der Niere der Batrachier Erwähnung gethan. Die Glomeruli beziehen ihr Blut aus den Nierenarterien, die von der medialen Seite her in die Niere eintreten, während der übrige Theil des Nierenparenchyms von dem Blut der vasa efferentia und einer besonderen Nierenpfortader, die aus den Venen der Hinterextremität entstehend an die laterale Seite der Nieren herantritt, versorgt wird. Es sind darum durch Unterbindung oder Verlegung der Nierenarterien die Glomeruli gänzlich (bis auf kleine Anastomosen Adami: Journal of Physiol. 6. [1885] pag. 382) aus dem Kreislauf auszuschliessen, während die Harnkanälchen noch weiter funktioniren. Es ist diese merkwürdige Anordnung noch nicht viel experimentell benützt (vergl. Nussbaum: Pflügers Archiv 17. [1878] pag. 580 und Archiv mikr. Anatomie 27. [1886] pag. 442. Adami: the Journal of Physiol. 6. [1885] pag. 382. Mosberg: Dissert., Würzburg 1898 (Phloridzin).

XIII. In der Niere der Katzen (zuweilen aber auch anderer Versuchsthiere, nicht selten bei Hunden) wird normaler Weise oft in einzelnen Harnkanälchen fettige Degeneration angetroffen. Es ist dies zu berücksichtigen, um irrthümliche Beziehung dieses Befundes auf ein applicirtes Gift zu vermeiden.

§ 12. Schweiss.

Die Lehre von der Schweissbildung in Abhängigkeit von Giften ist besonders durch die Untersuchungen Luchsingers gefördert worden: vergl. die Literatur bei Luchsinger in Handbuch der Physiologie, 5. Band, 1. Theil, pag. 421 ff., hier 425 ff. — Da diese Literaturquelle eine so präcise und vollständige Darstellung gibt, so sei hier nur ein ganz kurzer Auszug der prägnantesten Thatsachen zusammengestellt.

Eine grosse Zahl von Giften bewirkt starke Schweisssecretion: so Strychnin und Pikrotoxin (die anderen Krampfgifte, Santonin, Cicutoxin sind nicht geprüft!), weiter Camphor und Ammonium aceticum, endlich besonders stark die sogen. Pilocarpin-Gruppe d. i. Pilocarpin, Physostigmin, Nicotin und Muscarin. Alle diese Mittel greifen central an d. h. sie wirken auf die im Rückenmark gelegenen Centra, die durch die gewöhnlichen spinalen Nervenbahnen mit den Schweissdrüsen in Verbindung stehen. Nach Durchschneidung des n. ischiadicus wirken an der Hinterpfote der Katze (dem gewöhnlich benützten vivisektorischen Prüfungs-Objekt) nur mehr deutlich das Pilocarpin und das Muscarin, in geringerem Grade das Nicotin und Physostigmin. Man vindicirt darum diesen Giften neben der centralen Wirkung auch das Vermögen, durch periphere Reizung der Drüse die Secretion anzuregen. Allerdings nimmt nach der Durchschneidung allmählig diese Wirkung ab, kann nach einigen Tagen ganz oder grösstentheils erloschen sein oder wenigstens nur schwach nach längerer Latenzzeit auftreten. —

Vollständige Aufhebung der Schweisssecretion bewirkt die Atropin-Gruppe: (Atropin, Hyoscyamin und Hyoscin). Von Luchsinger ist das Bestehen eines wechselseitigen Antagonismus von Atropin und Pilocarpin auf die Schweisssecretion erwiesen, indem jedes der beiden Gifte nach vorausgegangener Application des einen dessen Wirkung vollständig aufheben kann. —

Zu den Mitteln die die Schweisssecretion hemmen, gehört noch das Agaricin: — weiterhin Sulfonal und Trional (cf. Koppers Diss.

Würzburg 1893, pag. 16). Ob alle lähmenden Mittel im selben Sinne wirken — eine Annahme, die nach Analogie der Krampfgifte nahe liegt — ist nicht untersucht.

Die Wirkung der Antipyretica (Salicylsäure, Antipyrin . . .), die Schweisssecretion zu vermehren, ist jedenfalls eine centrale, mit der Temperaturherabsetzung zusammenhängend. Ihre genauere Analyse gehört nicht hieher.

§ 13. **Milch.**

Die hygienisch wichtigste Verunreinigung der Milch besteht in Mikroorganismen. — Gegen die meisten derartigen Schädigungen kann man durch Kochen abhelfen. Deren nähere Besprechung gehört nicht zur Toxikologie.

I. Hier interessirt die Frage, ob dem Körper fremde chemische Stoffe, Gifte, Medicamente aus dem Stoffwechsel des Mutterthieres in der Milch ausgeschieden werden. Der Uebergang vieler Stoffe ist zweifellos sichergestellt, von manchen ist eine bestimmte Entscheidung noch nicht zu geben: allgemeine Beziehungen sind noch nicht aufzustellen. — Zusammenfassende Arbeiten sind von Lewald: Habilitationsschrift, Breslau 1857 und Stumpf, Deut. Arch. klin. Med. 30, [1882], pag. 201 veröffentlicht. Jodkalium geht rasch in die Milch über, verschwindet beim Menschen sofort mit Aussetzen des Mittels, dauert aber bei Pflanzenfressern länger an. Das Jod soll nicht in der Milch gelöst, sondern an das Casein (?) gebunden sein. —

Alkohol soll beim Pflanzenfresser nicht in der Milch erscheinen. Beim Menschen ist dies nach glaubwürdigen Angaben aus der ärztlichen Praxis wohl der Fall. Jedenfalls ist die Menge sehr gering.

Blei ist bei Ziegen in Spuren in der Milch gefunden, ebenso kleine Mengen von As, Cu, Hg, Sb. — In Untersuchungen, die wir hier an einer Ziege durchgeführt haben, konnte eine Vermehrung des Eisens in der Milch durch Eisenfütterung nicht erreicht werden. Frühere Angaben lauten davon verschieden (Bistrow: Virchows Arch. 45 und Lewald: Habilitationsschrift, Breslau 1857). Aloë soll in kleinen Mengen auftreten, ebenso Salicylsäure (Spuren beim Pflanzenfresser, mehr beim Menschen).

Wichtiger erscheint, dass aus der Pflanzennahrung gelegentlich solche Stoffe in die Milch der Thiere übergehen, die beim Menschen gesundheitsschädlich wirken können. So ist die Beobachtung, dass nach Fütterung mit Spiritus-Schlampe von Kühen eine Milch geliefert wird, die schwächlichen Kindern unbequem werden kann, zu häufig von Aerzten gemacht, um sie übersehen zu können. — Beobachtungen darüber, dass Gifte aus den Pflanzen, die von den weidenden Milchthieren abgefressen werden, in der Milch auftreten, liegen zwar in der Literatur nur spärlich vor: doch erscheint diese Frage so wichtig, dass sie gelegentlich näher studirt werden sollte. — Es wird behauptet, dass Colchicin in die Milch übergehe; manche Weidethiere (alte Kühe) fressen die Herbstzeitlose. Vom Morphin wird der Uebergang in die Muttermilch ebenfalls berichtet.

Die oben citirte Arbeit von Stumpf enthält auch Angaben über die Abhängigkeit der Quantität der Milch von eingegebenen Medicamenten. —

Jodkalium soll die Milchsecretion beträchtlich vermindern. Pilocarpin ist ohne Einfluss. Salicylsäure soll die Menge etwas steigern. Vom Alkohol, Morphin (?) ist eine Aenderung in der Quantität nicht gesehen worden. Die sogen. Galactagoga der Therapeutik interessiren hier nicht.

§ 14. Muskel.

I. Der Einfluss von Giften auf die quergestreifte Muskulatur ist sehr vielfach, besonders an den Froschmuskeln untersucht. Durch die auffallende Formverschiedenheit im gereizten und ungereizten Zustande ist der Verlauf der Erscheinungen auch gut bekannt. Da die Muskelwirkung der einzelnen Gifte im speciellen Theile überall besonders beschrieben ist, bedarf es hier nur einer kurzen übersichtlichen Darstellung. —

Die Einzelheiten, die hier zu erwähnen sind, betreffen die elastischen Eigenschaften, die Erhöhung und Verminderung der Erregbarkeit, die Arbeitsleistung und den zeitlichen Ablauf dieser Veränderungen. —

II. Ueber Elasticität der Muskeln sind viele Einzelheiten bekannt gemacht worden, deren genaue Wiedergabe besonderes Interesse nicht hat. Zu beachten ist bei derartigen Versuchen, dass die Dehnbarkeit des Muskels durch Abkühlung, durch Ermüdung, durch Säuerung zunimmt. Von Giften sind eine grosse Zahl untersucht: es gibt solche, die die elastischen Kräfte erhöhen, die lähmenden Gifte sollen sie insgesammt vermindern. Vide Rossbach und Anrep in Pflügers Archiv, 21 (1880), pag. 242 und Overend in A. e. P. Ph., 26, pag. 11.

III. Für regelmässige Funktionirung des Muskels ist unversehrter Zustand der zuleitenden motorischen Nerven, der Nervenendplatten und der Muskelsubstanz selbst nothwendig. Es ist bei „Centralnervensystem" angeführt, dass beim Warmblüter durch plötzliche Unterbrechung der Sauerstoffzufuhr zuerst und fast momentan die Apparate des Centralnervensystems, wesentlich später die peripheren Nervenendapparate ausser Funktion gesetzt werden. Die Nerven selbst sind sozusagen unbegrenzt langer Funktionirung fähig.

IV. Die Muskelnerven-Endapparate sind isolirt durch Gifte zu lähmen: es thun dies die Gifte der sog. Curare-Gruppe. Ueber die Wirkungen des reinen Curarin confer den Aufsatz von Tillie im Archiv e. P. Ph. 27, pag. 1 und Böhm, eodem loco, 35, pag. 16. Es gehören zu dieser Gruppe eine grosse Anzahl basischer Substanzen, die zusammengestellt sind von Santesson im A. e. P. Ph., 35, pag. 23 u. 31, dann von Brunton und Cash in Proceedings Royal soc., London 35 (1883), pag. 324 und in Brunton's Handbuch: Uebersetzung pag. 163. Es sind nebst Curarin: Strychnin, Brucin, Atropin, Nicotin, Coniin, Spartein, Lobelin, Gelsemin, Ditain, Cytisin, Aconitum-Basen: weiter Pyridin und Chinolin und deren nächste Abkömmlinge, sodann Platin-ammonium-Verbindungen und gewisse Alkylammoniumbasen, besonders die Tetramethyl- und Aethylverbindung und hiervon speciell die Jodide. Auch Cholin und Muscarin wirken in diesem Sinn. Weiter gehören hieher die basischen Körper, in denen N durch P, As, Sb ersetzt ist. Auch die Sulfinbasen wirken gleich: erwiesen ist es vom Trimethylsulfinhydrür (nicht veröffentlichte Beobachtung). — Ueber eine nähere kausale Erklärung der Curare-Wirkung ist zur Zeit nichts zu sagen. - Interessant ist die Beobachtung von Böhm, dass die Körpermuskeln vom Curare nicht alle gleichzeitig, sondern in bestimmter Reihenfolge gelähmt werden. Zuerst kommen die kurzen Körpermuskeln, Ohrmuscheln, Nacken, Zehen; darnach die Extremitätenmuskeln, zuletzt das Zwerchfell. Es stimmt das ziemlich aber nicht ganz mit der Reihenfolge, in der nach Chloroform-Einathmung die Lähmung sich verbreitet.

V. Gifte, die die Muskelsubstanz selbst lähmen, sind vor Allem die Salze des Kalium und der verwandten Alkalimetalle Li, Cäs, Rub und Am, weiter die Chiningruppe, das Chloroform und grosse Mengen aller allgemein lähmend wirkenden Gifte. Weiterhin wirken muskellähmend die Saponin-Substanzen, die sogen. Brechmittel und wahrscheinlich die gesammten Schwermetalle. vide Harnack: A. e. P. Ph. 2, pag. 299 und ibidem 3, pag. 44. Kobert: eodem loco 15, pag. 22 und 16, pag. 361. — Ueber die Wirkung des Curare auf die Muskelsubstanz selbst sind die Meinungen getheilt: die Einen behaupten, dass die Muskelsubstanz selbst gar nicht davon angegriffen werde; nach Anderen wird die Leistungsfähigkeit des Muskels herabgesetzt (vide Overend: A. e. P. Ph. 26, pag 7 und pag. 9 und Böhm: eodem loco, 35, pag. 19). —

Der eigentliche Ursprung der Lähmung ist nicht bei allen oben genannten Substanzen durchaus sicher gestellt (ob idiomuskulär oder nervös!).

Einen eigenartigen unregelmässigen Verlauf zeigt die Reizbarkeitsabnahme des mit Blei vergifteten Muskels: Ausfall der Zuckung auf einzelne rhythmisch applicirte Stösse, während dazwischen richtige Zuckungen auftreten (Harnack l. c.).

VI. Von scheinbarer und wirklicher Steigerung der Muskelerregbarkeit durch vergiftende Substanzen ist folgendes zu sagen.

Physostigmin erhöht die Reizbarkeit der Muskelsubstanz in dem Sinne, dass kleinere Reizanstösse als sie vorher für den unvergifteten Muskel nothwendig waren, schon Zuckungen auslösen (Harnack-Witkowski: A. e. P. Ph. 5, pag. 401). Ob das übermangansaure Ka im gleichen Sinne oder nur rascher erholend bei Ermüdung wirkt, erscheint mir nicht sicher (Kronecker in Leipziger Arbeiten 1871, pag. 183). —

Auch solche Substanzen, die die Muskelarbeit vermehren sollen, werden aufgeführt: es gehören dahin das Kreatinin, die Xanthinkörper (Xanthin, Hypoxanthin, Coffein und verwandte): siehe darüber den speciellen Theil.

VII. Auf den Muskel selbst, bei direkter Application, wirken viele chemische Substanzen reizend, d. i. die Zuckung auslösend: die Muskelsubstanz ist sehr empfindlich für chemische Reize. So wirkt z. B. Salzsäure (1 bis 5‰ HCl), ebenso andere Säuren: besonders empfindlich ist die Muskelsubstanz für Ammoniak. Diese Frage wird in den physiologischen Lehrbüchern abgehandelt.

VIII. Weiterhin gibt es Substanzen, die den Verlauf der Zuckung wesentlich ändern: am ausgesprochensten wirkt in dieser Beziehung das Veratrin (Bezold und Hirt: Untersuch. physiol. Laborat. Würzburg I — Literatur bei Lissauer A. e. P. Ph. 23, pag. 42 u.

76). Die Zuckungscurve des veratrinisirten Muskels hat einen enorm verlängerten Verlauf, besonders ist die Wiederausdehnung verzögert. Dieselbe Wirkung wird dem Baryum, nicht so sicher dem Strontium und Calcium zugeschrieben. Ganz eigenartig ist die Muskelwirkung der Monobromessigsäure (siehe spec. Theil). — Allgemein ist zu beachten, dass Erwärmung die Zuckungscurve verkürzt, Abkühlung sie verlängert.

IX. Eine eigenartige Form von Muskelerregung stellen die sogen. fibrillären Zuckungen vor, wie sie besonders typisch vom Guanidin beobachtet sind (Gergens-Baumann: Pflügers Archiv 12, pag. 209; Brieger: Ptomaine, III, pag. 35). Es handelt sich dabei um ein peripheres Phänomen (Reizung einzelner Endapparate oder Muskelbündel?); denn nach Durchschneidung der zugehörigen Nervenstämme bestehen die Zuckungen fort. Viele Substanzen wirken in dieser Art auf die Muskeln ein, so verschiedene Natriumsalze (weinsaures und citronensaures: H. Meyer: A. e. P. Ph. 20, pag. 47 und Kobert: ibidem 16, pag. 369), auch Fluornatrium, sodann Harnstoff (Literatur bei H. Meyer l. c.), Carbolsäure (Husemann: A. e. P. Ph. 8, pag. 114), destillirtes Wasser u. a.

Die auf Guanidin erfolgenden Zuckungen werden durch Curare sofort unterdrückt: oder aber am curaresirten Muskel treten sie gar nicht auf. Auf die Zuckungen dagegen, die von den Na-Salzen und vom Harnstoff ausgelöst werden, hat Curare keinerlei Einfluss. Das heisst also, diese letzte Giftgruppe greift direkt an den Muskelelementen an. —

X. Der Froschmuskel ändert unter dem Einfluss gewisser Gifte seinen Wassergehalt: diese Frage bespreche ich im speciellen Teil.

§ 15. Die Haut.

I. Die Haut ist als allgemeine Bedeckung des ganzen Körpers ein wichtiges Organ für den Wärme-Haushalt des Organismus. Beim Kapitel „Wärme“ ist Einzelnes hierüber erwähnt.

II. Die Haut ist weiterhin der Träger eines besonderen Sinnesgebietes, das wir mit dem Namen Tastsinn oder besser Hautsinn umfassen (Druck, Wärme und Kälte): siehe Sinnesgebiete.

III. Sodann ist eine praktisch-wichtige Frage die, welche Stoffe die Haut zerstören, verätzen und damit die wichtigen Funktionen derselben aufheben. Die Bedeutung dieses Eingriffes wird aus den Folgen ausgedehnter Verbrennungen direkt klar. — Zweckmässiger Weise wird hier die ganze Zahl derjenigen Stoffe mit besprochen, die die Haut durchdringen und dann Wirkung auf die Cutis oder Allgemeinwirkung hervorbringen. Wässerige Lösungen der verschiedenartigsten chemischen Substanzen durchdringen bekanntlich die unversehrte Epidermis nicht. Was sich anders verhält, gilt als Ausnahme und wird im Nachfolgenden besonders erwähnt werden. Wunde d. i. der Epidermis entblösste Hautstellen resorbiren aber alle wässerigen Lösungen sehr gut. Es hängen desshalb die beiden Beziehungen: Verätzung der Epidermis, Durchdringen der Epidermis und Resorption von der Haut aus ganz nahe mit einander zusammen.

Zu den die äussere Haut sehr energisch angreifenden Substanzen gehören die Kali- und Natron-Lauge, bei deren Gebrauch desshalb besondere Vorsicht nothwendig ist. Ammoniak macht nur in ganz concentrirtem Zustande und wenn die Verdunstung gehemmt ist,

Hautentzündung selbst Blasenbildung. Von den concentrirten Mineralsäuren wirken Schwefelsäure und Salpetersäure, nicht aber die Salzsäure zerstörend auf die unversehrte Epidermis. Ueber Chromsäure siehe die ausführliche Darstellung. Die concentrirte Essig- und Ameisensäure dringen in die Haut ein: nach Dauer der Wirkung und Concentration treten Röthung bis Blasenbildung auf. Die concentrirte Essigsäure, besser die gechlorte Säure wirkt Epidermisauflösend, ist darum in der Dermatotherapie benutzt. — Chlor und Brom wirken sehr stark ätzend: Chlor kommt seltener zur Anwendung; das Brom dagegen führt öfter zu sehr schmerzhaften Verätzungen, die bis zur Verschorfung gehen. Viel schwächer ist das Jod wirksam: doch kann seine wiederholte Application zu oberflächlicher Dermatitis führen. Von den Schwermetallen ist besonders der Sublimat in starken Lösungen zu beachten. Die Antimonialien sind früher in der Therapie als Aetzmittel benützt worden, die arsenige Säure wird noch jetzt gebraucht.

Von den organischen Substanzen dringen viele in die Haut ein und verursachen dadurch die mannichfachsten Störungen. Fette, besonders die thierischen Fette, lassen sich in die Haarbälge und Ausführungsgänge der Talgdrüsen einreiben und dadurch kann man gewisse sonst von der Haut abgewiesene Stoffe in dieselbe hinein bringen und örtliche wie allgemeine Wirkungen damit erzeugen (Brechweinstein, Quecksilber, Veratrin u. A.). Wahrscheinlich gehört hieher die Hautwirkung des Crotonöls. — Sonst durchsetzen eine grosse Anzahl organischer Körper die Haut, so die Senföle, das Cantharidin, das Chloralhydrat in Lösung, das Terpentinöl und viele andere ätherische Oele, der Camphor. Besonders auffallend ist die Wirkung der Carbolsäure, die die Epidermis in verdünnter wässeriger Lösung durchsetzt, Ischämie macht, Parästhesien, selbst Gangrän hervorrufen kann. Die Kresole verhalten sich nach eigenen Versuchen gleichartig: auch das Kreosot soll durch die Epidermis hindurchgehen. — Chloroform geht, wenn seine Verdunstung gehemmt wird, durch die Haut hindurch; Röhrig gibt an, von der Haut aus sei allgemeine Narkose möglich. Dasselbe Verhalten wird Aether und Alkohol bei passender Versuchs-Anordnung zeigen. Weiterhin geht Blausäure durch die Epidermis, macht örtliche Anästhesie (ein wahrscheinlich sehr gefährlicher Versuch), ebenso Schwefelkohlenstoff (siehe diesen!).

Eine letzte Frage, die noch kurz erwähnt sei, betrifft die Durchlässigkeit der Haut für Gase. Nach den jetzt als Schulmeinung überall vertretenen Angaben ist diese Durchlässigkeit durch zahlreiche positiv ausgefallene Versuche sicher gestellt und erwiesen. Betrachtet man aber z. B. die Ergebnisse zuverlässiger Versuche über Hautperspiration (Aubert: Pflüger's Arch. 6, pag. 539), wornach von der menschlichen Haut in 24^{h} nur etwa 3 grm Kohlensäure abgegeben werden, so muss man eigentlich zu der Folgerung kommen, dass es sich bei dieser minimalen Menge nicht um eine Ausscheidung durch die Gesammtoberfläche der Epidermis, sondern aus den Drüsen, vielleicht um eine Abgabe durch den Schweiss handelt. Eine Ueberschlagsrechnung unter Annahme einer Wasserabgabe von 1000 cm^3 durch die Haut, welches Wasser aus einer zu 10% aus CO_2 bestehenden Atmosphäre mit CO_2 gesättigt ist, ergibt zwar nur einige Decigramme Kohlensäure. Da aber der Schweiss sauer reagirt und hier die Talgdrüsen und Haarbälge als Excretionsorgane gar nicht gerechnet sind, so ist immerhin noch gestattet, die

CO_2-Excretion als wesentliche Funktion der Epidermis in Frage zu ziehen. Ich halte es für denkbar, dass sie nur ein accidens ist, das von der Wasser- und Talgsecretion der Haut nicht getrennt werden kann. — Mich hat zu dieser Auffassung das Ergebniss eigener (nicht veröffentlichter) Versuche gebracht, welche zeigten, dass giftige Gase durch die Haut nicht hindurchgehen, wenn sie dieselbe chemisch nicht verändern. Kaninchen wurden in Blechkästen gesetzt, aus denen nur der Kopf hervorragte. War nur in der Versuchsanordnung möglichst genau dafür gesorgt, dass das giftige Gas nicht zu Mund und Nase kommen konnte (eine schwer zu erfüllende technische Aufgabe), so konnte der Leib der Thiere länger als eine Stunde ohne alle sichtbaren Vergiftungserscheinungen in Leuchtgas (8% CO) oder in Schwefelwasserstoff gehalten werden. Ich möchte desshalb die Frage der Gas-Resorption durch die Haut meinerseits noch immer für eine offene erklären. — Die ausserordentlich reichhaltige Literatur über die Frage der Hautresorption ist hier nicht weiter zu citiren. Ich verweise nur auf Röhrig: Physiologie der Haut, Berlin 1876; das Handbuch der Physiologie, Band 4. a. (Zuntz): Leichtenstern in Handbuch allgemein. Therapie 2. 1, pag. 278 ff. u. A.

§ 16. Centralnervensystem.

Von funktionellen Störungen des Centralnervensystems können übersichtlich betrachtet werden nur die quantitativen Veränderungen der Lähmung und der Erregung.

I. Praktisch ist für den Toxikologen von grosser Bedeutung der Einfluss, den die Versorgung mit arteriellem Blut auf das Centralnervensystem äussert. Die Aufhebung der Blutcirculation, d. i. der Zufuhr von O-haltigem Blut hat die schwersten Funktionsstörungen des Centralnervensystems, die sofort das Leben gefährden, zur unmittelbaren Folge.

Die Analyse des bekannten Stenson'schen Versuches (Compression der Aorta descendens, vide Schiffer: Centralblatt 1869 Nr. 37 und 38) hat gezeigt, dass Aufhebung des arteriellen Blutstromes im Rückenmark bei Warmblütern vollständige d. i. motorische, sensible und „reflektorische" Lähmung erzeugt. Diese Lähmung der Rückenmarksganglien geschieht fast momentan. Nach Wiederherstellung der Circulation schwindet diese Lähmung und zwar um so schneller, je kürzer die völlige Unterbrechung des arteriellen Blutstromes gedauert hatte — immer aber langsamer als sie eingetreten war. Die Erregbarkeit der sensiblen Rückenmarksganglien scheint etwas früher wiederzukehren als die der motorischen. Hat der Blutabschluss 1/2 Stunde gedauert, so kann die Lähmung einen ganzen Tag anhalten. Nach 3/4 Stunden währender Unterbrechung der Circulation war eine bleibende Lähmung (der hinteren Extremitäten, der Blase und des Mastdarms) eingetreten.

Die peripherischen Nervenendapparate dagegen, z. B. die Muskelendplatten verlieren erst nach 3/4 bis 1 Stunde anhaltender Unterbrechung der Blutzufuhr vollständig ihre Reizbarkeit. Die Funktionstüchtigkeit der Nervenstämme selbst endlich ist in hohem Grade unabhängig von der Blutzufuhr. Zwischen den centralen und den peripherischen Nervenendapparaten besteht demnach der Unterschied, dass die centralen fast momentan, die peripherischen dagegen erst nach etwa ½ bis ¾ Stunde vollständig gelähmt werden, wenn die Circulation gänzlich unterbrochen ist. Im Gegensatz dazu bleibt die Muskelsubstanz viel längere Zeit erregbar. —

Im Princip verhalten sich die höher gelegenen Theile des Centralnervensystems, verlängertes Mark, Mittelhirn und Grosshirn den gangliösen Apparaten des Rückenmarks gleich d. h. bei plötzlichem vollständigem Abschluss des arteriellen Blutzuflusses stellen sie sofort die Funktion ein, so das vasomotorische, das respiratorische . . . . Centrum. Nur besteht die eigenartige Einrichtung, dass von diesen Gehirntheilen ein besonderer verbreiteter Erregungszustand, die sogenannten Erstickungskrämpfe vor dem definitiven Absterben ausgelöst werden. — Auch im Gehirn tritt mit Aufhebung der Circulation fast momentan Funktionseinstellung, vollständige Bewusstlosigkeit . . . ein. Die viel citirten Versuche von Kussmaul und Tenner sind in Moleschott's Untersuchungen 3. pag. 1—124 (hier 59—67) beschrieben. — Ueber die Krämpfe siehe unten.

Es sind verhältnissmässig wenige Vergiftungsbilder, bei denen die eben besprochene Gelegenheitsursache, plötzliche vollständige Sauerstoffentziehung im gesammten Centralnervensystem die einzige oder auch nur die hauptsächliche Schädlichkeit der Gesammtwirkung darstellt. Immerhin kommt dies vor, z. B. beim Hereinfallen von Arbeitern in sauerstofffreie Gasgemische, Latrinen, Grüfte etc. Auch die Blausäurevergiftung findet wahrscheinlich in dem sub I Gesagten ihre ausreichende Erklärung —

II. Gifte, die lähmend aufs Centralnervensystem wirken, sind ungemein zahlreich. Es gibt Substanzen, die aufs Grosshirn, aufs Rückenmark, auf die verschiedensten peripherischen Apparate wirksam sind. Eine allgemeine Erklärung, wodurch diese verschiedene Reaktion bedingt ist, ist zur Zeit nicht einmal versuchsweise zu geben.

Unter der grossen Anzahl von lähmenden Nervengiften ragt eine besondere Gruppe hervor, deren Wirkung sich aufs gesammte Centralvernensystem erstreckt und die (nach therapeutischen Rücksichten) als narcotica, anästhetica, hypnotica bezeichnet werden

Am eclatantesten nach Stärke und Schnelligkeit der Aktion sind die Dämpfe mancher Flüssigkeiten wirksam, wenn sie mit der Einathmungsluft in den Organismus eingeführt werden: sie heissen darum Inhalationsanästhetica. Am besten bekannt und am meisten verwendet ist das Chloroform.

Man hat speciell vom Chloroform, was die Art der Grundwirkung betrifft, behauptet, dass es sich dabei um Cl-Wirkung handle. Eine kleine Menge von Chloroform werde unter Abspaltung von Cl zersetzt und letzteres komme zur Wirkung. Der chemische Nachweis, dass Chloroform im Thierkörper in kleiner Menge zersetzt wird, ist allerdings geführt und spricht für diese Annahme. — Dagegen ist aber zuerst die ganz allgemein erwiesene Thatsache anzuführen, dass sehr vielen Substanzen, die zu den Anfangsgliedern der Fettreihe gehören, dieselbe betäubende Wirkung zukommt, so vielen Kohlenwasserstoffen der Methanreihe, dem Amylen, dem Stickoxydul, dem Aether u. a. Weiterhin erscheint nach dem zeitlichen Verlauf der Chloroformwirkung von der Gegenwart einer gewissen Menge des Chloroforms selbst dessen betäubende Aktion abhängig zu sein: denn mit Wegnahme der grösseren Menge des absorbirten Chloroforms aus dem Blute hört die Narkose auf. Es hat darum ein anderer Erklärungsmodus über die Chloroformwirkung mehr Wahrscheinlichkeit für sich, der nämlich, der die Betäubung als direkte Folge der chemischen Bindung des Chloroforms etc. an die chemischen Constituenten des Nervensystems annimmt. Chloroform wird von allen zur Fettreihe gehörigen Körpern, von fetten Oelen, vom Lecithin etc. durch mechanische Affinität in relativ grosser Menge gebunden (siehe „Chloroform"). Diese Reaktion ist soweit jetzt bekannt, allen zur Fettreihe gehörigen Inhalationsanästheticis gemeinsam. Das rasche Verschwinden der Chloroformwirkung ist durch die Dissociation der zuerst entstandenen Verbindung zu erklären. Substanzen mit länger dauernder Wirkung sind solche, die festere Bindung eingehen oder die nach der Dissociation nicht sofort entfernt werden können. —

Nachdem für die Chloroformgruppe mechanische (oder chemische) Bindung als Ursache der Betäubungswirkung wahrscheinlich gemacht ist, liegt die Annahme nahe, die man ja aprioristisch postuliren muss, dass ganz allgemein lähmende Wirkung durch eine chemische Bindung des agirenden Stoffes an die einzelnen Organe zu Stande komme. Alle indirekten Erklärungs-modi (Circulationsstörungen, örtliche Anämie) sind als weniger wahrscheinlich zu bezeichnen. Oertliche Anästhesie wird auch durch Tropacocain hervorgebracht, das nicht — wie Cocain — Blutleere am Applicationsort erzeugt.

III. Der Verlauf der allgemeinen Lähmungen, Narkosen, die von den verschiedensten Betäubungsmitteln verursacht werden, ist im Allgemeinen gleichartig und analog dem natürlichen Betäubungszustand des Schlafes. Beim Schlafenden werden die höheren psychischen Verrichtungen des Centralnervensystems ausser Funktion gesetzt, während die vegetativen Processe ungestört weiter gehen: d. h. diejenigen Theile des Centralnervensystems, von deren unversehrtem Bestande der glatte Ablauf der psychischen Funktionirungen abhängt, werden am leichtesten, also bei gleichstarkem Angriff zuerst gelähmt. Genau so ist es mit dem Chloroform, Aether, Morphin, Sulfonal, Chloral etc.: von allen werden in entsprechender Gabe die Sinnesapparate, die Schmerzempfindlichkeit, die willkürlichen Bewegungen, die Bewusstseinsvorgänge vollständig, die Reflexe zunächst nur theilweise ausser Funktion gesetzt, während Athmung und Herzaktion noch kaum angegriffen sind. Die Möglichkeit der Einleitung von tiefen Narkosen beruht auf diesem verschiedenen Verhalten der verschiedenen Theile des Centralnervensystems. Durch übergrosse Mengen aller Narkotica werden zuletzt auch Athmung und Herzaktion gelähmt, d. h. der praktisch so wichtige Empfindlichkeitsunterschied der verschiedenen Theile des nervösen Centralsystems ist nur ein quantitativer. Die Athmung steht bei allgemein lähmenden Giften in der Regel vor dem Herzen still: das Herz ist das ultimum moriens.

Es ist hier nicht darüber zu sprechen, dass bei dieser durchgehends gleichartigen Wirkung der Narkotica doch eine Zahl sehr subtiler Verschiedenheiten constatirt ist, die für die therapeutische Anwendung von grosser Bedeutung sind. So kann z. B. durch eine mittlere Gabe Morphium die Schmerzempfindlichkeit stark vermindert sein, während die Thätigkeit der Sinnesapparate noch gut erhalten, das Schlafbedürfniss gering, die Reflexerregbarkeit fast normal ist. Eine etwa gleich starke Dosis Chloralhydrat wird die Schmerzempfindlichkeit viel geringer, dagegen die Reflexerregbarkeit und das Schlafbedürfniss viel energischer beeinflussen.

Beim normalen Schlaf stellen sich eine Anzahl von Begleiterscheinungen ein, die nicht schlechthin als Theilerscheinungen der allgemeinen Lähmung aufgefasst werden dürfen, weil sie durch aktive Muskelanstrengungen unterhalten werden. Dahin gehört die sogen. Schlafstellung der Augen (Innen- und Aufwärtsrollen der Bulbi und Verengerung der Pupillen) u. a. Man nennt diese Einstellungen centrale Reflexe: ihre Zweckmässigkeit liegt in der Sicherung des Schlafes: daher die Abhaltung des Lichtes, die Ruhigstellung der Darmbewegungen, der feste Blasenschluss: wir kennen die Einrichtungen noch nicht alle, die der Organismus für den genannten Zweck besitzt. Von hohem Interesse ist aber die Kenntniss dieser centralen Reflexe für den Toxikologen, weil diese auch bei dem künstlich erzwungenen „Schlaf" sich einstellen: das Morphium verengert die Pupille, der Darm ist ruhig gestellt, die Blasenentleerung unmöglich gemacht etc.

Auch aus allgemeinem didaktischen Interesse, für die Zurückführung gewisser Symptome auf die richtige nähere Ursache, ist diese Betrachtung von Nutzen.

IV. Ein wichtiger Lehrsatz der Physiologie, dessen Anwendung gerade im Kapitel über das Centralnervensystem sich fruchtbar erweist, ist der Satz von den Hemmungseinrichtungen.

Wenn z. B. das Herz raschere Pulsationen macht, so kann das durch wirkliche Vermehrung der Reizanstösse auf den Herzmuskel, es kann aber auch durch Lähmung des Hemmungsnerven, der normaler Weise schon die Schlagfolge des Herzens vermindert und zügelt, zu Stande kommen. Nicht jede gesteigerte Funktionirung eines Organs, die wir nach Application eines Giftes eintreten sehen, ist als primäre Erregungswirkung aufzufassen: sie kann durch Lähmung der Hemmungen verursacht sein.

Hier ist nun die subtile Untersuchung über die merkwürdige Erscheinung anzustellen, dass manche Gifte in kleinen Gaben scheinbar erregend, in grossen lähmend wirken. Es kommt wahrscheinlich auf dasselbe hinaus, dass mittlere Gaben gewisser Substanzen im Anfang ihrer Wirkung zuerst Erregung und später erst Lähmung setzen, so der Alkohol, das Chloroform etc. Es ist vielfach die Ansicht ausgesprochen, dass eben kleine Mengen gewisser Substanzen ein Organ erregen, grosse es lähmen können: eine Wortumschreibung der Thatsachen, die vorderhand noch auf nähere Erklärung verzichtet. Indess hat der andere Erklärungsmodus, der schon vor mehr als 100 Jahren aufgestellt ist, wonach es sich principiell immer um Lähmung, auch im Anfang der Wirkung solcher Substanzen handelt, die Zustimmung der grösseren Zahl der Sachverständigen gefunden.

Principiell müssen wir zugestehen, dass jedes thierische Organ reizbar ist: die Reizbarkeit ist ja das Merkmal des Lebens. Weiterhin steht fest, dass die verschiedensten Organe des Körpers durch chemische Angriffe erregbar sind und erregt werden. Neben der gesteigerten Funktionirung, die an vielen Stellen schwer nachweisbar ist, geht dies auch aus den veränderten Organempfindungen, Gemeingefühlen hervor. Die in allen Organen vorhandenen „Empfindungs"-Nerven können unter gewissen abnormen Bedingungen zu den depressiven Empfindungen der Unlust, der Verstimmung führen, die sich bis zu den heftigsten Schmerzausbrüchen steigern können. Diese Gemeingefühle bedeuten einen gewissen Reizzustand (Ekelgefühl, Nausea, Müdigkeit etc.), dem nicht immer sichtbar gesteigerte Funktionirung zu entsprechen braucht. Aus diesen unangenehmen Gemeingefühlen, besonders aus deren höchster Steigerung, dem Schmerz, folgt allemal psychische Erregung und Abwehrbewegungen, die in schweren Fällen bis zu Trübung des Bewusstseins sich steigern können.

Wenn man das Excitationsstadium bei einem Chloroformirten beobachtet, so hat man davon viel mehr den Eindruck psychischer Verwirrung als Erregung. Interessant sind die Selbstbeobachtungen eines mit Atropin vergifteten Mediciners. Er hatte nach eingetretener Pupillenerweiterung und Accomodationslähmung beängstigende Gesichtsillusionen: in den Sträuchern sah er Menschen und Thiere, in dunkler Gegend thaten sich Abgründe vor seinen Füssen auf. Er war vollständig bei Bewusstsein und sah ganz genau ein, dass Alles nur auf Atropinwirkung beruhe. Aber doch zuckte er vor den Erscheinungen unwillkürlich heftig zusammen. Das allgemeine Angstgefühl über die schwere Intoxikation, die Störungen im Gebiete des Gesichtssinnes (und an a. Orten), die beginnende Verschleierung des Bewusstseins bewirkten zusammen die hochgradige psychische Erregung.

Das was bei den lähmenden Giften Chloroform, Alkohol, Morphin zuerst von den feineren psychischen Funktionirungen wegfällt, sind die Hemmungen, die aus dem Verstandesgebiet kommend das rein reflektorische Aktionsgebiet beherrschen. — Die naturgemässe Reaktion auf unbequeme schmerzhafte Eindrücke sind Abwehrbewegungen, Schreien, Fluchtversuche u. s. w. Jeder willensstarke Mann kann diese Ausbrüche unterdrücken: die Hemmungen gegen diese Reflexe kommen aus dem Gebiete der höchsten psychischen Verrichtungen, des verständigen und bewussten Wollens. Werden diese Gebiete gelähmt, während die Reflexbahnen noch gangbar sind, so kommen letztere völlig unbeherrscht zur Geltung: das Menschliche ist ausser Funktion gesetzt, das Thierische bleibt. Je schwerer und langsamer die völlige Lähmung der Reflexbahnen zu Stande kommt, desto länger und unbequemer ist das Aufregungsstadium. — Auch bei der Alkoholwirkung sind es Hemmungseinrichtungen, die zuerst gelähmt werden. Die vollständige Zügelung der Individualität zu Gunsten der von der Gesellschaft verlangten Formen und Rücksichtnahme verschwindet zuerst: es erscheint immer unverhüllter die psychische, zuletzt auch die somatische Person. In dem Sinne ist in vino veritas. Diese freiere Entfaltung des Ich kann in manchen Fällen anregend, eigenartig erscheinen, gewöhnlich wird sie sehr bald unschön. — Beim Morphin ist die Erklärung schon lange gegeben und speciell darauf aufmerksam gemacht, dass man schon wegen der Inconstanz der Erregungsphase nicht von einer typisch excitirenden Wirkung sprechen dürfe. Es ist dabei zur Erklärung der manchmal zu Beginn auftretenden Verwirrung an eine Störung im Zusammenwirken der einzelnen Gehirnfunktionen erinnert, z. B. Schwächung der Perceptibilität der Sinnesgebiete vor Lähmung der Vorstellungscentra, ein bei näherer Betrachtung sehr fruchtbarer Gedanke. —

Es wird also nach diesen Ausführungen die Erregung durch die lähmenden Gifte in den folgenden Erklärungsstücken gesucht: in den unangehmen Gemeingefühlen, besonders im Schmerz; in der Lähmung der höchsten psychischen Funktionirungen, speciell der Hemmungsvorrichtungen; weiterhin in den nicht mehr zuverlässig arbeitenden Sinnesgebieten (Illusionen); und endlich im Aufhören des richtigen Zusammenwirkens der psychischen Centra (Coordinationsstörungen).

—

Aus den letzten Ausführungen ergibt sich von selbst die Schwierigkeit, die erregende Wirkung aufs Centralnervensystem, die gewissen Substanzen zugesprochen wird, sicher zu erweisen. Zunächst wird die erregende Wirkung selbst verschieden definirt, als Steigerung der Erregbarkeit und als Steigerung der Funktion. Im ersteren Sinne fasst man z. B. die Wirkung des Coffeins aufs Grosshirn auf. Die einfachsten psychischen Prozesse verlaufen rascher, die Reaktionszeit wird kürzer. Ebenso erklärt man die Aktion des Strychnins auf gewisse Sinnesgebiete und aufs Rückenmark als Steigerung der Erregung. Die Sehschärfe nimmt zu, die Empfindungskreise auf der Haut werden kleiner gefunden, die Erregbarkeit ist gesteigert. Häufiger indess wird von Erregung gesprochen, wenn die Funktion gewisser Organe selbst gesteigert ist, wenn z. B. das Herz rascher und kräftiger schlägt, die Athmung tiefer und ausgiebiger ausgeführt wird; besonders Krampfzustände der Muskulatur werden fast allgemein als Erregung gedeutet. Wie schwierig es in manchen solchen Fällen ist, die Grundwirkung einer Substanz richtig zu definiren, geht gerade aus den Ueberlegungen dieses Kapitels genügend hervor.

—

V. Zuletzt muss noch versucht werden, eine Uebersicht über die durch Gifte hervorgerufenen Krämpfe zu geben. Die klinische Definition fällt mit dem wesentlichsten Symptom, den unwillkürlichen Muskelcontraktionen zusammen. Die klinische Eintheilung (in eklamptische, epileptische, hysterische, choreatische, kataleptische, tetanische, tetanoide) ist aus der Symptomatologie der genannten Krankheitsbilder gewonnen.

Auch die experimentelle und klinische Toxikologie kann einstweilen die Krämpfe nur nach den nächsten Ursachen, die sie auslösen, zu classifiziren versuchen. Eine weitere allgemeine Beziehung, die Aufdeckung des Ortes im Centralnervensystem, von dem die Krämpfe ausgehen, ist gerade jetzt Gegenstand vieler diesbezüglicher Experimentaluntersuchungen. Sicher festgestellt ist die Lehre vom sogenannten Krampfcentrum (Nothnagel: Virchows A. 4. pag. 1. Heubel: Pflügers Archiv 9. pag. 263. Eckhard im Handbuch d. Physiologie II. 2. pag. 99). Jede (mechanische, chemische ...) Reizung dieses auf dem Boden der Rautengrube gelegenen, direkter Reizapplication zugängigen Centrums hat allgemeine sogen. epileptiforme Krämpfe zur Folge. Daneben aber sind sicher auch höher gelegene Centra direkter Reizung zugängig und speciell ist vivisektorisch bewiesen, dass von der Grosshirnrinde aus nicht nur Einzelzuckungen bestimmter Muskelgruppen, sondern auch typische epileptiforme Anfälle ausgelöst werden können, wovon unten Näheres.

Auf das Krampfcentrum wirkt vor Allem reizend: jede rasche Sauerstoffverarmung des Blutes. Es gehören deshalb vor Allem hieher die sogenannten

Erstickungskrämpfe. — Rasches und tiefes Sinken des Blutsauerstoffgehaltes im Gehirn setzt bekanntlich neben Lähmung des Grosshirns Erregung einer Reihe automatischer Centra (in der medulla), so des Gefässnervencentrum, (Blutdrucksteigerung), der Hemmungsfasern des Herzvagus, der Schweissnerven, vor Allem des Athmungscentrums und so auch des Krampfcentrums. Das letzte ist bei weitem nicht das empfindlichste dieser Centra: erst bei sehr niedrigem Sauerstoffgehalt kommen die Convulsionen, die anfänglich klonisch, später aber tonisch (Uebergewicht der Strecker) sind. — Die Erstickungskrämpfe sind ein sehr wichtiges Zeichen. Bleiben sie bei einem Vergiftungsbild, wo man sie aus allgemeinen Gründen zu erwarten hätte, aus, so schliesst man, dass das fragliche Gift allgemein lähmend (auch auf das Krampfcentrum) wirkt. So vermisst man sie bei der Stickoxydul- und bei der Kohlensäurevergiftung. Diese Regel ist indess nicht ohne Ausnahme. Auf der einen Seite habe ich bei schnell verlaufender Stickoxydulvergiftung die Krämpfe schwach, aber doch deutlich ausgebildet gesehen, andererseits ist festgestellt, dass bei Erstickung in indifferenten Gasen (Stickstoff, Wasserstoff, Sorgenfrey: Dissert., Dorpat 1876 — eigene Beobachtungen), wenn nur der Verlauf sehr langsam und die Thiere nach und nach sehr entkräftet sind, die Krämpfe ganz ausbleiben oder nur eben in einem Endstreckkrampf angedeutet sein können. Wenn also die Erstickung in Stickstoff der durch Stickoxydul gleich gesetzt wird, so ist dieser Schluss in so weit unrichtig, als er aus dem Wegbleiben der Erstickungskrämpfe bei gewisser Versuchsanordnung gezogen wird.

Den Erstickungskrämpfen werden richtiger Weise gleich gestellt, die Convulsionen, die bei akuter Blausäurevergiftung (innere Erstickung) und die bei Kohlenoxydintoxikation sich einstellen (?). Diese Fälle lassen daran denken, dass neben der kausalen Erklärung der Erstickungskrämpfe durch direkte Reizung des Krampfcentrums auch eine reflektorische Reizung vom Athmungscentrum aus möglich ist. Kurz sei erwähnt, dass vielleicht die Convulsionen noch anderer Vergiftungsbilder (Nitrobenzol etc.) hieher zu zählen sind.

Hier werden am besten mitbesprochen Convulsionen, die sich bei der Wiederbelebung nach längerem Scheintod einstellen, so z. B. bei Kohlenoxydvergifteten, die bewusstlos in die frische Luft gebracht, dort nach und nach erwachen. Diese Krämpfe scheinen, wenigstens nach der zeitlichen Folge der Symptome mit der Respiration zusammen zu hängen. So lange beim Wiedererwachen aus tiefer Respirationsstörung die Athmung noch gar nicht selbstthätig oder nur ungenügend vor sich geht, ist noch Ruhe. Stellen allmählig tiefe, ausgiebige Respirationen von selbst sich ein, dann kommen die Krämpfe. Sie dauern von Minuten bis zu Stunden: erst nach ihrem Aufhören kommt das Bewusstsein. — Die Auffassung von Sigmund Maier über diese Convulsionen, deren Erklärung als postanämischer ich nicht beistimme, siehe in Wiener Acad. Ber. 81. Band. Sehr interessante Bemerkungen hiezu macht Böhm in A. e. P. Ph. 8, pag. 93 und pag. 99, doch scheint mir seine Erklärung nicht alles zu erschöpfen, was man gelegentlich beim Menschen sieht, wirkliche epileptiforme, nicht tetanische Krampfanfälle. Von klinischen Darstellungen vergleiche man z. B. Wagner in Münch. med. Wochschr. 1893. Nr. 5 und Möbius: Münch. med. Wochschr. 1892. Nr. 36.

Es gibt eine grosse Zahl von Giften, die als typisches Symptom Krämpfe verursachen, die man Mangels anderer kausaler Momente durch unmittelbare Erregung des Krampfcentrums erklärt. Diese Stoffe heissen darum Krampfgifte. Das Pikrotoxin, das Cicutoxin, das Santonin und viele zu den ätherischen Oelen gerechnete Substanzen gehören hieher. Eine kritische Uebersicht über diese grosse Gruppe gibt Husemann: A. e. P. Ph. 8. pag. 102 ff. Es lassen sich mancherlei Bedenken gegen die Aufstellung dieser Klasse von Giften erheben: indess scheint es didaktisch zweckmässig, sie vorderhand noch festzuhalten. —

Die eigenartigen Krampfzustände, die das Mutterkorn hervorbringt, werden von Manchen gleichfalls an dieser Stelle eingereiht. Andere indess leiten diese Störung von peripheren anatomischen Läsionen ab; Andere nehmen sie als tetanoide Convulsionen.

Eine besondere Reihe von Giften bilden die sog. tetanisirenden Substanzen. Ihre Wirkung erklärt man durch primäre Aktion aufs Rückenmark, dessen Reflexerregbarkeit sie steigern: auch durch Wegräumung von Hemmungen, die aus den höher gelegenen Centra des Nervensystems kommend, für gewöhnlich die Reflexe beherrschen. Es kommt durch geringe äussere oder innere Reizanstösse zu allgemeinen Streckkrämpfen. Hieher gehört vor Allem das Strychnin, dann das Toxin des Tetanus traumaticus, vielleicht auch das Brucin und Calabarin (Husemann: A. e. P. Ph. 8. pag. 118 ff.), weiterhin die sogen. tetanisirenden Opium-Alkaloide.

Eine letzte besondere Sorte von unwillkürlichen Muskelcontraktionen sind die sogen. fibrillären Zuckungen; sie sind des Näheren bei „Muskel“ besprochen.

Neben den bisher aufgeführten Krampfgiften gibt es noch viele Substanzen, zu deren Vergiftungsbild gelegentlich Convulsionen gehören: sie scheinen mir z. Zt. in einer solch übersichtlichen Betrachtung nicht eingereiht werden zu können.

VI. Es ist schon erwähnt, dass bei Versuchsthieren Krämpfe auch von höher gelegenen Theilen des Gehirns ausgelöst werden können. Speciell über die Frage der epileptiformen Krämpfe besitzen wir eine reiche Literatur: die meisten Kliniker sind jetzt wohl der Ansicht, dass die Epilepsie des Menschen, wenigstens gewisse Fälle dieser Krankheit, corticalen Ursprungs ist. Man vergl. hiezu den Aufsatz von Unverricht in Deutsch. Arch. klin. Med. 46. (1890) pag. 413.

VII. Weitere allgemeine Fragen der Physiologie und Pathologie des Centralnervensystems werden hier übergangen. Ueber Reizung der Hirnrinde und deren Beeinflussung durch Gifte siehe die Arbeiten von Fritsch und Hitzig: Archiv Anatomie und Physiologie 1870 und ff. Jahre; weiter die Darstellung von Exner in Handbuch der Physiologie II. 2. pag. 309 ff. Den Aufsatz von Bubnoff und Heidenhain in Pflügers Archiv 26. pag. 137. Schrader: A. e. P. Ph. 29. pag. 55 etc. etc.

VIII. Ueber die Funktionirungen des Rückenmarks hat die Toxikologie nichts besonderes zu berichten, was nicht in der allgemeinen Physiologie schon festgestellt ist. — Ueber die sogen. tetanisirenden Gifte ist oben kurz gesprochen.

IX. Die peripheren Nerven sind durch Gifte wenig alterirbar. Dass sie unermüdbar sind, ist ein bekannter Lehrsatz der Physiologie:

siehe Szana in du Bois Archiv Jahrgang 1891 pag. 315. — Die peripheren Nerven werden natürlich von örtlichen Schädigungen gelegentlich sehr schwer alterirt, sogar vollständig gelähmt (Drucklähmung!). Von Giftsubstanzen ist speciell der Aether bei subcutaner Injektion berüchtigt. Ueber periphere Neuritis durch Alkohol, Blei siehe diese Kapitel.

§ 17. Sinnesapparate.

Eine allgemeine Toxikologie der Sinnesapparate zu schreiben, gehört nicht zum Plane eines Lehrbuches. Es sollen denn auch hier nur kurze literarische Andeutungen gemacht werden, mittels deren das vorhandene Material über die Einzelfragen aufgefunden werden kann.

I. Gesicht. Ueber die Veränderungen der Funktionirungen des Sehapparates bei Vergiftungen existirt eine sehr ausführliche Darstellung von Knies: „Die Beziehungen des Sehorgans . . . zu den übrigen Krankheiten des Körpers und seiner Organe", Wiesbaden, Bergmann 1894, auf die hiemit verwiesen sei. —

II. Geruchssinn. Die wenigen (mir bekannten) Untersuchungen, die die Beeinflussung des normalen Geruchssinnes durch Gifte betreffen, seien hier kurz referirt. Fröhlich (Sitzungsber. Wien. Ak. math.-naturw. Kl. VI [1851], pag. 322) hat örtlich Morphin und Strychnin (mit Zucker verrieben und geschnupft: 5 centigr. Mo und 1 centigr. Strych.) auf die Olfactorius-Ausbreitung zu appliciren versucht. Ob ihm dies gelang, ist nicht erwiesen und seine Angaben erscheinen mir darum nicht absolut sicher. Auf Mo folgte nur eine geringe Schwächung des Geruchs (Ammoniak schwächer, die Unterscheidungszeit war für reine Gerüche verlängert: manche ätherische Oele wurden verwechselt). Strychnin soll eine auffallende Verschärfung des Geruchssinnes hervorgebracht haben, so dass Riechstoffe noch in einer Verdünnung deutlichen Eindruck machten, die im normalen Zustand nicht gerochen werden konnten. Dieses erhöhte Geruchsvermögen dauert (mit sehr profusem Katarrh) durch 8 Tage lang an. — Von allgemeinen Vergiftungen wurden Alkoholtrinken, Tabaksrauchen, Choroformdämpfe, innerliches Einnehmen von Morphin, Atropin und Strychnin geprüft, mit dem Ergebniss, dass nach 40 grm Alkohol das Geruchsorgan immer weniger empfänglich, das Urtheil ungemein verlangsamt und verwandte Gerüche immer schwieriger von einander getrennt wurden. — Tabaksrauchen war ohne Einfluss. — Durch die Chloroform-Narkose wird der Geruch nur wenig und auf kurze Zeit afficirt (die Aethernarkose soll ohne allen Einfluss sein). Unmittelbar nach dem Erwachen aus der Chloroform-Betäubung ist die Geruchsfeinheit vermindert, bald aber wird sie ausserordentlich erhöht, soll sogar die normale Perceptibilität übertreffen. — Nach Atropin (5 mg innerlich!) trat eine sehr auffallende Verminderung in der Feinheit der Perception auf: doch schiebt Fröhlich das auf die Trockenheit der Nasenschleimhaut; der Tastsinn war darnach nicht alterirt. — Morphin macht eine schwere Beeinträchtigung des Geruchssinns, so dass selbst Essigsäure und Ammoniakdämpfe nicht mehr erkannt und die reinen Gerüche alle durcheinander geworfen wurden. — Strychnin innerlich erhöhte die Schärfe des Geruchssinnes ganz ausserordentlich, aber nicht so stark wie die (schon geschilderte) örtliche Application.

Eine weitere Untersuchungsreihe über denselben Gegenstand liegt vor von Stasinski (Dissert. Würzburg [Posen], 1894). Von den zahlreichen Einzelheiten, die hier nicht alle ausgezogen werden können, sei vor Allem erwähnt: die starke Veränderung der Qualität der Empfindung, die nach Ausspülung der Nasenhöhle mit sehr dünner Sublimatlösung (1 : 100000) auf die verschiedensten Riechstoffe constatirt werden kann: ferner die interessante Thatsache, dass bei Vergiftung mit Atropin die vollständige Anosmie so lange dauerte, als die Secretion alles Nasenschleims aufgehoben war: d. h. es hängt das Riechen mit der Secretion der Riechschleimhaut zusammen. — Eine weitere Dissertation (Bevermann: Würzburg 1898) hat von Giften das Tabakrauchen und Alkoholtrinken im Einflusse auf das Riechvermögen untersucht: die Resultate sind von denen der erstcitirten Autoren etwas abweichend.

In den beiden letzten Dissertationen ist die umfängliche Literatur über die Physiologie des Geruchssinnes ziemlich eingehend besprochen: ich verweise auf diese Literaturangaben. —

III. Ueber den Tastsinn hat die neuere Physiologie wichtige Aufklärungen gebracht, die auf die verwandten Disciplinen noch nicht übertragen sind. Einstweilen sind von einzelnen vergiftenden Substanzen nur Steigerungen oder Verminderungen der Tastempfindlichkeit (Anästhesien und Hyperästhesien) constatirt, die bei örtlicher und bei allgemeiner Application der wirksamen Substanzen auftreten. — Von den allgemein vergiftenden Substanzen machen Hyperästhesien: Strychnin, Mutterkornpräparate, die allgemeine Säurevergiftung, Schwefelsäure, auch Oxalsäure, Ammoniak, Barytsalze. —

Verminderung der Tastempfindlichkeit tritt nach allen lähmend wirkenden Giften auf, so bei Blei, Arsen, Alkohol, bei allen Betäubungsmitteln als Morphin, den Inhalations-Anästheticis, bei Kohlenoxyd, Kohlensäure bei Coniin und verwandten Alkaloiden, beim Akonitin, wohl auch beim Veratrin. Von örtlich applicirten Giften machen einzelne gewisse abnorme Empfindungen (Parästhesien), denen darnach meist Anästhesie folgt. Es gehört hiezu die Carbolsäuregruppe, die Saponinsubstanzen, die Bromalkalien, das Cocain, die Kohlensäure, das Veratrin und Akonitin, die Blausäure, der Schwefelkohlenstoff, das Coffein u. a.

Eine kritisch-experimentelle Prüfung der ganzen Frage würde eine sehr ergebnissreiche Arbeit liefern.

Betreffs des Temperatur-Sinnes sind die bisher auf unserem Gebiete verzeichneten Beobachtungen nicht über die einfachsten gelegentlichen Angaben hinausgegangen.

Die allgemeine Besprechung des Geschmacks und des Gehörsinns vom Standpunkte des Toxikologen scheint mir zur Zeit noch von geringem didaktischen Erfolge.

IV. Ein hoch interessantes Kapitel ist das von den Gemeingefühlen (oder Organgefühlen). Diese spielen bei gewissen akuten und chronischen Vergiftungen, so beim Alkohol, Tabak, Cocain, Opium, Haschisch etc. sicher eine grosse Rolle, die aber noch nicht genauer definirbar ist. —

§ 18. Wärme-Oekonomie des Organismus.

So klar auch die Fragestellung in dem Kapitel der thierischen Wärme ist, so unfertig ist die experimentelle Ausführung. Der Grund liegt hauptsächlich in den Schwierigkeiten der Methodik der Messung absoluter Wärmemengen. Zu bestimmen wäre die gesammte im Körper producirte Wärme, deren Vertheilung auf die einzelnen Organe, der Ort und die zeitliche Vertheilung der Ausgabe und endlich die Temperatureinstellung des Körpers.

I. Ueber die Einwirkung toxischer Substanzen auf den Wärme-Haushalt des Menschen liegen eigentlich bisher nur thermometrische Messungen vor. Man bestimmt, ob die Temperatur steigt oder fällt durch Anlegen des Thermometers an bestimmte ausgewählte Stellen, unter der als richtig erwiesenen Annahme, dass die Temperatur im menschlichen Körper überall dieselbe ist. Ueber die Wärme-Produktion und -Ausgabe ist natürlich damit gar nichts ausgesagt, da wir durch viele Untersuchungen wissen, wie sorgfältig im Organismus des Menschen und der höheren Säugethiere die Einstellung auf immer denselben Temperaturpunkt festgehalten wird. Mit dem Steigen der Wärme-Produktion nimmt auch die Ausfuhr, zu und umgekehrt und so wird bei Verschiedenheiten der Wärme-Produktion, die aufs doppelte und mehr der Normalzeit steigen kann, doch immer dieselbe Körper-Temperatur gefunden. Wenn wir also Verschiedenheiten der Temperatur nachweisen, so ist damit nur bewiesen, dass die Regulirung der Temperatureinstellung durch irgend welche Störung im Körper verändert ist.

II. Aus der neueren Zeit stammen einige Versuchsreihen, die die Wärme-Abgabe von der Haut zu bestimmen suchen. Fast alle beziehen sich auf die Fiebermittel. Sie sollen darum hier nur wegen der Methodik erwähnt werden. Am Arm ist die Menge der abgegebenen Wärme gemessen und nach Antipyrin und Acetanilid vermehrt gefunden (C. Rosenthal: Archiv Anat. Physiolog. 1888, pag. 1), Geigel (Würzburger Verhandl. 22) hat die Erhöhung der Hauttemperatur nach Fiebermitteln erwiesen. Die gesammte abgegebene Wärmemenge hat Gottlieb bei Thieren mit dem Rubner'schen Apparat gemessen (Gottlieb: A. e. P. Ph. 28, pag. 167 und Rubner: Zeitschr. Biologie 25) und hat in Uebereinstimmung mit den vorhandenen Stoffwechsel-Untersuchungen festgestellt, dass nach Chinin die Wärmeproduktion herabgesetzt, nach Antipyrin vermehrt ist. Unmittelbar nach Verletzung des Wärme-Centrums sinkt die Wärme-Ausgabe und steigt die Binnentemperatur des Körpers (vergl. hieher noch die Arbeiten von Reichert: Medical News April 93 und University Medic. Magazine März 1893). —

Die Technik der Verletzung des Corpus striatum zur Erhöhung der Körpertemperatur ist bei Aronsohn und Sachs (Pflügers Archiv 37, pag. 232) und bei Gottlieb (A. e. P. Ph. 26, pag. 419) beschrieben. Die Methode ist bisher fast nur für die Prüfung von „Fiebermitteln“ benützt worden.

III. Viele experimentelle Beobachtungen liegen vor über Störungen der normalen Körpertemperatur als Folge der verschiedenartigsten Vergiftungen. Zusammenstellungen bei **Högyes**: A. e. P. Ph. 14, pag. 113 und **Wagner**: Dissert. Würzburg 1888. —

Die gemachten Erfahrungen kann man in den folgenden Regeln zusammenfassen:

Erniedrigung der Temperatur erzeugen solche Gifte, die die Körpermuskulatur lähmen, allgemeine Paralyse machen, dann solche, die die Hautgefässe stark erweitern, weiterhin die sogenannten Antipyretica, endlich die Collaps-Mittel. Neuerdings ist auch noch für die Krampfgifte Temperaturabfall als specifische Wirkung festgestellt worden.

Zu den allgemein lähmenden Giften gehören die Narkotisirungs-Mittel, Chloroform, Aether . . ., bei denen im Toleranzstadium sehr deutliche Temperatursenkung eintritt, die in protrahirten Fällen sogar sehr bedenkliche Symptome machen kann. Dass bei sehr ausgesprochenem und lange dauerndem Excitations-Stadium beim Chloroformiren auch vorübergehend geringe Temperatursteigerung zur Beobachtung kommt, kann nicht auffallen. — Zur gleichen Gruppe gehört das Morphin und die verwandten Opium-Alkaloide, wenn sie in grossen Gaben Lähmung verursachen. Auch das Coniin ist hier wohl aufzuzählen („der Gerichtsdiener zeigte, wie Sokrates kalt wurde"), auch das Curare, obwohl darüber widersprechende Angaben vorliegen (siehe bei **Högyes**: A. e. P. Ph. 14, pag. 135 bis 138). Endlich sind die schlafmachenden Mittel hieher zu rechnen: Chloral, Sulfonal, Amylenhydrat etc., die in grossen Gaben neben Erweiterung der Hautgefässe auch Verminderung der Wärmeerzeugung verursachen.

Zu den Giften, die die Hautgefässe erweitern, gehört zunächst der Alkohol, von dem durch die **Binz**'sche Schule die Temperatursenkung erwiesen ist. Sodann die Giftgruppe, die neben dieser Wirkung Methämoglobinbildung verursachen, als das Amylnitrit, die salpetrigsauren Salze, das Anilin, von dem tiefe Temperatursenkung beobachtet ist, dessen Derivate Acetanilid, Phenacetin u. a. ja als Antipyretica benutzt sind. Ueber das Atropin und die ihm ähnlichen Substanzen Solanin u. s. w., die die Hautgefässe erweitern, sind die Angaben nicht übereinstimmend (vide **Wagner**: l. c., pag. 18). — Das Kohlenoxyd gehört aber höchst wahrscheinlich zu dieser Gruppe von Substanzen.

Die antipyretischen Mittel seien hier nur der Vollständigkeit wegen erwähnt. Wir wissen jetzt, dass manche die Wärmeproduktion vermindern, andere die Wärme-Abgabe erhöhen. —

Endlich sind noch oben die sogen. Collaps-Mittel erwähnt. Als solche werden Gifte aufgeführt, die allgemein protoplasmalähmend wirken, speciell die Herzaktion schwer angreifen. Die Temperaturabnahme ist durch letztere Schädigung, wahrscheinlich auch durch verminderte Wärmeerzeugung bedingt. Hieher gehören eigentlich eine ganze Anzahl der Substanzen, die oben schon genannt sind.

Weiter sind viele Körper der aromatischen Reihe hieher zu rechnen, so die Carbolsäure und deren nächste Verwandte, manche ätherische Oele (das Nitrobenzol?), vielleicht Veratrin und Aconitin (cf. **Högyes**: A. e. P. Ph. 14, pag. 134) u. a.

Die Krampfgifte, die man bisher immer nur als temperatursteigernde Mittel angesehen hat, sind im folgenden besprochen.

IV. Steigerung der Körpertemperatur ist als Folge vieler Vergiftungen constatirt. Vor Allem seien hier die Fälle genannt, in denen der Organismus aus „inneren Ursachen" die Temperatur steigert, ohne dass irgend eine chemisch alterirende Substanz in ihm eingeführt ist. Hieher gehört die Temperatursteigerung bei subcutanen Frakturen, zuerst von Volkmann beobachtet (Genzmer und V.: Sammlung klin. Vortr., Nr. 121), und dann von vielen Chirurgen bestätigt (siehe Zusammenstellung bei Rieder: Dissert. Würzburg 1886). Die nächstliegende Erklärung, dass extravasirtes Blut, dessen allmählige Resorption und Umsetzung die Temperatursteigerung veranlasse, wird zwar von vielen Autoren nicht acceptirt, erscheint aber noch immer als die plausibelste. Es sind ja auch bei einfachen Blutergüssen Fieberbewegungen gesehen. Die Angaben, dass nach Injektion von gelöstem Blut, von fremdartigem Blut, von Hämoglobinlösung, nach Blutkörperchen lösenden Giften Fieber beobachtet worden ist, sind zu häufig, als dass ein ursächlicher Zusammenhang zwischen gewissen Blutbestandtheilen und Fieberentstehung jetzt noch abgewiesen werden könnte. Allerdings fehlt zur Zeit noch die Erkennung der „nächsten Ursache". Siehe hiezu: Blut, pag. 31.

Die Temperatursteigerung, die nach verschiedenen blutkörperchenlösenden Giften z. B. nach Pikrinsäure beobachtet worden ist, ist damit schon erwähnt.

Zu den temperatursteigernden Mitteln hat man bisher vor Allem die Krampfgifte gerechnet. Dies ist durch Untersuchungen von Harnack und seinen Schülern (vide Zeitschr. klin. Medicin 24 und 25. A. e. P. Ph. 38 und 40, pag. 151) jetzt dahin richtig gestellt, dass gerade die wichtigsten Krampfgifte, Santonin, Pikrotoxin, Strychnin die Temperatur herabsetzen. Aeltere Beobachtungen, die z. B. Santonin als Fiebermittel empfohlen hatten, sind damit bestätigt (siehe Zeitschr. klin. Medicin 25). Natürlich wird durch starke Krampfanfälle die Temperatursenkung ausgeglichen und selbst übercompensirt. Die Thatsache, dass heftige und andauernde Muskelcontraktionen die Wärmebildung und damit auch die Körpertemperatur steigern, wird damit nicht alterirt. Wichtig erscheint die Beobachtung, dass neben der Krampf erregenden Wirkung bestimmt die Herabsetzung der Körpertemperatur constatirt werden kann, dass die letztere schon vor Eintritt der Krämpfe nachweisbar ist und besonders dass durch gleichzeitige Darreichung der Krampfgifte und der hypnotischen d. i. krampfstillenden Mittel (Amylenhydrat, Chloral) so tiefe Temperatursenkungen bei Thieren hervorgebracht werden können, wie sie durch irgend welche andere Arzneistoffe nicht erreicht werden. Als Erklärungsversuch spricht Harnack den Gedanken aus, dass es sich um eine Wirkung auf Centra, die die Wärmeproduktion hemmen, handeln könne (Versuche mit Cocain und Santonin etc. A. e. P. Ph. 40, pag. 151). —

Als Gift, das bei Menschen häufig, bei Thieren so regelmässig, dass man es experimentell benützt, Temperatursteigerung macht, ist das Cocain anzusehen (Harnack: A. e. P. Ph. 40, pag. 152). — In den Collapszuständen, die bei Menschen häufig nach Cocain beobachtet worden sind, ist natürlich die Temperatur heruntergesetzt (Therap. M. H., 1890, pag. 512 ff. und pag. 643).

Das Coffein erzeugt in grossen Gaben bei Versuchsthieren eine eigenartige Starre der Muskulatur, mit der Temperatursteigerung verbunden ist. Diese Muskelerregung ist central ausgelöst und bleibt aus, wenn durch Curare oder Nervendurchschneidung die Muskeln ausser Verbindung mit den nervösen Central-Apparaten gesetzt sind (Binz: A. e. P. Ph. 9, pag. 31 und 28, pag. 197). —

Vom Phosphor gibt Mannkopf (vide Phosphor) an, dass oft im Beginn der Vergiftung die Körpertemperatur erhöht sei. Man schiebt diese Abweichung auf den vermehrten Eiweisszerfall. In den späteren Stadien der Vergiftung sinkt die Temperatur, oft sehr tief.

Ueber das Cytisin lauten die Angaben verschieden. Marmé (Göttinger Nachr. 1887, Nr. 7) gibt Temperaturerhöhung an: Prévost und Binet, die eine andere Auffassung von der Cytisin-Wirkung vertreten, erwähnen diese nicht (Révue med. Suisse rom. 1887, Nr. 9 und 10).

Ueber das vielbesprochene Jodfieber siehe bei Jod.

Die sogenannte conträre Wirkung der Antipyretica — Mengen, die sonst Temperaturabfall machen, erzeugen deutliches Fieber — ist den Praktikern bekannt. Leichtenstern sah unter 1200 Typhusfällen nach Gaben von 2,0 Chinin zweimal die conträre Wirkung (Deutsch. med. Wochenschr. 1884, pag. 849).

V. Vielfach ist die Frage discutirt, welchen Einfluss die Erhöhung der Temperatur an sich auf die Ernährung und die Funktionirung der lebenswichtigen Organe äussert. Da diese Frage hier nur nebensächliches Interesse hat, so sei auf die letzte zusammenfassende Darstellung von Werhovsky in Zieglers Beiträgen, Bd. 18, pag. 72 verwiesen. Am meisten wird das Blut angegriffen, dessen Hb-Bestand deutlich vermindert wird: die grossen Drüsen und die Herzmuskulatur zeigen fettige Degeneration und Nekrose der specifischen Elemente.

III. Theil.

Die specielle Toxikologie.

A. Die anorganischen Körper.

§ 19. Die ätzenden und die kohlensauren Alkalien.

I. Die in der Ueberschrift genannten Substanzen führen verhältnissmässig selten zu Vergiftungen. Sie werden vielfach zu gewerblichen Zwecken: zur Seifenbereitung, Färberei, Bleicherei, in der chemischen Technik etc. und zwar meistens in Form starker wässeriger Lösungen benützt, die allgemein Laugen heissen. Durch Verwechslung dieser Laugen mit trinkbaren Flüssigkeiten, für Selbstmord kommen Beschädigungen damit vor: bei den starken chemischen Affinitäten der hieher gehörigen Substanzen ist es klar, dass es sich dabei immer um Aetzvergiftungen handelt. Speciell in Wien ist der Selbstmordversuch durch Laugentrinken ein häufiges Vorkommniss: von E. Hofmann (Detailliteratur in dessen gerichtlicher Medicin) besitzen wir darum die ausführlichste Beschreibung der Laugenvergiftung.

II. Die Substanzen, um die es sich handelt, sind folgende:

Aetzkali: KaOH, eine weisse, von der Luft gierig Wasser und Kohlensäure anziehende, zerfliessende Masse, wird in der Technik gewöhnlich nur in Lösung hergestellt und benützt: Kalilauge, Lauge für grüne Seife . . . Der Liquor Kali caustici des Arzneibuches enthält bei d = 1,128 ungefähr 15% KaOH. Die Kalilauge dient zur Bereitung der grünen Seife, zur Färberei, Bleicherei etc.

Kohlensaures Kali (Pottasche: unreines Präparat aus Holzasche bereitet mit 60 bis 80% Ka_2CO_3), sehr leicht in Wasser löslich (zerfliesslich) und darum in starken Lösungen (10 bis 15%) sehr stark ätzend, wird in der Färberei, Bleicherei, Seifensiederei (grüne, Schmierseife), Töpferei, Glasfabrikation, zur Erzeugung von Salpeter, Alaun, Cyankalium . . benützt. — Die unreinen Handelssorten von Cyankalium sollen bis zu 50% Ka_2CO_3 neben cyansaurem Ka enthalten. — An manchen Orten wird in Haushaltungen durch Ueberbrühen von Buchenholzasche eine starke Lösung von Pottasche für Waschzwecke benützt, die schon öfter Anlass zu Unglücksfällen gegeben hat.

Doppelt kohlensaures Kali: die gesättigte Lösung enthält gegen 25% $KaHCO_3$. Vergiftungen damit sind mir nicht bekannt.

Grüne Seife, die kohlensaures und Aetzkali enthält, soll als Abortivum benutzt werden.

Aetznatron, Seifenstein, vielfach in der Technik, auch gelegentlich im Hause zum Waschen und ähnlich benutzt (die starke Lösung heisst Laugenessenz): führt am häufigsten zur Laugenvergiftung. Die festen, weissen Stücke zerfliessen nicht an der Luft, werden nur an der Oberfläche feucht und bedecken sich mit kohlensaurem Natrium. — Der Liquor Natri caustici der Ph. G. enthält bei d = 1,17 gegen 15% NaOH.

Das kohlensaure Natrium, Soda, ist bei 15° C. zu 16%, bei 38° C. zu 51% des wasserfreien Salzes in Wasser löslich. Es sind von Sodalösungen örtliche Wirkungen auf der äusseren Haut öfter beobachtet: von innerlichen Aetzvergiftungen ist mir nichts bekannt.

Das doppelt kohlensaure Natrium $NaHCO_3$ in etwa 11 Theilen Wasser löslich, schmeckt kaum mehr laugenhaft, eigentlich milde salzig. — Es ist nicht als Aetzmittel zu betrachten, wird sogar in Pulverform als Arznei innerlich gegeben.

III. Aetzende und kohlensaure Alkalien lösen Epidermis (Haare und Wolle) auf: das Aetzalkali wirkt sehr schnell und gewaltthätig, das kohlensaure langsam, erst nach langdauernder Application. Chemiker, Arbeiter in Sodafabriken können davon an Händen, am Halse u. s. w. Verletzungen, bis zur Bildung tiefer sehr schmerzhafter Geschwüre gehend, davon tragen.

IV. Laugenvergiftung nennt man gewöhnlich das Vergiftungsbild, das durch Trinken von Kali- oder Natronlauge entsteht. Am häufigsten ist die letztere in den neuerdings bekannt gewordenen Fällen gebraucht worden. Die Gelegenheitsursachen sind zumeist

Selbstmord (besonders in den grossen Städten, und hier besonders in Wien wird Laugenessenz öfter benutzt), selten Mord, öfter Verwechslung mit anderen Flüssigkeiten.

Die Erscheinungen[1]) kommen beim Schlucken concentrirter Laugen in wenigen Augenblicken: widerlicher, abstossender, laugenhafter Geschmack, der sofort energische Abwehrbewegungen, Ausspucken, Würgen . . . zur Folge hat: wüthende Schmerzen, starkes Uebelbefinden, heftiges andauerndes Erbrechen von anfänglich speisehaltigen weiterhin blutigen, schwarzbraun bis schwarzen wässerigen Massen. Das Erbrechen soll öfter als bei der Mineralsäurevergiftung Pausen machen: auch wird besonders in Abrede gestellt, dass so reichliche Transsudation in den Magen wie bei den Säuren erfolge. Diarrhöen kommen in den meisten Fällen einige Stunden nach der Intoxikation (nach Schuchardt nur ausnahmsweise), und werden öfter blutig. Der spärliche Harn ist stark alkalisch (und trüb von Erdphosphaten). Die sonstigen Allgemeinerscheinungen: Schwäche, Temperaturabfall, Kleinheit und Beschleunigung (bei Aetznatron) des Pulses, Krämpfe, Bewusstlosigkeit sind dieselben wie bei jeder schweren Magenätzung, indess selten so stark wie nach Säurevergiftung. Der Tod soll später als beim Sulfoxysmus, am 2. oder 3. Tage gewöhnlich eintreten. — Von auffälligen Allgemeinerscheinungen wird nach Aetzkalivergiftung ein sehr schwacher und langsamer Pulsschlag (Kaliumwirkung) angegeben.

Die auch für das klinische Bild wichtige pathologische Anatomie siehe bei „Magenätzung". — Perforation wurde von E. Hofmann, der in Wien viele Fälle gesehen hat (17 in 2 Jahren) nie beobachtet. Dagegen gibt Hofmann als Leichenerscheinung an, dass post mortem alkalische Flüssigkeit durch die Magenwand hindurch in die anliegenden Organe transsudire, wodurch diese letzteren eigenartig gequollen und transparent erscheinen. In den Darm sollen sich die Veränderungen oft tief herunter erstrecken. Nieren, auch Leber und Herzmuskel zeigen Beginn der trüben Schwellung. Bei Erwachsenen und Kindern sind wiederholt Lungenentzündungen gesehen, wohl durch Eindringen alkalischer Massen bei dem anhaltenden Würgen und Erbrechen in den Kehlkopf verursacht.

Bessern sich die ersten Erscheinungen, so sind doch immer die Aussichten sehr trübe. Es bleiben Magendarmstörungen zurück, die fortgesetzte Verschlechterung des Ernährungszustandes und den Tod unter höchster Entkräftung erst nach Wochen verursachen. Eine sehr häufige Folgeerscheinung sind Strikturen. Gerade in Fällen, wo ganz wenig Lauge nur geschluckt, das meiste durch Würgen gleich wieder entleert wurde, sind solche gesehen worden.

Die Therapie besteht in raschem Darreichen von Säuren (Essig, Wein-, Citronensäure), Magenspülung mit sauren Flüssigkeiten. — Künstliche Ernährung (Clysma, subcutan?), Analeptica bei drohendem akuten Verfall. Bougiekuren bei Strikturen sind die symptomatischen selbstverständlichen Massregeln. —

Pottaschevergiftungen, die Lewin zusammengestellt hat, geben eine sehr ungünstige Prognose. Die Nachkrankheiten sollen

[1]) Vergl. hieher die Kapitel über Magenätzung § 9. III und Sulfoxysmus. § 61, welch letzteres Vergiftungsbild am häufigsten beobachtet und am sorgfältigsten studirt ist.

meistens zu schlimmem Ausgang führen, so dass oft noch Monate nach der Intoxikation der Tod erfolgt.

Die Sterblichkeit nach Laugenvergiftung wird zu 60 bis 80% angegeben: statistische Zusammenstellungen sind bei Falck (Lehrb. pag. 110) und Böhm (Handbuch pag. 77) nachzusehen.

V. Ueber resorptive Wirkungen der ätzenden und kohlensauren Alkalien ist folgendes zu bemerken. Beim Trinken von Laugen wird wohl etwas resorbirt, natürlich als kohlensaures Alkali. Das beweist die allgemein bestätigte alkalische Reaktion des Harns und die Herzerscheinungen nach Kalilaugenvergiftung. Wahrscheinlich ist die Resorption gering und wird bald durch irgend welche Gegenmassregeln des Organismus (abgrenzende Entzündung oder Gerinnung) abgeschnitten (siehe bei Schwefelsäure). Einzeluntersuchungen darüber besitzen wir nicht. —

Doppelt (und einfach) kohlensaures Natrium wird (z. B. als Karlsbader Salz oder rein für sich) von manchen Menschen durch längere Zeit in nicht kleinen Mengen genommen. Zum Theil wird es in NaCl im Magen verwandelt, der grössere Theil ist als solches wirksam. In gewissem Sinne gehören hieher auch die pflanzensauren Alkalien (weinsaures, citronensaures, apfelsaures Kalium), insofern sie im Stoffwechsel zu kohlensaurem Salz umgewandelt und als solches im Harn ausgeschieden werden. Die Wirkungen im Magen, die Aenderungen im Gehalt und im zeitlichen Verlauf der Salzsäureabsonderung werden in den Lehrbüchern der Therapie erörtert. Es ist eine bei den Aerzten allgemein anerkannte Thatsache, dass fortgesetzt gereichte und übermässige Gaben der kohlensauren Alkalien (und des . . . Kalkes) den ganzen Modus der chemischen Vorgänge im Magen wesentlich alteriren, die Verdauung und den Ernährungszustand schädigen können. Ueber die Resorption des kohlensauren Natriums, über dessen Aufspeicherung und Bedeutung im Blut wissen wir nur Einiges. Umfänglich ist die Resorption sicher nicht (Abführwirkung), andererseits wird das resorbirte rasch ausgeschieden (Harnreaktion). Indessen ist resorptive Wirkung (ganz abgesehen von den therapeutischen Erfolgen) und Aenderung in der Blutzusammensetzung doch sicher erwiesen. Der Gehalt an Harnsäure und Ammoniak im Harn wird nach solchen Kuren geringer. Sodann haben die sorgfältigen Untersuchungen von Dubelir (bei E. Ludwig: Wien. Ak. Sitz. Ber. 83. Bd. III. Abth. 1881) eine typische Verschiebung in der Zusammensetzung der Blutasche dargethan. Das Verhältniss der Säureäquivalente zu den Basenäquivalenten (normal 1:1,06) nimmt bei den mit Soda gefütterten Hunden zu (auf 1,09, 1,12 und 1.17), Cl und SO_3 (nicht P_2O_5!) erfahren eine gewisse Verminderung, Ka_2O wird durch Na_2O nicht substituirt, auch Na_2O nicht angehäuft: die Alkalescenz ($NaHCO_3$) nimmt zu. — Was das therapeutisch bedeutet, ist hier nicht zu erörtern: ob diese Veränderungen auch schädliche (giftige) Wirkungen äussern können, ist bisher noch nicht gefragt und nicht studirt.

§ 20. Die Salze der Alkalien.

I. Es gehören hieher die neutralen Verbindungen des Natrium, Kalium, dann des Lithium, Cäsium und Rubidium.

Die Hydroxyde und kohlensauren Alkalien sind im vorigen Paragraphen besprochen. — Die Seifen siehe bei „fette Säuren".

II. Von den Neutralsalzen sind die des Kalium und Natrium die interessantesten, einmal weil dieselben normale Bestandtheile des thierischen Organismus sind, massenhaft mit den Nahrungsmitteln aufgenommen werden und wichtige biologische Aufgaben im thierischen Chemismus erfüllen, dann auch weil sie vielfach als Medicamente gegeben werden (Mineralwasser).

Wenn sonach gemäss der alltäglichen Erfahrung bestimmte Mengen von Na- und Ka-Salzen absolut ungiftig, ja sogar physiologisch nothwendig sind, so treten doch sofort schädliche Wirkungen von denselben Verbindungen ein, wenn sie in sehr grossen Mengen als concentrirte Lösung oder als festes Salz aufgenommen werden.

III. Die Wirkungen, die dann an den „vergifteten" Organismen zur Erscheinung kommen, sind entweder nur Oberflächenwirkungen an den Schleimhäuten, oder aber tiefer gehende Aetzwirkung und dann allgemeine resorptive Erscheinungen. So werden z. B. 30 Gramm Glaubersalz stark abführend, dieselbe Menge Kalisalpeter aber wahrscheinlich tödtlich auf den Menschen wirken. Hauptsächlich kommt für die Verschiedenheit der Wirkung nach der jetzt herrschenden Annahme[1]) die Diffusibilität (neben der Löslichkeit) in Betracht. Die leicht diffundirenden Salze werden in concentrirter Lösung in die Schleimhaut eindringend dort Veränderungen setzen, die als Gegenreaktion des Organismus eine schwere Entzündung auslösen. Die klinischen Erscheinungen bestehen demgemäss in Schmerzgefühl, Uebelkeit, Erbrechen (auch Diarrhoen), Collaps, Krämpfen etc.: die Erscheinungen werden sehr verschieden beschrieben. Immer ergibt die Sektion Gastritis, meist mit sehr schweren Veränderungen (hämorrhagische Entzündung, Ekchymosen, selbst Perforation). Die weniger leicht diffusiblen Salze setzen nur oberflächliche Veränderungen, die unter bestimmten Bedingungen zu diarrhoischen Ausleerungen führen. Nach der Reihenfolge des Diffusionsvermögens ordnet Buchheim die Ka-Salze folgendermassen an: oxalsaures, salpetersaures, Cl, Br, J, schwefelsaures, phosphorsaures, doppeltkohlensaures. Die Na-Salze, die weit geringeres Diffusionsvermögen besitzen, machen auch dementsprechend weit geringere örtliche und allgemeine Veränderungen. Hervorzuheben ist, dass ganz wesentlich bei diesen Aetzwirkungen die Concentration der aufgenommenen Lösung mit in Betracht kommt. So gewinnt man z. B. beim Durchlesen der über Salpetervergiftung ($KaNO_3$) vorhandenen Casuistik den Eindruck, dass grössere Salpetermengen, die in mässig starker Lösung genommen wurden, geringere Erscheinungen machten als selbst kleinere Mengen des krystallinisch verschluckten Salzes. Gerade das spricht dafür, dass die Aetzwirkung wesentlich mit ins Gewicht fällt. —

IV. Neben diesen Aetzwirkungen kommen dann noch resorptive Wirkungen in Betracht. Diese letzteren beobachtet man am reinsten,

[1]) Vergl. z. B. Buchheim: A. e. P. Ph. 3. 1875, pag. 253.

wenn man die Salzlösungen in nicht mehr örtlich schädigenden Concentrationen direkt ins Blut einspritzt Allen Akalien kommen nach dem Ergebniss solcher Untersuchungen schädliche Allgemeinwirkungen zu, allerdings in sehr verschiedenem Grade, insofern von dem einen Salz schon kleine, von dem andern erst grosse Gaben toxisch wirken. In dem Sinne spricht man dann auch nach den verschiedenartigen Intoxikationssymptomen von specifischer Kalium- und Natriumwirkung. Bei der stomachalen Einverleibung können sich natürlich die örtlichen und die allgemeinen Wirkungen in verschiedener Weise combiniren.

Es ist von vornherein klar, dass die Natur der Säure, die zu einem Neutralsalz mit einem Alkalimetall verbunden ist, für die Gesammtwirkung mit von Bedeutung sein muss. Es müsste darum eigentlich jedes Salz für sich gesondert untersucht werden. — Es ist darauf im Nachfolgenden soviel Rücksicht genommen als die didaktische Zusammenfassung des Zusammengehörigen gestattet.

§ 21. Die Natronsalze.

Literatur.

Guttmann, Paul: Berlin. klin. Wochenschr., 1865, Nr. 36.
Hermanns, Fr.: Dissertation, Marburg 1872.
Müller: Dissertation, Marburg 1872.
Falck: Virchows Archiv 56, pag. 11.
Aubert und Dehn: Pflügers Archiv 9, 1872, pag. 153.
Barth, Adolf: Dissertation, Bonn 1879.
Mayer, Heinrich (Bonn): A. e. P. Ph. 21, (1886), pag. 120.

I. Die Natriumverbindungen gelten für ungiftig. Eine Kochsalzlösung von etwa 0,7 % ist das „physiologische Wasser". In ihr halten sich thierische Thiere unverändert (isotonisch cf. pag. 29); sie wird darum zu vivisektorischen und histiologischen Untersuchungen lebender Organe, ausserdem auch beim Menschen für subcutane und intravenöse Injektionen benützt, um bei akutem Blut- oder Wasserverlust des Körpers den schweren lebensbedrohenden Kreislaufstörungen entgegenzuwirken.

II. Trotz dieser wie es scheint absoluten Gleichgültigkeit, ja Nothwendigkeit des Kochsalzes sind doch bestimmte etwas grössere Mengen von sehr verderblicher Wirkung, die bei subcutaner oder intravenöser Application erscheint. Mengen, die um 2,0 auf 1 Kilo Thier liegen, machen nur Mattigkeit, die bald wieder ohne Folgen verschwindet. Gaben, die über 2,5 auf 1 Kilo betragen, sind etwa die minimal letale Dosis, auf die der Tod nach 30 bis 60 Minuten eintritt. Die Symptome scheinen bei Pflanzenfressern und Fleischfressern verschieden zu sein. Guttmann, der hauptsächlich an Kaninchen und Fröschen experimentirt hat, beschreibt folgendes. Man sieht immer mehr zunehmende Mattigkeit: zuletzt liegen die Kaninchen auf der Seite, können den Kopf nicht mehr heben: nur noch die Respirationsmuskeln bewegen sich. Dieser Zustand geht immer weiter und ohne irgend welche sonstige Erscheinung stellt sich der Tod ein: (für gewöhnlich ohne Dyspnoe und Krämpfe: indess werden in einzelnen Fällen klonische und zuletzt tonische Krämpfe gesehen: so Guttmann). Das Herz wird erst gegen Ende etwas verlangsamt: beim Froschherz ist neben nur geringer Verlangsamung der Schlagfolge starker Nachlass der Energie gesehen worden. — Von anderen Autoren (Hermanns, Falck, Müller, die mit Hunden experimentirten (3 bis 5,0 pro Kilo) werden folgende Erscheinungen geschildert. Zuerst wird die Respiration etwas frequenter, bis zu sehr starker Beschleunigung. Dann kommen häufige Urinentleerungen, manchmal gleichzeitig auch Defäkationen. Schwere klonische Krampfanfälle wiederholen sich: dazwischen erschwerte Respiration: die klonischen Krämpfe gehen gegen Ende in Streckkrämpfe über, mit deutlichem Opisthotonus. — Danach starke Schwäche, — die Respiration erlischt, das Herz schlägt noch kurze Zeit schwach fort, dann ruhiger Tod. Wiederholt wurde bei Hunden und Kaninchen starker Ausfluss aus Mund und Nase beobachtet. Als Sektionsbefund werden seröse Ergüsse in die Körperhöhlen erwähnt (cf. Lymphagoga pag. 36), auch Lungenödem wird, aber nicht als regulärer Befund angegeben. —

Auch vom Magen aus kann durch übermässige Kochsalzgaben Vergiftung eintreten. So ist bei Lersch (praktische Balneologie pag. 628) citirt, dass eine Dame nach Genuss von ½ Pfund NaCl in allgemeine Lähmung verfiel und nach wenigen Stunden starb. Uebereinstimmend wird als Folge so hoher Kochsalzgaben schwere Entzündung des Magen- und Darmkanals beschrieben. Aehnliche Fälle erwähnt Taylor (I. pag. 6 ff.).

III. Wiederholt ist berichtet, dass Hausthiere (Kühe, Schafe, Ziegen, Gänse) durch die Darreichung von Chilisalpeter zu Grunde gingen (vergl. z. B. Barth Adolf: Dissertation, Bonn 1879). Die Thiere wankten und brachen zusammen. Ob in diesen Fällen es sich um Wirkung des Na-Salzes oder der salpetrigen Säure handelt, ist nicht sicher zu entscheiden. —

IV. In den oben erwähnten Thierversuchen ist meist Kochsalz, auch doppeltkohlensaures Natron und zwar ersteres gewöhnlich in 10% Lösung verwendet. Das bisher vorliegende Versuchsmaterial gestattet nicht zu entscheiden, ob mit Aenderung der Concentration bei gleichbleibender Salzmenge der Verlauf und die Erscheinungen der Intoxikation sich ändern. Kochsalz ins Blut injicirt soll (Müller: Dissertation) giftiger wirken als phosphorsaures Natron, insofern nach Kochsalz Lungenödem mit dessen Zeichen intra vitam auftrete, was bei phosphorsaurem Natron nicht der Fall ist (Chlornatrium 3,75 grm, Na_2HPO_4 5,4 grm letal pro Kilo).

V. Der älteren Auffassung (Guttmann und Falck'sche Schule), wonach allen Natriumsalzen gleichartige Wirkungen auf den Thierkörper zukommen, wird von neuen Autoren theilweise sehr bestimmt widersprochen.

So geben Aubert und Dehn (Plügers Archiv 9. [1872] pag. 153) an, dass manche Na-Salze schon in kleiner Gabe aufs Herz wirken, ähnlich wie Kalisalze, während andere in kleiner Dosis keine Wirkung äussern. Wirksam zeigten sich das salpetersaure, das essigsaure und das Chlornatrium, während kohlensaures, schwefelsaures, phosphorsaures und Jodnatrium unwirksam waren. Das salpetersaure Natron wirkt am kräftigsten und ähnlich dem Kalisalpeter. —

Auch Buchheim (A. e. P. Ph. 3. 1875. pag. 253) zählt die Ka-Salze nach ihrer verschiedenen Wirkung fast genau in derselben

Reihenfolge der sie constituirenden Säuren auf, wie Aubert und Dehn die Na-Verbindungen.

Grützner (Pflügers Archiv 11. [1875] pag. 374 ff.) hat die stark harntreibende Wirkung des salpetersauren Natrons, die in einem specifischen Einfluss auf die Nierenelemente gesucht werden muss, festgestellt, cf. Lymphagoga. Barth (Adolf: Dissertation, Bonn 1879) spricht am bestimmtesten die Ansicht aus, dass die Wirkung jedes einzelnen Na-Salzes für sich studirt werden müsse. Er findet in eigenen Versuchen, dass Kochsalz und Natronsalpeter die gleiche Wirkung aufs Nervensystem äussern, d. i. grosse Hinfälligkeit, die sich bis zum Tode steigert, erzeugen. Nach Kochsalz treten aber schwere allgemeine Muskelkrämpfe auf, während der Natronsalpeter nur vereinzelte fibrilläre Muskelzuckungen macht. Dagegen scheint der Salpeter schwerer lähmend auf das Centralnervensystem zu wirken als das Chlornatrium. Zuerst hört die Athmung auf, nach einigen Minuten erst der Herzschlag.

Wichtig ist die Beobachtung in Müllers Dissertation, dass das Blut überall, auch im linken Herzen dunkelroth gefärbt war. — Die Folgerung, dass das Natronsalz die normalen Beziehungen zwischen Sauerstoff und Hämoglobin alterire, ist daraus nicht zu ziehen, da ja die Thiere nach Müller an Lungenödem d. i. an Erstickung gestorben waren. —

VI. Von Einzelwirkungen der Natriumsalze sei noch erwähnt: Nach Harnack (A. e. P. Ph. 19. pag. 179) wirkt Chlornatrium ungünstig auf den Froschmuskel in dem Sinne, dass die Arbeitsleistung (anfangs sehr rasch) fortgesetzt abnimmt. —

Interessant ist die Linsentrübung, die nach Injektion starker Kochsalzlösung sich einstellt. Sie zeigt sich intra vitam nur beim Frosch, nicht beim Säugethier. Starke Chlorcalciumlösung bringt sie nicht hervor. Auf ausgeschnittene Linsen wirken dagegen Chlorkalium und Chlorcalcium rasch Katarakt erzeugend. — Der Einfluss der Temperatur erklärt einzelne Erscheinungen: mit Erhöhung der Temperatur schwinden manche Trübungen. Weiter aber sind dieselben nicht studirt.

VII. Die bisher gegebenen Erklärungen für die merkwürdigen Allgemeinwirkungen der Natriumsalze reichen nicht aus. Die fibrillären Zuckungen (cf. § 14. IX.) nach concentrirten Lösungen sind ja wohl eine örtliche periphere Wirkung: aber diese Erklärung versagt sofort wieder darin, dass Natronsalpeter wohl allgemeine Lähmung (centrale Wirkung), aber keine fibrillären Zuckungen macht. — Der Gedanke, dass die concentrirten Salzlösungen wasserentziehend und damit schädigend auf die Gewebe wirken, liegt ja nahe; und die Thatsache, dass gemeinsame Wirkungen (Lähmungen) von allen Na-Verbindungen gesehen werden, spricht für eine gemeinsame (elementare) Wirkung. — So wie man nur etwas genauer die chemischen Reaktionen, die im Körper nach Zufuhr der kolossalen Salzmengen sich einstellen müssen überlegt, hat die Giftwirkung der grossen Na-Salzmassen nichts Merkwürdiges mehr. Das Protoplasma der lebenden Zellen ist ein sehr subtil reagirendes und complicirt gebautes Molekul, das auf seinem normalen Bestand sich nur erhält in Wechselwirkung mit der richtig zusammengesetzten Ernährungsflüssigkeit (Blut oder Lymphe mit bestimmtem Gehalt an NaCl, Na_2HPO_4 u. s. w.). Kommt auf einmal eine übergrosse Menge von Kochsalz . . . ins Blut, so muss durch die jetzt überwiegende Massenwirkung des neuen Eindringlings an dem Protoplasma eine gewisse Summe von chemischen Aenderungen gesetzt werden. Welche Elementartheile am raschesten und schwersten ergriffen und welche Aenderungen im Bestand des normalen Chemismus gesetzt werden, das zu eruiren ist Aufgabe weiterer Experimentaluntersuchung. Einstweilen kann man sagen, dass das Rückenmark und Centralnervensystem das zuerst und am schwersten ergriffene System zu sein scheint. Natürlich kann man nicht Alles durch die wasserentziehende Wirkung der concentrirten Salzlösung erklären wollen: denn eine auf das Salz folgende Wasserinjektion ändert an den Erscheinungen nichts. Das Salz hat auf alle Fälle eine aktiv schädigende Wirkung: dass nur der Wasserentzug das nocens sei, widerspricht allen chemischen Vorstellungen.

§ 22. Die Kalisalze.

Literatur.

Bernard und Grandeau: Journal de l'Anat. et Physiol., I, (1864), pag. 378.
Traube: Gesammelte Beiträge zur P. und Ph., I, pag. 383.
Guttmann: Berlin. klin. Wochenschr. 1865, Nr. 34, 35, 36 und Virchows Archiv 35, pag. 450.
Podcopajew: Virchows Archiv 33, pag. 305.
Kemmerich: Pflügers Archiv I und II, (1869), pag. 85.
Bunge: Pflügers Archiv 4, (1871), pag. 277 ff.
Buchheim: A. e. P. Ph. 3, (1875), pag. 253.
Böhm: A. e. P. Ph. 8, (1878), pag. 68.
Bunge: Zeitschr. f. Biologie 9 (1873), pag. 130.
Mickwitz: Dissertation, Dorpat 1874.
Aubert und Dehn: Pflügers Archiv 9, (1874), pag. 115.
Köhler: Centralblatt med. Wissensch., 1877, Nr. 38.

I. Die Kalium-Verbindungen sind Gifte von viel schwererer Wirkung als die Natrium-Verbindungen. Während die letzteren nur in übermässigen Concentrationen und in exorbitant grossen Mengen eine — man kann fast sagen mechanische Aenderung verursachen, haben die Kalium-Verbindungen schon in kleinen Mengen eine specifische Wirkung auf lebenswichtige Organe. —

Wenn man bei zwei gleichen Fröschen centralwärts gerichtete Kanülen in die Bauchvene einsetzt und den einen Frosch mit 0,6% NaCl-Lösung, den anderen mit der äquivalenten 0,77% KaCl-Lösung auswäscht, so zeigt der Na-Frosch nachher kaum eine Aenderung in seinen Funktionirungen, während der Ka-Frosch todt ist, todt in all seinen Organen und Funktionen. —

II. Die Wirkungen, die man als die specifisch toxischen der Ka-Salze anspricht, treten deutlich nur hervor bei intravenöser Injektion. —

Beim Frosch zeigt sich zuerst Beeinflussung der Herzaktion: diese wird langsamer; dabei sind anfänglich die Herzcontraktionen verstärkt. Dieses erste Stadium dauert einige Minuten und geht dann in Herzparalyse über. Am Ventrikel zeigt sich anfangs ein anderer Contraktionsmodus (peristaltisch): es fällt auch eine Kammersystole aus, so dass auf zwei Contraktionen der Vorhöfe nur Eine des Ventrikels kommt. Manchmal versagen die in der Diastole sich immer praller füllenden Vorhöfe zuerst den Dienst: die Ventrikelcontraktionen werden immer unregelmässiger und bald steht das Herz in Diastole still. Mechanische Reizung des Herzens löst anfänglich noch eine Contraktion aus: bald aber ist das Herz auch für diesen Eingriff unempfindlich. Schon während der Ausbildung der Herzstörungen beginnen Lähmungserscheinungen an den Rumpfmuskeln, wie es scheint, an den hinteren Extremitäten beginnend: auch die Respiration cessirt schon bald (manchmal vor Herzstillstand): doch sind in der Regel beim Herzstillstand noch kräftige Eigenbewegungen (bes. der vorderen Extremitäten) vorhanden. Bei Injektion starker Ka-Lösungen in Lymphsäcke der Extremitäten zeigt sich bald vollständige sensible Lähmung der zugehörigen Extremität, so dass Reflexe nicht mehr auszulösen sind. Die Nerven verlieren ihre Erregbarkeit schon in kurzer Zeit in 1 % Ka-Lösung.

III. Bei Säugethieren wird ebenfalls das Herz zunächst am schwersten ergriffen. Kleine Gaben von salpetersaurem Kalium (0,05 bei Katzen) erzeugen am curaresirten Thier zuerst Verminderung des Blutdrucks und der Pulsfrequenz: darnach hebt sich rasch der Blutdruck (bis 100 mm Hg über die Norm) um nach 2—3 Minuten wieder auf die Norm zu sinken[1]). Diese Steigerung tritt auch nach Halsmarkdurchschneidung auf. Auf der Höhe der Blutdrucksteigerung ist immer der Puls nach kurzer Beschleunigung erheblich verlangsamt. Durch grosse Gaben (von 0,1 an) tritt keine Blutdrucksteigerung mehr ein: die Thiere sterben rasch unter rapider Blutdrucksenkung. Herzlähmung. — Das unversehrte (nicht curaresirte) Thier zeigt nach Ka-Injektion folgende Erscheinungen: es wird matt, legt sich ruhig hin und reagirt nur noch schwach auf Reize. Die Körpertemperatur sinkt. Nach einigen (10—15) Minuten beschleunigt sich die Respiration, die Hilfsmuskeln treten mit in Wirksamkeit, die Dyspnoe nimmt zu. Sehr rasch folgen sich nun die Erscheinungen: der Blutdruck sinkt auf Null: es folgen noch einige Athemzüge und dann kommen heftige klonische und tonische Krämpfe mit Athmungsstillstand in Inspiration — zuletzt Opisthotonus. (Typische Erstickungskrämpfe.) — Die Gründe, welche Köhler für seine Meinung anführt, dass bei dem Ka-Tod Lähmung des vasomotorischen und des Athmungs-Centrums die eigentliche Todesursache und das Herz nicht das primum, sondern das ultimum moriens sei, erscheinen mir nicht stichhaltig, schon aus dem Grunde, weil man das ausgeschnittene, durch künstliche Nährlösungen gespeiste Froschherz mit relativ kleinen Kaliumsalzmengen unter den eigenartigen Erscheinungen der Ka-Wirkung tödtlich vergiften kann. — Ein Frosch ohne Herz athmet noch eine Zeit lang und macht kräftige Bewegungen: nach Ka-Darreichung hört schnell die Respiration und die eigene Beweglichkeit auf. Schliesst man beim Frosch durch Arterien-Unterbindung gewisse Bezirke von der Ka-Zufuhr aus, so zeigt sich auch in den reservirten Bezirken Lähmung — ein Beweis, dass die nervösen Centralapparate vom Kalium gelähmt werden.

IV. Sehr interessant ist der Fund von Böhm, dass Thiere, die an der intravenösen Injektion der eben letal wirkenden Gabe von $KaNO_3$ (0,1 Katze) unter den Erscheinungen der Lähmung von Re-

[1]) Traube hat dieses Steigen des Blutdrucks auch für nicht curaresirte Thiere angegeben, was Bunge und Böhm nicht bestätigen konnten.

spiration und Herzaktion gestorben sind, durch geeignetes Verfahren wieder belebt werden können. Sofort (oder höchstens 1—2 Minuten nach Sistiren der Athmung) hat die künstliche Respiration zu beginnen. Ist diese im Gang, so macht man Herzcompressionen, die so auszuführen sind, dass man jeweilig auf der Höhe einer inspiratorischen Thoraxaufblasung das Herz entweder durch seitlichen Druck auf die Brustwand oder durch Quetschen von oben nach unten zu entleeren, auszupressen versucht. Man sieht den Erfolg, die Entleerung der Ventrikel in die Arteria pulmonalis und in die Aorta durch synchronische Ausschläge des Manometers oder durch Spritzen der angeschnittenen Carotis. Auf den so unterhaltenen Nothkreislauf beginnt das Herz nach einiger Zeit wieder spontan zu schlagen (manchmal schon nach 4—6 Compressionen, manchmal erst nach vielen Minuten). Nach einiger Zeit (1—20 Minuten nach Beginn spontaner Herzcontraktionen) beginnen dann auch wieder natürliche Athmungsbewegungen (zuerst krampfhafte Zwerchfellinspirationen, dabei Sinken des Blutdrucks!). In einzelnen Fällen konnte wohl die Herzaktion, nicht aber die spontane Athmung wiederhergestellt werden. Nach übergrossen Ka-Gaben ist der Tod des vergifteten Thieres sofort definitiv, Wiederbelebungsversuche ohne Erfolg.

V. Von Elementarwirkungen der Ka-Salze ist folgendes festgestellt[1]): Das Blut und dessen Gerinnung werden durch Ka-Salze nicht merkbar beeinflusst. Froschmuskeln, die von durchgeleiteten Ka-Salzen (0,77 % KaCl) unerregbar geworden sind, nehmen an Gewicht gegenüber der gesunden Seite zu (durch sehr kleine Ka-Mengen Gewichtsabnahme!): solche Muskeln sind mehr durchscheinend, weniger weisslich trübe als mit NaCl gespülte Muskeln, und haben an die Spülflüssigkeit eine gewisse Menge coagulirbares Eiweiss abgegeben. Kalium-Salze fliessen unter gleichen Bedingungen langsamer durch die Muskelcapillaren als Na-Salze: da die Wirkung der Blutkörperchen hiebei ausgeschlossen ist, so bedeutet dies entweder aktive Verengerung der Gefässe oder Quellung der Endothelien. Bemerkt zu werden verdient, dass diese Durchspülung am todten Frosch mit Na- und Ka-Salzen vollständig gleiches Verhalten ergibt: d. h. die Verlangsamung des Stromes beim lebendfrischen Froschmuskel durch Ka-Salz ist eine vitale Erscheinung. — Der Aschengehalt solcher mit Na und Ka ausgespülter Muskeln erwies sich gleich hoch an Ca und PO_4H_3: dagegen war merkwürdigerweise der Gehalt an Alkali (als welches doch im Muskel nur Ka angenommen werden kann) um 9 % im Ka-Muskel verringert.

Es ist ausdrücklich erwähnt (Köhler), dass all die beschriebenen Giftwirkungen von den verschiedenen Ka-Salzen in gleicher Weise hervorgebracht werden ($KaNO_3$, $KaClO_3$, Ka_2SO_4, KaCl, KaBr, KaJ). Am bestimmtesten wirkt die intravenöse, ganz gleichartig, nur etwas langsamer auch die subcutane Application.

VI. Es ist jetzt die wichtige Frage zu behandeln, ob durch Darreichung von Ka-Salzen per os, also bei der Resorption vom Magen aus, die gerade beschriebenen Vergiftungssymptome gleichfalls sich einstellen können. Dass grosse Mengen von Kaliumsalzen auf einmal gereicht, schwere Gastritis machen, das ist bekannt: die hier

1) Kiessling: Dissertation. Würzburg 1886.

zu behandelnde Frage lautet, ob die mittleren Mengen, wie sie gelegentlich unter physiologischen Bedingungen mit der Nahrung aufgenommen werden, die beschriebenen resorptiven Erscheinungen hervorbringen können oder müssen.

Die Frage ist im Allgemeinen zu verneinen: immerhin sind gewisse Einschränkungen gleich anzumelden.

Der Mensch nimmt gelegentlich in seiner Nahrung (manchmal auch als verordnetes Heilmittel) sehr grosse Mengen von Ka-Salz auf, die auf einmal in die Venen injicirt tödtliche Vergiftung hervorrufen müssten. Bekannt ist das viel citirte Beispiel, dass bei vorherrschender Kartoffelnahrung der Mensch in einem Tage bis zu 40 grm Kalisalze in den Magen bekommt. Die absolute Gleichgiltigkeit dieser grossen Mengen, die fast vollständig zur Resorption gelangen, erklärt man schulgemäss so, dass in demselben Maasse wie das Kaliumsalz resorbirt wird, es auch alsbald wieder zur Ausscheidung gelangt. Die Ka-Salze sind sogenannte harnfähige Substanzen. Es kommt desshalb nie zu einer stärkeren Anhäufung im Blut und desshalb nicht zu einer verderblichen Wirkung. Die nach Fleischbrühe, Fleischextrakt (Gemische mit vorwiegendem Gehalt an Ka-Salzen) gelegentlich auftretenden Herzbeschleunigungen erklärt Lehmann (Archiv Hygiene 3, pag. 349) mit guter Begründung als reflektorische Wirkung gewisser Darmsensationen auf die Herzaktion.

VII. Anders liegt die Sache, wenn concentrirte Lösungen oder gar die krystallinischen Kaliumsalze in grossen Mengen auf einmal in den Magen kommen. Es entstehen dann, oft in sehr schwerer Ausbildung die Symptome der toxischen Gastritis. Dazu aber müssen resorptive Wirkungen kommen: denn in den ungünstig laufenden Fällen tritt der Tod in wenigen Stunden ein. Eine Magenverätzung aber tötet gewöhnlich nicht in 2 bis 3 Stunden. — Die ätzende und die kohlensauren Verbindungen des Kaliums sind schon besprochen (§ 19) und gehören nicht hieher. Die hier aufzuführenden Verbindungen des Kalium mit Salpetersäure, Chlorsäure, Unterchlorigsäure, Oxalsäure, Chromsäure, Blausäure, Jod- und Bromwasserstoff werden noch besonders an anderer Stelle abgehandelt. Es soll darum hier nur als Typus der neutralen Ka-Salze das Sulfat besprochen werden.

VIII. Das schwefelsaure Kalium war eine Zeit lang gegen gewisse Gebärmuttererkrankungen, dann auch in verbrecherischer Absicht als Abortivum benützt. Daher sind eine Anzahl von Vergiftungsfällen vorgekommen und beschrieben (vergl. Taylor: die Gifte [Seydeler] II, pag. 158; Sonnenschein: Handbuch der gerichtl. Chemie; Schuchardt in Maschka's Handbuch). Das Merkwürdigste ist. dass immer in wenigen Stunden schon nach 30 bis 40 grm der Tod eingetreten ist. Die Erscheinungen begannen mit heftigen Magenschmerzen, Uebelkeit, Erbrechen (nicht immer Durchfall), dann folgen Krämpfe, schwerer Collaps, worin bald der Tod. Da das Krankheitsbild immer nur als Gastritis toxica genommen wurde, ist über die Allgemeinerscheinungen sehr wenig berichtet. Krämpfe und Collaps kommen aber auch als Folgen jeder anderen Magenätzung vor. Trotzdem spricht der ausnahmslos rasch tödtliche Verlauf für schwere Lähmung wichtiger Apparate, wahrscheinlich des Herzens. Manche der hieher gehörigen Unglücksfälle wurden früher durch die Annahme erklärt, das genommene Kaliumsulfat sei durch eine schwer toxische Substanz verunreinigt gewesen. Durch besondere Untersuchungen aber ist einigemale die Reinheit des gebrauchten Salzes ausdrücklich erwiesen. — Die Sektion ergab nur sehr schwere hämorrhagische Gastritis. — Auch aus den Krankengeschichten von günstig verlaufenen Fällen dieser Intoxikation ist nichts charakteristisches für die Ka-Wirkung herauszulesen: wohl nur desshalb, weil man auf diese Symptome nicht geachtet hat. — Es ist hier noch an die Angaben der Kliniker zu erinnern, dass man von therapeutisch gegebenen Kalium-Salz-Mengen Herzwirkungen sehen kann: vor Allem Steigerung der Diurese. Ebenso gehört noch die Beobachtung hieher (Hermann: Toxikologie, pag. 179), dass für Kaninchen intravenös 2 bis 3 grm, vom Magen aus schon 4 bis 6 grm Chlorkalium die tödtliche Menge ist: eine Gabe, die eine tödtliche Gastritis noch lange nicht hervorbringen kann.

§ 23. Salze des Lithium, Cäsium, Rubidium.

I. Die Wirkung der Lithium-Salze ist von Husemann und Hesse (Göttinger Nachrichten 1875, pag. 97), von Lévy (Thèse Paris 1875) und von Harnack (A. e. P. Ph. 19, 1885, pag. 155) untersucht. Constatirt ist die Herzwirkung, wie von Kalium (Stillstand in Diastole), dann deutlich lähmende Wirkung auf die Athmung und das vasomotorische Centrum, endlich sensible Lähmung. Ueber den Einfluss der Lithiumsalze auf die Körpermuskeln lauten die Angaben nicht übereinstimmend. Während nach Husemann Lithium muskellähmend wirkt, wird das von Harnack geradezu bestritten. Die Lähmung der nervösen Apparate wird übereinstimmend von allen Autoren zugegeben.

Alle diese Störungen sind nach intravenöser oder subcutaner Application studirt. Vom Magen aus gelten die Lithiumsalze für mindestens so harmlos wie die Kaliumsalze. Uebergrosse Mengen werden schädigend wirken, im Sinne wie das von den Ka-Salzen erwiesen ist.

II. Die Cäsium- und Rubidium-Salze sind von Brunton und Cash (Philosophical Transactions 1884, I, pag. 297) und von Harnack und Dietrich (A. e. P. Ph. 19, 1885, pag. 153) studirt.

Das Cäsium ist das schwächer wirkende von den beiden Alkalimetallen. Beide, als Chloride auf Froschmuskeln applicirt, haben anfänglich eine erregende Wirkung, worauf dann bald Lähmung folgt. Die erregende Aktion ist beim Rub stärker, die nachfolgende Lähmung kommt gleichfalls schneller. Da die Rub-Salze beträchtlich rascher diffundiren und als Versuchs-Anordnung das einfache Einlegen der Muskeln in die vergiftenden Lösungen, nicht Durchspülungen von der Aorta aus benutzt wurde, so ist bei dem Versuchsresultat nicht nur das biologische Verhalten, sondern auch die Diffusionsgeschwindigkeit mitbetheiligt. Die deutlich lähmende Wirkung des Rub auf die Muskulatur ist geringer als die des Ka, noch schwächer ist sie vom Cäs. — Auch das Herz wird vom Rub zuerst deutlich gereizt, dann gelähmt. — Untersuchungen an Warmblütern liegen nicht vor.

§ 24. Ammoniak und Ammonium-Verbindungen.

Literatur.

Böhm: Intoxikationen . . . . Statistik, pag. 71.
Falck: Praktische Toxikologie, pag. 107.
Lange: Dissertation. Dorpat 1874 und
Böhm: A. e. P. Ph. 2 (1874).
Funke und de Ahna: Pflügers Archiv 9.
Lehmann, K. B.: Habilitationsschrift. München 1886.

I. Ammoniak und seine Salze können natürlich unter gewissen Bedingungen sehr schädliche Wirkungen auf den menschlichen Organismus äussern. — Das Aetzammoniak muss, wie schon sein Name sagt, sehr schwere Aetzungen hervorbringen können, die auch vom kohlensauren Ammoniak gemacht werden. Daneben kommen noch resorptive Wirkungen in Betracht, die bei den Salzen mit der Löslichkeit u. s. w. variiren. Es ist darum gesonderte Betrachtung nothwendig.

II. Die gasförmige Verbindung NH_3 mit dem Molekulargewicht 17 und dem specifischen Gewicht 0,589 ist ausserordentlich löslich in Wasser (bei 0° etwa das 1000fache, bei 20° C. das 600fache des Wasservolumens). Der bei 0° gesättigte Liquor Ammonii caustici oder Salmiakgeist hat das specif. Gewicht 0,87 und enthält 46 bis 47% Ammoniak. Der Liquor Ammonii caustici des Arzneibuches enthält (bei d = 0,960) zehn Gewichtsprocente NH_3.

Ammoniak kann durch sehr verschiedene Gelegenheitsursachen der Athmungsluft zugemischt werden. — Es entsteht bei der Fäulniss N-haltiger Substanzen, ist desshalb in der Luft von Sielen, Abtrittsgruben, Lohgruben enthalten: besonders viel Ak kann vorkommen, wo Harn fault (der ganze Harnstoff geht in kohlensaures Ammoniak über). Weiter bildet sich Ak bei der trocknen Destillation N-haltiger Körper, ist daher im Rohleuchtgas zu etwa 1% enthalten. Technisch wird es sehr vielfach verwendet, so bei der Zeugdruckerei (Kattun), bei der Bereitung gewisser Farben (Carmin), bei der Fabrikation der Silberspiegel, bei der Herstellung von Soda nach dem Ammoniak-Sodaverfahren; die grössten Mengen kommen in Verwendung bei den sogen. Linde'schen Eismaschinen. Auch in chemischen Laboratorien, wo es so vielfach gebraucht wird, können durch Unglücksfall (Springen von Ballons etc.) Vergiftungen damit geschehen. Schwere Intoxikationen sind durch Verwechslungen von Ammoniaklösung mit Arzneien gesetzt worden. — In der Haushaltung benützt man Ammoniak (sehr verdünnt) zum Kleiderreinigen, als Tupfmittel gegen Wespen- und Bienenstiche, dann als Reizmittel (zur Erregung starker Geruchsempfindungen): auch dieser Gebrauch hat bei ganz unzweckmässiger Anwendung für Wiederbelebung Ohnmächtiger, Betrunkener . . . schon zu tödtlicher Vergiftung geführt.

III. Praktisch kommt hauptsächlich in Betracht: die schwere akute Vergiftung durch Einathmen grosser Mengen des Gases NH_3 (Springen von Glasballons, Bersten von Eismaschinen) — die leichtere Form der Intoxikation durch Aufenthalt in Räumen, in denen beständig kleine Mengen von Ak-Dampf entwickelt werden (Zeugdruckereien, Eismaschinen etc.).

Es sind einige Fälle bekannt geworden, dass Menschen durch Eindringen grosser Ammoniakdampfmengen in die Lungen rasch zu Grunde gingen. Nach den Versuchen von Lehmann können Katzen noch bis 1% Ak-Gas in der Luft längere Zeit, wenn auch unter den stärksten Beschwerden aushalten: steigt die Menge auf 2 bis 3 Procente, so gehen die Thiere unter akutester Dyspnoe rasch zu Grunde: zuweilen erscheinen gegen Ende klonische und tonische Krampfanfälle. — Die nächste Ursache bei diesem ganz akuten Tode ist nicht ganz klargestellt. — Man darf wohl annehmen, dass auch Menschen ähnlich gegen die Ak-Dämpfe sich verhalten, d. h. bei den eben genannten Concentrationen rasch sterben müssen. — Wie bei allen sehr schmerzhaften Aetzungen kann auch bei der schwersten Form der Ak-Vergiftung Bewusstlosigkeit sich einstellen, die natürlich bei fortgesetzter Einwirkung der concentrirten Ammoniakdämpfe den Tod beschleunigen muss. — In den weniger akuten Fällen erfolgen beim Einathmen starker Ak-Dämpfe sofort höchst unbehagliche schmerzhafte Empfindungen auf allen betroffenen Schleimhäuten und die Auslösung der daselbst angebrachten reflektorischen Abwehreinrichtungen. Zunächst (durch 10—20 Sekunden manchmal dauernde) Inspirationshemmung, Stickanfälle, zusammenschnürendes Gefühl im Hals (Glottisverengerung, wenn überhaupt eintretend löst sich bald wieder), krampfhafte Exspirationsstösse, Erstickungsgefühl auf der Brust, Augenthränen. Fliessen und Verstopfung der Nase, lebhafter Schmerz an all diesen Theilen. — Ist der erste Angriff des Ammoniakdampfes überstanden, so bleibt der heftig brennende Schmerz in der nächsten Zeit bestehen: er nimmt eher noch zu. Auch die Respirationsbeschwerden steigern sich noch durch die jetzt eintretende entzündliche Schwellung der verätzten Theile, der reichliche Auswurf, der grobblasiges feuchtes Rasseln erzeugt, ist oft blutig: die Hustenstösse äusserst schmerzhaft. Die Stimme verfällt, es wird nur flüsternd, mit Anstrengung, unter neuen Hustenausbrüchen gesprochen. — Die Speichelabsonderung ist in manchen Fällen enorm gesteigert. — Oft geht noch durch Tage die Verschlimmerung der Symptome weiter: die Athmung wird immer stärker behindert, das Erstickungsgefühl nimmt zu. Die Patienten zeigen dabei allgemein das Bild hochgradigen Collapses; erst gegen den letalen Ausgang schwindet das Sensorium (Somnolenz). Der Puls ist beschleunigt, klein, schwach, die Körpertemperatur sinkt, subjektiv besteht unangenehmes Kältegefühl. Zuweilen tritt als Folge der an den verätzten Stellen beginnenden Eiterung Fieber auf. Der Tod erfolgt unter zunehmenden dyspnoischen Erscheinungen. — Ist die Vergiftung durch Ammoniakdämpfe keine so schwere, so können durch mehrere Tage sehr schmerzhafte und beängstigende Erscheinungen an den ersten Athemwegen bestehen. Die Reconvalescenz tritt aber bald ein und ist eine vollständige. —

Von Lehmann ist an Thieren der Einfluss verschiedener Concentrationen von Ak-Dämpfen sorgfältig studirt worden, worauf hiemit verwiesen sei. Für die Fabrikhygiene sind die Angaben über Selbstversuche besonders interessant. Es ergab die Untersuchung, dass ein Gehalt 0,1 pro mille Ak eben anfängt, unangenehm zu werden. Bei 0,3 bis 0,5 pro mille glaubt Lehmann bei einiger Gewöhnung die obere Grenze des Erträglichen angeben zu können. 1 auf 1000 ist für kurzen Aufenthalt ohne Gefahr: für Räume in denen Menschen sich länger aufhalten, sollte 0,5 auf 1000 die äusserste zulässige Menge sein. — Die Veränderungen, die sich an den verätzten Schleimhautpartien ausbilden, bestehen in Epithelverlust, Entzündung in jeder Ausdehnung bis zur hämorrhagischen Entzündung. Die Angabe, dass sich durch Ammoniakätzung ächte Crupmembranen in den Respirationswegen bilden, ist widerlegt (Heinrich Maier: Archiv d. Heilkunde 6. [1873] pag. 512).

IV. Die Frage, ob bei Ammoniakeinathmung auch durch Resorption die Erscheinungen der allgemeinen Ak-Vergiftung sich ausbilden, ist nicht über allen Zweifel sicher beantwortet. Lehmann gibt an, dass ihm bei Beobachtung der Thiere, die mit HCl-Gas und solcher die mit Ak vergiftet waren, ein Unterschied in den Erscheinungen nicht aufgefallen sei, d. h. dass es sich in beiden Fällen nur um Aetzwirkung und ihre Folgen handelt. Diese Auffassung wird wohl von den meisten Autoren getheilt. Auch Böhm (Handbuch pag. 72) spricht sich in dem Sinne aus und macht dazu die Bemerkung, dass vielleicht die gesetzten Aetzungen die Resorption grösserer Ak-Mengen unmöglich machen. Diese sehr wahrscheinliche Annahme steht mit Erfahrungen bei anderen ätzenden Giften gut in Einklang. — Solche Autoren, die bei diesen Aetzvergiftungen an Resorption grösserer Ak-Mengen denken, finden die Allgemeinerscheinungen in den Gliederschmerzen, der Abspannung, den Krämpfen, der endlich auftretenden Lähmung, Symptome, die gelegentlich bei den verschiedensten ätzenden Giften angetroffen werden. — Dagegen hat Harnack (Berlin. klin. Wschr. 1893. Nr. 47) die schon in anderen Fällen von Ak-Vergiftung angedeutete Leberverfettung bei einer Katze sehr deutlich ausgebildet gefunden (1,0 Ak mit 10 Aqua durch Schlundsonde in den Magen: Erbrechen, Salivation, mühsames beschleunigtes Athmen: Stimmlosigkeit: nach 36^h Tod: bei der Sektion neben schwerer hämorrhagischer Magenentzündung Verfettung der Leber und der Nieren). — Von Einzelheiten ist noch zu erwähnen: die Augenentzündungen nach Einwirkung von Ak-Dämpfen sind sehr intensiv und schmerzhaft. — Ammoniakdämpfe gehören zu den die Bindehaut und Hornhaut sehr stark irritirenden Substanzen. Durch Fortdauer der Schädlichkeit können bleibende Veränderungen sich ausbilden (Leukome, Ektropium). Von manchen Autoren ist die Augenentzündung der Kanalreiniger (mitte des vidangeurs) auf das Ammoniak geschoben worden: ob indess das Ak oder der Schwefelwasserstoff die Hauptschuld trägt, scheint mir nicht entschieden. — Die Einathmung von Ak-Dämpfen setzt hauptsächlich Reizungsätzungswirkungen an den oberen, obersten Luftwegen, Nasen, Rachen, Kehlkopf, Luftröhre: Entzündungen in den feineren Bronchien und am Lungengewebe werden weniger und von geringerer Intensität beobachtet, obwohl auch typische lobuläre Pneumonien beschrieben sind. Man schiebt dies darauf, dass durch das starke Absorptionsvermögen des Wassers für Ammoniak die eingeathmeten Mengen sofort von den oberen Schleimhautwänden festgehalten werden und darum nur wenig in die tieferen Wege hinunter gelangt. —

V. Wird Aetzammoniak verschluckt, so entstehen natürlich die intensivsten Aetzwirkungen auf dem Digestionstractus, ein Vergiftungsbild, wie es allgemein von allen ätzenden Substanzen geschildert ist: Pharynx und Oesophagus werden als besonders schmerzhaft angegeben. Stürmisches Erbrechen, starke Schlingbeschwerden stellen sich sofort ein. Die betroffenen sichtbaren Schleimhautpartien schwellen an, zeigen starke Röthung, auch Extravasationen. Salivation tritt auf. Die erbrochenen Massen bestehen aus Blut und zähem Schleim. Stuhl und Harn anfangs angehalten, werden bald reichlich, erfolgen auch unwillkürlich. Blutige Diarrhöen sind verschiedentlich beobachtet. Hochgradige Empfindlichkeit des Abdomen. Dabei bestehen schwere allgemeine Collapserscheinungen, kleiner schlechter Puls . . . Neben den Verätzungen am Digestionsschlauch sollen regelmässig auch und zwar zuweilen sehr intensive Erscheinungen im Kehlkopf und in der Luftröhre beim Schlucken von Ak eintreten, verursacht vor Allem durch die in der Mund- und Rachenhöhle entbundenen Ak-Dämpfe, die mit der Inspirationsluft eingeathmet werden (vielleicht auch manchmal durch Eindringen von Liquor Ammonii bei den entstehenden Brech- und Würgbewegungen). Es entstehen dadurch die Erscheinungen, die ich an erster Stelle beschrieben habe, also Störungen am Respirationstractus von solcher Intensität, dass sie fast den grösseren Theil der Beschwerden ausmachen (Umgekehrt werden auch beim Einathmen der Ak-Dämpfe Beschwerden von Speiseröhre und Magen beschrieben.) — Die Vergiftungen mit wässerigem Ak sind fast immer sehr schwerer Natur: nach einer Zusammenstellung von Falck (prakt. Toxikologie pag. 107) sind von 30 Vergifteten 20 gestorben. — Vergiftungen mit kohlensaurem Ak (Hirschhornsalz, Backsalz) verlaufen wie die mit kaustischem Ak. Sie sind sehr selten: Böhm (Handbuch pag. 71) erwähnt vier Fälle, von denen zwei tödtlich endigten. Von den neutralen Ammoniaksalzen ist der Salmiak das häufigst gebrauchte.

VI. Ueber einen Fall schwerer Salmiakvergiftung (Crichton Browne: Lancet, Juni 1868) wird folgendes berichtet. Die Erscheinungen begannen mit Schmerzen im Magen, worauf Schwindel, Taumel, Summen im Kopf, Sehstörungen folgten. Die Leibschmerzen steigerten sich bis zur Uebelkeit, schwere beängstigende Gehörs- und Gesichtshallucinationen stellten sich ein. Ein kurzer Krampfanfall der Extremitäten, Zucken der Lider, schluchzendes Athmen, kühle feuchte Haut, 100 Pulse. — Am nächsten Tage Schwindel, Zittern, schwerer Collapsanfall mit völliger sensibler und motorischer Lähmung und fast gänzlichem Erlöschen der Athmung. Auf starke Reizmittel Besserung des Zustandes — ein Anfall von Opisthotonus — leichte Delirien gingen bis zu Ende des 2. Tages zurück. Leibschmerzen verschwanden nach einem copiösen Stuhl. Zuletzt Hitze des Kopfes, voller beschleunigter Puls — Genesung. — Die Symptome stimmen zu dem, was Mitscherlich (citirt bei Husemann: Toxik. pag. 950) an Kaninchen feststellte. —

VII. Die Einwirkung der Ak-Salze auf Thiere ist vielfach studirt (siehe Literatur). Der Blutdruck wird enorm gesteigert: diese Steigerung tritt auch nach Durchschneidung des Halsmarkes ein, ist also vom Gefässnervencentrum unabhängig. Die Einwirkung auf die Pulsfrequenz ist nicht constant. Die Respiration wird nach kurzem Respirationsstillstand — enorm beschleunigt: dies zeigt sich auch bei Thieren mit durchschnittenen Vagis. Es ist also sowohl die Respirations- wie die Herzwirkung der Ak-Salze eine direkte, aut das Respirationscentrum wie auf das Herz selbst gerichtete. Weiterhin machen die Ammoniaksalze tetanische Krämpfe und zwar durch Wirkung aufs Rückenmark; denn auch nach Halsmarkdurchschneidung (und künstlicher Respiration) treten die Krämpfe noch auf. — Die verschiedenen Ammoniaksalze zeigen diese Wirkungen in verschiedener Intensität, am geringsten das schwefelsaure Salz; Salmiak und kohlensaures Ammon wirken stark allgemein vergiftend.

VIII. Von sonstigen Einzelwirkungen sei noch folgendes erwähnt: Eiweisslösungen werden von Aetzammoniak nicht gefällt. —

Die äussere Haut wird von Ak nicht geätzt (im Gegensatz zu Kali- und Natronlauge) (Samuel: Virchows Archiv 51. pag. 186). Der isolirte Froschmuskel ist gegen Ak-Dämpfe und gegen Ammoniakflüssigkeit ausserordentlich empfindlich, indem er damit berührt eine sehr verlängerte Zuckung ausführt (Kühne: Archiv f. Anat. u. Physiol. 1859. pag. 224. Schenck: Pflügers Archiv 61. [1895] pag. 495). Intensivere und längere Einwirkung von Ammoniak tödtet den Muskel. — Die Ammoniaksalze fällen in concentrirter Lösung verwendet, alle Eiweisssubstanzen aus ihren Lösungen aus. (Aussalzen!) — Die Blutkörperchen werden von Aetzammoniak zuerst zum Quellen (Blut dunkel!), dann zur Lösung gebracht: das Hämoglobin wird tiefgehend zersetzt (zuerst in alkalisches Hämatin): Preyer: Blutkrystalle.

IX. Es ist behauptet worden, dass bei Injektion von Ammoniaksalzen ins Blut Ammoniak in der Exspirationsluft exhalirt werde. Diese Angabe ist von Lange und Böhm als unrichtig erwiesen. Das lebende Thier gibt weder bei normalem Stoffwechsel, noch wenn es mit Aksalzen vergiftet ist, Ak in den Lungen aus, auch dann nicht, wenn die Nieren unterbunden oder exstirpirt sind. Auch aus dem Blute solcher Thiere, denen man Aksalze injicirt hat, ist freies Ammoniak nicht zu gewinnen. —

X. Das in den Stoffwechsel aufgenommene Ak wird im Säugethierorganismus in Harnstoff umgewandelt[1]). Wenn also aus dem Befund, dass der Harn eines mit Akdampf vergifteten Menschen sauer blieb, geschlossen werden soll, dass Ak nicht resorbirt worden sei, so ist dieser Schluss nicht erlaubt, da ja Ak nicht als solches, sondern in Form des neutral reagirenden Harnstoffes ausgeschieden wird.

XI. Die Frage, ob es eine chronische Ammoniakvergiftung gibt, d. h. ob bei fortgesetzter Zufuhr kleiner Mengen irgend welche allgemeine Störungen eintreten, ist von Allen, die die Frage aufgeworfen haben, verneint worden. Lohgerber, Kanalreiniger, Arbeiter in Kattundruckereien, die Bedienung von Eismaschinen, Gasarbeiter u. s. f. zeigen keinerlei eigenartiges Siechthum, wie etwa Blei- oder Quecksilberarbeiter. — Von früheren Autoren sind als Folgen des längeren Salmiak-Missbrauches Blutungen aus den verschiedensten Schleimhäuten beschrieben worden. Auch die Harnack'sche Beobachtung der akuten Leberverfettung ist im Auge zu behalten. — Lehmann gibt ausdrücklich an, dass die Arbeiter, die jahrelang mit den ersten unvollkommenen Modellen der Linde'schen Eismaschine zu thun hatten, keinerlei Erkrankung aufwiesen.

XII. Von Behandlung der Ak-Vergiftung ist nichts besonderes zu sagen. — In ganz frischen Fällen von Ammoniakverschlucken wird man den Magen ausspülen. Eiweiss galt als gut wirksames

---

1) Diese rein physiologische Frage ist hier nicht weiter zu discutiren: man vergl. z. B. Bunge: Lehrbuch d. physiol. Chemie. 2. Auflage, pag. 285.

Antidotum: ob es etwas besonderes nützt, ist aber sehr zu bezweifeln. Als specifisches Antidot müssen selbstverständlich Säuren wirksam sein. Obwohl dies schon erwähnt ist, sei nochmals betont, dass Kohlensäure die Aetzwirkung des kaustischen Ammoniaks nicht abschwächt. Von Säuren hat man Essig, verdünnten Citronensaft, Weinsäure (½ bis 1 %) gegeben. Der Vorschlag, die wenig giftige Borsäure in starker Lösung zu verwenden, ist im Versuch nicht geprüft, aber wahrscheinlich wegen der geringen Säurewirkung der Borsäure praktisch nicht verwerthbar. Die wenig wasserlöslichen organischen Säuren, an die man denken könnte, sind alle selbst giftig. — Sonst muss man symptomatisch verfahren: eventuell bei drohender Erstickung wegen Kehlkopf-Oedem an die Tracheotomie denken. Bleiben nach schwerer Verätzung Strikturen im Oesophagus zurück, so sind diese entsprechend zu behandeln. —

Prophylaktisch ist gegen die Belästigung, die durch Ak in Fabrik-Arbeitsräumen erfolgt, nichts besseres zu empfehlen, als möglichst gute Ventilation: alle Respiratoren, Vorbindetücher sind unwirksam. — Für Arbeiter, die in stark ammoniakgeschwängerter Luft für gewisse Zeit arbeiten müssen, empfiehlt Lehmann eine zweckmässige Schutzhaube, eine locker übergestülpte Kautschukkappe mit Fenstern: in die Kappe wird durch einen kräftig wirkenden Blasebalg mit Schlauch ein continuirlicher Strom frischer Luft gegen den Mund eingeblasen.

XIII. Anhangsweise ist kurz die Hypothese zu erwähnen, welche die Erscheinungen der Urämie als Selbstvergiftung mit Ak, das aus dem nicht ausgeschiedenen Harnstoff entstanden sein sollte, auffasste. Diese Meinung ist als irrthümlich zurückgewiesen (vergl. z. B. Landois: Die Urämie 1890; C. von Noorden: Pathologie des Stoffwechsels etc.). Aus dem Harnstoff entsteht im menschlichen Stoffwechsel kein Ammoniak, die umgekehrte Umsetzung ist wie oben bemerkt erwiesen. — Allerdings ist vermehrte Ammoniakausscheidung im menschlichen Harn bei einer grossen Anzahl krankhafter Veränderungen aufgefunden: so bei Diabetes, bei Fieber, in gewissen Stadien der Nephritis etc.; hier aber hat das vermehrt vorhandene Ammoniak die Bedeutung, übermässige Mengen von Säuren aus dem Stoffwechsel zu entfernen, die Alkalescenz des Blutes zu erhalten (vergl. Säure-Vergiftung). Ob die bei Blasenkatarrh vorkommende reichliche Harnstoffzersetzung und Ammoniakbildung in der Blase eine besondere Selbstvergiftung mit Ammoniak verursacht, ist meines Wissens nicht in besonderen Versuchen studirt. —

§ 25. Die alkalischen Erden.

Es gehören hieher: Magnesium, Calcium, Baryum, Strontium.

Die beiden ersten sind regelmässige Bestandtheile des Thierkörpers: sie können desshalb nicht Gifte im gewöhnlichen Sinne des Wortes sein. Wir nehmen Kalk und Magnesia als Bestandtheile aller Nahrungsmittel täglich in grossen Mengen ein. — Die beiden anderen Erdalkalien, die als dem Organismus fremdartig nur gelegentlich aufgenommen werden, verhalten sich ganz verschieden: die Baryum-verbindungen sind stark giftig, die Sr-Verbindungen sehr wenig wirksam, fast gleichgültig, wie Ca und Mg. —

Am meisten Interesse hat darum das Baryum, das eine genauere Besprechung verdient. Aber auch die Salze des Magnesium und Calcium können Giftwirkungen entfalten, wenn sie in bestimmt grossen Mengen direkt in die Blutbahn gespritzt werden.

Literatur:

Rauduitz: Resorption . . . A. e. P. Ph. 31 (1893), pag. 343.
Voit, F.: Habilitationsschrift, München 1893.

§ 26. Die Calcium-Verbindungen.

Literatur:

Kasper: Liman's Handbuch. — Lewin.
Rabuteau und Ducoudray: C. R. 10 févr. 1873.
Mickwitz: Dissertation, Dorpat 1874.
Francke: Dissertation, Würzburg 1889.

I. Die Verbindungen CaO und $Ca(OH)_2$ können zu Aetzungen führen. Der gebrannte Kalk CaO wird technisch sehr vielfach verwendet, besonders zur Mörtelbereitung. Das Ablöschen des Kalkes ($CaO + H_2O = Ca(OH)_2$) ist mit starker Wärme-Entwicklung verbunden. Kommt beim Ablöschen des Kalkes (durch Spritzen oder sonstigen Unfall) etwas auf die Haut oder ins Auge, oder wird der ungelöschte Kalk selbst mit der Haut, mit Schleimhäuten in Berührung gebracht, so erfolgt durch die Wasserentziehung, durch die bei der Hydratbildung frei werdende Wärme und endlich durch die chemische Wirkung des stark basischen Kalkhydrates eine Zerstörung, Aetzung der unmittelbar betroffenen Theile, die natürlich nach dem Umfange und nach der physiologischen Dignität der verletzten Organe von verschiedener Bedeutung ist. Die Aetzung ist nicht tief. — Da die Temperatur in einer Kalkgrube, in der gebrannter Kalk gelöscht wird, weit über 100° C. steigt, so ist klar, dass beim Hineinfallen eines Menschen in die brodelnde Masse eine tödtliche Verbrennung entstehen muss. — Nicht selten sind Augenverletzungen durch das Spritzen beim Kalklöschen: dieselben werden als Verbrennungen bezeichnet. — Eine andere schwere Veränderung entsteht durch die Wirkung des gelöschten Kalkes (Mörtel) auf die Hornhaut (Gühmann: Diss., Breslau 1884, ref. Michels Jber. 1884, pag 440). Die Hornhaut wird vollständig porcellanartig getrübt (ohne oberflächliche Verletzung). Die Saftkanälchen der Cornea zeigen sich mit Kalksalzen angefüllt ($CaCO_3$?). Therapeutisch das wichtigste ist unmittelbar nach der Verletzung gründlichste Reinigung des Conjunctivalsackes, die leider meistens nicht geschieht. Gühmann will später noch Erfolg vom kohlensauren Wasser gesehen haben. — Die seltenen Fälle, wo Aetzkalk geschluckt wurde, führten zu den Erscheinungen der Magenätzung. Die hiebei hervorgehobenen allgemeinen Krämpfe können nach jeder Magenätzung kommen. — Das Kalkwasser enthält etwa 1 Theil CaO auf 800 Wasser (gewöhnlich weniger durch Ausfallen von $CaCO_3$). Durch zu lang fortgesetzten innerlichen Gebrauch können Störungen des Appetits und der Verdauung, Verstopfung entstehen. — Von Schädigungen der Gesundheit durch Zuckerkalk (Calcaria saccharata) habe ich nichts gehört. — Kalkwasser wirkt natürlich nicht ätzend.

II. Von den löslichen Calciumverbindungen ist das Chlorcalcium als das leichtest lösliche Salz bisher immer benützt worden zum Studium der allgemeinen Calciumwirkung. Die Angaben über die Art dieser Wirkung lauten verschieden, was nur durch abweichende Methodik der Versuchsanordnung und durch die verschiedene Empfänglichkeit der verwendeten Versuchsthiere erklärlich ist. — Frösche sterben nach 0,02 $CaCl_2$ (Lymphsack) im Lauf einer Stunde. Herzstillstand und allgemeine Lähmungserscheinungen sind die hervorstechenden Symptome. Froschmuskeln werden durch kleine Mengen von $CaCl_2$ (von der Arteria iliaca her eingespritzt) vollständig unerregbar gemacht. Diese Lähmung ist anfänglich durch Ausspülung mit NaCl-Lösung gänzlich wieder wegzuwaschen. Sehr kleine Mengen von Ca-Salzen sollen die Zuckungscurve verlängern, ähnlich wie Veratrin. Das ausgeschnittene Froschherz wird durch Zusatz geringer $CaCl_2$-Mengen zu der Spülflüssigkeit, die es durchströmt, in der Leistungskraft sehr herabgesetzt: der Herzschlag ist verlangsamt und die Herzarbeit bedeutend vermindert. Noch bei Zusatz von 1 $CaCl_2$ zu 6000 Blut war die ungünstige Wirkung sehr deutlich. Bei einem Gehalt der Spülflüssigkeit von etwa 3 : 1000 steht das Herz sofort in Diastole still. — Rabuteau und Ducoudray sahen am Hunde gleichfalls starke Herzstörungen, einmal sofortigen Stillstand in Diastole. Dagegen konnte ich an Kaninchen von einer Lösung: 0,53 $CaCl_2$ zu 100 Wasser 30 cm^3 (also 0,16 $CaCl_2$) langsam in die Vena jugularis einfliessen lassen, ohne irgend welchen Nachtheil für den Fortbestand des Lebens. — Mickwitz hat an Katzen dagegen wieder mit Injektion etwas grösserer Mengen (über 0,1 bis 0,3 $CaCl_2$ in 10 procentiger Lösung) starke Herzwirkung gesehen: zuerst Vermehrung der Energie und der Schlag-Zahl: dann starkes Sinken des Blutdrucks bis zu Stillstand in Diastole: merkwürdig war dabei ein intermittirendes Schwanken des Drucks, indem das Sinken von raschen Steigerungen, denen dann wieder schneller Abfall folgte, unterbrochen wurde. — Auch am Nervensystem hat Mickwitz starke Veränderungen gesehen, indem die Katzen durch mittlere Gaben $CaCl_2$ in volle Betäubung (mit vollständigem Erlöschen der Reflexerregbarkeit) versetzt waren. Ausdrücklich hebt Mickwitz hervor, dass beim Vorhandensein dieser completen Lähmung Herzaktion und Respiration noch kräftig waren und dass die Thiere sich spontan und vollständig erholten.

Sicher wird man bei noch genauerer Analyse der Ca-Vergiftung Störungen an anderen Organen und Funktionen auffinden. — Besonders muss hervorgehoben werden im Zusammenhalt mit der jetzt allgemein angenommenen physiologischen Lehre, wornach bei der Blutgerinnung (Fibrinbildung) Kalkverbindungen sich betheiligen — dass durch Kalkinfusionen ins lebende kreisende Blut intravitale Gerinnungen nicht hervorgerufen werden.

III. Bei stomachaler Application werden grosse Mengen des leicht löslichen $CaCl_2$ Magenentzündung hervorrufen, wie das alle leicht löslichen Salze thun. — Die Frage, ob auch bei der stomachalen Application mittlerer und kleiner Gaben von Kalksalzen so grosse Mengen aufgenommen werden, dass dadurch allgemeine Vergiftungssymptome entstehen, kann wohl heute schon definitiv verneint werden.

— Dabei wissen wir jetzt, dass Kalksalze im Darm in gewissen Mengen resorbirt werden (tägliche Ausscheidung im Harn zwischen 0,2 und 0,3 CaO). Die Kalkausscheidung aus dem Blut erfolgt zu einem wesentlichen Theil auf die Darmschleimhaut (ein kurzer Ueberblick hierüber in der citirten Dissertation von Franke; weiteres bei Schetelig: Virchow's Archiv 82, Perl: Virchow's Archiv 74 und besonders Fritz Voit: Habilitationsschrift etc., München 1893).

§ 27. Die Magnesium-Verbindungen.

Literatur:

Mickwitz: Dissertation, Dorpat 1874.
Recke: Göttingen 1881.
Clessin: Würzburg, Dissertation 1890.

I. Die gebrannte Magnesia MgO ist nur sehr wenig löslich im Wasser: Giftwirkung derselben existirt darum nicht, wie das vom Aetzkalk beschrieben ist. Die kohlensaure wie die gebrannte Magnesia werden von manchen Patienten lange Zeit fort als säuretilgendes Mittel genommen: es sind dadurch Darmsteine entstanden. —

II. Von den löslichen Magnesiumsalzen ist das meist gebrauchte das Bittersalz: als Abführmittel. Grosse Mengen können Reizungssymptome am Darm machen: doch ist in keinem der bekannten Handbücher von schweren Vergiftungs-Erscheinungen nach diesem Salz berichtet. Die Magnesiumsalze werden nur unvollständig aufgesaugt: immerhin ist die Angabe von Buchheim, dass sie fast gar nicht resorbirt werden (Körber: Dissertation, Dorpat 1861) zu buchstäblich genommen worden.

Die Grösse der gewöhnlich im Harn ausgeschiedenen Magnesia-Menge beträgt in 24^h gegen 0,5 grm. —

III. Bei intravenöser oder subcutaner Injektion von Magnesiumsalz zeigt sich deutliche Giftwirkung, die aber wesentlich schwächer ist als die des Calcium. Froschmuskeln werden zwar ebenfalls von durchgespültem Chlormagnesium angegriffen, sie werden aber (wenigstens die Extensoren) nicht vollständig gelähmt. Das Froschherz wird erst von grösseren Mengen Chlormagnesium geschädigt, dann ungefähr in der gleichen Art wie durch Calciumsalze. Bei allgemeiner Vergiftung der Frösche zeigt sich bei genügender Menge (0,1 $MgCl_2$) complete Lähmung des ganzen Thieres, die (durch partielle Unterbindung der Blutgefässe) anfänglich als eine periphere (Muskel), später als centrale, allgemeine erkannt ist. Säugethiere werden in gleicher Art angegriffen: die Herzaktion erfährt anfänglich eine Steigerung: grosse Gaben setzen Schlagfolge und Blutdruck herunter: zuletzt steht das Herz in Diastole still. — Bei allgemeiner Vergiftung von Säugethieren ist das hervorstechendste Symptom: allgemeine von unten nach oben fortschreitende Lähmung. Diese Lähmung ist anfänglich eine Muskellähmung: sensible Reizung der gelähmten Extremität ruft kräftige Bewegungen in den noch gesunden Theilen hervor. Unter Fortschreiten erfolgt rasch der Tod (Respirationslähmung). Ist sonach als Magnesium-Wirkung hauptsächlich die Muskelwirkung erwiesen, so ist doch beizusetzen, dass durch den Nachweis der Lähmung der Reflexapparate beim Frosch auch die lähmende Aktion aufs Rückenmark (Nervensystem) festgestellt ist. —

IV. Von Allgemeinwirkungen der Magnesiumsalze ist bei deren stomachaler Darreichung noch niemals etwas gesehen worden.

§ 28. Die Baryum-Verbindungen.

Literatur:

Mickwitz: Dissertation, Dorpat 1874.
Böhm: A. e. P. Ph. 3, 1875, pag. 216; hier die frühere Literatur.
Husemann: A. e. P. Ph. 8 (1878), pag. 117 und 9, pag. 446.
Bary: Dissertation, Dorpat 1888.
Sommer, F.: Dissertation, Würzburg 1890.
Koppel, H.: Dissertation, Dorpat 1891 (pag. 47).

I. Die Baryum-Verbindungen sind von ausserordentlicher Giftigkeit. Die Intoxikationen sind aber selten, da Ba-Verbindungen nur wenig technische Verwendung finden und desshalb wenig bekannt sind. In Betracht kommen: der Aetzbaryt (die gesättigte Lösung enthält bei gewöhnlicher Temperatur etwa 3,4 % BaO); der kohlensaure Baryt, Witherit, der als Mäuse- und Rattengift verwendet wird (setzt sich im Magen zu $BaCl_2$ um); der salpetersaure und chlorsaure Baryt, die in der Feuerwerkerei (Grünfeuer) gebraucht sind; das Schwefelbaryum, das wie alle Schwefelalkalien Hornsubstanz löst und desshalb als Enthaarungsmittel (Clasen's Depilatorium) in Gebrauch steht; das Chlorbaryum, das in der analytischen Chemie (zur Fällung der Schwefelsäure) dient und früher auch in der Therapie (Resolvens bei Scrofulose, Tuberculose, deformirende Gelenkentzündung etc., noch in der Pharmacop. Germanica I!) Anwendung fand; der unterphosphorigsaure Baryt, der wie das gleiche Calciumsalz bei Phthise als Antituberculosicum empfohlen war. Jodbaryum (sehr leicht löslich und zersetzlich) ist ein vergessenes Arzneimittel, schwefligsaurer Baryt war in der Technik versucht.

Die Anwendung des Baryts in der Zuckerfabrikation (Fällungsmittel für Zucker) ist wegen der Giftigkeit sofort verlassen; man gebraucht dafür Strontian.

Das schwefelsaure Baryum (Schwerspat), das als Beschwerungsmittel technischer Produkte (Farben, Papier etc.) ausserordentlich viel gebraucht wird, ist in den thierischen Flüssigkeiten absolut unlöslich und desshalb ungiftig. —

II. Oertliche Aetzwirkungen könnten von den genannten Baryum-Präparaten nur der Aetzbaryt und das Schwefelbaryum verursachen. Es sind solche Fälle nicht berichtet. Jedenfalls kämen diese Störungen erst in zweiter Linie in Betracht gegenüber den Allgemein-Wirkungen.

III. Die resorptive oder allgemeine Baryum-Vergiftung ist sehr sorgfältig an Thieren studirt.

Frösche zeigen prägnant die eigenartigen Krampfzustände, die mit zum Bilde der Ba-Vergiftung gehören. Grössere Gaben (d. i. 0,06 $BaCl_2$) erzeugen nur die Lähmungswirkung, die sich langsam (in 1h) ausbildet und die willkürlichen Muskeln sowie die Reflexerregbarkeit umfasst: nur an den Zehen und an den direkt von der

Barytlösung getroffenen Muskeln sieht man flimmernde Zuckungen. Kleinere Gaben (min. 0,01, maxim. 0,03 bis 0,05, optim. 0,012 bis 0,02 in 2 % Lösung) erzeugen einen eigenartigen Krampfzustand (Abduktion der Oberschenkel, die unter 90° zur Längsaxe des Körpers sich einstellen: die Fersen berühren sich oder die Unterschenkel sind gestreckt, die Schwimmhäute werden fortgesetzt gespreizt). Die Athmung geht rhythmisch weiter. Der Unterleib wird nach und nach stärker aufgetrieben. Es bilden sich allmählig tonische Krampfzustände in einzelnen Muskelgruppen aus (besonders vordere Extremitäten), während andere noch dem Willen des Thieres unterworfen bleiben: dadurch erscheinen eigenartig steife, gespreizte Bewegungen. Auch an den freien Muskeln sieht man zwischendurch tonische Contraktionen. Nach und nach werden die willkürlichen Bewegungen schwächer und es bildet sich (in 30 bis 40′) eine Parese der Beine aus, die bald zur allgemeinen Lähmung aller Muskeln wird. Eigenartig sind im Krampfstadium starke schrille Töne (Schreie), die durch Contraktion der Glottis und langsam eintretenden Tonus der Muskeln des vorher stark geblähten Bauchs entstehen. — Grössere Gaben als 0,03 tödten die Frösche, meist im Laufe des zweiten Tages, selten schon am ersten, während von den kleineren Mengen eine Wiederherstellung am Ende des zweiten oder im dritten Tage eintritt. — Die Uebereinstimmung der Erscheinungen mit denen anderer Krampfgifte (Cicutoxin, Pikrotoxin) macht die Annahme wahrscheinlich, dass es sich um eine gleichartige und zwar centrale Wirkung, auf das sogen. Krampfcentrum handelt (cf. pag. 84). — Es ist hier anzufügen, dass manche Beobachter das regelmässige Auftreten dieses ausgezeichneten Krampfbildes nicht beobachtet haben. — Bei Frühjahrsfröschen ist dasselbe aber doch häufig hervorzurufen.

IV. Bei Säugethieren sieht man Krämpfe nur bei intravenöser Application. Es erscheinen darnach sofort stürmische allgemeine Convulsionen, denen in einigen Minuten energische Entleerung von Darm und Blase folgt. Die Krämpfe sind abwechselnd tonisch und klonisch und gehen in Parese über. — Nach subcutaner Application dauert es sehr lang (20 bis 30′), bis als erstes Symptom copiöse Darm- und Harnentleerungen folgen. Die Thiere werden unruhig, winseln, machen häufig Leckbewegungen. Der Unterleib wird stark aufgetrieben: man sieht durch die gespannten Bauchdecken die lebhaften Darmbewegungen. Starke Speichelung (klar, viscös) stellt sich ein. Die Darmentleerungen wiederholen sich immer häufiger, zuletzt wird nur galliger Schleim mit Gasen ausgetrieben. Bei Hunden und Katzen tritt schweres Erbrechen auf. Nach und nach verfallen die Kräfte, die Athmung wird mühsam, bleibt aber regelmässig. Von Zeit zu Zeit kommen Zuckungen in den Beinen: unter schwachen Convulsionen tritt der Tod ein Die ganze Dauer beträgt 3—6 Stunden. Nicht letale Giftmengen rufen Kothentleerungen, Speichelfluss, Muskelschwäche hervor, welche Erscheinungen im Laufe eines Tages wieder verschwinden.

V. Von Einzelwirkungen ist hervorzuheben: Das Grosshirn scheint intakt zu bleiben (wird auch von Menschen berichtet). Die Pupillen bleiben normal und erweitern sich erst mit dem Eintritt des Todes. Die elektrische Erregbarkeit der Muskeln und Nerven ergibt normale Verhältnisse: die Zuckungscurve des Froschmuskels wird als normal angegeben. Kobert-Bary dagegen haben die

Wiederausdehnung enorm verlängert gesehen (ähnlich wie beim Veratrin-Muskel). Das Froschherz wird im Beginn der Ba-Wirkung in der Energie der einzelnen Contraktionen gesteigert: die Zahl der Schläge nimmt meist um ein Geringes ab. Nach und nach zeigt sich der Ventrikel in der Diastole nicht mehr vollkommen ausdehnungsfähig. Bei Gesammtvergiftung des Frosches mit einer Gabe bis zu 0,05 $BaCl_2$ geht dieser Zustand wieder zur Norm zurück: grössere Gaben bringen das Froschherz in systolischem Stillstand zum Absterben. — Die Wirkung des Ba geht unmittelbar auf den Herzmuskel. — Beim Warmblüter beobachtet man starkes Steigen des Blutdrucks und beträchtliche Verlangsamung der Herzschläge. Dieses Steigen ist bedingt durch direkte Wirkung des Ba auf die Herzmuskulatur: Erhöhung der Contraktionskraft, dann aber durch beträchtliche Verengerung der peripherischen Gefässe: die Arterien werden hart, schwer compressibel. Das Baryum wirkt direkt auf die glatten Muskeln der Gefässe contrahirend (nicht durch das Gefässnerven-Centrum!). Auch bei Ausschaltung des Gefässnerven-Centrums ist durch Baryum-Vergiftung der Blutdruck wieder zu erhöhen. — Ferner ist bei Durchspülung der Froschhinterhälfte mit Kochsalz die Gefässverengerung constatirt. — Die auffallendste Erscheinung der Ba-Vergiftung besteht in den enorm massigen, anhaltenden, starken diarrhoischen Entleerungen, die auch bei subcutaner Application des Giftes sich einstellen. Dieselben sind durch sehr heftige, unregelmässig über den Darm bald hier bald dort auftretende Contraktionen der Darmmuskeln bedingt. Diese Contraktionen sind als Wirkung des Ba auf die Muskulatur selbst aufzufassen: auch nach Atropinisirung zeigen sie sich noch in der gleichen Form und Stärke. — Ueber die Wirkung des Ba auf die quergestreifte Muskulatur der Säugethiere besitzen wir keine definitive Aufklärung. — Aufs Blut äussert Ba keine hervorstechend erkennbare Wirkung: die Gerinnung wird durch Zusatz von 1 : 500 $BaCl_2$ verzögert.

Pflanzenfresser sind gegen die Barytsalze resistenter als Carnivoren. Bei den letzteren ist die Vergiftung per os oft ohne Erfolg, wegen des bald und reichlich eintretenden Erbrechens.

VI. Die Vergiftungsfälle am Menschen sind gut zusammengestellt in der Dissertation von Bary. Da immer Erbrechen auftritt, so ist die Dosis letalis nicht genau anzugeben; wahrscheinlich ist sie niedrig, vielleicht zwischen 1,0 bis 2,0. — Auf $BaCl_2$ und $Ba(NO_3)_2$ verläuft die Vergiftung rascher (Tod nach 2 bis 20 Stunden), als nach kohlensaurem Baryum, welch letzteres ja erst durch HCl gelöst werden muss (Tod nach 24^h bis zum dritten Tage). Die Erscheinungen beginnen in wenigen Minuten oder erst nach $^1/_4$ bis $^1/_2$ Stunde. Brennen in Mund- und Magenhöhle: bei manchen eigenartiges Hitzegefühl in der Haut, dann starkes Uebelbefinden, Nausea mit grosser Schwäche, Erbrechen, dem bald dünne Stühle folgen. Die Schmerzen im Leib und das Schwächegefühl nehmen zu, so dass die Vergifteten nicht mehr gehen, sondern dauernd im Bett bleiben und nur eben leise sprechen können. Die Lähmungserscheinungen werden immer ausgesprochener, so dass von Vergifteten erzählt wird, die zuletzt nur noch durch Nicken des Kopfes sich verständigen konnten. Der Puls wird in einzelnen Fällen als beschleunigt, in anderen als normal angegeben (steht im Gegensatz zu den ganz akut verlaufenden Vergiftungen bei Thieren!), die Athmung dyspnoisch.

— Unter zunehmender Lähmung, immer schlechter werdendem verschwindendem Puls, Trachealrasseln, Bewusstseinstrübung tritt der Tod ein. — Nur in einzelnen Fällen wird von starken Convulsionen (etwa in der Mitte des Verlaufes und gegen den letalen Ausgang hin) berichtet. —

VII. Auch von einer chronischen Chlorbaryum-Vergiftung wird gesprochen, die dadurch entstehen soll, dass das Mittel für längere Zeit in kleinen Mengen als Arznei gegeben wird. Die Ba-Salze sollen, auch bei chronischer Vergiftung an Thieren deutlich cumulative Wirkung äussern. Grosse Schwäche, beschleunigte Respiration, Mundhöhlenerscheinungen (Speichelfluss, Schwellung der Schleimhaut und der Drüsen, fötor ex ore, Aufstehen der Zähne), auch katarrhalische Erscheinungen der Conjunctiva und der Nasenschleimhaut, weiter Durchfälle, unregelmässiger, schlechter, beschleunigter Puls, Brennen im Magen, Störungen der Harnblase werden als die Erscheinungen angegeben, die bei günstigem Verlauf (Weglassen des Giftes) erst in Wochen verschwinden, im schlimmsten Fall zum Tode führen. —

VIII. Bei der Behandlung der akuten Baryumvergiftung ist die Entfernung des Giftes die erste Massregel. Man verlasse sich grundsätzlich nicht auf die Brechmittel, die beim Menschen den Magen nur unvollständig entleeren, sondern reinige den Magen mit der Sonde. An zweiter Stelle kommen die schwefelsauren Salze in Betracht, die unlöslichen schwefelsauren Baryt bilden. Man gebe schwefelsaures Natron in 1procentiger Lösung zu trinken und spüle damit den Magen aus. Gegen die Allgemein-Erscheinungen sind Atropin-Injektionen empfohlen: ich bezweifle ihren Nutzen und würde sie im concreten Falle nur bei ganz bestimmten Einzelerscheinungen geben. Dagegen habe ich in eigenen Versuchen gesehen, dass intravenöse Injektionen von schwefelsaurem Natron vergiftete Kaninchen, die sicher dem Tode verfallen waren, gerettet haben. Es ist also auch noch in der Blutbahn möglich, das Ba-Salz durch Ueberführen in die schwefelsaure Verbindung unschädlich zu machen. Man löst 1 grm Natrium sulfuric. siccum oder 2 grm Natr. sulfur. crystallisat. in 100 Wasser und spritzt davon unter den allgemein giltigen Kautelen wiederholt 20 cm^3 subcutan ein. — Die weitere Behandlung ist symptomatisch. —

IX. Nur kurz sei über die Theorie der Baryumwirkung erwähnt, dass die Hypothese von Onsum, es entstehe im Blut durch das eindringende Barytsalz mit den circulirenden schwefelsauren Salzen eine Fällung von $BaSO_4$, welcher Niederschlag dann gefässverstopfend wirke, in ihrer letzten wesentlichen Hälfte unrichtig ist. Eine kleine Menge eines feinkörnigen Niederschlages wird ohne alle Schädigung in der Blutbahn ertragen und aus derselben schnell entfernt (cf. § 4. IX.).

Ich suche die Giftwirkung der Barytsalze darin, dass dieselben die in dem lebenden Protoplasma vorhandenen, also zu dessen Constitution gehörenden schwefelsauren Verbindungen zersetzen und so das Protoplasma selbst alteriren. Die Einwirkung auf die Muskelsubstanz wäre dann damit erklärt, dass gerade im Muskel viel Schwefelsäure präformirt vorkommt. (Nach der bekannten Analyse von Keller über die Aschebestandtheile des Fleisches sind in 100 Fleischasche 3 Procent Schwefelsäure, welche vollständig in die Fleischbrühe übergehen.) Bewahrt man die Organe vor dieser Umsetzung, indem man die resorbirten Baryum-Verbindungen sofort durch schwefelsaures Salz im Blute umsetzt, so bleiben die Vergiftungserscheinungen aus

X. Die Sektion der Baryt-Vergifteten ergibt Hyperämie und Ekchymosen im Magen, Dünn- und Dickdarm, manchmal auch Blutungen in den Lungen. Rindensubstanz der Nieren hyperämisch. Leber vergrössert, brüchig, Acini undeutlich (verfettet). (In einem typischen Fall wird der Intestinaltractus als unversehrt angegeben.) Blutungen in anderen Organen (Gehirn) scheinen nach den Sektionsprotokollen etwas Seltenes zu sein.

Ueber die Ausscheidung des aufgenommenen Baryts ist noch nicht Alles klargestellt. Im Harn ist Ba angeblich noch nicht nachgewiesen: dagegen ist es im Darminhalt aufgefunden. An letzterem Ort kann man es für noch nicht resorbirt oder für wieder aus dem Blute ausgeschieden halten. (Eine solche Wiederausscheidung ist zwar für Ba nicht erwiesen, aber nach Analogie der Ca-Verbindungen wahrscheinlich.) —

§ 29. Die Strontium-Verbindungen.

Uebersicht der Literatur bei:

Klimovski: Dissertation, Würzburg 1897.

Gmelin, Chr.: Versuche über die Wirkung des .... Strontian. Tübingen 1824.
Blake citirt bei
Husemann: Göttinger ... Anzeigen, 1875, pag. 97.
Mickwitz: Dissertation, Dorpat 1874.
Richet, C. R.: 93 (1881), pag. 649 und 94 (1882), pag. 742.
Laborde: étude .... des sels de strout. Bullet de l'Ac. de Med. 26 (1891), pag. 104, 119.
Brunton: Handbuch der allgem. Pharm. u. Therap. übersetzt Zechmeister. Leipzig 1893.
Binet, C. R.: 115 (1892), pag. 251.
Jahresberichte Merck: 1893 und 1894.
Virchow-Hirsch: Jahresber. (Husemann) 1893 u. 94.

I. Die Strontium-Verbindungen haben in der Technik und Therapie Anwendung gefunden: darum ist eine Besprechung ihrer toxischen Wirkung nothwendig. In der Zuckerindustrie wird Strontian zur Fällung des Zuckers aus der Melasse verwendet: die therapeutische Empfehlung geht hauptsächlich von französischen Klinikern aus.

II. Die Strontiumsalze haben bei direkter Application auf die Organe des Frosches Wirkungen, die denen des Baryums gleichen; auch bei Zufuhr sehr grosser Mengen in den Darm von Thieren sind gleichartige Vergiftungssymptome gesehen worden. Doch sind die schädlichen Wirkungen der Strontiumsalze sehr gering und der Meinung der meisten Autoren, dass die toxische Kraft der Sr-Salze etwa der der Calcium-Salze gleich komme, kann man unbedenklich zustimmen. —

Bei direkter Application aufs Froschherz sieht man die Contraktionen zuerst langsamer und stärker werden: die Ausdehnung des Ventrikels in der Diastole wird nach und nach immer unvollständiger, der Ventrikel steht endlich in Systole still (Digitalis-Wirkung). Doch ist die Toxicität um vieles geringer als die des Baryum, so dass kleine Sr-Mengen vom Herzen alsbald tolerirt werden. — Eine Wirkung auf die Froschmuskeln ist von kleinen Mengen nicht nachweisbar, dagegen wird die Erregbarkeit von den motorischen Nerven aus deutlich vermindert. — Bei allgemeiner Vergiftung ist weiterhin zuerst Verminderung der Reflexerregbarkeit, dann ausgesprochene allgemeine Lähmung zu constatiren. — Auf die Gefässe wirkt Sr deutlich verengernd.

III. Bei Säugethieren ist nach stomachaler Application mittlerer Mengen gar nichts zu sehen. Nach grossen Mengen (7,2 in Kaninchenmagen) hat Gmelin Beschleunigung der Herzaktion und Durchfall, bei noch grösseren Gaben (15,0 $SrCl_2$) Lähmungen und Tod gesehen. Die darnach constatirten Ekchymosen im Magen können als charakteristische Wirkung bei so hoher Salzdosis nicht angesehen werden. —

IV. Wie unschädlich aber das Chlorstrontium ist, zeigen die Versuche, dass Meerschweinchen bis 0,5 subcutan, Hunde von 15 Kilo bis 3,0 intravenös ohne alle Intoxikations-Erscheinungen ertrugen (Laborde). Von Aerzten liegen die Angaben vor, dass Strontiumnitrat bis zu 14,0 im Tag ohne Schaden genommen werden könne (Vulpian); C. Paul hat 8 bis 10,0 pro die gegeben, Egasse hält bis 20,0 im Tag für unschädlich. —

V. Es ist sonach der Schlussfolgerung wohl zuzustimmen, dass eine Gefahr für den Menschen nur nach abnorm grossen stomachalen Gaben bestehe. Eine chronische Vergiftung scheint es nach den Beobachtungen über die Wirkung längere Zeit fort dargereichter mittlerer Mengen nicht zu geben. —

Ueber die Ausscheidung ist bisher nichts festgestellt. —

§ 30. Die schweren Metalle.

I. Die schweren Metalle sind für die wissenschaftliche wie für die praktische Toxikologie hoch wichtige Körper. Einmal sind sie insgesammt intensive Gifte für alle Lebewesen, andrerseits sind die Gelegenheiten zur Vergiftung im alltäglichen Verkehr so zahlreich, dass die Metall-Intoxikationen einen wesentlichen Theil der gesammten Vergiftungs-Statistik ausmachen. —

Nicht alle Schwermetalle sind Gifte von derselben Schädlichkeit. Manche, wie z. B. Eisen (auch Mangan?), sind nothwendige Bestandtheile zum Aufbau des thierischen Organismus. Andere aber sind in jeder Menge und bei jeder Berührung mit Lebewesen von deletärer Wirkung, so das Quecksilber und das Blei. Trotz dieser Verschiedenheit ist eine gemeinsame Besprechung möglich und für viele Einzelbeziehungen förderlich.

Selbstverständlich ist bei der Wirkung der Schwermetalle immer nur die Wirkung der gelösten Salze gemeint. Auch wenn die Metalle als solche aufgenommen werden, erfolgt immer die Bildung gelöster Verbindungen, und diese letzteren dann werden erst wirksam.

II. Eine wichtige allgemeine Reaktion der Schwermetallsalze ist die, dass sie mit Eiweisslösungen in chemische Wechselwirkung treten: sie bringen darin Niederschläge hervor, die aus den sogen. Metall-Albuminaten bestehen. Es sind dies wirkliche chemische Verbindungen des Metalls mit dem Eiweiss, fast alle in Wasser unlöslich. Diese Albuminate sind mehrfach zu dem Zwecke studirt, die Molekulargrösse des Albumins festzustellen. (Harnack: H. S. Zeitschr. 5. [1881] pag. 198 und B. B. 23 [2] pag. 3745. O. Löw: Pflüger's Archiv 31 pag. 404. Bunge: Physiol. Chemie 2. Aufl. pag. 56 etc.)

III. Die Fällung des Eiweisses aus dem lebenden Gewebe, z. B. aus dem Protoplasma lebender Epithelzellen bedeutet natürlich eine tiefgreifende chemische Veränderung derselben, d. i. deren Zerstörung. Es sind darum die Schwermetallsalze energische Aetzmittel für alle reagirfähigen thierischen Theile und Gewebe (Schleimhäute, Wundflächen, unter einzelnen Bedingungen auch für die äussere Haut). Der Umfang der Aetzung richtet sich nach Consistenz und Löslichkeit der einzelnen Albuminate, die in überschüssigem Eiweiss, in freier Säure, manche in Salzlösungen sich auflösen. Ganz feste und unlösliche Coagula werden darum nur oberflächliche Verschorfung setzen: zerfliessliche Verbindungen dagegen werden umfänglicher und tiefer wirken (Beispiel: Höllenstein — Chlorzink).

IV. Das Verhalten und die Zusammensetzung der Metallalbuminate ist uns noch nicht genügend bekannt. Ueber ihre Löslichkeit ist schon gesprochen: die Auflösung in freien Säuren bedeutet natürlich eine Zersetzung. Wichtig ist die Löslichkeit in Mittelsalzen (Quecksilber- und Cadmiumalbuminat). Die wasserlöslichen Eisen-Albuminate, die man für therapeutische Zwecke construirt hat, sind für die Toxikologie ohne Bedeutung. — Ueber die Constitution der physiologischen Eisen-Verbindungen (Hämoglobin, Hämatogen, Lebereisen . .) sind wir noch nicht unterrichtet: noch weniger wissen wir darüber, in welcher Form Hg, Pb . . . im thierischen Organismus circuliren. Es ist wichtig zu bemerken, dass in den vom normalen Stoffwechsel erzeugten organischen Eisenverbindungen (Hämoglobin, Hämotogen etc.) das Eisen, wie man sagt, in organischer Bindung eingefügt (maskirt) ist, und vor Allem die gewöhnlichen Reaktionen (Fällungen und Färbungen) der anorganischen Eisenpräparate nicht gibt: es muss dazu (durch Veraschen) die organische Verbindung erst zerstört sein. Diesen organischen Fe-Präparaten kommt die ätzende Wirkung nicht zu. —

V. Die Aetzwirkung der Schwermetallsalze muss nach Tiefe, Umfang und Dignität der betroffenen Theile verschiedene Krankheits-Erscheinungen erzeugen. Reaktive Entzündung, Abstossen der verätzten Theile, restitutio ad integrum bei oberflächlicher Wirkung oder aber Geschwürsbildung und Heilung durch narbige Neubildung sind die örtlichen Folgen. Dazu kommen als Allgemeinwirkungen: der Schmerz, die auf jeden starken Schmerz folgenden Collaps-Erscheinungen (Centralnervensystem, Herz, vasomotorischer Apparat) und die Funktionsstörung durch Ausfall der verletzten Theile. Von besonderer Bedeutung sind die häufig vorkommenden Vergiftungsbilder, die aus der Verätzung des Digestionstractus resultiren. Brennen bis zu heftigstem Schmerz, Ekelgefühl, Würgen, Erbrechen, Durchfall, starke Collaps-Symptomen sind die Folgen. —

VI. Neben dieser örtlichen (Aetz)-Wirkung, die nur indirekt zu allgemeinen Störungen führt, ist toxikologisch von besonderer Bedeutung die allgemeine Schwermetallvergiftung, dadurch entstanden, dass von der Schwermetalllösung etwas resorbirt und durch die Blutbahn im ganzen Körper vertheilt wird.

Stellen sich die Intoxikations-Erscheinungen durch rasche Resorption grosser Mengen sehr schnell ein, so spricht man von akuter allgemeiner, anderntalls bei langsamem sehr verzögertem Ablauf der Symptome von chronischer allgemeiner Metallvergiftung. Es ist eine wichtige Erkenntniss, dass alle Schwermetalle, wenn sie in geeigneten (nicht eiweissfällenden) Verbindungen in den Kreislauf gelangen, heftige Vergiftungssymptome schon in sehr kleinen Mengen erzeugen, so dass diese Stoffe zu den schweren Giften gehören.

Die allgemeinen Wirkungen der Schwermetalle hat man früher an Thieren durch direkte Injektion der gewöhnlichen Salzlösungen in die Blutbahn erzeugen wollen. Es mussten sich Coagulationen im Blute und dadurch ausgebreitete Kreislaufstörungen ausbilden. Ich erwähne darum solche Versuche nicht weiter.

VII. Unter den gewöhnlichen Applications- und Resorptions-Bedingungen (Magen) kommt die akute allgemeine Metallvergiftung glücklicherweise sehr selten vor. Die Ursache hiefür liegt darin, dass die Salze der meisten Schwermetalle (beziehungsweise die im Darm sich bildenden Albuminate) von den intakten Darmepithelien nicht aufgenommen werden, also nicht zur Resorption gelangen. Nicht der unlösliche Zustand der im Darm entstehenden Albuminate ist, soweit wir das jetzt übersehen, an der geringen Resorption der verschluckten Metallverbindungen schuld, sondern nur die schützende Wirkung der Darmepithelien. Wenn wir nämlich durch Aetzwirkung das Darmepithel krank machen oder zerstören, dann werden sofort grössere Mengen des Schwermetalls zur Resorption gebracht und die Symptome der allgemeinen Vergiftung treten auf. Diese Erklärungsart hat auf den ersten Anblick etwas Gezwungenes, gar so schematisch Lehrhaftes; sie wird aber durch darauf gerichtete Untersuchungen immer wieder bestätigt. Bekannt ist das diesbezügliche Verhalten der Eisensalze: Kölliker und Müller (Würzb. Verh. 1855) fanden nach Eingiessen grosser Mengen solcher Lösungen Eisen im Harn: nach kleinen Quantitäten tritt dagegen nichts über. — Besonders beweisend sind Versuche von H. Meyer (A. e. P. Ph. 20 pag. 74). Wismutoxyd für sich gegeben wird nicht resorbirt. Verabreicht man aber gleichzeitig einen Tropfen Crotonöl, so kommt nun Resorption und Vergiftung zu Stande. Lösliches Wismutsalz in kleinen Mengen wird nicht aufgenommen, steigert man aber die Dosis, so erscheinen sofort Intoxikationszeichen. —

Wodurch die Epithelien in den Stand gesetzt sind, sich so ausschliessend gegen diese Gifte zu verhalten, ist uns unbekannt: wie schon erwähnt, können wir die Unlöslichkeit der entstehenden Albuminate nicht definitiv und allein dafür verantwortlich machen. Immerhin spricht für die Mitbetheiligung der Löslichkeit die Thatsache, dass Quecksilbersalze, deren Albuminat in Kochsalzlösung (und darum im Darm überall) sehr leicht löslich ist, rasch von allen Schleimhäuten aus allgemeine Vergiftung machen. — Die übrigen Schleimhautoberflächen (besonders der weibliche Genitalapparat kommt praktisch in Betracht) scheinen sich dem Digestions-Tractus gleichartig zu verhalten: auch hier ist durch einzelne zufällige Beobachtungen festgestellt, dass schleimhautentblösste oder verätzte Stellen viel energischer und rascher resorbiren. —

VIII. Wegen dieser schlechten Resorbirbarkeit auf dem gewöhnlichen Zufuhrwege ist das Bild der akuten allgemeinen Vergiftung der

Schwermetalle erst in der jüngsten Zeit studirt worden. Es handelte sich darum, solche Metallverbindungen zu construiren, die von Eiweiss und von kohlensaurem Natron nicht gefällt werden, die also ohne Niederschläge zu machen in die Blutbahn eingeführt werden können. Als solche Bindungsformen hat man Alkali-Doppelsalze mit verschiedenen, besonders organischen Säuren kennen gelernt, auch Vereinigungen der Metalle mit organischen Radicalen sind dazu benützt worden.

IX. Die praktisch sehr wichtige chronische allgemeine Metallvergiftung entsteht durch lange dauernde gleichmässige Zufuhr kleiner Metallmengen. Verursacht wird die Giftwirkung durch folgende zwei Reaktionen unseres Organismus. Einmal werden kleine Mengen von allen Schwermetallen im Darm zur Resorption gebracht. Diese kleinen Mengen werden dann nicht eben so schnell wie sie aufgenommen sind wieder ausgeschieden; es häufen sich dadurch Metallmengen im Körper an, die nach und nach schwere Veränderungen setzen und umfängliche und dauernde Funktionsstörungen verursachen. Für eine Reihe der schweren Metalle, so für Fe, Pb, Hg, Zn, Ag ist diese Aufstapelung im vergifteten Organismus bewiesen, während allerdings für andere Schwermetalle eine solche Retention grösserer Mengen auszuschliessen ist (vielleicht Cu?).

Die Ausscheidung der zurückgehaltenen Metallmengen erfolgt zuweilen ausserordentlich langsam. In Fällen chronischer Pb- und Hg-Vergiftung ist noch Monate nach vollständiger Suspension jeder Giftzufuhr das Metall im Körper gefunden worden. — Selbstverständlich darf nicht jedes Symptom chronischer Vergiftung auf dauernde Deposition des Metalls an bestimmter Stelle bezogen werden. Sind z. B. nervöse Elemente schwer geschädigt und darnach zu Grunde gegangen, so müssen die zugehörigen Funktionirungen dauernd ausfallen, ebenso werden Gefäss-Aenderungen, wahrscheinlich eine der häufigsten Grundwirkungen, nachhaltige Störungen verursachen.

X. Wie schon erwähnt, wird von den in den Nahrungsschlauch gebrachten Schwermetallen nur ein minimaler Theil für gewöhnlich aufgesaugt. Das Nicht-Resorbirte wird in den unteren Darmabschnitten durch den dort vorhandenen Schwefelwasserstoff in unlösliches schwarzes Schwefelmetall umgewandelt und so ausgeschieden: daher die schwarze Färbung der Fäces bei all solchen Fällen, z. B. nach innerlichem Eisengebrauch. —

XI. Die Ausscheidung von den Mengen, die in den Kreislauf aufgenommen sind, erfolgt durch den Harn und durch den Darm. Im Harn erscheinen die minimalen Mengen der Schwermetalle, die nach chronischer Vergiftung langsam ausgeschieden werden, in organischer Bindung. Charakteristisch für diese Form chemischer Vereinigung ist, dass die Schwermetalle durch die gewöhnlichen Reagentien der anorganischen Analyse nicht nachgewiesen werden können (kein Schwefelmetall durch H_2S, kein Metalloxydfällung durch Alkali . . .): es ist nothwendig, durch Veraschung oder andere chemische Eingriffe, z. B. Oxydation durch HCl und chlorsaures Kali die organische Substanz zu zerstören, um das Schwermetall nachzuweisen. In solcher Bindungsform wird die Spur Eisen, die im normalen Harn vorhanden ist, weiterhin Quecksilber und Blei nach den chronischen Vergiftungen ausgeschieden. Das klassische

Paradigma einer solchen Metallverbindung ist das Hämoglobin mit seinem Eisengehalt und weiterhin die eisenhaltigen Reservestoffe verschiedener Gebilde (Eidotter, Leber etc.). — Nur in dem Ausnahmsfalle, dass durch vorhergehende Anätzung des Darmepithels oder durch sonstige abnorme Zuführungsart der Metalllösung rasch grössere Mengen in den allgemeinen Kreislauf (als Albuminat?) übergehen, escheint das Metall im Harn in solcher Form, in der es direkt nachweisbar ist. —

Ein gewisser Antheil der in den allgemeinen Kreislauf aufgenommenen Schwermetalle erscheint endlich im Darm wieder. Die Thatsache, dass gewisse hieher gehörige Körper wirklich im Darm zur Ausscheidung gelangen, ist nicht zu bezweifeln: denn bei subcutaner oder intravenöser Application passender solcher Lösungen ist im Darminhalt und in der Mucosa des Darms das injicirte Metall wieder zu finden. Die möglichen Ausscheidungswege, auf denen die Metalle wieder in den Darm gelangen, sind: Galle und die secernirende Darmoberfläche selbst. Der letztere Weg wird neuerdings als der weitaus wichtigere, wenigstens für die Excretion gewisser Schwermetalle bezeichnet. Für Kupfer, Zink, Quecksilber und Blei[1]) ist erwiesen, dass die Galle als Excretionsweg eine grosse, wahrscheinlich die wesentliche Rolle spielt. — Es sei gleich hier erwähnt, dass speciell bei der Ausscheidung des Wismuts beobachtet wurde, dass nur gewisse Theile des Dickdarms sich an der Excretion betheiligen. Entweder handelt es sich um periodisch veränderliche, abwechselnde Funktion der einzelnen Darmabschnitte oder aber letztere haben wirklich verschiedene physiologische Aufgaben zu besorgen (A. e. P. Ph. 20 pag. 80). Aehnliche Verschiedenheiten sind z. B. auch bei der Resorption des Eisens beschrieben.

Die Ausscheidung der Schwermetalle durch die Nieren bietet noch einige Besonderheiten. Die Nieren sind gegen diese Gifte besonders empfindlich, so dass bei der akuten Schwermetallvergiftung die Erscheinungen von Seiten der Nieren mit zu den Symptomen gehören, die das ganze Vergiftungsbild beherrschen. Es kann darum kaum zweifelhaft sein, dass die bei akuter Metallvergiftung durch die Nieren ausgeschiedenen Verbindungen dieser Stoffe direkt das Nierenparenchym schwer alteriren, d. i. zu akuter Nephritis führen. Speciell fürs Quecksilber ist es erwiesen (Ludwig-Ullmann, Internationaler Dermatologen-Congress, Wien, Septbr. 92), dass bei Zufuhr von irgend welcher Körperstelle aus die Nieren im Verhältniss zu ihrem Volumen die grösste Quecksilbermenge aufnehmen: das Hg wird daselbst durch lange Zeit mit grosser Zähigkeit festgehalten. —

Ist sonach die direkte Schädigung der Nieren bei der akuten Metallvergiftung über allen Zweifel sicher, so ist andererseits wenigstens darauf aufmerksam zu machen, dass die geringen Metallmengen, die bei der chronischen Vergiftung durch die Nieren den Körper verlassen, wahrscheinlich in eine solche chemische Form übergeführt sind, in der sie die Nieren nicht mehr schädigen. Dass der Organis-

---

[1]) Cu: Brandl: Arbeiten aus dem k. Gesundh.-Amte 13 (1896), pag. 104 ff.
Hg: Meder u. Diepow: Dissertationen, Würzburg 1893 u. 94, dort frühere Literatur.
Pb: Annuschat: A. e. P. Ph. 7, pag. 55.
Zn: Lehmann: Archiv Hyg. 28, pag. 299.

mus in sich die chemische Kraft besitzt, die schweren Metalle in solche organischen Verbindungen einzufügen, dass die ätzende verletzende Wirkung derselben ganz verdeckt ist, ist sicher erwiesen durch gewisse Thatsachen des Eisenstoffwechsels (cf. Pflügers Archiv 50 pag. 19). Das Eisen, das im Organismus des Huhns in den Eidotter übergeführt wird, das in der menschlichen Niere in den Harn übergeht, muss für die bezüglichen Ausscheidungs-Apparate ungiftig sein. — Das Beispiel, das gegen diese Deduktion hier aufgeführt werden könnte, die Schrumpfniere bei der Bleivergiftung, entkräftet dieselbe nicht, da es sich doch bei der Schrumpfniere um primäre Gefässveränderungen handeln kann, nicht um Wirkungen auf die Epithelien als Ausgangspunkt der Gesammtstörung allein handelt.

XII. Die Erscheinungen, die bei der allgemeinen (resorptiven) Vergiftung durch Schwermetalle auftreten, sind zwar verschieden, bieten aber doch einiges Gemeinsame. Dauern die Erscheinungen — bis zum Tode — etwas länger, so findet man an den verschiedensten Organen und Apparaten die beginnenden oder deutlicher ausgeprägten Zeichen der Degeneration: die Schwermetalle sind alle intensive Protoplasmagifte. Sehr häufig sind Störungen an den rothen Blutkörperchen, die zu deren Zugrundegehen führen. (Milzschwellung, Leberschwellung, Polycholie, Icterus, Blutharnen, Hämoglobin-Infarkt der Nieren, Blutungen in Magenschleimhaut, hämorrhagische Darm-Entzündung etc.). Die Leberzellen sind trüb geschwellt und entarten fettig, beginnend von der Acinusperipherie, Pigment tritt auf, das interlobuläre Bindegewebe wird deutlicher. Die Nieren zeigen starke Veränderungen an den Epithelien der Rinde (Schwellung, Verfettung, Pigmentkörner), Stauung an der Grenzschicht. Herz fast immer schwer ergriffen (Degenerationsvorgänge der Muskulatur). Dass auch das Centralnervensystem und die Muskulatur an den Veränderungen Theil nimmt, beweisen die schweren funktionellen Störungen. Lähmungserscheinungen (denen manchmal Reizungssymptome vorausgehen) gehören zum regelmässigen Bild der Schwermetallvergiftung und zwar zeigen sich Lähmungen sowohl am nervösen Central-Apparat wie an der Muskulatur. — Tritt der Tod sehr schnell ein, so können alle Zeichen von Organstörung fehlen: Lähmung im nervösen Centrum, auch am Herzen, ist die causa mortis. Natürlich sind auch in dem Fall materielle Veränderungen vorhanden, unsere Technik kann sie nur noch nicht nachweisen.

§ 31. Das Quecksilber. Hydrargyrum. Mercurius. Hg.

I. Quecksilber, Hydrargyrum, Mercurius, ist das einzige bei gewöhnlicher Temperatur flüssige Schwermetall. —

Es wird von der Technik und von der praktischen Medicin ausserordentlich vielfach und ausgedehnt verwendet. Dabei ist Quecksilber eines der verderblichsten Gifte, die uns bekannt sind. Es verdient und verlangt darum eine möglichst in die Einzelheiten eingehende Besprechung.

II. Die einzelnen Verbindungen des Quecksilbers müssen nach ihrer verschiedenen Wasserlöslichkeit im Körper mit verschiedener

Schnelligkeit resorbirt werden. Die Vergiftungsbilder, die daraus entstehen, sind nach der Menge, die auf einmal im Kreislauf enthalten ist, verschieden. Wichtig ist, dass Quecksilber in jeder Form (auch metallisch, also auch als Dampf) dem Körper zugeführt, daselbst die chemischen Bedingungen für seine Lösung findet, und darum zu allgemeiner Vergiftung führt.

Im Einzelnen sind uns die Reaktionen nur unvollständig bekannt, die gerade das Quecksilber befähigen, unter allen Umständen im Thierkörper in den allgemeinen Kreislauf zu gelangen. Metallisches Quecksilber löst sich bei Luftzutritt schon in destillirtem Wasser in Spuren auf: d. h. das Quecksilberoxyd ist nicht absolut unlöslich. Viel rascher und ausgiebiger geschieht die Quecksilberlösung in kochsalzhaltigem Wasser. Kochsalz übertrifft im Vermögen, Quecksilber aufzulösen, sogar dünne Säuren. (Braunwart: Würzburger Dissertation 1898.) Kochsalz und freie Säuren zusammen müssen also die Lösung des metallischen Quecksilbers besonders begünstigen. Dieser eigenartige Einfluss des Kochsalzes ist wohl direkt durch die Reaktion erklärbar, dass Quecksilberchlorid mit sehr starker Avidität eine Verbindung mit NaCl einzugehen sucht. Es werden darum wahrscheinlich bei Gegenwart von Sauerstoff und Kochsalz, Quecksilberchlorür und metallisches Quecksilber in diese Doppelverbindung übergeführt. Aus HgCl soll dabei sogar metallisches Quecksilber reducirt werden. — Sublimat gibt mit Eiweiss ein Albuminat, das wie die übrigen Metallalbuminate in Wasser unlöslich ist, sich aber leicht bei Kochsalzzusatz auflöst. In dieser merkwürdigen Reaktion, dem Gelöstbleiben des Quecksilberalbuminates bei Gegenwart von Chlornatrium liegt wohl mit der Grund für das ausserordentlich leichte Zustandekommen der allgemeinen Quecksilbervergiftung.

III. Die Erscheinungen, die auf die Einwirkung der Merkurialien folgen, sind örtliche und allgemeine (resorptive). Die örtlichen Aetz-Wirkungen werden im Allgemeinen nur von den leicht löslichen, die resorptiven von allen Quecksilberverbindungen hervorgebracht. Die Haupt-Repräsentanten dieser beiden Gruppen sind: einerseits Sublimat, andrerseits Kalomel und metallisches Quecksilber. — Für die übersichtliche Darstellung aller Vergiftungserscheinungen unterscheidet man (neben den örtlichen Aetzwirkungen) die allgemeine Vergiftung zweckmässig in folgende klinische Bilder: a) die akute; b) die subakute; c) die chronische Vergiftung. — Nach dieser ersten (schematisirten) Darstellung, die für die Erkennung der gewöhnlich beobachteten Symptome genügt, sollen später die selteneren Erscheinungen und die Vergiftungsbilder der organischen Hg-Verbindungen beschrieben werden.

IV. Aetzwirkungen können eigentlich alle Quecksilberverbindungen hervorbringen, selbst das metallische Quecksilber kann als graue Salbe auf empfindlichen Häuten Dermatosen hervorrufen. Der Sublimat ist in concentrirter Lösung ein starkes Aetzmittel auch für die Haut; Schleimhäute und Unterhautzellgewebe werden natürlich viel energischer angegriffen. So schwer diese Wirkungen sein können, so sind sie quoad vitam doch nicht ausschlaggebend, weil immer durch Resorption Allgemeinerscheinungen auftreten, die dann das klinische Bild beherrschen. Das Nähere sub X.

V. Die akute allgemeine Quecksilbervergiftung[1]) entsteht nach Aufnahme grösserer Mengen gelöster Quecksilberverbindungen in den allgemeinen Kreislauf. Der Sublimat ist die gewöhnlichste Gelegenheitsursache, aber auch die salpetersauren, die Jod- und Bromverbindungen, grosse Kalomelgaben, die im Darm liegen blieben und dort in Lösung übergeführt wurden, subcutane Application von Quecksilberoxyd und anderen ungelösten Präparaten haben durch rasche Resorption zu dieser Intoxikationsform geführt. — Neben der örtlichen Aetzwirkung bestehen die klinischen Symptome im Wesentlichen in schweren Darmerscheinungen und in Nierenstörungen: dazu kommt zunehmende Herzschwäche. Ausdrücklich sei nochmals betont, dass die Darmveränderungen nicht als örtliche Aetzwirkung (etwa des verschluckten Sublimates), sondern als resorptive allgemeine Wirkungen (wahrscheinlich durch Blut- und Circulationsstörungen bedingt) aufzufassen sind.

Die Herzwirkung des Quecksilbers ist wahrscheinlich die Ursache des schnellen letalen Verlaufes manches besonders intensiven Vergiftungsfalles. So wird von Hasselt (Giftlehre, bearb. Henkel, II, pag. 292) angegeben, dass 2 bis 3 Stunden nach Aufnahme von etwa 10,0 Sublimat der Tod eines Selbstmörders eingetreten sei. Vivisektorische Versuche (v. Mering: A. e. P. Ph. 13, pag. 86) haben ergeben, dass das Herz von Fröschen, Kaninchen, Hunden, Katzen rasch durch Quecksilber abstirbt. Die Schlagfolge wird verlangsamt, der Blutdruck sinkt rapid. Die Vagi sind dabei unbetheiligt: ebenso ändert Atropin den Verlauf nicht ab. In Versuchen am ausgeschnittenen Froschherzen konnte ich das bestätigen: die Quecksilberwirkung ist durch rasch folgendes normales Blut wieder „auszuwaschen". Ueber das Säugethierherz vergl. man noch die Mittheilungen von Kaufmann: pag. 109—110.

Leider hat die neuere Zeit durch Verbrauch zu grosser Mengen von Sublimatlösung für Uterus-Ausspülungen und bei chirurgischen Eingriffen eine grosse Anzahl gut beobachteter schwerer Sublimatvergiftungen von Menschen zu verzeichnen. Da bei diesen Fällen die Erscheinungen der Magenätzung wegfallen, so ist daraus — leider — für die Kenntniss der akuten Quecksilbervergiftung des Menschen ein reicher Zuwachs gewonnen[2]).

Die ersten Erscheinungen kommen vom Darm. In der kleineren Zahl von Fällen stellen sich sofort lebhafte Schmerzen im Abdomen ein: häufiger bilden sich erst in einigen Stunden, manchmal erst in ein bis zwei Tagen Empfindlichkeit, Schmerzgefühl im Leib mit starkem Meteorismus aus. Die rasch folgenden häufigen Darmentleerungen, anfangs noch fäculent, werden bald wässerig, ausserordentlich reichlich: dabei heftiger Tenesmus. In den meisten Fällen kommt es nach und nach zu blutigen Stühlen, die manchmal unausgesetzt und oft unwillkürlich abgehen: hie und da sind in den Stühlen grössere

[1]) Kaufmann: Die Sublimat-Intoxikation, Breslau 1888.

[2]) Siehe die Zusammenstellung der Literatur bei E. Kaufmann: Die Sublimat-Intoxikation, Breslau 1888;, weiter Centralblatt für Gynäkologie, 1883, Nr. 39 und besonders 1884, Nr. 7—9, 12, 13, 14, 19, 35 etc.

oder kleinere missfarbige Schleimhautfetzen: die entleerten Massen sind sehr übelriechend. Lebhafte Schmerzen dauern an, besonders im unteren Darm; fast immer grosser Durst. In etwa 1/3 der Fälle, in denen der Sublimat von Wundflächen aus resorbirt wurde, bestand Erbrechen: gallig, fäculent, meist sehr häufig sich wiederholend. —

Ist die gelöste Quecksilberverbindung (Sublimat) durch den Mund aufgenommen, so kommt es natürlich sofort zu Schmerzen und Brennen im Mund, Schlund, Oesophagus, Magen, zu stundenlange dauerndem, oft blutigem starkem Erbrechen und Würgen. —

Mundhöhlenerscheinungen werden bei der Resorption vom Uterus aus nicht in allen Fällen (ein Drittel bis zur Hälfte) angegeben. Es bestehen dann Schmerzen, starke Schwellung der Schleimhaut an den Lippen, den Alveolarfortsätzen und dunkelgraue Abdrücke der Zahnreihen an der Lippen- und Wangen-Schleimhaut. Kauen und Schlucken wird sehr schmerzhaft, starker foetor ex ore; Speicheldrüsen, manchmal auch Lymphdrüsen (Kieferwinkel) stark geschwellt, hart, schmerzhaft, Speichel anfänglich mässig vermehrt, nur in vereinzelten Fällen starker Speichelfluss: verbreitete Geschwürsbildung der Mundhöhle ist selten. —

Die Nierenerscheinungen beginnen bei den meisten Patienten sofort mit den Darmerscheinungen: in einzelnen Fällen wird von anfänglich bestehender Harnvermehrung (dünn, hell) berichtet. Das gewöhnliche ist starke Verminderung des Harns, fortschreitend bis zu völliger Anurie: der Harn enthält Nierenepithelien, Cylinder aller Art, rothe Blutkörperchen, Leukocyten oft in grosser Menge, Eiweiss (in der Regel viel): eigentliche Nierenblutungen sind nicht beobachtet. — Die Harnerscheinungen fehlen kaum in einem ausgeprägten Falle: doch steigern sie sich nicht immer bis zu völliger Anuria.

Nieren- und Darmerscheinungen beherrschen das klinische Bild einer solchen Vergiftung. Meist kann man eine Art von Alterniren der schwersten Symptome in dem Sinne constatiren, dass bei sehr früh auftretenden schweren Durchfällen die Nieren weniger leiden, während bei rascher und vollständiger Anuria die Darmstörungen erst langsamer kommen. Schwere Nierenerscheinungen geben immer die schlimmste Voraussage.

Selten bleibt die Besinnlichkeit voll erhalten: in der Regel werden die Patienten bald benommen, im weiteren Verlaufe vollständig somnolent. In einzelnen Fällen besteht Unruhe, Ueberempfindlichkeit gegen äussere Eindrücke, Schreien, Schlaflosigkeit (confer. VII). Manche Patienten klagen über Kopfschmerzen, Schwindel, Angstgefühl, phantasiren: fast immer kommt gegen Ende wachsendes Benommensein bis zu vollständiger Apathie und Bewusstlosigkeit: selten ist ein Wiederaufhellen des verschleierten Geisteslebens. Krämpfe (klonische) der Extremitäten, aber auch der Rumpfmuskeln sind in einzelnen (bes. in rasch verlaufenden) Fällen beobachtet: auch epileptiforme Anfälle werden angegeben. —

Die Temperatur sinkt in reinen Fällen um mehrere Grade (bis 33,5° C. ist beobachtet). Wo Fieber besteht, ist das wahrscheinlicher Weise auf Complicationen, die schon vor der Vergiftung bestanden, zu schieben (Sepsis puerperalis, operative Eingriffe). Herzaktion und Athmung sind in der Regel anfänglich beschleunigt, aber wenig kräftig; Athmung wird später unregelmässig, aussetzend, ebenso der Puls klein, oft unregelmässig, leicht compressibel.

Die Dauer des Vergiftungsbildes schwankt von 3 bis zu 20 Tagen: 5 bis 11 Tage (enger 7 bis 10) ist das meist beobachtete: doch ist auch nach 1 und nach 24 Tagen der Tod eingetreten. Fälle, die in wenigen Stunden letal verliefen, kennt die neueste Literatur nicht. — Athembeschwerden und grosse Herzschwäche stellen sich meist gegen Ende ein: unter zunehmendem, nicht aufhaltbarem Kräfteverfall kommt der erlösende Tod.

VI. Als subakute Quecksilbervergiftung wird zweckmässiger Weise ein Symptomenbild besonders geschildert, das wegen der Häufigkeit des Vorkommens und des typischen Verlaufes eine eigene Besprechung verdient. Das Wesentliche dabei sind Mundhöhlenerkrankungen, an die manchmal Erscheinungen vom Darm und allgemeine Ernährungsstörungen sich anschliessen. Man spricht darum speciell von der merkuriellen Stomatitis. Gelegenheitsursache ist häufig die medicinale Anwendung des Quecksilbers, besonders auf Kalomel kommt diese Vergiftung oft vor: auch nach der grauen Salbe und als Folge der Einathmung von Quecksilberdampf ist sie viel gesehen. — Schmerzen am Zahnfleisch, die auf Druck sich steigern und vermehrte Speichelsecretion ist häufig das erste Symptom, dabei besteht fader, pappiger Geschmack, starker foetor ex ore. Das Zahnfleisch schwillt an und ist mit einem schmutzigweissen schmierigen Ueberzug bedeckt. An einzelnen Stellen liegen dickere weisse Massen (croupöse Beschläge), nach deren Entfernung anfänglich die Schleimhaut noch ihre normale Oberfläche zeigt. Bald aber entstehen auch an früher nicht bedeckten Stellen Trübungen durch Epithelverlust, die zu anfänglich flachen, später immer tieferen Geschwüren werden. Diese Ulcerationen können in besonders schlimmen Fällen einen grossen Umfang erreichen: sie haben zackige, zerfressene Ränder, schmierigen, übelaussehenden Belag und können zu den schwersten Zerstörungen, selbst Nekrose von Kieferstücken, Caries, Ausfallen u. s. w. der Zähne führen. — Am Boden der Mundhöhle, an den Ueberschlagsfalten der Gingiva auf die Wangenschleimhaut, am Zungenrand, besonders wo cariöse Zähne anliegen, sind die Veränderungen am stärksten ausgeprägt. Die Speicheldrüsen schwellen sämmtlich an und sind empfindlich: ebenso die Lymphdrüsen. Die Mundhöhle kann wegen Schmerzhaftigkeit nur unvollständig geöffnet werden. —

So schwere Mundhöhlenveränderungen sind mit Fieber, heftigem Kranksein, Collaps verbunden und können dann sogar zum Tode führen. — Heruntergekommene, schwächliche, anämische Personen, besonders die an Mundhöhlenerkrankungen (Scorbut) leiden, cariöse Zähne und schon krankes Zahnfleisch haben, werden besonders schwer von der Stomatitis mercurialis befallen, während Individuen, die sehr gute, oder gar keine Zähne besitzen, weniger stark leiden sollen. — Die schlimmen Formen der merkuriellen Stomatitis wie sie früher öfter beschrieben sind, werden jetzt kaum mehr beobachtet, da man die Bedeutung des Leidens kennt und durch geeignete Maassregeln die beginnende Stomatitis unterdrücken kann.

Es gibt Fälle dieser Erkrankung, bei denen der Speichelfluss sehr gering, dagegen die Veränderungen (Verschwärungen) am Zahnfleisch sehr ausgebreitet sind — wieder bei anderen Patienten besteht oft nur Vermehrung des Speichels ohne weitere Mundhöhlen-Erkrankung. — In schweren, rasch sich entwickelnden Fällen treten zu den Mundhöhlenerscheinungen heftige Darmstörungen hinzu: stinkende Diarrhöen, die blutig werden, Tenesmus: das oben (V) schon geschilderte Bild der akutesten Quecksilbervergiftung wächst aus den anfänglich milde verlaufenen Erscheinungen heraus.

Hier ist auch eine besondere Pharynx-Erkrankung kurz zu erwähnen, die von Schumacher mit dem Namen Pharynx-Hydrargyrose belegt ist (Verhandl. 5. Congress innere Medicin). Sie betrifft die Gebilde von der Zungenwurzel bis zu dem Eingang in den Larynx; besonders die Höhen der vorspringenden Schleimhautfalten, selten die hintere Pharynx-Wand zeigen sich von Veränderungen wie bei der Stomatitis befallen.

VII. Die chronische Quecksilbervergiftung endlich entsteht durch lange dauernde Zufuhr sehr kleiner Quecksilbermengen. Besonders die Aufnahme von dampfförmigem Quecksilber führt diese Erkrankung herbei: sie ist desshalb an Spiegelbelegern am gründlichsten studirt[1]). Das Krankheitsbild kann ein sehr verschiedenartiges sein, nach Schnelligkeit und Umfang der Aufnahme und nach verschiedener Empfindlichkeit: doch gibt es eine ganze Anzahl charakteristischer Symptome, worunter besonders zwei Gruppen hervortreten: die Affektionen der Nahrungswege und die Störungen auf nervösem Gebiete (Erethismus mercurialis).

Die Fälle von Mercurialismus der Quecksilberarbeiter, die schnell verlaufend mit den akuten Erscheinungen von Seiten der Nahrungswege: Stomatitis, Ptyalismus, gastrischen diarrhoischen Anfällen einhergehen, gehören in das sub VI beschriebene Krankheitsbild.

An dem typischen Bild des constitutionellen gewerblichen Mercurialismus unterscheidet Kussmaul drei Stadien, das sind die Stufe des Erethismus, die des Tremor und endlich das Stadium terminale. Von den eigentlichen Quecksilberwirkungen sind die Folgezustände getrennt zu beschreiben.

Die Anfänge des constitutionellen Mercurialismus können ohne deutliche Vorboten von Seiten der Nahrungswege (Stomatitis, Ptyalismus, Durchfälle) sich einstellen: bei der kleineren Zahl der Vergifteten gehen allerdings wiederholte solche (leichtere) Anfälle von Stomatitis voraus.

Ein allgemeines Siechthum fällt an den ergriffenen Personen auf: die Leute werden blass, fahl, magern ab, fühlen sich matt. Kopf eingenommen, häufig Kopfweh, zuweilen heftigster Kopfschmerz. Häufig ist schon im Beginn Schwindel, Ohrensausen, flüchtige Schmerzen in Gliedern und Gelenken: ebenso leises Zucken in den Gesichtsmuskeln (Mundwinkel) vorhanden: die Fingern zittern, wenn sie gespreizt, die Zunge, wenn sie herausgestreckt wird: die Schriftzüge werden zitterig, besonders wenn die Kranken sich beobachtet sehen. Der Schlaf ist unruhig, ohne Erquickung, von schreckhaften Träumen unterbrochen. Das Gemüth ist verstimmt: besonders auffallend ist die eigenartige psychische Reizbarkeit. Tüchtige von ihrer Geschicklichkeit überzeugte Arbeiter werden schüchtern, verlegen, wenn man ihnen zusieht, können sogar vor Zuschauern überhaupt

---

[1]) Das immer noch mustergiltige Buch über dies Kapitel ist:
Kussmaul, Ad.: Untersuchungen über ... Mercurialismus. Würzburg 1861. — cf. hieher pag. 220 ff.

nicht weiter arbeiten. — Der Appetit nimmt ab, besonders Fleischnahrung wird nur widerwillig genommen. Im Munde schlechter metallischer Geschmack, leichter Foetor, Zunge belegt, schwillt etwas an, zeigt an den Rändern Zahneindrücke. Speichel vermehrt, auch vom Magen (Aufgetriebensein, Aufstossen, Uebelkeit, Druckgefühl) sind Störungen vorhanden.

Ganz ohne Erscheinungen der Nahrungswege (Mundhöhle) kommt kaum ein schwererer Fall von Erethismus und Tremor mercurialis zu Stande. Meist zeigt sich nur Lockerung und Wulstung des Zahnfleisches und Bildung seichter Geschwüre: dieselben sitzen am Zungenrand und der Wangenschleimhaut, den Zahneindrücken entsprechend, besonders da, wo cariöse Zähne vorhanden sind, an den Lippen, am Zahnfleisch. Die Geschwüre können sehr rasch in die Breite wachsen, sind anfänglich weissgrau, können später gelblich speckigen Belag bekommen. Sie heilen rasch (besonders durch Kalium chloricum) und hinterlassen weissliche, nach und nach verschwindende Narben. Dabei besteht Speichelfluss; Speicheldrüsen und Lymphdrüsen sind geschwollen. — Selten sind die schweren Formen von diphtheritischer Mundhöhlenentzündung (VI).

Die Zähne leiden häufig, besonders die Backzähne: sie werden schmerzhaft (oft sind reissende Schmerzen über das ganze Gesicht angegeben), locker, cariös, fallen aus, können mit den Fingern ausgezogen werden. Eine schmierige, übelriechende Masse ist zwischen den Zähnen und am Zahnfleisch aufgelagert. — Bei richtig ausgebildetem Speichelfluss kommt es in der Regel zur Verstopfung. — Auch die tieferen Partien des Digestions-Tractus werden öfter von schwereren Störungen befallen. Erbrechen, Magen- und Darmschmerzen treten auf, vorübergehend kommen Durchfälle, denen wieder Verstopfung folgt: in anderen Fällen dauern Durchfälle lange an und erschöpfen schnell den Patienten. — Der Puls ist häufig normal, manchmal verlangsamt, bei Erethischen schnell wechselnd. An den Athmungswerkzeugen zeigt sich zuweilen schon bald ein Gefühl von Beengung, Druck auf der Brust, Stechen: die Athmung ist schwach.

Wird in diesem Stadium der Vergiftung die Quecksilberzufuhr abgeschnitten, so schwinden meist alle Erscheinungen im Laufe einiger Wochen: andernfalls steigern sich die Erscheinungen des Erethismus noch höher. Die trübe Stimmung nimmt zu, die Schwäche der Muskeln geht weiter bis zu leichter Paresis. Die Reizbarkeit und Schreckhaftigkeit werden so ausgesprochen, dass die Befallenen über jeden neuen Eindruck in die höchste Aufregung und Verlegenheit gerathen und fast ganz die Herrschaft über ihre Muskeln verlieren. Die Hände zittern, die Sprache wird erstickt, versagt ganz, das Herz schlägt rascher. Schliesslich rufen nicht nur neue Eindrücke, sondern auch Muskelanstrengungen, ja Willensimpulse schon „das Zittern, Wanken, Herzklopfen, die Sprachlosigkeit" hervor. Ebenso steigern sich die übrigen Erscheinungen (Kopfweh, Schwindelanfälle, Schlaflosigkeit, Schwächung des Sehvermögens, Parästhesien und Hyperästhesien besonders der oberen Extremitäten, Schwäche, Parese der Muskeln, Abmagerung, Appetitverminderung). Zu den erwähnten Athmungsstörungen kann sich trockener Husten, Nachtschweisse hinzugesellen.

Nicht immer ist das Bild gleich: manchmal sind die Extremitätenmuskeln am stärksten befallen, so dass Parese und Zittern das hervortretende sind: andremale besteht Paresis tremens der Sprachwerkzeuge (Psellismus mercurialis): in anderen Fällen sind schwere Schwindelanwandlungen vorhanden, so dass die Kranken zusammenstürzen (Epilepsia mercurialis): wieder andere Male sind Ziehen, Reissen, rheumatische Schmerzen, oder Speichelfluss, oder Durchfälle das beherrschende Symptom der Erkrankung.

Der Ausgang in Genesung erfolgt bei günstigem Verlauf immer langsam, im Laufe von (4—6) Wochen: doch kann auch eine stärkere Ausbildung der Symptome zum Tode führen oder Lungentuberkulose sich anschliessen.

Im Stadium des Tremor mercurial. sind Muskelstörungen das hervorstechende Symptom. Sehr selten macht das Zittern den Beginn des Mercurialismus aus. Doch kann bei rascher Ausbildung der Quecksilbervergiftung sofort schwerer Tremor entstehen, der sich bessert und dann mehr die Erscheinungen des Erethismus hervortreten lässt. Das schon beschriebene Intensionszittern wird stärker und stärker, anfänglich kommen die ungeordneten, Chorea-artigen Bewegungen nur an den gerade vom Willen innervirten Muskeln zum Ausbruch, dieselben steigern sich aber, greifen auch auf benachbarte, schliesslich auf die meisten Muskeln über, so dass die Kranken den ungemessenen Bewegungen ihrer Muskeln gegenüber ganz hilflos werden: sie vermögen nicht zu gehen, zu essen, zu trinken, sich zu bekleiden u. s. w. — Die Krämpfe sind stets klonischer, nie tetanischer Art; — sie treten zuweilen in einzelnen Anfällen, die durch äussere Anstösse ausgelöst oder auch spontan sich einstellen, oder aber continuirlich auf. In den schwersten Fällen können alle Muskeln (Lidbewegungen, Augenrollen, Kauen etc.) befallen und die Convulsionen so heftig werden, dass der Kranke aus dem Bett geschleudert oder von mehreren Männern nicht gehalten werden kann. Die Besinnlichkeit leidet bei den Anfällen, geht indess nicht vollständig verloren. Im Schlafe dauert das Zittern nur in den seltensten, ganz schweren Fällen fort. Puls ist meist verlangsamt, Athmung häufig geschwächt. — Magenauftreibung und Stuhlverstopfung deuten auf Nachlass der Darmmuskulatur: Blase und Mastdarm normal. — Schwindel ist häufig und von grosser Stärke und kann bis zu vorübergehender Bewusstlosigkeit sich steigern. — Schmerzen sind besonders im Kopf (ziehend, reissend), auch in den Extremitäten vorhanden; auch Anästhesien, Parästhesien, Hyperästhesien werden häufig beobachtet: ebenso Abnahme der Schärfe der übrigen Sinne (bes. Gesicht, seltener Gehör). Schlaflosigkeit und Aengstlichkeit nehmen meist gegen den vorausgegangenen Zustand noch weiter zu. Die Störungen der Psyche erscheinen gewöhnlich als Depressionszustände (Hypochondria mercurialis). Auch Hallucinationen (besonders zur Nachtzeit) kommen vor und sind die Ursache schwerer Aufregung. Schwäche des Gedächtnisses und Abstumpfung des Intellektes sind fast immer zu constatiren. Der Zustand des Verdauungsapparates bedingt allermeist starke Abmagerung. Auch Ausfallen der Haare ist häufig. — Lungenerscheinungen stellen sich ein, so dass das klinische Bild an Phthise erinnert. Die Menstruation wird spärlich oder cessirt ganz. Schwangere sind zu Abortus geneigt. Die Genesung nimmt mindestens Wochen, in vorgeschrittenen Fällen Monate in Anspruch. Nicht immer ist sie eine vollständige: einzelne Erscheinungen bleiben Jahre oder Zeitlebens zurück.

Nur in seltenen schweren Fällen führt der Tremor direkt zum Tode: es kommt dann meist zu Bewusstseinstörungen (Delirien, Stumpfsinn). Das Zittern dauert bis kurz vor dem Tode fort. Erst gegen Ende kommen Lähmungen von Blase und Mastdarm. Häufig helfen starke Schweisse und Durchfälle die Consumtion beschleunigen. —

Bei Quecksilberarbeitern, die verschiedene (leichtere) Anfälle von Mercurialismus schon überstanden haben, bildet sich allmählig ein eigenartiges Siechthum aus, das man als habituellen Mercurialismus bezeichnet. Charakteristisch sind: Stomatitis, Angina, Pharyngitis: ausgezeichnet durch kupferrothe Farbe der gewulsteten verdickten Schleimhaut: sehr häufig leiden dabei die Zähne, es besteht geringe Speichelvermehrung, oft Geschwüre. Ein specifisches Zeichen ist das Zittern, das gewöhnlich immer vorhanden, beim Affekt sich steigernd die Leute zu jeder feineren Arbeit durchaus ungeeignet macht. Dazu kommen dann noch eine Reihe weiterer Symptome als Reizbarkeit und Schreckhaftigkeit, Schwindel, Kopfweh, trübe Stimmung, schlechter Schlaf, Nachtschweisse, Parese der Extremitätenmuskeln, Parästhesien, Abnahme der geistigen Fähigkeiten. Ist die Verdauung gut, so kann der Zustand lange ertragen werden. Sonst gehen unter zunehmender Erschöpfung die Patienten nach und nach zu Grunde. —

Besonders gefährdet ist das Leben der Mercurialisten, die Anlage zu Tuberkulose haben. Lungenerscheinungen mit Nachtschweissen sind sehr vielfach als Folgezustände der Quecksilbervergiftung beobachtet: daraus entwickelt sich dann häufig die echte, rasch consumirende Phthise. Als weitere Folgeerscheinungen des Mercurialismus werden Gefahr des Abortus, dann Lebensschwäche, Rachitis, Scrofulose der Nachkommenschaft angegeben: auch besondere Neigung zu schweren Formen von Skorbut wird erwähnt.

Von verschiedenen Autoren wird behauptet, dass die Quecksilberarbeiter zwar nicht absolut aber doch in gewissem Umfange immun gegen die Infektion mit Syphilis sind. Der Geschlechtstrieb soll bei den leichteren Graden des Mercurialismus durchaus nicht vermindert sein. —

Die früher wiederholt aufgestellte Meinung, dass die als Syphilis aufgefassten Krankheitserscheinungen nur die Symptome des chronischen Mercurialismus (d. h. durch die eingeleitete Quecksilberbehandlung hervorgerufen) seien, ist als ein gefährlicher Irrthum längst widerlegt. Dass noch heutigen Tags dieselbe Meinung wieder als Neuigkeit aufgetischt wird, muss als eine höchst bedenkliche Fälschung des wirklichen Thatbestandes bezeichnet werden, über den jeder ernsthafte Beobachter sich leicht und sicher belehren kann.

VIII. Es muss besonders hervorgehoben werden, dass die Constitution des Patienten und die Form, in der das Quecksilber aufgenommen wird, für das Bild der auftretenden Vergiftungserscheinungen von ausschlaggebender Bedeutung sind. Es ist durchaus nicht zu sagen, dass jeder Mensch, der dieselbe schädigende Quecksilbermenge aufnimmt, in derselben Weise erkranken muss. So wird z. B. angegeben, dass ein Barometermacher mit seinem Arbeiter über Nacht sich mit grossen Mengen von Hg-Dampf vergifteten. Beide wurden schwer krank: der eine verlor durch Speichelfluss alle Zähne, der andere bekam den Tremor, an dem er zeitlebens litt (bei Kussmaul:

Fusscitat pag. 224). Vor Allem erscheint es wichtig, darauf aufmerksam zu machen, dass nach allen vorliegenden Beobachtungen die Vergiftung mit Sublimat und mit metallischem Quecksilber gewöhnlich zu verschiedenen Vergiftungsbildern Veranlassung gibt: der Sublimat führt zu dem unter V. beschriebenen Symptomencomplex, bei dem die Darmerscheinungen in erster Linie stehen, wozu dann Nierenstörungen (und oft ausgeprägte Herzschwäche) hinzutreten. Das metallische Quecksilber dagegen (VII.) setzt nebst den (nur selten gefahrdrohenden) Mundhöhlenveränderungen vor Allem die schweren Erscheinungen am Centralnervensystem, Erethismus und Tremor. Wir haben diese Form der Quecksilber-Vergiftung als chronischen Mercurialismus beschrieben, nach dem gewöhnlich dafür gegebenen Namen, haben aber schon hervorgehoben, dass mit dieser Nomenclatur durchaus nicht präsumirt sein soll, dass diese Erkrankungsform nicht auch akut auftreten könne. Die später von den organischen Hg-Verbindungen geschilderten Krankheitsbilder sind wieder anders in der Symptomatologie, wenn auch vieles Gemeinsame sofort erkennbar ist. Es ist nothwendig, die Verschiedenheit der Wirkungen der einzelnen Merkurialien festzustellen, da man aus der Verschiedenheit der Wirkung doch auch an Verschiedenheit der Ursache, also hier an Wirksamwerden des Quecksilbers in verschiedener Bindungsform denken muss. — Es sei hier erinnert, dass Hofmeister die Bildung von Methyl-Tellur im thierischen Organismus erwiesen hat. — Die Erscheinungen der Intoxikation mit Quecksilberdimethyl sind bekannt. Das entsetzlich lange Nachwirken metallischen Quecksilbers und das Vorherrschen cerebraler Erscheinungen lassen wirklich an organische, vielleicht an Alkyl-Hg-Verbindungen denken (vergleiche Tellur § 89 und unten: Quecksilberdimethyl, pag. 140).

IX. Die pathologisch-anatomische Untersuchung der Sublimatleichen zeigt die ausgesprochensten Veränderungen am Darm und an den Nieren (vergl. E. Kaufmann: Habilitationsschrift. Breslau 1888). Meist ist der Dickdarm am schwersten ergriffen (woher der Name Colitis mercurialis): indess ist oft genug auch der Dünndarm und der Magen stark verändert.

In den frischeren (rasch zum Tode gekommenen) Fällen sieht man nur starke Röthung der Schleimhaut, häufig des Dickdarms, aber auch des Magens und des Dünndarms (bes. bei Vergiftung per os, aber doch nicht immer sicher). Hat die Intoxikation aber einige Tage gedauert, so ist die Schleimhaut an gewissen Stellen in einer Weise verändert, die man als Dysenteria oder Diphtheria bezeichnet. In leichteren Fällen handelt es sich nur um oberflächliche, weit verbreitete Nekrosen: die Schleimhaut ist mit einem trübgrauen, festen Belag bedeckt oder aber das Epithel ist in Fetzen abgelöst. Anderemale besteht mehr an isolirten Stellen oberflächliche Verschorfung, graugelblicher Belag mit starker Verdickung der Schleimhaut: auch scharf umschriebene kleinere Defekte mit deutlicher Randbildung sind beobachtet. — In schweren Fällen fällt besonders auf die starke Infiltration, Verdickung der ganzen Darmwand (bes. Submucosa) und die hochgradige Nekrotisirung der Schleimhaut. Sind diese Veränderungen nur an umschriebenen Stellen ausgebildet, so entstehen deutliche Wülste in der Mucosa. Im Dickdarm finden sich diese stärksten Störungen besonders längs den Tänien und auf der Höhe der Scheidewände der Haustra: im Ileum können solche Infiltrationen

(Wülste) sich ringförmig anordnen. Die Darmschleimhaut ist auf der Höhe der Wülste (Falten) braungrün-schwarz missfarbig verschorft, die Submucosa starr, serös oder eiterig infiltrirt: zwischen den Falten sind die Veränderungen geringer: dunkle Röthung, Schwellung. Häufig sind kleine punktförmige Ekchymosen; auch verbreitete hämorrhagische Infiltration und Blutungen ins Darmlumen kommen vor. — Finden sich Veränderungen im Magen, so bestehen neben den nicht so schweren Entzündungserscheinungen besonders häufig Ekchymosen. —

Die Befunde an den Nieren sind verschieden. Bei ausgesprochenen Veränderungen sind dieselben deutlich vergrössert, die Consistenz weicher: die Oberfläche nach Abzug der Kapsel beträchtlich heller als normal. Auf der Schnittfläche fällt die Rinde als deutlich verbreitert, auffallend blass, weiss-gelblich verfärbt gegenüber der tiefer gefärbten Marksubstanz auf (ähnlich der grossen weissen Niere der Pathologen). Immer ist (in verschieden weit gediehener Entwicklung) das Bild der akuten parenchymatösen Nephritis vorhanden: Epithelveränderung, Abstossung epithelialer oder hyaliner Cylinder (selten sind Blutungen). Neben diesen die Harnkanälchenlumina ausfüllenden Massen findet sich in manchen Fällen der Kalkinfarkt der Niere, Depositionen von phosphorsaurem und kohlensaurem Kalk in die Substanz der Epithelien und in das Lumen der Harnkanälchen, bis zu völliger Verstopfung derselben gehend. In den gewundenen und geraden Harnkanälchen der Rinde ist bisher dieser Befund hauptsächlich erhoben. Warum zuweilen der Kalkinfarkt sehr stark ausgesprochen ist, andremale bei gleichen Erscheinungen intra vitam ganz fehlt, ist nicht zu entscheiden. — (Königer: Dissertation, Würzburg 1888); siehe oben pag. 65 und 66.

Die Nierenerscheinungen sind in manchen Vergiftungsfällen gering. Das was man dann findet, sind die Zeichen der beginnenden oder mässig ausgeprägten parenchymatösen Nephritis. — Die Leber zeigt nichts Besonderes (trübe Schwellung?). In den Lungen sehr oft Oedem. — Das Herz wird als schlaff bezeichnet: nur der linke Ventrikel wurde wiederholt als contrahirt beschrieben (Todtenstarre?). Unter dem Endocard, in den Lungen und auch in der Gehirnsubstanz werden des öfteren punktförmige Blutungen (Ekchymosen) angegeben. Das Blut ist überwiegend im venösen Gebiet angehäuft: — es werden derbe Gerinnselbildungen im Herzen, aber auch solche Sektionen erwähnt, in denen das Blut flüssig, dünn, ungeronnen gefunden wurde. —

Die Veränderungen in den Leichen der am sogen. chronischen Mercurialismus Gestorbenen sind wenig charakteristisch. — Häufig ist die nächste Todesursache Tuberculosis: man findet dann die dieser Krankheit zukommenden (meist sehr hochgradige) Störungen. Residuen der Mundhöhlenerscheinungen in Form von Narben, Verlust der Zähne, Schwund der Kiefer sind selbstverständliche häufige Befunde. Allgemeiner Marasmus wird fast immer angegeben. In einzelnen Fällen wird von besonderer Rarefication und Brüchigkeit der Knochen berichtet.

X. Bei der Verschiedenheit der Vergiftungsbilder, die die einzelnen Quecksilberpräparate erzeugen, ist es nothwendig, letztere nach ihrer toxikologischen Bedeutung einzeln zu besprechen.

1. Das metallische Quecksilber im flüssigen Aggregatzustande führt selten zu Vergiftungen. Man hatte Gelegenheit, die Wirkung des Mercurius vivus bei den therapeutischen Versuchen zu beobachten, bei denen man flüssiges Quecksilber zur Behebung von Darmverschliessungen trinken liess: das Quecksilber sollte durch seine Schwere den verwirrten Darm wieder „aufrollen". Das so genommene Quecksilber (mehrere Pfunde) passirt rasch das Darmrohr und wird bei Wegsamkeit des Darms mit den Fäces entleert. Auch wenn es länger liegen blieb, waren höchstens ganz geringe Veränderungen, Abführwirkung und geringe Mundhöhlenerscheinungen (Nervenwirkungen?) in seltenen Fällen ausgebildet. Die Auflösung und Resorption ist durch die kleine Oberfläche der Quecksilbermassen nur eine sehr geringe.

Dass aber auch metallisches Quecksilber im Darm rasch in grösserer Menge in gelöste Formen übergeführt werden kann, wenn es in feiner Vertheilung dargeboten wird, das ist vielfältig durch die Darreichung der therapeutischen Präparate bewiesen: Hydrargyrum cum Creta (1 Quecksilber + 2 Kreide), blue pills (2 Quecksilber zu 3 Rosenölzucker und 1 Süssholzpulver). Beide Präparate werden in England als Laxantia und Antisyphilitica benützt und machen Quecksilbererscheinungen.

Die Quecksilberdämpfe bilden dagegen sehr häufig Veranlassung zu den schwersten Formen der Quecksilbervergiftung. Der Einfuhrweg ist der Einathmungsluftstrom. Es ist unrichtig sich vorzustellen, dass die Quecksilberdämpfe als solche durch die Schleimhaut oder die Epithelien der Lungenalveolen zum Blute hinüber gehen. Es muss das dampfförmige Hg in den Athmungswegen coercirt werden: die gebildeten kleinsten Tröpfchen werden darnach oxydirt, verändert, gelöst.

Bekanntlich gibt metallisches Hg schon bei gewöhnlicher Temperatur Dämpfe ab, deren Menge bestimmt ist durch die physikalische Constante der Dampftension. Leider sind die Angaben über die Dampftension des Hg bei niedrigen (hier allein interessirenden) Temperaturgraden widersprechend. Neben den alten (berechneten!) Zahlen von Regnault sind neuere experimentelle Angaben von Hagen (Wiedemanns A. 16. [1882] pag. 618) und Hertz (Wiedemanns A. 17 [1883] pag. 199) vorhanden. Die Dampftensionen mit den darnach berechneten Quecksilbermengen, die in 1 Cubikmeter gesättigter Luft enthalten sind, sind in folgender Tabelle zusammengestellt:

Temperatur	Dampfspannung (mm Hg)			Hg (gr) in 1 m³ Luft		
	Regnault	Hagen	Hertz	Regnault	Hagen	Hertz
0°	0,02	0,015	0,00019	0,236	0,177	0,00224
10°	0,0268	0,018	0,00050	0,305	0,205	0,00569
20°	0,0372	0,021	0,0013	0,409	0,231	0,01430
30°	0,0530	0,026	0,0029	0,563	0,276	0,03083
40°	0,0767	0,033	0,0063	0.785	0,338	0,07787

Rechnet man mit den niedrigsten Zahlen von Hertz, so ergibt der erste Ueberschlag, dass mit der Inspirationsluft Quecksilberdampf in genügender Menge für die schwersten Intoxikationen eingeführt wird. Bei 20 Athemzügen zu je 500 cm^3 in der Minute werden in der Minute 10 Liter, in der Stunde 600 Liter, in zehn Stunden also (Arbeitstag) 6 m^3 Luft eingeathmet, die nach den Hertz'schen Zahlen bei 20° C etwa 85 mgr Quecksilber enthielten.

Hiezu ist folgendes zu bemerken: Erstens ist die eingeathmete Luft kaum einmal mit Quecksilberdampf gesättigt. Die Versuche, die wir über den Gehalt der Luft gefährdeter Räume an Quecksilberdampf haben, sind alle ungenügend. Die dazu verwendete Methodik, Absorption des Quecksilberdampfes mit Goldblatt, gestattet keine quantitative Bestimmung: Goldblatt in ein Kölbchen locker eingestopft nimmt den Quecksilberdampf nicht vollständig auf. Ich habe dazu die rauchende Salpetersäure benützt, in langen Röhren auf Glasperlen vertheilt. Diese Versuchsanordnung, die alles Quecksilber absorbirt, ist nur sehr umständlich. Neuerdings habe ich beobachtet, dass Quecksilberdampf von festem Jod quantitativ in Quecksilberjodid übergeführt und festgehalten wird. Man gibt in eine enge Glasröhre einige Körnchen Jod, in Entfernung einiger Centimeter ein zweites Jodhäufchen zur Sicherung und leitet nun die verdächtige Luft über. Damit gelingt es die kleinsten Spuren von Quecksilberdampf zu fixiren. Man muss nur immer, da das Jod verdampft, für neues sorgen. Nach den bisher angestellten Versuchen halte ich die Hertz'schen Zahlen über die Quecksilberdampf-Tension für die richtigen. Für gewöhnlich ist nur wenig Quecksilberdampf in der Luft der gefährdeten Räume. Weiteres werde ich bald veröffentlichen.

Eine zweite sehr wichtige Frage geht dahin, wieviel von dem eingeathmeten Quecksilberdampf im Organismus zurückgehalten wird. Die ausgeathmete Luft ist ja allemal wärmer als die eingeathmete, kann darum mehr Quecksilberdampf aufnehmen. Es ist desshalb gar nicht abzusehen, warum eine Condensation von Quecksilberdampf in den Athmungswegen stattfinden soll. Dass aber eine Zurückhaltung von Quecksilber doch geschieht, das zeigen die eintretenden Vergiftungssymptome. Durch folgenden Versuch, der auch noch weitere Einzelausführungen verlangt, ist das Verständniss der Frage angebahnt. Bringt man Wasserdampf in Quecksilberdampfhaltiger Luft zur Condensation, so werden mit dem Wasser auch Quecksilbertröpfchen condensirt. — Diese Bedingungen sind aber bei der Einathmung in den oberen Athmungswegen erfüllt.

Von Renk (Arbeiten des deutschen Gesundheitsamtes V. pag. 113) ist der Gedanke angeregt und studirt worden, ob nicht in Räumen, wo Hg vielfach verspritzt wird, das Hg auch in Staubform in die Luft kommen und so eingeathmet werden kann. Praktisch ist die Frage nicht unwichtig, da wir ja wissen, dass Staub in den Respirationswegen vollständig hängen bleibt, während von Dampf auf alle Fälle der wesentlichste Theil mit der Exspiration wieder abgegeben wird. Die Renk'schen schematischen Versuche sprechen gegen seine Thesis, während allerdings der Fund von 15% Hg in dem Staub vorstehender Gesimse in Spiegelfabriken durch die Staubhypothese am einfachsten erklärt würde.

Die Gefahr der Quecksilberdampfvergiftung ist bei entsprechender Beschäftigung sehr gross. Mayer (in Friedrichs Blättern für gerichtl. Medicin 1884 pag. 176 ff.) gibt eine Zusammenstellung der bei den Fürther Spiegelarbeitern beobachteten Fälle, woraus wir hier nur die Notiz entnehmen, dass nach der Meinung der Nürnberger Aerzte alle Arbeiter in den Spiegelfabriken nach einiger Zeit am Tremor und anderen Symptomen erkranken.

Die folgenden Betriebe bieten nach dem Gesagten die Gelegenheitsursache der Vergiftung mit Quecksilberdampf: Quecksilbergruben, Hüttenbetriebe, in denen Gold durch den Amalgamirungsprozess ausgebracht wird, Spiegelfabriken, in denen mit Amalgamen belegt wird, Farbenfabriken (Zinnober), Zündstofffabriken (Knallquecksilber), physikalische Werkstätten, in denen Thermometer und Barometer verfertigt oder in denen mit Quecksilberluftpumpen gearbeitet wird (Hittorf'che Röhren, elektrische Glühlämpchen), Betriebe, in denen Goldamalgam verwendet wird (Plomben, Feuervergoldung — Gefährdung der Arbeiter, die solche . . . . Schornsteine reinigen), chemische Fabriken und wissenschaftliche Institute (Gasometrie) etc. etc. Auch zufällige und dann oft schwer erkennbare Fälle von Vergiftung mit Quecksilberdampf kommen vor. Eine Frau starb, die den Dampf von 2,5 Hg (auf glühendes Eisenblech geschüttet) auf den Rath eines Quacksalbers eingeathmet hatte. Quecksilberdampf wird zuweilen zum Tödten von Ungeziefer benützt (Räucherungen gegen Wanzen, Schaben: Tragen von Federposen gegen Pediculi, Benützen des Hg zum Conserviren von Insektensammlungen). Bekannt ist der Fall des Schiffes Triumph, in dem verfrachtete Quecksilbergefässe barsten und ihren Inhalt in den Kielraum entleerten. Es entstanden schwere Formen von Hg-Intoxikation, so dass einige Matrosen starben. Durch Spiegel, deren schadhafter Belag in Wohnräumen auf Arbeitstische fiel, sind langwierige Fälle von Intoxikation veranlasst. Das gefährliche Spielzeug der Pharaoschlangen (Hgrhodanür) ist verschwunden.

Endlich sind bei den Gelegenheiten der Vergiftung mit Hg-Dampf noch die graue Salbe (und wahrscheinlich auch das Hg-Pflaster) zu nennen. Es ist erwiesen, dass aus der grauen Salbe Quecksilber verdampft (Friedr. Müller: Arb. medic. Kl. Würzburg. II. — Dann Sitz.-Ber. der Würzb. Gesellsch. 1892 [23. Januar]. Wings: Viertjschr. Derm. Syph. 1881 p. 589 ff.: hat unzuverlässige Angaben). — Kranke, die neben einem mit Quecksilbereinreibungen behandelten Luetischen im Spital lagen, bekamen Erscheinungen des Mercurialismus. Weiter ist aus einem Raum, der breite mit Quecksilbersalbe überstrichene Cartonstücke enthält, Quecksilberdampf durch einen Luftstrom auszuziehen und durch Salpetersäure nachzuweisen. Immerhin sind diese Mengen gering: Heilgehilfen, die in Aachen nichts anderes besorgen, als Luetischen die Schmierkur zu appliciren, sollen nicht oder nur selten an Mercurialismus leiden. —

Die Erkrankungen, die Hg-Dampf bei langsamer leichter Vergiftung macht, beginnen fast ausnahmslos mit Stomatitis: in vielen Fällen ist diese das einzige, auch in schwereren Fällen das beherrschende Symptom. Dass in schweren Fällen die Stomatitis bis zu umfänglichen Zerstörungen vorschreiten, dass auch Darmerscheinungen sich anschliessen können, ist schon gesagt: ebenso, dass in seltenen Fällen wesentlich cerebrale Symptome nach Hg-Dampf-Einathmung sich einstellen. — Die gewöhnliche Erkrankungsform der sehr lange anhaltenden Dampf-Zufuhr ist der oben ausführlich geschilderte Mercurialismus.

Kurz sei hier das Resultat von Versuchen erwähnt, die die

Oxydation von metallischem Hg in der Blutbahn erweisen. Fürbringer (Virchow's Arch. 82 pag. 506) hat eine Emulsion aus Hg mit Gummi arabicum und Glycerin Thieren in eine Vene gespritzt und darauf in 5 von 12 Fällen nach einem bis mehreren Tagen Hg im Serum und in den wässerigen Organauszügen nachweisen können. Der weiteren Behauptung Fürbringer's, dass überlebendes Blut mit Hg geschüttelt kein Hg löse, kann ich nicht beistimmen. Besondere Versuche haben gezeigt, dass Kochsalzlösung, besonders rasch ganz schwache Säuren, längere Zeit mit Hg bei Luftzutritt geschüttelt, deutliche Quecksilberspuren aufnehmen. Ganz in Uebereinstimmung damit steht die Beobachtung, dass in grauer Salbe, die längere Zeit an der Luft gestanden, in älteren Präparationen von blue pills, im Hydrargyrum cum Creta gelöstes Quecksilber gefunden worden ist.

Es sei nochmals besonders wiederholt, dass es den giltigen physikalischen Vorstellungen absolut zuwider ist, anzunehmen, dass Quecksilber in Dampfform die Haut oder Schleimhäute durchsetze: immer muss der Dampf an diesen festen Scheidewänden erst coërcirt werden. Die Bedingungen für die Lösung der so entstandenen kleinsten Tröpfchen sind, wie schon erwähnt, im Organismus gegeben.

2. Die graue Salbe wird bei ihrer vielfachen Verwendung zur Schmierkur zur Tödtung von Hautparasiten in die äussere Haut eingerieben. Wir wissen jetzt, dass die älteren Annahmen, Quecksilberdampf dringe durch die Epidermis hindurch oder aber Quecksilberkügelchen würden durch feinste Hautrisse ins Corium hineingetrieben, unrichtig sind. Spuren von Hg-Dampf werden eingeathmet, der Hauptresorptionsweg ist der, dass feinste Quecksilberkügelchen in die Haarbälge und in den Ausführungsgang (nicht in den Körper!) von Talgdrüsen hineingedrückt werden (J. Neumann: Wiener med. Wschr. 1871 Nr. 50 bis 52. Fürbringer: Virchow's Arch. 82 pag. 511 ff. Daselbst die frühere Literatur). Dort werden sie langsam gelöst: die spiegelnde Oberfläche wird matt, wie angefressen, die Kügelchen werden kleiner und verschwinden endlich. Nach 8 Tagen ist starke Veränderung, nach 4 Wochen vollständiger Schwund zu constatiren. — Durch forcirte Schmierkuren entstehen sehr leicht Symptome allgemeiner Vergiftung: besonders Stomatitis kommt häufig vor, die natürlich zu den schwersten Formen ausarten und mit allen übrigen Erscheinungen allgemeiner Intoxikation sich combiniren kann. — Auch Hauterscheinungen kommen direkt an den eingeriebenen Stellen, aber auch in seltenen Fällen allgemein vor. Oertlich finden sich Ekzem und kleine Furunkeln, letztere besonders häufig bei stark behaarten Individuen. Auch Erythem, scharlachähnliche Ausschläge sieht man öfter: manchmal wandern dieselben von der eingeschmierten Stelle weiter fort: besonders in der Genitalgegend ist das öfter beobachtet.

Im Anhang sei hier kurz des Oleum cinereum gedacht, einer Verreibung von Quecksilber mit Lanolin und Olivenöl, in sieben Gewichtstheilen 3 Hg enthaltend. 1 cm^3 = 0,25 Hg. Es ist zu subcutaner Injektion, behufs Anlegung von Quecksilberdepots, genau wie das Kalomel benutzt. Es hat sich ebenso gefährlich erwiesen wie die Kalomelinjektionen (siehe Folgendes).

3. Das Quecksilberchlorür, Kalomel, Aquila alba, ist besonders wegen seiner vielfachen therapeutischen Anwendung für den Toxikologen wichtig. Trotzdem es so gut wie vollständig in Wasser unlöslich ist, findet es sehr leicht im thierischen Körper die Bedingungen

zur Bildung gelöster Quecksilberverbindungen: das beweisen die vielgestaltigen darnach beobachteten Vergiftungserscheinungen. — Die Art, wie diese Lösung des Kalomels zu Stande kommt, ist Gegenstand vieler Untersuchungen gewesen[1]). Es sind dadurch wohl die Bedingungen, nicht aber das nähere chemische Geschehen klar gestellt. Kalomel löst sich theilweise bei Gegenwart von Kochsalz unter Bildung von Quecksilberchlorid-Chlornatrium: dabei ist metallisches Quecksilber nachgewiesen, so dass man den Verlauf des Prozesses durch die Formel $2HgCl = HgCl_2 + Hg$ schematisiren könnte. Der Vorgang ist natürlich complicirter: man hat an die Mitwirkung von Oxydationen, an die Zwischenstufe von Oxychloriden gedacht, Ueberlegungen, die durchaus plausibel, hier aber nicht weiter zu verfolgen sind. — Bemerkt sei nur, dass der Fund von metallischem Hg nach Einführen von Kalomel in schematische Versuchsanordnungen vorsichtig gedeutet werden muss, da gelöste Quecksilberoxydverbindungen durch Lichteinwirkung bei Gegenwart organischer Verbindungen (Eiweiss) reducirt werden können. — Neben der Betheiligung der Chloride (Salzsäure ist noch wirksamer als Kochsalz!) kommen wahrscheinlich auch Eiweisskörper bei der Kalomel-Lösung in Betracht. —

Die Folgen der innerlichen Kalomel-Anwendung werden in einem kurzen Erfahrungssatz der Praktiker so definirt: Kleine Mengen machen ziemlich schnell Vergiftungs-Erscheinungen, grosse dagegen erzeugen gewöhnlich nur Abführwirkung. Näher ausgeführt kann man diese Erfahrungen so wiedergeben: bleiben selbst kleinere Mengen von Kalomel lange im Darm liegen, so wird meist genügend resorbirt, um Erscheinungen des Mercurialismus zu machen. Von grossen Gaben ist dies natürlich erst recht zu fürchten, und darum scheint mir die wichtigste Regel für den innerlichen Kalomelgebrauch die zu sein: Nie gebe man grosse Gaben innerlich, wo man nicht sicher in wenigen Stunden die Abführwirkung erwarten kann. Erzwingt das Kalomel die baldige Ausleerung des ganzen Darmrohres nicht, so ist die Gefahr ausserordentlich gross, dass viel Hg im Darm gelöst und resorbirt wird und schwere Allgemeinvergiftung sich anschliesst. Es kommen dann die am meisten gefürchteten Nierenerscheinungen zur Ausbildung, die allemal eine höchst bedenkliche Prognose gestatten. Sehr hohe Kalomelgaben (bei Kindern Decigramme, bei Erwachsenen Gramme) können ja mit einigen Darmausleerungen überstanden sein, es können aber auch sofort schwere Darmerscheinungen, ganz von der Art und dem Verlauf wie bei akuter Sublimatvergiftung sich ausbilden, die selbst tödtlich werden können. Manche Individuen sollen eine besondere Empfänglichkeit für Kalomel besitzen: bei Nephritikern soll man vor Allem vorsichtig sein. Das Ergriffenwerden der Nieren ist eben immer das Bedenklichste bei der allgemeinen Quecksilbervergiftung. —

Die Abführwirkung mittlerer Kalomel-Gaben ist nach den Einzelheiten bekannt. Es erfolgen mehrere dünne, intensiv grün gefärbte

---

1) Siehe hierüber besonders:
von Oettingen: de ratione, qua Kalomel mutetur: Dissert., Dorpat 1848.
Buchheims Beiträge 1849, I, pag. 33.
Voit: Ueber die Aufnahme . . . . Augsburg 1857.
Fleischer: Deutsch. med. Wochenschr. 1885, pag. 620.
Fürbringer: Zeitschr. klin. Med., 1884, VIII. etc.

Ausleerungen, die Biliverdin und fein vertheiltes Schwefelquecksilber enthalten. Die ganze Kalomelgabe ist so gut wie vollständig als HgS rasch mit den Fäces entleert.

Kleine Mengen von Quecksilberchlorür öfter nach einander gegeben machen sehr bald Mundhöhlenerscheinungen, so dass Kalomel für länger fortgesetzte therapeutische Quecksilberbehandlung nicht brauchbar ist. Nur Kinder ertragen es merkwürdig gut (häufige Darmausleerungen und gesunde Nieren!)

Sehr zu beachten bei jeder Form der Kalomel-Anwendung ist die Thatsache, dass dieses mit gewissen Arzneimitteln im menschlichen Körper zu löslichen und darum schwer ätzenden Verbindungen sich umsetzt. Am häufigsten wird durch Verwendung von Jodkalium gefehlt, das nie bei Kalomel-Gebrauch gegeben werden darf (Kalomel örtlich ins Auge, Jodkalium innerlich, darnach schwere Reizungs- und Aetzungserscheinungen an Hornhaut, Bindehaut). Ganz gleichartig müssen die Bromalkalien wirksam sein. — Auch die gleichzeitige Verwendung von Kalomel mit starker Kochsalslösung (bei Condylomen) kann zu starker Aetzwirkung führen.

Endlich sind bei subcutaner Application von Kalomel, wie sie (als Suspension in Oel oder Gummischleim zu 0,1 pro dosi) für allgemeine Luesbehandlung eine Zeit lang geübt wurde, eine Anzahl schwerer Vergiftungen vorgekommen, so dass diese gefährliche Medication jetzt wieder verlassen ist. Fast immer entstehen nach 24 bis 36^h heftige Schmerzen, häufig derbe und umfängliche Infiltrationen, Abscedirungen angeblich in 4 bis 12 Procent aller Injektionen. — Schwere Allgemeinerscheinungen (Nieren und Darm) mit tödtlichem Ausgang sind in einer Zahl von Fällen beschrieben (siehe z. B. Deut. med. Wschr. 1888, Nr. 12 und 1889 Nr. 1). Auch Husten, Athmungsbeklemmung, Fieber, objektive Veränderungen an den Lungen sind als Folge angegeben (Quincke: Berlin. Klin. Wochenschr. 1890 Nr. 18).

4. Die beiden Jodquecksilberverbindungen HgJ und HgJ_2 werden selten therapeutisch verwendet: sie können dabei zu Intoxicationen führen, ganz wie der Sublimat.

5. Das Quecksilberchlorid, Sublimat gibt am häufigsten gelegentlich der therapeutischen Anwendung Anlass zu Vergiftungen. Sublimat ist bei 20° C in 13,5 Theilen Wasser, in 3 Alkohol und 4 Aether löslich. Wässerige Lösungen, die organische Substanzen enthalten, werden durch Licht zersetzt: es fällt unter verschiedenen Bedingungen HgCl oder Hg. Die Fällung ist bei Gegenwart von Chloriden unvollständig. Am energischsten wirkt weinsaures Alkali, das schon bei gewöhnlicher Temperatur im Dunkeln, reichlicher beim Erwärmen Kalomel fallen lässt, so dass eine solche Lösung nach einiger Zeit keinen Sublimat mehr enthält. — Zucker, Gummischleim geben beim Kochen Kalomel, alkalische Leimlösung Quecksilber. — Auch Seide, Catgut, Drainröhren in Sublimat verwahrt fällen nach und nach allen Sublimat als Kalomel aus. — Ausser der medicinischen Anwendung wird Sublimat noch zum Imprägniren des Holzes, zum Aetzen des Stahls, verschiedentlich in der chemischen Technik verwendet.

Der Sublimat ist ein sehr schweres Gift: nach Cathélinau (Journal Pharm. Chimie: [5] 25. 504) sollen auf 1 Kilo Thier intravenös 0,01 sofort, 0,005 nach 24^h, 0,0025 nach 4 Tagen tödtlich wirken: die letalen Dosen vom Magen aus sind etwa zehnmal, die subcutan nothwendigen zweimal grösser. Kleinere Mengen werden nur unter schweren Störungen, sehr kleine dagegen ohne alle Krankheitszeichen ertragen, Der Mensch ist sehr empfindlich: ich glaube, dass 0,1 rasch resorbirt, schon eine letale Dosis für den Erwachsenen darstellt. Dass sehr viel grössere Mengen (mehrere Gramm auf einmal genommen) vom Magen aus eben noch überstanden wurden, spricht nicht gegen diese Erfahrung. — Die Maximaldosen unseres Arzneibuches sind von allen löslichen Quecksilberpräparaten viel zu hoch. — Ueber die Wirkungen gegen Mikroorganismen siehe R. Koch: Mitteilungen kais. Gesundheits-A. 1881. I, pag. 276.

Die Resorption des Sublimates erfolgt von allen Flächen aus[1]: doch gelten auch hier immer noch die allgemeinen Resorptionsbedingungen für die Schwermetalle. Die Epithelien der Schleimhäute lassen das Metall nicht so leicht durch wie die von Epithel entblössten Flächen und wunde Stellen. Daher zuerst die vielen Intoxikationen bei Sublimatausspülungen des frisch entbundenen Uterus. Fast die ganze Schleimhaut ist durch die Ausstossung der Eihäute verloren gegangen: ausserdem beginnt sofort die Involution, d. h. energische Resorption im Uterus. Man hat darum jetzt die Verwendung des Sublimates in der Geburtshilfe geradezu verpönt. — Es ist oben schon gesagt, dass der Sublimat durch alle Schleimhäute leicht hindurch geht, daher sind denn auch Allgemein-Vergiftungen von den verschiedensten Stellen aus bekannt geworden. Die Vergiftungen von der Magen- und Darmschleimhaut aus werden jetzt häufiger, da die Sublimatpastillen (zu 1,0 Sublimat) von Selbstmördern bequem zu beschaffen sind: doch sind auch von der Scheidenschleimhaut (ausserhalb der Graviditätszeit), vom Mastdarm . . . Intoxikationen vorgekommen. Der oben gegebenen Schilderung der akuten Sublimatvergiftung (V) ist nichts weiter beizufügen. — Auch durch die äussere Haut geht Sublimat in starken Lösungen durch: es sind daher bei der kosmetischen Verwendung solcher Lösungen (zur Entfernung von Pigmentflecken) schon allgemeine Vergiftungen vorgekommen. Die einprocentige Lösung z. B. macht in etwa 3 bis 4 Stunden hohe mit Serum gefüllte Blasen. Immer erregt der Sublimat Hautentzündung, ein Beweis, dass er in die tieferen Schichten eindringt; in stärkerer Lösung kann er tiefgreifende eitrige Dermatitis machen.

6. Dem Sublimat gleich in der Giftwirkung stehen die übrigen löslichen Verbindungen, das salpetersaure (schwefelsaure, schwer löslich) die Brom-, die Cyanverbindungen, die neuerdings hergestellten Lösungen für subcutane therapeutische Application. so Lösungen von HgO in Formamid, in Glycocoll, in Harnstofflösung, die Doppelverbindung mit unterschwefligsaurem Kalium, das Peptonat, Albuminat u. s. w. Es sind mit den verschiedensten Verbindungen schon Intoxikationen vorgekommen, die alle aufzuzählen ohne Interesse ist. Das leicht in Wasser lösliche Knallquecksilber $(CNO)_2Hg$, das zum Füllen der Zündhütchen etc. benutzt wird, liefert bei der Explosion neben CO und N Quecksilberdampf, wodurch es in geschlossenen Räumen gelegentlich schädlich werden könnte.

7. Das Quecksilberoxyd ist wenig mehr gebraucht. Mit Säuren bildet es natürlich Salze, wird also im Magen zu Sublimat.

[1]) Doléris et Butte: Nouv. archives d'obst. et de gynék. 1886, Nr. V, 12.

Die Benutzung zu subcutanen Injektionen (Depots) ist noch bedenklicher als die des Kalomels. Die Aufsaugung der angelegten Depots geschieht schnell: in 17 bis 24 Tagen war der rothe Präcipitat bis auf wenige Procente verschwunden (5,5 bis 1,3 Procent) Ullmann: ref. Virchow Jber. 1893. I, pag. 378. Das Unguentum Hydrargyri rubrum (1 zu 9 Fett) ist eigentlich ein obsoletes Präparat. Dass es noch immer in unserem Arzneibuch als officinelles Präparat geführt wird, kann gelegentlich den Unkundigen zu dem schweren Irrthum verführen, diese hohe Concentration als Augensalbe verwenden zu wollen.

Auch der weisse Präcipitat (gewöhnlich HgCl, NH_2), der höchstens noch in Salbenform zuweilen benützt wird, hat früher zu tödtlichen Vergiftungen Veranlassung gegeben: er wirkt innerlich wie Sublimat. — Précipité blanc ist durch Präcipitation gewonnenes Kalomel. Wollte man in einem französischen Recept dafür unseren weissen Präcipitat dispensiren, so würde man tödtliche Vergiftung setzen können. — Auch in Salbenform längere Zeit gebraucht kann der weise Präcipitat resorptive Erscheinungen machen.

9. Die Schwefelverbindungen des Quecksilbers sind als fast vollständig unlöslich auch ohne Wirkung. Sie werden jetzt nicht mehr verwendet (früher im Zittmann'schen Dekokt). Zinnoberräucherungen müssen natürlich giftig wirken: beim Erhitzen des Zinnobers entsteht im Wesentlichen schweflige Säure und Quecksilberdampf. — (Zinnober dient zum Färben des Siegellacks.)

10. Man hat in neuester Zeit eine Reihe weiterer unlöslicher Quecksilberverbindungen construirt, die theils zur Anlegung von Depots, theils zur Darreichung in Pillenform gegen Lues dienen sollen. Die erstere Applicationsart, subcutane oder intramusculäre Einspritzung grösserer Mengen ungelöster Hg-Präparate ist unbedingt zu verwerfen. Gegen die innerliche Verabreichung kleiner Mengen lässt sich nichts bemerken. Manches dieser Präparate hat sich ziemlichen Eingang in die Praxis verschafft, so das Hydr. tannicum oxydulatum.

11. Eine ganz besondere Stellung unter den Merkurialien nehmen endlich die organischen Verbindungen ein. Sie sind von eigenartiger und schwerer Giftigkeit. Das was wir toxikologisch über sie wissen, ist zusammengestellt in der Arbeit von Hepp: A. e. P. Ph. 23 pag. 91. Quecksilberdimethyl ist gasförmig. Diäthyl ist eine wasserhelle, in Aether und fetten Oelen, nicht in Wasser und Alkohol lösliche Flüssigkeit, die durch concentrirte Säuren in die Monoäthylverbindung der entsprechenden Säure, durch übermangansaures Kali in die Aethyloxydverbindung umgewandelt wird (z. B. HgC_2H_5, NO_3 und HgC_2H_5, OH). — Das schwer wasserlösliche Chlorid (HgC_2H_5, Cl), Aethylsublimat löst sich leicht in Natriumhyposulfit. —

Das Quecksilberdimethyl hat zwei damit im Laboratorium des Bartholomäus-Spitals zu London arbeitenden Chemikern das Leben gekostet. Besonders auffallend ist die lange Latenzzeit der schweren Spätsymptome (im Januar vergiftet: dann Vermeiden jeder Beschäftigung mit Hg, am 25. März erst Eintritt ins Spital, wo der Tod im April des nächsten Jahres eintrat). Zuerst fortgesetztes Unwohlsein, Mattigkeit, Schwindel, Verdauungsstörungen, besonders auch Erscheinungen in Mundhöhle, Abnahme des Sehvermögens, allgemeine Körperschwäche: dann ziemlich plötzlich sehr schwere Symptome von Seiten des Centralnervensystems, vor Allem Schwerhörigkeit, Abnahme der Sensibilität und des Geruchs- und Geschmackssinns, Langsamkeit und Unvollständigkeit der Bewegungen (Parese). Allmählig Störungen des Intellektes mit zwischenliegenden Anfällen starker maniakalischer Erregung. Die Verblödung, die Lähmung, die Abmagerung nehmen stetig zu: endlich Tod durch intercurrente Pneumonie (ausführl. Excerpt des englischen Originals [Edwards] bei Hepp).

Ganz ähnlich ist das Ergebniss der Thierversuche Hepp's mit Quecksilberdiäthyl. Ein am 8. Dezember subcutan vergifteter Hund stirbt am 31. Januar (8 Wochen). Zuerst nur Durchfall, Verminderung der Lebhaftigkeit und der Bewegungen, wie der Fresslust. Die Erscheinungen bessern sich und erst in der 5. Woche kommen die Lähmungen der Sinnesgebiete, der Motilität, des Intellektes. Dabei heftige wie maniakalische Anfälle. Unter Steigerung der Verblödung endlich Tod. — Akut tödten grosse Mengen des Diäthyls durch Herzstillstand. — Die Quecksilberalkylverbindungen bleiben ausserordentlich lange im Thierkörper liegen: langsam werden sie zersetzt, so dass den anfänglich reinen Erscheinungen der Alkylverbindung nach und nach die gewöhnlichen Erscheinungen der Hg-Vergiftung (Mundhöhlen- und Darmsymptome etc.) sich beimischen. — Im Harn wird kein Aethylat, wohl aber Hg in anderer Bindung ausgeschieden. Wegen weiterer Einzelheiten muss auf die hochinteressante Originalliteratur verwiesen werden.

XI. Kurzer Erwähnung bedarf endlich noch eine ganz eigenartige Angabe über Wirkung des Quecksilbers — weil deren Kenntniss bei der Gesammtwürdigung des merkwürdigen Stoffes nicht ohne Bedeutung ist —: kleinste Mengen der gewöhnlichen löslichen Hg-Salze lange Zeit fort gegeben, sollen den Gesundheitsstand geradezu erhöhen; das Körpergewicht und die Zahl der rothen Blutkörperchen nimmt viel mehr zu als bei den Controllthieren, besonders reichlich ist die Fettablagerung. Die erste besondere Mittheilung hierüber ist von Liègeois (Gaz. des hopit. 1869), die dann von verschiedenen Experimentatoren bestätigt wurde: Keyes, Wilbouchewitsch, Bennett, Schlesinger. — Letzterer (A. e. P. Ph. 13. pag. 317) hat Kaninchen und Hunde über ein Jahr lang mit Sublimat gefüttert und dabei das obige allgemeine Resultat bestätigt. Eine sichere Erklärung ist noch nicht gegeben. Man denkt an Hemmung der Oxydationsvorgänge, dann wieder an besondere formative Reize auf Blut- und Fettbildung. Vom Arsenik ist ja ganz die gleiche Wirkung festgestellt. — Es ist hier daran zu erinnern, dass H. Schulz eine Verstärkung der Gährthätigkeit durch Zusatz minimaler Sublimatmengen angegeben hat. — Ich selbst habe (allerdings nicht regelmässig bei bisher nicht beschriebenen Versuchen) eine Verbesserung der Leistungsfähigkeit des isolirten Froschherzens durch minimale Hg-Mengen (1 : 500000 und weniger) beobachtet. — Man kann diese Befunde in der verschiedenartigsten Weise, auch durch solche Hypothesen erklären, die auf eine direkte Betheiligung des Quecksilbers bei der genannten Wirkung ganz verzichten. — Die Frage ist mit Erfolg jetzt noch nicht zu diskutiren. —

XII. Die Erklärung der Hg-Wirkung ist Gegenstand vieler Untersuchungen gewesen, deren auszugsweise Wiedergabe hier nicht vollständig möglich ist. Nur die Wege, auf denen man die Erklärung versucht hat, können hier bezeichnet werden.

Zunächst ist das Hg als sogenanntes Protoplasmagift zu bezeichnen. Es tödtet soweit jetzt bekannt, alle Lebewesen noch in sehr starker Verdünnung. Seine Wirkung gegen Bakterien ist oben erwähnt, seine Benutzung als Conservirungsmittel von Sammlungen spricht im selben Sinne: es tödtet alle Pflanzen. Auch Frösche sterben von 5 bis 8 mgr. schon in ein bis zwei Minuten (von Mering l. c.). Wir sehen dementsprechend beim Warmblüter gelegentlich Störungen an allen Organen und Systemen, ein Zeichen, dass es überall angreift. — Die Diskussion, inwieweit die Bindungsart des in den thierischen Stoffwechsel aufgenommenen Quecksilbers für die Intoxikationserscheinungen bestimmend ist, soll hier nicht mehr aufgenommen werden: nur das, was in der Literatur als nähere Ursache der beim Menschen besonders hervorstechenden klinischen Symptome von Darm und Nieren bezeichnet worden ist, soll eine kritische Besprechung finden.

XIII. Für die Störungen an den beiden Systemen hat man Blutveränderungen verantwortlich gemacht. — Zunächst wird immer bei akutem Sublimat-Tod das Blut in den Venen angehäuft gefunden und als dunkel, dickflüssig, leicht gerinnend beschrieben. Diese Ueberfüllung des venösen Gebietes ist nur Folge der schweren Herzschwächung und in gleicher Weise bei jedem Herzgift ausgebildet. — Polotebnow (Virchow's Archiv 31. pag. 35) beschreibt, dass Quecksilber-Albuminat einen Niederschlag im frischen Blut erzeuge, dass die Blutkörperchen im Contakt damit ihren Farbstoff abgeben und Gestaltveränderungen eingehen. Auch Heilborn (A. e. P. Ph. 8. pag. 367) hat diluirten Blutfarbstoff in der Umgebung der Gefässe des Knochenmarkes gesehen. — Schädigung und Auflösung von Blutkörperchen ergaben auch Beobachtungen im hiesigen pharmakologischen Institut (Dissertation Königer, Würzburg 1888). Lässt man Blut, das auf der Höhe der Vergiftung entnommen ist, spontan gerinnen, so scheidet sich immer intensiv blutiges Serum aus. Intra vitam indess kann Hämoglobinämie nicht oder nur in geringem Umfang bestehen; denn Hämoglobinurie, Hb-Infarkt der Nieren ist von keinem Beobachter angegeben (vide Blut § 6 VI.). Gestaltänderungen der Erythrocyten sind in Königer's Dissertation pag. 9 beschrieben. Deren Zahl ist im Verlaufe schwerer Sublimatvergiftung immer vermindert gefunden (Koll: Dissertation Würzburg), was indess nur zum Theil auf Zerstörung, zum Theil auf andere Vertheilung zu beziehen ist (cf. §6 VII.). H. Meyer hat starke Verminderung der Blut-Alkalescenz und Milchsäure-Gehalt nachgewiesen, ein für das Zugrundegehen der Erythrocyten sehr wichtiger Befund. Kaufmann hat in seiner Monographie pag. 85 ff. neben ausführlichen Beobachtungen über Blutkörperchen-Aenderungen die gerinnungsbefördernde Wirkung der Sublimat-Vergiftung in besonderen Transfusions-Versuchen bewiesen (pag. 90 bis 104), die indess nach Verlauf und Bedeutung nicht ohne Widerspruch geblieben sind (Koll's Dissertation). Heinecke (Deutsch. Archiv klin. Medic. 42. Bd.) betont wieder besonders das schwere Ergriffensein der rothen Blutkörperchen. Er beschreibt blutige Verfärbung der Organe ohne Erkennbarkeit der einzelnen Blutkörperchen, diffuse Vertheilung von Blutfarbstoff in der Region der gewundenen Harnkanälchen, körnige Ausscheidung desselben in den Epithelien. — Wie man sieht, hat es an redlicher Arbeit, die Rolle des Blutes bei der allgemeinen Sublimat-Vergiftung aufzudecken, nicht gefehlt. Aber zu einer allgemein anerkannten präcisen Formulirung haben diese Bemühungen nicht geführt. Den bestimmtesten Standpunkt nimmt Kaufmann ein: er nennt den Sublimat geradezu ein Blutgift.

XIV. Ein weiterer Gegenstand der Untersuchung ist der Kalkgehalt des Blutes gewesen, der nach verschiedenen Seiten von Bedeutung ist. Zum Einen ist dem Quecksilber zur Last gelegt, den Kalkgehalt der Knochen zu vermindern. Prévost (Revue méd. Suisse romande 1882. Nr. 11, 12) findet die Gesammtasche der Knochen bis um 10% geringer geworden. Sodann wird der Kalkinfarkt der Nieren auf diese Veränderung bezogen. Auch darauf ist merkwürdiger Weise von den Autoren, die von intravitalen Gerinnungen bei Sublimat-Intoxikation reden, noch nicht verwiesen, dass erhöhter Gehalt an Kalksalzen das Blut leichter gerinnen macht. —

Heilborn (A. e. P. Ph. 8, pag. 366 und 67), der einzige Autor, von dem wir Untersuchungen über das Knochenmark besitzen, beschreibt auffallende Brüchigkeit und Abnahme der Dicke der compakten Substanz an den Röhrenknochen. Hans Meyer (A. e. P. Ph. 17) lässt die vermehrte Milchsäure im Blute sublimatvergifteter Thiere an Kalk gebunden sein. — Den Kalkgehalt des Blutes hat Königer (Dissertation, Würzburg 1888 pag. 25) bei einer Anzahl von Thieren bestimmt und schwankende Resultate erhalten. In einzelnen Fällen war der Kalk evident vermehrt: in anderen aber und zwar in der Mehrzahl war der Gehalt bestimmt normal. Es bleibt der Ausweg übrig, den Kalkgehalt immer vermehrt sein zu lassen: in einzelnen Fällen wird mittels gesteigerter Ausscheidung durch Nieren, Darm und Abgabe in die Gewebe das Blut wieder auf seinen normalen Bestand gebracht, in anderen wird der Kalk wirklich vermehrt gefunden. — Diese Hypothese ist noch nicht experimentell geprüft.

XV. Auf den Kalkgehalt des Blutes wird direkt der sogenannte Kalkinfarkt der Nieren bezogen. Saikowsky (Virchow's Archiv 37, pag. 347) hat denselben zuerst in den geraden Harnkanälchen der Rinde beschrieben. Rosenbach und Heilborn betonten die Inconstanz des Vorkommens bei vergifteten Thieren. Prévost constatirte ihn zuerst beim Menschen, wornach er in zahlreichen Sektionsprotokollen erwähnt wird (siehe Kaufmann pag. 37). Königer, der speciell durch Analyse des Harns, des Blutes und der Nieren dieser Frage näher tritt, findet in dem Harn von Quecksilber-Thieren den Kalkgehalt eher vermindert als vermehrt (während Kalk gewöhnlich bei Hungerzuständen vermehrt ist). Vermehrten Kalkgehalt der Nieren findet Königer nur bei der Hälfte der vergifteten Kaninchen, gar nicht bei den drei darauf untersuchten Hunden. — Die Auffassung, der die meisten pathologischen Anatomen zuzuneigen scheinen, ist die von Kaufmann im 117. Band des Virchow'schen Archivs pag. 236 vertretene, der nicht entzündliche Degeneration, sondern Nekrose der Epithelien, Coagulations- oder anämische Nekrose, als den eigentlichen Grundprozess in der Niere annimmt. Die Epithelien werden körnig, quellen auf, die Kerne sind nicht mehr sichtbar, die Contouren der Zellen verschwinden; diese werden zu unregelmässigen, von der Basalmembran getrennten, im Lumen der Kanälchen gelegenen, beträchtlich vergrösserten Massen. In solche nekrotisirte Epithelzellen lagert sich nachfolgend erst der Kalk ein (wird nicht in das Lumen der Kanälchen abgeschieden). Es ist jetzt durch sorgfältige experimentelle Untersuchungen erwiesen, dass bei jeder akuten Epithelnekrose dasselbe passirt: Kalkinkrustirung der nekrotischen Epithelien. So nach temporärer (durch 2 Stunden dauernder) Unterbindung der Nierenarterie, nach Aloin etc. Näheres hierüber bei Nieren § 11. VII.

XVI. Diese Nekrotisirung lässt nun Kaufmann durch Aufhebung des Kreislaufs in einzelnen Gefässbezirken der Nieren zu Stande kommen. Als nähere Ursache der Gefässverstopfung selbst wieder werden von Kaufmann Gerinnungen und Verstopfungen innerhalb der Blutbahn angesehen.

Diese letztere Hypothese — intra vitam entstehende Gerinnungen in den Gefässen — ist verschiedentlich in der Literatur über Sublimat-Vergiftung discutirt. Zuerst ist sie aufgestellt von Jolles-Heinecke. Jolles Dissertation, Erlangen 1886, aus Wien. med. Wochschr. 1886 Nr. 44 und 45. Heinecke: Deut. Archiv. klin. Medicin 42 (1887). Von diesen letzteren Autoren wird die Sublimat-Vergiftung in Parallele gebracht mit der sogenannten Ferment-Intoxikation, einem Vergiftungsbild, das an Thieren durch intravenöse Injektion von „Fermentblut", aus dem noch warmen Rinderblut-Kuchen ausgepresst, hervorgerufen wird (Köhler: Dissertation, Dorpat 1877). Das Wesentliche sind rasch eintretende Gerinnungen in der Blutbahn, die Verstopfungen und dadurch schwere Circulations- und Ernährungsstörungen mit allen funktionellen Folgen hervorbringen. Heinecke findet nun bei den Sublimat-Thieren diffuse Extravasate an den verschiedensten Stellen: Lungen, Pfortadergebiet, Centralvenen der Leber. Auch Kaufmann (l. c. pag. 76 ff.) hebt die zahlreichen Ekchymosen und Blutungen hervor und stellt interessante Versuche an, um die intravitalen Gerinnungen und Thrombosirungen zu erweisen. Neben der von Silbermann (Virchows Archiv 117 pag. 228) eingeführten Methode der Autotransfusion verwendet er noch folgende Versuchsanordnungen. Er vergiftet Thiere mit hoher Sublimatdosis und spritzt einige Cubikcentimeter des Blutes dieses Thieres einem zweiten gesunden Thiere in eine Vene ein. Es entsteht aus dieser Transfusion allemal sofortige, tödtlich verlaufende Gerinnung in den grossen Venen und im rechten Herzen des empfangenden Thieres. Auch das Blut eines gesunden Thieres mit Sublimat gemischt und dann einem zweiten Thiere transfundirt, führt zu Gerinnungen. — Trotz dieser zahlreichen und schlagenden Beweisstücke sei auf die von Falkenberg (Marburg. Dissertation 1890) vorgebrachten Einwendungen hingewiesen, die bei „Blut" zusammen mit den kritischen Bemerkungen über die Nierenveränderungen besprochen sind. —

XVII. Die Darmveränderungen bei allgemeiner Hg-Vergiftung sind in der verschiedensten Weise erklärt. Einig sind die meisten Autoren, die über Hg gearbeitet haben, darin, dass einfache Aetzwirkung nicht anzunehmen ist. Das schlagendste Beweisstück hiefür ist, dass bei Sublimatvergiftung per os nur sehr geringe Störungen im Magen und Jejunum, dagegen die schwerste Form der Dickdarmentzündung gefunden wird. Es kann darnach der Sublimat gar nicht so schwer ätzen. (cf. Senator: Berlin. med. Gesellsch. 23. Nov. 1887, Wintzheimer: Dissertat. Würzburg 1895).

Die Darmveränderungen sind schon anatomisch bei verschiedenen Thieren abweichend. Im Hundedarm nur einfache Nekrose der Epithelien (Heilborn l. c.), im Kaninchendarm ausgesprochene Diphtheritis. Für die oft beschriebenen Befunde im menschlichen Darm verweise ich auf die Darstellung Virchows (Sitzung Berl. med. Ges. 24. Nov. 1887), auf die sorgfältigen Ausführungen Kaufmanns (dessen Monographie pag. 34) und auf die Beschreibung von Marchand (in Virchows Archiv 123 pag. 587). Beim Menschen sind die Dickdarm-Läsionen meist ganz ausserordentlich schwer und als wirklich diphtheritische Ein- und Auflagerungen zu bezeichnen. Die Entstehung wird auf die oben citirten intravitalen Gerinnungen zurückgeführt: nur ist damit nicht erklärt, warum nicht der ganze Darm gleichmässig befallen ist. — Die Meinung, dass der faulende Darminhalt die Hauptschuld trage, indem die ungenügend ernährten Epithelien von den Fäulnissbakterien jetzt angegriffen werden können und nach deren Zugrundegehen immer tiefere Zerstörungen sich einstellen müssen, ist durch den Versuch von Grawitz widerlegt, der zeigt, dass die Darmverschorfung auch an einem isolirten Darmstück, das mit Darminhalt gar nicht in Berührung kommt, auftritt. — Für die ganz typische Erscheinung, dass der Zerstörungsprozess hauptsächlich auf die Höhe der in das Darmlumen vorspringenden Falten und Kämme lokalisirt ist, finde ich immer noch die plausibelste Erklärung darin, dass diese Stellen allen mechanichen Insulten bei Bewegungen, Inhaltsverschiebungen des Darms am meisten ausgesetzt sind. Es besteht bei der allgemeinen Hg-Vergiftung eine ausserordentlich hohe Verletzlichkeit des Darms, bedingt durch innere Ernährungsstörungen, Blutveränderungen. Dazu kommen sicher gewisse Unterschiede in der Funktionirung und im Bau der einzelnen Darmabschnitte, die eine verschiedene Empfindlichkeit gegen dieselbe Schädlichkeit bedingen. So wissen wir z. B. auch, dass gegen die gewöhnlichen Aetzgifte der Magen viel weniger empfindlich ist als der Dünndarm (und dieser wieder weniger vulnerabel ist als der Dickdarm?). — Bei der Quecksilber-Intoxikation ist doch auch die Stomatitis zu erklären. Hier denkt man nicht an Blutdrucksenkungen oder an intravitale Gerinnungen. Hier bleiben nur die Möglichkeiten übrig, entweder den minimalen Quecksilbermengen, die mit dem Speichel continuirlich ausgeschieden und wirksam werden, die verderblichen Folgen zuzuschreiben, oder aber eine Veränderung des Blutes in dem Sinne anzunehmen, dass „von innen heraus“ durch Aenderung der Ernährung die Epithelien u. s. w. geschädigt werden. Schleimhäute sind gegen Quecksilberlösung furchtbar sensibel: noch 1 zu 50000 wirkt ätzend bei Ausspülungen auf die Nasenschleimhaut, und 1 zu 100000 wird noch unangenehm empfunden. Mir ist darum auch die erstere von den obigen Hypothesen die wahrscheinlichere, welche annimmt, dass das im Dickdarm vorhandene Quecksilber eine wesentliche Rolle mitspielt. Es stimmt dazu die unten noch genauer angeführte Beobachtung, dass in den verschorften Dickdarmpartien die grössten Quecksilbermengen gefunden worden sind. — In den Gefässwandungen des Darms sind dunkle feinkörnige Niederschläge gesehen, die als Schwefelquecksilber angesprochen sind, aber auch aus verändertem Blutfarbstoff (vielleicht FeS) bestehen können.

XVIII. In den Lungen und im Herzen sind gegen Ende die Kreislaufverhältnisse hochgradig gestört: das rechte Herz und die grossen Körpervenen sind mit Blut strotzend angefüllt, der linke Ventrikel kann bei der Sektion in Diastole oder in Systole stehen, der rechte steht immer in Diastole. Kaufmann nimmt aus seinen Auto-Infusionen ausgiebige Verstopfungen im Gebiete des rechten Herzens an, die ja auch gegen das Lebensende als nächste Todesursache auftreten. Die Verlangsamung des Pulses und der tief gesunkene Blutdruck leiten zuletzt den Stillstand des Herzens ein.

XIX. Von Stoffwechsel-Aenderungen durch das Quecksilber ist sehr wenig bekannt. Albuminurie, die manchmal auch nach kleinern Gaben beobachtet wird, ist durch die Nierenstörungen bedingt. Sie soll (mit der noch häufiger constatirten Cylindrurie) nach dem Aussetzen des Mittels spurlos verschwinden. — Bei schwerer akuter Vergiftung schwindet das Glykogen der Leber sehr schnell (Koch: Dissert. Würzburg 1894). Der bei Kaninchen ganz regelmässig beobachtete Uebertritt von Zucker in den Harn steht damit nicht in direktem ursächlichen Zusammenhang: denn der Blutzucker ist nicht vermehrt. Es wird darum der Sublimat-Diabetes durch Schädigung der Nieren-Epithelien der geraden Kanälchen, die jetzt den normalen Blutzucker nicht mehr zurückhalten, erklärt (Graf: Dissertat. Würzburg 1895 und Gürber und Gutenberg: Münch. medic. Wschr. 1895 pag. 7).

Die Angaben über Zucker im Harn sublimatvergifteter Menschen sind schwankend: wahrscheinlich ist Zucker nur in dem kleineren Antheil aller Fälle vorhanden. — Die Kohlensäure-Ausscheidung ist bei Kaninchen nicht alterirt (Schröder: Dissert. Würzburg 1893), dagegen die Stickstoffausscheidung beträchtlich vermindert. Da nun aber bei Kaninchen ausserordentlich bald und schwer die Nieren ergriffen werden, ist die Controlle der N-Ausscheidung wegen der Harn-Retention immer zweifelhaft. Ich erinnere mich einer Angabe in der französischen Literatur, deren Bezeichnung ich verloren habe, dass bei ungestörter Nierenfunktion der Gesammt-Stickstoff im Harn nicht vermindert sein soll.

XX. Ueber die Vertheilung des Quecksilbers im Körper von Menschen und Versuchsthieren besitzen wir sehr genaue Untersuchungen aus E. Ludwigs Laboratorium. (Ludwig und Zillner: Wien. kl. Wschr. 1889 Nr. 45 und 1890 Nr. 28 bis 32 — Ullmann: Archiv f. Dermatol. Suppl. Heft 2 [1893] p. 220.) Nach dem letzten Autor ist die Vertheilung des Hg immer dieselbe, von der Methode der Application (per os, subcutan, von Wundflächen) unabhängig. Am meisten enthalten stets die Nieren, dann folgen Leber und Milz. Auf 100 gr Organ ist in der Niere (akute Vergiftung) 10 bis 7 mgr, chronisch 10 bis 1,7 mgr, in der Leber von 2 bis 0,7 mgr. Aehnlich ist der Gehalt der Milz von 0,9 bis 3,2 mgr. Im Darm wächst die Quecksilbermenge mit der Intensität der Zerstörungen, Magen wenig, mehr im Dünndarm, am meisten im Dickdarm, von 0,8 bis 1,4 mgr. Alle übrigen Organe auch die Galle enthalten nur Spuren. Im Blut wurde als maximum 0,22 mgr auf 100 gr gefunden. — Nur in scheinbarem Gegensatz hiezu steht der Befund von relativ grossen Hg-Mengen in der Galle nach innerlichem Kalomelgebrauch. Der Befund ist wiederholt an Gallenfistelhunden erhoben: nach einer letzten Untersuchung (Diepow: Würzburg, Dissertation 1893) sind in 100 gr bis 3,5 mgr Hg. — Quecksilber ist regelmässig und leicht im Harn zu constatiren, ist aber darin nur in kleinen Mengen, Bruchtheile eines milligr in 1 Liter. — Von Mironowitsch ist der Uebertritt von Hg in den Schweiss behauptet (Virchows Jber. 1895. I. pag. 344). Die Ausscheidung im Speichel ist wiederholt nachgewiesen (z. B. Lehmann: Physiol. Chemie 1853. 2. Bd. pag. 23 u. 24). Die Ausscheidung überdauert die Zufuhr sehr lange: Monate hindurch sind noch Quecksilberspuren aufzufinden. Die Hauptausfuhr bei den therapeutisch verwendeten Mengen (Schuster: Vjschr. f. Dermatol. 1881 pag. 51) geht durch die Fäces; die Ausgabe durch den Harn ist geringer und unregelmässiger.

XXI. Die Therapie der akuten allgemeinen Quecksilber-Vergiftung ist zur Zeit noch ohne bestimmte wissenschaftliche Richtung.

Selbstverständlich ist es, das in den Magen gebrachte Quecksilberpräparat durch Magenspülung zu entfernen. Ein chemisches Gegengift, wodurch das Quecksilber in den Verdauungswegen unlöslich gemacht würde, besitzen wir nicht. Das hiefür empfohlene Eisensulfür müsste ausdrücklich verboten werden; denn der Schwefelwasserstoff, der sich schon durch die Kohlensäure, dann durch die Salzsäure des Magens entwickeln muss, ist ein viel schwereres Gift noch als der Sublimat. Bei Hg-vergifteten Kaninchen habe ich den Versuch gemacht, durch Einathmenlassen minimaler Schwefelwasserstoff-Mengen das resorbirte Quecksilber in der Blutbahn auszufällen. Solche Thiere starben aber eben so schnell wie andere ohne Schwefelwasserstoff-Athmung. — Alle Mittel, den Brechakt künstlich zu erregen, sind gegenüber der Magenspülung ungenügend: die Magenspülung aber, die man wegen der Aetzung und Perforationsgefahr unnöthiger Weise gefürchtet hat, wird jetzt bei allen Aetzgiften geübt. — Für die Darmentleerung ist das beste unter den gebräuchlichen Mitteln das Ricinusöl — in den allerersten Stadien. Alle sonstigen therapeutischen Massregeln sind zur Zeit noch symptomatische. Gegen die schweren Darmerscheinungen werden die gebräuchlichen Mittel: feuchtwarme Einpackungen, kleine Gaben von Morphium, schleimige Eingiessungen ins Rectum verwendet. Selbst schwere Darmveränderungen können ohne alle Residuen ausheilen. Gegen die mit Recht gefürchteten Nierenerscheinungen hat man vielerlei versucht: Trinkenlassen von viel Flüssigkeit (wo der Magen diese erträgt), Darreichen von Coffein, subcutane Application von grösseren Mengen sterilisirter physiologischer Kochsalzlösung. Dieser Eingriff soll für die Wiederherstellung der Nierensecretion von Bedeutung sein. Die subcutane Anwendung von Traubenzucker und Harnstoff für die Anregung der Nierenthätigkeit habe ich an Thieren — ohne Erfolg — prüfen lassen. — Das einmal sehr lebhaft empfohlene Atropin (subcutan 0,002) (Armstrong: ref. Centrbl. 1887 Nr. 27 pag. 510) ist meines Wissens nicht wieder verwendet: es soll damals Speichelfluss verursacht haben. Vielleicht wäre das Pilocarpin zu versuchen. —

Gegen die leichteren Zufälle, wie solche gelegentlich der therapeutischen Verwendung des Quecksilbers vorkommen, ist die wichtigste Maassregel: die sofortige Unterbrechung der Quecksilberzufuhr. Gegen die Stomatitis verwendet man Spülungen mit 3 procentiger Lösung von Kalium chloricum, sonst verfährt man „symptomatisch“.

— Der merkwürdige Vorschlag, die Quecksilberdepots (Kalomel, Oleum cinereum) weiter zu gebrauchen, da man ja bei schlimmer Wendung die Depots mit dem scharfen Löffel entfernen könne, verdient nur erwähnt zu werden, um ihn scharf zurückzuweisen.

XXII. Ueber die Methodik des Quecksilbernachweises vergleiche man die oben citirten Arbeiten von Ludwig, Zillner, Ullmann u. A. Bekanntlich werden die kleinen Mengen, um die es sich z. B. im Harn handelt, am besten so erwiesen, dass man die angesäuerte Untersuchungsflüssigkeit mit irgend einem Metall durchschüttelt, das sich mit Quecksilber zu einem Amalgam verbindet. Das sorgfältig gewaschene und getrocknete Metallstückchen erhitzt man in einer unten zugeschmolzenen Glasröhre und treibt so das Quecksilber als Dampf in den kalten Theil der Röhre, wo es sich in Tröpfchen coërcirt: durch Ueberleiten einer Spur Joddampf entsteht dann das leuchtend scharlachrothe Quecksilberjodid. — Als Metall, das das Hg auf sich anlagern soll, verwendet man Goldstückchen, auch Goldblatt, Messingfaden, Zinkstaub. Als das feinste Reagenz habe ich mittelfeine Zinkdrehspähne mit einer kleinen Menge Kupferdrehspähne untermischt gefunden. Man lässt sich die Drehspähne so herstellen, dass die einzelnen Stückchen etwa hirsekorngross sind und mengt ungefähr $^1/_4$ des Gewichtes Kupferdrehspähne unter. Diese Metallkörnchen lassen sich leicht waschen, mit Alkohol, Aether reinigen und weiter behandeln. Noch ein hundertel mgr Quecksilber kann man unter günstigen Bedingungen damit finden.

§ 32. Silber. Argentum. Ag.

Schädliche Wirkungen von Silberpräparaten können am Orte der Application und an entfernten Stellen (nach Aufnahme und Weiterführung) sich ausbilden. —

I. Die örtlichen Schädigungen sind Aetzungen und entstehen nicht selten bei der Verwendung des salpetersauren Silbers als Aetzmittel. Concertrirte wässerige Lösungen dringen — aber erst im Laufe von Stunden — in die Haut ein und können bei wiederholter oder andauernder Anwendung alle Grade der Entzündung: Röthung, Blasenbildung, Vorschorfung hervorbringen. Ebenso können starke Salben (10 bis 30 procentig, früher als Derivans verwendet) nach wiederholtem Einreiben eine pustulöse Hautentzündung machen. — Die gewöhnliche kurzdauernde Berührung der Haut mit Silberlösung und -Salben erzeugt nur die bekannten schwarzen Flecken. — Auf Schleimhäute, Geschwüre und wunde Stellen wirkt Silberlösung sehr energisch, aber nur oberflächlich ätzend. Immerhin können mehrprocentige Lösungen tiefgehende mit nachfolgender Narbenbildung heilende Verletzungen bereiten: das beweisen die Strikturen, die so oft als Folge der sogenannten Abortiv-Kur der Gonorrhoe zurückgeblieben sind. Die Schmerzen, die Silberlösungen erzeugen, sind heftig und andauernd. Schon halbprocentige Solutionen setzen diese intensive Reaktion: stärkere natürlich in höherem Grade. Grössere Mengen solcher Lösungen auf ausgedehnte Schleimhautflächen (z. B.

Blase, Harnröhre) zu appliciren, ist darum ein schwerer und meist therapeutisch nicht berechtigter Eingriff: das Silber ist ein Kausticum für eng begrenzte Anwendung. Aus diesem Grunde sind die Versuche von Roszahegzi's (A. e. P. Ph. 9. pag. 289), der ein- bis vierprocentige Lösungen von $AgNO_3$ Kaninchen in den Magen einspritzte, nicht einwurfsfrei zur Beantwortung der Frage nach den Erscheinungen der chronischen Silbervergiftung zu benutzen, da die Thiere täglich eine neue Magenätzung und dadurch allein schon eine schwere Ernährungsstörung erfahren mussten. Subcutane Applicationen von Silberlösungen ($AgNO_3$!) müssen natürlich zu örtlicher Gewebsnekrose und deren Folgen (Abscedirung) führen.

II. Es sind in der Literatur einige Fälle von akuter stomachaler Aetzvergiftung durch Silbersalpeter beschrieben. Dass durch Silberverätzung eine tödtliche Gastritis erzeugt werden kann, ist ausser allem Zweifel: es wird von der schweren Vergiftung eines Kindes berichtet, das nach 9 Stunden gestorben sein soll. Eine tödtliche Dosis anzugeben, ist nicht möglich, da der Verlauf der Vergiftung von individuellen Bedingungen abhängt (Anfüllung des Magens, Gegenwart von Chloriden, von gelöstem Eiweiss). Der wiederholt vorgekommene Unglücksfall, dass bei Manipulationen mit dem Lapis-Stift im Rachen der Stift abbrach und verschluckt wurde, verlief immer unschädlich. Die naturgemässe Behandlung besteht in Trinkenlassen von Kochsalz- und Eiweiss-Lösung mit gleichzeitiger Ausspülung. —

III. Silbersalze geben mit Eiweisslösungen ausserordentlich feste derbe Coagula: die Avidität der Eiweisslösungen zum Silber übertrifft noch die der Chloride. Mulder hat ein Silberalbuminat mit 2,36 procent Silberoxyd analysirt. Krahmer hat solche Verbindungen mit 8,2 und 11,1 % Silberoxyd hergestellt: Lieberkühn mit 6,5 % Ag. Harnack berechnet nach Analogie der von ihm untersuchten Kupferalbuminate für die silberärmste Verbindung 2,28 % Ag. (vide Harnack: Arzneimittellehre pag. 399)

IV. Ueber die allgemeinen Wirkungen des Silbers ist folgendes festgestellt.

Silber in passender Verbindung (die Eiweiss nicht fällt) der Blutbahn direkt zugeführt (subcutan oder intravenös) ist ein schweres Gift, das verschiedenartige Störungen, in grosser Gabe rasch den Tod herbeiführt. — Weiterhin kennen wir die eigenartige physiologische Reaktion, dass alle löslichen Silberverbindungen durch lange Zeit in kleinen Mengen dem Verdauungsschlauch zugeführt, eine schwärzliche Verfärbung verschiedener Organe herbeiführen, die Argyria oder Argyrosis. Ueber weitere allgemeine Wirkungen der in den Magen gebrachten Silberlösungen besteht keine Uebereinstimmung der Autoren.

Die ältere Literatur über Silber ist citirt bei Krahmer: Das Silber als Arzneimittel 1845. Die resorptiven akuten Intoxikationen des Silbers sind von Gäthgens (Ueber die Wirkungen . . . . Universitätsprogramm Giessen 1890) besprochen: daselbst auch kritisches Referat der Experimentaluntersuchungen von Ball, Mourier, Rouget und Curci.

V. Nach diesen Autoren bestehen die Symptome der akuten allgemeinen Silbervergiftung (intravenös oder subcutan) zunächst in verschiedenartigen Lähmungserscheinungen, die bei grossen Silbermengen in kürzester Frist tödtlich endigen können. Diese Lähmungen (bes. der hinteren Extremitäten) sind centraler Natur und gehen bei kleinen Gaben nach kurzer Zeit wieder vollständig zurück. Weiter treten auf schwere Respirationsstörungen, bei kleineren Mengen rein durch Lähmung des Athmungscentrums bedingt. Von grossen Gaben wird auch der Respirations-Muskel-Apparat angegriffen, besonders ist völlige Lähmung des Zwerchfells bei fortdauernder Aktion der übrigen Inspiratoren constatirt. Typus der Athmungslähmung überhaupt: Schwächung der Inspiration bei aktiver Exspiration. Eigenartig (nur bei Hunden und Katzen vorkommend!) ist eine enorme Hypersecretion der Bronchialschleimhaut, deren nähere Verursachung mir aus den gegebenen Darstellungen nicht klar geworden ist. — Auch die Herzaktion (und das Gefässnerven-Centrum) werden schwer ergriffen und endlich gelähmt: Erstickung ist zuletzt ohne Wirkung auf den Blutdruck. Die Herzlähmung erscheint erst nach der Athmungssuspension, ist aber nicht durch letztere bedingt, sondern eine selbständige Silberwirkung: denn auch bei ausreichender künstlicher Respiration stellt sie sich bald ein. — Harnack (Berl. kl. Wschr. 1893 Nr. 47) gibt als Resultat eines Versuches an einer Katze, der in Chloroform-Narkose 3,0 $AgNO_3$ in den Magen gegeben worden war, folgendes an: Würgbewegung, Darmentleerung, Salivation. Beim Gehen mitunter Zuckungen. Vom 3. Tage an schwere Sehstörung (fast gänzliches Erblinden, Papille dunkler, Rand verdickt), die am 7. Tage spontan zurückgegangen war. Lungen silbergrau, Entzündung der Bronchien: Nieren interstitielle Veränderungen. (Es handelt sich hier jedenfalls um resorptive Wirkungen der in den Magen gegebenen grossen Menge von Silbersalpeter. — Bekannt ist ja, dass nach Verätzung des Magenepithels Resorption von solchen Lösungen geschieht [Schwermetallsalze], die sonst das unversehrte Epithel nicht passiren können.)

Eine neuere Untersuchung (Cohnstein im A. e. P. Ph. 30. 1892 pag. 429) beschreibt als Wirkung kleiner subcutan applicirter Silbergaben (unterschwefligs. Doppelsalz) eine deutliche Steigerung der Diurese. Grosse Gaben leisten nicht mehr als mässige (7 bis 12 mgr Ag auf 1 Kilo), lassen aber bald Eiweiss im Harn auftreten, was nach den kleinen Gaben nicht erfolgt. — Es sei hier kurz daran erinnert, dass man dem langen innerlichen Silbergebrauch früher die Verursachung von Albuminurie imputirt hat (Lionville bei Lewin: N. W. pag. 742).

VI. Ueber chronische resorptive Silbervergiftung besteht, wie schon erwähnt, keine Uebereinstimmung betreffs aller Einzelheiten der Wirkung. Bogoslowski (Virch. Arch. 46. 1869. pag. 409) und v. Roszahegzi (A. e. P. Ph. 9. pag. 289) folgern aus ihren Versuchen resorptive Wirkung stomachal verabreichter Gaben: Jacobi (A. e. P. Ph. 8. 1878. pag. 198) erhebt dagegen entschiedenen Widerspruch. Als Wirkung subcutan beigebrachter kleinerer Dosen beschreibt Bogoslowski: trübe Schwellung und fettige Degeneration der Muskulatur und der grossen Drüsen: daneben eigenartige Blutveränderungen. Von der stomachalen Verabreichung will er dieselben Folgen gesehen haben. Roszahegzi gibt als besonders auffallendes Symptom der Fütterung mit Silbersalpeter rasche und starke Abmagerung an. Eine Anzahl von Autoren aber, darunter besonders entschieden Jacobi (A. e. P. Ph. 8. 1878. pag. 198), bestreiten resorptive Effekte kleiner in den Magen gebrachter Silbersalzmengen (mit Ausnahme der Argyrosis). Sicher hat Jacobi darin Recht, dass er die in kurzer Zeit erzeugten schweren Ernährungsstörungen nur als Folge der Aetzwirkung in Magen und Darm auffasst. Dabei ist immer daran zu denken, dass durch so grosse Gaben von $AgNO_3$, wie sie von manchen Autoren stomachal gegeben sind, Magenverätzungen gesetzt werden müssen, nach denen Resorption zufolge unserer jetzigen Erfahrungen möglich ist.

VII. Ob nun aber das Silber in kleinen Gaben durch lange Zeit in den Magen ohne alle resorptiven Erscheinungen gegeben werden kann, ist denn doch noch nicht sicher entschieden. Schon die Thatsache der Argyrosis, die doch einen Transport des Silbers in gelöster Form voraussetzt, sodann die immer wieder behaupteten (allerdings noch stärker bezweifelten) therapeutischen Erfolge der Silberkuren, endlich manche Angaben in der casuistischen Literatur über Nebenwirkungen bei der Silberverwendung: das Alles fordert wenigstens zu vorsichtiger Abgabe eines abschliessenden Urtheils auf. — Es kommen zur Beurtheilung dieser Frage, die auch praktische Bedeutung hat, verschiedene Erfahrungen des täglichen Lebens in Betracht: die Silberaufnahme beim Gebrauch silberner Essgeräthe. Die Abnutzung, besonders der Gabeln, ist gar nicht gering. Sodann wird von Silberarbeitern beim Feilen, Sägen immer Staub in gewissen Mengen verschluckt. Niemals ist bisher eine Schädigung (Argyrosis ausgenommen) von dieser Silberaufnahme behauptet worden. Weiterhin sei auf die vielfachen Erfahrungen hingewiesen, die bei der therapeutischen Anwendung des Silbers gesammelt werden konnten. Silber wird jetzt noch bei gewissen Formen von Magenerkrankung durch Wochen hindurch gegeben: früher geschah dies noch viel allgemeiner als jetzt. Von Vergiftungen, die bei diesen Kuren vorgekommen sein sollen, wird nur bei vereinzelten Kranken berichtet, die gegenüber den zahllosen unbeschädigten Fällen gar nicht in Betracht kommen und mit Recht von Manchen nach dem Grundsatze des post hoc ergo propter hoc als Fehldiagnosen erklärt werden. — Jeder unbefangene Kritiker muss gerade aus diesem Beobachtungs-Materiale den Schluss ziehen, dass kleine Silberquantitäten, in den Magen gegeben, zu einer chronischen Vergiftung nicht führen.

Ueber die Argyrosis und deren pathogenetische Bedeutung ist am Schlusse des Capitels gesprochen. —

VIII. Das meist gebrauchte Präparat für allgemeine Silbervergiftung ist das unterschwefligsaure Silberoxydnatron, eine Solution von Chlorsilber in unterschwefligsaurem Natron (frisch gefälltes Chlorsilber in möglichst geringer Menge wässeriger Natriumhyposulfitlösung nach Gäthgens: AgCl 0,5, Natr. subsulfuros 3,0, Aquae 100 ist die Jacobi'sche Mischung). Diese Lösung wird weder von Chloriden noch von Eiweiss gefällt. — Samoiloff (siehe unten) verwendet glykyrrhizinsaures Silberoxyd-Natron, durch Eintragen von frisch gefälltem Silberoxyd in saures glykyr. Natrium hergestellt. Auch Silberpeptonat und schwefligsaures Silberoxydnatron ist schon gebraucht (Bogoslowski).

IX. Ueber die Ausscheidung des Silbers im Harn nach innerlicher Darreichung lauten die Angaben verschieden. Sehr bestimmt haben sich auf Grund besonderer Untersuchungen Jacobi und Gissmann (A. e. P. Ph. 8 pag. 198 und 217) dahin ausgesprochen, dass kein Silber in den Harn übertritt (siehe hiezu V. Lehmann: H. S. Z. 6. pag. 13).

X. Argyria oder Argyrosis wird die eigenartige schwärzliche Verfärbung genannt, die in verschiedenen Organen, beim Menschen besonders auch in der äusseren Haut nach längerem (innerlichen) Silbergebrauch auftritt. Hierüber Frommann: Virch. Archiv 17 — Huet: Journal de l'Anat. et Physiol. 4 pag. 408 — Riemer: Archiv d. Heilkunde 16. u. 17. (1875 und 76) — Löw: Pflügers Archiv 34 pag. 602. — Neumann und Weichselbaum: Allgem. Wien. med. Z. 1878 Nr. 10, 15, 16, ref. Centralbl. 1878 pag. 954. — Krysinski: Dissertation, Dorpat 1886. — Samoiloff in Kobert's Arbeiten 9, pag. 27 (ausführl. Reproduktion der Sektionsprotokolle). — Gerschun: Kobert's Arbeiten 10 pag. 154. — Jacobi: A. e. P. Ph. 8 pag 198. — Tschish: Virch. Arch. 100 pag. 147. — Lewin: N. W. pag. 739. Zunächst sei kurz erwähnt die sogenannte Gewerbe-Argyrie, die bei Silber-Arbeitern constatirt wurde (Blaschko und G. Lewin M. h. f. p. Dermatol. 1876 Nr, 5 und 10. Berlin. med. Gesellsch. Sitzung 9. Juni 86). Bei der darauf gerichteten Untersuchung zeigte sich, dass die meisten Silberarbeiter Berlins, die längere Zeit mit Silberstaub die Hände beschmutzen (Feil- und Sägespähne), eigenartige blauschwarze Flecken an den Händen (bes. links) aufweisen (selten nur an entfernten Stellen, Kinn und Ohr). Die Flecken sind rundlich bis oblong von der Grösse einer Linse bis zu 1 cm Länge. Die mikroskopische Untersuchung ergibt schwarze Körnchen im Rande der Papillen (Stratum corn. und Rete Malpighi frei) und zwar nach Lewin's Meinung in der Wand feinster Hohlräume (Saftzellen) liegend. Die Körnchen sind kleiner als Feilspähne: ihre Entstehung wird darum so gedeutet, dass der in die Haut eingeriebene Silberstaub dort (in den Schweiss- oder Talgdrüsen) oxydirt und gelöst werde: aus der verflüssigten und weiter geführten Verbindung bilde sich dann durch eigenartigen chemischen Vorgang an dem Fundorte der schwarze Niederschlag. — Hieher sind weiter die Fälle zu rechnen, in denen nach längerer örtlicher Application von Silberlösung umschriebene oder verbreitete Argyrosis entstanden ist. So bläulichschwarze Verfärbung der Conjunctiva auf langen Gebrauch der Höllenstein-Augenwässer (Virchow: Cellul. path. 1871 pag. 250). Echte allgemeine Argyrosis nach jahrelangem Touchiren des Rachens, des Kehlkopfs (Lewin N. W. pag. 740). — Auch als Folge langedauernder Behandlung ausgedehnter Brandwunden am Rücken mit 1 ‰ $AgNO_3$ — Lösung sind blauschwärzliche Flecken an verschiedenen Stellen der Mundhöhle gesehen worden (Olshausen: D. med. Wschr. 1893 Nr. 47). Hiezu sei kurz bemerkt, dass wiederholt nach längerer Behandlung mit Lapis Mundhöhlenentzündung (ohne Ptyalismus) beschrieben ist, die mit Verfärbung des Zahnfleisches einherging. Ob die Mundhöhle vielleicht als Ausscheidungsort für Silber fungirt, kann aus diesen Beobachtungen nicht gefolgert werden. Doch sei hier der merkwürdigen Angabe von Samoiloff (l. c. pag. 52) gedacht, wonach bei Fröschen die subcutan injicirte Lösung von glykyrrhizinsaurem Silber-Natron durch die Zunge in die Mundhöhle ausgeschieden wurde.

Was seit dem vorigen Jahrhundert als Argyrosis bezeichnet wird, ist eine Schwarzfärbung der Haut, langsam nach innerlichem Gebrauch von Silbersalzen entstehend. Die Verfärbung kann nach und nach ausserordentlich hochgradig und entstellend werden. So erzählt Lewin (N. W. pag. 739): Ein Feldprediger war von einem Arzte lange mit Silbernitrat innerlich behandelt worden, bis er so schwarz wurde, dass sich die damalige Königin von Schweden beim Anblicke dieses Mannes wunderte, dass man einen Neger habe zum Feldprediger machen können.

Das Silber wurde früher häufig genug innerlich gegeben: auch jetzt ist es gelegentlich bei Tabes noch einmal versucht. Man hat darum eine höchste Gesammtgabe von Silbersalz als diejenige normirt, die man ohne Gefahr der Argyrosis nicht überschreiten solle. Einige haben diese Dosis auf 30,0, andere auf 15,0 $AgNO_3$ festgesetzt: man bleibt aber zweckmässiger Weise noch weit unter dieser Menge.

Das Silber wird in der Regel in Pillen gegeben. Man hat nun behauptet, die Silbersalze $AgNO_3$ oder AgCl werden schon in diesen Pillen zu metallischem Silber reducirt und dieses metallische Silber werde im Darm in feinster Vertheilung (ähnlich wie die Fetttröpfchen) resorbirt. Der erste Theil dieser Behauptung ist von Jakobi (l. c pag. 209) als unrichtig erwiesen; Höllensteinpillen (mit extract. Liquir. bereitet) enthielten nicht viel über ein Drittel des verwendeten Silbersalzes als metallisches Silber, das andere als AgCl. Ueber den anderen Theil dieser Behauptung ist experimentell festgestellt, dass feinst vertheiltes metallisches Silber im Darm nicht zur Resorption kommt. (Jacobi: l. c. pag. 200). Auch ist der Ort der Deposition und die Art des Transportes von kleinsten suspendirten Theilchen, die in die Blutbahn gelangen, wesentlich anders als das von den schwarzen Körnchen bei Argyrose beobachtet ist. — Die Argyrose kommt also dadurch zu Stande, dass eine lösliche Silberverbindung im Darm resorbirt, mit dem Blute vertheilt und an den schliesslich verfärbt gefundenen Stellen chemisch so verändert wird, dass ein schwarzer Niederschlag entsteht[1]). —

Ueber die chemische Natur der schwarzen Körnchen, die die Verfärbung bedingen, haben die meisten Autoren die Ansicht ausgesprochen, dass es sich um metallisches Silber handle, nach Analogie der Reduktion der gewöhnlichen Silberverbindungen durch das Licht. Indess hat man auch an Silberalbuminat, an Chlorsilber (?), an Schwefelsilber, an Silberoxyd gedacht. Frommann, der an argyrotischen Organen chemische Proben gemacht hat, beschreibt als wesentliche Reaktionen: die Körnchen lösen sich leicht in Cyankalium, nicht in Ammoniak, nicht in Essigsäure, nur langsam in concentrirter Salpetersäure: Frommann denkt darum an eine organische Silberverbindung. Hierin stimmt ihm wie auch in der Beschreibung der mikrochemischen Reaktionen Krysinski zu, der noch die interessante Beobachtung beifügt, dass Schwefelwasserstoffwasser die vorher grauschwarzen Körnchen momentan in tiefes Braunschwarz verfärbt, wornach es sich also nicht etwa um ein organisches Pigment

---

[1]) Ich glaube aber doch, dass diese Körnchen secundär von Leukocyten umschlossen und fortgeführt werden können. Der reiche Fund von Ag in den Mesenterialdrüsen wird per analogiam am besten so gedeutet. —

(Melanin), sondern wirklich um eine Silberverbindung handelt. — Ueber die Natur dieser Verbindung selbst aber ist etwas Definitives nicht zu sagen Die nächst liegenden Annahmen, dass es sich um Silber oder aber um Silberoxyd handle, sind durch die Löslichkeit in Cyankalium und durch die Unlöslichkeit in Ammoniak zurückgewiesen, man müsste denn daran denken, dass durch die Umhüllung der schwarzen Körnchen mit Eiweiss und anderen organischen Substanzen die Reagirfähigkeit derselben wesentlich alterirt würde. Auch an Silberoxydulverbindungen, die schwarz aussehen, wäre zu denken: doch sind diese in Salpetersäure leicht löslich (v. d. Pfordten: B. B. 20, pag. 1468 u. 69).

Die Organe, die sich hauptsächlich verfärbt erweisen, sind: die Haut (besonders des Gesichtes), im Gehirn die Plexus chorioidei, der Darm und das Mesenterium, die Nieren, die Leber, die Milz (das Pankreas, die Hoden), endlich die grossen Gefässe.

In der Haut liegt die gleichmässig bräunliche oder in distinkten schwarzen Körnchen unterscheidbare Färbung an der Oberfläche des Corium, den Unebenheiten der Papillen folgend, dicht unter dem Rete Malpighi, in einzelnen ausgeprägten Fällen auch in die tieferen Schichten des Corium sich ziehend. An den Haarbälgen sitzt das Pigment an der äusseren Wurzelscheide, besonders deren oberem Theil: weiter sind Talg- und Schweissdrüsen deutlich geschwärzt (nicht die Ausführungsgänge). Im Falle von Neumann und Weichselbaum war auch der Panniculus adiposus stark gefärbt. — Im Darm zeigte sich hauptsächlich Duodenum und Jejunum ergriffen, in Form discreter dunkler Pünktchen, die zahlreicher in den Furchen als auf der Höhe der Falten sassen. Weiter war nach Neumann und Weichselbaum die Zunge (Papillae filif. und fungif.) befallen, auch zeigte sich im Magen die Submucosa pigmentirt. — Die in einzelnen Fällen kräftig tingirten Darmzotten enthielten den körnigen Farbstoff dicht unter dem Epithel, sich weiter in grösseren Schollen hinziehend in das Innere der Zotte. — In reichlicher Menge war das Metall in den Mesenterialdrüsen ausgeschieden: es erschien das ganze Balkengerüste versilbert, während die Lymphzellen durchweg frei waren.

In den Nieren sind besonders stark die Malpighi'schen Körperchen gefärbt und zwar sind von Löw die Körnchen in dem Epithel, das den Gefässknäuel überzieht, erwiesen. Ueber die weitere Vertheilung des Silbers in der Niere lauten die Angaben verschieden: man hat am häufigsten die Sammelröhren in den Pyramiden, in einem anderen Falle mehr die Henle'schen Schleifen gefärbt gefunden und zwar sitzt das Pigment ausserhalb des Epithels in der Membrana propria. — In Leber und Milz sind hauptsächlich die Gefässe verändert: die eigentlichen Leberzellen sind ganz frei. — Im Falle von Weichselbaum waren im Gegensatz zu den übrigen beschriebenen Fällen alle Organe verändert (auch Schilddrüse, Nebennieren, Scheiden der Muskelbündel, Herz, Respirationstractus, Gelenkknorpel, Synovialis). — Ausdrücklich wird von den meisten Autoren hervorgehoben, dass das Silber nur in den Zwischensubstanzen, nicht in den Zellen abgelagert ist. — Anders allerdings die Beschreibung von Löw (Pflügers A. 38. pag. 603), nach dem das Silber innerhalb der die Malpighi'schen Schleifen umhüllenden Endothelzellen sich befindet. Auch Gerschun nimmt für den Silbertransport die Leukocyten zu Hilfe. Ueber diese Controverse vergleiche man die Originalliteratur. —

Die im Frommann'schen Falle ausgeführte chemische Analyse ergab für die Leber 0,047 %, für die Niere 0,061 % Ag. Alle Autoren stimmen darin überein, dass von dem in den Darm gebrachten Silbersalze nur sehr wenig resorbirt wird. Die Stühle nehmen bei Silberdarreichung schwarze Farbe (Schwefelsilber) an.

Die experimentelle Erzeugung von Argyrosis an Thieren ist gelungen (Huet l. c.). Die Haut blieb bei Ratten unverändert (Licht?), dagenen zeigte der Darm ganz eigenartig lokalisirte Schwarzfärbung: das Mesenterium des Duodenum befallen, während das Jejunum frei war. Beim Hunde waren ganz analog nur einzelne Streifen im Mesegterium des Dünndarms tingirt, mit ganz scharfen Unterbrechungen gegen die gesunden Stellen. —

Akute Argyrosis (durch glykyrrhizinsaures Silber an Thieren hervorgebracht) beschreiben Samoiloff nnd Gerschun.

Die Argyrosis gilt für eine irreparable Veränderung. Von einer Behandlung derselben ist natürlich keine Rede.

Die Bedeutung der Argyrosis für den Fortbestand des Lebens und der Gesundheit wird von verschiedenen Autoren verschieden aufgefasst. Die Meinung der Mehrzahl geht dahin, die Schwarzfärbung sei ein harmloses Accidens ohne alle Bedeutung für die Funktion der befallenen Organe. Krysinski und Samoiloff dagegen halten vor Allem die Gefässveränderungen für höchst verderblich und sehen darum in längerer Darreichung von Silber geradezu eine Schädigung des Organismus. Sie bringen darum auch die an den argyrotischen Menschen beobachtete Lungentuberkulose (nur etwa ½ Dutzend Fälle!) in ursächlichen Zusammenhang mit der Argyrosis. Auch der Gedanke ist angeregt, ob nicht durch die starke Silberablagerung in den Nieren deren Funktionirung geschädigt werde: aus den bisher beschriebenen Fällen ist dies nicht zu folgern. — Diese Frage verlangt weitere Klärung durch Thierversuche.

XI. Ueber die Therapie der Silbervergiftung genügen kurze Andeutungen. Das selbstverständliche Antidot bei akuter Vergiftung ist Kochsalz, das sich ja schon als physiologischer Bestandtheil des Blutes, der Lymphe etc. allenthalben findet. Man benützt jetzt schon die 1 procentige Kochsalz-Solution zur Pinselung, um nach Aetzung mit starken Höllensteinlösungen das überschüssige Silber wegzunehmen. Man gebe nur nicht zuviel Kochsalz und nicht in starker Concentration, weil das selbst wieder schädlich wirken kann. Wie schon erwähnt, bildet sich auch aus Chlorsilber das Albuminat: die zur Argyrosis führende Silber-Resorption geschieht trotz des vielen im menschlichen Darm vorhandenen Kochsalzes. — Zur Magenspülung wird kaum einmal ein Fall von akuter Silbervergiftung Veranlassung geben. —

Gegen die Argyrosis ist, wie erwähnt, nichts besonders zu thun.

§ 33. Kupfer. Cuprum. Cu.

I. Das Kupfer ist ein für den Toxikologen sehr interessantes Schwermetall. Einmal ist es in der Natur ungemein verbreitet und dadurch die Gelegenheit zur Aufnahme sehr häufig, sodann sind gerade die wichtigsten Fragen seiner Toxikologie in den letzten Jahren erst klar gestellt. —

Literatur:

Gautier, A.: le cuivre et le plomb. Paris 1883.
Meyerhardt: Dissertation, Würzburg 1890 (Lehmann) mit guter Uebersicht der wichtigen und reichhaltigen französischen Literatur.
Mock und Kant: Dissertationen. Würzburg 1892.
Lehmann, K. B.: Münch. med. Wochenschr. 1891, Nr. 35 u. 36. Bericht über die XI. Versamml. bayr. Chemiker in Regensburg: Wiesbaden 1893. Archiv f. Hygiene 24. pag. 1, 18, 73 und Band 27. pag. 1.
Tschirch: Das Kupfer vom Standpunkt der . . . Toxikol. u. Hygiene, Stuttgart 1893.
Klemptner: Dissertation, Dorpat 1894.
Filehne: Deutsche medic. Wochenschr. 1895, pag. 297. 1896, pag. 145.
Kobert: Deutsche medic. Wochenschr. 1895. Nr. 1 u. 3.
Brandl, J.: Arbeiten aus d. k. Gesundheitsamt 13. (1896), pag. 104.

II. Für Gewinnung einer klaren Uebersicht über alle vom Kupfer gelegentlich hervorgebrachten Giftwirkungen ist zuerst die allgemeine resorptive Kupfer-Intoxikation zu besprechen. Kupfer ist nämlich schon in kleinen Mengen ein starkes Gift für den Menschen und die höheren Thiere, wenn es in geeigneter Form direkt in den Kreislauf gebracht wird. Diese allgemeine (resorptive) Kupfervergiftung ist erst in neuerer Zeit studirt und klar gestellt worden (Harnack: A. e. P. Ph. 3 [1875], pag. 49; Feltz und Ritter: C. R. 1877, T. 84 und 85, Tschirch, Lehmann etc.): verwendet ist meist weinsaures Kupferoxyd-Natron (auch Kupfer-Eiweiss) in subcutaner (und intravenöser) Application. Die Symptome werden ziemlich übereinstimmend so beschrieben: Die Thiere werden traurig, verweigern die Nahrungsaufnahme, manche zeigen eigenartige Körperhaltung (Känguru-Stellung). Nach und nach stellt sich Zittern ein zusammen mit Schwäche und Unsicherheit in den Beinen. Die Veränderungen steigern sich bis zu vollständiger Paralyse, Herz- und Respirationsbewegungen werden immer langsamer und schwächer: selten kommt ein Krampfanfall. Unter Herz- und Respirationslähmung tritt der Tod ein. Erbrechen ist von einigen Autoren nach dieser subcutanen Cu-Application bei Hunden geschen (Brandl- opp. Harnack). Ebenso tritt bei etwas langsamerem Verlauf fast immer das eine oder andere Symptom von Darmstörungen (Diarrhoen) auf, die in einzelnen Fällen sehr profus, das eigentlich vorwiegende Symptom der Vergiftung sein können. Neben diesen Erscheinungen, die in dem akutesten Verlauf sich immer zeigten und als Muskellähmung zusammen mit aufsteigender Rückenmarkslähmung gedeutet worden sind, ergibt nun aber die genauere Analyse etwas langsamer verlaufender Thierversuche das Hervortreten materieller Schädigungen an den verschiedensten, leicht angreifbaren Protoplasma-Apparaten des Thierkörpers. Die Blutkörperchen werden zerstört (Blutharnen, Leberschwellung, Polycholie, Icterus), fettige Degeneration der Leberzellen, an der Acinusperipherie beginnend, interlobuläre Bindegewebswucherung; fettige Degeneration in den Nierenepithelien der Rinde, Freibleiben der Glomeruli, Schwellung der Grenzschicht, geringe Störungen im Mark: Blutextravasation an verschiedenen Orten, besonders schwere Veränderungen im Darm. — Diese zweite Reihe von Symptomen (hauptsächlich von Filehne klar gestellt) erklärt z. B. folgendes Versuchs-Ergebniss. Zwei Katzen subcutan mit der gleichen Dosis weinsauren Kupferoxyd-Natrons vergiftet zeigen keine sehr ausgesprochenen Lähmungserscheinungen. Die eine stirbt an hochgradiger hämorrhagischer Darm-Entzündung, die andere lässt stark blutigen Harn. Wir werden diesen Störungen später bei Besprechung der menschlichen Casuistik wieder begegnen. —

Eigenartig ist der zeitliche Verlauf dieser allgemeinen Cu-Lähmung: sie tritt nämlich bei sicher tödtlich wirkenden Mengen sehr langsam, manchmal erst nach 1 bis 2 Stunden ein. Das Bild ist ein wesentlich anderes, als bei den übrigen, funktionell lähmenden Giften.

Die tödtliche Gabe bei allgemeiner Vergiftung beträgt: für Frösche etwa 3 mgr CuO (weins. Cu-Na): Hunde sterben von 0,4 CuO subcutan, von 0,025 CuO intravenös, Kaninchen von 0,04 subcutan, 0,01 intra venam in 2 bis 4 Tagen. Katzen brauchen etwas grössere Dosen.

III. Die Symptome der allgemeinen Cu-Vergiftung mussten zuerst hier kurz skizzirt werden, um bei der jetzt folgenden Beschreibung der Kupferwirkung nach Aufnahme in Magen und Darm unterscheiden zu können zwischen den örtlichen Aetzwirkungen und den resorptiven allgemeinen Erscheinungen.

IV. Alle Kupferverbindungen können (müssen unter gewissen Bedingungen) giftig werden. Vom metallischen Kupfer ist constatirt, dass es in fein vertheilter Form (Feilspähne) gegeben genügend gelöst wird, um die schwersten Störungen zu machen. Auch von verschluckten Kupfermünzen, die wohl meistens ohne Wirkung abgehen, werden Vergiftungssymptome berichtet (siehe bei Maschka 2. B. Seidel: pag. 283). Das Kupferoxyd, dessen Schädlichkeit wegen seiner Wasserunlöslichkeit geleugnet wurde, hat Tschirch (Monogr., pag. 100) geprüft: er behauptet dessen volle nach dem Cu-Gehalt verlangte Giftigkeit. Die toxische Wirkung der leicht löslichen Salze (Chlorid, schwefelsaures, essigsaures . . .) ist selbstverständlich und oft genug constatirt. Die meist vorkommenden Salze sind der Kupfervitriol $CuSO_4 + 5\ H_2O$ und der Grünspan. — Echten Grünspan nennt man die basisch essigsauren Salze: $\overline{Ac}_2Cu + CuO + 6$ Aqua der französische blaue, $2\ \overline{Ac}_2Cu + CuO + \overline{Ac}_2Cu + 2\ CuO + x$ Aqua deutscher grüner Grünspan. — Die arsenigsauren Kupferverbindungen, Schweinfurter und Scheel'sches Grün werden beim As abgehandelt. Edler Grünspan ist gefälltes, grünes, basisch kohlensaures Kupferoxyd. — Malachit und Kupferlasur sind in der Natur vorkommende basische Kupfercarbonate. — Welche Mengen von diesen Substanzen toxisch wirken, ist schwer zu definiren. Das deutsche Arzneibuch hat als Maximaldosis des Kupfervitriols die sehr hohe Gabe von 1,0 normirt. Wenn überhaupt, gibt man als Brechmittel 0,1 bis 0,2 Kupfervitriol mit Zucker als Pulver alle 10 Minuten bis zu eintretender Wirkung. — Früher, wo man Kupfersalze sehr vielfach therapeutisch verwandte (Epilepsie, Dermatosen, Intermittens, Syphilis, gegen Phosphor, bei Lyssa, bei Cholera, als Bandwurmmittel etc.) wurden sehr grosse Mengen, ohne ungünstige Wirkung verabreicht: so gibt Husemann an, dass 17,0 Kupfervitriol in 6 Tagen ohne Nachtheil gegeben wurden. Weitere Beispiele so hoher therapeutischer Dosen citirt Tschirch (pag. 102). Als tödtliche Gabe des Kupfervitriols hält Husemann 25 bis 30 gr, andere Autoren dagegen wesentlich kleinere Mengen: Hasselt nennt 0,5 gefährlich, Tardieu meint, dass 2 bis 3,0 Cupr. aceticum tödtlichwirken können. Seidel (bei Maschka II pag. 285) hält 1,0 für die tödtliche Dosis. Dass viel grössere Gaben ohne schwere Schädigung ertragen wurden, beweist nichts gegen die Meinung der Autoren, da es ja entscheidend ist, wie gründlich und wie rasch durch den eintretenden Brechakt der Magen entleert wird. Immerhin erscheinen die von Hasselt, Tardieu und Seidel aufgestellten Doses letales im Zusammenhalt mit später noch folgenden Angaben gar zu ängstlich festgesetzt. Erwähnt sei allerdings gleich hier, dass bei wiederholter innerer Darreichung von Cu eine Gewöhnung an das Gift in dem Sinne einzutreten scheint, dass bald auf mittlere Gaben die zuerst beobachteten üblen Zufälle ausbleiben. So berichtet z. B. A. Gautier: le cuivre et le plomb I. 1.: der Magen erträgt nach und nach ohne besondere Erscheinungen (auch beim Menschen) wachsende Mengen der Kupfersalze. (Die gleiche Angabe wiederholt sich öfter in der alten und neuen Literatur, z. B. in der Art, dass deutlich kupferhaltige in kupfernen Geschirren zubereitete Speisen anfänglich Uebelkeit hervorriefen, bald aber, d. h. nach wenigen Tagen ohne alle Beschwerden ertragen wurden; vergl. z. B. Orfila-Hermbstädt: Theil 2.)

V. Kupfer kommt gelegentlich in die menschlichen Nahrungsmittel durch Verwendung kupferhaltiger Gebrauchsgeräthe, besonders der Koch- und Essgeschirre. Neben dem reinen Kupfer kommen besonders auch die Legierungen: Messing (72% Cu), Neusilber (etwa 55% Cu) in Betracht. — Unsere deutschen Cu-Münzen enthalten 95% Cu, die Nickelmünzen 75% Cu, die Gold- und Silbermünzen 10% Cu. Auch die silbernen und goldenen Essgeräthe (Teller, Löffel, Gabeln ...) enthalten Cu (zwischen 20 bis 12%). — Die Mengen Cu, die aus all diesen Geräthen von Speisen u. s. w. aufgenommen werden, hat man früher beträchtlich überschätzt. Messende Versuche liegen verschieden vor (z. B. Mair: Friedr. Blätter .. 38. Jahrg. 1887. pag. 86, 201, 233, findet nach 24stündigem Stehen von Reissuppe in Messing 0,024 Cu in 1 Liter), die umfänglichsten von Kaut und Mock in deren oben citirten Dissertationen. — Mock fand in (100 cm³) Butter, die kalt in Messing durch 24^h verwahrt war, so gut wie kein Cu: nach mehrtägigem Stehen war dagegen in Kupferschalen 9 bis 17 mgr Cu in Lösung gegangen. Wurde ranzige (32° Rancidität) Butter stark erhitzt, so wurden in 24^h gelöst: in Messingschalen 49, in Kupfer 70 mgr Cu: Butter von geringerer Rancidität löste unter gleichen Bedingungen nur 5 bis 8 mgr Cu. — Suppen in Messingschalen gekocht enthielten nach 24^h gegen 20 bis 40 mgr, nach 50^h 30 bis 60 mgr Cu im Liter. — Von Wein (mit 0,05% Säure) hatten 2 Liter in Berührung mit 600 cm² Oberfläche gelöst von Kupferblech nach 12^h nichts, nach 48^h 2 mgr, nach 7 Tagen 5,7 mgr Cu. — 2 Liter Essig von 3½ procent Säuregehalt hatten gelöst

von Messing in 24^h gegen 6, in 7×24^h gegen 24 mgr,
von Kupfer in 2×24^h gegen 7, in 7×24^h gegen 15 mgr Cu.

Ein Liter Essig in Messingschale gekocht und darnach darin verwahrt, hatte gelöst in 24^h 183 mgr,
in 48^h 365 mgr Cu. —

So ansehnlich diese letzt citirten Mengen erscheinen, so sei doch gleich bemerkt, dass unter den gewöhnlichen Herstellungsbedingungen der Speisen so wenig Cu aus den Essgeschirren gelöst wird, dass in leidlich reinlicher Haushaltung die Zubereitung (nicht die Verwahrung!) der Speisen in kupfernen Geräthen kaum vergiftende Quantitäten in Lösung bringen kann.

VI. Endlich kommt Kupfer noch von anderen Quellen her in unsere Nahrung: zuerst in Pflanzen durch Aufnahme aus dem überall kupferhaltigen Boden. — Es sei hier kurz im Allgemeinen erwähnt, dass Pflanzen sehr verschiedene Resistenz gegen Kupfer zeigen (Literatur hierüber bei Kobert: Deutsche med. Wschr. 1895 Nr. 1 und 3). Algen und Pilze sind ausserordentlich empfindlich: Spyrogyren sterben in Wasser, das 1 Cu auf 1000 Millionen Wasser enthält: die Befallpilze der Nutzpflanzen (Mehlthau des Weinstocks, Kartoffelkrankheiten) tödtet man sicher durch Bespritzen mit Bordeaux- oder Kupferbrühe. Hefegährung hört auf in 0,02 proc. Cu-Lösung. — Im Gegensatz dazu können phanerogamische Pflanzen nicht nur gewisse Kupfermengen im Nährboden ertragen, sondern nehmen solches sogar in sich auf. Ja einzelne Pflanzen sollen unter dem Einfluss des Kupfers besonders gut gedeihen, so dass man von einer tonischen Wirkung des Cu auf diese Pflanzen spricht. Besonders erwiesen ist, dass die Pflanzen etwas von dem Cu wirklich aus dem Boden aufnehmen (diese Literatur bei Tschirch: Kobert und Lehmann A. f. H. 24 pag. 19.) — Normal gewachsener Weizen enthält in 1 Kilo etwa 3 bis 10 mgr Cu, frisches Brod (Galippe: société de biologie 1882 pag. 776) 3 bis 5 mgr. Sehr reich an Cu ist die Chocolade. — Durch Kupferung des Bodens werden die darauf wachsenden Pflanzen bedeutend reicher an Kupfer (Literatur bei Tschirch und Lehmann l. c.) So wurde auf gekupfertem Boden Weizen geerntet, der im Kilo Stroh 264 mgr, im Kilo Aehren 152 mgr Cu enthielt. Im Kilo Weinstockblätter, die mit Bordeaux-Brühe bespritzt waren, fand man bis zu 500 mgr Cu: in den Trauben nur 3, dagegen in der Hefe wieder 11, im Wein nur etwa 0,1 bis 0,3 mgr Cu auf ein Kilo). Auf sehr Cu-reichem Boden (kupferführender Gneiss mit 3 bis 4 gr Cu auf 1 Kilo Gestein) fand Lehmann (A. f. H. 27 pag. 1) in verschiedenen Pflanzen 80 bis 560 mgr, meist nur 200 bis 300 mgr Cu in 1 Kilo Trockensubstanz. Dagegen war der (normale!) Cu Gehalt von Vegetabilien vom Würzburger Markt: (1 Kilo Trockensubstanz) Salat 3 bis 10 mgr, Gurken 30 mgr, Bohnen 18 bis 20 mgr, Getreidesorten 5 bis 14 mgr. — Es versteht sich darnach sehr leicht, dass die Thiere die von diesen Cu führenden Pflanzen leben, etwas davon in sich aufnehmen: so ist im Eidotter (1 Kilo frisch) 0,5 bis 2 mgr Cu gefunden, Milch enthält nur Spuren, Muskel (Ochs, Kalb, Hammel) nur 1 mgr, Niere 2 bis 8, Leber dagegen von 9 bis zu einigen 30 mgr Cu auf 1 Kilo Substanz. — Fleischfresser sind Cu-ärmer (im Fötus sind nur Spuren von Kupfer nachgewiesen). Ueber den (immer constatirbaren) Cu-Gehalt niederer Thiere, siehe Lehmann: A. f. H. 24 pag. 29 und Kobert: l. c. — Weiter ist erwähnenswerth das Vorkommen von Cu im Brod, durch Zusatz von Kupfersulfat zum Brodteig. Es soll dadurch schlecht backfähiges Mehl noch ein lockeres weisses Brod geben (Kuhlmann in Poggend. Ann. 21 [1831] pag. 447: Lehmann im A. f. H. 24 pag. 71) und Meyerhardt l. c. pag, 13. Auf 1 Kilo Brot ist 4 bis 16 mgr Cu gefunden worden. Bei wesentlich höherem Zusatz (60 mgr auf 1 Kilo) soll die Backfähigkeit geschädigt werden. Mehl, das mit 148 mgr Cu auf 1 Kilo im Handel vorgekommen sein soll, ist darum nicht nur hygienisch, sondern auch technisch unbrauchbar. — Das Kupfern des Saatgetreides, zum Vernichten der Brandsporen vorgenommen, Einweichen durch 24^h in halbprocentige Kupfervitriollösung, ist eine hygienisch sicher harmlose, ökonomisch aber sehr wichtige Maassregel. An einem Kilo Weizen bleibt etwa $^1/_2$ gr Cu hängen, d. h. auf 1 Quadratmeter Ackerland kommen 8 mgr Cu zur Aussaat.

Endlich wird Cu verwendet, um Gemüse-Conserven ein schön grünes Aussehen zu geben (Reverdissage). Die in die Blechbüchsen eingefüllten Gemüse (Erbsen, Bohnen) müssen zur sicheren Sterilisirung auf 120° C. durch 15 Minuten erhitzt werden. Bei dieser Temperatur geht die grüne Farbe in ein gelbliches Braun über. Zur Hervorbringung einer schön grünen Farbe werden die Gemüse gekupfert, d. h. sie werden durch einige Minuten mit einer Kupferlösung gebrüht, die auf 100 Liter etwa 15 gr Kupfervitriol enthält (Tschirch l. c. pag. 22 ff., dort die Literatur, Lehmann: A. f. H. 24. pag. 63 ff.: dort die Literatur). Dabei wird Cu in das Gewebe der Pflanzentheile aufgenommen und zwar wurde gefunden von 20 bis zu 200 und selbst 300 mgr Cu auf 1 Kilo Erbsen. — Auf alle Fälle sind 20 bis 30 mgr Cu hinreichend für die Erreichung der Färbung[1]). Mehr ist technisch nutzlos. Das Kupfer ist nämlich in den künstlich gegrünten Gemüsen chemisch gebunden ans Chlorophyll, bezw. die Phyllocyaninsäure als Salz, daneben geht noch Cu an Eiweiss. Die erstere Verbindung ist stark, die letztere weniger gefärbt; beide sind in Wasser unlöslich. — Ueber den Ort der Ablagerung des Kupfers in grünen Bohnen sind besondere Untersuchungen von Brandl (Busse) in den Arb. d. kais. Ges.-A. 13 pag. 129 beschrieben. —

Dem phyllocyaninsauren Cu gibt Tschirch die Formel $(C_{24}H_{27}N_2O_4)_2Cu$ mit 8,55 CuO (Brandl l. c. pag. 130 hat für die von ihm dargestellte Verbindung nur 4,83% CuO gefunden). Das Kupfer ist darin maskirt, d. h. für die gewöhnlichen Cu-Reagentien nicht nachweisbar (Cfyka, Ak, H_2S, Fe). Auch in den Verbindungen mit Eiweiss ist das Kupfer maskirt (Filehne: D. m. Wschr. 1895 Nr. 19). Nach Brandl (l. c. pag. 132) ist das Leguminkupfer unlöslicher und weniger toxisch als eine nach Analogie des Ferratins hergestellte Hühner-Eiweiss-Verbindung. Dünne $^1/_{10}$ normale Mineralsäure-Lösungen nehmen aus den genannten Verbindungen nur einen Theil des Cu heraus (Lehmann: A. f. H. 24 pag. 66). — Endlich kann in Wasser, in künstliches Mineralwasser, in Wein und Schnaps von verschiedenen Geräthen her (Metallpumpen, Kupferrohre, Kühlschlangen) eine kleine Menge gelösten Kupfers kommen (Lehmann l. c. pag. 44).

VII. Die Kupfervergiftung nach Einführung von Cu irgendwelcher Mischung in den Magen ist ein seltenes Vorkommniss.

[1]) In Frankreich sind durch Beschluss des Conseil d'Hygiène publique auf Antrag einer Commission, in der Pasteur, Poggiale und Brouardel sassen, 40 mgr Cu auf 1 Kilo Conserven als oberste zulässige Menge mit der Auflage bestimmt, dass der Fabrikant durch Aufschrift das Gemüse als gekupfert bezeichne. Brouardel und Galippe in Annales de Hygiène p . . . 1880, pag. 193 u. 531. Die XI. Versammlung bayr. Chemiker (Bericht etc. 1892, pag. 16) nahm als unbedenklichen Gehalt: 25 mgr Cu auf 1 Kilo Conserven an. —

Aerzte und Toxikologen haben sicher auf diesem Gebiete bis vor kurzer Zeit manche Fehldiagnose gemacht und für Cu-Vergiftung solche Krankheitsfälle erklärt, deren gut beschriebene Symptomatologie jetzt noch die Kupferintoxikation mit aller Wahrscheinlichkeit ausschliessen lässt. Man kannte die Giftigkeit des Kupfers aus gut beobachteten Fällen und hat dann rückwärts bei gewissen Vorkommnissen von Massen-Erkrankung, bei denen die chemische Untersuchung das leicht auffindbare Kupfer nachwies, oft ohne viel Kritik die Diagnose der Kupferintoxication gestellt.

VIII. Die jetzige Auffassung der Toxikologen über die Kupfervergiftung, wie sie besonders von der französischen Schule angebahnt und in der Eingangs erwähnten Literatur weiter ausgeführt und befestigt worden ist, kann man in nuce so definiren.

Grosse Gaben von Kupfer machen örtliche Aetzwirkung, also schwere Magen-Erscheinungen. Dazu kommen in manchen Fällen Symptome, die auf Resorption von Cu, also auf allgemeine Vergiftung zu beziehen sind. — Akute Intoxikation.

Chronische Cu-Vergiftung, in dem Sinne, wie sie von Blei und Quecksilber erwiesen und auch vom Cu behauptet worden ist, gibt es nicht. Kleine Kupfermengen durch unbestimmt lange Zeit aufgenommen, sind ohne Einwirkung auf die Gesundheit.

Die einzige noch offene Frage ist die, ob es eine subakute Kupfervergiftung gibt. Können durch gewisse mittlere Kupfermengen, die für sich keine oder nur vorübergehende akute Symptome auslösen, durch längere Zeit fortgegeben, doch gewisse bleibende Schädigungen des Körpers durch resorptive Wirkungen ausgelöst werden? — Diese letztere Frage ist wahrscheinlich zu bejahen.

IX. Die akute Kupfer-Intoxikation — nach einmaliger Aufnahme einer grossen Quantität eines Kupfersalzes — ist im Wesentlichen eine Aetzvergiftung. Nach der widerlichen, zusammenziehenden, metallischen Geschmacksempfindung stellt sich bald das typische, dem Brechakt vorausgehende Ekelgefühl (Nausea) ein. Der Brechakt tritt so rasch und sicher auf, dass der Kupfervitriol arzneilich als Brechmittel benutzt werden kann. Bei den Cu-Gaben, die eben zur Auslösung des Brechaktes hinreichen, machen die mit der Emesis verbundenen Beschwerden die ganze Erkrankung aus. Es erfolgen mehrere Brechstösse, die Nausea hält noch einige Zeit an: ein gewisses Gefühl von Schwäche bleibt zurück. Leicht kommt es nach grösseren Cu-Mengen bei Personen, die dazu Neigung haben, zu Diarrhoen, oft von grosser Hartnäckigkeit. Nur schwächliche Personen (besonders Greise, auch Kinder) können bei einer solchen Vergiftung lebensbedrohliche Erkrankungen darbieten. — Da Kupferverbindungen so sicher den Brechakt auslösen, so ist es begreiflich, dass in einzelnen Fällen, in denen übergrosse Mengen von Kupfervitriol oder Grünspan aufgenommen wurden, doch bald völlige Genesung eintrat: es hängt eben Alles davon ab, wie gründlich und wie rasch der Magen entleert wird. Indess sind in der Literatur eine Anzahl von sicheren Fällen beschrieben, die nach Aufnahme grosser Cu-Mengen akut tödtlich endigten. Die Erscheinungen sind die schon geschilderten, nur schwerer (Erbrechen und bes. Diarrhöen) und begleitet von den Zeichen des Collapses, die jeder Magenätzung folgen: Kälte der Extremitäten, hochgradiges Schwächegefühl, kleiner beschleunigter Puls, Zusammenschnüren im Schlund, Schmerz und Druckempfindlichkeit des Epigastrium, starker Durst, belegte blaue Zunge. — Das Bewusstsein kann in einigen Stunden schwinden: Krämpfe stellen sich ein: unter höchstem Verfall Tod in 10 bis 12 Stunden. — Oder aber: unter Fortdauer der Collaps-Erscheinungen beginnen die Diarrhoen. Die örtlichen Schmerzen dauern an: dazu Kopfschmerzen. Harn wird am ersten Tag spärlich mit Eiweiss und Cylindern: für die nächsten Tage ist wiederholt Blutgehalt und zwar hohen Grades angegeben. — Die Erscheinungen können sich nach einigen Tagen bessern: volle Wiederherstellung. Es kann aber auch unter weiterem Kräftenachlass, Leberschwellung, Icterus erst nach einer Woche und später der Tod eintreten. — Herz, Leber, Niere werden in einem Falle (siebenter Tag Tod) als verfettet angegeben. Casuistik bei Seidel (Maschka: II, pag. 291. Meyerhardt: pag. 33. A. Gautier) etc. Dass in manchen Fällen von Cu-Vergiftung per os Resorption nicht kleiner Mengen von Cu statthat, ist nach den beobachteten Symptomen des Blutharnens, der Nieren- und Leberveränderungen nicht zu bezweifeln. Die Zeichen der Schwäche, des Collapses könnten ja als Cu-Lähmung gedeutet werden, sind aber wohl mit mehr Recht im Wesentlichen als Folgen der Magenätzung aufzufassen. Die Organ- und Blutstörungen aber deuten bestimmt auf das Schwermetall als allgemeines Protoplasma-Gift. Der Zerfall der rothen Blutkörperchen, die fettige Veränderung der Leberzellen, an der Acinusperipherie beginnend, die Polycholie mit Icterus, die Degeneration der Epithelien der Nierenkanälchen in der Rindensubstanz, die spätere Schwellung des intralobulären Leberbindegewebes sind typische, in Thierversuchen wieder gefundene Symptome der allgemeinen Cu-Vergiftung, die übereinstimmend in den verschiedenen Protokollen beschrieben sind. — Es ist schon früher besprochen, dass das Epithel des Verdauungs-Tractus Schwermetalle nur in sehr kleinen Mengen durchlässt. Dass nun bei der Vergiftung mit grossen Cu-Mengen doch gewisse Quantitäten des Metalls resorbirt werden, findet jetzt die allgemein angenommene Erklärung, dass die Aufsaugung sofort möglich wird und geschieht, wenn die schützende Epitheldecke verätzt, zerstört ist.

X. Im Gegensatz zu diesen allgemein anerkannten und durch die Controlle des Thierversuchs beglaubigten Fällen von Cu-Vergiftung beim Menschen ist hervorzuheben, dass in der Literatur eine grosse Zahl von akuten Erkrankungen als Cu-Wirkung aufgefasst worden sind, die sicher mit Cu nichts zu thun hatten. Wenn z. B. die Väter des Oratoriums zu Angers nach dem Genuss eines Ragout, das in gut verzinntem Kupfergefäss nur aufgewärmt war, so heftig erkrankten, dass der wenigst Ergriffene zwei Tage lang bewusstlos war, so ist von dem Arzt eine Fehldiagnose gemacht, der diesen Unglücksfall auf Kupfer schiebt. Eine Anzahl solcher Fälle, die bis vor Kurzem immer noch als Beweisstücke für Vergiftung durch kleine Kupfermengen citirt wurden, sind in den Dissertationen Meyerhardt (pag. 37) und Mock (pag. 9) zusammengestellt. Die Richtigkeit der jetzt giltigen Ansichten wird aus dem Folgenden sich ergeben.

XI. Die eigentliche chronische Cu-Vergiftung existirt nicht, d. h. kleine Quantitäten machen durch lange Zeit gar keine Erscheinungen.

Dieser Satz ist durch vielfache Erfahrung bewiesen. Die Thiere, die von den Pflanzen auf stark Cu-haltigem Boden leben, gedeihen sehr gut. Die Menschen, die diese Thiere und Pflanzen als Nahrung benützen, zeigen keine Vergiftung. Die gekupferten Gemüseconserven, die auf Schiffen Monate lang, das gekupferte Brod, das in manchen Gegenden beständig, die gekupferten Kartoffeln, die an vielen Orten als Hauptnahrung genossen werden, haben keine Gesundheitsstörung hervorgerufen. Galippe berechnet und A. Gautier[1]) bestätigt, dass jeder Mensch täglich in seiner Nahrung 4 bis 5 mgr Cu aufnimmt. Dazu kommen nun die Erfahrungen der Fabrikärzte, wornach Arbeiter, die z. B. vom Broncestaub ganz vergoldet und versilbert sind (Merkel: München. med. Wochschr. 1891 Nr. 36) nie Zeichen einer Kupfervergiftung darbieten (Literatur Tschirch: pag. 107). Das prägnanteste Beweisstück endlich sind die zahlreichen Selbstversuche. Toussaint (in Königsberg 1857) nahm 6 Monate lang, Galippe 14 Monate lang täglich Kupfer ohne alle Erscheinungen. Ebenso du Moulin (Gent: ref. Pharmac. Centr. H. 1883 p. 320). Neue Selbstversuche sind von Lehmann's Schule (Münch. med. Woch. 1891, Nr. 35). Es wurden (als Sulfat und als Acetat) von 10 bis 30 mgr Cu täglich, von einem Beobachter durch 80, vom zweiten 50 Tage lang genommen, ohne irgend welche Störung. Etwa 0,06 Cu in Gemüse gegeben war die obere Grenze der Dosis, die ohne Erscheinung vertragen wurde. Bei Gaben von 0,1 Cu auf einmal traten leichte Störungen, Nachgeschmack, Uebelkeit, Erbrechen ein: auf zwei Mahlzeiten vertheilt war aber auch diese Menge harmlos. (Literat. bei Tschirch: pag. 101). Das gleiche Ergebniss haben zahlreiche Versuche an Thieren, in verschiedenen Variationen durchgeführt (citirt bei A. Gautier: le cuivre et . . . pag. 14, neueste Literatur bei Brandl).

Diesen zahlreichen Zeugnissen gegenüber sind Angaben, dass Menschen durch kupferhaltige Stifte in künstlichen Gebissen, oder durch Cuhaltige Goldplomben, durch kupferne Pfeifenrohre, durch Hantiren mit unechtem Blattgold, selbst durch Aetzen der Conjunctiva mit Cu-Vitriolkrystall vergiftet worden seien, als fehlerhafte Diagnosen unbedingt zurückweisen.

XII. Es bleibt jetzt noch die oben aufgeworfene Frage der subakuten Vergiftung, d. h. richtig definirt die Frage offen, können nicht etwas grössere Mengen längere Zeit fort genommen resorptive Erscheinungen machen. Man hat, ohne aus der Toxikologie des Menschen dafür Beispiele anführen zu können, diese Möglichkeit aufhalten zu müssen geglaubt nach dem Ergebnisse von Thierversuchen. Von diesen Versuchen sind als Beweisstücke der Frage zunächst die auszuschliessen, die sich auf Pflanzenfresser beziehen. Man hat Schafen, Kaninchen mit der Schlundsonde täglich grössere Mengen von Cu-lösung eingegossen. Die Thiere können nicht erbrechen, d. h. die grosse Cu-Menge wandert durch den ganzen Darm hindurch. So gaben Ellenberger und Hofmeister einem Schaf Kupfervitriol, 89 gr in 52 Tagen, zuletzt 2,0 in einem Tag. Anfänglich Appetitverminderung Verstopfung, schlechtes Ruminiren, dann Albuminurie,

---

1) Galippe: Revue d'Hygiène publ. 1883, pag. 28.
A. Gautier: le Cuivre et le Plomb dans l'alim . . . . Paris 1883.

Icterus, grosse Schwäche und Abmagerung, gegen Ende Hämoglobinurie und Hämaturie waren die Erscheinungen: unter heftigen Diarrhoen mit klonischen Krämpfen trat der Tod ein. — Kupfer war namentlich in der Leber, aber auch im Blut vorhanden (Archiv für . . . Thierhlk. 9 [1883] p. 325).

Das Gesammtergebniss der zahlreichen Thierversuche (vergl. Tschirch pag. 67 ff., Filehne, Brandl) lässt sich so darstellen.

XIII. Cu wird allemal in kleinen Mengen im Darm resorbirt und durch den Kreislauf weiter geschafft. Die Resorption geschieht aber von verschiedenen Verbindungen in verschiedenem Umfang: am leichtesten geht durch den Darm hindurch das weinsaure Kupferoxyd-Natron, dann folgen die fettsauren Salze (essigsaures, buttersaures, ölsaures), diesen etwa gleich stehen die anorganischen Verbindungen, wesentlich ungefährlicher sind die Verbindungen mit maskirtem Kupfer, phyllocyaninsaures Cu, Kupferalbuminat, Cuprohämol (Brandl). Den Menschen schützt vor der Aufnahme zu grosser Mengen besonders der Brechakt, daneben aber auch der Geschmacksapparat. Stärker gekupferte Speisen sind ungeniessbar, indem nicht bloss der direkte Geschmack, sondern besonders der Nachgeschmack weitere Aufnahme unmöglich macht. Ueber die Schmeckbarkeit des Kupfers an Speisen sind von Galippe und Lehmann (A. f. H. 24, p. 73) besondere Versuche veröffentlicht. Darnach ist bei einmaligem Kosten eben erst 0,5 Cu auf 1 Kilo Speisen bemerklich. Wichtig aber ist, dass beim Versuch eine so stark gekupferte Speise zu verzehren, nur die ersten Bissen geschluckt werden können: zunehmendes bald unüberwindliches Ekelgefühl hindert die weitere Aufnahme; erzwingt man dieselbe, so tritt Erbrechen ein.

XIV. Die Ausscheidung des Cu mit dem Harn ist minimal, betrug bei den citirten Kupferversuchen am Menschen auf 3 Tage etwa 1 mgr. Diese Ausscheidung durch den Harn beginnt am 2. bis 3. Tage der Cu-Gabe und hört schon am 2. Tage nach Abschneiden der Zufuhr, auch bei vorausgegangener längerer Darreichung auf. — Die resorbirten Cu-Mengen werden besonders in der Leber aufgespeichert, so dass die Leber als Abfang-Organ für das aus dem Darm kommende Kupfer angesehen werden kann. Bei Injektion in die Darmgefässe ertragen die Warmblüter doppelt so hohe Gaben als bei Injektion in eine sonstige Vene (bei Brandl pag. 110 nach Roger). Aus der Leber wird langsam das Cu mit der Galle in den Darm entleert. — Auch die Darmwand dient wahrscheinlich als Ausscheidungs-Organ. Es ist dies die einfachste Erklärung für die relativ grossen Mengen von Cu, die in Darm-Wand und -Inhalt nach einmaliger subcutaner Application einer grossen Dosis gefunden werden.

Im Blute sind bei frisch vergifteten Thieren nicht geringe Cu-Mengen erwiesen: speciell wurde noch eruirt, dass dabei das Serum kupferfrei ist. Dass Cu nun aber in den Blutkörperchen steckt, scheint mir damit nicht bewiesen: es könnte sehr wohl als feinkörniger Niederschlag im Blute vertheilt sein, der mit den Blutkörperchen sich absetzt. — Ueber die Vertheilung des Cu im Thierorganismus siehe Analysen bei Brandl.

XV. Die oben geschilderten Folgen der langsameren resorptiven Cu-Vergiftung zeigen sich nach Application per os nur bei Kaninchen deutlich (grössere Aufsaugung bei relativ langem Darmrohr). Bei Katzen und Hunden wurden dieselben Erscheinungen bei stomachaler Einverleibung nicht beobachtet: nur Filehne beschreibt geringe Leber-Veränderungen. Zu den schon genannten Symptomen (besonders Nieren und Leber) kommt noch hinzu: langsam geschehende Zerstörung von rothen Blutkörperchen. Der Harn enthält schon nach wenigen Tagen (36 [h]) grössere, deutlich nachweisbare Eisenmengen. Bei der Sektion findet man ausgesprochene Blutleere im ganzen Körper. — (Filehne, Brandl.)

Nach diesen Darlegungen muss die subakute allgemeine Cu-Vergiftung des Menschen mindestens als etwas sehr Seltenes, nur als Folge aussergewöhnlicher Bedingungen betrachtet werden. Ob der von Dauscher (Wien. med. Presse 1889) beschriebene Fall ein solcher ist, erscheint mir trotz Filehne's Zustimmung noch immer zweifelhaft.

XVI. Die Therapie der akuten Kupfervergiftung gilt als eine gut ausgebildete. Empfohlen ist gelbes Blutlaugensalz, das unlösliches braunes Ferrocyankupfer bildet, weiter Eisenpulver (Ferrum pulveratum oder reductum), das sich in metallisches Kupfer und Eisensalz umsetzt. Man denke nur daran, dass auch der gebildete Eisenvitriol noch ätzt und dass das Ferrocyankalium (siehe Cyangruppe) nicht ein absolut harmloses Salz ist. Gewarnt wird vor der Anwendung von fetten Säuren (Essigsäure, Buttersäure etc.), weil deren Kupfersalze im Darm löslich und resorbirbar sind. — Die Darreichung von Eiweiss, Milch wird beim Kupfer wie bei allen Schwermetallen als zweckmässig angegeben. Man hat auch Traubenzucker als Antidot genannt: es soll Reduktion zu Kupferoxydul erfolgen: die Reaktion geschieht nur in alkalischer Lösung und bei 37° C. zu langsam. In allen ernsthaften Fällen wird man die Magenspülung verwenden, und da wäre wohl Magnesia usta der zweckmässigste und harmloseste Zusatz zum Spülwasser. — Alle übrigen Massregeln gegen subakute, chronische Vergiftung sind aus der gegebenen Darstellung als selbstverständlich abzuleiten. —

§ 34. Das Zink. Zinkum. Zn.

I. Das Zink ist giftig wie alle Schwermetalle. Am meisten Aehnlichkeit hat es toxikologisch mit dem Kupfer, dem es indess an Intensität der Giftigkeit wohl bedeutend nachsteht. Die toxische Wirkung des Zn ist durchaus noch nicht in allen einzelnen Punkten klargestellt, was in der nachfolgenden Darstellung besonders betont werden soll.

Zusammenstellung der Literatur bei Helpup: Dissertation, Greifswald 1889 und Sacher: Kobert's Arbeiten 9 (1893) pag. 88 f.

II. Das metallische Zink kommt kaum in Betracht; doch ist ein besonderes Vergiftungsbild nach Einathmung der Zinkdämpfe beschrieben. — Aus zinkenen Gebrauchsgegenständen wird etwas Zink gelöst, dessen hygienische Bedeutung schon vielfach besprochen ist. Die leicht löslichen Zinksalze (Chlorzink, schwefelsaures, essigsaures..) machen wie alle löslichen Metallsalze Aetzung: solcher Vergiftungen sind eine Anzahl beobachtet und beschrieben. Die Wirkung der schwer löslichen Zinkverbindungen ist abhängig von den Löslichkeitsbedingungen im Körper. — Die heutige Darstellung der Toxikologie des Zinks hat folgende Punkte zu berücksichtigen.

III. Es gibt eine allgemeine Zinkvergiftung, d. h. wenn wir Zink in passender Form subcutan oder intravenös appliciren, so entsteht ein charakteristisches Bild allgemeiner Erkrankung. Die in Thierversuchen studirten Erscheinungen sind dieselben wie bei der allgemeinen Cu-Vergiftung. Schwäche in den Bewegungen (Zittern wird seltener berichtet), nach und nach Unvermögen zu stehen, Herz- und Athmungsaktion werden schwächer, zuweilen zeigen sich tonische Krampfanfälle. Hunde haben auch nach subcutaner Einverleibung Symptome von Nausea (Salivation) und Erbrechen. Unter allgemeiner Paralyse tritt der Tod ein. — Die Lähmung wird hauptsächlich für Muskelwirkung gehalten: indess nimmt auch das Centralnervensystem daran Theil, und zwar unter dem Bilde einer aufsteigenden Rückenmarkslähmung. — Dauert der Ablauf der Symptome etwas länger, so ist fast regelmässig bei Hunden und Katzen Durchfall zu constatiren. Bei Fröschen steht mit Eintritt des Todes auch das Herz still, und zwar in Diastole. Bei Reflexfröschen aber (Trennung des Grosshirns) ist nach vollständigem Erlöschen der Reflexerregbarkeit Herz und Athmung noch in Gang. Das Froschherz wird schon von kleinen Zinkmengen, und zwar in dem Sinne ergriffen, dass weniger die Zahl als die Kraft der einzelnen Systolen heruntergesetzt ist: das Säugethierherz (Injektion in Jugularvene) scheint dagegen resistenter für kleine Zn-Mengen zu sein. — Verwendet wurden pyrophosphorsaures Zinkoxyd-Natron und baldriansaures Zn von Harnack, weinsaures Zinkoxyd-Natron und Zinkalbuminat von Sacher. Für subcutane Injektion ist auch das essigsaure Zink benützt, wahrscheinlich sind noch andere Zinksalze brauchbar. Harnack gibt als die letale Dosis seiner Präparate für Frösche 1,6 mgr Zn an, Sacher dagegen 4,5 mgr Zn (bei subcutaner Application). Die Ursache dieser Verschiedenheit ist nicht aufgeklärt. — Für Katzen sind bei intravenöser Einführung 28 mgr Zn als Albuminat, 65 mgr als weinsaures Doppelsalz die letale Dosis. — (Harnack: A. e. P. Ph. 3 [1875] pag. 53. Meihuizen: Pflüger's Archiv 7 [1873] pag. 212. Sacher l. c. pag. 117 ff. —)

IV. Grössere Mengen der leicht löslichen Salze machen auf Schleimhäuten (gewöhnlich des Magens und Darms) das Bild schwerer Aetzwirkung, das leider häufig genug bei Menschen beobachtet ist (Literatur in der Dissertation von Helpup und Beckurts Jhrsber.).

Eine grosse Zahl von solchen Magen-Verätzungen wird aus England berichtet, wo concentrirte Chlorzink-Lösung (Burnetts desinfecting fluid), eine wasserhelle klare Flüssigkeit, vielfach zu Desinfektionszwecken gebraucht und durch Verwechslung Ursache schwerer Vergiftung wird. Der Verlauf kann sehr schnell sein. Starke örtliche Verätzungen: Schmerz, Schwellung des Mundes, der Zunge, der Rachengebilde (Schwellung kann auch ausbleiben!), heftiges wiederholtes Erbrechen, starker Collaps (Kälte der Hände und Füsse), kalter Schweiss, Puls unfühlbar: Tod in einigen Stunden (6—8—12h). Bei etwas längerer Dauer kommen schwere Durchfälle wiederholt als complicirendes Symptom in den Berichten vor, so dass ein cholera-ähnliches Krankheitsbild entsteht. (Housell: Berlin. kl. Wschr. 1866 Nr. 18 und 19.) — Von 18 solchen Fällen verliefen 9 tödtlich. Die Erscheinungen können sich im Laufe einger Tage bessern und volle Genesung kann sich einstellen: es sind aber auch Fälle berichtet, in denen auf scheinbare Besserung nach einigen (3—8)

Wochen Rückfälle kamen: neuerdings Magenschmerzen, Appetitlosigkeit, Erbrechen von Speisemassen und Blut, blutiger Durchfall, Meteorismus, Tod unter fortschreitendem Collaps. Als Ursache hat die Sektion verschiedene anatomische Störungen erwiesen: tiefgehende Magengeschwüre, Verlöthung des Magens mit Nachbarorganen, Pylorus-Stenosen durch strikturirende Narben, Darmveränderungen. — Auch bei günstigem Verlauf dauern Beschwerden vom Magen ausgehend Monate lang an. — Ganz die gleichen Erscheinungen, vielleicht etwas weniger intensiv, machen Zinkvitriol und essigsaures Zink: beide werden ja in therapeutischer Absicht als Aetzmittel und als Emetica gebraucht. Das Zinkchlorid übertrifft nur beide als causticum besonders durch die Tiefenwirkung: dem entsprechend sind auch die Vergiftungsfälle mit Zinkchlorid durch die lange Nachwirkung ausgezeichnet.

V. Das Zinkoxyd kann ebenfalls in grossen Dosen Aetzwirkungen machen. Die Menge, die das thut, wird von Lewin (Nebenwirkungen pag. 209) zu 0,2 bis 0,3, von Husemann: Toxikologie pag. 1113 zu 0,2 bis 0,4 angegeben. Dass auch auf der äusseren Haut an wunden Stellen das Zinkoxyd sehr unbequeme Symptome machen kann, weiss jeder Arzt. Indess handelt es sich hier meistens um geringergradige Störungen. Die Frage nach der Giftigkeit des Zinkoxyds ist neuerdings aus der Veranlassung wieder untersucht worden, weil in Kautschukwaaren (Spielsachen, Puppen etc.) Zinkoxyd und zwar bis zu 60% gefunden ist. Die wenigen in der Literatur citirten Fälle (z. B. Tollens: B. B. 9 [1876] pag. 1542) beweisen durchaus nicht, dass dem Zinkoxyd in dieser Form besondere Schädlichkeit zukommt (cf. Arbeit. Kaiserl. Ges.-A. 2 [1887] pag. 117, 179, 184).

VI. Von resorptiven Wirkungen bei diesen Aetzvergiftungen sind bisher in der Literatur nur sicher am Menschen beobachtet: Nierenstörungen. Housell citirt einen Fall, bei dem 28^h nach der Zufuhr spärlicher, trüber, eiweissreicher Harn gelassen wurde, der Epithelien, Blutkörperchen, Cylinder enthielt. Am 5. Tage war der Harn wieder eiweissfrei. — Diese Nephritis wird wahrscheinlich bei den meisten schweren Aetzungs-Vergiftungen durch Zinksalze auftreten: nach Zugrundegehen des Darm-Epithels kommt es zu Resorption und resorptiven Wirkungen: man hat bisher nur nicht darauf geachtet. Von Helpup (Deut. medic. Wschr. 1889. Nr. 38) wurde durch besondere Versuche an Kaninchen und Katzen festgestellt, dass Nierenveränderungen zu den regelmässigen Folgen schwerer resorptiver Zinkvergiftung gehören (80% der Fälle): die Veränderungen sitzen vor Allem in der Rindensubstanz und hier an den gewundenen Kanälchen und bestehen in den typischen Befunden der trüben Schwellung und Verfettung. — Die übrigen allgemeinen Erscheinungen, die man an Menschen auf das Verschlucken von Zinksalzen zurückgeführt hat, Amaurose, Störungen anderer Sinnesgebiete, Aphonie, Lähmungen und Paresen der Extremitäten können ja wohl mit der Resorption von Zink zusammenhängen, können aber auch durch schweren Collaps und durch die erschöpfenden Diarrhöen bedingt sein.

VII. Kurz erwähnt seien hier die in therapeutischer Absicht gemachten Injektionen in das Cavum uteri mit 50procentiger Chlorzink-Lösung. Es soll 1 cm³ eingespritzt werden. Ich habe von einem Unglücksfall erfahren, bei dem auf Injektion mehrerer Cubikcentimeter dieser Lösung der Tod eintrat. Der ursächliche Zusammenhang zwischen dem Eingriff und dem unglücklichen Ausgang konnte wegen verspäteter Untersuchung nicht erwiesen werden. Aeusserste Vorsicht bei dieser eingreifenden Behandlung erscheint selbstverständlich: — die Menge von 1 cm³ (höchstens) allemal genügend! —

Die pathologische Anatomie der Zink-Aetzvergiftung bietet dieselben Symptome wie andere Magenverätzungen: Entzündung aller Grade von der einfachen Röthung bis zur schwersten hämorrhagischen Infiltration, Geschwüre bis zur Perforation. Strikturen . . . sind die Folgezustände.

VIII. Als weitere besondere Form akuter Zinkvergiftung wird in der Literatur das sogen. Zink- oder Giessfieber angeführt und beschrieben. Nach Hirt (die Krankheiten der Arbeiter: u. Handbuch d. Hygiene II. 4 pag. 121) sollen die Zinkdämpfe (nicht Zinkstaub oder Zinkoxyd) die Ursache dieser Affektion sein, deren Symptomatologie so angegeben wird: „Wenige Stunden nach dem Giessen macht sich ein unbehagliches Gefühl im ganzen Körper bemerkbar, Rückenschmerzen, allgemeine Abspannung. Während die Schmerzen bald hier bald dort auftreten, ist an Puls und Respiration nichts Auffälliges. — In kurzer Zeit, gewöhnlich nach Aufsuchen des Bettes, kommt Frösteln, das sich zu Schüttelfrost steigert. Der Puls erhöht sich auf 100 bis 120: quälender Husten, Gefühl des Wundseins auf der Brust, Stirnkopfschmerz. Sobald sich Schweiss zeigt, lassen die Erscheinungen nach: aus mehrstündigem Schlaf erwacht der Patient genesen oder doch gebessert." Die Deutung dieses einem Intermittens-Anfall ähnlichen Krankheitsbildes als Zinkvergiftung hat fast allgemeinen Widerspruch gefunden. Einmal sind Zinkdämpfe in sauerstoffhaltiger Luft nicht möglich: das Zink wird sofort oxydirt. Zinkoxydstaub aber soll nach Hirt das beschriebene Vergiftungsbild nicht hervorbringen, sondern eben nur die Zinkdämpfe. — In Zinkhütten wird diese Form der Intoxikation nicht beobachtet (vergl. z. B. Tracinski in Deut. Vjschr. f. öff. Ges.htpflege 20 [1888] pag. 59 ff.), auch Hirt gibt zu, dass es an letzteren Stellen nicht vorkomme. — Dass es ein Giessfieber gibt, ist natürlich nicht zu leugnen, schon van Hasselt (Toxikologie: übersetzt von Henkel, 2. Bd. pag. 323) spricht von dem Intermittens-ähnlichen Anfall. Arbeiter, die ich darum befragt habe, bestätigen, dass das Fieber öfter nach dem Messinggiessen als beim Zinkgiessen auftritt. Was aber die proxima causa morbi ist, scheint mir durchaus nicht festgestellt. Von den Symptomen, die oben als charakteristisch für die allgemeine resorptive Zinkvergiftung beschrieben sind, ist keines vorhanden. Die Schmerzen auf der Brust, das Wundgefühl, der Husten, deuten auf mechanische Schädigung der Bronchialschleimhaut-Aetzwirkung: andere Symptome des ganzen Bildes passen wieder nicht zu dieser Auffassung (vergl. ätzende Dämpfe). Da häufig, eigentlich allermeist beim Giessen auch altes Zink und altes Messing mit in den Schmelztiegel gebracht werden, so ist daran zu denken, dass die aus dem miteingetragenen Schmutz und Staub sich entwickelnden Gase (Kohlenoxyd und brenzliche Dämpfe) die Noxe vorstellen können. Auch Arsen, Cadmium, Blei sind immer in dem technischen Zink vorhanden.

IX. Eine weitere wichtige Frage ist die nach der chronischen resorptiven Zinkvergiftung. Ich glaube, dass man zur Zeit die Antwort hierauf so formuliren muss: es gibt für gewöhnlich keine chronische Zinkvergiftung; in Tausenden von Fällen wird die Aufnahme kleiner Zinkmengen durch unbedingt lange Zeit ohne jede Schädigung ertragen. — Allerdings wird in der Literatur auch die entgegengesetzte Ansicht vertreten und diese soll dann später ausführlich referirt werden.

Die Beweisstücke für meine Auffassung sind die folgenden. Bei den Arbeitern, die berufsgemäss sich dem Staube von metallischem Zink oder von Zinkoxyd fast beständig aussetzen und dabei nothwendig gewisse Mengen aufnehmen müssen, sind specifische Organerkrankungen nicht bekannt. —

Die frühere Toxikologie wusste von einer besonderen chronischen Zinkvergiftung, als einem charakteristischen Krankheitsbilde, ähnlich dem chronischen Saturnismus, nichts. Im Gegentheil wird als Ergebniss eigener Versuche die Existenz eines chronischen Siechthums nach Zink-haltiger Nahrung geleugnet. So schreiben Devaux und Dejaer[1]), die im Jahre 1813 ihre an spanischen Kriegsgefangenen angestellten Versuche veröffentlichten, dass essigsaures Zink, in jeder Gabe, wenn man es nur beim Verschlucken nicht schmeckt, keine schädliche Wirkung ausübt, dass es aber in stärkerer Dosis einen widerwärtigen Geschmack verursacht, so dass man die Speise nicht geniessen kann: — ungefähr dieselbe Formulirung, wie sie neuerlichst auch von den gekupferten Speisen aufgestellt worden ist. — Das Zinkoxyd war früher ein vielfach innerlich gegebenes Heilmittel, das z. B. gegen Epilepsie monatelang alltäglich verwendet wurde. Von den selten vorgekommenen Unzuträglichkeiten soll unten noch gesprochen werden. Endlich kommt durch Pflanzen, die aus zinkhaltigem Nährboden Zink aufgenommen haben, durch Trinkwasser, das in verzinkten Eisenröhren gestanden hatte, durch die Benutzung zinkener und messingener Koch- und Aufbewahrungsgeräthe eine nicht geringe Menge von Zink in den menschlichen Körper, ohne dass von diesen Gelegenheiten eine ungünstige Wirkung beobachtet ist.

Zu diesen Beweisstücken ist nun im Einzelnen zu bemerken: In technischen Betrieben nehmen Arbeiter oft grosse Zn-Mengen als Staub auf. Wenn z. B. gedrückte Zinkteller abgedreht und polirt werden, so steht der Arbeiter manchmal im dichten Zinkstaub. Gegenüber der Häufigkeit der Schädigung ist die Zahl der gemeldeten Erkrankungen verschwindend. Auch aus Broncefabriken wird die Ueberschüttung der Arbeiter mit Metallstaub ohne weitere Schädigung berichtet. — Das Gleiche ist mit dem Zinkoxyd der Fall: in Zinkweissfabriken, besonders auch beim Verpacken, beim Repariren der Versandtfässer bildet sich massenhaft Zinkoxydstaub. — Die gleiche Schädigung kommt in Zinkhütten vor, wo aus den Vorlagen, dann beim Räumen der Muffel zum frischen Beschicken Zinkoxyd in die Atmosphäre entweicht. Die Zahl der beobachteten Krankheitsfälle aber ist auffallend gering.

Zudem ist nun in diesen Fällen, wie in den ad hoc angestellten Selbstversuchen, nur das Symptomenbild einer Magen- und Darmer-

1) Citirt bei Orfila (-Hermbstädt). Berlin 1818, Theil 2, pag. 22.

krankung vorhanden, so in den viel citirten Selbstversuchen von Michaelis (Arch. f. physiol. Heilk. 10. [1851] pag. 109): Aufstossen, Uebelkeit, Verstopfung, Erbrechen, Kopfschmerzen, Appetittmangel; (ältere Literatur über Selbstversuche bei Helpup und Sacher). Das sind aber alles Symptome örtlicher Aetzung, wie sie jede die Schleimhäute misshandelnde Substanz hervorbringen muss, nicht die Erscheinungen einer specifischen (resorptiven) Vergiftung. Auch die in der französischen Literatur citirten Fälle von Stomatitis, Mandel-Rachenentzündung (vide Sacher pag. 99 u. 100) weisen nur örtliche Erkrankungen auf.

Im Gegensatz zu dieser Auffassung stehen die beiden vielbesprochenen Veröffentlichungen von Popoff und Schlockow. — Popoff (Berlin. Kl. Wschr. 1873 Nr. 10) hat an einem Bronce-Arbeiter, der über 12 Jahre sich fortgesetzt Zinkdämpfen ausgesetzt hatte, neben starken Magen- und Darm-Erscheinungen Lähmung der sensiblen und motorischen Sphäre (Parese der rechten Körperhälfte) und Muskelatrophie beobachtet. Wer den Fall liest, wird sofort an Bleivergiftung (vielleicht auch an Arsen) denken. Der Befund von Zink im Harn, auf den wesentlich die Diagnose gestützt ist, könnte, wenn er überhaupt richtig constatirt ist, doch nur so gedeutet werden, dass auch eine Zinkaufnahme neueren Datums neben der schon lange bestehenden Bleiintoxikation vorhanden war. — Aber selbst wenn man hier an Zinkvergiftung glauben wollte, könnte dieser eine Fall neben Hunderten, die unter gleichen Bedingungen nicht erkrankten, nur die Ausnahme von der Regel beweisen. — Die andere Veröffentlichung von Schlockow (Deut. med. Wschr. 1879 Nr. 17, 18) beschreibt als Wirkung chronischer Zinkvergiftung ein eigenartiges Rückenmarksleiden. Als Prodromal-Symptome seien fast immer Darmkatarrhe, Emphysem, hartnäckige Bronchialkatarrhe, dunkler Saum am Zahnfleisch (! Pb) vorhanden. Erst nach 10 bis 12 Jahren kommt die eigentliche Erkrankung. Zuerst Reizungserscheinungen auf sensiblem Gebiet, Kreuzschmerzen, Ameisenlaufen, Kribbeln u. s. w. in den Beinen. Lancinirende Schmerzen sind nicht vorhanden, dagegen immer Gürtelgefühl. Nach und nach kommt es zu Symptomen der Sensibilitätslähmung, Taubsein — Pelzigsein. Tast- und Schmerzgefühl nehmen ab oder werden unregelmässig vertheilt, Sehnenreflexe sind, manchmal enorm, gesteigert, Blase und Mastdarm funktioniren normal: Romberg's Symptom. — Weiterhin kommt Schwäche der Muskulatur mit deutlichem Intensionszittern. Atrophie der Muskulatur tritt nicht ein, auch die elektrische Erregbarkeit der Muskulatur wird nicht geändert. Die differentielle Diagnose von Tabes dorsualis und chronischer Bleivergiftung bespricht Schlockow am citirten Orte. Zink findet er (oppos. Popoff) bald nach der Spitalaufnahme nicht mehr im Harn. Im Ganzen hat Schlockow 40 bis 50 solcher Fälle gesehen, die an einzelnen Hüttenwerken 3% der Arbeiter ausmachten. — Ich bemerke nur kurz hiezu, dass die Angaben von Schlockow vielfachem Zweifel begegnet sind. Den stärksten Angriff haben diese nur in Oberschlesien gesammelten Beobachtungen von einem anderen oberschlesischen Arzt erfahren: Tracinski (D. V. j. schr. f. ö. Geshpfl. 20 [1888] pag. 59). Dieser Autor will von einer Zink-Tabes (s. v. v.) nichts wissen, erklärt vielmehr ähnliche von ihm selbst gesehene Fälle für typische Bleivergiftung. Da dieser Streit hier nicht ausgetragen werden kann, verweise ich auf die

Literatur und bemerke nur noch, dass die Angaben von Schlockow bisher vereinzelt geblieben sind und dass man auch aus den rheinischen und belgischen Zinkhütten von solchen Erkrankungen nichts erfahren hat. Es braucht wohl kaum besonders erwähnt zu werden, dass die in Schlesien verhütteten Zinkerze fremde Metalle enthalten: so gibt z. B. Tracinski (l. c. pag. 63) an, dass der in der ersten Vorlage der Zinkdestillir-Retorte sich sammelnde „Staub" (vor beginnender Destillation des metallischen Zinks) besteht aus etwa 49 % ZnO, 40 % Zn, 5 % Cadmium, 2,5 % Blei und bis 0,3 % Arsen. Von diesem Staub aber muss bei den für den Hüttenbetrieb nothwendigen Hantirungen ein gewisser Antheil in die Luft des Arbeitsraumes kommen. Es sind dementsprechend auch Bleivergiftungen nach Tracinski's statistischen Angaben ein ganz gewöhnliches Vorkommniss in den oberschlesischen Hütten. — Im Zusammenhalt mit den vielen anderen oben citirten Beweisstücken stehe ich drum nicht an, mich unbedingt auf die Seite Tracinski's zu stellen und die Angaben Schlockows für toxikologisch-diagnostische Irrthümer zu erklären. — Die medicamentöse Verwendung des Zinkoxyds, die jetzt fast vergessen ist, hat früher selten zu Unzuträglichkeiten geführt. Hufeland nannte das Zinkoxyd das beste Antiepilepticum: man müsse aber lange Zeit hindurch grosse Gaben verabfolgen. Man solle mit 0,03 Morgens und Abends beginnen und einen Tag um den andern um 0,03 steigen, bis Uebelkeit eintritt: erst dann sei die Menge zu verringern (nach Lewin: Nebenwirkungen 2. Aufl. pag. 209). Die üblen Folgen bestanden nur in Magen- und Darmstörungen. Ein Epileptiker nahm in 5 Monaten 200 gr Zinkoxyd und befand sich nach dieser Behandlung im Zustande höchsten körperlichen Elendes. Auf Aussetzen des Giftes erfolgte vollständige Wiederherstellung: die Epilepsie bestand fort.

Die Aufnahme des Zinks mit Nahrungs- und Genussmitteln kann gelegentlich sehr beträchtlich werden. Das metallische Zink wird sehr leicht von Säuren, sogar von CO_2 angegriffen, kommt desshalb aus verzinkten Wasserleitungsröhren ins Trinkwasser, weiter in das von Zinkdächern gesammelte Regenwasser, in alle Speisen und Getränke, die in Messing- und in Zinkgefässen verwahrt sind. Literatur bei Sacher pag. 95 ff und Beckurts Jahresberichte. Wenn natürlich Essig in Zinkgefässen verwahrt über 3, ja sogar bis 6 % Zink aufnimmt, so muss dessen Genuss Uebelkeit und Erbrechen verursachen. Auch in Conserven (Apfelschnitten) hat man viel Zink gefunden. Ins Trinkwasser gehen aus zinkhaltigem Boden merkliche Zinkmengen über. Solches Wasser wird in Freiberg nach Privatangabe regelmässig getrunken. Mylius (citirt in B. B. 1879 pag. 271) gibt an, dass Trinkwasser mit 7 mgr Zn im Liter seit vielen Jahren in einer Zinkblendegegend benutzt werde. Tardieu und Levy (bei Husemann: Toxik. pag. 927) berichten, dass in Belgien, England und in der Normandie die Milch stets in Zinkgefässen aufbewahrt wurde, ohne schädlich zu werden: dies soll jetzt noch allgemein in Nordfrankreich gebräuchlich sein. Die Aufnahme von Zink in Pflanzen, die auf zinkhaltigem Boden wachsen, ist erwiesen. In der Aachener Gegend sollen alle auf dem stark zinkführenden Boden gezogenen Pflanzen Zink enthalten. Von irgend welchen Gesundheitsstörungen der dortigen Einwohner ist aber nichts berichtet. — Eine Umfrage in 20 Städten, in denen verzinkte Röhren zur Wasserleitung benutzt werden, hat keinerlei üble Erfahrung laut werden lassen (Wolffhügel in Arb. kaiserl. Ges. A. 2 pag. 538 u. 178). Auch amerikanische Aerzte sind einstimmig in ihrem Urtheil über die Harmlosigkeit verzinkter Wasserleitungsröhren.

X. Der menschliche und thierische Organismus resorbirt (wie die Pflanze) von den in den Darmtractus gekommenen kleinen Zinkmengen gewisse Quantitäten. Die umfänglichsten Untersuchungen hierüber sind von Michaelis (Archiv f. physiol. Heilk. 10 [1851] p. 109 — weitere Literatur bei Sacher p. 102). Die Resorption geschieht nicht durch die Chylus-Gefässe, sondern durch die Darmvenen. Das weitere Schicksal des resorbirten Zinkes ist aber noch nicht ganz klar gestellt. Michaelis hat in der Leber und in der Galle grössere Zn-Mengen gefunden. Es können diese Befunde dahin gedeutet werden, dass das Zink sich dem Kupfer analog verhält: d. i. in der Leber zurückgehalten und langsam mit der Galle ausgeschieden wird. Eine erst nach Abschluss der obigen Darstellung erschienene Arbeit von Lehmann (Arch. f. Hyg. 28 [1896] p, 291) ist sehr bestimmt und wichtig in ihren Ergebnissen. Ein durch 335 Tage mit kohlensaurem Zink (zusammen 155 gr Zn) gefütterter Hund wuchs während dieser Zeit zu einem kräftigen gesunden Thier heran und zeigte in seinem ganzen Verhalten intra vitam wie bei der mikroskopischen Untersuchung der Organe keinerlei Störung. Die resorbirten Zn-Mengen waren nicht gering (z. B. in 200 frischer Leber 20 mgr Zn). Die Organe nach ihrem Zn-Gehalt geordnet folgen so: Leber, Galle, Blind- und Dickdarm, Schilddrüse, Milz, Pankreas, Harn, Niere, Haut, Blase, Muskel, Hirn, Lymphdrüse, Magen, Dünndarm, Lunge: Blut mit 20 mgr Zn und Hoden mit 15 mgr (auf 1000 gr frisch) stehen zuletzt. — Zu diesen feststehenden Thatsachen stimmt weiterhin sehr gut die Angabe, dass Zink häufig in menschlichen Leichentheilen unter Umständen gefunden wird, wo die Möglichkeit einer Vergiftung ausgeschlossen ist. Besonders in der menschlichen Leber sind selbst grössere Zinkmengen gefunden (Lechartier und Bellamy-Raoult und Breton in Pharmaceut. Jber. 1877, p. 527—529. — Fleck ebendaselbst 1883—84, p. 1071.

Ganz entsprechend ist auch in solchen thierischen Theilen, die wir oft als Nahrung aufnehmen, von Lechartier und Bellamy Zink aufgefunden. —

XI. Wird Hämoglobinlösung mit Zinkstaub behandelt, so entsteht ein zinkhaltiges Hämoglobinderivat. Dasselbe hat für die Toxikologie kein Interesse: Grahe in Koberts Arb. 9, p. 155.

XII. Es ist im vorstehenden versucht, in der Frage der Toxikologie des Zinkes eine bestimmte Stellung zu gewinnen, das was aus dem grossen Beweismaterial als das wahrscheinlichste Ergebniss gefolgert werden kann, zu einer möglichst bestimmten Meinung zusammenzufassen. Ich erwarte nicht, dass die vorstehend aufgeführten Lehrsätze eine wesentliche Aenderung in Zukunft werden erfahren müssen. Trotzdem und gerade desshalb muss ich bemerken, dass ich selbst die eben gegebene Analogisirung in der Wirkung von Cu und Zn nur für ein bequemes didaktisches Hilfsmittel und nicht für einen durchaus adäquaten Ausdruck des wirklichen Verhaltens auffasse: Zink ist eben kein Kupfer. Die Meinung so vieler ausgezeichneter Aerzte, dass dem Zinkoxyd therapeutische, also allgemeine Wirkung zukomme, muss nicht schlechthin ein überlieferter Irrthum sein: die Aktion des Zinks ginge dann aufs Centralnervensystem, aber nach wesentlich anderer Seite als die Angaben von Popoff und Schlockow hinweisen. Bei Tarcinski (l. c. pag. 78) sind von Zinkhüttenarbeitern massenhaft Bleivergiftungen beschrieben: aber diese Erkrankungen verlaufen zeitlich und nach der Reihenfolge der Einzelsymptome anders als reine Bleivergiftungen. So gering und unsicher diese Andeutungen einer specifischen Zinkwirkung sind, so sollen sie doch hier eben erwähnt werden. — Auch sei kurz zur Erklärung der Krankheitssymptome mancher Zink-Arbeiter auf die Notiz verwiesen, die am Schlusse des § 35: Cadmium beigefügt ist.

XIII. Von Behandlung der Zinkvergiftung ist wenig zu sagen. Bei akuten Vergiftungen wird man allemal zweckmässigerweise den Magen ausspülen. Von chemischen Gegengiften werden benutzt: Eiweiss und Milch, um Zinkalbuminat zu bilden: kohlensaures und phosphorsaures Natron um das Zink in das unlösliche Carbonat und Phosphat zu verwandeln: endlich Gerbsäure.

Bei der Prophylaxe der chronischen Vergiftungsfälle kann es sich nur darum handeln, die Gelegenheiten möglichst harmlos zu gestalten, durch die bei technischen und ökonomischen Hantirungen Zink in den menschlichen Körper eingeführt wird. Jede Zinkzufuhr auszuschliessen erscheint mir unmöglich. Aber in den Zinkhütten, in den Giessanstalten ist eine wesentliche Verbesserung mancher hygienischen Schädlichkeit noch möglich. Schon jetzt ist in den Zinkhütten durch Einrichtung anderer Heizungs-Anlagen (Siemens-Oefen), dichter schliessender Vorlagen etc. gegen früher manches besser geworden. Die hiefür nothwendigen Vorschläge gehen in der Forderung zusammen: durch Abschliessung und Ableitung alles Zinkoxydstaubes dessen Aufnahme möglichst zu verringern. Die Ausführung liegt ganz auf technischem Gebiet, in der Anordnung zweckmässiger Produktions- und Ventilations-Einrichtungen. — Die Verwendung des Zinks (und Messings) zu gewissen Küchen- und Hausgeräthen (Kannen, Leitungsröhren, Tränkeimer etc.) ist gewiss hygienisch nicht tadelfrei, aber doch im Grossen und Ganzen ungefährlich. Die Sanitätspolizei wird darum kaum Veranlassung nehmen, die technische Verwendung des Zinks — mit Ausnahme der jetzt schon fixirten Fälle (Spielsachen) — weiterhin zu beschränken.

§ 35. Cadmium. Cd.

I. Das Cadmium ist der regelmässige Begleiter des Zinks (im schlesischen Galmei sind bis fünf Procent Cadmium enthalten). Da es flüchtiger ist als Zink, geht es zuerst bei der Zinkgewinnung über und findet sich in der Vorlage als Cadmiumoxyd. Bei der Ausräumung derselben wird es mit dem Zinkoxyd verstauben. — Die technische Verwendung ist gering. Das Metall dient zur Herstellung leichtflüssiger Legirungen (zum Clichiren, als Schnellloth, Sicherheitsverschluss). Wood's Metall 15 Bi + 4 Sn + 8 Pb + 3 Cd schmilzt bei 70 ° C. — Das gelbe Schwefelcadmium wird als Malerfarbe und zum

Färben der Seife benützt. Das schwefelsaure Cadmium war einmal zum Gebrauche als adstringirendes Augenwasser vorgeschlagen. Die Halogen-Salze sollen in der photographischen Technik Anwendung finden. —

Von den Verbindungen werden das Cadmiumoxyd, sowie alle löslichen Salze als giftig angesprochen, dagegen ist die Schädlichkeit des Schwefelcadmiums verschieden beurtheilt; wahrscheinlich hat Marmé recht, der es wegen seiner Unlöslichkeit für unwirksam erklärt (opp. Hasselt).

Die Vergiftungen am Menschen sind, soweit bekannt, alle durch Verwechslung zu Stande gekommen ($CdBr_2$ für AmBr u. s. w.).

Literatur:

Husemann: Toxikol., van Hasselt: Toxikologie.
Marmé: Zeitschr. f. rat. Med. III. 29, (1867), pag. 125.
Wheeler: ref. Jahresber. Virchow-Hirsch, 1876, I., pag. 408. Pharmac. Jber., 1877, pag. 529.

II. Die ausführlichste Experimentaluntersuchung (von Marmé) ergibt für alle löslichen Cadmium-Verbindungen örtliche (Aetz-) Wirkung, Brennen im Munde bis zu starkem Erbrechen und Durchfällen. Bei jeder Application kommt es auch zu entfernten Wirkungen, die in Schwindel, Schwächegefühl, Verlangsamung der Circulation und Respiration, starkem Kräfteverfall, Bewusstlosigkeit, Krämpfen bestehen. Die Herzaktion überdauert (aber nur kurz) die Respiration. — Magen- und Darmerscheinungen sind auch nach subcutaner Application constatirt. — Die Symptome chronischer Vergiftung bestehen bei Thieren in gestörter Verdauung, fortschreitender Abmagerung: anatomisch ist erwiesen: Gastroenteritis, Hämorrhagien unter der Pleura, Lungeninfarkt, Verfettung der Leber und der Herzmuskulatur, diffuse Nierenentzündung. — Dem Cadmium kommen also dieselben Wirkungen zu, wie sie bei subakuter resorptiver Vergiftung durch andere Schwermetalle festgestellt sind. In den verschiedensten Geweben lässt sich das Cadmium nachweisen (Blut, Leber, Nieren, Herz, Hirn). — Die Ausscheidung beginnt bald nach der Einverleibung und geschieht durch den Harn (über die sehr zweckmässigen Nachweisungs- und Abscheidungsmethoden vide Marmé: l. c. pag. 128). — Bei Injektion in die Vene genügen sehr kleine Mengen zur letalen Wirkung: für Hunde 0,03, Katzen 0,015, Kaninchen 0,01 bis 0,02: bei subcutaner Application ist etwa die zwei- bis dreifache Gabe nothwendig. Bei Kaninchen (1,5 bis 1,8 Kilo) sind per os 0,3 bis 0,5 die letale Dosis. Bei Menschen wurde nach irrthümlichem Einnehmen von einigen Decigrammen Br_2Cd mehrstündiges Erbrechen, schwere Durchfälle und einige Tage anhaltendes Schwächegefühl beobachtet. —

Als Antidot wird kohlensaures Natron bezeichnet. Die sicherste Behandlung ist wohl die Magenausspülung. —

Das Cadmium ist nach diesen Beobachtungen ein wesentlich stärkeres Gift als das Zink. Nachdem in manchen Zinkerzen so grosse Cadmium-Mengen gefunden sind, wird es Aufgabe weiterer Untersuchung sein, zu eruiren, ob nicht in einzelnen Krankheitsfällen das Cd die Ursache der Erscheinungen ist, die man jetzt dem Zink zuschiebt.

§ 36. Eisen. Ferrum. Fe.

I. Die Toxikologie des Eisens ist nicht von besonderer praktischer Bedeutung. Giftwirkungen der Eisenpräparate sind fast ausnahmslos nur bei therapeutischer Verwendung beim Menschen beobachtet worden. Die gerade jetzt viel ventilirten Fragen über therapeutische Brauchbarkeit des Eisens stehen hier nicht zur Diskussion.

II. Die löslichen Eisensalze ätzen natürlich bei örtlicher Anwendung Schleimhäute und wunde Stellen wie alle Schwermetallsalze. Am häufigsten hat der Liquor ferri sesquichlorati, der mit Eiweisslösungen sehr schnell feste derbe Coagula erzeugt, bei der Verwendung als blutstillendes Mittel auf Wunden und bei der Einspritzung in Gefässgeschwülste üble Zufälle hervorgerufen. Die in den grossen Gefässen gebildeten Blutcoagula werden fortgeschwemmt und führen unter ungünstigen Bedingungen zu tödtlicher Gerinnselbildung im rechten Herzen. Wo grosse Gefässe verletzt sind, ist die Verwendung des Eisenchlorids eine gefährliche, dabei unsichere und darum unstatthafte Medication. Auch beim Gebrauch starker Lösungen (der officinelle Liquor ferri enthält 29 procent $FeCl_3$) im Uterus sind gefährliche Zufälle beobachtet worden. (Es ist an Lufteintritt, an Verletzungen durch die Injektionsspritze, aber auch daran erinnert worden, dass durch die auf die Einspritzung ausgelöste Contraktion die Eisenlösung in die offenen Veneulumina der Placentarstelle oder durch die Tuben in die Bauchhöhle (?) gepresst werde.) — Auch die Darreichung von Eisenpräparaten per os ist manchmal von üblen Zufällen begleitet, die auf örtliche und Aetzwirkung zu beziehen sind, so Beschädigung der Zähne durch saure Lösungen, Magenbeschwerden der verschiedensten Art (Drücken, Aufstossen, Uebelkeit, Erbrechen, Schmerzen . .), Unregelmässigkeit der Darmentleerung (meist Verstopfung, zuweilen Diarrhoen).

III. Ueber die allgemeinen Wirkungen der Eisenpräparate sind die Autoren nicht einerlei Meinung. Laschkewitsch (Centralblatt 1866, pag. 369) gibt ausdrücklich an, dass Eisen (citronensaures und milchsaures) keine Intoxikationserscheinungen erzeugt, weder bei Kalt- noch bei Warmblütern. Diese Angaben sind sicher unrichtig. Ich stimme unbedingt der Auffassung der neueren Autoren zu, die dem Eisen schwere allgemeine Wirkungen nachreden. Die beweisenden Experimente sind zuerst angestellt von Meyer-Williams (A. e. P. Ph. 13, pag. 70) und von Kobert (A. e. P. Ph. 16, pag. 361) mittels intravenöser (auch subcutaner) Application eines Eisenpräparates, das von Alkalien und Eiweisslösungen nicht gefällt wird, d. i. einer schwach alkalischen Lösung von weinsaurem Eisenoxyd-Natron.

Die Wirkungen der schweren akuten (intravenösen) Vergiftung bestehen bei allen darauf untersuchten Thieren im Wesentlichen in zunehmenden Lähmungserscheinungen, denen die Thiere unter den Zeichen des tiefsten Collapses nach gewisser Zeit erliegen. Dazu kommen Störungen am Darm, am Herzen und im Blut. — Kaninchen sterben von etwa 25 mgr Fe pro 1 Kilo. Nach kurzdauernder Athmungssteigerung sind zunächst weitere Folgen der Injektion nicht zu sehen: nach einiger Zeit kommen dann Diarrhöen, Trägheit, Mattigkeit, zunehmende Schwäche, dyspnoische aussetzende Athmung, endlich Tod unter kurzen Krämpfen. — Hunde sterben von 20 bis 50 mgr Fe pro 1 Kilo: schon 1 Stunde nach der Injektion Erbrechen und Durchfall (die schwarzen Kothmassen enthalten Fe S): zunehmende Schwäche, vollständiger Appetitmangel, intensiver Durst: die getrunkenen Flüssigkeiten werden wieder erbrochen, unter fortschreitender Somnolenz Tod in etlichen Stunden. — Katzen sind am widerstandskräftigsten (30 bis 60 mgr pro Kilo): die Vergiftungserscheinungen beginnen erst nach Tagen mit Erbrechen, dem dann Diarrhoen folgen. Unter allgemeiner Lähmung Tod. — Die Sektion ergibt nur Veränderungen im Darm: Hyperämie, Schwellung, Lockerung der Mucosa, die an einzelnen Stellen mit blutigem Schleim bedeckt ist. Auch die übrigen Baucheingeweide sind stark hyperämisch. Das Blut ist sehr dunkel und flüssig und enthält intra vitam neben normalem Sauerstoff- und Stickstoff-Gehalt subnormale Kohlensäuremenge. Die wahrscheinlichste (aber im Einzelnen noch nicht bewiesene) Erklärung hiefür ist Verminderung der Alkalescenz des Blutes. — Die Herzaktion wird durch Eisen stark beeinflusst: sofort nach der Injektion sinkt der Blutdruck, steigt dann wieder spontan an, um darnach langsam bis zum Tode abzufallen. Die Pulszahl wird wenig alterirt, nimmt nur gegen Ende etwas ab. — Ob bei dieser Blutdrucksenkung die Schädigung des Herzens selbst durch die injicirte Eisenlösung oder durch die daraus resultirende Alkalescenz-Minderung mit betheiligt ist, wissen wir nicht sicher. Gewiss aber ist der schnelle Verlauf der Blutdrucksenkung durch die Gefässlähmung bedingt, die durch Reizungsversuche des Halsmarkes als wesentlich peripheren Ursprunges, wenigstens für die Anfangsstadien der Vergiftung erwiesen ist. Auch die schweren Darmveränderungen haben hauptsächlich in der Lähmung der Darmgefässe ihren Ursprung (siehe bei Darm!).

IV. Das Eisen ist nach diesen Versuchen, deren Ergebnisse mit den weniger methodischen Experimenten älterer Autoren vollständig übereinstimmen (Frank) bei direkter Aufnahme grösserer Mengen in den Kreislauf ein intensives Gift. Nun ist aber gleich hier beizufügen, dass kleinere Gaben von Eisen (auch intravenös und subcutan) entweder ohne alle Beschwerden oder doch mit schnell vorübergehender Erkrankung ertragen werden (Gottlieb: H. S. Z. 15 [1891] pag. 371). Erbrechen, Diarrhoen, Schwäche, Apathie, die bei einzelnen Hunden gesehen wurden, gehen bald zurück. Grössere Mengen allerdings, die nicht sofort tödten, aber doch schwere Vergiftungserscheinungen machen, setzen verschiedene Störungen, so die anatomischen Zeichen einer beginnenden Nephritis, Fieber, das schon etliche Tage vor dem Tode einsetzt: die schon erwähnte CO_2-Verminderung im Blut zeigt sich erst gegen den letalen Ausgang. Geschehen aber die Injektionen langsam und vorsichtig, so werden intravenös gewisse (nicht geringe) Eisenmengen ertragen. Der Grund hiefür ist nicht klar gestellt. Schon oben ist die dissentirende Meinung von Laschkewitsch zur Frage der Toxicität des Eisens erwähnt. Die jetzt gültige Erklärung geht dahin, dass das Eisen schnell aus dem Kreislauf eliminirt, zum Theil in den Darm ausgeschieden, zum Theil in gewissen Organen, hauptsächlich in der Leber festgehalten wird, um von hier aus im Laufe von Wochen wieder durch den Darm abgegeben zu werden. Die Ausscheidung des Eisens durch den Harn erfährt bei solchen Thieren, die subcutan grössere Eisenmengen erhalten haben, entweder keine oder nur eine minimale Vermehrung.

V. Was nun endlich allgemeine Wirkungen der gewöhnlichen Eisenverbindungen vom Darmkanal aus betrifft, so sei hierüber kurz folgendes bemerkt. Sehr grosse Mengen der löslichen Salze ($Fe SO_4$, $FeCl_3$ etc.) in den Magen gegeben machen neben den örtlichen Aetzungen und ihren Folgen auch Allgemeinerscheinungen: es wird von ihnen — wie der jetzige Erklärungsmodus lautet nach Verlust des schützenden Epithels — resorbirt: grosse Schwäche, Nierenstörungen (durch das ausgeschiedene Schwermetall), Tod unter fortschreitendem Collaps sind die Folgen solcher Thierversuche. —

VI. Die irrige Meinung, dass von kleinen nicht ätzend wirkenden Gaben von Eisensalzen gar nichts zur Resorption gelangen soll, ist jetzt von den meisten Physiologen wieder verlassen und der alte von den Praktikern niemals aufgegebene Erfahrungssatz, dass Eisensalze nach ihrer Vorbereitung durch den Darm in kleinen Mengen aufgesaugt und gelegentlich auch Veranlassung der verschiedensten Störungen werden, wieder allgemein angenommen. Frank (Magazin ... II und IV: citirt bei Meyer und Williams l. c. pag. 73) beschreibt als Wirkung grösserer vom Menschen innerlich genommener Gaben des Ferrum acetic.: Schwäche, Benommenheit, Schlafneigung, kolikartige Schmerzen, auch Erbrechen; das Blut war dunkler als normal, die Zahl der Herzschläge herabgesetzt — ein Symptomenbild, das mit den von Meyer und Williams erhaltenen Resultaten (und mit den Thierversuchen von Frank selbst) auffallend übereinstimmt. Bei den Praktikern sind die üblen Zufälle der Eisen-Therapie so gut bekannt, dass gewisse Zustände geradezu als Contraindicationen normirt sind: Fieber, Neigung zu Blutungen, gichtische Diathese, Gefässerkrankung, Epilepsie, Nierenveränderungen, Verdauungsstörungen etc. Diese verschiedenen üblen Begleiterscheinungen der Eisentherapie, die wohl auch in manchen Fällen nach dem Grundsatz des post hoc ergo propter hoc fälschlicher Weise dem Eisen zugeschoben worden sind, finden sich in jedem Lehrbuch der Arzneimittellehre zusammengestellt.

§ 37. Nickel. Ni.

I. Das Nickel hatte bis vor kurzem für den Toxikologen nur theoretisches Interesse. Durch den vielfachen Gebrauch desselben zu Koch und Essgeräthen und durch die Verwendung der Salze in galvanoplastischen Anstalten hat diese Untersuchung jetzt auch praktische Bedeutung.

II. Nickel wirkt in passender Verbindung subcutan und intravenös gegeben schwer giftig: als die geeignetste Form hiefür ist eine Lösung von saurem citronensaurem Natrium verwendet, in der kohlensaures Nickeloxydul bis zur Sättigung eingetragen ist. Der Verlauf der Vergiftung ist bei nicht zu grossen Mengen oft über Tage protrahirt bis zum endlichen letalen Ausgang. Die Hauptwirkung ist auf das Nervensystem gerichtet: zuerst Schwäche, Appetitlosigkeit, Müdigkeit, dann Krämpfe, endlich schwere Lähmung, in der die Thiere zu Grunde gehen. Die Krämpfe, die besonders deutlich bei langsamer verlaufender Vergiftung hervortreten, zeigen den verschiedensten Typus: Zucken einzelner Muskelgruppen, Zittern des ganzen Körpers, Bewegungen wie bei Paralysis agitans, wie bei

Chorea, auch Tetanus und Opisthotonus mit nachfolgenden klonischen Krämpfen (Epilepsie-artig) kommen vor. Die Reflexerregbarkeit ist ausgesprochen erhöht. So bei Kaninchen, Hunden, Katzen. Bei Tauben, Ratten, Meerschweinchen treten die Lähmungserscheinungen fast allein hervor. — Weiter zeigen sich, oft gleich zu Anfang: Erbrechen, nicht allemal Durchfall, selten Speichelfluss: die erbrochenen Massen sind sehr übelriechend (Magensaftabsonderung ist nicht geprüft). — Der Blutdruck sinkt bei grossen Gaben sofort ab und bis zum Tode weiter: auf kleinere Mengen steigt er nach dem ersten Absinken wieder an, um darnach erst continuirlich abzufallen. Der Herzmuskel selbst ist nicht wesentlich alterirt: es handelt sich wahrscheinlich um langsam eintretende Lähmung des vasomotorischen Centrums. — Das intravenös injicirte Nickel erscheint zum Theil im Harn, reichlich in den Fäces: auch in der Galle ist es nachweisbar. Die quantitative Vertheilung auf diese Ausscheidungswege ist nicht eruirt. Sektion ergiebt Magen- und Darmstörungen (verbreitete Entzündung, oft Extravasate), keine oder nicht stark ausgesprochene Erweiterung der Unterleibsgefässe. Blut dunkel, flüssig. — Die vergiftenden Mengen sind nicht hoch: Kaninchen starben von 10 mgr NiO pro Kilo, Katzen von 10 mgr, Hunde scheinen wesentlich grössere Gaben zu bedürfen (Stuart: A. e. P. Ph. 18. 1884. pag. 151). —

III. Bei innerlicher Darreichung werden kleine Mengen ohne Störung ertragen, während grössere Quantitäten der leicht löslichen also ätzenden Salze bald gastroenteritische Erscheinungen machen, zu denen auch allgemeine Symptome hinzutreten. Grosse Gaben dieser Salze können natürlich tödtliche Vergiftung erzeugen: (1,0 $NiCl_2$ bei Kaninchen Broadbent). — Die Frage nach Giftwirkungen kleinerer innerlich genommener Nickelmengen hat besondere praktische Bedeutung desshalb, weil Nickelgeschirre jetzt in ökonomische Verwendung vielfach eingeführt sind. Solche Geschirre werden aber von Säuren ziemlich stark angegriffen. So haben 2 und 4procentige Essigsäure und Milchsäure (500 cm^3) aus reinem Nickelgeschirr kalt in 24^h gegen 30 mgr Ni gelöst, die heissen Säuren schon in 3 Stunden etliche 20 mgr (Rohde). Birnbaum gibt an, dass 250 cm^3 eines 3½procentigen Essigs mit 0,5 NaCl versetzt in 1stündigem Kochen schon 0,95 Ni gelöst hatten: dieselbe Flüssigkeit kalt in 24^h 74 mgr Ni. Die Reinheit des Metalls ist natürlich für die Menge des gelösten von ausschlaggebender Bedeutung. —

Umfängliche Fütterungsversuche sind von Riche und Laborde angestellt: Meerschweinchen und Hunde haben monatelang täglich 0,05 $NiSO_4$ pro Kilo ohne jede Schädigung ertragen, die doppelte Menge machte nur Appetit- und Verdauungsstörungen, die dreifache Diarrhoen und Erbrechen, welche Erscheinungen sofort mit dem Aussetzen des Mittels verschwanden. Ein Hund bekam in 160 Tagen zusammen 100,7 $NiSO_4$ (21,35 Ni): es stellten sich ein: Erbrechen, Diarrhoen, Temperaturabfall, Schwäche, schlechte Herzaktion, welche Symptome nach dem Weglassen des Giftes glatt zurückgingen. Man fand später in dem Thier keinerlei Organstörung: Ni wurde in den einzelnen Geweben nur zu 1 bis 2 mgr gefunden: nur die Leber enthielt 8 mgr. Es sind nach diesen Erfahrungen die meisten Autoren der Meinung, dass Nickel-Geschirre ohne Schaden verwendet werden können: einzelne Hygieniker wollen (mit Recht) stark saure Speisen nicht darin gekocht haben. — Ein wichtiges Beweisstück zur Ungiftigkeit der Nickelgeschirre liefert folgende Angabe (Rohde: Archiv f. Hyg. 9. pag. 349): „Seit 5 Jahren sind in unserem Hause Nickelkochgeschirre in beständigem Gebrauch: dieselben dienen auch ausschliesslich zum Einmachen von Früchten aller Art . . . Trotz alledem wüsste ich über keine einzige Störung in unserem Wohlbefinden zu berichten.“

Eine andere Auffassung über chronische Nickelvergiftung — die in Journal-Aufsätzen und auch in Lehrbüchern vertreten wird — finde ich nach dem jetzigen Stande unserer Kenntnisse nicht berechtigt. Nach neueren Mittheilungen sind auch die Hygieniker in Oesterreich, woselbst Nickelgeschirre verboten sind, jetzt schon anderer Meinung als früher.

Literatur:

Geerkens, Fr.: Dissertation, Bonn 1883. (Literatur!)
Stuart: A. e. P. Ph. 18 (1884), pag. 151 und Schulz:
Birnbaum: Dinglers polyt. Journal, 5. R. 49. B., 249, pag. 515 u. 250 (5. R. 50. B.) (1883) pag. 421.
Broadbent: bei Stuart citirt: therapeut. Verwendung!
Riche (und Laborde): Journal de Pharmacie et de Chimie 17 (1887—88), pag. 1, 97 und 604.
Rohde: Arch. Hyg. 9. (1889), pag. 331.

§ 38. Cobalt. Co.

Ueber Cobalt hat Stuart (A. e. P. Ph. 18 [1884] pag. 151) gelegentlich seiner Untersuchungen über Nickel Versuche angestellt und behauptet daraufhin die vollständige Uebereinstimmung der Co-Wirkungen mit denen des Nickels. Charakteristisch für die allgemeine Co-Vergiftung ist eine eigenartige braune Verfärbung des Harns, die durch eine Co-Verbindung von noch nicht bekannter Struktur bedingt ist: letztere lässt sich durch Bleiacetat zum Theil ausfällen: auch mit der phosphorsauren Ammon-Magnesia fällt sie nieder. — Aeltere Angaben über Giftwirkung von Co-Verbindungen sind wegen häufigen Arsengehaltes dieser Präparate vorsichtig aufzunehmen. Die Smalte (ein durch Cobaltoxydul blau gefärbtes Glas mit etwa 6 bis 7 procent CoO) enthält nur Spuren von Arsen. — Die löslichen Co-Salze haben natürlich Aetzwirkungen (Erbrechen etc.) wie die aller verwandten Metalle. —

§ 39. Mangan. Mn.

I. Als Manganwirkungen sind hier die Wirkungen der gewöhnlichen Salze (Oxydul- und Oxydstufe) beschrieben. Die Salze der Uebermangansäure sind als Sauerstoff abgebende Verbindungen an anderer Stelle abgehandelt. § 68.

II. Mangan ist wieder in passender Verbindung direkt in den Kreislauf gebracht, ein sehr schweres Gift. — Die löslichen Salze (z. B. schwefelsaures Oxydul) wirken ätzend. — Von kleinen Mengen der gewöhnlichen Mn-Verbindungen wird vom Darm-Tractus aus gar nichts oder nur minimale Mengen von Mn zur Resorption gebracht. —

III. Zur allgemeinen Mangan-Vergiftung ist von Kobert (A. e. P. Ph. 16 pag. 361) und von Cohn (A. e. P. Ph. 18 pag. 129) das citronensaure Mangan-Natrium verwendet worden. [Frisch gefälltes $MnCo_3$ in möglichst wenig citronensaurem Natrium zu neutraler Lösung gelöst.] Marti und Luchsinger haben das schwefelsaure Manganoxydul gebraucht (Centralblatt 1883 pag. 673, Marti Diss. Zürich 1883). Laschkewitsch (Centralblatt 1866 pag. 369) das citronensaure und milchsaure Mangan. Bei Fröschen werden durch kleine Gaben subcutan zuerst nur die willkürlichen Bewegungen suspendirt: grössere Mengen machen diastolischen Herzstillstand: Rückenmark, periphere Nerven und Muskeln werden erst spät ergriffen. — Säugethiere sind verschieden empfindlich. Als minimal letale Dosis wird angegeben für Hunde 6—8 mgr, für Katzen 8—9 mgr, für Kaninchen 12—13 mgr, für Meerschweinchen 28—30 mgr. Bei den Pflanzenfressern treten die Erscheinungen auf grosse Gaben erst nach einigen Stunden auf: schwere epileptiforme Krämpfe, die rasch tödten. Kleinere Gaben machen Durchfall, Mattigkeit, Sinken der Temperatur, Abnahme der Reflexe, zunehmende Lähmung bis zum Tode. Bei Hunden und Katzen kommt bald nach der Injektion anhaltendes schweres Erbrechen, vollständige Nahrungsverweigerung (auch auf nicht letale Gaben). Nach und nach stellt sich Durchfall ein: Krämpfe fehlen. — Bei Hunden gibt Kobert ganz akuten Icterus als Wirkung der Mangan-Vergiftung an. Marti und Luchsinger beschreiben als regelmässigen Befund schwere Darm-Veränderungen (Entzündung), die Kobert nur ausnahmsweise gesehen hat. — Der Blutdruck sinkt wegen fortschreitender Lähmung des vasomotorischen Centrums: der Herzmuskel (cf. Marti l. c. pag. 12) wird erst später ergriffen. — Bei mehrtägiger Vergiftung wird der Icterus immer deutlicher: dabei hochgradige Apathie der Thiere. Als weitere Folge der subakuten-allgemeinen Mangan-Vergiftung beschreibt Kobert entzündliche Störungen der Nieren, die bei etwas längerem Bestand zu dauernden Veränderungen führen können. — Das im Blute enthaltene Mangan ist nur im Serum, nicht in den Körperchen nachweisbar. —

IV. Bei interner Darreichung grosser Mengen der gewöhnlichen Mn-Salze tritt schwere Magen- und Darm-Entzündung auf. Mn ist darnach in Harn und Galle gefunden worden (Wichert: Dissert., Dorpat 1860).

V. Vorsichtige interne Darreichung stark verdünnter Lösungen führt nach den übereinstimmenden Angaben von Kobert und Cahn zu keiner Resorption: ein durch 3 Monate mit Mn gefüttertes Kaninchen enthielt in Leber und Nieren gar kein Mangan. Bei einzelnen Thieren war es spurenweise im Harn enthalten. —

§ 40. Aluminium. Al.

I. Die Thonerdepräparate, die bis vor Kurzem fast nur wissenschaftliches Interesse für den Toxikologen hatten, haben in der neueren Zeit eine reiche Literatur aufzuweisen, seit mit der Verwendung des Aluminiums zu Hausgeräthen (Trinkflaschen!) die wichtige Frage aufgeworfen wurde, ob aus hygienischen Rücksichten diese Verwendung des Aluminiums statthaft sei.

II. Das am meisten in der Technik verwendete Thonerdepräparat, der Alaun $AlKa(SO_4)_2 + 12H_2O$, der als solcher wie im krystallwasserfreien Zustand (alumen ustum) in der Medicin, ausserdem vielfach in der Färberei gebraucht wird, hat einige Male durch Verschlucken grosser Mengen zu schweren Aetzvergiftungen geführt. Brennende Schmerzen, anhaltendes Erbrechen, starker Durst, daneben Muskelzuckungen, Fiebererscheinungen waren die Symptome der meist günstig endigenden Fälle. In einem tödtlich verlaufenen Fall (Riquet: Journal Pharm. et Chim. 18 [1873] pag. 333) wird noch Angstgefühl und Temperaturherabsetzung bei der Symptomatologie erwähnt (Zusammenstellung der Casuistik bei Siem: Dissert. Dorpat 1886).

III. Applicirt man ein Aluminiumpräparat, das weder mit Eiweiss noch mit Alkali Fällung gibt, einem Thiere subcutan oder intravenös, so zeigt sich auch das Aluminium von hoher Giftigkeit für den thierischen Körper. Diese Wirkungen sind von Siem (Dissertation, Dorpat 1886) studirt: verwendet wurde ein Doppelsalz von milchsaurem Aluminium-Natrium (Darstellung l. c. pag. 15). Frösche starben von 20 bis 30 mgr Al_2O_3, Warmblüter (Kaninchen, Hunde, Katzen) von 0,15 bis 0,3 Al_2O_3 pro Kilo: eine grosse Dosis wirkt energischer als mehrere vertheilte kleinere Gaben. Bei Fröschen folgt auf anfängliche grosse Unruhe durch mehrere Stunden scheinbar völliges Wohlbefinden. Dann nimmt allmählig die Reflexerregbarkeit ab, die Lähmung wird immer deutlicher, die Respiration steht zuerst still, dann auch das Herz. Muskeln und Nerven sind noch Stunden nach dem Tode erregbar. Bei Säugethieren verläuft die Vergiftung ausserordentlich langsam (1 bis 4 Wochen je nach der Dosirung). In den ersten Tagen scheinbar völliges Wohlbefinden: dann Appetitlosigkeit, sich allmählig steigernd bis zur völligen Nahrungs-Verweigerung: meist schwere Obstipation, nur in einzelnen Fällen gegen das Ende mit dünnflüssigen Entleerungen abwechselnd. Auch Erbrechen tritt manchmal auf. Sehr bald kommt hochgradige Abmagerung. — Die Thiere sind matt, träge, theilnahmslos, die Sensibilität wird immer mehr herabgesetzt, auch die Beweglichkeit leidet schwer: eigenartige Zwangsbewegungen, auch Zuckungen und Krämpfe stellen sich bei den Gehversuchen ein. Die Kraftlosigkeit nimmt zu: die Thiere sind soporös und ganz empfindungslos, die Temperatur sinkt unter 32°. Die Thiere starben entweder ohne jedes auffallende Zeichen oder zuletzt durch Athmungslähmung (leichte Krämpfe). Auch Parese des Unterkiefers, der Zunge, der Gaumenmuskulatur ist beobachtet. Der Blutdruck sinkt im Laufe der Vergiftung immer tiefer. — Die Sektion ergibt Röthung und Schwellung der Intestinalschleimhaut, beginnende Verfettung von Leber und Niere. — Die subcutan vergifteten Thiere hatten Aluminium im Harn. — Es sei hier gleich bemerkt, dass es bei vierwöchentlicher Fütterung mit dem Al-Präparat nicht gelungen ist, von der Darmschleimhaut aus zu vergiften. Nur Diarrhoen wurden von grösseren Gaben (0,1 Al_2O_3 täglich) beobachtet. — Im Harn war nie Al nachzuweisen. —

IV. Die Frage, ob andauernde Zufuhr kleiner Mengen von Thonerde mit den Speisen zu einem chronischen Vergiftungszustand führen könne, ist erst in neuerer Zeit aufgeworfen und diskutirt worden.

Den äusseren Anlass hiezu gab die Einführung des metallischen Aluminiums zu Trink- und Essgeräthen. — Die Thonerde galt bisher unbesehen für absolut harmlos und diese Meinung ist auch für die Bedingungen, um die es sich bei den gewöhnlichen ökonomischen Vorkommnissen handelt, unbedingt richtig.

Mit Speisen und Getränken wird unter gewissen äusseren Bedingungen fortgesetzt Thonerde (von Thieren, aber auch von Menschen) aufgenommen. Trinkwasser ist manchmal durch suspendirte Thonerde getrübt, an vielen grünen Pflanzentheilen, an Wurzeln, Knollen, Früchten, an den unreinen Händen der Arbeiter haftet Thonerde. Manche Pflanzen (Pilze) enthalten Thonerde, auch in Farben (Cochenille-Roth der Zuckerbäcker) ist solche enthalten. Es wird von Völkerschaften berichtet, die „Erde" essen. Niemand hat bei all diesen Gelegenheiten jemals von Vergiftung geredet. Dabei sei gleich die merkwürdige Thatsache erwähnt, dass es dem ausserordentlich verbreiteten Vorkommen der Thonerde gegenüber auffallen muss, dass die Asche der meisten Pflanzen fast frei von Al ist und dass dieses Metall im thierischen Körper bisher nicht hat nachgewiesen werden können. —

Eine weitere Gelegenheit zur chronischen Thonerdezufuhr ist die Darstellung von Brod mit Hilfe von alaunhaltigem Backpulver. Dieser in England und Belgien angeblich viel geübte Gebrauch findet abfällige Besprechung vom hygienischen Standpunkt aus nur durch einen Autor: Mallet (in chemical News 1888 ref. in Viertjschr. über Fortschr. Nahr. und Genussm. 1888), der Darmstörungen nach Aufnahme solchen Brodes beschreibt. Selbstverständlich können solche Folgen kommen, wenn unveränderter Alaun ins Brod übergeht. —

Sehr viel Thonerde nehmen in die Athmungs- (und auch Nahrungs-) Wege manche Arbeiter in Cement-Fabriken auf, wo oft dichte Staubwolken beim Umschaufeln, Verpacken u. s. w. entstehen. Cement enthält 6 bis 7% Thonerde. Es ist mir von specifischen Erkrankungen solcher Arbeiter nichts bekannt geworden. —

In der Medicin wurde Thonerde gelegentlich sehr vielfach innerlich und äusserlich verwendet, so Alaun, essigsaure Thonerde, schwefelsaure Thonerde, die neueren Präparate mit Salicylsäure etc. Ausser örtlichen Störungen (Aetzung, Obstipation, Verdauungsstörung) ist von resorptiven Wirkungen nichts bekannt geworden.

Auch aus der Technik, wo Thonerde so viel gebraucht wird (Färberei, Wasserdichten von Geweben etc.) ist von Klagen über Giftwirkung niemals etwas laut geworden.

V. Die Verwendung des metallischen Al zu Koch- und Essgeräthen (Feldflaschen!) hat den Anstoss zur Aufwerfung der Frage nach der chronischen Thonerde-Vergiftung gegeben. Diese Verwendung scheint aber jetzt aus technischen Gründen wieder abzukommen. Rücksichten der Vergiftungsgefahr stehen schon nicht mehr zur Diskussion. —

Im Uebrigen haben besondere Versuche von Plagge die absolute Unschädlichkeit der in Al-Geschirren verwahrten thonerdehaltigen Flüssigkeiten für Mensch und Thier dargethan. Ueber Weiteres siehe die Literatur: Ohlmüller und Heise: 8. Band. Arb. kais. Ges.-A. A. Plagge: 21. Bd. Deutsche militärärztl. Zschr. Göpel: Zeitschr. f. Instrkunde: 1892. Mylius und Rose: Zeitschr. f. In strkde. 1893 (letzte beide Untersuchungen aus physikalisch-technischer Reichsanstalt). Donath: Dingl. polyt. Journal 295 [1895] pag. 18 ff. etc.

VI. Nach den vorstehend beschriebenen Versuchs-Ergebnissen ist es nicht zweifelhaft, dass von den in den Darm-Tractus gegebenen Aluminium-Verbindungen nichts resorbirt wird. Die Angaben aber, die von den intravenös eingespritzten Aluminium-Doppel-Verbindungen Giftwirkung behaupten, sind richtig, wie ich bei Wiederholung der Siem'schen Versuche das auch bestätigt gefunden habe. Mir scheint hiefür die folgende Erklärung Aufschluss zu geben. Die Lösung, die Siem zur intravenösen Vergiftung benützt, das milchsaure Aluminium-Natrium, wird zwar nicht durch Eiweiss, auch nicht durch kohlensaures Natron, sie wird dagegen (langsam aber vollständig) durch phosphorsaure Salze gefällt. Es ist darum in der Blutbahn zur Fällung von phosphorsaurer Thonerde Veranlassung gegeben, oder aber es wird sich das Aluminium in lebenswichtigen Organen an die Phosphorsäure-Gruppe anbinden. In dieser Weise erkläre ich die Allgemein-Wirkungen. Mittels dieser Reaktion wird auch das auffallende Verhalten klargestellt, dass von den Thonerdepräparaten gar nichts aus dem Darm zur Resorption gelangt: es wird schon auf oder vielleicht auch in der Darm-Schleimhaut alle Thonerde als phosphorsaure Verbindung ausgefällt und festgehalten. — Die nähere Durchführung dieser Lehrsätze muss an anderer Stelle geschehen. —

§ 41. Beryllium. Be.

Das Beryllium, auf seine allgemein toxischen Wirkungen gleichfalls von Siem (Dissertation, Dorpat 1886) untersucht, erwies sich nach der Art der Wirkung der Thonerde sehr nahe stehend. Verwendet wurde das milchsaure und das weinsaure Natrium-Doppelsalz. Die Erscheinungen treten sehr unregelmässig auf, so dass Mengen, die bei dem einen Thiere tödtlich vergiftend wirken, bei dem anderen ohne alle Reaktion bleiben. Frösche zeigen von 20 bis 25 mgr BeO zunehmende centrale Lähmung, wozu erst spät auch Herzlähmung kommt. — Hunde und Katzen sterben (intravenös) von 4 bis 5 mgr BeO, Kaninchen von 8 bis 10 mgr.

Die Symptome kommen sehr langsam: Appetitverlust, Obstipation (selten blutige Durchfälle), heftiges Erbrechen, grosse Depression, Körpergewichtsabnahme und Temperaturabfall: nach und nach schwere Erschöpfungszustände, Unsicherheit der Bewegungen, auch choreaartige Krampfanfälle, vollkommene sensible Lähmung. In Sopor endlich (bei schlechter aber regelmässiger Herzthätigkeit) Tod: Harnmenge gering, enthält Eiweiss.

Mit Darreichung der Be-Verbindung in Milch (später durch die Schlundsonde) gelang es, Katzen auch per os tödtlich zu vergiften: die Thiere gingen in der zweiten Woche unter den geschilderten Erscheinungen zu Grunde.

§ 42. Chrom. Cr.

I. Chrom hat in all' seinen löslichen Verbindungen giftige Wirkung. Das grösste praktische Interesse hat für den Toxikologen die Chromsäure und ihre Salze. — Die Chromsäure, CrO_3, rothe rhombische Prismen, sehr leicht in Wasser löslich zu tief braunrother bis gelbrother Lösung, an feuchter Luft zerfliesslich, wird von den Aerzten als Aetzmittel (Anidroticum), in der technischen Chemie (Alizarinfabrikation) als Oxydationsmittel benutzt. Die Kaliumsalze Ka_2CrO_4 und $Ka_2Cr_2O_7$ (gelbes und rothes Kaliumchromat) können schon bei der fabrikmässigen Herstellung die Arbeiter schwer beschädigen; sie sind natürlich bei jeder unvorsichtigen Anwendung in der Therapie und im technischen Gebrauche von derselben deletären Wirkung. Auch das schwer lösliche chromsaure Blei (Chromgelb) wird beschuldigt, neben (chronischer) Bleiwirkung typische Chrom-Vergiftung gemacht zu haben. Eine Zusammenstellung der in der Literatur beschriebenen Chromat-Vergiftungsfälle ist in der Abhandlung von Pander (Kobert's Arbeiten 2. pag. 39 ff.) gegeben.

II. Alle löslichen Chromate wirken örtlich ätzend, am stärksten natürlich die freie Chromsäure. — Die unversehrte Epidermis greifen starke Lösungen der Chromsäure nur langsam an: doch wird die Epidermis benetzt und durchtränkt: es bleibt ein brauner trockner Fleck, der sich als Schorf abstösst. Bei etwas längerer Einwirkung gehen starke Lösungen durch die Epidermis hindurch und bedingen resorptive Wirkung. Die örtliche Brauchbarkeit (gegen Fussschweiss) wird durch Zerstörung der Schweissdrüsen erklärt! Es ist desshalb mit starken Chromsäure-Lösungen allemal die äusserste Vorsicht nothwendig. Wunde Stellen und Schleimhäute werden natürlich sehr energisch angegriffen. Merkwürdig ist die verhältnissmässig geringe Schmerzhaftigkeit. — Von Schleimhäuten (und wunden Stellen) wird die Chromsäure rasch resorbirt und es sind bei therapeutischer Anwendung kleiner Mengen wiederholt schwere, sogar tödtliche Vergiftungen vorgekommen, so dass eigentlich die Chromsäure gar nicht mehr für Behandlung der Schleimhäute von Aerzten verwendet werden sollte. Z. B. ein zerfallendes Carcinoma mammae wird mit CrO_3 in Substanz geätzt: nach wenigen Stunden Tod unter typischen Erscheinungen. — Die Vaginalportion wird mit Chromsäure geätzt und darnach ausgiebig abgespritzt: schwere Erkrankung!

III. Die chromsauren Alkalien wirken auf die Fabrikarbeiter (Pulvern, Verpacken ...) äusserlich sehr schwer schädigend ein. Als Folgen werden beschrieben: hartnäckige tiefgehende Geschwüre in der Nase mit Perforation des Septum narium; Geschwüre in Mundhöhle und Rachen, die syphilitischen Geschwüren sehr ähnlich sehen und bei Fortdauer der Beschäftigung ebenso langwierig sind: Ulcera am Penis, am Scrotum, an den Schenkeln, an Händen und Armen, die einen sehr bösartigen Charakter annehmen. Auch an der Bindehaut des Auges und in den Luftwegen sind ulceröse Processe beobachtet. Die äussere Haut zeigt ekzematöse, impetiginöse, psoriatische Flecken, die zu richtigen chronischen Hauterkrankungen führen können.

IV. Die chromsauren Alkalien werden von den Schleimhäuten rasch resorbirt und erzeugen ein schweres akutes Vergiftungsbild, das in gleicher Weise nach jeder Resorptionsstelle sich ausbildet und in schweren Magen-Darmerscheinungen, tiefem Collaps, Nierensymptomen besteht, die in wenigen Stunden zum Tode führen können. Uebelkeit, Erbrechen von gelben, später von blutig tingirten Massen, diarrhoische, selbst blutige Stühle, hochgradiges Durstgefühl, starker Verfall, schwere Angst, enorme Leibschmerzen, kleiner elender, beschleunigter Puls. (Cholera-Bild.) Bald kommen auch Schmerzen in der Nierengegend: es wird ein spärlicher, reichlich Eiweiss und Cylinder, auch Blutkörperchen und Blut enthaltender Harn entleert. Nach und nach werden die Patienten apathisch, ganz bewusstlos, die Temperatur fällt, die Athmung wird sehr schlecht und unregelmässig, zuweilen vor dem Tod noch Krämpfe. Tritt der Tod erst gegen Ende des ersten Tages ein, so kann schon als Zeichen der schweren parenchymatösen Erkrankung der Leber (fettige Degeneration) Icterus sich einstellen, welche Veränderung auch bei den subakut verlaufenden Fällen deutlich hervortritt. Ueber die Menge der chromsauren Alkalien, die akute Vergiftung verursacht, lauten die Angaben ziemlich übereinstimmend dahin, dass schon einige Decigramme (0,2) sehr bedenkliche, unter Umständen lebensbedrohende Symptome machen können. —

V. Das Chromgelb (chromsaure Blei), das ziemlich häufig als gelbe Deckfarbe gebraucht wird, verdient eine besondere Besprechung (siehe Blei). Es sind eine Reihe von Vergiftungen damit beschrieben, bei denen die Betheiligung der beiden Componenten an der Totalwirkung nicht immer klar ist. Nach einem öfter in den Lehrbüchern wiederholten Bericht sollen zwei Kinder, die zusammen nicht über 2 cgr Chromgelb in einer Tragantmasse genommen hatten, am zweiten und fünften Tag gestorben sein (Linstow: Vjahrschr. f. ger. Med. N. F. 20 [1874] pag. 60). Wenn in diesem Referat alle Einzelangaben sicher zutreffen, so hat es sich dabei um eine ganz aussergewöhnlich hohe Empfindlichkeit gehandelt: in 1 cgr CrO_4Pb sind 1,6 mgr Cr oder 3,6 mgr CrO_3. Das sind aber keine tödtlichen Mengen, auch nicht für ein Kind nach den vielfachen Erfahrungen, die wir aus der innerlichen therapeutischen Anwendung der Chromsäure besitzen. — Eine chronische Massenvergiftung durch Chromgelb, das einer Teigmasse zugesetzt war, wurde in Pensylvanien beobachtet (Pander: l. c. Nr. 43, pag. 50): 13 Personen gingen zu Grunde. Hier deuten in der That die Symptome auf Wirkungen des Chroms und des Bleies. Nausea, Erbrechen, Leibschmerzen gehören der Chromsäure zu, heftige Convulsionen, unter denen in einzelnen Fällen der Tod erfolgte, sind typisch für die schwere Erscheinungsform des Saturnismus chronicus. In solchen Vergiftungsfällen, bei denen nur sehr kleine Mengen Chromgelb durch lange Zeit fortgesetzt zur Aufnahme gelangen, bildet sich der typische Symptomencomplex der chronischen Bleivergiftung aus. Auch in Fütterungsversuchen bei Thieren hat man dasselbe gesehen.

VI. Der Sektionsbefund akuter Chromsäure-Intoxikationen weist die Zeichen schwerer Entzündung an Magen und Darm auf (Hyperämie, Schwellung, braunrothe Injektion, Ekchymosirung, beginnende Geschwürsbildung. Leber, Herzmuskel fettige Degeneration. In den Nieren hauptsächlich Veränderungen an den Epithelien der Tubuli contorti und der Henle'schen Schleifen. Bei länger dauernder, wiederholter schwerer Intoxikation wird auch das interstitielle Gewebe in typischer Weise verändert, so dass Nierenschrumpfung bei manchen Autoren als die meist zu befürchtende Folgeerscheinung der chronischen Chromsäure-Vergiftung gilt. Auch in der Harnblase hat man Entzündungs-Symptome und Ekchymosen gesehen, ebenso am Endocardium und Pericardium. Priestley (J. of A. a. Physiol. 11. 1877 pag. 285) gibt das Blut als Methämoglobin-haltig an: das ist jedenfalls ein seltenes Vorkommniss. — Ueber die anatomischen Störungen siehe noch Kabierske: Dissertation, Breslau 1880. Pander: l. c. Gergens A. e. P. Ph. 6 pag. 148 etc. etc.

VII. Eine sehr schwierige Frage ist die, ob es eine chronische allgemeine Vergiftung durch Chromsäure-Präparate gibt. Gelegenheit zu dauernder Aufnahme ist in chemischen Fabriken, durch die Benützung chromhaltiger Gebrauchsgegenstände (Farben, gelber Nähfaden etc.) und durch die therapeutische Anwendung gegeben. Chromsäurepräparate sind eine Zeit lang als Heilmittel empfohlen und auch wirklich gegen Syphilis verwendet worden (Güntz' Chromwasser: eine Auflösung von $Ka_2Cr_2O_7$ in CO_2 haltigem Wasser); bis zu 20 mgr des rothen chromsauren Kalium wurden in 1 Tag genommen. Von grösseren Gaben, über 30 mgr, wurden auch Intoxikationssymptome gesehen: doch wird angegeben, dass mit Aussetzen des Mittels die Erscheinungen verschwunden seien. — Erwähnt sind schon die Haut- und Schleimhaut-Affektionen der Arbeiter in Chromsäure-Fabriken: aber das sind die Folgen örtlicher Aetzung. Die Veränderung, die nach den Studien von Kabierske, Pander, Gergens hauptsächlich zu befürchten wäre, Schrumpfniere, ist meines Erachtens als sichere Folge der chronischen Chromsäure-Vergiftung nicht erwiesen. Vergleichende statistische Mittheilungen über den Gesundheitszustand der Arbeiter solcher Fabriken, die in getrenntem Betriebe Chrom- und andere Präparate herstellen lassen, kenne ich nicht. Ein Bericht über die „Amtliche Mittheilungen aus den Jahresberichten der mit Beaufsichtigung der Fabriken betrauten Beamten für das Jahr 1890“ (Berlin 1891, Bruer) in der Chemiker-Zeitung 1891 Nr. 99 pag. 1816 besagt, dass in einer solchen Fabrik auf die Bauhandwerker 4,2, auf die Fabrikarbeiter 4,7 Krankheitstage fürs Jahr treffen — eine sehr günstig zu deutende Angabe. — Von specifischen Krankheitssymptomen wird bei der sonstigen Verwendung von Chrom-Präparaten nichts erwähnt. — Es scheint drum nach Allem doch die grössere Wahrscheinlichkeit für die Richtigkeit der Meinung herauszukommen, dass beim Menschen bisher eine chronische allgemeine Chrom-Vergiftung nicht sicher beobachtet ist und dass die zweifellos zuweilen gesetzten Nierenstörungen (wie z. B. auch bei der allgemeinen akuten Sublimat-Vergiftung) wieder ad integrum sich restituiren können (vide Leopold in Viertjsch. f. ger. Med. 27 pag. 29). Dem gegenüber ist nun allerdings besonders hervorzuheben, dass Viron chronische Chromsäure-Vergiftung bei Thieren erzeugt und folgendermassen beschrieben hat: Die Symptome beginnen erst nach 3—4 Monaten: die Thiere magern ab: Bewegungsstörungen und Hyperästhesien erscheinen: auf der Haut tiefgehende Ulcera. Conjunctivitis suppurativa. Epileptiforme Anfälle: schwere Kachexie, in der zuletzt der Tod eintritt. (Viron: Contrib. à l'étude de prépar... chromées. Thèse Paris 1885 cit. bei Pander: l. c. pag. 8 u. pag. 35.) — Dieses Symptomenbild lässt in manchem die oben geschilderten

Erscheinungen wieder erkennen, so dass doppelte Sorgfalt auf die Arbeiter in Chromfabriken bis zur definitiven Klärung der aufgeworfenen Frage zu nehmen ist.

VIII. Die Ausscheidung der Chromsäure erfolgt hauptsächlich im Harn, auch theilweise durch den Darm (und durch die Galle?). Sie geschieht rasch, so dass der Organismus bald frei von dem Gifte wird. In den ersten 8 Stunden werden nach Viron schon gegen 60 % wieder ausgegeben: 4 Tage nach der Aufnahme sind nur noch Spuren in Harn und Fäces nachzuweisen. Aug. Mayer (Wien. medic. Jb. 1877 pag. 139) hat nach subcutaner Application Chrom gefunden in: Leber, Nieren, Herz, Blut, auch im Schleim des Dünndarms. Im Harn wurde Chromsäure, im Koth Chromoxyd gefunden. Es ist sehr wahrscheinlich, dass die Reduktion der Chromsäure erst im Darm, wo ja Wasserstoff-Entwicklung immer vorkommt, geschieht. Doch ist nach subcutaner Application von Chromsäure an der Einstichstelle Chromoxyd nachgewiesen worden.

IX Ueber die Giftigkeit der Chromoxyd-Verbindungen war bei den betheiligten Autoren die Meinung immer die, dass deren Toxicität sehr gering sei: einzelne Autoren haben die gewöhnlichen Chromoxyd-Verbindungen (Chromalaun, Chromoxydsulfat, Chromoxydhydrat) geradezu als ungiftig bezeichnet (Literatur bei Pander: l. c. pag. 1). Die Frage ist jetzt dahin geklärt, dass Chromoxyd zwar giftig ist, aber in viel geringerem Grade als Chromsäure. Pander macht (l. c. pag. 27) die folgenden Angaben: die letale Dosis pro Kilo beträgt beim Frosch 60 bis 90 mgr Chromat, 450 bis 570 mgr Chromoxyd, beim Warmblüter 5 bis 30 mgr Chromat, 500 bis 3000 mgr Chromoxyd. — Pander verwandte passende Doppelverbindungen mit organischen Oxysäuren, zumeist das milchsaure Chromoxyd-Natron. Die anatomischen Veränderungen sind im Wesentlichen dieselben wie die von der Chromsäure erzeugten, nur verlaufen sie sehr langsam bei fortgesetzter Zufuhr mittlerer Mengen, so dass sich folgendes Vergiftungsbild herstellt: zunehmende Abmagerung, Schwäche, Anämie, Harnveränderungen (chronische Nephritis), gegen Ende Durchfälle. Jede Art von Application des Giftes (subcutan, stomachal etc.), das natürlich tagtäglich fortgesetzt gegeben werden muss, macht dieselben Erscheinungen: die Dauer der Vergiftung beträgt bei mittleren Dosen von 4 bis 20 Tagen. — Die chemische Untersuchung wies rasche Ausscheidung des wesentlichsten Antheils des Chromoxydes durch den Harn nach. Die quantitative Bestimmung zeigte bei einem in Agone getödteten 5 Kilo schweren Hunde, der binnen 5 Stunden über 12 gr Cr als milchsaures Chromoxyd-Natron intravenös erhalten hatte: das meiste Cr im Harn (72 %), dann folgt die Leber mit 2,4 % (auch die Galle enthält Cr), sehr wenig war im Verdauungs-Tractus (2 bis 3 %), noch weniger im Blute. — Diese rasche Elimination lässt vorderhand den Schluss zu, dass von kleinen Mengen von Chromoxyd-Verbindungen beim Menschen wahrscheinlich nichts besonderes Nachtheiliges gesehen werden wird. Thatsächlich ist auch von Chromoxyd-Vergiftungen beim Menschen in der Literatur nichts bekannt, ja Pander erwähnt, dass man Chromoxydhydrat als Heilmittel an Stelle des Magisterium Bismuthi empfohlen habe. —

Ich habe selbst mit Chromoxyd nicht experimentirt: doch scheint mir der Gedanke der Prüfung werth, ob nicht ein kleiner Antheil des Oxydes im Organismus in CrO_3 verwandelt wird und ob nicht dieser Letzteren die nach Chromoxyd gesehenen Störungen zukommen.

§ 43. Thallium.

Das Thallium, ein von den Chemikern an verschiedenen Stellen des Systems eingereihtes Metall, das einwerthig und dreiwerthig mit anderen Elementen sich verbindet, ist neuerdings von Luck (Dissert. Dorpat 1891) und Curci (Ann. di Chim. 1895. ref. Virch. Jber. 1895. I. pag. 346), früher schon von Marmé (Göttinger Anz. 1867) und Blake (C. R. 111 [1891] pag. 57) auf seine Giftwirkungen untersucht. Uebereinstimmend wird die bald eintretende Herzwirkung angegeben (Verlangsamung, Abschwächung, Stillstand in Diastole, der durch andere Agentien nicht mehr aufgehoben werden kann), nach Curci bei Warmblütern anfänglich enorme Blutdrucksteigerung mit starker Verlangsamung, der bald Erschöpfung und Stillstand folgt. Bei Fröschen zeigen sich ausser den Herzstörungen noch: Schwäche, Lähmung der Sensibilität und Motilität, Aufhebung der Athmung. Bei Warmblütern kommt Mattigkeit, Erbrechen, Durchfall, Muskelschwäche, Collaps. Bei der Sektion findet man starke Gefässinjektion, Hämorrhagien der Intestinalschleimhaut, beginnende Nephritis: so Luck. — Curci dagegen lässt die Warmblüter an Herztod (durch Ueberanstrengung) sterben. — Während Luck nach den toxischen Wirkungen das Thallium zu den Schwermetallen gestellt sehen will, reiht es Curci lieber dem Ka und Rub an (?). — Blake will verschiedene Wirkungen von den Thall.-Oxydul- und Oxydverbindungen gesehen haben (letztere viel giftiger), was Curci für Frösche wenigstens nicht zugibt. — Luck hat in Leber, Nieren, Milz viel Thall. gefunden: Marmé konnte es spektralanalytisch überall nachweisen, besonders reichlich gibt er den Gehalt in der Muskulatur an.

§ 44. Gold. Aurum. Au.

I. Die löslichen Goldverbindungen sind giftig: doch sind Intoxicationen damit höchstens bei Gelegenheit der therapeutischen Verwendung vorgekommen. Von Beschädigung der Arbeiter bei Gewinnung und Verarbeitung des Goldes ist nichts bekannt geworden: ebensowenig bei der Beschäftigung mit Goldpräparaten (Cassius Purpur) zur Färbung von Glasflüssen und bei der Porcellan-Vergoldung. Das von Photographen verwendete Goldchlorid und das zur galvanischen Vergoldung benutzte Cyangold kann wohl bei unglücklichen Zufällen Intoxikationen machen. Am meisten Beachtung verdient aber das Gold wegen der therapeutischen Benützung. Diese, früher sehr im Schwung, hat zwar abgenommen, doch tauchen immer wieder neue Empfehlungen (gegen nervöse Leiden der verschiedensten Art, gegen Syphilis, in Amerika gegen Tuberkulose etc.) auf. Aus diesem Gesichtspunkt hat die Toxikologie des Goldes auch praktisches Interesse.

II. Die ältere Literatur über Thierversuche ist zum Theil bei Aronowitsch (Dissert. Würzburg 1881) zusammengestellt, der selbst neue Thierexperimente gemacht hat. Darnach wirkt das Gold in passenden Doppelsalzen (Auro-Natrium chloratum, Auro-Natrium sulfurosum und subsulfurosum mit 46,6, 66,1 und 52,5 procent. Au), subcutan erst in grösseren Gaben bei Fröschen deutlich vergiftend: 0,05 selbst 0,08 des Chlorides blieben manchmal ohne alle Wirkung oder diese zeigte sich erst nach Tagen. Die sicher tödtliche Gabe ist 0,1: die Erscheinungen kommen um so schneller, je grösser die Dosis und bestehen in Lähmung, an den hinteren Extremitäten beginnend und allmählig aufsteigend (Abnahme der Reflexerregbarkeit und der Herzthätigkeit). Bei Kaninchen beträgt für akute Vergiftung die letale Dosis bei subcutaner Application 1,0, intravenös 0,3 des schwefligsauren Doppelsalzes: es zeigt sich aufsteigende Lähmung, Temperaturabfall; Abnahme von Respiration und Herzaktion (nach vorausgegangener Beschleunigung): bei zunehmender Parese und Athmungsbehinderung Tod unter tetanischem Anfall. — Kleine Gaben täglich intern applicirt hatten keine Wirkung: 0,1 aber länger gegeben bringt schon nach einigen Tagen Appetitverminderung, Abnahme des Körpergewichtes, Diarrhoen, Sinken der Temperatur, Lähmung, Athmungsverlangsamung, Tod. — Die Sektion ergab bei den akut getödteten Thieren Lungenödem, bei den chronisch vergifteten: fettige Degeneration der Leber, Hyperämie (und degenerative Prozesse?) der Nieren, Entzündung der Luftwege und des Darmtractus. Aronowitsch nimmt Ausscheidung (neben anderen Stellen auch) auf die Respirationsschleimhaut an. — Bei den älteren Autoren galt Speichelfluss (ohne Ulcera) als charakteristische Theilerscheinung der Goldvergiftung. — Dass Gold nach Darreichung der verschiedensten Präparate im Harn erscheint, war übereinstimmende Lehre der älteren Toxikologie (siehe z. B. Husemann: Toxikol. pag. 866). Wenn Mayençon und Bergeret (Journ. A. et Physiol. 1873, ref. Centrbl. 1873, pag. 603) angeben, bei einem Patienten der täglich 0,1 $AuCl_3$ in Pillen nahm, kein Gold im Harn gefunden zu haben, so liegt das wohl in ihrer Methodik (organische Gold-Verbindung!). Auch Dragendorff (Ermittelungen pag. 418) konnte bei einem Hunde schon einige Stunden nach der Darreichung Gold im Harn nachweisen. — Dass die Verschiedenheit in den Befunden durch die Annahme der Darreichung von ätzenden und nicht ätzenden Mengen zu erklären sei, ist mir ganz unwahrscheinlich.

Dragendorff macht für die Diagnose noch auf die eigenartige Braunfärbung der Mundhöhle, des Oesophagus und des Magens aufmerksam, die er durch Deposition von Gold an diesen Stellen erklärt (metallisches Gold oder Albuminat?) und in Analogie mit der eigenartigen Braunviolettfärbung setzt, die die Epidermis der Finger beim Arbeiten mit Goldpräparaten annimmt. — Von Einzelwirkung des Goldes sei kurz erwähnt, dass Thomson (St. Petersb. med. Wschr. 1887) in Durchströmungsversuchen Erweiterung der Gefässe gesehen haben will.

III. Goldchlorid war einmal in der Therapeutik als Aetzmittel gebraucht. Auch über allgemeine Vergiftung berichtet die ältere Literatur (z. B. Husemann: Toxik. pag. 865). Gelegentlich der therapeutischen Anwendung soll von 0,2 bis 0,25 Knallgold (Goldoxydamid?) unter Leibschneiden, Durchfall, Ohnmachten, Convulsionen der Tod eingetreten sein. Man ist jetzt mit den Gaben vorsichtiger geworden (indess ist die Maximalgabe unseres Arzneibuches 0,2 Auro-Natrium chloratum pro die entschieden zu hoch!). Die neue Literatur berichtet über Medicinal-Vergiftung wenig mehr. In einem Referat über die Guy's Hosp. Reports in London (Citat?) sind als chronische Intoxikations-Erscheinungen: Nierenstörungen, Mundhöhlen- und Bronchial-Veränderungen, Fieber angegeben. — Es ist nach Allem, was wir wissen, nicht wahrscheinlich, dass es eine chronische Goldvergiftung beim Menschen gibt: die aufgenommenen Goldmengen werden wahrscheinlich bald wieder ausgeschieden. Da aber die Goldtherapie jetzt mehr und mehr wieder empfohlen und darum auch geübt wird, sollte wenigstens die sorgfältigste Ueberwachung der so behandelten Kranken stattfinden. Nieren, Leber, Respirations- und Mundhöhlen-Schleimhaut sind die zunächst gefährdeten und darum auch zumeist zu beachtenden Stellen.

§ 45. **Blei. Plumbum.` Pb.** [Saturnus].

Praktisch vor Allem von Bedeutung ist die chronische Bleivergiftung: doch erzählt die Literatur auch von einzelnen (seltenen) akuten Intoxikationen: diese seien zuerst besprochen.

I. Die akute Bleivergiftung kommt durch Verschlucken grosser Mengen solcher Bleiverbindungen zu Stande, die im Wasser oder im Magensaft löslich sind: meist ist dies essigsaures Blei (Bleizucker und Bleiessig). Bei der durch chromsaures Blei verursachten schweren akuten Vergiftung ist die Wirkung der Chromsäure mit betheiligt (vide: chronische Vergiftung).

Ein Säufer hatte Bleiessig getrunken. Die ersten Symptome wurden nicht ärztlich beobachtet und festgestellt. Am 2. Tage blasse Gesichtsfarbe, allgemeine Schwäche, Appetitlosigkeit, Verstopfung. Am 3. Tage schwere Kolik, Einziehen des Leibes, Stimmlosigkeit, Trismus, heftige klonische Krämpfe, Tod am Abend des 3. Tages. — Die Sektion ergab im Oesophagus, Magen und oberen Theil des Dünndarms die Zeichen heftiger Entzündung (Seidel-Maschka pag. 279).

Aus den weiteren in der Literatur beschriebenen Fällen lässt sich folgendes Bild der akuten Bleivergiftung zusammenstellen. Die Anfangserscheinungen der Aetzwirkung auf den Digestions-Tractus sind meist nicht sehr stark ausgebildet (verglichen z. B. mit den Wirkungen von Zink- und Kupfersalzen). Unangenehmer metallischer Geschmack, schmerzhaftes Brennen im Magen, Erbrechen in $^1/_4$ bis $^1/_2$ Stunde (selten später). Die erbrochenen Massen sind weiss (Chlorblei, Bleialbuminat), schaumig, stark mit Schleim untermischt. Sehr häufig bestehen ausgeprägte Mundhöhlenerscheinungen: Zähne und Zahnfleisch um den Zahnhals sind russschwarz oder bräunlich schwarz verfärbt: Speichelfluss, der manchmal sehr hochgradig wird: auch auf der Wangenschleimhaut sind schwarzgraue Flecken und tiefe Geschwüre beobachtet (Schmidt: Centrbl. f. kl. Med. 1891, Nr. 28). Foetor ex ore. Die Zunge ist belegt. Im Laufe des 2. und 3. Tages gewöhnlich kommen dann starke Kolikschmerzen mit stark eingezogener Bauchwand: meist Verstopfung: selten Diarrhoe. Die entleerten Fäces sind schwarz (PbS). Immer besteht grosse Schwäche, Hinfälligkeit. Nur in einzelnen Fällen gesellen sich hinzu Krämpfe, besonders der unteren Extremitäten, Kopfschmerzen, verbreitete Gliederschmerzen, Sensibilitätsstörungen (Gefühl von Taubsein), Verfall der Stimme. Der Puls ist anfänglich sehr frequent und klein, nach einigen Tagen kann er mit Ausbildung anderer allgemeiner Erscheinungen unter die Norm verlangsamt werden. Die Haut ist trocken. Die Urinsecretion wird als normal und reichlich angegeben. Dauern die Erscheinungen länger an, so wird dann später von vermindertem, trübem, dunklem Harn berichtet, bei mehr chronischen Fällen Nephritis. Der Ausgang ist sehr selten letal, auch nach grossen Bleizuckermengen gewöhnlich günstig: die Reconvalescenz ist dann in wenigen Tagen deutlich. Es wird erzählt, dass nach ausgesprochener Besserung ohne neue Giftzufuhr einzelne Symptome wiederkehrten und so die Krankheit verlängerten.

II. Im Anschluss an dieses Krankheitsbild wird zweckmässiger Weise eine subakute Bleivergiftung besprochen, die dadurch zu Stande kommt, dass wiederholt grössere Bleimengen aufgenommen werden. Gelegenheitsursache ist: Giftmord: den Speisen wird wiederholt eine grössere Menge Bleizucker beigemischt (vide 2 Fälle bei Seidel-Maschka: II pag. 279 und 281) oder ökonomische Vergiftung: unter Speisen, die häufig aufgenommen werden, kommt durch Versehen Blei, so z. B. Bleizucker unter Mehl und dann ins Brod, oder in Wein und Bier, Husemann in Toxik. Suppl. pag. 161, Seidel: l. c. pag. 272 citiren solche Fälle. Je nach der Menge, die auf einmal aufgenommen wird, sind die Erscheinungen verschieden schwer. Nach grösseren Quantitäten, wie sie früher für Giftmord verwendet worden sein sollen (poudre de succession), stellt sich wiederholt das oben geschilderte Bild der akuten Vergiftung ein. Natürlich können solche wiederholte Attacken leicht zu tödtlichem Ausgange führen. Erbrechen, Durst, Schwäche u. s. f. sind die ersten Zeichen: in dem freien Spatium bestehen Mundhöhlen-, Magen- und andere Erscheinungen weiter fort: auch leichter Icterus stellt sich ein. Dann kommt ein neuer Anfall, vielleicht ein dritter, dem der Vergiftete erliegt. — In den Fällen von Massenvergiftung, wie sie z. B. durch stark bleihaltiges Brod vorkommen, sind die Hauptsymptome, die sich langsam in einigen Tagen entwickeln: krampfartiger Schmerz in Schlund und Magen, Kolikanfälle, Eingezogensein der Bauchwand, Obstipation, Mundhöhlenerscheinungen, verlangsamter (nicht immer!) Puls, kühle Haut, beginnende motorische Lähmung, fahles ängstliches Aussehen. Auch Krämpfe, Sensibilitätsstörungen, grosse Schwäche. — Recidive nach deutlicher Besserung werden angegeben.

III. Fälle der letzten Kategorie mit etwas langsamem Verlauf werden mit Recht den chronischen Vergiftungen von den meisten Autoren zugerechnet. Diese Fälle besonders hervorzuheben, erscheint nur aus der Rücksicht geboten, weil durch sie erwiesen ist, dass einzelne der eigenartigen resorptiven Wirkungen, die von der chronischen Vergiftung allgemein bekannt und anerkannt sind, durch grosse Bleigaben schon in wenigen Tagen hervorgerufen werden können. Es wären darnach die am ersten Tag auftretenden Erscheinungen die Folgen der Magenätzung, die späteren Symptome die einer akuten resorptiven Vergiftung.

Da ich mich mit dieser Auffassung nicht im Einklang mit verschiedenen Toxikologen befinde, so sei besonders erwähnt, dass bei Thieren nach stomachaler Darreichung der gewöhnlichen Bleisalze

(Acetat und Nitrat) in kurzer Zeit resorbirtes Blei in Leber (und Galle und in anderen Organen) nachgewiesen ist (Annuschat: A. e. P. Ph. 7. pag. 45. Lehmann: Vict., H. S. Z. 6. pag. 528. Harnack: Deut. med. Wschr. 1897 Nr. 1). Interessant ist, dass nach Ausschluss der Galle vom Darm mehr Blei zur Resorption gelangt war, was Harnack mit der fällenden Wirkung der Galle auf Bleisalze in Zusammenhang bringt. (Oliver in Lancet, März 1891, schreibt dagegen der Galle besondere lösende Wirkung zu.)

IV. Die Dosis toxica der löslichen Bleiverbindungen, die schwere akute Vergiftung macht, wird sehr verschieden angegeben: 10 gr sollen die tödtliche Gabe sein. Es ist constatirt, dass sehr grosse Mengen, 30 gr und mehr, überstanden wurden. — Schlimmer liegen die Aussichten, wenn eine zweite schwere akute Vergiftung den von der ersten Attacke her noch geschwächten Körper trifft. Ueber die Wirkung mittelstarker Gaben konnten noch vor wenigen Decennien die Aerzte oft genug Erfahrungen sammeln, da Blei in dreisten Dosen vielfach arzneilich verwendet wurde: 1 bis zu 4 gr Bleizucker im Tage wurde selbst längere Zeit hindurch (bei Aneurysmen, Blutungen, Diarrhoen der Tuberkulösen) gegeben. Gewiss wurde in einzelnen solchen Fällen schon nach 2 bis 3 gr deutliche toxische Wirkung gesehen. Ich bemühe mich desshalb seit Jahren, meine Zuhörer zu überzeugen, dass man von der inneren Anwendung des Bleies besser gänzlich absieht. Die Veränderungen, deren Ausbildung einen therapeutischen Effekt äussern soll, Darmcontraktionen, Arterienverengerung, Nachlass der Secretionen sind Theilerscheinungen der allgemeinen Bleivergiftung (unrichtiger Weise werden sie als Reflexe von der Magen-Schleimhaut aufgefasst). Nun wird ja allgemeine Bleivergiftung nicht mit den jetzt gebräuchlichen Gaben von einigen Centigrammen gemacht. Da es aber der Arzt in der Hand hat, über die Maximaldosis hinauszugehen, sollte man sich die klare Frage vorlegen, ob es der Mühe werth ist, eine Therapie fortzusetzen, die bei so zweifelhaftem Erfolge allemal eine gewisse Gefahr, die des chronischen Saturnismus, in sich birgt.

V. An Thieren ist die akute allgemeine Bleivergiftung von Harnack studirt (A. e. P. Ph. 9 [1878] pag. 152 ff.). Da die bei anderen Schwermetallen verwendeten Doppelsalze (unterschwefligsaures Bleioxyd-Natron) und Albuminate unverwendbar sind, weil sie durch kohlensaure Alkalien gefällt (also im Blute verändert) werden, so gebrauchte Harnack das Bleitriäthyl, einen basischen Körper, der mit Säuren (Essigsäure) krystallinische Verbindungen eingeht. Das Triäthylat hat für Studien über akute Bleiwirkung insofern einen Nachtheil, als ihm selbst ein specifischer Effekt auf den thierischen Organismus zukommt, nämlich eine Lähmung des Centralnervensystems, die von Harnack der durch Chloral, Chloroform verursachten gleichartig angenommen wird. — Als akute Bleiwirkungen definirt Harnack folgende: bei Fröschen zeigt sich Veränderung der quergestreiften Muskeln, die als rasch fortschreitende Lähmung bezeichnet werden kann. Die Anfangswirkung besteht in einer sehr schnell auftretenden Ermüdbarkeit, so dass bei rythmisch sich folgenden Reizanstössen bald einzelne Contraktionen ganz ausbleiben, die Ermüdungscurve sehr steil abfällt und allemal erst nach Ruhepausen wieder neue Contraktionen möglich sind. Der todte Bleimuskel geht in einen eigenthümlichen halbstarren Zustand über. — Warmblüter zeigen auf Injektion der Bleiäthyllösung sofort schwere Respirationsstörung, die aber durch künstliche Athmung behoben werden kann: grössere Gaben tödten sofort durch Respirations- und Herzstillstand. Ist diese erste Wirkung überstanden, so tritt wieder normales Befinden ein, das erst nach Stunden sich ändert durch langsames Auftreten von Störungen, die dann als Bleiwirkungen aufgefasst werden. Diese bestehen bei allen Thieren in profusen, schmerzhaften Darmausleerungen, die durch starke Anregung der Darmbewegungen ausgelöst werden. Atropin hebt diese Durchfälle auf (also ist die Bleiwirkung keine direkte Darmmuskelwirkung). Die sonstigen Störungen sind bei verschiedenen Thierklassen verschieden. Hunde zeigen ganz schwach einsetzende und sich allmählig immer mehr steigernde zuckende Bewegungen der gesammten Muskulatur, die an schwere Choreafälle des Menschen erinnern. Nach und nach bildet sich ein Zustand eigenartiger Steifigkeit und Ataxie aus, der langsam in Lähmung übergeht. — Bei Katzen sind diese Zuckungen und Zitterbewegungen der Muskulatur nur gering angedeutet: dagegen sind von Anfang an Lähmungserscheinungen überwiegend. — Die Empfindlichkeit der einzelnen Thierklassen hat Harnack verschieden gefunden (Frosch 25 mgr, Kaninchen 12,5 mgr, Hund 5 bis 6 mgr pro Kilo). Ueber Versuche früherer Autoren siehe Harnack l. c. pag. 157, 185, 198, 204 und 205: die Literatur pag. 222. — Harnack erklärt die von ihm beobachteten Vergiftungen und zwar die Darmwirkung durch Angriff des Bleies auf die gangliösen Apparate, die Muskelunruhe (Krämpfe) durch Veränderung gewisser motorischer Centra (Mittel- und Kleinhirn), die Lähmung der Muskulatur an Fröschen und Kaninchen durch unmittelbares Ergriffenwerden der quergestreiften Muskulatur. — H. von Wyss (Virchow's Archiv 92 pag. 193) hat die Harnack'schen Versuche mit Bleitriäthylacetat wiederholt und gibt für Frösche einen Unterschied seiner Beobachtungen gegenüber denen Harnack's darin an, dass er die rasche Muskelparalyse, sowie den steilen Abfall der Ermüdungscurve nicht sehen konnte: zwischen vergiftetem und unvergiftetem Muskel war im Ablauf der Ermüdung und allmähligen Lähmung (mit Eintritt des Todes) kein Unterschied. Wyss spricht sich darnach für den centralen Ursprung der Bleilähmung aus.

VI. Die Behandlung der akuten Bleivergiftung muss als erste Indication die Entleerung des Magens und zwar am besten durch die Sonde anstreben. Als chemisches Gegengift sind schwefelsaure Salze, Glaubersalz oder Bittersalz darzureichen, mit deren Lösung (etwa 1 %) man zweckmässiger Weise den Magen ausspült. Auch Eiweiss, Milch, kohlensaure oder phosphorsaure Alkalien, wenn solche in passender Form gerade zur Hand sind, werden der Aetzwirkung durch Bildung des schwerlöslichen Albuminates, der kohlensauren und phosphorsauren Verbindungen entgegenwirken. — Darreichung von Schwefelmetallen (FeS) ist unthunlich, da Schwefelalkali und Schwefelwasserstoff, die sich im Magen bilden werden, viel giftiger sind als Blei. — Ueber resorptive Wirkungen siehe später.

VII. Die chronische Blei-Vergiftung. [Saturnismus.]

Diese ausserordentlich häufige, nicht immer richtig erkannte Krankheit kommt zu Stande, wenn kleine Quantitäten Blei in irgend welcher Verbindung längere Zeit hindurch aufgenommen werden. Die ungemein zahlreichen Gelegenheits-Ursachen zur Blei-Aufnahme sollen wenigstens übersichtlich genannt werden.

Metallisches Blei, das zu den verschiedenartigsten Hausgeräthschaften dient: und zwar

1. Röhrenleitungen aus Blei, die das Gebrauchs-Wasser in die Häuser führen. — Literatur: Pappenheim: Die bleiernen Utensilien für das Hausgebrauchswasser: Berlin 1868. — Dragendorff: Ermittelungen . . pag. 445. Wolffhügel: Arb. aus d. kais. Ges.-A. 2 (1887) pag. 112 und 484: (wichtige Arbeit für die frühere Literatur!). — Ebner: Dissertat. Würzburg 1897.

Es ist durch eine reiche Erfahrung sicher festgestellt, dass an vielen Orten bleierne Röhren, die gewöhnlich nur von den weiten Eisenröhren der Strassenleitung das Wasser bis in die Häuser führen, durch Jahre ohne allen Schaden funktioniren, während sie an anderen Orten bald schwere Erscheinungen machen: ja es ist vorgekommen, dass dieselbe Röhren-Leitung zuerst ganz unschädlich sich erwies und später, als eine andere Wassersorte (aus anderer Quelle) durch sie vertheilt wurde, bald Massenvergiftungen machte. Gewöhnlich handelt es sich um gelöstes Blei: doch kommt es auch vor, dass Partikelchen unlöslicher Bleiverbindungen, die an den Wänden der Röhren abgesetzt sind, dem Wasser sich beimischen. Als die Ursache, die an erster Stelle für Auflösung des Bleies in Betracht kommt, ist allgemein anerkannt der Einfluss der Luft, so dass Leitungsstücke, die zeitweilig leer werden (mit Luft gefüllt sind), aus Blei nicht bestehen sollten (z. B. Leitungen in Pumpbrunnen, aber auch die Leitungen in den obersten Stockwerken mancher Häuser, in die zeitweilig der „Wasserdruck" nicht mehr hinaufreicht)! Am raschesten lösend wirkt ganz reines Wasser auf Blei (zusammen mit Sauerstoff): Bleihydroxyd löst sich 1 zu 10000 bis 12000 im Wasser, während kohlensaures Blei etwa 1 zu 4 Millionen löslich ist. Nur bei beträchtlichem Ueberschuss von CO_2 steigt das Lösungsvermögen wieder etwas. Die im natürlichen Wasser vorkommenden Kalksalze vermindern die Löslichkeit des Bleies, so dass die Regel gilt, dass man hartes Wasser ungestraft in bleiernen Röhren leiten kann: weniger sicher soll Gips, günstiger der kohlensaure Kalk wirken. Ueber den Einfluss der Alkali- und Ammoniaksalze ist ein bestimmter Entscheid noch nicht gewonnen: doch soll nach der Mehrzahl der Stimmen ein Gehalt an solchen Salzen das Lösungsvermögen des Wassers herabsetzen. Auch organische Substanzen sollen, da sie den Sauerstoff für sich in Beschlag nehmen, die Bleiaufnahme vermindern. — Gelegentlich im Wasser vorkommende Säuren (organische bei Moor-, Torf-Wasser, anorganische in der Nähe mancher Bergwerke) steigern die gelöste Bleimenge. Ebenso nimmt diese mit Erhöhung der Temperatur, mit der Länge der Leitung, mit der Zeitdauer der Berührung zwischen Blei und Wasser (bis zu einem gewissen Sättigungspunkte!) zu. Es ist darum die erste Regel bei solchen Bleiröhrenleitungen, die im Verdacht stehen, bleihaltiges Wasser zu liefern, dass man nach längerer Nichtbenutzung der Leitung die ersten Antheile des ablaufenden Wassers verwirft. — Ueber den absoluten Gehalt von Leitungswasserproben an Pb siehe zahlreiche Beispiele bei Wolffhügel l. c. pag. 496. Die Menge schwankt von 0,5 bis 12 mgr Pb im Liter Wasser. Bemerkt sei, dass nach Angus Smith 0,35 mgr Pb im Liter schon eine gefährliche Menge darstellt.

Es sind verschiedene Vorschläge gemacht, die innere Wand von Bleiröhren durch Einleiten eines chemischen Agens mit einem unlöslichen Ueberzug zu versehen. Schwefelalkali ist hiezu nicht zu gebrauchen, wie besondere Prüfung gezeigt hat. Dagegen haben die Versuche in Dessau, durch „Hartmachen" des Wassers (Leiten über $CaCO_3$) die Bleilösung zu verhindern, zu einem guten Resultat und bereits zur Nachahmung des Verfahrens in Geestemünde und Cottbus geführt (vide Ebner's Dissertation, Schluss). Andere Mittel zur Entbleiung (Filtriren durch Papier- und Kohlefilter) sind darnach jetzt überflüssig: für grosse Verhältnisse sind sie ohnedies unbrauchbar. — Näheres bei Wolffhügel und bei Ebner. —

2. Bleierne oder bleihaltige Geräthe zum Aufbewahren, Zubereiten, Einführen u. s. f. von Speisen und Getränken sind wegen der hohen Gefahr der Gesundheitsbeschädigung absolut zu verwerfen. — Bis vor kurzer Zeit enthielten die viel gebrauchten Zinngeräthe fast ausnahmslos einen so hohen Bleigehalt, dass bei deren Verwendung Blei in grossen Mengen in Lösung gehen musste. Die Bedingungen der Lösung von Pb aus Zinn-Blei-Legirungen siehe bei Wolffhügel: Arb. kais. Ges.-A. II. pag. 112 ff. Um die so entstehenden Schädigungen zu vermeiden, hat das Reichsgesetz vom 25. Juni 1887 Bestimmungen erlassen, in denen die nothwendigen Rücksichten einestheils auf die Technik (Bleigehalt des sogen. reinen käuflichen Zinnes, billiger Preis, Möglichkeit der Verarbeitung), andrerseits auf die öffentliche Gesundheitspflege möglichst in Einklang gebracht sind. Die wesentliche Bestimmung ist, dass solche Gebrauchsgegenstände (neben 99 % Zinn) höchstens 1 % Blei an den Oberflächen enthalten dürfen, die mit den Speisen in Berührung kommen. (Die Gefässe dürfen aus einer Legirung mit 10 procent Blei hergestellt, müssen aber innen mit einem Zinnüberzug von höchstens 1 procent Bleigehalt verzinnt sein. Zum Löthen solcher Geräthschaften darf Weichloth von nur 10 procent Bleigehalt verwendet werden. — Zu letzterem Punkte ist noch zu bemerken, dass durch zweckmässiges Anlegen der Löthfugen (an Weissblechgefässen, Conservenbüchsen etc.) durch Falze die Berührung des Inhaltes mit dem Weichloth fast ganz vermieden werden kann.

In Folge dieser Verordnung (höchstens 1 procent Blei in allen Zinngeräthen!) werden eine Anzahl von leichteren Bleivergiftungsfällen vermieden, die früher häufig passirt sind. Die wichtigsten hieher bezüglichen Geräthe sind: Teller, Schüsseln, Platten, Löffel, Kannen, Krüge und deren Deckel, Mess- und Schankgefässe (Essig, Bier, Wein, Schnaps), Trichter, Weissblechbüchsen aller Art für Conserven (Fische, Corned beef, Zungen, Fett, Gemüse), Formen zum Bereiten von Backwerk, von Eis, von Pasteten, Fleischhackmaschinen, Verzinnung der verschiedensten kupfernen und eisernen Geräthe (Kessel, Eimer, Destillirapparate), Bierdruckvorrichtungen, Siphons, Metalltheile an Apparaten für künstliche Mineralwasser, Metallfolien (Stanniol) zum Einpacken von Zuckerwaaren, Chocolade, Käse, Presshefe, Schnupftabak!, die Metallauskleidung von Schachteln und Kisten für Drops, Thee und andere Genussmittel.

3. Glasur- und Emailgeschirre sollen bei halbstündigem Kochen mit 4procentigem Essig kein Blei an diesen abgeben. Für

die meisten Geschirre kann Blei bei Herstellung der Glasur entbehrt werden: doch ist die Verwendung von Blei zu Glasur nicht absolut verboten, wenn dabei die oben definirte Bedingung erfüllt ist. — Der Emailüberzug auf eisernen Kochgeräthen kann bleifrei hergestellt werden. — Schlechte Glasuren auf Töpfergeschirren waren früher häufig die Ursache schwerer Gesundheitsschädigung. Es ist daran noch zu erinnern, dass der Bleigehalt solcher Glasuren durch wiederholtes Auskochen mit Essig durchaus nicht erschöpft wird und dass besonders durch das Rissigwerden der Glasur immer wieder neues Blei in Lösung geht. — Endlich ist durch das oben citirte Gesetz Gehalt von Pb in Kautschuk-Gebrauchsstücken wie Saug-Mundstücke, Trinkbecher, Spielwaaren, Bierschläuche u. s. f. verboten. — So wohlthätig die Wirkung dieses Gesetzes schon ist, so muss doch der Arzt daran denken, dass immer noch in Haushaltungen durch alte Zinngeräthe, schlechte bleihaltige Verzinnungen in alten Kesseln etc. ökonomische Bleivergiftung vorkommen kann. —

4. Blei kommt noch in Getränke durch Bleischrot, der zum Reinigen von Flaschen verwendet wird. Sodann ist öfter Blei zum Ausgiessen von schadhaft gewordenen Mühlsteinen gebraucht und so das Mehl stark bleihaltig geworden.

5. Blei führt weiterhin zu Vergiftungen bei der hüttenmännischen Verarbeitung der verschiedensten bleihaltigen Erze. Dies trifft also Arbeiter in Bleihütten, aber auch in vielen anderen Metall-Gewinnungsstätten, da sehr viele Roherze, besonders Zinkerze, bleihaltig sind. Auch durch die bleiführenden Schutthalden solcher bergmännischer Betriebe ist der Boden, das daraus hervorsickernde Wasser, die darauf wachsenden Pflanzen bleihältig und Vergiftungsursache geworden. (Letzteres auch auf dem Schutt von Bleiweissfabriken.)

6. Mit Blei oder Bleilegirungen haben sich weiterhin berufsmässig zu beschäftigen: Arbeiter, die Röhrenleitungen besorgen (Legen, Ziehen, Erweitern von Bleiröhren, Verkitten mit Mennig- und Bleiglättekitt), Leute die mit Weichlot oder geschmolzenem Blei verdichten (Klempner, Spengler, Bearbeiten und Löthen von Conservebüchsen, Dachdecken mit Zinkblech, Verarbeiten von Bleiplatten zum Decken, in Schwefelsäurefabriken), Zinn- und Bleigiesser (Zinngeschirre, Abdrehen, Feilen . . derselben, Blasinstrumente, Zinkguss mit unreinem Blei — Schriftgiesser, -Schleifer und -Setzer (Schriftmetall enthält 80% Blei: diese Berufsarten stellen oft schwere Formen des Saturnismus). Schrotfabriken (Bleischrot enthält neben Blei etwa $^1/_2$% Arsen), Spielzeugfabriken (Soldaten etc.: die Legirung enthält 43% Pb neben etwa 57 Zinn!), Glaser (Bleifassung), Feilenhauer (arbeiten auf Bleiunterlage: auch Lochen von Blech, Ausstanzen . . geschieht auf Bleiplatten). Auch durch den Gebrauch von Bleikämmen zum Färben der Haare, durch eingeheilte Bleikugeln nach Verwundungen (nur wenn dieselben am Knochen sich in viele Splitter vertheilt hatten) (Küster und Lewin: Langenbecks Archiv 43 pag. 221), durch Tragen künstlicher Zähne, die an Bleiplatten befestigt waren (Oliver), durch das Halten von Bleikugeln (Jäger und Fischer), von Lettern (Schriftsetzer) im Mund ist Vergiftung vorgekommen.

7. Erzeugung von Bleipräparaten und -Farben. Hieher gehören Fabriken, die Bleiglätte, Massicot, Bleiessig, Bleizucker,

Mennige, Bleisuperoxyd, Bleiweiss, Chromgelb, Pariser Gelb, Chromroth fabriciren. Neben der eigentlichen Fabrikation ist besonders auch das Packen, Reiben dieser Farben eine sehr gefährliche Beschäftigung. Durch den Verbrauch dieser Farben leiden Töpfer, Porcellanarbeiter (Glasur), Email- und Glasmacher (Herstellen von Krystallglas, Flintglas etc). Mennige wird zur Glasfabrikation, als Farbe, zur Bereitung von Kitt gebraucht: Bleisuperoxyd gebrauchen die Zündwaarenfabriken. Besonders gefährdet sind die Farbenanreiber, die Austreicher, Lackirer, Maler. — Auch gewisse Papiersorten (Glanzpapier) sind mit Bleiweiss präparirt. Durch den Verkehr mit gewissen Farben kommt es zur Bleiaufnahme beim Verarbeiten von Faden (schwarze Seide) die mit Blei beschwert ist: Lecken. Abbeissen des Fadens. Gelbes Garn ist mit Chromgelb gefärbt (Sattler, Näherinnen). Schminken enthielten früher Blei: auch Backwerk, Zuckerwaaren, Nudeln, Maccaroni waren zuweilen mit Bleifarben (besonders Chromgelb zum Sparen der Eier) gefärbt. Wein wird mit Bleizucker geschönt. Borsten- und Rosshaararbeiter können beim Hantiren mit den bleigefärbten Haaren sich vergiften: ebenso Kürschner, Hutmacher, Haar- und Hornfärber. Sogar durch das Schlafen auf solchen Matratzen soll Bleivergiftung entstanden sein (Hitzig, Studien . . . Berlin 1868). Als Curiosum wird verschiedentlich erzählt, dass das Brod Blei aus einem Backofen aufgenommen hatte, in dem alte Holzstücke mit Bleiweissanstrich verbrannt worden waren.

8. Endlich wird angegeben, dass auch durch die arzneiliche Verwendung von Bleipräparaten Intoxikation entstanden ist, durch Bleizucker innerlich, durch langdauernde Application von Bleiwasser und -Pflaster auf wunde Hautstellen. Dass Heftpflaster durch die unversehrte Epidermis hindurch Blei in den Körper gelangen lasse, wird von allen Autoren bezweifelt, die ich darum zu Rathe gezogen habe. — Auch aus anderen Bleiverbindungen soll kein Blei durch die Haut hindurch gehen (Oliver: Lancet, März 91 — Vi. Hi. Jber. 1891 glaubt an Bleiaufnahme durch die Haut in Bleiweissfabriken). Interessant ist die Angabe (Pope: Brit. J. 1893 Juli), dass in Leicester Bleipflaster als Abortivum benutzt wird und gelegentlich zu schweren Vergiftungen führt. — Mir erscheint diese Angabe der kurzen Erwähnung werth, nachdem V. Lehmann (H. S. Z. 6 pag. 1) ausdrücklich angibt, Bleipflaster führe nicht zu Vergiftung. — Dass Blei in Staubform eingeathmet zur Wirkung kommt, ist nicht zu bezweifeln (Naunyn: Vergiftungen pag. 259). Die Einlagerung von kohlensaurem Blei in vernarbende Hornhautgeschwüre ist nur eine örtliche, wenn auch hier sehr bedeutungsvolle Nebenwirkung.

9. Eigens ist noch zu betonen, dass jede Bleiverbindung, auch metallisches und schwefelsaures Blei, im Organismus die Bedingungen der Lösung findet. Die Schriftsetzer, die Bleilöther, die nur metallisches Blei aufnehmen, leiden häufig sehr schwer. Die Erkrankung nach Aufnahme schwefelsauren Bleies ist durch besondere Versuche von Gusserow festgestellt (Virch. Arch. 21 [1861] pag. 443, weitere Literatur bei Wolffhügel l. c. pag. 177). Das Bleisulfat ist schon 1:24000 in Wasser, noch besser in Salzlösungen löslich. Seine Anpreisung als „ungiftiges Bleiweiss" geschieht also mit Unrecht: sie ist auch von Lehmann und Kionka zurückgewiesen. (Lancet. 1. April 1893. — Lehmann: Hygien. Rundschau

Bd. 5. Nr. 21 u. Arch. f. Hyg. 16. pag. 347. Kionka: Deut. med. Wschr. 1896 Nr. 18.)

Das chromsaure Blei hat bei den chronischen Vergiftungsfällen im Grossen und Ganzen die Symptome der Bleivergiftung, allerdings mit gewissen Abweichungen hervorgerufen. Bei seiner Aufnahme in Staubform werden Kratzen im Hals, gelber Auswurf, Rachen- und Bronchialentzündung als besondere Erscheinungen beschrieben (Schuchart und Wehling: Thür. Corr.-Bl. 22 Nr. 15. Virch. Jber. 1893 I. pag. 381). — Lyoner Aerzte (Virch. Jber. 1894. I. pag. 375) geben von den Arbeiterinnen, die sich an dem mit Chromgelb gefärbten Garn vergiftet haben, folgendes Bild: Appetitstörung, Nausea, gelbliches Erbrechen, Gelbfärbung der Conjunctiva bei Wachsblässe der Haut, Erscheinungen von Anämie an Herz und Gefässen, aufgetriebenen Unterleib, weichen Puls — also eine Reihe von Zeichen, abweichend von denen der typischen Bleiintoxikation. — Fütterungsversuche am Hund mit kleinen Quantitäten Chromgelb haben das typische Bild der Bleivergiftung erzeugt (Lehmann: Arch. f. Hyg. 16. pag. 315).

VIII. Zum Zustandekommen des Saturnismus ist die lange fortgesetzte Aufnahme kleiner Beimengen nothwendig. Einmalige oder auch einige selbst grössere Mengen lassen doch nur wenig resorbiren, das übrige wird rasch aus dem Darm entfernt. Es ist desshalb die innerliche medicamentöse Darreichung meist ohne toxische Nachwirkung: Angaben, dass Jemand nach Bleiverordnung, die nur über einige Tage sich erstreckt, krank geworden sei, sind sicher als Irrthum zu aufzufassen. —

Die Erscheinungen der chronischen Bleivergiftung.

Leute, die sich handwerksgemäss tagtäglich mit Blei in solcher Weise beschäftigen, dass dabei die Aufnahme nicht vermieden werden kann, zeigen nach einiger Zeit bestimmte allgemeine Veränderungen als Ausdruck der eingetretenen Vergiftung. Die Empfänglichkeit für Blei ist ja sehr verschieden in dem Sinne, dass bei Arbeitern von der gleichen Beschäftigungsart die Zeit des Eintritts und die Schwere der Erkrankung in weitem Umfange variirt (wovon unten Näheres). Doch werden gerade Solche, die nach jahrelangem ungestraften Wandeln in der Bleiluft zuletzt auf ihre Immunität sündigen, noch von schwerem Saturnismus befallen. In dem durch Monate und Jahre sich hinschleppenden Siechthum stechen gewisse, meistens ganz jäh einsetzende Krankheitssymptome besonders hervor, die man desshalb auch für die oft schwierige Diagnosenstellung in erster Reihe verwerthet: es sind das die Kolik, die Arthralgie, die Lähmung und die Enkephalopathien. Das Schema reicht jetzt nicht mehr aus, um alle erkannten Organ- und Funktionsstörungen darin unterzubringen: trotzdem gebraucht man es zweckmässiger Weise noch fort.

IX. Es ist natürlich nicht gesagt, dass Jemand, der sich mit Blei beschäftigt, an Bleikolik u. s. f. erkranken müsse. Es kann immer bei leichteren Symptomen, Digestionsstörungen, geringer Abmagerung u. s. f. sein Bewenden haben. Auch müssen in schweren

Fällen diese Haupt-Formen nicht in der typischen Reihenfolge und nicht alle nacheinander auftreten. Jemand kann eine Kolik bekommen, die dann vielleicht einige Male sich wiederholt und die Krankheit ist damit glücklich beendigt. Bei einem Anderen wird ohne deutliche Kolikanfälle das Bild gleich mit Arthralgien beginnen und geht dann in schwerem Verlaufe weiter. Bei einem Dritten folgen Koliken, Arthralgien und Convulsionen rasch nacheinander: die Krankheit endigt dann in kurzer Zeit tödtlich. Meist ist ja wohl die Kolik das Erste: aber jede andere Form kann das auch sein und es kann dann im weiteren Verlauf der scheinbar willkürlichste Wechsel der gerade manifesten Symptome eintreten. Erkrankung an Kolik und Arthralgie endigt oft, eigentlich bei richtiger Behandlung meistens günstig. Die Erscheinungen hören in vielen Fällen sogar mit raschem Abfall gänzlich auf und es kann ein Zustand ungetrübten Wohlbefindens folgen. Allerdings ist die Gefahr eines Rückfalls — selbst wenn die Bleibeschäftigung ganz aufgegeben wird — immer vorhanden. Geschieht dies nicht, so ist das Recidiv fast gewiss. — Bei fortdauernder Bleizufuhr wird die Wiedergesundung nach einem schweren überstandenen Anfall immer unvollkommener oder aber von immer kürzerer Dauer. Es stellt sich nach und nach ein immer schlimmerer Zustand andauernder Dyspepsie ein; die daraus entstehende Ernährungsstörung. Blutleere. wandernde Oedeme, schwere Verstimmung (zum Theil durch die fast regelmässige Verstopfung bedingt) bringen den Kranken immer weiter herunter. Nephritis oder Gicht oder ein akutes intercurrentes Erkranken, besonders der Lungen, beschliesst oft erst nach Jahren und Jahrzehnten das Bild. —

Die bekannte Statistik von Tanquerel, wonach von insgesammt 2151 in Paris beobachteten Bleikranken an Kolik 1217, an Arthralgie 755, an Lähmung 107, an Enkephalopathien 72 litten, hat darum immer noch einen gewissen Werth, weil sie angibt, welches Symptom bei den mit fester Diagnose ins Spital aufgenommenen Patienten gerade das hervorstechendste war und weil darnach die schweren Erkrankungsformen der Enkephalopathien glücklicherweise selten sind. Es wird behauptet, dass die malignen Fälle jetzt noch weniger geworden seien als früher (Tanquerel schrieb 1838): eine beweisende Statistik kenne ich nicht. Auf alle Fälle müsste man mit Tanquerel's Zahlen ein möglichst gleichartiges Kranken-Material vergleichen.

X. Dasjenige Zeichen, das am häufigsten die chronische Bleivergiftung einleitet oder doch den Kranken zum Arzte führt, ist die Bleikolik. Meist gehen ihr (oder den anderen schweren Ersterscheinungen) eine Reihe vager allgemeiner Symptome voraus: Appetitlosigkeit, unregelmässige Darmentleerung. auch Uebelbefinden, Nausea: im Munde fader, zusammenziehend metallischer, auch deutlich süsser Geschmack. Die Haut wird trocken, hat manchmal leicht ikterischen Anstrich, über Juckgefühl wird in einzelnen Fällen geklagt. Zuweilen kommt bald eine eigenartige rasche Ermüdbarkeit der Muskulatur, ohne objektiv erkennbare Veränderung, die den Arbeiter zwingt, Pausen in der gleichmässig fortlaufenden Arbeit zu machen. Der Puls ist oft schon frühzeitig verlangsamt, indess auch häufig normal oder sogar leicht beschleunigt.

Ein wichtiges, bei Verdacht auf Saturnismus immer gesuchtes Zeichen ist der Bleisaum.

XI. Der Bleisaum besteht aus einem graulich schwarzen Streifen im Zahnfleisch, da sitzend, wo dieses den Zahnhals einfasst. Er kann in typischen Fällen von Saturnismus fehlen: nach Oliver (Lancet März 1891) ist er in 72 % aller Bleifälle vorhanden: in dem bekannten Vorkommniss der Massenvergiftung im Hausstande Louis Philipps (Orléans) zu Claremont zeigten nur 7 von 13 Bleikranken den Saum. Häufiger weisen ihn die oberen, als die unteren Zähne auf. Er besteht aus Schwefelblei, das durch den Schwefelwasserstoff (aus der Mundhöhle oder aus dem Darm stammend) gebildet wird. Auch wenn die Vergiftung mit Blei nicht per os erfolgt, kann es zum Bleisaum kommen, da Blei mit dem Speichel ausgeschieden wird. Dem Bleisaum vorausgehend ist Röthung und Anschwellung der nachfolgend ergriffenen Theile gesehen worden, so dass durch unebene Oberfläche vielleicht das feste Haften des Schwefelbleis zu erklären ist. — In einzelnen (besonders mehr akuten Fällen und bei Kindern) sind heftige Mundhöhlenerscheinungen, Speichelfluss, Schwarzfärbung der Zähne, auch Geschwüre der Lippen- und Wangenschleimhaut beschrieben worden. Thielemanns (Virch. Jber. 1895 I. pag. 345) gibt als häufiges Symptom des Saturnismus Anschwellen der Parotis an. Der Bleisaum kann in schweren Fällen schon in den ersten Tagen der Giftzufuhr ausgebildet sein. Unreinheit, Zahnstein, schlechter Zustand der Zähne begünstigt sein Auftreten. Er kann Monate lang, auch nach Aufhören der Bleizufuhr andauern. — Das Zahnfleisch kommt nach und nach zur Atrophie. Die Schwefelbleikörnchen sollen oberflächlich und im Gewebe — entlang dem Verlauf der Gefässe — angeordnet sein. — Neben dem Bleisaum ist auch eine schmale blaue Linie am Rande des weichen Gaumens gesehen worden.

XII. Die Bleikolik besteht in anfallsweise auftretenden heftigen Schmerzen des Darms. Es können schon Tage lang vorher eigenartige Sensationen im Leib, besonders auf Nahrungsaufnahme hin sich verstärkend, zusammen mit den schon geschilderten Prodromis sich einstellen, es kann aber auch ganz unvermittelt der Anfall beginnen. Die Schmerzen sind manchmal gering, oft aber auch so heftig, dass die Kranken darüber „den Verstand verlieren könnten“; sie werden um den Nabel lokalisirt angegeben. Die Bauchmuskeln sind tetanisch gespannt, die Bauchdecken daher eingezogen. (Kahnförmiger Unterleib.) Durch dünne Bauchdecken hindurch kann man die contrahirten Schlingen des Dünndarms fühlen, selbst manchmal die Wirbelsäule sehen. Es kommt indess vor, dass der Leib nicht eingezogen, ja sogar, dass er aufgetrieben ist. Druck vermindert den Schmerz: man sieht darum, dass im Anfall die Patienten auf dem Bauch liegend die Fäuste gegen den Leib pressen. Auch andere Unterleibsorgane scheinen mit ergriffen: es wird von Gastralgia saturnina gesprochen: der Sphincter ani et vesicae sollen contrahirt und dadurch die Behinderung dieser Ausleerungen bedingt sein. Dazu kommen ausstrahlende Schmerzen in die Hoden, in die weiblichen Genitalien. Die Blasenentleerung ist erschwert, selbst vorübergehend unmöglich. In der Regel sieht man Verstopfung, deren Hartnäckigkeit im Grossen und Ganzen mit der Schwere der Koliken parallel geht: Diarrhöen sollen zuweilen vorkommen. Der Koth besteht aus härtlichen, lehmartigen, wenig oder gar nicht gefärbten kleinen Bröckchen. — Der Schmerzanfall dauert einige Minuten, soll indess auch auf viele Minuten sich verlängern können (doch wohl mit Remissionen!): ein gewisses Wehegefühl (Eingeschnürtsein des Leibes) bleibt indess meist zurück. Die Exacerbationen der reissenden Schmerzen stellen sich häufig zur Nachtzeit ein. So dauert ein Anfall mit Remissionen durch 4 bis 8 Tage, manchmal noch länger. Der Puls ist sehr gespannt: Die Arterien fühlen sich aussergewöhnlich hart an, der Herzschlag ist deutlich, oft bis in die 30 Schläge, verlangsamt. Indess beschreiben einzelne Beobachter ausdrücklich, dass die Pulszahl normal, sogar deutlich beschleunigt war. Es hat nach Berichten einige Wahrscheinlichkeit für sich, dass letzteres bei schlechtgenährten anämischen Individuen öfter vorkommt. — Die Athmung ist während der Kolikanfälle beschleunigt (Asthma saturninum) sonst regelmässig. — Der Bleikranke ist im Anfall fieberlos. — Meist ist starker Durst vorhanden.

XIII. Die Bleiarthralgie — anfallsweise auftretende Schmerzen in den Muskeln und um die Gelenke. — Häufig sind Vorboten, als Schwäche der Muskeln, Müdigkeit, Sensibilitätsstörungen leichten Grades (Eingeschlafensein) vorhanden. Der bohrende, reissende, ziehende Schmerz setzt nicht gleich mit voller Heftigkeit ein, sondern steigert sich (nach Remissionen) in den folgenden Tagen, besonders in der Bettruhe, so dass die Nächte schlaflos werden. In der Regel sitzt das Leiden symmetrisch in beiden Körperhälften; die untere Extremität und hier die Kniegegend (Flexoren) wird besonders häufig befallen, der Schmerz wird gewöhnlich in die Muskeln, aber auch in die Weichtheile um die Knochen und in die Knochen selbst verlegt. Dem Verlaufe grosser Nervenstämme folgt er nicht. Der Anfall dauert einige Tage bis zu 8 Tagen, in seltenen Fällen länger: er geht gewöhnlich nach variablem Verlauf (Remissionen und Exacerbationen) in Genesung, selten in Lähmung über. Auf der Höhe der Schmerzen sind Muskelcontraktionen zu constatiren, die dann eigenartige krampfhafte Stellungen bedingen. — Pulsveränderung, Fieber und Verstopfung fehlen. — Die Genesung tritt oft plötzlich ein. — Die Gefahr des Rückfalls besteht natürlich immer.

XIV. Die Bleilähmung ist meistens eine sehr charakteristische Erkrankung — charakteristisch nach Umfang und Sitz der ergriffenen Muskeln. Kolik und Arthralgie gehen häufig voraus, doch kann die Lähmung auch das erste schwere Symptom sein (wie es scheint kommt dies bei spätem Ausbruch manchmal vor).

Bei vielen Kranken bestehen einleitende Erscheinungen, Schmerz, Schwäche, Zittern, Eingeschlafensein der befallenen Region, Kältegefühl, weniger häufig tritt Lähmung im unmittelbaren Anschluss an einen anderen Anfall, noch seltener ohne alle Vorläufer auf. Fast ausschliesslich wird — im scharfen Gegensatz zu dem Locus electionis der Arthralgien — die Oberextremität ergriffen: der gewöhnliche Typus betrifft die Extensoren am Vorderarm. Seltnere aber auch charakteristische Bilder gibt der Typus superior oder brachialis (Mm. supinator longus, biceps, deltoides, brachialis internus), und der Typus Aran-Duchenne (Daumenmuskulatur und interossei).

Die gewöhnlichste Form der Lähmung betrifft die Extensoren am Vorderarm, die vom N. radialis versorgt werden. Zuerst wird der

M. extensor digitorum communis (4. Finger und 3. Finger, 5. Finger, 2. Finger, selten andere Reihenfolge), dann der Extensor indicis und quinti proprius befallen: erst später, und durchaus nicht immer, kommen die Extensores pollicis, die Extensores carpi (uln. et rad.) und der Abductor poll. hinzu: der Supinator longus bleibt immer frei. — Die Ausnahmen hievon, dass z. B. nur ein Finger befallen oder dass die Lähmung nach und nach weiter ausgebreitet wird, haben dem typischen Bilde von seiner diagnostischen Bedeutung nichts nehmen können. Sensibilitätsstörungen in der betroffenen Gegend kommen vor, sind aber selten. Sehr rasch und meist auffallend stark tritt Atrophie der erkrankten Muskeln ein, Entartungsreaktion ist zugleich mit dem Beginn der Paralyse zu constatiren, oft ist schon vor der Lähmung und an Muskeln, die nachher gar nicht ausgesprochene Störung aufweisen, die Entartungsreaktion vorhanden. — Bei der typischen Extensorenlähmung am Vorderarm zeigen auch im späteren Verlauf die Flexoren ausgesprochene Schwäche. — Die Lähmung ist fast immer doppelseitig, doch kommen auch seltene Fälle von einseitiger und unsymmetrischer Lähmung vor. — Schwäche (und auch Entartungsreaktion?) ist zuweilen in anderen Muskeln, z. B. der unteren Extremitäten zu constatiren, die von completer Lähmung und Anästhesie nachfolgend nicht befallen werden. — Eine Bleilähmung dauert zum mindesten einige Wochen, meist einige Monate: frühere Heilungen sind selten. Die Prognose ist um so besser, je jünger die Lähmung und vor Allem je geringer die Atrophie: zweifelhaft ist sie immer und wird mit Alter und Grad der Störungen, vor Allem auch bei Recidiven immer schlechter: manche Fälle sind unheilbar. —

Selten kommt vor Lähmung der Unterextremität (Extensoren des Fusses und der Zehen), der Stimmbandmuskeln (nach Naunyn bei Pferden häufig, die in Bleimühlen gehen), der Mm. intercostales, des Zwerchfells. Die Augen- und Gesichtsmuskeln sollen immer unversehrt bleiben: doch habe ich von einem Kranken gelesen (Citat?), bei dem die unteren Facialis-Zweige befallen waren.

Als Folge lange bestehender Lähmungen stellen sich nach und nach dauernde Verkrümmungen ein. Sie sind am häufigsten an der Hand. Die Gelenkenden erfahren durch die Fixirung in abnormer Stellung Verbildungen, so dass allmählig irreparable fehlerhafte Haltung, Subluxationen etc. entstehen. —

Die erkrankten Muskeln — besonders oft soll dies beim Beginn und beim Ausklingen der Lähmung der Fall sein -- zeigen häufig Tremor. Nach Naunyn werden auch die Gesichtsmuskeln zuweilen davon ergriffen (ohne an der Lähmung zu participiren!).

XV. Sensible Lähmung ist ein häufiges, aber wie mir scheint, noch nicht gründlich studirtes Symptom des Saturnismus. Sie tritt an ganz circumscripten Hautstellen, oft aber auch weit verbreitet auf. Die Dauer an dem betroffenen Bezirke ist oft kurz, es werden wieder neue Partien befallen. Die Lähmung geht nicht bis zu vollständiger Anästhesie, nur die Feinheit des Tastsinns ist heruntergesetzt. Dagegen wird von vollständiger Analgesie berichtet. Der Temperatursinn scheint nicht gestört. Als häufigst erkrankte Orte werden Hände und Füsse angegeben.

XVI. Unter der Bezeichnung „saturnine Enkephalopathien" werden verschiedene meist schwere Symptome beschrieben, die man zweckmässiger Weise einzeln discutirt, da sie sicher nach Ursprung und Bedeutung abweichend sind. — Glücklicherweise sind diese Erkrankungen selten. —

Kopfschmerzen (Verstimmung) sind Zeichen, die bei jeder länger dauernden Vergiftung auftreten können, die aber bei rasch verlaufenden schweren Blei-Fällen besondere Heftigkeit erreichen und dann die Folge einer centralen Störung sind.

Die schlimmste und charakteristischste Form der Blei-Gehirnleiden sind Convulsionen. Nur selten sind diese leichterer Natur, auf einen kleinen Bezirk beschränkt: das typische Bild weist schwere allgemeine als Eklampsie oder Epilepsie bezeichnete Krämpfe auf. Ganz unvermittelt oder nach Vorausgang leichter psychischer Alterationen (Aufregungs- oder depressive Zustände) tritt ein Krampfanfall ein, der am meisten einem leichteren epileptischen gleicht: aus der zurückbleibenden Bewusstlosigkeit erwacht der Patient nach kurzer Zeit. Bald aber folgen weitere und dann immer schwerere Krämpfe zuweilen mit heftigen Beuge- und Streckbewegungen, so dass der Patient nur durch besondere Vorrichtungen vor Selbstbeschädigungen (Contusionen) geschützt werden kann. Zwischen den Convulsionen vollständiges Coma oder beim Erwachen psychische Verwirrung und Unruhe. In heftigen Fällen tritt der Tod im Coma ein. Genesung ist nach Tanquerel der häufigere Ausgang: Oliver (Virch. Jber. 1890. I. pag. 390) betont den schnellen letalen Verlauf bei Arbeiterinnen in Bleiweissfabriken. —

Zeichen psychischer Verwirrung kommen als depressive Zustände (Melancholie, Stupor) oder als Aufregungszustände (zuweilen Trieb zu Gewaltthätigkeit) für sich oder als Vorläufer und Begleiterscheinung der Convulsionen vor. Bei den Excitationszuständen ist neben der Anamnese der Mangel jedes Fiebers von diagnostischer Bedeutung. Als charakteristisch wird ferner der rasche Verlauf und die zwischendurch auftretenden Anfälle von Somnolenz angegeben. Coma, d. i. transitorische vollständige Betäubung durch mehrere Tage dauernd, kommt — plötzlich einsetzend — für sich oder in verschiedener zeitlicher Verbindung mit Delirien, Convulsionen . . . vor. — Man hat dieses Coma als ein urämisches, von Funktionsstörungen der Bleiniere bedingt, aufgefasst. Dieser Auffassung ist mit aller Bestimmtheit widersprochen worden, da man Coma gesehen hat, wo jede Nierenerscheinung fehlte (vide z. B. Lehmann: Dissertat. Halle 1890).

Sehstörungen in Folge von Bleivergiftung ist eine seltene, aber allgemein anerkannte Complication. Es wird allmählige, auch plötzlich sich einstellende völlige Erblindung, auch nur Herabsetzung des Sehvermögens mit oder ohne Gesichtsfeldeinschränkung, sowie centrales Skotom angegeben. Die Untersuchung zeigt die anatomischen Veränderungen der Neuritis optica. Meist gehen die Funktionsstörungen, die immer beide Augen betreffen, in wenigen Tagen zurück.

Da beim Saturnismus die noch zu beschreibende Schrumpfniere als Spätsymptom vorkommt, so kann das anatomische und klinische Bild der Retinitis albuminurica als deren Folge auftreten. Im Gegensatz hiezu wird behauptet, dass Erscheinungen von Retinitis ohne alle Nierenstörungen vorkomme (Lehmann P.: Dissertation, Halle 1890). — Als Folgen der Neuritis optica saturnina werden

Störungen der Augenmuskeln und der Pupillenreaktion beschrieben. — Auch als Frühsymptom (nach Koliken) wurde ungleiche Weite der Pupillen, verschieden schnelle Reaktion auf Licht beobachtet (Oliver: Lancet März 1891).

Als seltene Vorkommnisse werden weiterhin in der Literatur die verschiedenartigsten centralen Störungen genannt. So ist totale und partielle Agensia (Geschmacksverlust) beobachtet (Dreisch: Dissertat., Würzburg 1890). — Bei einem Maler, der schon verschiedene Anfälle von Kolik überstanden hatte, trat plötzlich Kopfschmerz, Schwindel, Schwerhörigkeit, Sehschwäche, Hemianopsie, Anästhesie und Analgesie der Haut, Lähmung der unteren Facialis-Zweige, Parese der linken Körperhälfte, Schlingbeschwerden auf, welche Erscheinungen nach 5 Tagen völlig zurückgingen. Schröder (Diss. Berlin 1890) erklärt den ganzen Symptomencomplex durch Ischämie einer bestimmten Stelle der rechten Hemisphäre: innere Kapsel und Gratiolet'sche Sehstrahlungen (oder durch Verlegung einzelner Zweige der Arteria cerebri media oder durch Urämie?).

Als Folge cerebraler Attaken ist Gedächtnissschwäche (speciell Verlust bestimmter Gebiete desselben) zurückgeblieben. — Vollständigkeit in der Aufzählung aller Einzelvorkommnisse beim Saturnismus kann bei dem Umfang der Bleiliteratur nicht erreicht werden. —

Zum Saturnismus chronicus gehören als gelegentliche Nebenerscheinungen noch die folgenden Störungen:

XVII. Die Bleiniere: sie wird als typische granulirte oder genuine Schrumpfniere definirt. Die Beziehungen dieser Veränderung zur Dauer der Vergiftung überhaupt und zu den einzelnen Phasen scheinen mir noch nicht genügend aufgeklärt. — Es hat immer namhafte Stimmen unter den Aerzten gegeben, die den ursächlichen Zusammenhang zwischen Bleierkrankung und Schrumpfniere nicht zugestehen wollten (Heubel, Bamberger ..) Dieser Ansicht ist neuerdings wieder von Paviot Ausdruck gegeben worden (ref. Centrbl. in. Med. 1896 Nr. 39), der für die Schrumpfniere immer eine complicirende andere Intoxikationsursache annimmt. — Die Möglichkeit bei Thieren experimentell Nierenveränderungen durch Blei hervorzubringen, ist allgemein zugegeben auf Grund vieler positiver Versuche. Oliver (ref. Virch. Jber. 1891, Lancet, März 1891), der seine Beobachtungen an rasch tödtlich endigenden Fällen von Saturnismus durch Thierversuche controllirte, beschreibt folgende anatomische Nierenveränderungen: zuerst Vergrösserung, trübe Schwellung und fettig-körnige Entartung der Epithelien der gewundenen Harnkanälchen: dann Auftreten abnorm zahlreicher Leukocyten unter der Nierenkapsel, um die zuführenden Arterien (Glomeruli) mit Verdickung der Glomerulus-Wandung und der kleinen Blutgefässe. Prévost und Binet (Revue med. de la Suisse rom. 9 [1889] Nr. 11) schliessen sich bei der Beschreibung ihrer Thier-Versuche den Beobachtungen von Charcot und Gombaut an (Arch. de physiol. n. et path. 1881 ser 2. t. 8 pag. 126): interstitielle Nephritis, Sklerosirung, Schrumpfung der Niere. Daneben beschreiben Prévost und Binet eigenartige Concremente in den Harnkanälchen und im interstitiellen Gewebe, deren Natur nicht sicher festzustellen war (Kalk oder Harnsäure?). Auffallend ist den Autoren, dass Albuminurie bei den vorhandenen schweren anatomischen Störungen so selten auftritt. Gayler (Ziegler's

Beiträge II) findet die Hauptveränderungen bei Bleiniere in Gefässdegeneration, besonders Endarteriitis. Hoffa's Beschreibung (Dissert. Freiburg 1883) stimmt im Wesentlichen zu der von Oliver. Annino siehe später (vergl. noch Leyden: Ztschr. f. kl. M. 7 1883. — Virehow: Berl. klin. Wsch. 1884 Nr. 1. Lublinski: Deut. med. Wschr. 1885.) Das klinische Bild der Bleiniere beim Menschen ist selten: so wird z. B. in der statistichen Arbeit von Dietz (Dissert. Leipzig 1862) bei 142 Bleierkrankungsanfällen nur 5 mal Albuminurie constatirt d. h. doch: die menschliche Niere, die ja beim Saturnismus als Ausscheidungsort für Pb fortgesetzt dient, ist von diesem Gift nicht so leicht zu verletzen wie von anderen Schwermetallen. Eiweissharn tritt natürlich wie bei jedem Krampfanfall, so auch bei den Blei-Convulsionen ein. Auch bei Kolikanfällen wird transitorische Albuminurie beschrieben. Es ist aber drum nicht jede solche Störung gleich auf typische Bleiniere zu beziehen. Götze (Dissertation, Berlin 1892) sagt nach Erfahrungen auf der Gerhardt'schen Klinik, dass bei Bleikranken oft auffallende Vermehrung des Harns eintrete, ohne dass ein sonstiges Symptom auf Sehrumpfniere hinweise. — In recenten Fällen des Saturnismus fehlt angeblich immer das Bild einer Nierenerkrankung: erst in vorgeschrittenen Stadien sind bei einzelnen Kranken die Symptome der Bleiniere nachweisbar. — Das klinische Bild mit allen anatomisehen und funktionellen Folgezuständen ist das einer echten Schrumpfniere.

XVIII. Lebererkrankungen von typischem Verlauf sind selten, wenn gleich leichte Störungen oft berichtet werden (Icterus geringen Grades, gelblich weisser Koth . . .) und andrerseits die anatomisehe Untersuchung immer Veränderungen aufweist, fettige Degeneration, Atrophie von Leberzellen. — Schwere Anfälle von akutem Icterus kommen ganz vereinzelt vor. Interessant ist die Beobachtung von Brunelle (refer. Centrbl. in Med. 1895 Nr. 13), dass bei Bleikranken nach grösseren Zuckermengen leicht alimentäre Glykosurie auftritt, was Brunelle auf eine insuffisanee hépatique sehiebt.

XIX. Die Bleigicht ist eine bei uns in Deutschland nicht häufige (anders in England und Frankreich), aber doch jetzt allgemein von den Aerzten anerkannte Complication des Saturnismus. Sie tritt erst als spätes Symptom der Bleivergiftung auf, ist natürlich von dem Alter des Patienten gar nicht, nur von der Dauer des Saturnismus abhängig und befällt darum oft jugendliche Personen. Charakteristisch ist die schnelle Ausbreitung über viele, sonst von der genuinen Gicht nieht befallene Gelenke. Die Deformitäten in denselben sind bald sehr ausgeprägt, so dass die Prognose quoad restitutionem eigentlich immer schlecht ist. Die Symptome kommen rascher als bei der genuinen Gicht (kein Harngries, keine Hautausschläge oder sonstige Prodromi), die bestehende Anämie, die häufigen Rückfälle und das Uebergreifen auf die grossen Gelenke helfen mit zur Diagnose. — Götze gibt unter 150 Bleikranken der Gerhardt'schen Klinik 2 Fälle von Arthritis urica an. — Die Pathogenese der Bleigicht ist noch nicht aufgeklärt, die Definition, dass das Blei (wie der Alkohol) ein Gichtstoff sei, welehe Stoffe bei langer Einwirkung Nekrosen erzeugen, an denen dann seeundär die Harnsäure des Blutes ausgeschieden wird, kann nicht voll genügen, da Gewebsbeschädigung durch Blei ja immer gesetzt wird, während die Bleigicht eine so seltene Affektion ist. -- Die Harnsäureausscheidung war bei Versuchshunden nicht gestört: die Harnsäurevermehrung nach Thymus-Fütterung trat auch bei den Bleihunden auf.

Götze findet die Excretion der Urate im arthritischen Anfall der Bleikranken gering, auch sonst im Verlauf niedrig. Surmont und Brunelle (Virch. Jber. 1894. I. pag. 375) geben dagegen die Harnsäure normal oder erhöht an und nur in einzelnen Fällen (wo Kreatinin und Hippursäure steigen) unter 0,4 sinkend: die Erhöhung der Ausfuhr nimmt zu mit der Dauer der Ausscheidung des Bleis. (Luthje: Zeitschr. f. kl. Medicin 29 pag. 266. Götze: Dissertation, Berlin 1892.)

XX. Der Stoffwechsel bleikranker Menschen ist von verschiedenen Aerzten untersucht, ohne dass bis jetzt die Resultate dieser Beobachtungen eine constante und allgemein angenommene Veränderung gegenüber der Norm erwiesen hätten. Die Unsicherheit, die noch allen diesen mühsamen Versuchen anhängt, ist durch die Schwierigkeit des Gegenstandes bedingt. Wenn man im Harn die N-haltigen Auswurfstoffe misst, so muss zuerst die Grösse der Nahrungszufuhr, die Menge des wirklich resorbirten (Ausnützung im Darm) bekannt sein. Schlechter Zustand der Verdauung und der Ernährung und schwere Darmerscheinungen gehören aber zum Bild des Saturnismus. Ich bespreche darum von diesem Punkt nur kurz die jüngste Literatur: die ältere ist in der Toxikologie von Kobert pag. 406 erwähnt. — Die Harnmenge ist während der Kolikanfälle vermindert, ebenso bei den Diarrhoen während der Reconvalescenz. Die Menge des ausgeschiedenen N soll nach Surmont et Brunelle (Virch. Jber. 1894. I. pag. 375) gleichfalls vermindert sein, während sie nach Götze (Dissertation, Berlin 1892) im Anfall vermehrt, in der darnach folgenden Erschöpfungsperiode vermindert ist: die Ausgabe der Chloride geht der Wasserausfuhr parallel. Die Phosphorsäureausscheidung soll dauernd niedrig sein. — Surmont und Brunelle geben gelegentlich Zuckergehalt des Harns an. — Urobilin soll in reichlicher Menge im Harn vorhanden sein: diese Angabe eines hohen Farbstoffgehaltes ist von verschiedenen Autoren wiederholt. — Wichtig ist endlich noch die Beobachtung von Ellenberger und Hofmeister an Schafen (Archiv f. . . . Thierheilk. 10 pag. 216), wonach die Hippursäureausscheidung im Harn abnimmt.

XXI. Der Blutdruck ist während der Kolikanfälle gesteigert, nimmt gegen Ende des Anfalls ab und steht im Reconvalescenzstadium unter der Norm. Im Grossen und Ganzen ist der Druck meist hoch, etwas über der Norm, auch ausserhalb der akuten Anfälle. Amylnitrit erniedrigt ihn, kleine Gaben von Morphium sind ohne Einfluss. Ueber Form der Pulscurve siehe: Borgen: Deut. Arch. 56. pag. 248.

XXII. Der Verlauf der chronischen Bleivergiftung ist ein exquisit „chronischer“, sich oft über Jahrzehnte erstreckender. Auch sind Fälle bekannt, wo typische Zeichen von Saturnismus bei solchen Personen aufgetreten sind, die seit Monaten sich von jeder weiteren Bleieinfuhr sicher freigehalten hatten. Die Thatsache also, dass eine einmal gesetzte Bleivergiftung sehr lange andauernde Nachwirkungen machen kann, ist über allen Zweifel sicher gestellt. — Es kann ja wohl bei der wiederholten Vergiftung durch grosse Gaben sich sofort ein Zustand von Siechthum anschliessen, bei der gewöhnlichen Art der Entstehung des Saturnismus aber dauert es in der Regel doch mindestens einige Monate, bis Symptome kommen. — Doch erzählt Oliver (Virch. Jber. 1890. I. pag. 390), dass bei jugendlichen Arbeiterinen (18 bis 23 Jahre) in Bleiweissfabriken sehr rasch schwere Erscheinungen auftraten, die in einzelnen Fällen sogar tödtlich endigten (Kolik, Verstopfung, Erbrechen, Kopfweh, Gliederschmerzen, Sehstörungen, Convulsionen, plötzlicher Tod in Coma).

XXIII. Die individuelle Empfänglichkeit ist sicher verschieden. Von den sämmtlichen Hausangehörigen erkrankten bei der Massenvergiftung in Claremont (durch bleihaltiges Trinkwasser) gerade ein Drittel. In Bleiweissfabriken schwankt die Morbidität zwischen 18 und 50 %. Bei der Massenvergiftung in Dessau (Trinkwasser) erkrankten von den Insassen der am stärksten befallenen Häuser 20 bis 30 % (Wolffhügel: Arb. Kais. Ges.-A. II pag. 498). — Tanquerel behauptet, dass Frauen häufiger erkranken als Männer: dem widerspricht Naunyn (Handbuch pag. 260). Oliver dagegen (Brit. m. Journ. 1891 März) stellt sehr entschieden den Satz auf, dass Frauen jugendlichen Alters sehr schnell und in sehr schwerer Form bleikrank werden (Bleiweissfabriken Newcastle upon Tyne: 49 Frauen unter 23 Jahren krank, kein Mann unter 33). Der Angabe von Naunyn, dass Kinder leicht befallen werden, stellt Wolffhügel (l. c. pag. 490) die Beispiele von Claremont und Dessau entgegen, wo Kinder fast ganz verschont blieben. Auffallend ist mir die Thatsache, dass man von Bleivergiftungen bei Kindern so wenig hört, nachdem doch andererseits durch Spielen mit Bleisoldaten, Zinnfiguren u. s. w. Kinder sich der Intoxikationsgelegenheit (abspringende Bleifarben!) so häufig aussetzen. Vielleicht äussert sich die Bleivergiftung bei Kindern in anderen Erscheinungen (Abführwirkung? rasche Ausscheidung?).

Bei Frauen entstehen oft in kurzer Zeit schwer anämische Zustände: Ursache davon können Metrorhagien sein, doch kommt auch ohne letztere bald Blutleere zu Stande. — Häufig ist Abortus und frühzeitiges Absterben der Leibesfrucht bei bleikranken Frauen, so dass an manchen Orten Englands Bleipflaster als Abortivum genommen wird. —

Herbst und Frühjahr zeigen die häufigsten Ausbrüche frischer und rückfälliger Erkrankung. —

Allgemein wird die schädliche Wirkung des Alkohols auf Verlauf und Ausbruch schwerer Symptome des Saturnismus anerkannt. —

XXIV. Zu erwähnen ist an dieser Stelle, dass natürlich auch das Blei, um als Gift zu wirken, in bestimmter absoluter Menge vorhanden sein muss und dass man Handel und Gewerbthätigkeit nicht gleich stranguliren soll, wenn einmal irgendwo eine Spur Blei gefunden wird: die Wohlthat des Gesetzes kann auch zur Plage werden. Diese Opportunitäts-Anschauung ist in sehr zweckentsprechender Weise zum Ausdruck gekommen bei dem Reichsgesetz, betreffend den Bleigehalt von Zinngeschirren, wornach 1 % Blei gestattet ist. — Spuren von Blei werden daraus doch immer gelöst: diese sind aber harmlos. Auch die Benützung von Bleiröhren zu den Endstücken der Wasserleitungen wird die Technik nicht gerne entbehren wollen: man lese hierüber die sachgemässen Ausführungen von Wolffhügel (Arb. Kais. Ges.-A. II., pag. 519 ff.). Gusserow hat denn auch in

Virch. Archiv 21. (1861), pag. 446 angegeben, dass in Leichentheilen manchmal Bleispuren gefunden werden, ohne dass jemals intra vitam Bleistörungen vorhanden waren. — In verschiedenen Städten hat man gelegentlich im Leitungswasser Blei nachgewiesen (Berlin, Nürnberg, Dresden, Wolffhügel: l. c. pag. 499 u. 500) ohne alle üblen Folgen für die Bevölkerung. Man wird also im concreten Fall sich sehr sorgfältig um alle Einzelheiten kümmern müssen und nicht schlechthin bei jeder minimalen Bleireaktion nach der Polizei rufen dürfen. — Immerhin sei hier erwähnt, das französische Hygieniker schon 0,1 mgr Pb im Liter Trinkwasser für geeignet halten, bei Einzelnen Gesundheitsstörungen zu machen.

XXV. Die Prognose der chronischen Bleivergiftung ist nicht ungünstig zu stellen, wenn es sich um einen einmaligen Anfall handelt und der Erkrankte vor weiterer Giftzufuhr geschützt werden kann. Die Anfangssymptome bieten allemal die günstigste Voraussage. Koliken gehören noch zu den leichteren Erscheinungen: die anderen Formen des Saturnismus bieten für völlige Wiederherstellung schlechtere Aussichten. Bei gleicher Dauer der Vergiftung sind Fälle mit schweren manifesten Symptomen immer viel ernsthafter zu nehmen, als solche, bei denen nur allgemeine Zeichen von Ernährungsstörungen vorhanden sind. Kranke der letzteren Art können bei Fortsetzung der Bleibeschäftigung noch viele Jahre in einem erträglichen Gesundheitszustand stationär bleiben. Die Entfernung aus der gefährlichen Beschäftigung bietet ja nicht die sichere Gewährschaft sofortiger völliger Genesung, da Rückfälle immer noch kommen können, sie ist aber die selbstverständliche Voraussetzung für gänzliche Wiederherstellung. Schwere Formen finden sich darum nur bei den Arbeitern, die berufsmässig fürs ganze Leben ans Blei gebunden sind.

XXVI. Die Behandlung der Bleivergiftung hat zuerst die prophylaktischen Maassregeln zu besprechen. Die gefährdeten Arbeiter müssen vor Allem vollständig belehrt werden, was meistens nicht geschieht. Gebrauchsgegenstände, an denen der Bleigehalt nicht selbstverständlich erkannt werden kann, sollten als bleihaltig bezeichnet werden (z. B. Nähgarn, Seide, Wolle etc.). In Fabriken müssen die besten hygienischen Maassregeln getroffen werden (Ventilationen etc.): bleihaltige Abwässer müssen entbleit werden. Wo Blei verstaubt wird, müssen ausreichend funktionirende Respiratoren getragen werden. Nie dürfen die Arbeiter mit bleibeschmutzten Händen essen. Die bleibestaubten Kleider müssen nach der Arbeit abgelegt und Haut, Haare, Bart möglichst alle Tage durch ein Rieselbad vom Blei befreit werden. Man hat dem Waschwasser für Bleiarbeiter Salze zugesetzt, die das Blei besonders leicht lösen (weinsaures Alkali, auch unterchlorigsaures Natron). Es ist der Mühe werth zu versuchen, ob damit die Hände rascher vollständig von Blei befreit werden als durch warmes Seifenwasser. — In den bleibestaubten Arbeitsräumen dürfen die Arbeiter zum Essen, Ruhen, Schlafen sich nicht aufhalten. — Auf diesem Gebiete ist noch Vieles zu verbessern.

Bei ausgebrochener Bleivergiftung wird man zuerst nach Mitteln sich umsehen, die das Blei aus dem Körper entfernen oder in demselben unschädlich machen sollen. Für die letztere Indication hat man Schwefelsäure-Getränke und Schwefelalkalien (Schwefelnatrium) gegeben, um unlösliches schwefelsaures- oder Schwefelblei zu erzeugen. Dass Schwefelsäure nichts nützt, ist, abgesehen von der klinischen Erfahrung daraus klar, dass schwefelsaures Blei so stark giftig wirkt, wie jedes andere Bleipräparat. Gegen den Schwefelwasserstoff, der selbst so eminent toxisch wirkt, haben sich verschiedene Aerzte, schon Tanquerel, ausgesprochen. Ich habe bei verschiedenen Schwermetallen den Schwefelwasserstoff gegen die akuten Intoxikationen unwirksam gefunden. — In neuester Zeit hat wieder Peyron (ref. Centralblatt J. M. 1894 Nr. 41) Schwefelnatrium täglich zu 0,3 (in Glycerin oder in Pillen mit Bolus) auserordentlich gerühmt.

Die Ausscheidung des Bleies wird jetzt, seit Melsens das Jodkalium als Mittel für Beschleunigung der Bleiausfuhr proclamirt hat, durch dieses Salz anzuregen gesucht. (Melsens: Mémoire sur l'emploi de Ka J . . . . . in: Mémoires couronnés . . . publiés par l'Acad. . . . Bd. 17. Bruxelles 1865.) Doch ist der fast allgemein geglaubte Erfolg dieser Therapie nicht ohne Widerspruch geblieben (Prévost und Binet l. c. pag 28. Mann: Brit. J. Febr. 93 . . ref. Virch. Jahresber. 1893 I. pag. 380). — Nach den vielen günstigen Angaben scheint es vorderhand geboten, an der KaJ-Therapie festzuhalten, auch wenn sich die Vermehrung der Bleiausscheidung darnach nicht bewahrheiten sollte. Das Jodkalium kann ja auch günstig auf die veränderten Gefässe wirken. — Das Bromkalium soll das KaJ in der Therapie des Saturnismus vertreten können. Nachdem denn doch der Modus der KaJ-Wirkung noch nicht vollständig aufgeklärt ist, scheint es zweckmässig, an dem empirisch viel erprobten Jodkalium festzuhalten. Allgemein wird der gute Erfolg von lange dauernden warmen Bädern bei Saturnismus gelobt. Die französische Schule empfiehlt sehr dringlich Massage. — Auch die Anwendung des constanten Stromes wird gerühmt. Eisenkuren sollen die Resistenz gegen Blei erhöhen, auch Milchnahrung wird gegeben. Die schlechte Wirkung von Excessen in alcoholicis ist schon erwähnt. —

Bei Bleikoliken spielt Opium und Morphium die erste Rolle neben warmen Bädern und Kataplasmen auf den Unterleib. Manche geben das Morphium subcutan: Viele ziehen das Opium innerlich vor. Von der Anwendung des Atropins höre ich von den Praktikern jetzt wenig mehr reden: auch das Amylnitrit scheint mehr gelobt als gebraucht zu sein: immerhin sind beide Vorschläge noch weiterer Prüfung werth. — Bei andauernder Verstopfung muss man Laxantia geben: die meist gebrauchten sind Ricinus-Oel, Senna, Bittersalz: das alte Tanquerel'sche Mittel ist ein Tropfen Crotonöl in Gerstenschleim. — Auch Eingiessungen in sehr hartnäckigen Fällen sind mit Erfolg benützt. Leichte Abführkuren, diätetisch eingerichtet, werden als wichtiger Theil der Therapie überhaupt betrachtet (Bleiausscheidung durch den Darm). Neuerdings hat man Olivenöl als specifisches Mittel bei Bleikoliken angegeben (etwa 50,0 im Tag).

Gegen die Arthralgien ist nichts Specifisches empfohlen und gebraucht. Sehr schmerzlindernd wirken warme Bäder.

Bei den Bleilähmung und die Anästhesien hat man früher Strychnin gegeben und zwar in starken Gaben (bis zum Auftreten von Trismus?). Diese Therapie wird jetzt selten verwendet — ein Beweis, dass man von dem Erfolg nicht viel hält. — Wichtig ist die Anwendung der Elektricität — an den gelähmten Theilen, um der Atrophie entgegenzuwirken (faradischer, meist galvanischer Strom):

auch die Galvanisation des Sympathicus und des Halsmarkes wird angerathen. Semmola (Gaz. med. de Paris 1892 Virch. Jber. 1892. I. pag. 371) will vom constanten Strom (+ Zunge und Wirbelsäule, — Epigastrium und Abdomen) eine raschere Entbleiung des Organismus gesehen haben, verwendet ihn darum bei den Frühsymptomen, während bei Enkephalopathien und Arteriosklerose kein Erfolg mehr zu erwarten sei. —

Bei den Enkephalopathien, Nieren- und Stoffwechselstörungen gibt es keine specifische Therapie mehr. Man hat Amylnitrit bei den akuten Anfällen verwendet. Gegen die Bleigicht wird Natr. salicylic. warm empfohlen.

XXVII. Die Ausscheidung des Bleies soll durch Harn, Koth und die äussere Haut geschehen. — Die Hautexcretion, die daraus gefolgert wurde, dass Schwefelwasserstoff schwarze Flecken auf der Haut hervorbrachte, besteht nicht. Das auf der Epidermis nachgewiesene Blei ist von aussen als Staub u. s. w. angetrocknet. (Miura: Berl. klin. Wschr. 1890 Nr. 44.) Auch Ebstein konnte in der Hautabschuppung, die von dem Morphium-Exanthem eines Bleikranken gesammelt wurde, kein Blei finden. — Die Ausscheidung durch Fäces ist bei der chronischen Vergiftung allemal reichlicher als die durch den Harn (hier höchstens 0,6 mgr, in Fäces 2 bis 3 mgr im Tag). Mann: Brit. med. Journ. Jan. Febr. 93. Vi. Jbr. 1893. I. — Verschiedene Versuchsreihen (z. B. Prévost und Binet l. c. pag. 28 und 29) haben überhaupt keine oder nur unbestimmbare Spuren im Harn ergeben (während beim Tödten der Versuchsthiere die Nieren noch enorme Quantitäten Blei enthielten). — Annino dagegen findet in seinen Versuchen (grössere Dosen!) den Harn deutlich bleihaltig und gibt noch besonders an, dass solcher Harn frei von Eiweiss war — eine Frage, die für den menschlichen Harn von verschiedenen Autoren verschieden beantwortet ist (vide Lehmann: H. S. Z. 6. pag. 529 und Husemann: Toxik. Suppl. pag. 162). — Die Ausscheidung des Bleies durch den Harn des Menschen geschieht durchaus nicht gleichmässig, d. h. der Harn kann eine Zeit lang bleifrei sein und später wieder — ohne neue Zufuhr — bleihaltig werden. Das Blei ist im Harn in organischer Bindung, d. h. nicht direkt durch H_2S fällbar: es müssen zuerst mit Salzsäure und chlorsaurem Kali die organischen Verbindungen zerstört werden (V. Lehmann in H. S. Z. 6. pag. 6).

Die Galle scheidet Blei aus (Annuschat: A. e. P. Ph. 7 pag. 45. Lehmann: H. S. Z. 6 pag. 529). Diese Ausscheidung kann so beträchtlich sein (bei akuten Vergiftungen), dass die Galle von allen untersuchten Organen und Sekreten als das bleireichste erwiesen wird. Prévost und Binet finden bei chronischen Vergiftungen dagegen nur Bleispuren (l. c. pag. 29). Im Speichel konnten Prévost und Binet in Thierversuchen nach Pilocarpin-Vergiftungen nur in 2 von 7 Fällen Anzeigen von Pb erhalten: bei bleivergifteten Menschen hat Binet in Schweiss und Speichel wenig Blei gefunden, macht aber ausdrücklich die Reservation, dass dieses Blei nicht nothwendig secernirt sein müsse (Thèse, Paris 1884). Pouchet (Arch. physiol. n. et path. 1880) hat nach der gleichen Methode im Speichel, nicht aber im Schweiss Blei nachgewiesen. —

Wichtig ist die Beobachtung des Blei-Uebergangs in die Milch. Baum und Seliger: Arch. f. Thierheilk. 21 (Virch. Jber. 1895 I.

pag. 346) finden bei Thieren schon nach 2 bis 3 tägiger Einverleibung kleiner Mengen von Plumbum aceticum Blei in der Milch (1 bis 2 tausendstel Procent des Verfütterten). Die Elimination dauert auch bei Aussetzen der Bleizufuhr in den nächsten Tagen an. Schädlich sei die Milch solcher Thiere nicht (?). — Auch in den fötalen Kreislauf und in den Fötus geht Blei über (Annino: Arch. ital. di. cl. med. 1893: Centrbl. J. M. 1894 Nr. 26): der häufige Abortus beim Saturnismus wird damit erklärt. (Binet l. c. pag. 26 findet dagegen nur Spuren im Uterus und in den frischgeborenen Thieren.)

XXVIII. Ueber die Vertheilung des Bleies in den vergifteten Organismen liegen sehr zahlreiche und sorgfältige Untersuchungen vor (Gusserow: Virch. Arch. 21 [1861]: Heubel: Pathogen. u. Symptom. der chron. Bleiverg. — weitere Literatur bei V. Lehmann: H. S. Z. 6 [1882] pag. 1 und 528. Prévost und Binet: revue med. Suisse rom. 9 [1882] Nr. 11. Oliver l. c., Baum u. Seliger l. c.). Die Ergebnisse stimmen nicht alle unter sich überein, was zum Theil durch die Methodik der Untersuchung, zum Theil aber auch dadurch bedingt ist, dass die Leichentheile in verschiedenen Perioden der Vergiftung untersucht sind. Bei rascher Zufuhr grosser Mengen ist die Leber und Galle sehr bleireich, während bei langsamer Vergiftung in der Leber weniger vorhanden sein soll; es reichert sich dann die Niere an (Binet: bei Thieren). Eine Angabe von Oliver dagegen (vom Menschen gewonnen!) gibt für 1 Kilo Organ die folgenden Bleimengen in Milligrammen an: Leber 41,6, Milz 39,0, Grosshirn 21,6, Kleinhirn 8,6, Nieren 13,0, Herz 0,5. — Baum und Seliger fanden bei einer Kuh (80 Tage lang täglich 10 bis 15,0 Plumb. acet.) in 1 Kilo Organ folgende Bleimengen in Milligrammen: Herz 130, Submaxillaris 113, Muskel und Leber 100, Niere 90, Pankreas 86, Blut 82, Parotis 66, Euter 66, Gehirn 66, Darm 47, Lungen 41, Milz 36, Magen 31. Auch in den Knochen ist nach Oliver und Binet viel Blei.

XXIX. Die pathologische Anatomie des Saturnismus ist zum Theil schon erwähnt. Die letzte experimentelle Arbeit (Annino: Arch. ital. di clin. med. 1893, ref. Virch. Jber. 1894 I. pag. 376 u. Centrbl. J. M. 1894) beschreibt regelmässige Veränderungen an Magen- und Darmschleimhaut, dann Atrophie und Sklerosirung im Meissner-Auerbach'schen Plexus. In den grossen Drüsen sind allemal Degenerationsvorgänge (trübe Schwellung, fettige Degeneration, Vakuolenbildung) zu constatiren: Karyokinese wird nirgends angetroffen. Besonders hervorgehoben ist die deletäre Wirkung auf die Gefässe. Fettige Degeneration der Endothelien und der Muscularis, Endarteriitis mit starker Verengerung der Lumina bis zur Obliteration. Daher die Neigung zu Hämorrhagien und zu Nekrobiosen (besonders im Centralnervensystem und in der Leber). In den Muskeln, in deren nervösen Endapparaten sowie in den peripheren Nerven wurden Veränderungen nicht gefunden. — Milz und Knochenmark zeigten zahlreiche Pigmentkörnchen, was auf reichliches Zugrundegehen von Erythrocyten bezogen wird. — Ueber Weiteres siehe Ziegler und Nauwerk's Beiträge Bd. 2 und 3 und die übrige citirte Literatur.

XXX. Die experimentelle Erzeugung des Saturnismus bei Thieren ist sehr vielfältig studirt (siehe oben bei Harnack, weiter Annino l. c., Prévost und Binet l. c. — Combemale und

François C. R. 111 Nr. 5 pag. 276). — Verschiedene Autoren in Ziegler's Beiträgen Bd. 2 und 3. Fröhner: Toxik. für Thierärzte — Baum und Seliger l. c. u. s. w. Hunde sind sehr resistent insofern, als sie eine Zeit lang grosse Gaben Blei ertragen, erkranken aber schliesslich schwer an cerebralen Störungen: ängstliches scheues Wesen (Hallucinationen?), zuletzt schwere allgemeine Krämpfe, zuvor choreaartige Bewegungen einzelner Muskelgruppen. Bei den Anfällen werden die Thiere, die ganz verwirrt erscheinen, wild umher geworfen, zerbeissen sich die Zunge, schäumen. Die Krämpfe sind durch äussere Anstösse auszulösen. In diesem Stadium angelangt sterben die Thiere bald. — Kaninchen und Meerschweinchen zeigen im Wesentlichen zunehmende Schwäche, in der sie zuletzt zu Grunde gehen. Krämpfe sind nur in so vereinzelten Fällen gesehen, dass diese vielleicht auf andere Ursachen zu beziehen sind. Lähmungen der hinteren Extremitäten sind dagegen häufig. Einzelne Thiere halten nur ein paar Wochen, andere Monate lang aus.

Bei allen Thierklassen zeigt sich die Resistenz der einzelnen Individuen verschieden. — Ziegen ertragen grosse Bleigaben nicht lang (1,0 pro die tödtet in 14 Tagen: Baum und Seliger). Kühe sollen 10 bis 15,0 pro die längere Zeit ohne Schaden aushalten. — An Schafen haben Ellenberger und Hofmeister Versuche angestellt (Arch. f. Thierheilk. 10 [1884].

XXXI. Die Erklärungsversuche, die nach und nach von den verschiedenen Autoren für den Saturnismus und dessen einzelne Symptome aufgestellt sind, sind so mannichfaltig, dass es nicht möglich ist, Alles zu referiren. — Oliver hält die Leber- und die Nierenschädigung für das primäre und meint, dass die in Folge der Abnahme der Harnsecretion zurückbleibenden animalischen Gifte die weiteren Störungen machen. — Götze ist der Ansicht, dass die primären Störungen am Nervensystem anfangen, dass alle anfallsartigen Symptome von hier ausgehen, dass die Störungen an anderen Organen anfänglich nur funktionelle seien und erst spät zu anatomischen Veränderungen führen. — Der viel citirte Erklärungsversuch, das plötzliche anfallsweise Auftreten schwerer Erscheinungen sei durch die stockende Ausfuhr (Harn) bedingt, ist schon desshalb unzureichend, weil bei einzelnen Vergifteten noch schwere Anfälle kommen, wenn diese längst aus der Bleiatmosphäre sich vollständig entfernt haben. —

Die Hypothese, die am meisten angenommen und am besten ausgebaut war, stammt von Henle: das Blei wirke hauptsächlich auf die Muskelsubstanz und besonders auf die glatten Muskelfasern. Die Kolikanfälle, der harte Puls, die schlechte Ernährung, die eklamptischen Anfälle, Alles wurde daraus erklärt. Ohne dass ein scharfer Angriff zu erfolgen brauchte, wandte man sich mit fortschreitender Erkenntniss anderen Meinungen zu. — Die Erb'sche Hypothese, die Bleilähmung sei durch eine Degeneration der Vorderhörner der grauen Substanz bedingt (Arch. f. Psychiatr. u. Nkrank. Bd. 5), fand vielen Anklang, aber auch Widerspruch. Neuerdings hat Stieglitz auf Grund von Thierversuchen, die sehr deutliche Veränderungen im Rückenmark aufwiesen, sich wieder für die Erb-sche Meinung ausgesprochen (Arch. f. Psychiat. 24. pag. 1), nachdem Schultze (Archiv f. Psychiatr. 16.) 1885 sich für primäre Läsion der peripheren Nerven als Ursache der Lähmungen ausgesprochen hatte. — Die Anschauung, dass Gefässveränderungen das primäre sind, scheint mir nach den schon erwähnten Experimentaluntersuchungen von Annino, Gayler etc. immer mehr Boden zu gewinnen. Die merkwürdige Thatsache, dass bei der typischen Radialislähmung fast ausnahmslos der Supinator longus befreit bleibt, dass bei dem Typus superior (M. biceps, brachialis internus etc.) wieder nur bestimmte Muskelgruppen und hierunter dann der Supinator longus mitbefallen wird, spricht doch sehr gegen den peripheren Ursprung, während sie verständlich wird, wenn man im Cervikalmark diesen Muskelgruppen zusammengeordnete Ursprungsstellen anweist: es bedeutete dann allerdings die gewöhnliche Form der Bleilähmung nicht eine Affektion des N. radialis, sondern eine bestimmt lokalisirte Heerderkrankung des Rückenmarks (wie das bei der klinisch so ähnlichen Poliomyelitis acuta infantum Jedermann selbstverständlich annimmt). Leider bleibt auch diese Erklärung noch am nächsten hängen: warum die Extensoren des Vorderarms in der überwiegenden Zahl der Fälle zuerst gelähmt werden und warum gerade in der typischen Reihenfolge, das ist Alles noch eine offene Frage, zu deren Beantwortung man doch wieder am besten auf peripher gelegene Störungen zurückgreift (vide: Friedländer: Virch. Arch. 75). — Nachdem die Autoren, die neuerdings anatomische Studien über Bleivergiftung gemacht haben, mehr und mehr darin übereinstimmen, dass Veränderungen an den Blutgefässen sehr bald und sehr verbreitet vorkommen, scheint es plausibel, aus den hieraus resultirenden Veränderungen in den einzelnen Organen deren funktionelle Erkrankungen abzuleiten. Kolik und Bleinieren entspringen wahrscheinlich aus anatomischen Alterationen im Darm und in der Niere. Die verschiedenen Formen der Enkephalopathien können mit guten Gründen nur aus cerebralen Störungen abgeleitet werden. Es sind nun allerdings in der Literatur Fälle citirt, bei deren Sektion (nach Gehirnsymptomen) keine anatomischen Läsionen und kein Bleigehalt im Gehirn nachgewiesen werden konnte (z. B. bei Oliver angegeben). Allein zum Einen hat man der Untersuchung der Gehirngefässe bisher nicht besondere Aufmerksamkeit zugewendet, sodann muss der vergiftende Stoff an der alterirten Stelle nicht dauernd deponirt werden: auch der Alkohol macht schwere Gefässalterationen, ohne dass man schliesslich seinen chemischen Nachweis an jeder Stelle verlangt. Endlich finden wir überhaupt noch nicht immer bei cerebralen Symptomen adäquate anatomische Störungen und wissen, dass Circulationsänderungen für sich allein schwere funktionelle Abweichungen im Gehirn hervorrufen können. — Bemerkenswerth hiezu ist das Versuchsresultat von Lunz (Dissertation, Dorpat 1892), dass die Elasticität der Arterien durch Bleivergiftung schon nach 1 bis 2 Wochen vermindert ist. — Im Uebrigen wird man nicht darauf zu bestehen brauchen, alle funktionellen Veränderungen, die das Blei macht, aus der anatomischen Läsion nur Eines Organs oder Gewebes also z. B. der Gefässe abzuleiten. Im Darm, in den Nieren kommt das Blei ausserhalb der Blutbahn mit Elementartheilen in Berührung und wird dieselben chemisch alteriren, vergiften können. Es ist also nicht nothwendig, sich auf die Veränderung der Gefässe als der proxima causa aller Störungen zu beschränken. — Wo das Blei eigentlich deponirt ist in den Organen, darüber ist meines Wissens nichts bekannt. — Man hat angegeben, das Blei kreise im Organismus als Albuminat: ich kenne aber kein zwingendes Beweisstück für diese Behauptung. — Wichtig ist die Angabe, man könne aus Nervensubstanz das Blei durch Aether ausziehen: welche Verbindung das ist, wäre dann wohl zu eruiren. Im Blut soll das Blei nur in den Blutkörperchen, nicht im Serum sein. Ob diese Fragen in neuerer Zeit geprüft worden sind, darüber habe ich nichts in der Literatur finden können. — Die Erklärungsversuche Harnack's sind bei der akuten Vergiftung erwähnt.

XXXII. Der Bleinachweis im Harn und Koth geschieht nach dem Zerstören der organischen Substanz mittels Salzsäure und chlorsaurem Kali, am besten durch Fällen des Bleies als Schwefelblei (die Reaktion ist am empfindlichsten in alkalischer Lösung). Auch durch Elektrolyse ist das Blei abzuscheiden: als Elektroden dienen PbBleche: das mit Blei beladene Blech (24h Strom) wird schliesslich mit Salpetersäure ausgekocht: vide V. Lehmann: H. S. Z. 6. pag. 1, woselbst die frühere Literatur. — Die Fällungen als schwefelsaures und als chromsaures Blei sind in einzelnen Fällen wohl zur Unterstützung der Diagnose zu brauchen. — Weitaus die empfindlichste Probe ist die Fällung als Schwefelblei (nicht in stark salzsaurer Lösung, da HCl das Schwefelblei etwas löst!). Im Uebrigen vergl. man Dragendorff, Otto etc. und Harnack: Deut. med. Wochschr. 1897. Nr. 1.

§ 46. Das Zinn. Stannum. Sn.

I. Die Frage nach toxischen Wirkungen des Zinns muss schon aus praktischen Rücksichten gründlich erörtert werden, weil wir Geräthe aus Zinn zum Herstellen, Aufbewahren und Einführen von Speisen und Getränken vielfach verwenden. So Kannen, Teller, Platten, Schüsseln, Löffel, Messgefässe aus reinem Zinn. An Destillirapparaten für spirituöse und aromatische Flüssigkeiten und für Wasser auf Schiffen sind die Kessel verzinnt, die Kühlschlangen u. s. f. ganz aus Zinn; Bierpressionen, Fleischhackmaschinen, Metalltheile an Mineralwasserapparaten sind aus Zinn, verzinntes Eisenblech (Weissblech) wird ausserordentlich viel zu billigen Küchengeräthen verwendet, besonders sind die Conservenbüchsen daraus gemacht, endlich werden kupferne, messingne, eiserne Geräthe vielfach verzinnt, so Kessel, Töpfe, Kannen, Wasserschiffe, Formen für Backwerk und Eis u. s. w. — Zinnsalze dienen als Beizen zum Gebrauch in Färbereien; durch Verwechselung mit anderen Salzen sind einzelne Aetzvergiftungen vorgekommen. Für medicinische Zwecke wird Zinn nicht mehr benützt: früher wurde es gegen Hautkrankheiten und Epilepsie innerlich gegeben, von 0,005 an steigend. Lewin: N.W. pag. 209.

II. Metallisches Zinn oxydirt sich bei gewöhnlicher Temperatur an Luft und Wasser nicht. Verdünnte organische Säuren greifen es nur bei Gegenwart von Sauerstoff langsam an. (Heisse Salzsäure löst es dagegen rasch auf.) Zinnerne Geräthe geben darum an saure Flüssigkeiten, mit denen sie bei Luftzutritt längere Zeit in Berührung stehen, kleine Zinnmengen in Lösung. Ausführliche Angaben hierüber bei Wolffhügel: Arbeit. Kais. Ges.-A. II. pag. 125 ff. und pag. 173; ausserdem Ungar und Bodländer: Centrbl. f. Gesundhpfl. 1883. pag. 49 und Beckurt's: Jahresberichte 1884 . . . . 1893. 1894. So enthielten z. B. Büchsenspargeln (in Weissblech) in 378 Spargel + 140 Brühe zusammen 0,166 Zinn: Erbsenconserven enthielten in 425 gr 0,003 gr Zinn. Interessant ist das Versuchsergebniss, dass in zinnhaltigen Spargeln, Aprikosen und Erdbeeren das Zinn nicht in der Brühe, sondern in unlöslicher Form in den festen Massen enthalten war (erst durch 3procentige Salzsäure, auch durch Kalilauge löslich). Der Gehalt an Zinn bei den von Ungar und Bodländer untersuchten Conserven lag um 0,02 proc. — Attfield (refer. in Beckurt's Jarber. 1883/84 pag. 1069) erwähnt dagegen nur Spuren von Zinn. Kayser (12. Vers. der bayr. Vertr. der angew. Ch 1893. 16) findet 80 bis 100 mgr Sn pro Kilo Conserven. Weinsäure greift am stärksten an, weniger die Aepfelsäure, am geringsten Essigsäure und Kochsalz. Kayser erwähnt, dass Versuche, die Lösung von Metall durch Lacküberzüge zu verhindern, zu beachtenswerthen Erfolgen geführt haben. — Adams findet in den verschiedensten conservirten Gemüsen Zinn von 30 bis 100 mgr in 1 Kilo der saftigen Conserven (Zeitschr. f. Nahr. Hyg. und Waarenk. 1893. pag. 277. Beckurt's Jber. 1893 pag. 760).

III. Die von Zinnverbindungen bisher studirten und bekannten Giftwirkungen ähneln denen des Zinks und Kupfers. Die wasserlöslichen Salze üben auf Schleimhäute in grösseren Mengen Aetzwirkungen aus. Schmerz, Erbrechen, Collaps u. s. f. sind die schon oben beschriebenen Folgen. — Ueber resorptive Wirkungen des Zinns wissen wir Sicheres nur aus Thierversuchen. Es kommt zwar auch beim Einführen der gewöhnlichen Zinnverbindungen in den Magen des Menschen zur Aufsaugung kleiner Zinnmengen, die mit dem Harn zur Ausscheidung gelangen: doch sind deutliche Vergiftungserscheinungen von diesen Mengen bisher nicht constatirt und nicht allgemein anerkannt. — (siehe unten.)

IV. Zinn in passenden gelösten Verbindungen (die durch Eiweiss und kohlensaures Natron nicht gefällt werden) direkt in den Kreislauf von Thieren gebracht, wirkt giftig. Zur Feststellung dieser allgemeinen Wirkung benützte White (A. e. P. Ph. 13 pag. 53) das Zinntriäthylacetat und das weinsaure Zinnoxydulnatron.

Das Zinntriäthylacetat (wie das Bleitriäthylsalz hergestellt) $Sn(C_2H_5)_3C_2H_3O_2$ ist eine weisse krystallinische Verbindung, aus der sich durch Erwärmen eine halbprocentige haltbare Lösung herstellen lässt. Schon die Dämpfe erzeugten beim Experimentator 2tägige Vergiftung bestehend in Kopfschmerz, Uebelkeit, Schwäche, Durchfälle, Eiweiss im Harn. Bei subcutaner und intravenöser Application der ½procent. Lösung entstand bei Warmblütern starke örtliche Reizung bis zur Nekrotisirung: dünnere Lösungen (0,15 %) wurden örtlich ertragen. Die beobachtete Allgemeinwirkung schiebt White zum wesentlichen Antheil der ganzen Verbindung zu und hält darum das weinsaure Zinnoxydul-Natron für das geeignetere Präparat zum Studium von toxischen Wirkungen des Zinns.

Das Bleitriäthyl wirkt auf Frösche lähmend — zuerst wird das Centralnervensystem und die Herzthätigkeit, erst später die quergestreifte Muskulatur angegriffen: zuletzt Tod bei vollständiger Lähmung. — Bei Hunden (nicht bei Kaninchen) folgen der Injektion sofort stürmische Erstickungserscheinungen, die bei Anwendung künstlicher Respiration zurückgehen. Die späteren Symptome bestehen in Störungen des Darms und des Centralnervensystems. Vom Darm kommen profuse Entleerungen (bei Hunden auch Erbrechen, bei Kaninchen Blasenentleerungen, später Schwäche des Detrusor). Das Centralnervensystem zeigt einerseits Lähmungen, andererseits Krämpfe einzelner Muskelgruppen bei erhaltenem Bewusstsein.

Bei Anwendung des weinsauren Zinnoxydul-Natrons braucht es weit grösserer Mengen, um Erscheinungen hervorzubringen, auch dauert es bei kleinen und mittleren Quantitäten manchmal Tage, bis das Vergiftungsbild sich langsam zeigt: Trägheit, Schwäche, nach und nach zunehmende Lähmung: später kommt dazu Zittern der Gesichts- und Nackenmuskulatur mit Steifheit der Extremitäten: dabei eigenartiges, scheues, aufgeregtes Verhalten: unbeholfene Gehversuche, Anstossen. Dem Tod geht in einzelnen Fällen Nackenstarre und Opisthotonus voraus. — Darmerscheinungen sind intra vitam kaum vorhanden: doch sind solche bei der Sektion deutlich ausgeprägt.

V. Vom Magen aus war durch das Doppelsalz in steigenden Gaben (0,02 bis 0,06 Sn täglich) während 22 Tage keine Intoxikation zu erzielen. Indess hatte das Thier Zinn resorbirt: für den durch 8 Tage gesammelten Harn hat White 0,02 Sn angegeben.

Die resorptiven Wirkungen des Zinns bei akuter allgemeiner Vergiftung bestehen darnach in Darmerscheinungen, Lähmung des Centralnervensystems neben Reizungszuständen in verschiedenen Nervencentren des Gehirns und der Medulla.

Versuche über Vertheilung des Zinns nach intravenöser Application zeigten, dass aus dem Blute das Zinn bald verschwunden war: das meiste fand sich im Gehirn, Leber und Muskeln.

VI. Ueber chronische Zinnvergiftung haben Ungar und Bodländer mit dem weinsauren Doppelsalz (Zeitschrift f. Hyg. 2, pag. 241) Thierversuche angestellt. Durch subcutane Injektion wurden langsam die Erscheinungen hervorgebracht, wie sie bei akuter Vergiftung von White festgestellt sind. Durch stomachale Verabreichung dagegen konnte erst nach einem Jahre der Beginn der Erscheinungen erreicht werden, die sich dann in vier weiteren Monaten bis zum tödtlichen Ausgang steigerten. Auch durch Zinnchlorür, das in Milch gegeben nicht ätzend wirken soll, wurden beim Hunde nach langer Fütterung Intoxikationszeichen hervorgebracht. Der Harn enthielt Zinn, aber kein Eiweiss. — Erwähnt sei hier kurz die Angabe von Hehner (Beckurt's Jber. 1883—84, pag. 1069), dass Thiere gegen Zinnoxydsalze unempfindlich sind, während Zinnoxydulsalze schwer giftige Wirkung haben sollen. Diese merkwürdige Angabe könnte am einfachsten durch die Entstehung unlöslicher Verbindungen des Zinnoxyds (Zinnsäure und Salze) erklärt werden. —

VII. Bei Besprechung der bisher in der Literatur erwähnten Fälle von Zinnvergiftung am Menschen ist es nothwendig, kritisch zu verfahren. Die Handbücher der Toxikologie (z. B. Husemann) erzählen einige Unglücksfälle, in denen grössere Mengen von Zinnchlorür verschluckt wurden (Selbstmord, Verwechselung mit Kochsalz). Die Erscheinungen waren die einer starken Aetzvergiftung.

Beim Menschen sollen schon 0,6 bis 1,2 Zinnchlorür starke Schlund- und Magenentzündung machen. — Dass bei solchen akuten Fällen auch resorptive Wirkungen sich einstellen können, wird aus Orfila's Thierversuchen gefolgert, wobei Krämpfe und Lähmungen beobachtet sind. — Bei der eine Zeit lang üblichen medicinalen Darreichung von Zinnchlorür will man auf etwas stärkere Gaben regelmässig Fieberbewegungen constatirt haben (Lewin: N. W., pag. 209).

VIII. Neben diesen unzweifelhaft richtigen Beobachtungen über die Aetzwirkung des Zinnchlorürs liegen nun aber in der Literatur eine Anzahl von Mittheilungen des Inhalts vor, dass Menschen nach dem Genuss von Conserven, die in Weissblechbüchsen verwahrt und daher zinnhaltig geworden waren, akut erkrankten und dass der Zinngehalt speciell die Ursache der Erkrankung gewesen sei. (Siehe z. B. Beckurt's Jber. 1887, pag. 596 etc. etc.)

Zu allererst ist dieser Angabe gegenüber zu bemerken, dass bei dem ausserordentlich vielfachen Gebrauch der Büchsen-Conserven (und der Zinngeräthe!) und bei der hohen Wahrscheinlichkeit, dass ein geringer Zinngehalt oft in die Nahrungsmittel übergehen wird, solche Erkrankungsfälle ausserordentlich häufig vorkommen müssten, wovon bekanntlich das Gegentheil der Fall ist. — Weiter bedenke man, dass wirklich eingetretene Erkrankungen auf sehr viele andere Ursachen und nicht gerade auf die kleinen Mengen Zinn zurückgeführt werden müssen und können. Einmal ist das Zinn unrein (enthält Blei, Wismuth, Arsen, Antimon, Zink). Sodann legen manche der beschriebenen Krankheitsbilder durchaus den schon ausgesprochenen Gedanken nahe, dass es sich nicht um Wirkung des Zinns, sondern anderer Schädlichkeiten (besonders verdorbener Nahrungsmittel) gehandelt habe. So z. B. macht eine Schilderung von Johnson (Lancet 1884, pag. 917 citirt bei Kobert: Toxik., pag. 302) den Eindruck einer Ptomainvergiftung (nach dem Genusse von Büchsentomaten: Durst, Trockenheit im Schlund, Leibschmerzen, blutige Durchfälle). — Weiter haben Ungar und Bodländer noch besonders festgestellt, dass der Genuss einer beträchtlichen Zinnmenge in Form solcher Conserven beim Thier keine akuten Erscheinungen macht. — Es ist nach all dem mit grosser Wahrscheinlichkeit zu folgern, dass die auf den Genuss von Büchsenconserven eingetretenen akuten Vergiftungserscheinungen nicht dem Zinn, sondern irgend welcher anderen Ursache zuzuschreiben sind.

IX. Bemerkenswerth ist die Beobachtung, dass von Thieren aus den zinnhaltigen Conserven eine kleine Menge des Metalls wirklich resorbirt und darnach im Harn ausgeschieden wird. Auch bei einem Manne, der längere Zeit reichliche Mengen solcher Conserven genossen hatte, konnten kleine Zinnmengen (von Ungar und Bodländer) im Harn aufgefunden werden. Wir haben hier im Institut dieselben Resultate constatiren können. Nach Darreichung von Zinnchlorür sowohl wie nach Genuss zinnhaltiger Conserven traten kleine Zinnmengen in den Harn über. Krankheitszeichen fehlten vollständig: die Selbstversuche dauerten auch nur einige Tage. Der Nachweis des Zinns wird am besten elektrolytisch geführt.

IX. Unsere jetzigen Kenntnisse über die praktisch-wichtige Seite der Toxikologie des Zinns lassen sich nach meiner Meinung so zusammenfassen. Das Zinn ist jedenfalls ein sehr wenig giftiges

Metall. Die vielfältige Erfahrung bei der Verwendung von Zinngeräthen und beim Gebrauche von Büchsenconserven bestätigen das ausreichend. Ob es indess so harmlos ist, wie bisher allgemein angenommen wurde, das ist neuerdings bezweifelt worden. — Beachtenswert ist auf alle Fälle das Versuchsergebniss, dass von dem in den Büchsenconserven vorhandenen ungelösten Zinn etwas im Darm resorbirt und durch die Nieren ausgeschieden wird. Dieser Punkt ist weiterer Untersuchung (nach Menge, Dauer . . .) werth. — Die Ausscheidung durch die Nieren scheint schnell vor sich zu gehen, und dadurch wird wahrscheinlich der schweren Vergiftung (Anhäufung des Metalls im Körper) vorgebeugt. Das Versuchsergebniss von White, dass nach 22tägiger Fütterung mit grossen Mengen des leichtest resorbirbaren weinsauren Doppelsalzes beim Hunde gar keine Symptome aufgetreten sind, dass Ungar und Bodländer erst nach einem Jahre mit derselben Verbindung Störungen hervorrufen konnten, ist sehr beruhigend und rechtfertigt durchaus den unbeanstandeten weiteren Gebrauch der Zinngeräthe. — Volle Aufklärung ist selbstverständlich erwünscht und neben anderen Gründen schon desshalb nothwendig, weil unter besonderen Bedingungen (Armeeverpflegung, Reise-Unternehmungen) für Monate lang nur Büchsenconserven zur Massenernährung in Verwendung kommen können und für diese Fälle volle Sicherheit gegen die Möglichkeit einer Metallvergiftung gewonnen werden muss.

Das Gesetz, betr. die Verwendung gesundheitsschädlicher Farben bei Herstellung von Nahrungsmitteln etc. vom 5. Juli 1887 schliesst Zinn ein. — Die sehr zweckmässige amtliche Vorschrift zur Untersuchung auf Zinn d. d. 10. April 1888 ist verschiedentlich ausführlich referirt, z. B. in Beckurt's Jahresber. 1888 pag. 545 ff. — Vergl. auch eodem loco pag. 544. —

§ 47. Platin. Pt.

Die letzte Arbeit, die wir über allgemeine Pt-Wirkung besitzen, stammt von Kebler (A. e. P. Ph. 9. 1878 pag. 137). Dortselbst ist die frühere Literatur (Höfer und Gmelin) citirt und kurz ausgezogen.

I. Kebler verwandte zum Studium der allgemeinen Platin-Vergiftung das Natrium-Platinchlorid, hergestellt durch Neutralisation der salzsauren Verbindung von $PtCl_4(PtCl_4 + 2HCl + 6$ aqua) mit kohlensaurem Natrium. Die Lösung wurde bei Fröschen subcutan, bei Säugethieren intravenös applicirt, da bei letzteren Thieren nach subcutaner Application so langsame Resorption geschieht, dass die Intoxikationserscheinungen ganz ausbleiben können. — Frösche sterben schon von 5 mgr Pt, kleinere Gaben machen schwere, aber wieder restituirbare Störungen. Die Erscheinungen bestehen in zunehmender Bewegungslähmung bei Steigerung der Sensibilität: im Verlaufe der Lähmung kann es zu krampfhaften Zuckungen einzelner Muskeln oder wirklichen Convulsionen kommen. Unter fortschreitender Lähmung bei wenig geänderter Herzaktion tritt der Tod ein. — Bei Säugethieren wird das Vergiftungsbild wesentlich gebildet und beherrscht von schweren Darmerscheinungen, die kurze Zeit, schon $^1/_2{}^h$ nach der Injektion beginnend, in reichlichen Entleerungen dünnflüssigen, blutigen Inhaltes (ja reinen Blutes) bestehen. Dazu kommen Apathie, Schwäche der Bewegungen, zuletzt vollständige Bewegungslosigkeit (bei Kaninchen treten dazwischen krampfhafte Zuckungen auf). Hunde zeigen auch Erbrechen. Die Harnentleerung ist Anfangs reichlich: in den späteren Stadien der Vergiftung ist blutiger Harn beobachtet. Der Blutdruck sinkt continuirlich, bis er beim Eintritt des Todes auf Null steht. Nur im Anfang hat Halsmarkreizung noch eine Erhöhung des Blutdruckes zur Folge. Die Darmstörungen u. s. w. werden darnach, in Analogie mit der Arsenwirkung auf vollständige periphere Lähmung der Blutgefässmuskulatur (Innervation!) zurückgeführt. Die Darm-Muskulatur selbst ist nicht gelähmt, da noch kurz vor dem Tode lebhafte peristaltische Bewegungen beobachtet werden. — Bei der Sektion wird hochgradige Blutüberfüllung der Unterleibsorgane, Ekchymosirung der Magen-, Darm- Blasenschleimhaut gesehen. —

II. Oertlich bewirken die löslichen Platinsalze starke Reizungszustände: auch auf der äusseren Haut soll Platinchlorid nach Höfer (Paris 1841) Röthung und Exantheme in 6 bis 8 Stunden verursachen. In den Magen gebracht ruft es Speichelfluss, Uebelkeit, Erbrechen, Koliken, Durchfall und blutige Stühle hervor. — Gmelin (Tübingen 1825) gibt als Wirkung des Na-Doppelsalzes (vom Magen aus) neben Erbrechen und Durchfällen noch Lähmungszustände an. Man kann darnach, zusammengenommen mit der wiederholt beobachteten Steigerung der Diurese an der Resorption vom Darmkanal aus nicht zweifeln. Ob sich aber in dieser Hinsicht das Platinchlorid $PtCl_4$ und die Doppelsalze, z. B. $PtCl_4 + 2NaCl$, verschieden verhalten (wie es fast den Anschein hat), scheint nicht sicher erwiesen. Ueber die Ausscheidung hat Wichert (Dissertation, Dorpat 1860) Angaben gemacht: über die therapeutische Anwendung beim Menschen vergl. Jung (Dissertation, Tübingen 1841).

III. Ueber die Platinbasen siehe später.

Ueber das Palladium ist in der Abhandlung von Gmelin (Versuche über die Wirkung des .... auf den thierischen Organismus: Tübingen 1825) die kurze Angabe enthalten, dass es ähnlich, aber schwächer als Platin wirke (Erbrechen, Durchfall): 0,9 des Chlorürs sind tödtlich für ein Kaninchen. Mayençon und Bergeret (Journ. Anat. Physiol. 1873) haben es in der Galle nachgewiesen. — Eine genaue Untersuchung fehlt. —

§ 48. Osmium.

I. Ueber die Wirkung des Osmiumoxyd lauten die Angaben verschieden. Gmelin (Versuche über die Wirkung ..) erklärt es für sehr giftig, der arsenigen Säure vergleichbar (vide Platin) Hasselt (Bd. II. pag. 344) erklärt es für ungiftig. —

II. Dieser Frage von praktisch geringer Bedeutung gegenüber ist es wichtig festzustellen, dass die Osmiumsäure nach der Uebereinstimmung aller Kundigen ein schwer örtlich ätzendes Gift ist. Von der Verwendung in der histiologischen Technik kennt jeder Anatom die schweren

Reizungserscheinungen, die die ungemein flüchtigen Dämpfe dieser Verbindung zunächst auf den Schleimhäuten hervorbringen. Dass auch die Haut bei intensiverer Beschäftigung angegriffen wird, beweisen die Berichte der französischen Literatur (Raymond: Bull. gén. de Therap. 44 an. vol 87, pag. 237. Deville: eod. loco 86, pag. 544 ref. Dragendorff's Jber. 1874, pag. 444). Ein Arbeiter in der Platin-Raffinerie litt an Schmerzen in den Augen (ohne Sehstörungen), heftigem Kopfschmerz; schwerer Schlaf, Alpdrücken. Nach einiger Zeit (3 Monate) kamen Hauteruptionen im Gesicht, an Unterarmen und Händen: später Verdauungsstörungen, blutige Diarrhöen, Nausea, Husten, Frost. Ob eine Pneumonie, der der Arbeiter erlag, die unmittelbare Folge der Osmiumsäure-Dämpfe ist, kann natürlich nicht bewiesen werden: dieselbe Frage erhebt sich über die Verursachung der bei der Sektion gefundenen schweren Nieren-Veränderungen. — Hauterkrankungen im Verlaufe der Beschäftigung mit Osmiumsäure werden auch noch von anderen Autoren berichtet. —

III. Lösungen der Osmiumsäure werden therapeutisch benützt in subcutaner und intraparenchymatöser Application (meist ein-, aber auch zehnprocentig) zur Beseitigung von Geschwülsten und von Neuralgien. Als örtliche Folgen sind beobachtet: Schmerzen, die aber in hoher Intensität nur kurze Zeit andauern, Knoten in Cutis und subcutanem Zellgewebe, Verfärbung (schwarz, grün, blau) der darüber liegenden Haut. Auch Haut-Nekrose und Bildung schwarzer sich abstossender Borken oder grosser Blasen, nach deren Entleerung langsam heilende Hautgeschwüre entstehen, ist gesehen worden (vergl. die klin. Wochenschriften Jahrg. 84 und 85 und Centralbl. für Chirurgie 1885, Nr. 45).

IV. Von sonstigen (allgemeinen, resorptiven) Wirkungen des Osmiumsäure-Gebrauches, die auch innerlich (gegen Epilepsie das Ka-Salz) versucht wurde, ist in der Literatur nichts berichtet, speciell nichts von Nierenstörungen, was ja unter Hinweis auf den oben citirten Fall der französischen Literatur von Bedeutung ist. — Es scheint, dass die Osmiumsäure an den Stellen, wo sie direkt mit den thierischen Geweben in Contakt kommt, sofort reducirt wird. Die entstehenden örtlichen Aetzwirkungen sind die Folge dieser chemischen Umsetzung: weiter verbreitet wird nach Allem war wir jetzt wissen, die Osmiumsäure nicht. — [Eine russische Dissertation (Nevski: Petersburg 1885, ref. Deut. Med. Zeitung 1885, pag. 745) beschreibt als Wirkung der Osmiumsäure-Vergiftung bei Thieren Nachlass der Erregbarkeit des Rückenmarks (Reflexe) und des Gehirns (motorische Rinden-Centra). Eine von Hasselt erwähnte Dissertation von Brauell (Kasani 1849) habe ich nicht einsehen können.]

V. Die Empfehlung von Schwefelwasserstoff-Inhalationen gegen die Osmiumsäure-Intoxikation ist am Schreibtisch gemacht. Bis man den Schwefelwasserstoff zur Stelle bringt, ist die Osmiumsäure längst zersetzt. Der einzige Effekt wird der sein, dass man zur ersten Vergiftung die noch schwerere des Schwefelwasserstoffs hinzufügt. —

Ueber Iridium und Rhodium finden sich kurze Notizen in der mehrfach citirten Abhandlung von Gmelin. —

§ 49. Wolfram. Wo.

I. Das Wolfram galt nach den alten Untersuchungen von Gmelin (Ueber die Wirkung . . . . Tübingen 1825) für sehr wenig toxisch: nur Erbrechen sollte wolframsaures Ak zu 2,5 bei Hunden auslösen. — Wolfram ist heutigen Tages vor Allem praktisch wichtiger geworden wegen vielfacher technischer Verwendung. Es dient zur Bereitung des Wo-Stahls: die Salze der Wo-Säure werden als Farben, manche zum Erhöhen des Gewichtes von Garn- und Stoffsorten verwendet, auch zum Imprägniren leicht entzündlicher Stoffe (Feuersicherung) sollen sie brauchbar sein.

Neuere Untersuchungen sind von Marti (Luchsinger: Dissertation, Bern 1883) und von Bernstein-Kohan (Dissert., Dorpat 1890 und Kobert's Arbeiten V., pag. 42) ausgeführt. Leider ist bei der überwiegenden Mehrzahl der Thierversuche das Wo-saure Natron subcutan applicirt, so dass wir über die Giftwirkung nach Aufnahme per os, die in der Technik allein in Betracht kommt, nur sehr wenig experimentelles Material besitzen.

II. Bei Fröschen sind 700—400 mgr Na_2WoO_4 pro Kilo subcutan die letale Dosis. Die Erscheinungen bestehen in Mattigkeit, Zeichen lebhafter Darmperistaltik, Parese und Paralyse, Abschwächung der Reflexe, Herzlähmung. — Bei Warmblütern zeigen sich Apathie, Mattigkeit, Nausea, heftiges selbst blutiges Erbrechen, weiter intensive (manchmal blutige) Durchfälle. Bei Kaninchen Dyspnoe, Krämpfe, Erstickung bei rascher Zufuhr, bei langsamer Vergiftung Parese und Lähmung, Sinken der Temperatur. Bei der Sektion findet man Blutüberfüllung und Entzündung des Darms, beginnende Nephritis, Blutungen in Niere. Ueber die Ausscheidung lauten die Angaben verschieden: wenig durch Niere, das meiste durch Magen und Darm. — Das Wo findet sich hauptsächlich im Blut, weniger in Leber, Nieren, Knochen. — Die letale Dosis WoO_3 (als WoO_4Na_2) beträgt bei Kaninchen 55, bei Hunden 99, bei Katzen 1490, bei Ratten und Vögeln 400 und 300 mgr pro Kilo. — Bei chronischer Vergiftung (sub cutem) wurden (tägl. 17 mgr Na_2WoO_4) keine deutlichen klinischen und anatomischen Veränderungen (ausser Durchfall und leichte Entzündung des Darms) gesehen. Ein Kaninchen hatte bei stomachaler Darreichung von täglich 17 mgr Na_2WoO_4 gar keine Störungen ausser etwas Durchfall. — Ein Hahn, der 8 Tage lang täglich 0,44 metallisches Wo erhielt, blieb ohne jedes Vergiftungszeichen. —

III. Oekonomische und industrielle Intoxikationen mit Wo werden nicht berichtet, sind auch nach dem Ergebniss der Thierversuche — da einmal vom Darmtractus so gut wie keine Resorption erfolgt und das Wo ohnedies auch bei subcutaner Vergiftung sich wenig giftig erweist — so gut wie vollständig auszuschliessen. —

Das Molybdän (Mo) ist von Marti (Dissertat., Bern 1883, pag. 25 ff.) geprüft. Das molybdänsaure Natrium ist dem Wo analog wirksam: bei rascher Vergiftung Herzlähmung, bei langsamer Zufuhr Lähmung der Athmung und dyspnoische Krämpfe. Dosis die 4 bis 5fache des Wo-Salzes. — Das Molybdän ist darnach als noch geringer giftig anzusehen wie Wolfram.

§ 50. Uran. U.

I. Die Uranverbindungen sind sehr giftig. Doch hat die Gewinnung und technische Verwendung des Urans beim Menschen bisher noch nicht zu Intoxikationen geführt. Gebraucht wird das Urangelb (Natrium-Uranat $Na_2U_2O_7$), das zur Herstellung von gelblich-grünen Glasflüssen dient. — Der Vorschlag zu therapeutischer Anwendung bei Diabetes (vergl. z. B. Schmidt's Jb. 168. [1875] pag. 102) scheint glücklicher Weise wieder vergessen.

Die ziemlich umfängliche toxikologische Literatur über das Uran ist von Woroschilsky im V. Band von Kobert's Arbeiten (1890: pag. 1—40) zusammengestellt. Eine Pariser These von Fr. Cartier 1891 behandelt speciell die Glycosurie bei Uran-Vergiftung. —

II. Verwendet sind zum Studium der Uran-Wirkung die Oxydsalze (salpetersaures, essigsaures), von Woroschilsky daneben noch das Doppelsalz mit weinsaurem Natron (Uranoxyd in Weinsäure gelöst und mit Natronlauge bis zur Neutralisation versetzt). — 10 Uranoxyd + 300 cm³ 4 proc. Weinsäure, dann neutralisirt.

Salpetersaures Uranoxyd per os dargereicht (etwa 70 mgr UO_3 pro Kilo) tödtet Hunde etwa in 10 Tagen. Nach der Grösse der Gabe kommt sogleich oder erst später Erbrechen. Sonst zeigt sich in den ersten Tagen nichts Abweichendes im Benehmen der Thiere: der Appetit bleibt zunächst gut. Das erste auffällige Zeichen ist Vermehrung der Harnmenge (2. Tag), die durch Tage hoch bleibt und erst gegen das tödtliche Ende abfällt bis unter die Norm, ja bis zu fast völliger Anuria. Der Harn wird am 2. Tage zuckerhaltig (Glukose) und bleibt dies bis zum Tode. Eiweiss erscheint im Harn vom 4. Tage ab, zuerst in Spuren, nimmt stark zu (bis 1 %), um gegen das letale Ende wieder bis auf Spuren zurückzugehen. Vom 3. Tage ab starker Durst, der gegen den Ausgang hin zusammen mit dem Appetit vollständig verschwindet. Erst in den letzten drei Tagen des ganzen Verlaufes kommen Trägheit, Apathie, Unsicherheit der Bewegungen, welche Symptome sich bis zu vollständiger Lähmung steigern (flexibilitas cerea): die Athmung wird mühsam, laut, auch Zuckungen erscheinen, endlich Tod. Die Sektion ergibt schwere Störungen im Darm: Entzündung, Ekchymosen, Blutungen, Schwellung, Erosionen: auch das Pericard, Endocard und das Herzfleisch ist mit Ekchymosen durchsetzt. In den Nieren schwere akute parenchymatöse Nephritis (auch Blutungen), ebenso in der Leber beginnende Schwellung und Verfettung der Drüsenzellen.

Bei Vergiftung mit nicht letalen Gaben entsteht nach einigen Tagen Polyurie, Albuminurie, Zuckerharnen, das über eine Woche sich ausdehnen kann (0,5 bis gegen 1 procent). Die Thiere erholen sich aber vollständig von diesen Erscheinungen. —

III. Nach subcutaner Application des salpetersauren Urans kommen gleichfalls die Erscheinungen erst spät (5. bis 6. Tag). Harn hier nicht vermehrt, enthält reichlich Eiweiss, aber nur spurenweise Zucker. Tod nach etwa 7 Tagen: gegen Ende wieder starke Lähmungserscheinungen. — Es wirken etwa 70—90 mgr UrO_3 als gewöhnliches Salz innerlich, 17—22 mgr subcutan pro Kilo Hund tödtlich vergiftend.

Gegen das Doppelsalz von weinsaurem Uranoxyd-Natron verhalten sich die Thiere bei innerlicher Darreichung viel widerstandskräftiger als gegen das gewöhnliche Salz: entsprechend grosse Mengen rufen indess dasselbe Vergiftungsbild wie das einfache Nitrat hervor. Woroschilsky erklärt diesen Unterschied so, dass das letztere als stärker ätzend zuerst auf Magen- und Darmschleimhaut zerstörend wirke und sich so gleichsam den Eintrittsweg für die Resorption erst eröffne (cf. § 30. VII). Jedenfalls wird vom Doppelsalz aus dem Darm-Tractus nur sehr wenig resorbirt. Spritzt man dagegen das Doppelsalz subcutan ein, so wirkt es jetzt schon in kleinen Mengen ausserordentlich vergiftend ein, so dass in dieser Form für einen Hund schon 2 mgr UrO_3, für Kaninchen 1 mgr, für Katzen und Ratten 0,5 mgr pro Kilo die tödtliche Gabe darstellen. Die Erscheinungen sind dieselben wie oben beschrieben, verlaufen eben so langsam, nur bleibt die Harnvermehrung aus: auch die Zuckerausscheidung ist meist sehr gering. —

Nach diesen merkwürdigen Angaben Woroschilsky's stellt das Ur als Doppelsalz mit das stärkste Gift vor, das wir bisher kennen gelernt haben. —

IV. Betreffs der Ausscheidung des Ur liegen folgende Angaben vor: in Spuren ist es in der Galle gefunden: Chittenden fand es weiterhin im Harn (nach Vergiftung per os). Dass es in den Darm ausgeschieden werde, wird per analogiam angenommen, ist aber nicht erwiesen. —

V. Von Elementar- und Einzelwirkungen der Uransalze ist vor Allem die energische Eiweissfällung hervorzuheben, wornach das Uran als Reagenz vorgeschlagen und benützt wird. Weiterhin werden durch Ur-Lösungen die Wirkungen der Verdauungsfermente stark verzögert oder ganz gehemmt (Chittenden: refer. bei Woroschilsky l. c. pag. 6, in Maly's Jber. 17 und in Zeitschr. f Biologie 25. pag. 516). Der Stoffwechsel soll gesteigert sein (CO_2 und N-Ausgabe). Das Körpergewicht sinkt während der Vergiftung enorm (etwa gegen 20 % bis zum Tode). Flimmerbewegung und Muskelirritabilität werden durch Ur-Lösung erst nach längerer Zeit gelähmt: ebenso erträgt das ausgeschnittene Froschherz und der motorische Nerv relativ grosse Uran-Mengen ohne besondere Reaktion (Woroschilsky: l. c. pag. 31), so dass darum die Folgerung desselben Autors, das Ur stelle ein allgemeines Protoplasma-Gift vor (pag. 31), nicht als berechtigt gelten kann. — Blut mit Uranlösung versetzt wird langsamer reducirt als unvermischtes Blut. Die daraus gezogene Folgerung, das Uran wirke im Organismus hemmend auf die Sauerstoff-Uebertragung, also blausäure-artig, ist wieder als Erklärungs-Versuch, der nur auf einen einzigen identischen Punkt gestützt ist, abzuweisen, da ja alle Blausäure-Symptome im klinischen Vergiftungsbild fehlen, und zudem durch besondere Versuche gezeigt ist, dass grosse Gaben des Urandoppelsalzes nicht stärker und nicht schneller (intravenös applicirt) wirken, als kleinere. — Die Blutgefässe werden durch Ur erweitert. — Uran-Salze sind nach Likudi: Virchow's Jber. 1895 I. pag. 343 energische Desinfektionsmittel, die etwa den Ag-Verbindungen gleich zu stellen sind. — Zu der durch Uran hervorgerufenen Glykosurie gibt Cartier noch die folgenden Einzelheiten an: sie erscheint als erstes Symptom (vor den Nerven-Störungen), wird auch durch uransaures Natrium hervorgerufen, bleibt wie die Albuminuria bei fastenden Thieren aus. Im Harn ist der Harnstoff anfänglich vermehrt, schon nach 24[h] aber vermindert: die Phosphate sind vermehrt. Milchsäure und Oxybuttersäure sind auch in vorgeschrittenen Stadien nicht nachweisbar. ebenso kein Uran! —

Einzelne der Angaben über die Uran-Wirkung habe ich nachgeprüft und vor Allem die hochgradige Giftigkeit bestätigt gefunden. — Die für die Pathologie der Zuckerharnruhr wichtigen Versuche von Cartier verdienten bald Wiederholung und Erweiterung.

§ 51. Vanadin. Va.

Ueber die Verbindungen des Vanadium existiren physiologische Untersuchungen von Platt (Lancet 1876, 15. Jan. ref. in Dragendorff's Jber. 1876, pag. 608): von Priestley und Gamgee (Philos. transacts of R. S. 166) und von Larmuth (Journ. Anat. and Physiol. 11, — letzt ref. in Centralbl. 1879, pag. 237). —

Verwendet wurde immer das vanadinsaure Natrium (Na_3VO_4). Es wirkt bei jeder Applicationsart (per os, subcutan und intravenös) intensiv vergiftend und zwar wird von Priestley und Gamgee die Wirkung der des Arseniks gleichartig dargestellt: bei Fröschen fortschreitende allgemeine Lähmung, systolischer Herzstillstand, bei Warmblütern Hyperämie und Entzündung des Darmtractus, Sinken des Blutdrucks durch Lähmung der Vasomotoren, Abschwächung der Herzaktion. Die Athmung zuerst beschleunigt wird später stark verlangsamt. Tod unter Lähmungserscheinungen, manchmal mit Krämpfen. — Auf Bakterien hat das Va keine abtödtende Wirkung. — Die letale Gabe für Kaninchen subcutan beträgt 10 bis 15 mgr V_2O_5. — Interessant ist die Angabe von Larmuth, dass ein Unterschied in der Wirkung der Ortho-, Meta- und Para-Vanadinsäure besteht (Präparate von Roscoe dargestellt) in dem Sinne, dass das Orthovanadat das wenigst giftige ist. (Siehe Meta und Pyrophosphorsäure! § 66.)

§ 52. Wismuth. Bismutum. Bi.

I. Das Wismuth ist chemisch gekennzeichnet durch das Verhalten seiner Salze, schon durch Vermischen mit Wasser in basische unlösliche Verbindungen überzugehen: schematisch $Bi(NO_3)_3 + H_2O = 2\ NO_3H + BiO, NO_3$ und $NO_3BiO + H_2O = NO_3H + BiOOH$. — Für das Bismuthum subnitricum, das meist gebrauchte Präparat, schreibt unser Arzneibuch vor: es soll beim Glühen 79 bis 82% Wismuthoxyd hinterlassen. Das basische Salz $BiONO_3$ liefert 77 Theile Bi_2O_3: es muss also das Hydrat BiOOH (aus dem 96% Bi_2O_3 entstehen) in gewissen Mengen dem basischen Salz zugemischt sein. Die gewöhnlich geschriebene Formel $BiONO_3 + BiOOH$ gibt 88% Bi_2O_3. — Nachdem die Versuche von H. Meyer und Steinfeld erwiesen haben, dass BiOOH viel leichter resorbirt wird als das basische Salz (und darum auch viel rascher toxisch wirkt), erscheint es sehr der Mühe werth, die Zweckmässigkeit der Angaben des Arzneibuches, die als Magisterium Bismuth ein Gemenge von basischem Salz mit Hydroxyd verlangen, nochmals zu prüfen, zumal die Angabe cursirt, dass die Fabrikanten den Wismuthoxydgehalt ihres ersterzeugten Präparates durch Zumischen von Hydroxyd erhöhen! —

II. Die ausgedehnteste Anwendung des Bi ist die therapeutische: am meisten dient hiezu das basisch salpetersaure Salz: später sind auch das basisch salicylsaure und basisch gallussaure, ersteres für inneren, letzteres für äusserlichen Gebrauch in Aufnahme gekommen. Für die vielfachen ganz neuerdings construirten und empfohlenen Wismuthverbindungen fehlt meistens die sehr nothwendige Prüfung auf Giftigkeit. Lösliche Präparate therapeutisch zu verwenden, wie das in England mit dem citronensauren Bi-Ammonium geschieht und auf neuesten Vorschlag bei uns mit einem phosphorsauren Doppelsalz geschehen soll, ist jedenfalls sehr gefährlich, aber wohl kaum einmal therapeutisch geboten. —

Weiter dienen Bi-Präparate (basisch salpetersaures, kohlensaures und Chlorid) als weisse Schminke. Das metallische Bismuth wird ausserdem zu leichtflüssigen Legirungen (Clichiren, Sicherheitsverschlüsse . . .) benützt.

III. Die meisten Bi-Vergiftungen sind bei dessen therapeutischer Anwendung zu Stande gekommen: besonders hat der Gebrauch als Wundverbandmittel die Gefährlichkeit des Wismuths aufgedeckt.

Die Giftigkeit des Wismuths war bei den früheren Autoren nach der Seite hin streitig, dass man behauptet hat, aufgetretene schädliche Wirkung sei von einer zufälligen Verunreinigung mit Arsenik abhängig: das mag vorgekommen sein: doch ist das, wie wir jetzt wissen, höchstens der ausreichende Erklärungsmodus für einzelne ältere Unglücksfälle: das Bi ist für sich allein von exquisiter Wirksamkeit. — Der manchmal auftretende intensive Knoblauchgeruch der Exspirationsluft nach Bi-Darreichung, gehört nicht dem Bi an, sondern ist durch Verunreinigung mit Tellur bedingt. (Siehe dieses § 90).

IV. Die zufälligen Vergiftungen beim Menschen werden verständlich nach Kenntnissnahme dessen, was durch Thierversuche über die Toxicität des Bi festgestellt ist. Solche Untersuchungen liegen vor von Feder-Meyer (Dissert., Würzburg 1879), von Mory (Dissert., Bern 1883), Steinfeld (Dissert., Dorpat 1884) und H. Meyer (A. e. P. Ph. 20, 1886, pag. 40), an welchen Stellen auch die ältere Literatur citirt ist. Was ich selbst vom Bi gesehen, stimmt durchaus mit den Angaben von H. Meyer.

Verwendet wurden zu allgemeiner Vergiftung immer Doppelsalze, aus Wismuthhydroxyd durch Auflösen in Weinsäure (oder Citronensäure) und nachfolgendes Neutralisiren mit Natron oder Ammoniak hergestellt: über chemische Einzelheiten hiezu vergl. A. e. P. Ph. 20, pag. 46. — Diese Lösungen wurden subcutan oder intravenös applicirt.

Bei Fröschen (6—25 mgr) kommen die Erscheinungen spät: zuerst nach 5 bis 20 Stunden Reizungs- und Krampfanzeichen (Reflexschrei, Hüpfen mit gespreizten Zehen . .), dann vom 2. bis 5. Tag tonische sich wiederholende Krampfanfälle, endlich Tod in allgemeiner Lähmung, woran auch das Herz theil nimmt.

Bei Säugethieren betragen die letalen Dosen für Hunde und Katzen 14 bis 20 mgr pro Kilo, Kaninchen 25—35 mgr, Ratten 1—2 dgr Bi_2O_3.

Werden diese Mengen auf einmal injicirt, so gehen die Thiere in wenigen Stunden unter schweren Störungen des Centralnervensystems und des Herzens zu Grunde. Heftige tonische und klonische Krämpfe, Schreie, Athmungsbeschleunigung, Störungen der Coordination der Bewegungen. Herzschlag verlangsamt, Blutdruck sinkt: Lähmung des Gefässnerven-Centrums. — Bei Katzen ist die eigenartige Erscheinung beobachtet, dass einer Anzahl regelmässiger Pulse vollständiges Stillstehen des Herzen durch 30 bis 90 Sekunden folgt, worauf wieder regelmässiges Schlagen eintritt. Die Krampfanfälle wiederholen sich, die Athmung wird nach und nach verlangsamt, schnappend, steht still, während das Herz meist noch schlägt.

V. Bei langsamerer Vergiftung (wiederholter Injektion kleiner Gaben) zeigt sich ein anderes klinisches Bild. Zuerst Appetitmangel, Durchfall, auch Erbrechen, rasche Abnahme des Körpergewichtes und Sinken der Temperatur. Die Mattigkeit wird immer ausgesprochener, dazwischen auch Krampfanfälle, Bewegungen immer unsicherer, Herzthätigkeit schwächer: unter zunehmender Lähmung endlich Tod. Hervorzuheben ist noch neben den schon genannten Störungen des Verdauungstractus die fast immer vorhandene Stomatitis (starker Speichelfluss, Geschwüre), die bei Kaninchen ganz fehlen kann, bei Hunden und Katzen besonders stark ausgeprägt ist. —

Die Pulszahl ist nur mässig, der Blutdruck aber sehr stark heruntergesetzt. Indess besteht keine Lähmung der Gefässnerven, da geeignete Eingriffe, z. B. Erstickung, den Blutdruck sofort heben. (Hier zeigt sich eine auch von H. Meyer hervorgehobene Differenz des Effektes zwischen akuter und langsamerer Zufuhr des Giftes.) Immer ist Albuminurie (bei der Sektion akute Störungen) vorhanden.

VI. Weitere Einzelheiten des klinischen Bildes werden klar durch das Studium der Ausscheidungsverhältnisse. — Ein grosser Theil des eingeführten Wismuths erscheint rasch durch die Nieren. Aus dem Blute, das anfänglich viel Bi führt, verschwindet es bald, so dass nach 10 bis 15 Stunden Blut und Harn frei sind. Ein weiterer Ausscheidungsweg ist der ganze Darmtractus: hauptsächlich kommt für gewöhnlich der Dickdarm in Betracht, doch scheinen auch hier einzelne Stellen verschieden stark an der Ausscheidung sich zu betheiligen. (Zeitlicher Wechsel der Funktionirung?) Die ganz auffallende schwarze Farbe, die der Dickdarm zeigt, ist durch Schwefelwismuth bedingt, das in der Darmwand und zwar in den Lymphgefässen hauptsächlich gelegen („den Lymphkörperchen anhaftend") daselbst durch Schwefelwasserstoff gefällt ist. — Ueber die Ileocöcalklappe geht unter gewöhnlichen Bedingungen die Schwarzfärbung nicht hinauf: gibt man aber Bi-Thieren gleichzeitig Schwefel und Schwefelalkali in kleinen Mengen innerlich, so sieht man nun auch Schwarzfärbung im Magen (bes. Pars pylorica) und im Jejunum (nicht im Ileum), so dass man hieraus eigentlich den Schluss ziehen muss: Das im Blute circulirende Wismuth wird sehr leicht von H_2S, der vom Darm her in das Blut hinein diffundirt, festgehalten. Es ist also zuerst die Gegenwart von H_2S, dann aber von Seiten des Darms die Fähigkeit zur Gasresorption nothwendig, um an den einzelnen Stellen die Schwarzfärbung entstehen zu lassen. Dass die resorbirende Kraft des Darms an verschiedenen Stellen verschieden ist, wird jetzt durch neue Beobachtungen immer klarer gestellt: so erklärt sich nach dem zur Zeit wahrscheinlichsten Modus das Auftreten von Mundhöhlenerscheinungen bei Fleischfressern zusammen mit den schon erwähnten Darmerscheinungen einstweilen ausreichend durch Zusammenwirken der beiden genannten Bedingungen. Es ist darum aus der Magenwand, die bei Bi-vergifteten Thieren höchstens Spuren des Metalls enthält, nach Schwefeldarreichung viel mehr Wismuth darzustellen. — Die Leber enthält nur selten grössere Bi-Mengen, wie es scheint dann am meisten, wenn der ganze Darm mit Schwefelwasserstoff beladen wird (Einwanderung von Leukocyten, die Schwefelmetallkörnchen enthalten?). Die Galle wird immer frei gefunden. Dass die Schwarzfärbung des Darms mit den gleichzeitig gefundenen Geschwüren in gewissem Umfange ursächlich zusammenhängt, ist sicher richtig und durch besondere Versuche (H. Meyer: l. c. p. 81) noch ausdrücklich dargethan: indess ist die Verschlechterung der Circulation, die tiefe Blutdrucksenkung auch hier wie bei anderen Schwermetallvergiftungen mit Schuld an den gefundenen schweren Darmläsionen.

VII. Ueber die Aufnahme des Wismuth vom Magen und Darm aus ist durch Thierversuche ermittelt, dass selbst grosse Gaben des Magisterium Bismuthi ohne Folgen bleiben. Auch von dem löslichen Doppelsalz können kleine Dosen ohne Allgemeinerscheinungen gegeben werden: grossen Mengen aber, die ätzend wirken, folgen allemal resorptive Wirkungen. Gerade beim Wismuth ist von H. Meyer sehr deutlich gezeigt (l. c. pag. 74), dass der Resorption vom Darm aus nach gesetzter Darmverätzung auch die Schwermetalle verfallen. Wismuthoxyd für sich blieb ohne Wirkung, zugleich mit Crotonöl führte es zu Allgemein-Vergiftung. Es scheint mir darum auch die Regel, dass man Wismuthsubnitrat nicht zusammen mit sauren Salzen geben solle, weil dabei lösliche Verbindungen entstehen können, noch sehr der Prüfung in dem Sinne zu bedürfen, ob die unter diesen Bedingungen zweifellos gesehenen Intoxikationen nicht durch Magen- und Darmätzung des sauren Salzes bedingt waren. Denn freie Säure gibt es ja im Magen immer, ohne dass man für gewöhnlich vom Magisterium Bismuthi dabei irgend etwas Schlimmes beobachtet.

VIII. Interessant ist das Versuchsergebniss von H. Meyer (l. c. pag. 83), dass von künstlich angelegten Muskelwunden Wismuthoxyd und basisch kohlensaures Wismuth als Streupulver aufgebracht viel rascher und ausgiebiger resorbirt wurde als Magisterium Bismuthi, so dass daraufhin Hunde nach 20 bis 30 Stunden an typischen Bi-Erscheinungen zu Grunde gingen, was beim Magisterium Bismuthi nicht der Fall war. Darnach ist das Wismuthoxyd wesentlich gefährlicher als das basisch salpetersaure Salz und es ist darum zu prüfen, ob nicht die Vorschrift unseres Arzneibuches, die in jetziger Gestalt geradezu einen Zusatz von Wismuthhydroxyd zum Magisterium Bismuthi verlangt, entsprechend abzuändern ist. —

IX. Bezüglich Giftwirkung des Bi am Menschen ist folgendes beobachtet. Vom Magisterium Bismuthi sind oft enorme Mengen ohne allen Schaden genommen worden, so 30 gr und mehr beim Erwachsenen, 5 gr und mehr von Kindern. Indessen liegen Angaben vor (vergl. z. B. Husemann: Toxik., pag. 861), dass auch nach kleineren Mengen gelegentlich schädliche Wirkungen gesehen worden sind, die wie z. B. Stomatitis mit gutem Grund auf Wismuth bezogen werden. Auch Nausea, Erbrechen, Durchfälle sind angegeben. — Häufiger und schwerer scheinen die gelegentlichen Vergiftungen durch Magisterium Bismuthi bei dessen Verwendung als antiseptisches Wundstreupulver gewesen zu sein, wobei allerdings auch wieder zu bemerken ist, dass in vielen Fällen derselbe Gebrauch ohne alle schädliche Nebenwirkung geübt wurde. Ob ein stärkerer Gehalt an Wismuthoxyd in diesen Fällen vorlag, ist nicht erhoben. Berichtet wird über solche üble Zufälle in den Verhandlungen des XII. Chirurgen-Congresses (Chir. Centralbl. 1883, Nr. 23) von Riedel: Kocher und Israel erzählen von gleichartigen Beobachtungen. Riedel sah schwere Aetzwirkung auf thierische Gewebe (bes. in den serösen Höhlen). Kocher constatirte darnach Nephritis und Enteritis. Israel erwähnt einen Fall von schwerer gangräneseirender Stomatitis mit intensiver Schwarzfärbung der Mundhöhle, die nach allgemeinem günstigen Ausgang noch lange bestehen blieb. Dalché (ref. Deutsche Medic. Zeit. 1886, pag. 730) sah nach längerem Bepudern einer ausgedehnten Brandwunde mit Magisterium Bismuthi schwere Erscheinungen der Mund- und Rachenhöhle, Erbrechen, Durchfall, Nephritis. Der Fall heilte.

Nach diesen Darstellungen scheint beim Menschen Mundhöhlenerkrankung mit das häufigste Zeichen allgemeiner Bi-Vergiftung zu sein. Nicht ohne Interesse ist hiezu die Bemerkung, dass nach Angabe französischer Berichte das französische Magisterium Bismuthi immer Ueberschuss von Wismuthoxyd enthalten soll. —

Vom salicylsauren Bismuth hat Solger bei vielfacher innerlicher Anwendung nur gelegentlich Schmerz in der Magengegend, und grauschwärzlichen Zungenbelag gesehen: diese Erscheinungen gingen auf eine Dosis Ricinusöl zurück (nach Deut. Med. Zeit. 1886, pag. 433.) —

Ueber die innerliche Verwendung weiterer Wismuthpräparate ist darnach nichts besonders mehr zu sagen. Aeusserlich wird Wismuth jetzt nur noch selten gebraucht.

X. Ueber die Therapie ist kaum etwas zu bemerken. Ist zuviel Bi in den Darm gekommen, so entfernt man es durch das gerade erwähnte Solger'sche Mittel, eine Dosis Ricinusöl. Kämen nach äusserlicher Verwendung üble Zufälle, so wird man den Verband möglichst schnell entfernen. — Das beste Stück der Therapie ist hier wie überall die Prophylaxe, die auf Grund richtiger Kenntnisse auch richtig zu üben ist.

§ 53. Phosphor, Arsen und Antimon

bilden mit Stickstoff etc. eine zusammengehörige Gruppe von Elementen, für die vom chemischen Standpunkte aus eine Reihe gemeinsamer Beziehungen festgestellt sind. Auch die toxikologische Untersuchung zeigt manches Gleichartige in der Wirkung der Verbindungen dieser Gruppe. Trotzdem erscheint es mir wichtiger, hier auf die Verschiedenheit der „biologischen Reaktionen" hinzuweisen. Vom Phosphor ist der elementare Phosphor selbst, von Arsen die arsenige Säure diejenige nähere chemische Form, die die bekannten vielfach vorkommenden Vergiftungsbilder erzeugt. Die arsenige Säure ist stark giftig, die phosphorige Säure ist kaum ein Gift zu nennen, die salpetrige Säure endlich greift an ganz anderen Orten im Thierkörper an als die beiden vorausgenannten Verbindungen. Diese tiefgehende

Verschiedenheit in der physiologischen Reaktion bei so naher chemischer Verwandtschaft mahnt wieder, die grösste Vorsicht bei allgemeinen Schlussfolgerungen von der Constitution auf die physiologische Wirkung zu gebrauchen.

§ 54. Phosphor. P.

Literatur:

Schuchardt: Zeitschr. f. ration. Medicin. N. F. Bd. 7 (1855), pag. 235. (Gute Wiedergabe der alten Literatur.)
Munk u. Leyden: Die akute Phosphorvergiftung. Berlin 1865.
Schuchardt im Handbuch von Maschka, II., pag. 176 ff.
Naunyn im Handbuch der Intoxikation. Böhm, Naunyn und Böck, pag. 324.

I. Der Phosphor kommt in der Natur nur in seiner höchsten Oxydationsstufe, als Phosphorsäure vor. Auch die zum normalen Bestand des Thierkörpers gehörigen phosphorhaltigen Substanzen, die Glycerinphosphorsäure, das Lecithin und Nuclein enthalten den P nur als Phosphorsäure, da man denselben in dieser höchsten Oxydationsstufe durch chemische Eingriffe, die höhere Oxydation ausschliessen, aus diesen Verbindungen abscheidet. Es ist wichtig, hervorzuheben, dass nach all unseren bisherigen Erfahrungen Phosphorsäure durch die im Chemismus irgendwelcher Lebewesen zur Wirksamkeit gelangenden chemischen Kräfte nicht reducirt werden kann. Weder bei der Untersuchung des thierischen Stoffwechsels noch im Chemismus der Fäulnissbakterien und Schimmelpilze hat man bisher irgend eine Thatsache kennen gelernt, die uns berechtigte, eine Reduktion der Phosphorsäure zu einer niedrigeren Oxydationsstufe oder zu elementarem Phosphor oder zu Phosphorwasserstoff anzunehmen. Erklärungsversuche für gewisse Krankheitsbilder, die man durch eine solche Hypothese begründen will, sind darum solange a limine abzuweisen, bis man für die Reduktion der Phosphorsäure im thierischen Stoffwechsel irgend ein stringentes Beweisstück erbracht hat. — Merkwürdig genug ist dieses Verhalten, da ja bekanntlich schwefelsaure Alkalien von Fäulnissbakterien (nascirender Wasserstoff) leicht zu Schwefelalkali reducirt werden. (Auch arsenige Säure soll reducirbar sein: siehe diese.) —

II. Der Phosphor, aus phosphorsauren Salzen durch Reduktion mit Kohle bei hoher Temperatur gewonnen, kommt in verschiedenen Modificationen vor. Die hier allein interessirende, weil einzig giftige, der gewöhnliche, sogenannte weisse Phosphor ist eine fast weisse, leicht gelbliche, durchscheinende Masse. Er entzündet sich bei etwa 50° C., kann aber (durch langsame Oxydation und dabei stattfindende Wärmeentwicklung) schon bei niedrigerer Temperatur entflammen, ist daher immer vorsichtig zu behandeln und unter Wasser aufzubewahren. Schon bei gewöhnlicher Temperatur verdampft er in geringen Mengen: der Siedepunkt liegt bei 290° C., der Schmelzpunkt bei 44° C. Die Dämpfe riechen eigenthümlich widrig, knoblauchartig und leuchten im Dunkeln. Dieses Leuchten ist eine Oxydationswirkung und hört bei Abwesenheit von freiem Sauerstoff (also z. B. in Kohlensäure) auf. Auch in reinem Sauerstoff leuchtet bei gewöhnlichem Atmosphärendruck Phosphor nicht: am besten soll dies (also seine Oxydation) erfolgen in einer Atmosphäre mit einem Sauerstoffgehalt von etwa 150 mm Hg Partiarspannung: d. i. etwa 20% O bei gewöhnlichem Druck. Der Phosphor wird merkwürdiger Weise im Blute nicht (oder vielmehr nur sehr langsam) oxydirt. Ob man darnach eine sehr hohe Sauerstoff-Partiarspannung im Blute annehmen müsse, sei hier nur fragend erwähnt. — Der Phosphor ist sehr wenig in Wasser löslich: die Löslichkeit wird zu 2 mgr auf 1 Liter Wasser bei 38° C. angegeben (Hartmann: Dissertation, Dorpat 1866). Doch stehen gute Löslichkeitsbestimmungen noch aus. Wenig löslich ist er in Aether und Alkohol, gut in Schwefelkohlenstoff. Die Löslichkeit in Oel wird sehr verschieden, von 1 zu 100 bis 1 zu 10000 beschrieben. Die Löslichkeit in Galle soll 15 bis 25 mgr auf 100 gr betragen. Für sicher erwiesen darf man annehmen, dass der Phosphor in fetten Oelen viel besser als in Wasser löslich ist. Es liegt nahe, im Sinne der in § 7. VI. entwickelten Anschauungen an eine besondere Bindung des Phosphors an gewisse chemische Stoffe des Blutes und der Organe zu denken. Doch stehen Untersuchungen darüber noch aus.

Der Phosphor wirkt schon in der Kälte kräftig reducirend auf gewisse Metalloxyde: er macht aus Silbersalzlösung metallisches Silber frei (Scherer's Probe); aus Kupfervitriol scheidet er metallisches Kupfer ab (therapeutisch benützt).

Der rothe Phosphor wird aus dem gewöhnlichen durch Erwärmen auf über 300° C. hergestellt. Die Umwandlung ist eine unvollständige, d. h. der gewöhnliche käufliche rothe Phosphor enthält noch weissen giftigen Phosphor, der aber durch Behandeln mit Schwefelkohlenstoff, worin der rothe unlöslich ist, getrennt werden kann. Der rothe P gilt für ungiftig: er verändert sich nicht an der Luft, leuchtet nicht, entzündet sich erst bei 260° C. Er wird bei der Fabrikation der schwedischen Zündhölzer, zur Herstellung der braunen Reibflächen gebraucht, die für ungiftig gelten, aber (bei Gehalt an weissem Phosphor) doch giftig sein können.

Der schwarze Phosphor, bei noch höherer Temperatur entstehend (Erhitzen in luftleerer zugeschmolzener Glasröhre) ist toxikologisch ganz ohne Interesse.

III. Die Gelegenheiten zur Phosphorvergiftung sind kurz so aufzuzählen: Gewinnung des Phosphors in den Fabriken, Verwendung zur Zündholzfabrikation, missbräuchliche Benützung der Zündhölzer für Mord und Selbstmord, Herstellung von Rattengift aus Phosphor, Gebrauch von Phosphor im chemisch-technischen Betrieb, endlich die medicinale Anwendung.

Die Herstellung des Phosphors ist ein sehr schwieriger Betrieb und darum glücklicher Weise auf ganz wenige Fabriken, die ein sehr erfahrenes Personal haben müssen, beschränkt. Die Fabrikation der Reibzündhölzchen dagegen ist an vielen Orten den Frauen und Kindern überlassen und führt nebst gelegentlichen Unglücksfällen auch durch Aufnahme der Dämpfe in die Mundhöhle zu chronischen Erkrankungen der Kieferknochen (Phosphornekrose). Ausserdem werden die Zündhölzchen sowohl von Selbstmördern als für Giftmordzwecke benutzt, auch durch Unvorsichtigkeit (Kinder!) führen sie zu Vergiftung. Der Phosphor wird an die zuerst mit Schwefel überzogenen Hölzchen mittels eines Klebestoffes befestigt (dicker Gummi-Schleim oder Leim mit Phosphor und einem Sauerstoff abgebenden Körper, gewöhnlich salpetersaures Blei und Bleisuperoxyd versetzt: 6 bis 7% P).

Durch Behandeln mit warmem Wasser (z. B. Einstecken in warmen Kartoffelbrei) ist der P wieder von den Hölzchen zu lösen. Das an einem Hölzchen befindliche Phosphorquantum wird von verschiedener Seite verschieden angegeben, von $^1/_3$ bis $1^1/_2$ mgr und mehr schwankend. Ich halte $^2/_3$ bis 1 mgr für eine gute Durchschnittszahl.

Weiterhin kommt Phosphor in den Latwergen vor, die zur Rattenvertilgung aufgestellt werden. P unter heissem Wasser geschmolzen wird durch Eintragen von Mehl in einen gleichmässigen Brei vertheilt. Gegen 2% P ist der gewöhnliche Gehalt: doch wird auch 3 und 4% gebraucht. — Als Heilmittel spielt jetzt der Phosphor nur mehr eine geringe Rolle. Früher wurde er (auch Phosphorzink, das mit Wasser Phosphorwasserstoff entwickelt) bei den verschiedenartigsten nervösen Zuständen (Neuralgien etc.) vielfach benützt. Das ist jetzt glücklicherweise vergessen. Nur als „knochenbildendes" Mittel ist er jetzt noch gelegentlich versucht, bei Osteomalacie und Rhachitis. Wie schwankend die Meinungen über die therapeutisch zulässigen Phosphormengen sind, kann man daraus ersehen, dass noch die erste Ausgabe des deutschen Arzneibuches 15 mgr als Maximalgabe normirt hatte, während jetzt 1 mgr festgesetzt ist.

IV. Der Phosphor hat einen eigenartig widerwärtigen, an Knoblauch erinnernden (Geruch oder) Geschmack, der Jedem an einer vorgesetzten Speise sofort auffallen muss. Es ist darum der Phosphor als Giftmordmittel kaum zu gebrauchen, da auch ein sehr stumpfer Geschmacksapparat ihn sofort wahrnimmt. Doch wird angegeben (von Schuchardt bei Maschka: pag. 184), dass durch gewisse kräftig schmeckende Substanzen (besonders in der Wärme) der Phosphor fast ganz verdeckt werden könne. — Der Phosphor ist darum hauptsächlich nur von Selbstmördern benützt; doch sind, besonders bei Kindern, eine Zahl von Mordfällen constatirt.

V. Die tödtliche Gabe des Phosphors ist schwer zu bezeichnen: 0,05 gr gilt als die minimal letale Dosis, 0,1 als fast sicher tödtende Menge. Wesentlich ist die Vertheilung: je feiner diese ist, je grösser also die Oberfläche des in den Magen gebrachten Giftes, um so intensiver die Wirkung. In festen ganzen Stücken dargereicht sind schon viel grössere Mengen ohne besondere Erscheinungen vertragen worden. Es versteht sich das von selbst, wenn man die geringe Löslichkeit, die langsame Resorption und die auf alle Fälle begrenzte Dauer des Aufenthaltes der Ingesta im Darm berücksichtigt. Der Phosphor ist ausserordentlich feiner Vertheilung im Wasser fähig, so dass beispielsweise Wasser, in das Zündholzköpfchen abgekrazt worden sind, nach dem Abseihen durch Tücher noch stark phosphorhaltig ist.

VI. Die Erscheinungen der akuten Phosphorvergiftung bestehen anfänglich in Reizungszuständen von Seiten des Magens und des Darmtractus. Dazu kommen dann — gegen Ende des zweiten Tages langsam einsetzend — die resorptiven Wirkungen, dadurch bedingt, dass der Phosphor an allen Organen schwere Ernährungs- und Funktionsstörungen verursacht. Besonders sind die Leber, das Herz und das Centralnervensystem ergriffen.

Die Anfangssymptome sind häufig sehr gering. — Gewöhnlich tritt im Laufe von $^1/_2$ bis $1^1/_2$ Stunden leichtes, sich steigerndes Unbehagen in der Magengegend, Brennen, Hitze mit vermehrtem Durstgefühl ein. Die Uebelkeit nimmt zu und es kommt auch zu Erbrechen. Diese Beschwerden vom Magen dauern meistens continuirlich an, auch das Erbrechen wiederholt sich in Intervallen von mehreren Stunden noch einigemale. Doch ist das Befinden in vielen Fällen noch immer so gut, dass die Vergifteten selbst ihren Geschäften nachgehen und etwas Nahrung aufnehmen können. Hie und da wird das Erbrechen stärker, d. i. anhaltend. Auch stellen sich manchmal bald schleimig-blutige Diarrhoen ein, selbst ohne dass Erbrechen vorausgegangen ist. Doch gehören die Symptome schwerer Darmentzündung durchaus nicht nothwendig zum Bilde des akuten Phosphorismus und fehlen manchmal fast vollständig. Das Erbrochene kann natürlich im Dunkeln leuchten: ebenso die Mundhöhle, wenn Phosphorstückchen dort hängen geblieben sind. Dass aber auch die Ausathmungsluft leuchte, d. h. dass Phosphor in den Lungen dampfförmig ausgeschieden werde, ist mir durchaus unwahrscheinlich. Ich habe es an Thieren, die subcutan mit Phosphoröl vergiftet waren, nicht gesehen. Doch wird dieses Leuchten der Exspirationsluft von zuverlässigen Beobachtern erwähnt (siehe unten pag. 237).

Die Intensität und der Verlauf der einleitenden Erscheinungen entsprechen natürlich der Menge und der Stärke des Angriffes des aufgenommenen Giftes. In schweren Fällen nehmen die anfänglich leichten Magenstörungen immer mehr zu, das Erbrechen dauert fast continuirlich Tag und Nacht an; Schmerzhaftigkeit und Auftreibung des Unterleibs steigern sich. Die Kranken sind vollständig unvermögend, ausser Flüssigkeiten etwas zu schlucken und auch diese werden wieder erbrochen. Dazu kommen Allgemeinsymptome: hochgradige Unruhe, Schlaflosigkeit, starkes Angstgefühl, Eingenommenheit und Schmerzen im Kopf. Selten werden die Diarrhoen, die überhaupt in etwa der Hälfte der Fälle fehlen, bedrohlich; im Gegentheil tritt meist nach dem ersten Tage angehaltener Stuhl auf, der später Anwendung von Chlysmaten nothwendig macht. —

Die Temperatur ist am ersten (und auch noch am zweiten) Tage normal oder auch etwas unter der Norm. Puls entweder noch gut oder schon auffallend schwach: die Athmung wird dann frequenter. Harnsecretion ist nicht vermindert: Harn hell, klar, besonders stark sauer (die Ursache der Säuerung ist nicht bekannt). Die Haut ist trocken, der Schlaf schlecht. —

Während bei vielen Kranken unter stetiger Steigerung der Symptome die zweite Reihe von Erscheinungen, die resorptiven Wirkungen an entfernten Organen (Leber, Herz, Blutgefässe) sich unmittelbar anschliessen, tritt in einzelnen sich günstig wendenden Fällen im Laufe des zweiten Tages und dann anhaltend Besserung ein: der Phosphor ist durch Erbrechen oder durch Magenspülung zum grössten Theil entfernt, das Erbrechen hört auf, die Schmerzen lassen nach: es schliesst sich sofort deutliche Reconvalescenz an. Oder aber es kommen schwache Allgemeinerscheinungen, die aber milde auftreten — ein immerhin bedenkliches Krankheitsbild. — In den meisten Fällen aber täuscht der sehr häufig im Laufe des zweiten Tages sich zeigende Nachlass der Magensymptome nur eine Besserung vor. Langsam stellen sich schon gegen Ende des zweiten und im Beginn des dritten Tages Symptome an entfernten Organen ein, die Wirkungen des resorbirten und mit dem Kreislauf verbreiteten Phosphors. Es zeigt sich leichte ikterische Färbung, zuerst an der Sklera und im Gesicht erkennbar. Die Leberdämpfung ist meist schon deutlich verbreitert, doch ist die Leber nicht immer palpabel (weich): meist besteht ein Gefühl von Vollsein, Unbehagen. Die Lebergegend ist druckempfindlich. Uebelkeit, Erbrechen, Schmerzen des Unterleibs stellen sich neuerdings ein, heftiger als vorher. Nach vorübergehender Besserung kommen wieder neue Brechanfälle, nach denen der Kräfteverfall immer schwerer wird. Der Icterus nimmt zu, ebenso die Lebervergrösserung und die Schmerzhaftigkeit des Unterleibs. Letztere sowie eine hochgradige Angst und Unruhe bringen den Kranken um den Schlaf. — Die Herzthätigkeit wird immer elender: gegen den fünften bis sechsten Tag ist der Puls nur mehr schwach zu fühlen. Es treten systolische Geräusche auf. Die Herzdämpfung wird oft verbreitert (passive Dilatation?). Die Athmung wird beschleunigt: subjektiv besteht das Gefühl des Luftmangels. Fast in allen Fällen zeigen sich gegen den (vierten bis) fünften Tag hin allmählig zunehmende Erscheinungen am Centralnervensystem. Die Kopfschmerzen steigern sich, Schwindelgefühl tritt ein: manchmal lebhafte Delirien, Unruhe, Versuche aufzuspringen: auch Krämpfe, Zuckungen in den Extremitäten sind angegeben. Häufiger als diese Reizerscheinungen ist das Bild immer weiter gehender Lähmung.

Die Sprache verfällt, die Schärfe der Sinne nimmt ab (Flimmern, Dunkelwerden vor den Augen, Harthörigkeit). Auch Zeichen peripherer Lähmung, Ptosis, Blasenlähmung kommen vor. Die meist weiten Pupillen reagiren nur noch langsam. Die Patienten liegen betäubt, wie in tiefem Sopor. Der Puls wird immer langsamer: doch cessirt die Athmung vor der Herzaktion. Endlich gehen die Kranken im tiefsten Verfall (unwillkürliche Entleerungen) zu Grunde.

VII. Von den Einzelstörungen sei Folgendes hervorgehoben:

Der Harn wird meist im zweiten Stadium der Erkrankung der Menge nach verringert. Doch ist in manchen Fällen bei schon schweren Lebererscheinungen die Quantität noch normal. Er enthält Eiweiss immer nur in mässiger Menge. Cylinder und Epithelien sind in demselben gesehen, aber oft auch vermisst worden. Immer ist er stark sauer.

Während in den darauf untersuchten Fällen fast regelmässig Gallenfarbstoffgehalt (Gmelin'sche Probe) angegeben wird, wurde in anderen Harnen (z. B. Rothhammer: Dissertation, Würzburg 1890) Bilirubin nicht gefunden, dagegen grosse Mengen von Urobilin constatirt. Auch starke Indican-Reaktion ist erwiesen (Badt: Dissertation, Berlin 1891). — Der Gehalt an den stickstoffhaltigen Auswurfstoffen ist beim Stoffwechsel besprochen.

Die Darmentleerung ist im späteren Verlauf meist angehalten, so dass Eingiessungen nothwendig werden: sehr selten bestehen die Anfangsdiarrhoen fort. Wiederholt wird an den Stühlen das Fehlen des Farbstoffes erwähnt. Das auffallendste ist das, dass man in den Stühlen bis zum siebten und selbst bis zum zehnten Krankheitstage Phosphor nachgewiesen hat (Leuchten beim Erwärmen und Abdestilliren nach Mitscherlich). Für die Therapie folgt daraus, dass man für gründliche Darmentleerung bald zu sorgen hat.

Das Centralnervensystem wird vom Phosphor meist erst spät, aber fast ausnahmslos sehr schwer ergriffen. (Beim Frosch, bei dem die Kreislauf- und Stoffwechselstörungen des P nur in geringem Grade das Vergiftungsbild beherrschen, erscheint desshalb nur „langsam fortschreitende allgemeine centrale Paralyse ohne Reizungserscheinungen und ohne nachweisbare Veränderungen des peripheren Nervenmuskelsystems". (Briliant-Böhm: A. e. P. Ph. 15 [1882], pag. 439.) Auch beim Menschen wird gegen Ende das Bild allgemeiner Lähmung regelmässig beobachtet. In einzelnen Fällen ist schon zu Beginn des Phosphorismus „lähmungsartige Betäubung" beschrieben. Ob hier wirklich der P so bald diese Wirkung ausgeübt oder ob es sich um combinirte Vergiftung oder um Collaps nach der starken Erregung des Selbstmordversuchs gehandelt hat, ist nicht zu entscheiden. — Neben der centralen Paralyse sind einzelne periphere Lähmungen gesehen, so Ptosis und Blasenlähmung, die den Katheter nothwendig machte.

Krämpfe sind ein seltenes Vorkommniss: sie sind im Anfang und gegen Ende des Verlaufes beschrieben. So erzählt Schuchardt (bei Maschka, pag. 218) von heftigen Krämpfen mit Opisthotonus (3 Fälle!) zu Beginn der Vergiftung. Auch kurz dauernde Zuckungen vor dem exitus letalis sind erwähnt.

Die Temperatur ist anfänglich normal, selbst weniges unter der Norm. Gegen Ende zeigt sich mit den nervösen Erscheinungen häufig Fieber, gewöhnlich nur von mässiger Erhebung, doch ist auch über 40° C. beobachtet. Umgekehrt ist auch Collaps-Temperatur gegen den letalen Ausgang gesehen (bis 32° C.). Die näheren Bedingungen für diesen Unterschied sind aus den Krankengeschichten nicht zu entnehmen.

Die Herzaktion ist anfänglich normal. In besonders schweren, rasch verlaufenden Fällen bildet sich schnell grosse Herzschwäche aus, die auch causa mortis werden kann. — Auf der Höhe der Erkrankung wird manchmal starke Pulsbeschleunigung beschrieben. Gegen den exitus letalis zu wird die Herzaktion immer schlecht, die Kraft der einzelnen Systole immer geringer, so dass der Puls undeutlich wird und zuweilen ganz verschwindet. Die Herztöne werden unrein, immer schwächer, die Herzdämpfung oft verbreitert.

Die Respiration, gegen Ende immer mühsam, ist wohl von dem Zustande der Circulation abhängig. Fast immer kommt zuletzt das Gefühl der Athmungsbehinderung (des Lufthungers). – Denkbar ist als Ursache Schwächung der Inspirationsmuskeln. Ekchymosen am Zwerchfell sind beschrieben.

Die Leber ist vom dritten Tage der Erkrankung an in stetig weiterschreitender Volumenzunahme: subjektiv ist das Gefühl von Völle, Schwere, schmerzhafter Spannung und Druckempfindlichkeit vorhanden. Selten, nur bei sehr verzögertem Verlauf ist schon intra vitam die beginnende Verkleinerung constatirt. Die Milz wird als vergrössert nachgewiesen. —

Eine gewöhnliche Erscheinung sind Blutungen, die nur oben nicht erwähnt sind, weil sie in lebensbedrohlichem Umfang und an denselben Organen nicht typisch auftreten. Am häufigsten sind wohl Blutungen aus den weiblichen Genitalien, die bei bestehender Schwangerschaft zum Abortus führen. Auch Nasenbluten kommt vor. Dagegen sind Darmblutungen selten, noch seltener Nierenblutungen. Ueber Blutungen innerer Organe siehe Sektion. Verhältnissmässig oft sind ausgedehnte Hautblutungen beschrieben, bald nur als einzelne Ekchymosen, bald in diffuser Verbreitung, besonders am Rücken und Gesäss.

VIII. Der Verlauf der P-Vergiftung ist sehr verschieden. Es sind einzelne Fälle bekannt geworden, die in 7 bis 8 Stunden tödtlich endigten (Herzwirkung!). Das sind seltene Ausnahmen. Gewöhnlich läuft die Sache (wie oben geschildert) so, dass in den ersten 2 bis 3 Tagen nur Magenerscheinungen mit geringeren Allgemeinstörungen vorhanden sind. Dann treten hinzu: Leberstörungen, Herzschwäche, Symptome des Nervensystems. Schwere Fälle schliessen schon am 3. bis 4. Tage mit dem letalen Ausgang ab. Meist zieht sich der Verlauf bis zum 6. oder 7. Tage hin: viele sterben am 7. Tage, doch tritt auch noch später (12. Tag und weiter) erst der Tod ein. —

Der Ausgang in Genesung ist nur zu hoffen, wenn von Anfang an die Symptome (besonders des Nervensystems) milde waren. Die Reconvalescenz ist sehr verzögert: langsam gehen die Leber- und Nierenerscheinungen (Icterus, Eiweiss) im Laufe von 2 bis 3 Wochen zurück: erst in der vierten Woche soll die volle Reconvalescenz eingetreten sein. —

IX. Von verschiedenen Autoren sind Nachkrankheiten beschrieben, und zwar Lähmungserscheinungen von Seiten des Centralnervensystems. Schuchardt hat die für die meisten Fälle zweifellos richtige Erklärung schon gegeben, dass es sich um die Nachwirkungen von Blutungen in Gehirn, Rückenmark und deren Häute handle und hat (bei Maschka: pag. 191 und 212) einige solcher Fälle zusammengestellt.

X. Der Sektionsbefund liefert die folgenden charakteristischen Ergebnisse:

Die Sklera deutlich ikterisch, auch die äussere Haut meist (aber nicht intensiv) gelblich gefärbt. Hautekchymosen sehr häufig. Todtenstarre, die bald eintritt, soll sehr bald wieder verschwinden. —

Leber ragt gewöhnlich mehrere Centimeter über den Rippenbogen hinüber und zeigt sich in allen Durchmessern vergrössert. Die Farbe ist gelb, bis gegen orange, dazwischen braune Inseln. Blutaustritte unter der Serosa sind nicht häufig. Blutgehalt gewöhnlich gering, mit fortgeschrittener Fettdegeneration abnehmend. Die Oberfläche ist uneben, das Gewebe leicht brüchig. — Hat die Vergiftung länger bestanden, so kann die Leber atrophisch, verkleinert und weich matschig gefunden werden: vergl. z. B. Orth's Lehrbuch der pathol. Anatomie. — Hofmann's gerichtliche Medicin. — Ein sehr sorgfältig referirender Aufsatz in Wien. Klin. Wschr. 1891. Nr. 28 und 29 von M. Yamané. Im Peritonealüberzug der einzelnen Darmabschnitte, im Netz, im Mesenterium sieht man häufig einzelne Ekchymosen.

Magen enthält zähen mit Blut gemischten Schleim: Erosionen und Ekchymosirungen sind ein oft gemeldeter Befund. Die Schleimhaut wird als trübe und leicht geschwellt beschrieben.

Darm enthält gleichfalls blutigen Inhalt. Einzelne Stellen der Mucosa sind geschwellt, andere hämorrhagisch entzündet, auch Ekchymosirungen finden sich: zuweilen sind die Veränderungen sehr gering.

Die Nieren, meist nur wenig vergrössert, zeigen oft Blutungen unter der Kapsel. Die Farbe geht ins Grauröthliche, selbst ins Gelbröthliche. Das Gewebe schlaff, leicht zerreisslich.

Auch in der Harnblase sind schon Ekchymosen gesehen: ebenso in der Schleimhaut der Vagina, nicht selten sind Hämatome der

Ovarien angegeben. Pericardium und Pleura zeigen Blutungen. In den Lungen nichts Charakteristisches. (Perls [Deutsch. Arch. f. kl. Medicin 6 (1869) pag. 1 ff.] hat Verminderung der Elasticität der Lungen an P-Leichen gefunden.)

Das Herzfleisch, besonders des rechten Ventrikels erscheint blass und graugelblich. Endocard und Klappen sind gewöhnlich unversehrt. —

Auch die Körpermuskulatur ist häufig stark verändert, graugelblich verfärbt mit zwischenliegenden Inseln normalen röthlichen Gewebes. Nicht selten sind Blutungen in die Muskulatur und ins Unterhautzellgewebe. —

Bei der Untersuchung des Centralnervensystems fand man Schwellung und Trübung der Pia, ausserdem gelegentlich Blutungen von verschiedenem Umfange in die Gehirnsubstanz. —

XI. Die eigentliche Grundwirkung des Phorphors auf den thierischen Organismus ist uns unbekannt, wenn auch viele hieher gehörige Einzelheiten aufgedeckt und klargestellt sind. Vor Allem wissen wir per exclusionem, dass nicht einer Sauerstoffverbindung des Phosphors die specifisch-toxische Wirkung zukommt. Die unterphosphorige, die phosphorige und die Phosphorsäure sind in den Mengen, die den toxischen Phosphor-Mengen äquivalent sind, nur sehr schwach oder gar nicht wirksam.

Bessere Beweisstücke sind für die Meinung beigebracht, dass Phosphorwasserstoff, dessen hohe Giftigkeit erwiesen ist, im Körper entstehe[1]). Der Einwand gegen diese Hypothese, dass PH_3 im Magen sich nur in Spuren bilden könne, widerlegt dieselbe nicht, da ja im Blute, wohin P wandert, diese Bildung geschehen kann. Immerhin ist auch diese Meinung nur stückweise erwiesen und für die unbekannte P-Wirkung die ebensowenig erklärte PH_3-Wirkung untergeschoben. — Für die Hypothese von van den Corput[2]), wornach es sich um die Bildung von P-haltigen Eiweissmodifikationen (Toxikomaine) handeln soll (der N werde durch P vertreten), ist auch nicht die Spur eines Beweisstückes erbracht, was doch auf den verschiedensten experimentellen Wegen möglich wäre. — Wichtig ist vor Allem die Thatsache, dass Phosphor als solcher vom Darm ins Blut aufgenommen wird und aus letzterem abdestillirt werden kann[3]). Der Phosphor ist also trotz des Sauerstoff-Ueberschusses im Blute möglich und vorhanden. In demselben Sinne spricht der folgende Versuch (Dybkowski-H. Meyer). Mischt man bei Luftabschluss überlebendes arterielles Blut mit Phosphoröl, so verliert die Blutprobe die arterielle Farbe nicht früher als eine normale unvermischte Probe, d. h. der P wirkt nicht sauerstoffzehrend. — Nebst dem Blute ist besonders auch die Leber als ein Ort erwiesen, wo freier P vor-

1) Vergl. besonders Dybkowski in Hoppe-Seylers medic. chem. Untersuchungen: Berlin 1866, pag. 49 ff., eine gute, kritische Zusammenstellung der bis dahin aufgestellten Hypothesen über den akuten Phosphorismus.

2) Verhandlungen des X. internationalen medicin. Congresses, Bd. II, Abth. 4, pag. 18.

3) Vohl: Berlin. klin. Wochenschr. 1865, Nr. 32, 33.

Husemann und Marmé: Nachrichten der Göttinger Gesellschaft der W., 1866, pag. 164.

Bamberger: Würzburger medicin. Zeitschr. 7 (1866), pag. 41.

kommt (Dybkowski: bei Hoppe-Seyler med. chem. Unters. pag. 54 oben). —

Sehr schwankend lauten die Angaben über die schon berührte Frage des Uebertretens von Phosphordampf in die Athmungsluft. Den zweifelhaft bejahenden Angaben steht der präcise Ausfall ad hoc angestellter Versuche von Hermann und Brunner entgegen (Pflüger's Archiv 3 [1870] pag. 1). Thiere wurden von einer Vene aus mit Phosphoröl vergiftet und im ganz dunkeln Kasten beobachtet. Niemals war eine Phosphorescenz zu sehen. Dagegen ist von so vielen Beobachtern der Knoblauchgeruch der Ausathmungsluft und das Geschwärztwerden von Silbernitratpapier bestätigt, dass man die Ausathmung einer flüchtigen P-Verbindung annehmen muss, als welche man am wahrscheinlichsten den Phosphorwasserstoff bezeichnet. Von Falck (C. P. Falk: Virchow's Archiv 49 [1870] pag. 457) wurde nach subcutaner Injektion von Phosphoröl im Dünndarm Phosphor constatirt (ein Fall positiv, alle übrigen negativ!). — Das Leuchten der Fäces und der erbrochenen Massen ist eine selbstverständliche und oft genug beobachtete Erscheinung. — Erwähnt ist schon, dass noch am siebenten und sogar am zehnten Tage post intoxicationem in den entleerten Fäces Phosphor durch die Mitscherlich'sche Probe constatirt wurde. — Besonderes Interesse hat noch die Phosphor-Ausscheidung im Harn. Aus dem Harn Vergifteter soll — nicht sofort nach dem Entleeren, sondern erst nach einigem Stehen — durch Zink und Schwefelsäure eine flüchtige phosphorhaltige Verbindung entwickelt werden, die Silberlösung schwärzt und nach der Oxydation Phosphorsäure-Reaktion gibt (nach Selmi, refer. in Berlin. Ber. 7 [1874] pag. 1463, Pharmaceut. Centralh. [1880] pag. 166 und Berl. Ber. 14 [1881] pag. 2601). Dieser Befund wurde durch die Annahme phosphorhaltiger Basen im Harn erklärt. Dagegen ist zu erwähnen, dass im Harn Vergifteter phosphorige Säure erwiesen ist. Da nun diese Säure durch Wasserstoff zu Phosphorwasserstoff reducirt wird, so ist damit der Befund von Selmi in vollständig genügender Weise aufgeklärt. Immerhin sind weitere Versuche hierüber wünschenswerth. — Denkbar ist es, dass die phosphorige Säure nicht frei, sondern vielleicht als Ester im Harn ausgeschieden wird.

Die örtlichen Wirkungen des Phosphors sind nur gering[1]). Die Störungen, die man im Magen findet, kann man in gleicher Art und Ausdehnung sowohl bei stomachaler als bei subcutaner Application finden: ein Beweis, dass es sich nicht einfach um örtliche Aetzwirkung handelt. Indess ist Aetz-Wirkung auch betheiligt, wie das ja fast regelmässig in kurzer Zeit auftretende Erbrechen beweist. (Ausscheidung in den Magen?)

XII. Die Untersuchung der resorptiven Wirkungen hat im Allgemeinen ergeben, dass die verschiedensten Organe schwere Veränderungen in ihrer chemischen Struktur und demzufolge auch in der Funktionirung erfahren; am auffallendsten sind die Störungen am Herzen und Circulationsapparat, an der Leber, am Centralnervensystem, sodann die Abweichungen im Stoffwechsel.

---

[1]) Der im Volke verbreitete Glaube, dass Phosphor-Brandwunden inficirte, vergiftete Wunden seien und zur Entstehung allgemeiner Erscheinungen führen, ist natürlich ein Irrthum. Phosphorbrandwunden sind sehr tief und können aus dem Grunde sehr schmerzhafte und langwierige Verletzungen darstellen.

Das Herz wird vom Phosphor sehr rasch und energisch angegriffen und in Diastole zum Stillstand gebracht. Frösche und Warmblüter verhalten sich gleich. Die Wirkung geht direkt auf den Herzmuskel, ist nicht eine Hemmungswirkung. Zuerst werden die automatischen Nervencentra, darnach bald auch die Muskulatur gelähmt (das Herz steht bereits still, wenn es noch durch mechanische Reize zu einzelnen Contraktionen angeregt werden kann[1]). Bei Säugethieren sinkt der Druck continuirlich ab, die Zahl der Pulse bleibt im Grossen und Ganzen bei akutester Vergiftung gleich. Das Gefässnervencentrum wird nicht gelähmt; anders bei Arsen und Antimon. Auf sensible Reizung oder Erstickung erfolgt Blutdrucksteigerung mit reflektorischer Vagus-Wirkung, die erst unmittelbar vor der vollständigen Herzlähmung ausbleibt. Der Widerspruch hierüber zwischen Böhm und Meyer wird meines Erachtens durch die letzte Angabe aufgeklärt. — Es sind einzelne Fälle von Phosphorvergiftung am Menschen berichtet, die schnell, fast plötzlich tödtlich geendigt haben. So z. B. Tüngel in Virchow's Archiv 30, pag. 270 — Klebs in Virchow's Archiv 3, pag. 442 — Hofmann's gerichtl. Medicin (1890). — Hammer in Prag. med. Wschr. 1889 — etc. etc. Mit aller Wahrscheinlichkeit darf man annehmen, dass es sich hiebei um akuten Herztod gehandelt habe.

Die Veränderungen in der Leber (und in den anderen drüsigen Organen sowie an manchen Epithelien u. s. w.) sind histiologisch als trübe Schwellung mit folgender hochgradiger fettiger Degeneration aufzufassen[2]). Die Zellen werden grösser, trüber, körnig im Aussehen: das Tinktionsverhalten der Chromatin-Substanzen ist in specifischer

---

[1]) Meyer, Hans: A. e. P. Ph. 14 (1881), pag. 313. — Die obige Darstellung nach diesem Autor. — Dass auch die Hypothese von der Entstehung des Contraktionsreizes in der Herzmuskulatur alle Erscheinungen erklärt, bedarf nicht besonderer Ausführung. —

Kurz sei der merkwürdigen Angabe von Briliant-Böhm (A. e. P. Ph. 15, pag. 440) Erwähnung gethan, dass beim Einfliessenlassen von Phosphoröl direkt ins Herz dieses nicht sofort gelähmt wird, sondern noch längere Zeit weiterarbeitet. Die citirten Autoren erklären diesen Erfolg so, dass der Phosphor nicht als solcher giftig wirke, sondern dass erst ein giftiges Umwandlungsprodukt entstehen müsse. Ich glaube, dass der Phosphor selbst durch seine Bindung an das Lecithin . . des lebenden Protoplasma giftig wirkt und suche die Erklärung für obigen Versuch in Folgendem: Oel als das bessere Lösungsmittel gibt den Phosphor nur langsam an Wasser (Serum) ab und darum tritt die Wirkung beim Gebrauch des Phosphoröls so verzögert auf.

[2]) Ueber die Geschichte der wissenschaftlichen Erkenntniss dieser Veränderungen siehe bei Schuchardt (Maschka: Bd. II, pag. 194).

Saikowski: (Untersuchung der frühesten Stadien) in Virchow's Archiv 34 (1865), pag. 73.

Eine Uebersicht über die Literatur der histiologischen Veränderungen der Leber nach Phosphor-Vergiftung mit eigenen Untersuchungen bei Ziegler und Obolinski: in Ziegler und Nauwerks Beiträgen zur pathol. A. u. Ph. 2 (1888), pag. 309, weiter in dem Aufsatz von Yamané citirt bei Sektionsbefund.

Eine vielventilirte Frage ist die, ob klinisch die akute gelbe Leberatrophie von dem Phosphorismus acutus sicher unterschieden werden kann. Mir scheint ein klinischer Einzelfall durchaus nicht allemal differentiell-diagnostisch bestimmbar zu sein, wenn nicht Anamnese und chemische Untersuchung sichere Anhaltspunkte geben. Das heisst aber doch, die beiden Affektionen sind klinisch, besonders im Anfang, sehr schwer oder oft auch gar nicht zu unterscheiden. Vergl. hierüber: Schultzen und Riess: Charité-Annalen 15 (1869), pag. 1. Ossikowski: Wien. med. Pr., 1872, Nr. 5 ff., Leube: specielle Diagnostik. Weitere Literatur bei Rothhammer: Dissertation, Würzburg 1890.

Weise gestört, eigenartige Veränderungen weist der Kern auf, der dann oft zu Grunde geht. — In späteren Stadien werden zahlreiche mitotische Vorgänge beschrieben, die wahrscheinlich als Restitutionsanstrengungen zu deuten sind. Sehr bald erscheint Fett in den Leberzellen (bei kleinen Thieren wahrscheinlich früher als bei grossen, bei weissen Mäusen schon nach 10 Stunden sehr deutlich), bei niedrigen Phosphorgaben mehr in Form kleinerer Tröpfchen, bei akuter schwerer Vergiftung oft in sehr grossen Tropfen. (Nach lange dauernder chronischer Vergiftung wird die Menge des Fettes wieder gering gefunden.) Die Degeneration der Leberzellen soll nach manchen Autoren hauptsächlich und zuerst die Peripherie des Acinus erfassen, nach Ziegler aber meist gleichartig und regellos über die Zellenindividuen des Acinus vertheilt sein. Auch die Gallengangsepithelien nehmen (nach einigen Tagen) an der Verfettung Theil, die bei chronischen Fällen sehr hochgradig werden kann: dasselbe ist von den Capillarendothelien beschrieben.

Eine hieher gehörige Unterfrage ist die nach der Ursprungsstätte des in der Leber massenhaft gefundenen Fettes. Während dasselbe von den meisten Autoren als der Ausdruck fettiger Degeneration betrachtet wird, gibt es auch Stimmen, die eine Fettinfiltration annehmen [1]).

Dass fettige Degeneration bei Phosphorvergiftung vorliegt, dürfte jetzt wohl keinen Widerspruch mehr erfahren. Dagegen ist noch die folgende Fragestellung nicht definitiv erledigt. Die Leber nimmt auf alle Fälle an Volumen und auch an Trockensubstanz zu. Es ist desshalb denkbar, dass Fett aus gewissem erst während des Vergiftungsverlaufes der Leber durch den Kreislauf zugeführten Materiale gebildet wird. Es handelte sich dann allerdings nur um fettige Degeneration d. h. das in der Leber gefundene Fett ist dort erst neu gebildet, aber aus Material, das erst nachträglich „infiltrirt" worden ist.

Der Icterus nach Phosphorismus ist von allen Autoren als ein hepatogener anerkannt: nur über die Ursache, die den Abfluss der Galle nach dem Darm hin hindert und die Rückstauung und den Uebertritt ins Blut zu Stande bringt, sind die Meinungen getheilt. Die Einen [2]) beschuldigen den Katarrh des Zwölffingerdarms und des unteren Abschnittes des Ductus choledochus, andere [3]) lassen durch die Leberschwellung die kleinsten Gallengänge comprimiren, andere [4]) nehmen an, das von der Mucosa der erkrankten Gallenwege gelieferte zähe Sekret bedinge Aufstauen der Galle. Endlich ist noch an die Schwellung der Gallengangsepithelien, deren fettige Degeneration und theilweisen Zerfall, sowie an das entzündlich neugebildete Gewebe zu

---

1) Die Literatur über diesen Punkt siehe bei Lebedeff: Pflüger's Archiv 31 (1883), pag. 11; ferner Nathanson: Dissertation, Berlin 1889, Rothhammer: Dissertation. Würzburg 1890.

2) Virchow in Virch. Archiv 32 (1865) Munk u. Leyden: Die akute P-Vergiftung. Berlin 1865.

3) Mannkopf: Wien. med. Wochenschr. 1863, Nr. 26. L. Meyer, Virch. Arch. 33 (1865).

4) Bes. Alter (Dissertation, Breslau 1867) hat gesehen, dass während der P-Wirkung die Gallengänge einen zähen dicken Schleim lieferten, was sie vorher und nachher nicht thaten.

Ebstein: Arch. d. Heilk. 1867, 1868, 1869.

Bollinger: Deutsch. Arch. f. klin. Med. 6 (1869), pag. 94.

erinnern, alles Veränderungen, die das Lumen der Gallengänge vermindern, den Abfluss der Galle erschweren und für sich allein schon genügen, den theilweisen Uebertritt der Galle in die Leberlymphgefässe zu erzwingen. Ob auch Polycholie, durch gesteigerten Zerfall veränderter Blutkörperchen, sich an der Entstehung des Phosphor-Icterus betheiligt, ist nicht erwiesen: die meisten Autoren leugnen schwere Aenderungen im Blute. — Erwähnt ist schon, dass das Glykogen in der Leber verschwindet.

Die Frage, ob Urobilin oder Bilirubin überwiegend im Harn auftritt, ist bei künftigen Beobachtungen erst noch zu studiren. —

Die Nierenveränderungen werden verschieden beschrieben [1]). Bei leichter Vergiftung gar kein Befund: in schweren Fällen gleichfalls Verfettung der Epithelien. Während nun die Einen angeben, dass anfänglich die Tubuli contorti und erst später die Henle'schen Schleifen und Tubuli recti verändert gefunden werden, finden Andere überhaupt nur die Tubuli recti, welche oft ganz mit Fetttröpfchen erfüllt sind, degenerirt. — Die Niere gehört jedenfalls zu den wenigst ergriffenen Organen: auch ihre Funktionirung ist gewöhnlich nicht viel gestört.

Im Intestinal-Tractus zeigt meist der Magen und Dünndarm die stärksten Veränderungen, die auch constatirt sind, wenn der Phosphor subcutan oder im Chlysma gegeben worden ist. Im Magen ist die Gastritis glandularis [2]) die auffallendste Erscheinung, die Veränderungen an den specifischen Elementen der Labdrüsen. Die Zellen sind anfänglich getrübt, schwellen, füllen das Drüsenlumen aus, später treten Fettkörnchen in ihnen auf, auch ist das völlige Zerfallen der Zelle zu einem körnigen Detritus beobachtet. — Im oberen Theil des Dünndarms sind stärkere Veränderungen als im Magen gesehen: besonders sollen die Zotten, sowie die Lieberkühn'schen Krypten verfettetes Epithel aufweisen. (Senftleben: Virchows Archiv 36 [1866] pag. 528.)

Ueber das Blut sind eine grosse Zahl von Untersuchungen angestellt, die aber definitive Aufklärung noch nicht gebracht haben. Die Gerinnungsfähigkeit ist nach übereinstimmenden Angaben aufgehoben [3]). Ueber das Verhalten der Blutkörperchen lauteten die Berichte widersprechend. Die letzte vorliegende Untersuchung (von Taussig im A. e. P. Ph. 30 [1892] pag. 161, woselbst auch die frühere Literatur erwähnt ist), hat Folgendes ergeben. Bei verschiedenen Thierspecies reagiren die Blutkörperchen nicht gleichartig auf P, so dass es nicht angeht, die an einer Thierart gewonnenen Resultate zu verallgemeinern. Beim Menschen soll der P eine transitorische Vermehrung der Erythrocyten (ohne Steigerung des Hb-Gehaltes!) und eine wesentliche Verminderung der weissen Blutzellen hervorbringen. Bei Kaninchen werden die Erythrocyten und das Hämoglobin durch den Phosphorismus nicht geändert, dagegen die Leukocyten vermehrt. Bei Hühnern endlich bewirkt Phosphor Auflösung rother Blutzellen, Hämoglobinämie und bedeutende Leukocytose: die Reaktion des rothen Serum wurde deutlich sauer gefunden. Eine Erklärung

---

1) Ziegler und Obolinski: l. c., pag. 328.

2) Virchow in Virch. Arch. 31 (1864), pag. 399. Vergl. noch Virchows Archiv 33, pag. 296 — 33 pag. 442 — 34 pag. 454 — 39 pag. 29.

3) Siehe Schuchardt bei Maschka, pag. 202.

dieser merkwürdigen Resultate ist nicht gegeben. Vermehrung der Leukocyten ist auch von Badt (Dissertation. Berlin [1891] pag. 49) constatirt. Die Veränderungen, die man am Blute hervorbringen kann, wenn man Phosphorstangen hineinwirft (es bilden sich Säuren des Phosphors, daraus dann Hämatin u. s. w.) sind für die Aufklärung der Phosphorvergiftung ohne Bedeutung. — Dass im Blute der Vergifteten freier Phosphor enthalten und durch Abdestilliren zu gewinnen ist, wurde schon oben angegeben. — Erwiesen ist endlich noch, dass die Alkalescenz des Blutes nach Phosphorvergiftung stark abnimmt[1]). Statt des normalen (auspumpbaren Kohlensäuregehaltes von 24 bis 27 Volumprocenten (0^0 u. 1 m) wurden nur 8 bis 14 Volumprocente gefunden (vergl. hierüber § 6. III.). Die viel ventilirte Frage, ob während des akuten Phosphorismus vermehrtes Zugrundegehen von Erythrocyten geschieht, ob also doch eine Schädigung der Blutkörperchen stattfindet, die wir nur mit dem Mikroskop zur Zeit noch nicht erweisen können, ist zum Theil durch die citirten Untersuchungen von Taussig erledigt. Man hat den Icterus darauf bezogen und für einen Icterus durch Polycholie erklären wollen. Nach vermehrter Gallenbildung sieht es aber beim Phosphorismus des Menschen und der Säugethiere gar nicht aus: der Icterus ist mässig, der Gallengehalt des Harns gering und die Ursache des Icterus lässt sich durch das abnorme Verhalten der Gallengänge vollauf ohne Beiziehung von Polycholie erklären. —

XIII. Besondere Bedeutung haben die Stoffwechseluntersuchungen an phosphorvergifteten Menschen und Thieren gewonnen, als deren wesentliches Ergebniss folgendes sich herausgestellt hat. Die Kohlensäureproduktion und Sauerstoffzehrung ist vermindert, der Eiweisszerfall, beziehentlich die Ausfuhr N-haltiger Umsetzungsprodukte bedeutend gegen die Norm gesteigert und die Art der Umsetzungsstoffe verändert.

Ueber den ersten Theil der vorstehenden Thesis, Minderung der CO_2-Ausfuhr — besitzen wir nur eine Angabe von Bauer[2]). Die CO_2-Produktion ging vom zweiten auf den dritten Hungertag bei einem phosphorvergifteten Hund um 47 % zurück (gegen 10 bis 15 % beim unvergifteten Thier).

Viel ausführlicher sind die Untersuchungen über den Eiweissstoffwechsel[3]). Die Angaben über die Form, in welcher der vermehrt im Harn zur Ausscheidung gelangende Stickstoff erscheint, widersprechen sich theilweise, was seine ausreichende Erklärung damit findet, dass thatsächlich nicht in jedem Einzelfall der Verlauf der Erscheinungen genau derselbe ist. Dagegen besteht Uebereinstimmung über die wichtige Thatsache, dass der Eiweisszerfall beträchtlich gesteigert ist. Die festgelegten Resultate stammen von Menschen und von phosphorvergifteten Hunden. Bei den letzteren Thieren ist

---

1) Meyer, Hans: A. e. P. Ph. 14 (1881), pag. 34.
Jaksch: Deutsch. medic. Wochenschr. 1893, Nr. 1.

2) Bauer, J.: Zeitschr. f. Biologie 7 (1871), pag. 63.

3) Die grundlegende Untersuchung stammt von Storch (Dänisch, 1865) und ist referirt von F. A. Falck in A. e. P. Ph. 7 (1874), pag. 570. Von allgemeinen Arbeiten lese man: Schultzen und Riess: Charité-Annalen 15. J. Bauer, Zeitschrift Biologie 7 (1871), pag. 71. Fränkel und Röhmann: H. S. Z. 4, pag. 439. Ausführliche Literaturbesprechung bei Badt: Dissertation, Berlin 1891. Münzer: Wien. med. Presse 1893, Nr. 1.

die Periode der gleichmässigen Stickstoff-Ausfuhr während des absoluten Hungerns zur Versuchs-Ausführung gewählt. Die Gesammt-N-Ausscheidung erfährt eine enorme Zunahme, bis zum dreifachen des vorherigen Betrages[1]). Die Hauptmenge des N wird als Harnstoff ausgeführt: in manchen Fällen allerdings nimmt die relative Menge des Harnstoffes — gegen die Gesammt-N-Ausscheidung verglichen — beträchtlich ab. In diesen Fällen ist vor Allem die Ammoniakausscheidung im Harn gesteigert. Wohl nicht mit Unrecht wird das Auftreten von Ammoniak als Folge der Alkalescenz-Verminderung (Säure-Ueberladung) des Blutes aufgefasst. Die Harnsäure ist wenig oder gar nicht über die Norm vermehrt. Peptone, die von Schultzen und Riess in grösserer Menge für den P-Harn angegeben wurden, sind von allen neueren Autoren höchstens in Spuren oder doch nur in geringen Quantitäten erwiesen worden. Leucin und Tyrosin (und wahrscheinlich noch andere Amidosäuren) sind ebenfalls in vielen Fällen vorhanden. Doch sind sie auch häufig bei besonders darauf gerichtetem Suchen von guten Analytikern vermisst worden. Auf alle Fälle ist Tyrosin viel häufiger gefunden als (das reichlicher im Darm entstehende und darum auch leichter nachweisbare) Leucin, was für die ganze Auffassung der Stoffwechselstörungen nicht ohne Bedeutung ist. Endlich ist sehr häufig aus dem Harn Fleischmilchsäure dargestellt: es sind nur seltene Fälle, in denen sie gänzlich vermisst wurde. — Der Harn bleibt bis zu Ende sauer. Phosphorsäure und Schwefelsäure sind gleichfalls vermehrt.

Alle diese Störungen erklären sich am einfachsten aus der Annahme, dass unter dem Einfluss des Phosphors ein rapider Zerfall des Organeiweisses eintritt, aus welchem die N-haltigen Sprengstücke schnell zur Ausscheidung gelangen. —

XIV. Eine genügende Erklärung des Gesammtbildes der Phosphorwirkung fehlt zur Zeit noch vollständig. Was von den auftretenden Erscheinungen primäre Wirkung des P ist und was dann darnach erst von secundären Störungen sich ausbildet, ist nicht anzugeben, zumal wir gar keine Elementarwirkung des P kennen. — Die Vergleichung des P-Stoffwechsels mit dem Stoffwechsel bei ungenügender Sauerstoffzufuhr[2]) bietet interessante Vergleichspunkte, aber keine causale Erklärung.

Nahe genug liegt es, manche Störung im Phosphorismus als Ausfallerscheinung nach der parenchymatösen Entartung der Leber zu erklären. Ist die Leber wesentlich verändert, so werden auch deren Funktionen gestört sein. Das Auftreten von Fleischmilchsäure, von Tyrosin im Harn ist durch die Uebereinstimmung mit den Thatsachen, die an entleberten Gänsen festgestellt sind, unserem Verständniss näher gerückt. Ein weiter ins Einzelne gehender Vergleich der Folgen der Entleberung einerseits und der akuten Phosphor-Vergiftung andererseits verlangt aber als Voraussetzung besondere ad hoc angestellte Thierversuche.

[1]) Es ist selbstverständlich, dass bei schnell tödtlich verlaufenden Fällen und auch gegen das Ende der langsamen Vergiftung die Stickstoff-Ausscheidung auf ganz niedrigen Werthen bleibt. — Münzer gibt an, dass am ersten Tage die N-Ausscheidung sinkt, um dann erst (wenn der Phosphor resorbirt ist!) beträchtlich über die Norm zu steigen — eine sehr interessante Beobachtung! —

[2]) cf. Hans Meyer: A. e. P. Ph. 14 (1881), pag. 34 und Husemann: Toxikologie, Suppl., pag. 144.

XV. Der verschiedene Verlauf der akuten P-Vergiftung (einmal Herztod nach 8—10 Stunden, dann wieder exitus letalis nach 8—9 Tagen) lässt daran denken, ob nicht in der Schnelligkeit der Resorption in verschiedenen Fällen ein wesentlicher Unterschied ist. — Das Auffinden grosser P-Mengen in der Leber legt den Gedanken nahe, dass P, der mit dem Pfortaderblute in die Leber kommt, dort zurückgehalten wird: findet das nicht statt, so wird in das (rechte) Herz sofort die Hauptmasse des Phosphors gelangen. — Das rechte Herz wird nun in der That (siehe oben Sektionsbefund) stärker degenerirt angegeben, als das linke d. h. die Störungen an der Leber und am rechten Herzen legen den Gedanken nahe, dass die Organe den Phosphor festhalten, die ihn zuerst mit dem Blute empfangen.

XVI. Die Prognose ist bei der P-Vergiftung immer eine sehr schlimme: natürlich wird die Schwere der ersten Erscheinungen wesentlich mit beizuziehen sein: allein selbst bei ganz mildem Verlaufe in den ersten Tagen sind schwere Allgemeinerscheinungen eine häufige Folge. Sowie also grössere Phosphormengen (etwa über 0,05) verschluckt und nicht baldigst wieder vollständig entfernt sind, ist die Aussicht auf Wiederherstellung eine sehr geringe. —

XVII. Die Diagnose ist in den meisten Fällen sehr leicht, unter Umständen aber kaum sicher zu stellen[1]). Die klinischen Erscheinungen allein (z. B. bei einem vergifteten Kinde) genügen höchstens zu einer Wahrscheinlichkeitsdiagnose: die akute gelbe Leberatrophie ist von der Phosphorintoxikation nicht sicher zu unterscheiden. — Gewissheit in solch' einem Falle gäbe nur die chemische Untersuchung, der Nachweis des Phosphors in den Resten der vergifteten Speisen, in den erbrochenen Massen, im Spülwasser des ausgewaschenen Magens, in den Fäces: weiter das Auffinden von phosphoriger Säure im Harn. —

XVIII. Als therapeutisch brauchbare Gegengifte werden das schwefelsaure Kupferoxyd, das Terpentinöl und das Kaliumpermanganat genannt. Der Kupfervitriol wirkt einmal brechenerregend, sodann überziehen sich Phosphorstückchen in Kupferlösung mit einer Schicht metallischen Kupfers, wodurch weitere Resorption verhindert ist. — Wenn überhaupt, so ist dieses Mittel nur im Anfang der Vergiftung zu gebrauchen (alle 10 Minuten 0,1 bis 0,2 bis zum Erbrechen). Als sicherer wirksam gilt Terpentinöl und zwar altes, gewöhnliches, ungereinigtes. Die Einführung dieses Mittels wird mit der Beobachtung begründet, dass P bei Gegenwart von Terpentinöldämpfen nicht leuchtet[2]). Die gewöhnliche Erklärung war die, das Ozon des Terpentinöls wirke oxydirend auf den Phosphor. Das Terpentinöl ist von jeher von den Klinikern mit sehr zweifelhaften Augen betrachtet und vor Allem auch von den Patienten sehr ungern genommen worden[3]). Ganz aus der gleichen Absicht — den Phosphor zu oxydiren

---

1) Vergl. z. B. Seidel contra Rossbach: Streitschriften. Jena 1885.

2) Köhler: Ueber Werth . . . des . . . Terpentinöls . . . Halle 1872. Daselbst die andere Literatur.

3) In neuerer Zeit hat Oscar Busch (Dissertation, Dorpat 1892 [Kobert]) angegeben, das Terpentinöl könne in der That eine eben tödtliche Dosis von Phosphor entgiften und zwar auch noch nach stattgehabter Resorption des Phosphors. Die Terpentinölwirkung beruhe auf Bildung einer terpentinphosphorigen Säure, welche aber selbst in grossen Gaben P-Wirkung besitzen soll (?). — Dass diese terpentinphosphorige Säure im Organismus entsteht, das ist allerdings nicht bewiesen. —

— hat man Chlorwasser, dann unterchlorigsaure Magnesia mit Magnesia usta gemischt gegeben. Der neueste auf dieselbe chemische Absicht hinzielende Vorschlag empfiehlt das übermangansaure Kalium (Bokai und Antal, Koranyi: St. Petersburger med. Wschr. 1891, Nr. 50. — vergl. die Referate in Therap. M.hefte 1892, pag. 159, pag. 323 u. pag. 562): man soll mit 1/10 bis 1/2 procentiger wässeriger Lösung den Magen ausspülen und eine bestimmte Menge dieser Lösung im Magen lassen, auch nachfolgend bis 1 Liter der 1 : 1000 bereiteten Lösung zu trinken geben. Die Nachrichten über diese Therapie lauten sehr günstig: die Chamäleonlösung von 1 auf 1000 Wasser, sogar solche von 1 zu 200 Wasser soll keine schädlichen Wirkungen auf die Intestinalschleimhaut äussern. — Trotz dieser Empfehlungen möchte ich zur Vorsicht mahnen. —

XIX. Die Behandlung eines akut mit P Vergifteten wäre nach folgenden Rücksichten durchzuführen. Anfänglich sorge man rasch für Entleerung des Magens: am besten ist die Magenausspülung, doch haben auch Brechmittel zu guten Resultaten geführt: man hat (besonders bei Selbstmördern, die nichts nehmen wollen, subcutan Apomorphin gegeben (5 mgr bis 1 centigr). — Der Kupfervitriol ist schon erwähnt. Die Magenausspülung kann, da der P sehr lange im Magen liegen bleibt, erfahrungsgemäss noch 8 und 10 Stunden und später nach der Aufnahme mit Erfolg verwendet werden: auf alle Fälle ist sie sehr gründlich durchzuführen. Sodann ist an die Entleerung des übrigen Darms zu denken: die Beobachtungen, dass noch am 8. Tage P-haltiger Koth entleert wird, zwingen zu dieser Massregel. Verwenden soll man umfängliche und mehremale wiederholte Eingiessungen in den Mastdarm. Das zweckmässigste Mittel für rasche und vollständige Darmentleerung, eine gehörige Gabe Ricinusöl, wird von vielen Toxikologen perhorrescirt aus folgender Ueberlegung. Phosphor löst sich in fetten Oelen: es könne darum Ricinusöl die Lösung und damit die Resorption des Phosphors begünstigen. Ich halte diese Befürchtung für eine überflüssige. Ricinusöl wird nur so minimal (eigentlich fast nicht) resorbirt, geht dabei so rasch durch den ganzen Darm hindurch, dass es nach meiner Meinung ein Unrecht ist, wegen einer bloss eingebildeten Gefahr auf die Vortheile des sicheren und heroischen Mittels zu verzichten. Vielleicht ist gerade das Excipiens für den Phosphor das richtige Mittel, um ihn vollständig aus dem Darm zu entfernen. — Dieser Theil der Therapie, die Darmentleerung, ist bisher, in der Literatur wenigstens, nicht energisch genug betont. — Von den chemischen Gegengiften verdient das in neuerer Zeit so lebhaft gerühmte Kaliumpermanganat weitere Prüfung. — Auch Chlorwasser, das vom Magen gut ertragen wird, kann man gelegentlich gebrauchen. — Sonst ist die Behandlung symptomatisch zu führen: Ruhe, Bettaufenthalt, gegen den Collaps Reizmittel, restringirte Diät (nur Trinkenlassen) sind die allgemein empfohlenen Massregeln, mit denen man leider in den wenigsten Fällen etwas ausrichten wird.

XX. Die Nachweis-Methoden des Phosphors sind von der analytischen Chemie so vortrefflich ausgebildet, dass von physiologischer Seite keine Desiderate mehr aufgestellt werden. Vor Allem achte man am Magen-Darm-Inhalte auf das Leuchten. An Thieren, die ich subcutan mit Phosphoröl vergifte, gelingt es allemal, nach dem Tode noch das Leuchten der mit dem Messer freigelegten Injektionsstelle zu erweisen. — Die Chemiker benützen die Scheerer'sche Vorprobe, die nur freien Phosphor anzeigt. Phosphordampf über ein mit Silbernitratlösung befeuchtetes Papier geleitet färbt dieses schwarz (durch reducirtes Silber und durch Bilden von Phosphorsilber). Die Dussard-Blondlot'sche Probe erweist die Gegenwart von Phosphorwasserstoff, der in kleinsten Mengen den Kern der Wasserstoffflamme zeisiggrün färbt. Das Mitscherlich-Verfahren endlich wird sowohl für den qualitativen wie für den quantitativen Nachweis benützt: man destillirt die angesäuerte Masse. Das Leuchten bei Luftzutritt im dunklen Raum ergibt einen absolut zuverlässigen, qualitativen Nachweis. Oder aber das im Kohlensäurestrom gewonnene Destillat wird mit Chlorwasser oxydirt und aus der dann gefällten Phosphorsäure der Phosphor berechnet. — Betreffs der vielen Einzelheiten, die für das Gewinnen sicherer Resultate beachtet werden müssen, sei auf die Bücher von Otto und Dragendorff verwiesen.

Das Auffinden von phosphoriger Säure in Leichentheilen genügt zum Nachweis vorhandenen oder vorhanden gewesenen Phosphors. (Nur muss ausgeschlossen sein, dass nicht etwa unterphosphorigsaurer Kalk als Medikament gegeben war: ein amerikanisches Antiphthisicum!) Die einigermassen gereinigte Lösung der phosphorigen Säure wird mit reinem Zink und Schwefelsäure zu Phosphorwasserstoff reducirt und dieser in Silberlösung geleitet. — Schwierige Fälle verlangen gründliche Erfahrung in der Ausführung der analytischen Methoden.

§ 55. Chronische Phosphorvergiftung.

Literatur.

Wegner: Virchows Archiv 55 (1872), pag. 11.
Aufrecht: Deutsches Archiv f. klin. Med. 23 (1879), pag. 331.
Krönig: Virchow's Archiv 110 (1887), pag. 504.
Ackermann: Virchow's Archiv 115 (1889), pag. 216.
Dinkler, Max: Dissertation, Halle 1887.
Stolnikow: Archiv f. Anatomie u. Physiologie. Supplb. 1887.
Ziegler und Obolinski in Ziegler und Nauwerks: Beiträgen . . . 2 (1888), pag. 291.

I. Als chronische Phosphorvergiftung benennt man verschiedene gelegentlich durch den Phosphor verursachte Ernährungsstörungen. Es sind hier abzuhandeln: einmal die durch Aufnahme von Phosphordampf erzeugten Mundhöhlen- und Kiefererkrankungen, die als Phosphor-Kiefer-Nekrose in der Literatur bezeichnet werden; sodann die durch längeres Füttern mit kleinen Phosphormengen an sehr verschiedenen Organen (Knochen, Magen, Leber) vorkommenden Veränderungen (die uns auch manche gelegentlich am Menschen beobachtete Vergiftungsbilder verständlich machen).

II. Dem Phosphordampf als solchem kommen bei direktem Contakt mit dem Periost Einwirkungen auf dasselbe zu. Der Beweis ist durch die vielen Erkrankungen in der Phosphorzündholzfabrikation[1]) und experimentell durch Wegner geliefert. An der Tibia von Kaninchen wurde das Periost freigelegt und durch wiederholtes Oeffnen

[1]) von Bibra und Geist: Die Krankheiten der Arbeiter in den Phosphorzündholzfabriken. Erlangen 1847.

der verklebenden Wundränder dem P-Dampf Zutritt zum Periost verschafft. Solche Wunden heilten bei unvergifteten Thieren glatt ohne Knochenveränderung aus, während an dem Thier, das im P-Dampf sass, starke osteophytische Auflagerung zwischen Periost und Knochen, die nach der Heilung persistirten, sich ausbildeten. – Von Kaninchen, die in P-Dampf durch längere Zeit (mehrere Wochen) gehalten wurden, bekamen die sicher schwere Veränderungen, bei denen durch eine künstliche Verletzung am Zahnfleisch das Kiefer-Periost frei gelegt war. Von den anderen Thieren mit gesunden Zähnen und Kiefern erkrankten nur einzelne typisch (ohne sichtbare äussere Veranlassung) Diese Beobachtungen bestätigen die längst gemachte Erfahrung, dass Arbeiter mit cariösen Zähnen und Zahnlücken am meisten durch Phosphordampf gefährdet sind. Es entwickeln sich an den befallenen Stellen nacheinander die verschiedenen Formen der Ostitis, beziehungsweise Periostitis. Der Anfang scheint immer die knochenerzeugende Periostitis (ossificans) zu sein: Bildung und Aufschichtung neuer Knochenlagen von der inneren Periostfläche. Das hat Wegner an der Tibia seines operirten Kaninchens gesehen. Ob nun diese Entzündungsform sich zur eiterigen Periostitis steigern kann, oder ob zum Zustandekommen der letzteren die Mitwirkung eitererregender Mikroorganismen, die es ja in der Mundhöhle immer gibt, nothwendig ist, scheint mir noch nicht ausgemacht zu sein. Die Beobachtung, dass die vom Phosphor erregten chronischen Entzündungszustände in andern Organen immer nur zu Gewebsneubildung, nicht aber zu Eiterung führen, spricht nach meiner Meinung mehr für die zweite Auffassung[1]). Charakteristisch für diese Phosphorperiostitis ist der grosse Umfang, den sie nach und nach gewinnt. Anfänglich scheint es sich um eine Parulis zu handeln. Nach Ausziehen des Zahnes dauert aber die Eiterung an: die Geschwulst verbreitert sich, an neuen Stellen erfolgt Eiterdurchbruch, die Zähne fallen aus, das Zahnfleisch löst sich durch weitergreifende Eiteransammlung zwischen Periost und Kiefer auf immer grössere Strecken vom freiliegenden nekrotischen Knochen ab. Anfänglich ist der Prozess auf den Alveolarfortsatz beschränkt, greift aber bei Fortdauer der Schädlichkeit auch auf den Körper der Kieferknochen über. Weitaus häufiger wird der Unterkiefer als der Oberkiefer befallen. Es kann zu spontaner Abstossung der nekrotischen Knochentheile kommen: meist wird die Kiefer-Resektion nothwendig. Natürlich können die verschiedenartigsten Complicationen eintreten, Senkungsabscesse, Amyloiddegeneration der grossen Drüsen etc.

Eine sehr interessante Notiz findet sich im Aufsatz von Wegner, des Inhaltes, dass bei einem Arbeiter, der in einer Phosphorfabrik thätig gewesen war und darnach zufällig eine Knochenverletzung erlitt, die zur Amputation führte, schwere Ernährungsstörungen am Perioste des Amputations-Stumpfes auftraten. — Also auch hier Veränderungen, wie sie sub IV des Näheren beschrieben sind.

III. Nebst diesen Einwirkungen wird dem P-Dampf auch die Verursachung von Tracheitis und Bronchitis zugeschoben. —

[1]) Kobert hat den Gedanken ausgesprochen, es bilde sich ein Phosphorptomatin mit starker eitererregender Kraft (Toxikologie, pag 426). Mir scheint es einfacher und plausibler, so zu schliessen: Phosphor macht allenthalben Periostitis ossificans (das ist bewiesen!). Wo Eiterkokken zukommen, entsteht Periostitis suppurativa, wie das auch sonst ganz allgemein geschieht. —

Von verschiedenen Beobachtern wird übereinstimmend angegeben, dass Arbeiter sich an diese Schädigung gewöhnen d. i. bei fortdauerndem Aufenthalte im P-Dampf die Bronchitis verlieren. —

IV. Anders sind die Veränderungen, die als Folgen längere Zeit innerlich gereichter kleiner Phosphorgaben beschrieben werden. Eine Kenntnissnahme der bezüglichen Untersuchungen ist durchaus nothwendig, weil der Phosphor als Heilmittel oft durch Monate und Jahre innerlich gegeben wird und weil bei dieser Medication schon Vergiftungen vorgekommen sein sollen (?). — Nach den Resultaten von Thierversuchen werden als Folgen der chronischen Phosphordarreichung beschrieben: Aenderungen im Knochenwachsthum, Wucherung des interstitiellen Bindegewebes der Magenschleimhaut, der Leber, der Nieren. In den Knochen entstehe Neubildung und Mehrbildung von richtigem Knochengewebe. Am Magen starke Verdickung der Wand (schieferige Induration), an der Leber interstitielle Bindegewebsneubildung (Cirrhose), in den Nieren Schrumpfniere.

Es muss hier zuerst eine wichtige Meinungsverschiedenheit zwischen einzelnen Autoren, besonders zwischen Wegner und Aufrecht besprochen werden. Wegner gibt an, beim akuten Phosphorismus nur Veränderungen an den Leberzellen, bei der chronischen Vergiftung durch sehr kleine Gaben dagegen im Wesentlichen Hyperplasie des periportalen und interstitiellen Bindegewebes (interstitielle Entzündung) gesehen zu haben. Dagegen wendet Aufrecht ein, ein principieller Unterschied könne zwischen der Wirkung grosser und kleiner Gaben nicht sein. Er statuirt an allen Lebern primäre Veränderungen an den Parenchymzellen und leitet erst daraus die interstitiellen Bindegewebswucherungen ab. Hiezu ist zu bemerken, dass bei verschiedenen Thier-Species die Einwirkung des Phosphors überhaupt eine verschiedene ist. Während bei Katzen sehr rasch die Fettleber auftritt, sieht man bei Kaninchen bei akuter Vergiftung nur geringe parenchymatöse, aber alsbald interstitielle Veränderungen. Man vergleiche hiezu den im vorigen § sub XII citirten Aufsatz von Ziegler und Obolonski. — Beim Menschen scheinen nach allen Beobachtungen die interstitiellen Veränderungen an den grossen Drüsen nicht vorzukommen. Die vielfachen Erfahrungen bei der Phosphortherapie an osteomalacischen Frauen besagen übereinstimmend, dass durch Monate, ja durch Jahre fortgesetzt Phosphor in vorsichtigen Gaben genommen werden kann, ohne dass — ausser den gut statuirten Knochenwirkungen — eine Leber- oder Nieren- oder Magenerkrankung aufgetreten ist, welche Störungen ja in ihren Symptomen gar nicht zu verkennen wären. Auf der anderen Seite sind aber doch als Folgen wiederholter mittlerer und grosser Phosphorgaben Veränderungen im interstitiellen Leberbindegewebe bei Thieren von so vielen Beobachtern beschrieben, dass man für abweichende Versuchsergebnisse doch verschiedene Ursachen, verschiedenartige Wirkungsart annehmen muss. Der oben erwähnte Unterschied im Verhalten verschiedener Thier-Species erklärt nicht alle angegebenen Differenzen. Es ist zur Zeit kaum anders möglich als anzunehmen, dass in der That grosse, mittlere und kleine Phosphorgaben verschiedenartige Organstörungen machen. Gerade weil der Phosphor als Heilmittel gegeben wird, erscheint es mir als erste Pflicht, das zur Warnung gegen missbräuchliche Verwendung dienende Versuchs-Materiale besonders hervorzuheben.

Man braucht ja auch nicht vollständig differente Grundwirkung verschieden grosser Giftmengen anzunehmen, da man wohl denken kann, dass ein schwacher Angriff von einem Organ überwunden wird, während der stärkere Angriff deutliche und dauernde Veränderungen setzt. Beim Alkohol sieht man ja dasselbe. Die Phosphordosen, die von den verschiedenen Autoren angegeben werden, sind in der That verschieden: Wegner hat wahrscheinlich mit sehr kleinen Gaben: Aufrecht dagegen immer mit solchen Mengen vergiftet, die jedesmal akute Vergiftungserscheinungen produciren mussten. Bei Ziegler's Versuchen (l. c. pag. 324) haben die Thiere wahrscheinlich mit längeren Zwischenpausen den Phosphor bekommen. — Wegner (und darin stimmen ihm seine Nachfolger alle zu) gibt an, im periportalen Bindegewebe eine intensive zellige Wucherung constatirt zu haben: aus den jungen Zellen entwickelte sich weiterhin Bindegewebe. Im grössten Theil der Acini (deren peripherische Parenchymzellen fettig zu Grunde gehen) sind die Zellen ikterisch gefärbt, offenbar durch den Druck des proliferirenden neuen Bindegewebes auf die Gallengänge. Der Ausgang dieser interstitiellen Hepatitis ist immer gleich, nämlich Atrophie (glatte Induration oder Hepar lobatum wie bei der luetischen Hepatitis oder endlich Granularatrophie, die typische Cirrhose der menschlichen Leber). Immer ist chronischer Icterus vorhanden. —

Aufrecht constatirt als Folgen wiederholter (neun) Phosphorvergiftungen Folgendes: Die Leberzellen blass, hellglänzend, die Kerne sichtbar. Nicht nur die Interstitien zwischen den einzelnen Acinis, sondern auch die zwischen den Leberzellenreihen in dem einzelnen Acinus waren stark verbreitert und überall scheinbar reichliche Bindegewebsfasern sichtbar. Nach Fuchsinfärbung trat in diesen verbreiterten Theilen eine erstaunlichgrosse Zahl kleiner rundlicher Kerne hervor. — Die Leber war gross und schwer, die Oberfläche fein granulirt, die Acini durch hyalin aussehende Zwischensubstanz abgegrenzt (l. c. pag. 336 unten). Auch Dinkler-Ackermann haben die Bindegewebswucherung zwischen den Acinis und in diese hinein beobachtet. Daneben werden als Wirkung kleinerer lange gegebener P-Mengen Gefässneubildung und die Wucherung neuer Gallengänge bezeichnet. Krönig erwähnt neben diesen Befunden Quellung und hyaline Degeneration der Endothelien der Blutgefässe. — Ziegler-Obolonski dagegen beschreiben im Wesentlichen nur Destruktions-Vorgänge an den Parenchym-Zellen, an den Kupffer'schen Sternzellen und (später auftretend) auch an den Gallengangs-Epithelien: in späteren Stadien sieht man in den Acini eigenartige Pigmentheerde. Wucherungs- und Entzündungserscheinungen treten nur in geringer Ausdehnung auf, besonders geringfügig sind sie bei Hunden. Diese Autoren erwähnen besonders, dass es ihnen niemals geglückt sei, durch Phosphor eine Hepatitis zu erzeugen, welche mit der chronischen Hepatitis des Menschen Aehnlichkeit hat und den Namen einer interstitiellen verdiente.

Die Nieren sollen in Fällen leichterer chronischer Vergiftung ganz unverändert sein. Bei stärkeren Intoxicationen sind Verfettungszustände der Epithelien constatirt, die hauptsächlich oder ausschliesslich auf die Tubuli recti beschränkt sind. (So Ziegler-Obolonski.) Von den älteren Autoren sind auch für die Nieren interstitielle Entzündungszustände behauptet, die schliesslich zu typischer Schrumpfniere führen sollen. —

V. Endlich gehören zu den Wirkungen chronischer Phosphordarreichung die eigenartigen von Wegner zuerst constatirten Veränderungen des Knochenwachsthums. An jungen wachsenden Thieren wird an den Stellen der Knochenanlagerung (Epiphysen-Fuge, Markhöhle) vermehrte compakte Knochensubstanz (statt Spongiosa) angebildet, so dass schliesslich die absolute Menge richtigen Knochengewebes gegenüber dem gleichen Knochen eines normalen Thieres beträchtlich vermehrt ist. Bei Hühnern hat Wegner vollständigen Verschluss der Markhöhle erzielt. Die verschiedenen Röhrenknochen zeigen diese vermehrte Apposition der Knochensubstanz in verschiedenem Grade. Bei erwachsenen Thieren ist nur eine Verminderung der Markhöhle entstanden. Die vermehrt angebildete Knochensubstanz ist chemisch (Gehalt an CO_2, PO_4H_3, CaO, MgO) von normaler nicht verschieden. —

VI. Von einer Behandlung der chronischen Phosphorvergiftung ist natürlich kaum die Rede. Die Hauptsache ist hier die Prophylaxe. In Phosphor- und Phosphorzündholzfabriken sind nur solche Arbeiter, die ganz gesundes Gebiss haben, einzustellen, der Pflege der Mundhöhle und der Zähne ist alle Aufmerksamkeit zu widmen: beim Beginn der ersten Erkrankung sind die Arbeiter aus der Phosphorluft zu entfernen. In Deutschland ist jetzt die Kiefernekrose ein seltenes Vorkommniss geworden. Der Vorschlag, die Zündholzfabrikation zu verstaatlichen, hat desshalb bei uns hygienisch keine ausreichende Berechtigung mehr. Selbstverständlich ist der Hausbetrieb zu verbieten, die Fabriken aufs Beste zu ventiliren, die Arbeiter genau zu belehren u. dergl. mehr. — Terpentinöldunst gilt als Prophylacticum. — Zweckmässiger könnte häufiges Spülen mit Chamäleonlösung empfohlen werden (1 : 1000).

Bei der Verwendung des Phosphors als Heilmittel ist an die Gefahr der chronischen Vergiftung zu denken. Der Vorwurf, den uns amerikanische Aerzte machen, wir seien zu zimperlich mit den Phosphorgaben, erscheint sachlich vor Allem unberechtigt und ist in toxikologischer Hinsicht sehr gefährlich. Der Phosphor wird am besten in Pillen, die je ½ mgr enthalten (2 bis 3 mal im Tag), aber auch in Oel oder Leberthran gelöst verordnet: er wird angeblich am besten zugleich mit der Hauptmahlzeit genommen. Magen- und Darmstörungen macht er fast in allen Fällen, am besten soll er noch ertragen werden, wenn man in seine Darreichung Pausen einschiebt. Auch für regelmässige Leibeseröffnung ist dabei besonders zu sorgen. — Nebst den Magen-Darmstörungen hat man in einzelnen Fällen des Phosphorgebrauchs gegen Rhachitis schwere Formen von Kieferperiostitis gesehen. Man beachte desshalb den Zustand der Zähne! — Die einzelnen Fälle von langdauerndem Icterus, von Harnstörungen halte ich für akute Vergiftungen geringen Grades, verursacht durch zu hohe Phosphorgaben und durch zu lange Retention mittlerer Mengen bei bestehender Obstipation. — Hunderte von Fällen, die vorsichtig mit Phosphor behandelt wurden, sind ohne Vergiftungssymptome verlaufen. — Demme: 28. Jahresbericht ... Griebsch: P-Behandlung der Rhachitis 1885. —

§ 56. Phosphorwasserstoff.

I. Es sind drei Verbindungen des Phosphor mit Wasserstoff bekannt: eine feste P_4H_2 oder P_2H (?), eine flüssige P_2H_4 (selbstentzündlich) und eine gasförmige PH_3. Die beiden ersten sind zur Zeit ohne alles Interesse für den Toxikologen.

II. Die Verbindung PH_3 wird aus Phosphormetallen (Phosphorcalcium, -Zink) durch Einwirken von Wasser oder Salzsäure entwickelt. Auch durch gelindes Erwärmen von P mit Laugen, sowie durch Erhitzen concentrirter Lösungen der phosphorigen und unterphosphorigen Säure entsteht sie (Beimengung von P_2H_4). — Die Gelegenheit zur Vergiftung mit PH_3 ist eigentlich nur bei Chemikern gegeben. Die Meinung, es könne aus Phosphorsäure durch Reduktion PH_3 entstehen, diese letztere Verbindung also z. B. im Darm sich bilden, wie aus schwefelsauren Alkalien Schwefelwasserstoff entsteht, ist sicher unrichtig. Alle Versuche, eine Reduktion der PO_4H_3 zu PH_3 zu erweisen, hatten negatives Ergebniss. Dagegen wird aus phosphoriger und unterphosphoriger Säure durch nascirenden Wasserstoff Phosphorwasserstoff abgespalten. —

III. Der gewöhnliche gasförmige Phosphorwasserstoff PH_3 ist ein sehr heftiges Gift, wie übereinstimmend von allen Toxikologen[1]) angegeben wird, die seine Wirkung studirt haben. Die früheren Experimente haben gezeigt, das $^1/_4$ bis $^1/_2$ procent dieses Gases der Athmungsluft zugemischt Thiere unter schweren asphyktischen Erscheinungen innerhalb 20 bis 30 Minuten tödten. Bei einem Gasgehalt von 0,2 procent erscheinen die asphyktischen Erscheinungen innerhalb weniger Minuten. Ratten waren beträchtlich resistenter als Kaninchen. — Bei wesentlich geringerem procentischen Gehalt der Athmungsluft von PH_3 gelang es die Thiere durch mehrere Tage zu beobachten. Das Vergiftungsbild setzte sich dann aus den folgenden Erscheinungen zusammen:

Die Thiere reagiren sofort mit Zeichen von Aengstlichkeit, Unbehagen, sie schauern[2]), zittern, sitzen müde mit geschlossenen Augen, machen Würg- und Brechbewegungen, haben Speichelfluss, schreien wohl auch anfänglich. Nach und nach zeigen sich Betäubungswirkungen. Die Thiere werden benommen und allmählich immer tiefer somnolent. Auch im Rückenmarksgebiet treten Störungen auf: Schwanken, unsichere Haltung, Lähmung der hinteren Extremitäten. Die sensible Sphäre scheint seltener befallen, doch ist Hyperästhesie beobachtet. Gegen Ende deutliche Störungen der Respiration: zuerst verlangsamte vertiefte Inspiration mit stossweiser Exspiration, nach und nach wird die Athmung beschleunigt, immer deutlicher dyspnoisch: unter zunehmender Athmungserschwerung, die oft gegen das Ende von starken Krämpfen (Erstickung) begleitet ist, erfolgt der Tod.

[1]) Eulenberg: Die Lehre von den . . . Gasen 1865, pag. 424.
Dybkowski: Hoppe-Seylers medic. chem. Untersuchungen 1866, pag. 49.
Böhm: A. e. P. Ph. 15 (1882), pag. 439 — zuerst von Briliant als Dissertation mitgetheilt.
Boltenstern-Schulz: A. e. P. Ph. 27 (1890), pag. 314; auch Boltenstern: Dissertation, Greifswald 1889 mit vollständiger Literatur-Angabe.

[2]) In einer Selbstbeobachtung von Hünefeld wird Schmerz in der Zwerchfellgegend, Gefühl von Kälte und Frösteln als Zeichen der PH_3-Vergiftung angegeben.

IV. Bei der Sektion sieht man die wesentlichsten Veränderungen an den Lungen (siehe auch oben pag. 45 u. 46). Anhäufung von Blut in dem Capillargebiet Anfüllung vieler Alveolen mit einem sehr eiweissreichen (entzündlichen!) Exsudat, starke seröse Durchtränkung des peribronchialen Bindegewebes (Oedem), endlich Blutungen in dasselbe Gewebe, theils nur capillärer Natur, an einzelnen Stellen aber von beträchtlichem Umfang. Die Lungen erscheinen dadurch wie marmorirt, die veränderten Stellen dunkelroth, derb, manchmal ist schaumige Flüssigkeit an einzelnen Partien auszupressen. — Die oberen Partien der Trachealschleimhaut sind normal. Dieser Befund schliesst eine Aetzwirkung des Phosphorwasserstoffs aus. Da nun am Blute keine auffallenden Veränderungen constatirt (Koschlakoff: Centralblatt medic. Wissenschaften 1867, pag. 404) und auch an anderen Stellen keine Störungen erwiesen sind, so scheint mir per exclusionem nur die Erklärungsart übrig zu bleiben, dass der Phosphorwasserstoff am Orte der Sauerstoffnahme in den Alveolen (vielleicht durch Oxydation) schädigend wirkt. — Der Harn ist hell, klar. Fettige Degeneration ist selbst bei mehrtägiger Dauer des Versuchs in keinem Organ zu finden. Abnorme Blutvertheilung, speciell Lähmung der Unterleibsgefässe, ist nicht vorhanden. Am Herzen wird beginnende Degeneration, Trübung der Muskulatur erwähnt. Intra vitam ist Verminderung des Blutdrucks und der Pulszahl nachgewiesen. — Eulenberg gibt an, im Blut phosphorige und unterphosphorige Säure gefunden zu haben.

V. Sämmtliche Autoren, die die Phosphorwasserstoff-Vergiftung experimentell bearbeitet haben, sprechen die Ansicht aus, dass das Vergiftungsbild mit dem des Phosphors übereinstimme. Ich kann dieser Meinung nicht ohne Weiteres beipflichten. Wenn auch schwere Herzerscheinungen und die Lähmung der nervösen Centralapparate hier und dort auftreten, so bestehen doch andererseits tiefe Verschiedenheiten, so besonders das Fehlen aller specifisch-degenerativen Vorgänge in den Geweben, selbst bei Tage lang fortgesetzter Phosphorwasserstoff-Vergiftung. Ich habe die Einzelerscheinungen des Bildes ausführlicher geschildert, als dies die geringe praktische Bedeutung verlangt, um das thatsächliche Material zur Entscheidung dem Leser selbst vorzulegen.

Allerdings bestehen wesentliche Verschiedenheiten im Angriff: der Phosphorwasserstoff greift in breiter Linie in den Alveolen an, wo er vielleicht sofort oxydirt wird, der Phosphor dagegen sehr langsam vom Darm aus, an einem Orte mit geringem Sauerstoffvorrath. Vielleicht können Versuche mit langsamer PH_3-Wirkung vom Darm aus Entscheidung bringen. —

Mit Phosphorcalcium hat Schuchardt an Kaninchen Versuche angestellt[1]. Die Erscheinungen werden sehr verschieden angegeben: unter anderen werden von 0,03 Phosphorcalcium eigenartige schwere Gehirnsymptome berichtet. Es genüge hier auf die Literaturquelle verwiesen zu haben. —

Anhang: Die Säuren des Phosphors sind bei den Mineralsäuren, unter § 66 besprochen.

1) Schuchardt: Zeitschrift f. ration. Medicin, N. F. 7 (1855), pag. 235 (hier pag. 267 ff.).

§ 57. Arsen. Arsenwasserstoff.

Das Arsen ist in all seinen Verbindungen giftig, die wasserlöslich, also im Körper resorbirbar sind. So weit jetzt unsere Kenntnisse reichen, kann man sagen, dass die Wirkung aller Arsenpräparate dieselbe, d. h. die der arsenigen Säure ist. Nur der gasförmige Arsenwasserstoff macht davon eine Ausnahme.

I. Arsenwasserstoff, AsH_3, ist ein farbloses, sehr unangenehm riechendes Gas von d = 2,69, bei —40° C. condensirt, in Wasser wenig löslich, verbrennlich (mit bläulicher Flamme) zu Arsenik und Wasser, sehr leicht zersetzlich zu As und H (daher zum Nachweis des Arsens, Arsenspiegel, benützt). — Rein ist AsH_3 darstellbar durch Behandeln einer Legirung aus Zink und Arsen mit verdünnter Schwefelsäure. Weiter entsteht er, wenn eine Arsenverbindung in eine Wasserstoffentwicklungsquelle gebracht wird; er bildet sich darum unvorhergesehener Weise, wenn unreines Zink oder unreine (arsenhaltige) Salzsäure zur Wasserstoffentwickelung benützt oder wenn andere unreine (As-haltige) Metalle in unreinen Säuren gelöst werden. Eine häufige Gelegenheitsursache zu dieser Vergiftung gibt desshalb die Entwicklung von Wasserstoff zum Füllen von Luftballons aus unreinen Materalien, aus arsenhaltigem Zink und arsenhaltigen Säuren. Alljährlich erzählen die Jahresberichte von mehreren solchen Unglücksfällen (siehe z. B. Koppel: Dissertation, Dorpat 1891, pag. 70). Auch bei der Reduktion des Nitrobenzols in Anilinfabriken soll durch arsenhaltigen Wasserstoff schon Vergiftung vorgekommen sein.

II. Die Erscheinungen beim Menschen stellen sich verhältnissmässig langsam ein (beginnen im Laufe einiger Stunden): die Leute frösteln, fühlen sich unwohl, das subjektive Gefühl des Krankseins steigert sich zu grosser psychischer Beunruhigung, dabei Mattigkeit und Schwächegefühl, Kopfschmerz, Uebelkeit, Erbrechen, der Puls beschleunigt und sehr leer, zunehmende Schwäche bis zu Ohnmachten. Erst im Laufe von 8 bis 10 Stunden und noch später zeigen sich die Erscheinungen der wesentlichsten vom AsH_3 verursachten Organstörung, d. i. der Blutkörperchenauflösung: es wird ein stark blutig bis dunkelroth aussehender Harn entleert, der Tage lange sehr reichlich und dabei blutig bleiben kann, in schweren Fällen kommt es zu völliger Anuria. — Im Anfange des zweiten Tages beginnt der durch Polycholie verursachte Icterus, der in einzelnen Fällen sehr hochgradig wird. Die Stühle (nicht dünn) sind schwarz, gallig gefärbt: Leber und Milz sind geschwollen und auf Druck schmerzhaft: leichtes Fieber wird in einzelnen Fällen angegeben. Der Tod ist schon nach 24h; in der Mehrzahl der Fälle erst nach einer Woche und später aufgetreten. In leichteren Fällen Genesung in 8 bis 14 Tagen. — Auch von Rückfällen (nach mehrtägiger Besserung neuerdings Uebelkeit Cyanose, Frost, Fieber) wird wiederholt erzählt.

III. Therapeutisch ist sehr wenig zu thun. Gegen die in schweren Fällen eintretende Herzschwäche wird man Reizmittel geben, von denen jedenfalls der Alkohol, der selbst wieder die Nieren schädigt, zu meiden ist. Ob man die Verstopfung der Harnkanälchen durch subcutane Infusionen von Kochsalzlösung bessern kann, erscheint zweifelhaft: gelegentlich wird man es wohl versuchen.

IV. Experimentelle Studien an Thieren mit AsH_3 sind gemacht von Bogomoloff: Centr.-Bl. 1868, Nr. 39. 40; Rabuteau: Gazette medicale de Paris 1873, Nr. 18. — Stadelmann: A. e. P. Ph. 16 (1883) pag. 221. — Jolyet et de Nobias: C. R. 110 (1890) pag. 666.

V. Es wird verschiedentlich in der Literatur angegeben, dass manche Fälle von chronischer Arsenvergiftung z. B. durch Tapeten von Arsenwasserstoff verursacht seien. Aus der arsenigen Säure der Farbstoffe entstehe durch Wasserstoff, der von Schimmelpilzen an feuchten Wänden gebildet wird, Arsenwasserstoff. Bischoff: Vierteljahresschr. f. ger. Med. 37, pag. 163. Dragendorff: Ermittelungen pag. 372. Die Arbeiten von Fleck, Hamberg, Johannsen sind referirt im Jahrber. d. Pharm. von Dragendorff: 1874, pag. 417. Neuere Angaben, die gleichfalls die Verflüchtigung von As aus Schimmelvegetationen behaupten, sind von Gosio in Riv. d'Igiene, 2 (1892) pag. 715 und Giorn. dell' Acad. di Med. di Torino 1892, pag. 591 und Sanger: Proceed. of the Am. Acad. of A. and Sc. 26 pag. 24 u. 29, pag. 112 — ref. Virchows Jber. 1894. I. pag. 372. Darnach sollen gasförmige, stark nach Knoblauch riechende Arsenverbindungen aus Arsensäure und arseniger Säure und deren Salzen unter dem Einflusse von Schimmelpilzen gebildet werden. Culturen mit 0,01 bis 0,05 procent Arsengehalt zeigen die stärkste Wirkung: auf Nährböden mit 4 bis 5 procent As hört das Wachsthum der Pilze und die fragliche Wirkung auf: auch die Gegenwart von Luft ist hiezu nothwendig. Am stärksten wirksam ist Penicillium brevicaule, dann folgen Mucor mucedo, Aspergillus glaucus und Aspergillus virescens. Die entstehende Verbindung ist organischer Natur, um AsH_3 handelt es sich nicht. — Ist sonach die Verflüchtigung von Arsenverbindungen nicht mehr abzuweisen, so wird man doch annehmen müssen, dass für gewöhnlich staubförmig vertheilte Arsenverbindungen die Ursache der chronischen Vergiftungsfälle sind (siehe später: Mumifikation).

§ 58. Die festen Arsen-Verbindungen. Arsenik.

I. Die Arsenverbindungen erzeugen alle dasselbe Vergiftungsbild, das man jeden Augenblick an Thieren durch Darreichen von arseniger Säure darstellen kann. Man nimmt darum an, dass die arsenige Säure das eigentlich giftige Agens aller festen Arsenverbindungen sei, welche Meinung auch durch den zutreffenden chemischen Befund unterstützt wird.

II. Die Arsenliteratur ist vielfach citirt. Ich verweise hier nur auf Seidel bei Maschka: Gerichtl. Medicin II. pag. 232, ferner auf die Bücher von Harnack, Kasper-Liman und Hofmann, für die chemischen Fragen auf Dragendorff's Ermittlung pag. 363 ff. und auf Sonnenschein: Viertjschr. f. gerichtl. Medicin 13 (1870) pag. 169. —

Experimentelles: Saikowski: Virchow's Archiv 34, pag. 73 und Lesser: ibidem, Bände 73, 74, 83.

III. Praktisch wichtig sind folgende Präparate:

1. Das elementare Arsen, Arsenium (Fliegenstein, Scherbenkobalt, As), stahlgrau. Es gilt in reinem Zustande für ungiftig. Da

es sich aber an feuchter Luft und im lufthaltigen Wasser, wie solches mit einem Stück As zum Tödten der Fliegen aufgestellt wird, zu arseniger Säure oxydirt, so wird solches Wasser giftig. Schroff nimmt an, dass As sich auch im Darm oxydire und erklärt daraus die Giftigkeit. Indess enthält mancher Fliegenstein des Handels grosse Mengen (bis 30 procent arsenige Säure).

2. Die arsenige Säure, der weisse Arsenik, As_2O_3, die hauptsächlich als Gift wichtige Arsenverbindung. Sie kommt in derben Stücken als farblose, glasartige Masse in den Handel, die beim Liegen allmählich krystallinisch und dabei weiss, porcellanartig wird Auch als feines weisses Pulver, Giftmehl, Rattengift wird sie verkauft. Die Löslichkeit der amorphen Säure in Wasser wird bei 15° C. als 1 : 108, für die krystallinische 1 : 355 genannt. Macht man gesättigte Lösungen bei Siedehitze und lässt erkalten, so soll dann 1 auf 30 (amorphe) und 1 auf 46 Wasser gelöst sein. So die Angaben von Buchner (siehe Seidel bei Maschka: II. pag. 234), von denen die Zahlen anderer Chemiker allerdings in dem Sinne abweichen, dass die Löslichkeit auch weit niedriger bezeichnet wird (1 zu 400 bis 500). -- Die wässerige Lösung reagirt schwach sauer. In Salzsäure löst sich der weisse Arsenik viel leichter als in Wasser, noch leichter in ätzenden und kohlensauren Alkalien unter Bildung der arsenigsauren Salze (z. B. KaO AsO). Diese Salze besitzen selbstverständlich die volle Giftigkeit ihres Gehaltes an arseniger Säure. — Praktisch kommt in Betracht: die Lösung des arsenigsauren Kali, die als Arznei (Solutio Fowleri, 1 procentig) verwendet wird. -- Scheele's Grün ist arsenigsaures Kupfer: Schweinfurter Grün eine Verbindung von essigsaurem und arsenigsaurem Kupfer (20 procent Arsenik). Schweinfurter Grün kommt, mit weissen Pulvern verdünnt, unter anderen Namen (Parisergrün, Neuwiedergrün, Mitisgrün) im Handel vor. Kuttenberger Erde, eine dunkelrothe Deckfarbe, ist arsenigsaures Eisen. Arsenigsaures Chinin war einmal als Arzneimittel vorgeschlagen, ist jetzt vergessen. -- Neben diesen wohlcharakterisirten chemischen Verbindungen der arsenigen Säure kommt diese als Verunreinigung noch in den verschiedensten anderen Farben, so in manchen Ockersorten, in Kobaltfarben u. s. w. vor. Wo desshalb Erdfarben in grossen Mengen verstäubt werden, kann die Wirkung der arsenigen Säure mit in Frage kommen. — Früher war das Fuchsin (durch Oxydation mit Arsensäure gebildet) öfter stark arsenikhaltig: das ist bei der jetzigen Darstellungsmethode ausgeschlossen. —

3. Arsensäure: nur in Salzverbindungen vorkommend. Die reine freie Säure ist so leicht löslich, dass sie an der Luft zerfliesst. Diese syrupdicke Lösung wurde früher in Anilin-Farbenfabriken als Oxydationsmittel benützt. — Arsensaures Natron (1 zu 600 bis 1 zu 1000) ist als Pearson'sche Lösung, arsensaures Ammon (1 : 500) als Biett'sche Lösung in therapeutischer Anwendung. Cochenille- oder Wiener Roth besteht aus Fernambuk-Holz, Arsensäure und Thonerde. —

Die Behauptung von Marmé (gegen Schroff), dass arsensaure Salze weniger giftig seien als die arsenigsauren (auch weniger als dem Verhältniss des darin enthaltenen As entspricht) kann ich aus eigener Erfahrung bestätigen. Husemann vertritt sehr bestimmt dieselbe Meinung und gibt das Beweismaterial in Deut. med. Wschr. 1892 Nr. 48 und 50. Sonderabdruck pag. 10 und 13.

4. Die Schwefelverbindungen As_2S_2 (Realgar oder Sandarach) und As_2S_3 (Auripigment, Operment, Rauschgelb) gelten, weil unlöslich, in reinem Zustande für ungiftig. Neue dies voll bestätigende Versuche beschreibt Husemann an citirter Stelle pag. 20. — Die noch streitige Frage, ob Schwefelarsen im Darm theilweise zu arseniger Säure oxydirt werde, ist von Husemann an demselben Orte (pag. 21) kritisch beleuchtet. — Die im Handel vorkommenden künstlich hergestellten Schwefelarsenverbindungen enthalten immer grosse Mengen arseniger Säure und sind dementsprechend stark giftig. — Operment dient (mit gelöschtem Kalk zu einer Pasta angerührt) als Enthaarungsmittel. — Auch als gelbe Farbe (Königsgelb) wird es noch verwendet. —

Die übrigen Arsen-Verbindungen haben praktisch-toxikologisch kaum Interesse: sie sind alle giftig, soweit sie im Organismus löslich sind. — Die organischen Verbindungen sind unten besprochen.

IV. Gelegenheitsursachen der akuten Arsen-Vergiftung sind: Giftmord: die arsenige Säure war das zu Verbrechen am meisten benützte Mittel (vergl. z. B. die Angaben von Tardieu bei Seidel-Maschka: Bd II. pag. 237. Die vollständige Geschmacklosigkeit des Mittels erlaubt sehr leicht die unauffällige Beimischung zu Speisen und Getränken.

Die Häufigkeit der Giftmorde mit Arsenik hat jetzt abgenommen: es kann sein, dass die fast absolute Gewissheit der Entdeckung von der Anwendung dieses Mittels abschreckt. Auch zu Selbstmord wird Arsenik nicht mehr viel gebraucht. — Von zufälligen Gelegenheiten sind besonders die Massenvergiftungen zu nennen, die durch Untermischen von gepulvertem Arsenik (Rattengift) zu Mehl oder sonstigen Speisen in Bäckereien u. s. w. zu Stande gekommen sind. (Seisser: Baier. ärztl. Intelligenzblatt 1869 Nr. 6 — weitere Fälle Virchows Jahrber. 1873. I. pag. 362. 1886. I. 560 und 1891. I. 387. Hofmanns Lehrbuch pag. 673). — Selten sind akute Vergiftungen durch den arzneilichen Gebrauch: Verwechselung der Solutio Fowleri und Verwendung unreiner, stark arsenhaltiger Präparate: Glycerin, Bismuthum subnitricum u. A. waren manchmal so verunreinigt.

V. Viel häufiger sind die Gelegenheitsursachen zu chronischer Vergiftung. Nicht besonders gefährdet sollen die Arbeiter in Arsenhütten und in anderen Betrieben sein, in denen arsenhaltige Erze aufgearbeitet werden (Kupfer, Blei, Zinn, Zink). Dagegen sind Farbenfabriken eine Stätte vielfacher Beschädigung der Arbeiter. Besonders die Fabrikation (Sieben, Mahlen, Verpacken) des Schweinfurter Grüns führt häufig zu Erkrankungen. Auch andere Farben enthalten manchmal Arsenik. So wurde eine schwere chronische Vergiftung beim Gebrauche von bunten Kreiden (zum Zeichnen auf Schultafeln) beobachtet: Gaffky in Pepinièrenfestschrift 1895 ref. in Virchow's Jahresber. 1895. I. pag. 341. Eine violette Kreide enthielt über 7 procent As. In der darnach hier (Würzburg) vorgenommenen Untersuchung solcher bunten Kreidestücke wurde indess in keiner der käuflichen Sorten Arsenik gefunden.

Schweinfurter-Grün soll noch immer zum Färben von künstlichen Blättern, Blumen, Papiersorten, etc. verwendet werden. Für Tapetendruck, Zeugdruckerei und Wandanstrich wird es wohl kaum mehr gebraucht. Dass indess alte Sünden sich noch spät rächen können, beweist der Fall, wo durch öfteres Herein- und Herausnehmen von Akten aus Repositorien zuerst der neue und dann der darunter sitzende alte grüne Anstrich der Wand abgescheuert und staubförmig mit den Akten im Zimmer vertheilt wurde. — Weiter kann durch den Gebrauch der arsenigen Säure als Conservirungsmittel Unglück entstehen: so sind bedroht die Ausstopfer der Thierbälge, die Pelz- und Hasenhaararbeiter: auch in zoologischen und anatomischen Sammlungen wird gelegentlich arsenige Säure gebraucht (Wickersheim's Flüssigkeit). Weiter hat die therapeutische und kosmetische Verwendung (Arsenikesser) oft genug schon zu chronischer und (auch zu akuter!) Vergiftung geführt. — Hills (Boston med. and surg. Journal 131 [1894] 19 und 20. ref. Schmidt's Jahrb. 249) macht die merkwürdige Angabe, dass in Amerika arsenhaltige Steinkohle und daraus bereitetes Leuchtgas Ursache chronischer Vergiftung geworden sei. Das Vorkommen von As im Glas ist mehr für den Gerichts-Chemiker als für den Toxikologen interessant (Fresenius: Zeitschr. analyt. Chemie 22. [1883] pag. 397). Arsen-Gehalt von Quellwässern ist häufig angegeben: siehe z. B. Archiv. f. Pharmacie 51. pag. 145. 52. pag. 263 und 268. 74. pag. 19. 78. pag. 129 u. a. a. O. — Man vergleiche hierüber Sonnenschein: Ueber Verbreitung des Arsens in der Natur: Vierteljschr. f. ger. Medicin 13. (1870) pag. 169. — Auch in das Fleisch von Schlachtthieren kann durch Eingeben von Arznei Arsen kommen etc. etc.

Das metallische Arsen wird in Legirungen nur für Schrotkörner (mit 1/2 procent As) benützt. Zu As-Vergiftung hat dieser Gebrauch meines Wissens nicht geführt. —

VI. Der gewöhnliche Weg der Giftzufuhr ist der Verdauungstractus: doch sind die anderen Schleimhäute ebenso gute Resorptionsstätten. Es sind durch Chlysmen und durch Einführen in die Vagina tödtliche Vergiftungen mit arseniger Säure ausgeführt. (Vjschr. f. ger. Med. 15. pag. 110). Vergiftungen, die durch Staubaufnahme zu Stande gekommen sind, stehen ausser allem Zweifel. Immerhin erscheint es erwähnenswerth, wie wenig verhältnissmässig die oft im dichtesten Staub der Schweinfurter-Grün-Fabriken stehenden Arbeiter von dem schweren Gift zu leiden haben. „Es entstehen wohl Haut- und Darmerkrankungen, aber die Leute halten jahrelang dabei aus.“ Aehnliches wird aus den Arsenhütten berichtet. Entweder findet Gewöhnung statt oder der wesentlichste Theil des inhalirten Staubes wird mit dem Schleim aus der Nase, aus den Bronchien wieder ausgeworfen.

VII. Auch bei Application auf die äussere Haut ist schwere selbst tödtliche Vergiftung zu Stande gekommen. Die Erscheinungen machen sich bei Application von wässeriger Lösung oder Salbe oder Paste so, dass erst nach längerer Berührung (Stunden) brennende Schmerzen auftreten. Meist unter leichtem Fieber bildet sich Röthung und Schwellung aus, worauf dann auch Bläschen und Pusteln aufschiessen können. Die Erscheinungen können sehr schwer werden: sehr schmerzhafte erysipelartige Schwellung mit gangränescirenden Stellen, die unter Schorfbildung langsam heilen. Allgemeinerscheinungen bleiben dabei meistens aus, so dass die sehr verbreitete Meinung, die Lösungen der arsenigen Säure werden durch die unverletzte Haut hiedurch aufgenommen, buchstäblich verstanden wohl nicht richtig ist. Ist die Epidermis verletzt, stellenweise verloren gegangen, dann erfolgt ja schnelle Resorption aller wasserlöslichen Substanzen:

so kann schnelle Allgemeinvergiftung geschehen beim Aufbringen von As-Lösungen auf zerkrazte skabiöse Hautstellen, beim Aufstreuen irrthümlich gemischter Streupulver auf wunde nässende Hautpartien von Kindern: in all solchen Fällen ist die Epidermisverletzung erwiesen. Gerade die Lupus-Behandlung durch Arsenik in Zusammenhalt mit den Erscheinungen an gesunder Haut zeigt, dass Arseniklösung die Haut nicht einfach transsudirend durchsetzt. Immerhin möchte ich nicht durch Aussprache dieser meiner Meinung, der die Meinung anderer Beobachter entgegensteht, irgendwie zu Unvorsichtigkeit bei äusserer Anwendung des Arseniks verleiten.

Von Wunden aus wird arsenige Säure sehr rasch aufgenommen (siehe z. B. die Literaturangaben bei Heim: Dissertation, Erlangen 1880).

VIII. Die Erscheinungen der akuten Vergiftung verlaufen nicht immer gleichartig, so dass von den Aerzten zwei Krankheitsbilder als „paralytische" und als „gastrointestinale" Form der Vergiftung unterschieden werden: das erste Bild zeigt als beherrschendes Symptom Lähmung des Centralnervensystems, das zweite choleraähnliche Magen-Darm-Entzündung. Das erste Bild verläuft rascher tödtlich und die von verschiedenen Seiten geäusserte Meinung, dass es durch schnelle Resorption grösserer Arsenikmengen entstehe, erscheint bei Kenntnissnahme der Literatur wohl begründet. —

IX. Die erste (übrigens seltene) Erkrankungsform, die paralytische, beginnt wohl auch mit Uebelkeit, Erbrechen: doch können diese Zeichen ganz fehlen. Das Wesentliche ist grosse Schwäche, elender Puls, Temperaturabnahme: auch Störungen im Gebiete peripherer Nerven werden manchmal berichtet: Gefühl von Abgestorbensein, Schmerzen. Die Besinnlichkeit nimmt bald ab, Delirien, Ohnmachten, nach und nach Coma, in dem ohne jedes besondere Zeichen der Tod eintritt: zuweilen vorher noch leichte Convulsionen. Der Verlauf ist rasch: in einigen (bis 10) Stunden erfolgt der Tod.

X. Das gewöhnlich beobachtete Bild der akuten Arsen-Vergiftung verläuft ganz anders. Gegen Ende der ersten oder doch während der zweiten Stunde nach der Aufnahme (selten später) beginnen Brennen, Kratzen, Druck im Hals und Magen, Uebelkeit, das sich rasch steigert bis zum Erbrechen[1]). Durch das fortgesetzt sich wiederholende Würgen und Erbrechen werden die Kranken aufs äusserste erschöpft: Blutstreifen sind oftmals in den entleerten Massen. Dabei brennendes Durstgefühl, dessen Befriedigung immer neue Brechstösse hervorruft. Die zuerst über dem Magen lokalisirten Schmerzen werden immer stärker und verbreiteter: Der Unterleib ist aufgetrieben: quälender Singultus. Bald erscheinen heftige Durchfälle, die anfangs gallig gefärbt, bald weisslich grau, reiswasserähnlich werden. Tenesmus. Als Wirkungen des starken Wasserverlustes kommen weiter: Verminderung der Harnsecretion (bis zur Anurie), heisere, klanglose Stimme, tiefliegende Augen, bleiches, verfallenes Gesicht, welke, kalte Haut, die sich wie die sichtbaren Schleimhäute cyanotisch verfärbt, manchmal stellen sich Wadenkrämpfe ein. Der Puls wird immer kleiner, Respiration mühsam, Angstgefühl, Ohn-

---

[1]) Das Erbrechen kommt besonders früh und häufig nach den Kupferverbindungen der arsenigen Säure vor (Husemann).

machten. Tod in den akutesten Fällen nach 12 bis 18^h, auch erst nach 24^h, manchmal am zweiten Tage, fast immer bei erhaltenem Bewusstsein. Für die differentielle Diagnose von Cholera werden von Seidel hervorgehoben: Das Kratzen, Brennen im Hals: Erbrechen vor Diarrhoe, starke Leibschmerzen.

Manchmal kann sich das Bild gegen Ende des ersten, im Laufe des zweiten Tages bessern, aber Trockenheit im Munde, starker Durst, Schmerzhaftigkeit, kleiner Puls bestehen fort. — Die Temperatur steigt etwas über die Norm, der spärliche Urin ist eiweisshaltig, oft kommen jetzt schon Hautausschläge — selten Icterus. Die Schwäche nimmt zu: Tod zwischen 4. bis 8. Tage, manchmal noch später. Auch wenn durch geringe, nicht tödtliche Gaben Vergiftung entsteht, sind Erbrechen und Diarrhoen das hervorstechendste Symptom des Krankheitsbildes. Die Erholung kann in wenigen Tagen geschehen, aber durch eine Woche und länger sich hinziehen. Bei vielen solchen Kranken kommen dann Erscheinungen zur Ausbildung, die bei den akutesten Fällen nicht beobachtet werden, so Frostgefühl der Haut, starke Coryza (Nasenhöhlen-Aetzung), Husten. — Auch Hauterscheinungen kommen im Laufe etwas länger sich hinziehender akuter Fälle zur Ausbildung. So stellt sich z. B. unter Fieber, Schmerz, Spannung ein verbreitetes Erythem oder auch eine erysipel- oder ödemähnliche Schwellung ein, die am häufigsten das Gesicht, aber auch die Genitalgegend befallen soll und von da über einen grossen Theil der Körperoberfläche sich ausbreitet. Unter allgemeiner Abschuppung, wobei auch die Kopfhaare manchmal ausfallen, erfolgt Heilung. Oder auf der diffus geschwollenen Haut brechen Bläschen, Pusteln, Blasen auf. Oder der Ausschlag erscheint von Anfang an in circumskripten Efflorescenzen: als Ekzem oder Roseola, als Papeln, Pusteln (selten sind bei akuten Fällen Herpes, Quaddeln, Hautblutungen berichtet). Manchmal ist der Verlauf sehr bösartig und verzögert.

Hier sei nochmals kurz daran erinnert (siehe oben VII), dass auch nach länger dauernder, örtlicher Application auf empfindlichen „Häuten" sehr schwere akute Dermatosen entstehen können. So wird von Ekzem des Oberschenkels davon ausgehend berichtet, dass das mit arsenhaltiger Farbe gefärbte Hosentaschenzeug der Haut dauernd anlag. Auch „giftige" Strümpfe sollen sehr langwierige Ekzeme gemacht haben. Selbst gangränescirende Hautgeschwüre sind beschrieben worden.

Weiter gehört hieher die Mittheilung, dass als Folge der intraparenchymatösen Einspritzung arseniger Säure nach 4 bis 5 Stunden reissende Schmerzen, Schwellung, in seltenen Fällen auch Abscedirung beobachtet wurde.

XI. Die chronische Arsenvergiftung, wie sie bei Hüttenarbeitern, nach Vergiftung durch Tapeten, bei Ausstopfern, auch nach therapeutischer Anwendung u. s. f. vorkommt, ist ein vielgestaltiges Krankheitsbild; als typische Symptome sind beschrieben: Störungen der Schleimhäute, der Haut und Lähmungen.

Viele Fälle der chronischen As-Vergiftung verlaufen unter dem Bilde eines langwierigen Magen-Darmkatarrhs, bei dem als charakteristisch für Arsenik angegeben wird: die trockne Zunge, das Brennen und Kratzen im Rachen, die Röthung und Schwellung der Mundhöhlenschleimhaut, das Durstgefühl. Vom Magen wird Druck, Schmerz auch Brechneigung beschrieben, worauf manchmal wirkliches Erbrechen folgt. Allgemeinerscheinungen fehlen fast nie, sind manchmal sehr schwer: Kopfweh, Mattigkeit, Appetitmangel, unregelmässiger Stuhl, besonders Verstopfung, in manchen Fällen auch Neigung zu Durchfall. Dazu kommt schwere Verstimmung, Schlaflosigkeit, schlechte Ernährung, starke Abmagerung. Später kann sich zugesellen: Fieber, Eiweiss im Harn, Oedeme — schwere Kachexie. Die Diagnose ist manchmal sehr schwierig (As im Harn!).

Eine sehr gewöhnliche Begleiterscheinung sind Reizungszustände an der Conjunctiva: Röthung, leichtes Brennen etc., besonders des unteren Lides. Das Auge erscheint trocken. Wahrscheinlich ist mangelhafte Thränensecretion die eigentliche Ursache dieser Affektion, die bei medicinaler Vergiftung eines der ersten Zeichen ist. Auch Trockenheit der Nase, des Halses, leichte Heiserkeit werden als Initialerscheinungen bezeichnet. —

Hauterscheinungen sind im Verlaufe der chronischen Arsenikvergiftung ein sehr gewöhnliches Vorkommniss. Eine der häufigsten Formen sind Bläschen-Ausschläge in der Anordnung des Zoster (meist Gesicht und Extremitäten, nie Brust und Rücken): sie zeigten sich bei 25 % der wegen Chorea mit Arsen behandelten. Vielfach erscheint auch Melanose der Haut (Kniekehle, Bauch etc.), die nach Aussetzen des Mittels wieder schwindet. Ebenso sind oft Ernährungsstörungen der Kopfhaare beschrieben: Grauwerden, Ausfallen. — Manche Hauterkrankungen scheinen bei Arbeitern durch örtliche Wirkung von Arsenstaub veranlasst, so pustulöse Ausschläge, Wundwerden am Scrotum, in den Achselhöhlen, Wachsthumsstörungen an den Nägeln. — Hyperkeratosis (meist palmarum et plantarum) ist ein seltenes Vorkommniss, das ebenfalls nach Aussetzen spontan verschwindet.

Arseniklähmungen[1]) sind sowohl im unmittelbaren Anschluss an akute, wie auch als Theilerscheinung chronischer Arsenikvergiftung gesehen worden: doch sollen nur die besonders schlimmen Fälle durch diese schwere Erkrankung ausgezeichnet sein, die nach allen Berichten selten ist. Seisser hat bei der Würzburger Massenvergiftung unter 373 Vergiftungen nur 1 Lähmung gesehen. Von 55 ausgeprägten Fällen waren nach Alexander 17 chronischer, 38 akuter Entstehung. — Bei dem Anschluss an eine akute Intoxikation zeigt sich der Beginn nicht vor dem vierten Tag, auch nicht später als nach einigen Wochen: die erste Hälfte der zweiten Woche ist der gewöhnliche Termin. Die Anfangs-Erscheinungen sind Schmerzen und Parästhesien und zwar fast ausnahmslos in Händen und Füssen beginnend, bald fortschreitend auf Vorderarm und Unterschenkel, nur in seltenen Fällen von noch weiterer Ausbreitung. Die Schmerzen

---

1) Ich beschreibe dieselben etwas ausführlicher, weil sie bisher nur an sehr zerstreuten Literaturstellen abgehandelt sind:
Seeligmüller: Deut. med. Wochenschr. 1881.
Da Costa: Philad. med. Times 1881.
Jäschke: Dissertation. Breslau 1882.
Falkenheim: Mittheil. Klinik, Königsberg 1888.
Alexander: Habilitationsschrift. Breslau 1889. Dort die frühere Literatur!
Marik: Wien. kl. Wochenschr. 1891, Nr. 31 f.
Müller, Franz: Wien. med Presse 1894, Nr. 15, 16.
Hills: Boston med. and surg. J. 131. ref. Schmidt's Jahrb., Bd. 249.

sind sehr heftig, werden durch alle Bewegungen gesteigert, sind oft in regelmässigem Typus intermittirend: dem Schmerz sollen krampfhafte Muskelcontraktionen zu Grunde liegen. Die Parästhesien werden als Eingeschlafensein, Pelzigsein, Kriebeln, Ziehen beschrieben. Objektiv und subjektiv wird Kälte in Händen und Füssen angegeben. — Die Störungen der Sensibilität sind bei den einzelnen Kranken wechselnd, werden gewöhnlich definirt als Anästhesia dolorosa. Meistens ist die taktile Empfindlichkeit (besonders auf den Beugeseiten) heruntergesetzt. — Eigenartig sind Störungen des Temperatursinnes: kaltes Wasser wurde für warm gehalten, heisses aber nicht als solches wahrgenommen.

Die Störungen der Motilität setzen in der Regel um einige Tage später ein als die Parästhesien und Schmerzen, können aber auch zugleich beginnen. Bei einzelnen Kranken geht die Fähigkeit zu gehen und zu stehen niemals ganz verloren, doch sind das die seltenen Fälle, die meisten Patienten können Wochen, manche Monate lang nicht gehen und stehen. Die Lähmung betrifft hauptsächlich die Extensoren des Fusses (Extensor hallucis longus, Interossei interni et externi, später Extensor digitorum communis und Tibialis anticus): doch werden auch die übrigen Fussmuskeln, später auch die Unterschenkel- und selbst Oberschenkel- (Hüft-) Muskulatur angegriffen (paretisch). — Das Unvermögen zu gehen und zu stehen ist wesentlich durch die beim Auftreten ausgelösten Schmerzen verursacht. Ob Ataxie vorhanden, darüber sind die Angaben verschieden (Alexander und Müller contra Scolosuboff in Arch. de physiol. norm. et pathol. 1884 pag. 323). Beim Gehen wird der Oberschenkel hoch erhoben, die Fussspitze schleift beim Vorsetzen, die Ballen der Zehen werden stampfend aufgesetzt (anders der Tabiker). Das Romberg'sche Phänomen soll in vielen Fällen vorhanden sein. An den oberen Extremitäten beschränkt sich die Lähmung meist auf Handmuskeln (zuerst Opponens, Interossei interni und externi) doch kann eine hochgradige Funktionsstörung daraus resultiren: diese geht aber allemal früher zurück als die Störungen der unteren Extremität.

Sehr ausgesprochen ist die Atrophie der befallenen Muskeln, die bald nach dem Erscheinen der Lähmungen einsetzt und von Woche zu Woche bis zu enormen Graden zunimmt. Von Marik wurde Verbreiterung fast auf die ganze Körpermuskulatur beobachtet. In einzelnen Fällen kommt es zu schweren Contrakturen.

Die elektrische Erregbarkeit der gelähmten Muskeln wird verschieden angegeben: das gewöhnliche ist einfache Herabsetzung der Erregbarkeit: nur selten soll partielle Entartungsreaktion (nur anfangs vorhanden und bald verschwindend?) nachweisbar sein. Oft besteht Oedem an den Knöcheln; Handteller und Füsse schwitzen beständig, die Nägel degeneriren, Decubitus wurde niemals beobachtet. —

Selten sind atypische Fälle der As-Lähmung: doch sind Hemiplegien und noch seltener Monoplegien angegeben.

Der Verlauf der Arsenik-Lähmung ist ausserordentlich langwierig: bei der chronischen Form dauert die Zunahme der Erscheinungen so lange, als die Schädlichkeit weiter wirkt: doch sind die Symptome meist nicht so schwer wie nach der akuten Vergiftung. Monate vergehen allemal bis eine entschiedene Besserung sich einstellt. — Es wird erzählt, dass Kranke nach monatelanger fruchtloser Behandlung im Hospital als ungeheilt entlassen wurden, die dann nach einem Jahr und später vollkommen hergestellt sich wieder zeigten. Als nähere anatomische Ursache der As-Lähmung wird neuerdings multiple Neuritis angesehen (cf. Alexander's Monographie). Bei der differentiellen Diagnose ist vor Allem Tabes, Alkoholneuritis und Syringomyelie auszuschliessen.

XII. Zur pathologischen Anatomie und zur Deutung des Wesens der As-Vergiftung nach den Ergebnissen von Thier-Versuchen ist folgendes zu sagen.

Die Befunde bei der Sektion akuter Fälle sind wenig charakteristisch. Abmagerung und Blausucht der Leiche sind — wenn überhaupt vorhanden — viel weniger auffallend als bei Choleraleichen (Seidel). Die stärksten Veränderungen zeigt der Magen, nämlich die einer sehr ausgeprägten, an einzelnen Stellen einer hämorrhagischen Entzündung. Nur wenn der Tod schnell unter Lähmungserscheinungen erfolgt ist, kann der Befund ganz negativ sein. Die Schleimhaut ist geschwellt mit zähem blutiggefärbtem Schleim bedeckt, entweder gleichmässig geröthet oder aber einzelne Punkte, Streifen, besonders im Fundus und auf der hinteren Wand zeigen sich stärker verändert. In einzelnen Fällen findet man tiefere Störungen; Extravasate, Geschwüre, selbst Nekrotisirung einzelner Schleimhautpartien und Perforation ist gesehen worden (Virchow's Jber. 1876). Man hat die Geschwürsbildung im Magen als direkte Aetzwirkung aufliegender Arsenikpartikelchen gedeutet: man findet nämlich bei der Sektion manchmal weisse Körnchen in Schleim eingebettet der Mucosa aufliegen und die Umgebung solcher Stellen zeigt sich dann stärker geröthet, sammtartig geschwollen, auch croupöse Auflagerung (Lesser) wird beschrieben. Damit im Einklang steht die Beobachtung, dass bei Einbringen von Arsenik in die Scheide (Casuistik bei Hofmann pag. 675) hochgradige örtliche Entzündung mit Nekrotisirung der Mucosa gesehen wurde. Trotzdem ist jetzt erwiesen, dass die verbreitete Magenentzündung nicht die Folge der örtlichen Aetzung, sondern der allgemeinen resorptiven Vergiftung ist, weil bei jeder Applications-Art, bei subcutaner, intravenöser Injektion genau die gleichen Magenveränderungen auftreten. Die Zeit für die Ausbildung dieser Entzündung wird sehr kurz, zu 5 bis 6 Stunden angegeben, nach 10^h hat man schon schwere Zerstörungen gesehen. Auch im Duodenum und Jejunum hat man dieselben Erscheinungen akuter Entzündung, Ekchymosen gefunden, sowie daselbst Arsenikkörnchen oft in grösserer Menge als im Magen angetroffen sind. Meist aber ist der Dünndarm mit wässerigem trüben Inhalt gefüllt, der Dickdarm enthält massenhaft gallertigen geronnenen Schleim, es besteht Schwellung der Darmschleimhaut, die meist bleich aussieht, zuweilen auch verbreitet Ekchymosen aufweist.

In etwas protrahirter verlaufenen Fällen findet man an den verschiedensten Organen die Zeichen parenchymatöser Veränderung, so an den Fundus-Drüsen des Magens (trübe Schwellung und fettige Degeneration), an der Leber (die bei Kaninchen stärker verfettet angetroffen wurde als nach Phosphorvergiftung), am Herzmuskel, an der Wand der kleinen Arterien. Bei einzelnen Sektionen sind Ekchymosen im Endocard beschrieben. Die Veränderungen an den Nieren sind gering, grosser Blutreichthum wird allemal angegeben (Stauung im ganzen Gebiete der Cava inferior). Nach Hektoen (Virchow's Jahresber. 1892. I. pag. 367) soll der Befund bei verschiedenen Präparaten verschieden sein: nach purer arseniger Säure keine anatomischen Veränderungen, nach Schweinfurtergrün dagegen akute Nephritis. — Der oft citirte Papillar-Katarrh ist wahrscheinlich Leichenerscheinung.

Saikowski in Virchow's Archiv 34, pag. 73.
Lesser: Virchow's Archiv 73. 74. 83.
Virchow in seinem Archiv 47.
Hofmann in Virchow's Archiv 50.
Böhm: A. e. P. Ph. 2 und Pistorius: ibidem 16.

Die Alkalescenz-Abnahme im Blute arsenvergifteter Thiere ist oben schon erwähnt § 6. III. H. Meyer hat Milchsäure nachgewiesen A. e. P. Ph. 17. Zur Erklärung der Arsenikwirkung (Magen-, Hautstörungen) hat man diese Blutveränderungen bisher nicht benützt.

XIII. Ueber die Wirkung der arsenigen Säure auf niedrige Thiere vergleiche man Löw: Pflüger's Archiv 32 (1883) pag. 111. Das Thierreich wird durchgehends schwer vom Arsenik vergiftet. Im Pflanzenreich besitzen nur gewisse Schimmelarten und Bakterien eine auffallende Immunität.

XIV. Ueber die vergiftende Menge der arsenigen Säure ist folgendes zu sagen: 5 mgr, die Maximaldosis des deutschen Arzneibuches ist schon eine hohe Gabe: 1 cgr kann sehr deutliche akute Erscheinungen machen: 6 cgr gelten als minimal letale Dosis. — Dass sehr grosse Gaben, selbst gramme überstanden worden sind, beweist nichts gegen die citirten Beobachtungen. Wesentlich ist die äussere Form, in der Arsenik für die Resorption dargeboten wird: Lösungen wirken viel stärker als der gepulverte Arsenik: feines Pulver stärker als gröbliches. Nach gewissen literarischen Notizen ist sogar ein Unterschied in der Wirkung der beiden Modificationen der arsenigen Säure constatirt worden, was nach deren verschiedener Löslichkeit wohl plausibel klingt. — In Wirklichkeit ist die arsenige Säure ein viel schwereres Gift als dies die Erfahrungen bei stomachaler Verabreichung annehmen lassen. Während bei innerlicher Darreichung 3 centigrm arsenigsaures Kalium als tödtliche Dosis pro Kilo Hund wirksam sind, ist bei intravenöser Application schon 2 bis 3 mgr die letal vergiftende Gabe. Dieser Unterschied nach dem Applicationsort wird zum Theil damit erklärt, dass ein Theil der arsenigen Säure im unteren Darm unwirksam wird (als Schwefelarsen durch Schwefelwasserstoffwirkung). Diese Umwandlung ist wirklich beobachtet: bei Sektionsberichten wird als Fund Schwefelarsen in solchen Fällen angegeben, wo intra vitam nur arsenige Säure aufgenommen ist (E. von Hofmann: Wien. med. Wschr. 1886 Nr. 10 bis 12). — Der Hauptgrund für die verschieden starke Wirkung (nach dem Applicationsort) liegt aber wohl darin, dass bei intravenöser Application die ganze Menge auf einmal im Blute kreist, bei stomachaler Verabreichung aber jeweilig nur ein Theil im Kreislauf, ein anderer im Darm, ein weiterer schon in den Nieren ausgeschieden ist.

Von besonderen inneren Schutzmaassregeln des Organismus gegen Arsenik habe ich nichts auffinden können. —

Kaninchen sterben von 1 cgr As_2O_3 in 3 bis 6 Stunden. Durch kleinere Mengen erfolgt der Tod erst in einigen Tagen (Salkowski: Virchow's Archiv 34).

XV. Eine wichtige und noch dunkle Frage ist die der Gewöhnung an Arsenik. Als viel citirter Erfahrungssatz gilt, dass Anämische und besonders auch Frauen den Arsenik gut ertragen: von Kindern wird dasselbe angegeben. In Gegenden, wo arsenhaltiges Wasser benutzt wird, ist lange bekannt, dass Fremde von solchen Giftmengen Erscheinungen bekommen, die von den Einheimischen seit lange tolerirt werden. Nach der gleichen Erfahrung ist es bei der therapeutischen Anwendung gebräuchlich, mit kleinen Mengen zu beginnen und durch Wochen erst in die grossen Gaben sich hineinzuschleichen. es können dann zuletzt übermaximale Gaben gut ertragen werden. Das sicherste Beweisstück der Gewöhnung an Arsenik endlich liefern die Arsenikesser, über die aus Steiermark durchaus zuverlässige Berichte vorliegen: das schlagendste Beispiel wurde auf der Naturforscherversammlung in Graz 1875 geliefert, wo ein Holzknecht 0,4 Arsenik vor den versammelten Aerzten auf einmal nahm[1]). Was den Unterschied der Wirkung bei verschiedenen Menschen eigentlich ausmacht, warum die Einen bald die Erscheinungen der chronischen Vergiftung, die Anderen auch nach langer Zeit gar nichts aufweisen, ist durch die gerade erwähnten Erfahrungssätze nicht genügend erklärt. Die gegebenen Erklärungsversuche — der Arsenik werde im Magen der „Gewöhnten" nicht gelöst, gehe in die Fäces über. oder aber er werde so rasch als er resorbirt ist, sofort mit den Nieren wieder ausgeschieden — sind nicht bewiesen und nicht einmal plausibel — es gibt innere Schutzmaassregeln, die uns noch unbekannt sind, die jeder Organismus für kleine Giftgaben besitzt und die Einzelne steigern können bis zur Toleranz grosser Giftmengen.

XVI. Die Ausscheidung des Arseniks geschieht hauptsächlich durch den Harn; sie beginnt etliche Stunden nach der Aufnahme (7 bis 12 Stunden werden genannt) und dauert bei einmaliger Dosis durch 4 bis 7 Tage an. Die Zeit. wie lange nach Arsenaufnahme die Ausscheidung im Harn anhält, wird auf Grund eines grossen Versuchsmaterials sehr verschieden, von einigen Tagen bis zu vier und mehr Wochen angegeben[2]). Ja Einzelne (z. B. Wood in Boston. Journal 1893. 27. April) behaupten, ihn noch 80 und 90 Tage post intoxationem im Harn gefunden zu haben. — Auch von E. Ludwig ist bei einem Hunde 39 Tage nach der letzten Arsenikgabe noch Arsen in der Leber nachgewiesen worden: unter den gleichen Bedingungen nach 28 Tagen noch in Leber, Gehirn und Knochen. Diese Frage ist desshalb von praktischer Bedeutung, weil man einerseits in einem sicheren Fall von Arsenikvergiftung in der Leiche kein As mehr antreffen kann (frühe Ausscheidung und später Tod), während andrerseits nach früherer therapeutischer Anwendung noch sehr lange As im Körper zurückgehalten und später post mortem gefunden werden kann. So war angeblich in einem Fall, der nach arsenigsaurem Cu in 17 Stunden tödtlich verlief, kein As in Leber, Magen, Darm vorhanden: Virchow's Archiv 34, pag. 208. — Ueber den Befund nach früherer therapeutischer Anwendung siehe Husemann: Pharmac. Zeitung 1886 Nr. 50.

---

1) Werber: Deutsche Klinik 1870. 19; weiter: Tageblatt der Grazer Naturforscher-Versammlung 1875. — Marik: Wien. klin. Wochschr. 1892, Nr. 9 und 10. Binz und Schulz: A. e. P. Ph. 11. pag. 223.
Dittrich: Vierteljahrsschr. f. ger. Medic. VIII., Suppl., pag. 212

2) Für die vollständige Elimination geben an: Orfila 30 Tage, Chatin 12—15 Tage. (nach Tardieu: Vergiftungen. pag. 209). —

XVII. Ueber die Festhaltung des Arseniks in verschiedenen Organen ist soviel ermittelt, dass in der Leber allemal grosse Mengen getroffen werden, darnach sind Magen und Darm zu untersuchen, in denen natürlich bei frischen Fällen das meiste gefunden wird: weiter sind noch höhere Arsengaben nachgewiesen in Milz, Nieren, Muskeln. Die Angabe, dass in Gehirn und Nerven besondere Mengen deponirt werden, wird auch wieder bestritten und erscheint in der That widerlegt (siehe bei Dragendorff: Ermittelungen pag 367). Dagegen ist wiederholt in Knochen noch spät Arsen gefunden. Aus diesem Fund ist die Hypothese construirt worden, Arsensäure könne die Phosphorsäure im Knochen vertreten. (Die umfängliche Literatur dieser Frage siehe bei Dragendorff: Ermittelungen . . § 349.)

XVIII. Zur Ausscheidung des Arsens ist noch zu bemerken: im Harn erscheint arsenige Säure, keine Arsensäure (Saveri, refer. in Virchow's Jahresber. 1894. I. pag. 373). In der Fällung, die Uranacetat erzeugt, ist keine Spur As zu finden: der vom Uranniederschlag abfiltrirte Harn enthält dagegen reichlich Arsen und zwar den grösseren Theil als arsenige Säure (fällbar durch Schwefelwasserstoff). Der durch H_2S aus der sauren Lösung nicht fällbare Theil ist nach Selmi (Estratta della Ser. IV. t. 1. delle Memorie dell' Acad. . . . . di Bologna 1880: refer. Virchow's Jbericht 1881. I. pag. 413) in organischer Bindung und zwar als flüchtiges Arsin, später in einer basischen Verbindung enthalten. — Weiter hat man Arsen (und zwar nach subcutaner Application) im Magen und Darm (wenig!) gefunden: es wird also aus dem Blute auf Magen- und Darmschleimhaut ausgeschieden. Weiterhin ist Arsen in dem Inhalte einer mit spanischen Fliegen gezogenen Hautblase erwiesen: dass man die Hauterscheinungen nach Arsengebrauch auf örtliche Wirkung des dorthin (in die Drüsen) ausgeschiedenen Giftes schiebt, ist oben schon erwähnt. Endlich liegt eine Angabe von Brouardel und Pouchet vor (citirt bei Dragendorff: Ermittelungen pag. 368), die in 100 cm^3 der Milch einer Frau, die in sechs Tagen zusammen 60 Tropfen Fowler'scher Lösung genommen hatte, 1 milligr As nachgewiesen haben wollen. (In der ganzen Tagesmilch, etwa 1 Liter, wäre demnach 1 centigr As gewesen: die Tageseinnahme aber beträgt nur etwa 5 milligr: die absolute Zahl der Angabe ist darum unwahrscheinlich: der Uebergang des Arsens in die Milch erscheint aber sicher erwiesen.)

XIX. Von Wirkungen auf Einzelorgane ist untersucht die auf Herz und Cirkulation[1]). Der Blutdruck sinkt einige Minuten nach Application (in eine Vene) beträchtlich, um so mehr, je grösser die Dosis: Steigerung des Blutdruckes geht nicht voraus (opp. Vrijens). Auch die Zahl der Contraktionen nimmt ab, besonders stark gegen das Ende der Vergiftung. Diese starke Blutdrucksenkung ist durch Reizung des Halsmarkes, durch Erstickung und durch Splanchnicus-Reizung nicht mehr zu ändern, d. h. die Gefässmuskulatur ist durch diese Eingriffe nicht mehr zur Contraktion zu bringen. Die starke Ueberfüllung der Unterleibsgefässe ist also Folge der Lähmung der Gefässwand. Durch Aortencompression ist der Blutdruck des Arsenthieres noch zu erhöhen. (So Böhm: abweichend die Angaben von Vrijens.)

[1]) Böhm (u. Unterberger): A. e. P. Ph. II, 1874, pag. 89 (dort frühere Lit.). Vrijens: Diss., Amsterdam 1881. ref. Virchow's Jahrber. 1881, I., pag. 410.

Die Athmung nimmt zunächst zu (und zwar um so ausgesprochener, je grösser die Dosis), dann erfolgt Abnahme, die immer deutlicher hervortritt. Das Herz schlägt nach Eintritt der Athmungslähmung noch fort (Lesser und Vrijens).

Die Temperatur sinkt sofort stark und bleibt subnormal.

Der Harn ist der Menge nach stark vermindert und enthält fast immer Eiweiss, auch Blutkörperchen, hyaline Cylinder, Epithelien. Zuckergehalt wird nur ganz vereinzelt angegeben. (Arsenige Säure reducirt Fehling'sche Lösung!)

Das Nervensystem soll durch Arsen in langsam fortschreitenden Lähmungszustand versetzt werden. Die Wirkung derselben gleichstarken Reizung werde nach und nach eine immer schwächere. Ob aber diese Lähmung eine direkte oder eine indirekte ist (Sinken des Kreislaufs, der Temperatur . .), wird verschieden beurtheilt. Die bei Fröschen constatirten Lähmungserscheinungen sind gleich von Anfang an centralen Ursprungs (Nerv und Muskel bei ausgesprochener Lähmung noch gut reizbar). Diese Thatsache, sowie die Beobachtungen der schnell verlaufenden Vergiftungsfälle beim Menschen (siehe oben pag. 257) machen es durchaus wahrscheinlich, dass dem Arsenik eine direkt lähmende Wirkung auf das Centralnervensystem zukommt.

Das Glykogen der Leber wird bei allgemeiner Arsenvergiftung rasch zum Schwinden gebracht (Böhm-Rosenbaum: A. e. P. Ph. 15. pag. 450).

XX. Ueber die Erklärung der Arsenwirkung ist mancherlei Hypothetisches gesagt worden, das sich aber jetzt noch keiner allgemeinen Zustimmung erfreut. Der Erwähnung werth erscheint der eine experimentell geprüfte Punkt: die arsenige Säure mache an solchen Stellen besonders schwere Veränderungen, wo saure Reaktion besteht. Von Heim (Dissertation, Erlangen 1880) ist nachgewiesen, dass bei Kaninchen auf subcutane Arsenapplication die schweren Magenveränderungen ausbleiben, wenn man rechtzeitig in den Magen Magnesia usta in Aufschlämmung bringt. Ob man darnach die Magenerscheinungen als Selbstverdauung definiren soll, ist ja ein plausibler, aber doch nicht der einzig mögliche Erklärungsmodus. Die Störungen in der Haut könnten nach derselben Richtung (saure Reaktion in den Hautdrüsen) gedeutet werden.

Der Hypothese von Binz und Schulz über die Wirkung der arsenigen Säure liegt im Wesentlichen der folgende Gedanke zu Grunde.

Das bald drei-, bald fünfwerthige Arsen ist ein Träger und Ueberträger des locker gebundenen Sauerstoffs. Die arsenige Säure ist ein kräftiges Reduktionsmittel, die Arsensäure ein noch kräftigeres Oxydationsmittel. Die Umwandlung beider Säuren in einander bedingt innerhalb der sie vollziehenden Eiweissmoleküle heftiges Hin- und Herschwingen von Sauerstoffatomen. Dieses ist die Ursache der Wirkungen des Arsens (A. e. P. Ph. 11. pag. 200. 13. pag. 256. 14. pag. 345. 15. pag. 322. 36. pag. 275 — oppon. Filehne: Virch. Arch. 83. Dogiel: Pflüger's Archiv 24. Husemann: Deutsch. med. Wschr. 1892. N. 48 und 50 etc.).

XXI. Die Behandlung der akuten Arsenikvergiftung wird als erste Maassregel die gründliche Entleerung des Magens mit der Schlundsonde vornehmen: auch noch nach Stunden wird man das zweckmässiger Weise ausführen. Dem Spülwasser kann man einige Gewichtsprocente gebrannte Magnesia zumischen. Von chemischen Gegengiften sind Eisenoxydhydrat und Magnesia empfohlen, die beide mit arseniger Säure unlösliche Verbindungen eingehen. Das am schnellsten wirksame ist frisch gefälltes Eisenoxydhydrat, das am besten nach der bekannten Formel aus Liquor ferri sulfurici oxydati und Magnesia usta für den Gebrauch frisch bereitet wird. — Auch die Magnesia ist ein brauchbares Antidot, nur ist hiezu folgendes zu bemerken. Die gewöhnliche, gebrannte Magnesia, die viel Magnesium carbonicum enthält, bindet die arsenige Säure langsam und unvollkommen. Es waren darum für die Bereitung eines wirksamen Antidotes besondere Vorschriften gegeben. Frisch und gelinde gebrannte Magnesia mit Wasser gemischt (1 : 20) dann gekocht und absolut dicht verwahrt oder langsam bei 50° C. getrocknet. — Auch Magnesiahydrat aus Magnesium sulfuricum mit Natronlauge gefällt, gut gewaschen und dann dicht verwahrt. — Hat man nur die gewöhnliche Magnesia zur Hand, so ist es wenigstens zweckmässig, die Aufschlämmung in Wasser (1:20) vorher zu kochen. Neben der Bindung der arsenigen Säure wird das Magnesiahydrat alkalisirend auf den sauren Magensaft wirken. — Sonst ist gegen die Vergiftungserscheinungen nur symptomatisch zu verfahren. Der Durst, der Collaps, die Abkühlung, die Schmerzen, die Diarrhoen verlangen Darreichen von Eisstückchen, gekühlten Champagner, Zufuhr von Wärme. Opium ist oft gegeben und wird, obwohl es nichts Nachhaltiges wirkt, immer wieder versucht werden.

Bei der chronischen Arsenik-Vergiftung ist eine specifisch-wirksame Therapie nicht bekannt. Behauptet wird, dass Jodkalium die Ausscheidung des Arsens im Harn beschleunige. Beweisstücke für diese Behauptung sind mir nicht bekannt: auch wird Jodkalium als Therapeuticum von den jüngsten Autoren nicht genannt. Das früher empfohlene Phosphorzink ist mit Recht ganz vergessen.

Als schmerzlindernd werden einfach warme, auch Schwefel- und Soolbäder von langer Dauer empfohlen. Morphium ist im Anfang kaum zu entbehren, wegen der Gefahr des Morphinismus aber vorsichtig zu gebrauchen: Antipyrin, Phenacetin soll vicariirend versucht werden. Elektricität nütze wenig, könne auch im Anfang wegen der starken Schmerzen nicht angewendet werden. — Bei „chronischer“ Entstehung der Lähmung ist baldigste Erkennung und Prophylaxe die wichtigste Maassregel, zusammen mit den günstigsten allgemein hygienischen Bedingungen.

XXII. Ueber den Nachweis des Arsens vergleiche man die Bücher von Dragendorff und Otto. Von dort nicht erwähnten Einzelheiten sei folgendes kurz nachgetragen.

Zum Nachweis von Arsenspuren im Harn zerstört Sanger (Virchow's Jber. 1894. I. 373) die organischen Substanzen mit zugesetzter Salpetersäure und schliesslich mit Salpetersäure und Schwefelsäure: darnach kommt die Masse in den Marsh'schen Apparat. Mit dieser Methode soll man durch Vergleich mit vorher aus bestimmten Arsenmengen dargestellten Spiegeln 0,001 mgr As_2O_3 noch erkennen können. — Zum Festhalten der aus faulenden Massen gasförmig sich entwickelnden Arsine leitet Gosio (l. c.) langsam die zu untersuchende Luft durch Kaliumpermanganatlösung, die mit Schwefelsäure angesäuert und dauernd auf 50 bis 60° erwärmt ist. Schliesslich wird vollständig oxydirt und im Marsh'schen Apparat geprüft.

XXIII. Eine den Mediciner interessirende Frage ist noch die von der Mumification der Arsenleichen. Solche Leichen sollen nicht (oder doch langsam) verfaulen, sollen vielmehr vertrocknen. Einige halten das Zeichen für so sicher, dass man aus seiner Constatirung bei spät exhumirten Leichen die Arsenikvergiftung vor Gericht behauptet hat: Andere sprechen ihm jede Bedeutung ab[1]. — Verbürgt ist, dass Mumification von Leichen in trocknem, sehr durchlässigem Boden vorkommt, bei denen jede Arsenwirkung sicher ausgeschlossen ist[2]. Andererseits hat man in stark verfaulten Leichen (die Eingeweide mussten ausgelöffelt werden) viel Arsen gefunden. — Daraus geht hervor, dass Mumification als Beweisstück für Arsenvergiftung nur mit grösster Vorsicht und höchstens dann als orientirendes Hilfsmittel betrachtet werden darf, wenn andere im gleichen Boden und zu gleicher Zeit begrabene Leichen einen wesentlich anderen Grad von Fäulniss aufweisen. — Eine interessante Experimentaluntersuchung von Hamberg (Pharm. Zeitung für Russland 1886, Nr. 48 u. 49. ref. Jahresber. f. Pharm. 1886, pag. 429), der Leichentheile mit arseniger Säure und Erde zusammen über neun Jahre faulen liess und dann die chemische Untersuchung vornahm, sei nach dem Endergebniss kurz erwähnt: von 100 centigr arseniger Säure waren noch 55 und zwar zu Arsensäure (64 centigr) oxydirt vorhanden: 45 centigr hatten sich als gasförmige Arsenverbindungen verflüchtigt. Vierprocentige Silberlösung (die zum Auffangen von AsH_3 vorgelegt war) hatte nur einen kleinen Theil des As festgehalten: das meiste war nicht absorbirt worden. Interessant ist bei dem Versuche die Oxydation der arsenigen zu Arsensäure. Da diese von den vorhandenen Erdalkalien (CaO u. MgO) zu unlöslichen Verbindungen gebunden wird, so ist durch diese Umsetzung das vorhandene Arsen in unlöslicher Form ausgeschieden und damit die conservirende Wirkung des Arseniks aufgehoben. Es kann also Arsen in einer Leiche in solcher Form vorhanden sein, die keine conservirende Wirkung mehr äussert. — Anderseits ist auch daran zu denken, dass arsensaures Ammoniak entsteht, welches als leichtlöslich vollständig ausgewaschen worden ist (siehe hiezu Limann: Tagebl. der Naturf.-Versammlung in Berlin 1886, pag. 632. Jeserich: Pharmac. Zeitung 1886, Nr. 91 u. 92.)

§ 59. Organische Arsenverbindungen.

Diese sind — soweit die Untersuchungen der letzten Zeit erweisen — alle giftig, indess weniger als die dem Arsengehalt gleichwerthige Menge arseniger Säure. Das Vergiftungsbild ist dem des Arseniks gleich.

I. Kakodyl: Dimethylarsen $(CH_3)_4As_2$ widerlich riechend. Der Dampf macht Reizerscheinungen an den Schleimhäuten der ersten Wege: Augen, Nase, Rachen. Allgemeine Brustbeklemmung mit Ohnmachtsanwandlung: zurückbleiben lästige Kopfschmerzen (Schulz: A. e. P. Ph. 11. [1879] pag. 137).

[1] Zaaijer: ref. Virchow's Jber. 1885, I., 533 spricht auf Grund eigener Untersuchungen (13 Leichen) und fremder Untersuchungen (60 Fälle) der Mumification jede Bedeutung ab. „Schimmel und Madenbildung verhielt sich wie bei anderen Leichen."

[2] vide z. B. Binz in A. e. P. Ph., 11, pag. 204. Fusscitat.

II. Kakodylsäure: $(CH_3)_2AsO,OH$, fest, in Wasser leicht löslich, früher für ungiftig gehalten, ist nach Lebahn (Dissert., Rostock 1868) und nach Schulz (A. e. P. Ph. 11. pag. 131 ff.) giftig. Die Wirkung ist die der arsenigen Säure. Die Kakodylsäure wird zum (wesentlichen) Theil im Organismus reducirt, da alle Organe der vergifteten Thiere sowie deren Excretionen nach Kakodyl riechen. (Literatur bei Schulz l. c.)

III. Diphenylarsinsäure $(C_6H_5)_2AsOOH$. Die Wirkung ist der Kakodylsäure gleich. Bei einem Thier wurden klonische Krämpfe beobachtet (wahrscheinlich Phenolwirkung (Spaltung im Thierkörper).

IV. Monophenylarsinsäure $C_6H_5AsO(OH)_2$ wirkt sehr spät, aber gleichfalls wie die bisher besprochenen Verbindungen schwer toxisch. — Schulz l. c.

V. Benzarsinsäure ist von Schröter (Dissertation, Erlangen 1881) untersucht, wirkt wie die übrigen Arsenikalien. Gewöhnung eines Kaninchen an sehr hohe Gaben ist in besonderem Versuche constatirt. Die Thatsache, dass schon die halbe Menge As als arsenige Säure gegeben denselben Effekt äussert wie die doppelte Menge in der Benzarsinsäure ist auch hier wieder constatirt. — Auch Krämpfe (Benzoësäure) wurden beobachtet. — Therapeutische Versuche mit der Kakodylsäure haben nichts brauchbares ergeben: es traten Vergiftungserscheinungen und vor Allem der Geruch nach Kakodyl auf. Erfolge wurden nicht gesehen (Renz: Deutsch. Arch. f. kl. M. 1. pag. 236).

VI. Arsendimethylcyanür: $As(CH_3)_2CN$, aus Kakodyl und Cyanquecksilber, ist nach Bunsen (Liebig's Annal. 37) äusserst giftig.

§ 60. Antimon. Stibium. Sb.

I. Die Antimon-Verbindungen haben heute nur noch wenig praktische Verwendung und darum auch geringes toxikologisches Interesse. Die in früheren Zeiten wichtigste Gelegenheit zu Giftwirkungen, die therapeutische Anwendung ist fast vollständig vergessen. Das in der Kautschukfabrikation gebrauchte Schwefelantimon hat wegen seiner geringen Löslichkeit nur in grossen Gaben deutliche akute Wirkungen. Die löslichen Verbindungen dienen in der Färberei zu Beizen: daraus können natürlich Beschädigungen entstehen, über die aber von Aerzten nichts besonderes berichtet wird.

II. Ueber den Antimonwasserstoff SbH_3, ein Gas das ganz unter denselben Bedingungen entsteht wie der Arsenwasserstoff, existirt von verschiedenen Autoren übereinstimmend die sehr bestimmte — und sehr auffallende — Angabe, dass es ungiftig sei, nur Puls und Respirationsbeschleunigung hervorrufe (Eulenburg: Die Gase pag. 424). Die Wirkung auf überlebendes Blut soll der des AsH_3 gleich sein (Koschlakoff und Bogomoloff: Centralbl. 1868 pag. 629). Aeltere Beobachter (cf. Husemann: Toxik. pag. 850) allerdings behaupten seine Giftigkeit.

III. Von den Antimonpräparaten hat die grösste Bedeutung der Brechweinstein (in 17 Wasser löslich) $(SbO, Ka, C_4H_4O_6 + H_2O)$: alle übrigen Verbindungen sind sehr schwer oder ganz unlöslich und machen desshalb nur in grossen Gaben akute Vergiftung. Das

Schlippe'sche Salz ($3Na_2S + Sb_2S_5 + 18H_2O$) hat im Wesentlichen Schwefelwasserstoff- oder Schwefelnatrium-Wirkung (Lewin: Virchow's Archiv 74). Dem Antimonchlorid, das früher als Aetzmittel verwendet wurde (es zersetzt sich mit Wasser in Salzsäure und Antimonsäure) kommt nach übereinstimmenden Angaben im Wesentlichen die ätzende Wirkung der Säure zu.

IV. Die löslichen Antimonverbindungen wirken örtlich stark ätzend und nach der schnell vor sich gehenden Resorption allgemein stark vergiftend. Die schwerlöslichen werden allemal auf resorptionsfähigem thierischen Gewebe in kleinen Mengen in resorbirbare Form (lösliches Albuminat?) übergeführt und erzeugen darum bei längerer Zufuhr chronische Intoxikation (in übergrossen Mengen auch akute Veränderungen). Das metallische Antimon findet gleichfalls die Bedingungen zur Lösung (pilulae perpetuae): es muss darum den damit beschäftigten Arbeitern ausreichender Schutz gegen die Aufnahme gewährt werden.

V. Der Brechweinstein macht als Salbe in die Haut eingerieben in 1 bis 2 Tagen eine schwere pustulöse Dermatitis: die einzelnen Eiterblasen gehen von den Hautdrüsen aus, in die der Brechweinstein zunächst eindringen kann: bei fortgesetzter Einwirkung aber werden auch die zwischen den Pusteln gelegenen Hautpartien zerstört. Die saure Reaktion der fraglichen Gewebepartien hat auf die Entstehung der Pusteln Einfluss: durch Zusatz von Essig wird die Hautwirkung beschleunigt und gesteigert: Zusatz von kohlensaurem Alkali wirkt beträchtlich verlangsamend. Es wird aus diesen Versuchen der Schluss gezogen, dass Brechweinstein an solchen Stellen besonders ätzend wirke, wo saure Reaktion vorherrscht. Hieher zu beziehen ist auch die Thatsache, dass der Brechweinstein Eiweissfällung nur bei Gegenwart von freien Säuren hervorruft. — Die fortgesetzte therapeutische (?) Verwendung der Brechweinsteinsalbe hat früher zu furchtbaren Verletzungen geführt (siehe z. B. Lewin: Neben W. pag. 682). — Auch bei innerlicher Vergiftung mit Brechweinstein ist ein verbreiteter pustulöser Ausschlag auf der Haut öfter gesehen und beschrieben. Manche der in der Literatur erzählten Fälle von Hauterkrankung sind wohl durch örtliche Verunreinigung mit den Händen zu erklären (Penis, Scrotum). Indess wird von verschiedenen Autoren im gleichen Sinne die Dermatitis durch Ausscheidung des Antimons in die (sauren) Hautdrüsen erklärt. — In der Literatur existiren einige Hinweise, wonach durch Tragen von Kleidungsstücken, auf denen Farben mit antimonhaltigen Beizen befestigt waren, Hautentzündungen, zum Theil schwerer Natur, vorgekommen seien. Diese Sache erscheint weiterer Untersuchung werth.

VI. Die innerliche Verwendung von Sb-Präparaten muss früher (16., 17. Jahrhundert) zu schweren Missständen geführt haben, da ja von einzelnen Fakultäten die Anwendung der Antimonialien geradezu verpönt wurde. Ueber tödtliche Vergiftungen mit Brechweinstein wird öfter in der Literatur berichtet (Taylor, Husemann . . .). Sehr bald kommt schweres Erbrechen, darnach (1—2 Stunden) heftige Durchfälle. Die Collapszustände, wie sie jedem heftigen Brechdurchfall nachfolgen, kleiner, elender Puls, verfallenes Aussehen, Wadenkrämpfe, schwache Stimme, heftiger Durst u. s. f. gehen unmittelbar in die schweren, durch resorbirtes Sb verursachten

Lähmungszustände über: Herzaktion, besonders aber Respiration, werden immer schwächer: die Temperatur sinkt: in tiefstem Collaps Tod, dem manchmal Krämpfe vorausgehen. Die bei der As-Vergiftung öfter beschriebenen Remissionen werden nicht beim Sb angegeben: Wiederherstellung ist auch nach sehr schwerem Verlauf gesehen worden. — Die gastroenteritischen Erscheinungen können in einzelnen Fällen sehr zurücktreten: das Erbrechen, die Durchfälle können fehlen: sehr schlechte Athmung, Kälte der Extremitäten, unter Collaps Tod.

Das Erbrechen kommt nach Gaben von 0,05 bis 0,1 sicher: die Nausea ist sehr ausgesprochen. Sehr häufig folgen den mittleren Gaben Durchfälle, immer starke Nachwehen (Schwäche, kleiner Puls . .). Die Hypersecretion der Schleimhäute, auch der Schweissdrüsen ist meist so ausgesprochen, dass man früher die Antimonialien als Sudorifera und bis auf den heutigen Tag als Expectorantia benützt hat. — Bleibt (nach lähmenden Giften, z. B. bei Opium, Alkohol) das Erbrechen aus, so können schon auf mittlere Gaben, die nun resorbirt werden, schwere Darmblutungen mit lebensbedrohlichen Schwächezuständen sich einstellen.

Der Brechakt nach Tartarus stibiatus wird jetzt allgemein als von der Magenschleimhaut ausgelöst (reflektorisch) erklärt. Bei Einführung in den Magen kommt das Erbrechen früher und durch kleinere Gaben zu Stande, als bei intravenöser Application. Auch bei letzterer Einführung enthält das Erbrochene die grössere Hälfte des Sb (Radziejewski: A. f. Anat. Physiol. 1871. pag. 472. Kleimann und Simonowitsch: Pflüger's A. 5. 1872. pag. 280).

VII. Die allgemeinen (resorptiven) Wirkungen des Antimons werden mit Recht denen der arsenigen Säure nahe gestellt und verglichen. Dass Brechweinstein bei der Darreichung per os in mittleren Gaben nur Erbrechen und kaum bemerkbare allgemeine (resorptive) Erscheinungen macht, wird mit seiner langsameren Resorption erklärt. Das was bei den beiden Vergiftungsbildern (As und Sb) als erster und auffallendster Unterschied hervorgehoben wird, ist das schnellere und viel sichere Auftreten des Brechaktes nach Brechweinstein. Man schiebt diese Wirkung auf die stärkere Aetzung, die bei Gegenwart von freier Säure das gelöste Antimonoxyd macht. Der Verlauf der allgemeinen Vergiftung durch beide Gifte ist beim Arsen ein schnellerer. — Es sind aber auch qualitative, durch den Unterschied der chemischen Eigenschaften bedingte Verschiedenheiten, die bei der Erklärung der beiderseitigen Vergiftungsbilder mit berücksichtigt werden müssen. —

Die Darmwirkung des Antimons ist, ganz in Analogie mit der Wirkung des Arseniks erklärt durch die Beobachtung von Soloweitschyk (A. e. P. Ph. 12. pag. 438), dass Antimonverbindungen dieselbe Blutdrucksenkung und die gleiche Erweiterung der gesammten Darmgefässe hervorrufen, wie Arsenik: auch beim Sb kommt es zu continuirlicher Blutdrucksenkung bis zum Tode des Thieres und zu schwerer Hyperämie mit nachfolgender hämorrhagischer Entzündung der Darmschleimhaut. Der Blutaustritt in den Darm ist bei Sb viel häufiger als bei As-Vergiftung, bei grösseren Gaben fast typisch vorkommend.

Das Herz wird durch Antimon schwer angegriffen (Ackermann: Virchow's Archiv. 25. 1863. pag. 531) und zwar zuerst dessen nervöser, erst später der muskulöse Apparat. Beim Menschen sind die Herzerscheinungen sehr verschieden angegeben: bald geringe, bald sehr schwere Störungen. — Die Lähmung der quergestreiften Muskulatur vollzieht sich so langsam, dass manche Autoren an specifische Wirkung des Antimons gar nicht glauben (Soloweitschyk: — opp. Kobert: A. e. P. Ph. 15, pag. 22).

Die fettige Degeneration der grossen Drüsen ist von Salkowski (Virchow's Archiv 34 [1865] pag. 73 ff.) ausführlich beschrieben: vergl. Arsen. Gäthgens hat in längeren Versuchsreihen als unmittelbare Folge der Antimonzufuhr vermehrte Eiweisszersetzung constatirt (Centralblatt 1876, Nr. 18).

Die lähmende Wirkung auf's Centralnervensystem verläuft analog der durch Arsenik. Die Wirkung auf den vasomotorischen Apparat (speciell des Darmes) ist schon erwähnt. Beim Frosch ist der Ablauf der einzelnen Erscheinungen von Soloweitschyk (l. c.) beschrieben. — In der Casuistik menschlicher Vergiftungsfälle ist besonders auffallend die schwere Athmungsstörung. — Das Sinken der Temperatur ist des Näheren von Ackermann angegeben. Der Glykogenschwund in der Leber geschieht wie bei der Arsenikvergiftung. —

VIII. Die Ausscheidung des Antimons erfolgt zu einem beträchtlichen Theil des resorbirten durch den Harn: weiterhin ist in Leber, Galle, in den Nieren Sb gefunden. Ein Theil aber wird offenbar längere Zeit zurückgehalten: man hat in der Leber noch Monate nach der letzten Zufuhr Antimon gefunden.

IX. Die letale Dosis wird sehr verschieden, gewöhnlich zu 0,5 bis 1,0 (von Anderen zu 2,0 bis 4,0) angegeben. Dass viel grössere Gaben noch ertragen wurden, ist nicht auffallend bei einer Substanz, die so exquisit Erbrechen und Durchfälle anregt. — Kinder sollen besonders empfindlich sein und schon von einigen Centigrammen sterben können. — Umgekehrt wurde früher auf Grund von gelegentlichen Beobachtungen angenommen, dass bei manchen Krankheiten ungewöhnlich hohe Gaben von Brechweinstein ertragen würden. so bei Delirium tremens, Pneumonie, maniakalischen Zuständen. (Ich referire diese Angaben, verhalte mich aber zu ihrer Glaubwürdigkeit sehr zweifelnd.)

X. Auch eine chronische Antimonvergiftung ist beschrieben und studirt. Selbstversuche von Nobiling (Zeitschr. f. Biologie 4) und anderen Beobachtern haben gezeigt, dass kleine Brechweinsteingaben, von 1 bis 13 mgr steigend, durch Wochen genommen, ein sehr schweres Krankheitsbild erzeugen. Magenkatarrh, Trockenheit in Mund und Rachen, Schmerzen beim Schlucken, Geschwüre im Mund, Brechneigung, starke Abmagerung, Schwindel, Ohnmachtsanfälle, Herzschwäche, Albuminuria . . . . wird berichtet. Die früher gebräuchlichen Ekelkuren waren ein sehr bedenkliches Unternehmen. Die englische Literatur enthält Giftmordversuche, die mit fortgesetzten Brechweinsteingaben durchgeführt wurden. Es ist darum in der Technik grosse Vorsicht bei allen Hantirungen mit Antimon-Präparaten geboten.

XI. Bei Besprechung der Therapie ist wohl das als erste Regel aufzustellen, dass man Sb definitiv aus dem Arzneischatz entferne. Gegen die geschehene Vergiftung hat man Gerbsäure, Eiweiss, Milch, Jodkalium als Antidota empfohlen. Ob man mit all' den Dingen etwas rechtes nützt, ist fraglich: Gerbsäure wirkt ja kräftig fällend: man wird sie darum weiter geben, bis man etwas besseres kennt. — Magenspülung ist allemal in frischen Fällen die beste Maassregel. — Ueber die symptomatische Behandlung der Einzelerscheinungen (Darm, Herz, Collaps . . .) ist etwas Besonderes nicht zu sagen.

§ 61. Die Mineralsäuren.

I. Bei der Besprechung der toxischen Wirkung der Säuren sind sehr verschiedene Beziehungen zu berücksichtigen. Zu allererst versteht es sich von selbst, dass concentrirte Säuren durch ihre starken chemischen Affinitäten am Orte der Application schwere chemische Veränderungen — Aetzwirkungen — hervorbringen müssen. Diese Aetzwirkungen sind an verschiedenen Stellen, je nach der Eigenart der einzelnen thierischen Gewebe verschieden: Schleimhäute werden, weil sie anders beschaffen sind, anders und schwerer reagiren als die äussere Haut. Praktisch von Bedeutung sind vor Allem die Erscheinungen, die beim Verschlucken starker Säuren auftreten und die zusammenfassend in § 9 IV besprochen sind. — Sodann ist zweitens bekannt, dass eine Anzahl von Säuren, ganz abgesehen von ihren Säureeigenschaften eigenartige, specifisch giftige Wirkungen im thierischen Körper äussern, die desshalb sowohl von den freien Säuren als von deren Salzen hervorgebracht werden. Von der Blausäure, Oxalsäure, Chlorsäure, salpetrigen Säure u. s. w. ist dies allgemein bekannt. Nach dieser Hinsicht müssen korrekter Weise alle Säuren untersucht werden. — Endlich kommt allen Säuren dieselbe chemische Aktion zu. Alkalien zu neutralisiren, zu binden. Da im Blute kohlensaures Natron vorhanden ist, so muss es eine allgemeine resorptive Wirkung der Säuren sein, Alkali zu neutralisiren, d. i. die Alkalescenz des Blutes zu vermindern. Diese, wie man sie nennt, allgemeine oder resorptive Säurevergiftung soll hier besprochen werden[1]).

II. Die in solchen Verdünnungen, dass Aetzwirkung ausgeschlossen ist, mit der Schlundsonde in den Magen gebrachten Säuren werden daselbst resorbirt. Es verhalten sich nun, soweit bis jetzt die Untersuchungen reichen, Pflanzenfresser und Fleischfresser (und der Mensch) hinsichtlich der auf die Resorption folgenden Allgemeinerscheinungen ganz verschieden. Die ersteren werden nämlich von verhältnissmässig kleinen Mengen Säure schwer und sogar tödtlich vergiftet, während die Fleischfresser die gleichen und selbst noch beträchtlich grössere Mengen sogut wie ohne Störung ertragen. Die

[1]) Die grundlegende toxikologische Arbeit hierüber ist von Friedr. Walter: A. e. P. Ph. 7 (1877). pag. 148 ff.; ferner gehört hieher:

Gäthgens: Centralbl. 1872. pag. 833 und Hoppe-Seyler's: Zeitschr. 4 (1880). pag. 35.

Hofmann: Zeitschr. f. Biol. 7 (1871). pag. 338.

Salkowski: Virchow's Arch. 58 (1873). pag. 1.

Lassar: Pflüger's Arch. 9 (1874). pag. 44.

—

Kobert: Schmidt's Jahrb. 179 (1878). pag. 225.

Runge: A. e. P. Ph. 10 (1879). pag. 324.

Schädigung besteht darin, dass mit abnehmender Alkalescenz des Blutes schwere funktionelle Störungen eintreten, die schliesslich das Leben unmöglich machen. Diese Veränderungen kann der Fleischfresser dadurch ausgleichen, dass er in seinem Stoffwechsel (auf Kosten der Harnstoffbildung) Ammoniak producirt, damit die Säuren neutralisirt und als Ammoniaksalze durch den Harn ausführt.

III. Von Kaninchen werden 0,7 bis 0,8 gr Salzsäure auf 1 kg Thier mit geringen Störungen ertragen: die Thiere sind nach 24h wieder auf normalem Befinden. Uebersteigen aber die innerhalb 20 bis 30 Stunden gegebenen Mengen Salzsäure 0,9 pro Kilo, so tritt im Verlauf weniger Stunden nach der letzten Gabe der Tod ein. Die Thiere werden träge, apathisch, nehmen spontan keine Nahrung mehr auf. Zugleich beginnen Athmungsstörungen. Zuerst steigt die Respirationsfrequenz, die Athembewegungen werden nach und nach tiefer, mühsamer, die Exspiration angestrengt und verlängert (Abdominalathmen, Flankenschlagen). Der Blutdruck ist in dem dyspnoischen Stadium noch von normaler Höhe, fällt aber, schon bevor der Collaps sehr deutlich ausgeprägt ist — und während desselben continuirlich weiter — ab. Die Thiere bewegen sich nicht mehr und bleiben ruhig in der ihnen gegebenen Lage. Gegen das Ende verschwindet der dyspnoische Charakter der Athmung oft ziemlich schnell, die Respirationen werden immer oberflächlicher und schwächer, das Thier collabirt schwer: Lähmung der Kopfhalter, der Beine. Bald sistirt die Athmung, wenige Sekunden später auch die Herzaktion. Krämpfe treten nicht ein.

Entnimmt man den Thieren kurz vor dem Tode Blut, so ergibt dessen Entgasung eine beträchtliche Verminderung der Kohlensäure (statt 25 Volumprocent normal, nur 2 bis 3 Volumprocent). Der Sauerstoffgehalt ist nicht verändert. Einfache Wasserinjektion hat auf den Kohlensäuregehalt (Alkalescenz) keinen Einfluss. Das Blut der durch Säurevergiftung gestorbenen Thiere reagirt immer noch schwach aber deutlich alkalisch: d. h. es tritt, bevor alles kohlensaure Natron zersetzt ist, der Tod ein (so Walter: andere Autoren geben an, schon vor dem Tode der Thiere saure Reaktion am Blute constatirt zu haben). Geringere Säurezufuhr vermindert sehr deutlich die Kohlensäuremenge (Alkalescenz) des Blutes. Organische (fette) Säuren, die rasch im Organismus zu Kohlensäure verbrannt werden, sind ohne Einfluss: ebenso solche (aromatische) Säuren, die ohne Alkalientziehung aus dem Organismus wieder ausgeschieden werden (Hippursäure): dagegen haben solche Körper, die im Organismus erst zu Säuren werden, deutlich die Säurewirkung[1]) (Benzoësäureanhydrid und Benzylalkohol, Taurin[2]).

IV. Dass in der That die Alkalientziehung die wesentliche causa mortis ist, geht daraus hervor, dass man die vergifteten Thiere durch Zufuhr von kohlensaurem Natron wieder restituiren kann. Wird, wenn Respiration und Herzthätigkeit schon deutlich in das Lähmungsstadium überzugehen anfangen, Alkali subcutan injicirt, so erholen sich die Thiere in kurzer Zeit vollständig. — Die Sektion ergibt absolut negatives Resultat. Bemerkenswerth ist, dass die Gerinnung

1) Jolin: Berl. Ber. 23 (1890). c. 773.
2) Salkowski: Virchow's Arch. 58 (1873), pag. 1 ff.

des Säureblutes gewöhnlich deutlich verzögert ist. Wird den moribunden Thieren kohlensaures Natron zugeführt, so ist jetzt die Gerinnungsfähigkeit beträchtlich erhöht, so dass leicht Thrombenbildung im Gefässsystem (rechtes Herz!) entsteht. Daher die Regel, die Alkali-Infusion von einer sehr entfernten Venenstelle aus zu machen (Fuss!).

V. Hunde ertragen weit grössere (doppelte) Säuremengen, ohne irgend besondere Störungen aufzuweisen. Allerdings scheint auch bei ihnen der Kohlensäuregehalt (Alkalescenz) des Blutes verringert zu sein, aber doch nur auf Werthe, die bis zur unteren Grenze des Normalen reichen. Diese Toleranz ist durch die Ammoniakbildung im Blute ermöglicht. In einem Einzelversuch wurden durch 5 Tage 10,92 HCl einem Hunde von 11 Kilo zugeführt und gleichzeitig 3,67 Ammonik mehr ausgeschieden. Es wurden also rund 72% der Säure durch neugebildetes Ak neutralisirt: (28% musste also durch Körperalkali und durch Ausscheidung saurer Salze mit dem Harn[1]) gedeckt werden: in einem ähnlichen Versuch 25%).

VI. Die Erkenntniss dieser allgemeinen resorptiven Säurewirkungen hat sich besonders fruchtbar erwiesen für die Erklärung vieler Einzelfragen in der Pathologie des Stoffwechsels. Im Diabetes mellitus z. B. finden wir im Harn organische Säuren (Oxybuttersäure): dementsprechend steigt die Ammoniakausscheidung.

Aus der vermehrten Ammoniakausfuhr bei Sublimat-, bei Phosphorvergiftung müssen wir auf Verminderung der Blutalkalescenz durch organische Säure schliessen: es ist auch Milchsäure aufgefunden. Wird eine Kost genommen, die zu vermehrter Säurebildung im Stoffwechsel führt (Fleischkost gegen vorausgegangene Pflanzenkost), so nimmt sofort das Ammoniak im Harn zu. Eine kurze Zusammenstellung der hieher gehörigen Thatsachen sehe man im Lehrbuch der Pathologie des Stoffwechsels von Noorden, Berlin 1893: pag. 45 bis 52.

VII. Ein früher sehr häufig ausgeführter Versuch bestand darin, Säure direkt in die Blutbahn (Venen) zu injiciren und so die Wirkung der allgemeinen Säurevergiftung zu studiren. Concentrirte Säuren müssen natürlich sofort durch Bildung von Eiweissgerinnseln, Sistiren der Circulation etc. tödten. Das Ergebniss solcher Versuche, in denen dieser Fehler vermieden, die Säure verdünnt injicirt wurde, sei kurz referirt (im Wesentlichen nach Kobert: Schmidt's Jahrbücher 179. [1878] pag. 225). Von 5procentiger Phosphorsäure ertrugen die Versuchsthiere kleinere Mengen ohne Schädigung: bei 0,6 gr auf 1 Kilo liegt etwa der Grenzwerth, wozu zu bemerken ist, dass grössere Thiere auf 1 Kilo mehr Säure toleriren als kleinere (Kaninchen stirbt schon von 0,42 gr). Spritzt man langsam eine nur 1procentige Säure ein, so sinkt die Pulsfrequenz beträchtlich ohne Veränderung des Blutdrucks. Im stark sauren Harn sind sofort zahlreiche Epithelien und hyaline Cylinder, nur in einzelnen Fällen gelöster Blutfarbstoff nachweisbar. Die Pulserniedrigung ist Vaguswirkung: nach Vagusdurchschneidung geht der Puls fast auf die normale Zahl hinauf. Wird mit der Säurezufuhr fortgefahren, so sinkt bald mit der Pulszahl auch der Blutdruck. Sofort mit der Vergiftung kommt bei den Thieren

[1]) cf. Hofmann: Zeitschr. f. Biologie 7.
Gäthgens: Centralblatt 1872, pag. 833.

starke Dyspnoe, in deren Verlauf schwere klonische und tonische Krämpfe (nicht bei allen Thieren) sich einstellen. Mit dem Absinken des Blutdruckes bildet sich zunehmende Bewegungslosigkeit, Aufhören aller Reflexe aus (centrale Lähmung). Endlich erfolgt Athmungsstillstand (ohne Krämpfe!) Das Herz ist das ultimum moriens. — Die Temperatur sinkt im letzten Stadium. Das überlebende Blut gerinnt nicht mehr (vergl. Phosphorsäure § 66).

VIII. Im Anschlusse sei kurz die chronische Säurevergiftung beim Menschen erwähnt. Beim Volke ist die unsinnige Meinung verbreitet, dass länger fortgesetztes Trinken von Essig übermässige Körperfülle und zu blühendes Aussehen vermindere. Es kommt — nach Angaben zuverlässiger Collegen — nicht so selten vor, dass junge Mädchen vom Lande die Kur an sich probiren und in der That schwere Ernährungsstörungen davon tragen (Anämie, Kurzathmigkeit, schlechtes Aussehen, Magenerscheinungen etc.). Was die nähere Ursache davon ausmacht, dass ist wie mir scheint, noch nicht im Einzelnen aufgeklärt. An sich ist ja das tägliche Trinken einer grösseren Menge 3 procentiger Essigsäure eine ausreichende Ursache für Entstehung eines chronischen Magenkatarrhs. Ob auch von den geschilderten Stoffwechselverschiebungen (Steigerung des Alkaliverlustes, vermehrte Ammoniak- und verminderte Harnstoffausfuhr) etwas sich betheiligt, ist ohne Untersuchung nicht zu sagen. Früher hat man den aufs Essigtrinken sich einstellenden Zustand schlechthin als Chlorose bezeichnet und sogar davon gesprochen, dass die Säure dem Blute Eisen entziehe. Zur Begründung dieser Meinung sind aber meines Wissens keinerlei Beweisstücke beigebracht. — Am wahrscheinlichsten handelt es sich um chronische Appetitverminderung und daraus entstehende langdauernde Inanition.

IX. Als die Wirkung kleiner, jede Vergiftung ausschliessender Säuregaben, wie sie häufig als durstlöschendes Getränke besonders auch in fieberhaften Krankheiten genommen werden (Phosphorsäure, Limonaden) wird angegeben: Verminderung der Pulszahl und geringer Temperaturabfall (siehe z. B. Kobert in Schmidt's Jahrb. [1878] pag. 231) — vergl. auch Phosphorsäure § 66.

Die ätzenden Mineralsäuren.

§ 62. Die Schwefelsäure. — H_2SO_4.

Schwefelsäure-Vergiftung — Sulfoxysmus.

I. Die gewöhnlich im Handel vorkommende sogenannte englische Schwefelsäure enthält 90 procent H_2SO_4 bei einer Dichte von 1,82 — (bei 1,4 d Gehalt 50 procent, bei 1,18 d noch 25 procent). Die verdünnte Schwefelsäure des deutschen Arzneibuches (1:5) enthält bei d = 1,114 etwa 16 procente H_2SO_4. Mit dem Namen Oleum wird (sowohl die concentrirte Schwefelsäure als auch) in Norddeutschland gewöhnlich die letzt erwähnte Verdünnung bezeichnet (schwankend von 15 bis 20 procent.

II. Die Schwefelsäure wird häufig von Selbstmördern benützt: in Berlin war das Oleum bis vor wenigen Jahren ein sehr häufig gebrauchtes Mittel zum suicidium — nach Casper 9/10 aller Giftfälle. Das weibliche Geschlecht übertraf hierin das männliche um ein beträchtliches. Seltener wird die Schwefelsäure zum Mord, speciell von Kindern benützt. Ein Unterschied in der Wirkung soll für die beiden Fälle darin bestehen, dass die Verätzungen bei den Selbstmördern fast ausnahmslos auf den Nahrungswegen ausgebildet sind, während bei den Opfern des Giftmordes, denen die Säure eingegossen wird, durch die sofort ausgelösten Abwehrbewegungen (Würgen) die Säure öfter in den Kehlkopf kommen (und dann durch das rasch eintretende Glottisödem tödtlich wirken) soll. Auch durch Verwechslung mit anderen trinkbaren Flüssigkeiten kommen Vergiftungen vor. Schwer getadelt wird mit Recht, dass Drogisten die Schwefelsäure in Behältern, die für gewöhnlich als Trinkgeschirre dienen, so z. B. in Bierflaschen abgeben dürfen. Gebraucht wird die Schwefelsäure in den Haushaltungen zum Metallputzen (Küchengeschirre), zur Bereitung von Stiefelwichse, in der Färberei (Indigo) etc. Auch Medicinalvergiftungen sind schon viele beschrieben: Verwechslung von Acid. sulf. concentratum mit — dilutum, dann Darreichung von Schwefelsäure statt Oleum Ricini, absichtlicher Gebrauch als Abortivum sind einige der vorgekommenen Gelegenheitsursachen. Sogar als Clysma ist Schwefelsäure durch Verwechslung schon applicirt; als Abortivum ist sie in die Vagina eingespritzt worden. Statistische Mittheilungen siehe bei Husemann: pag. 353, 354, 759. Bei Schuchardt: Maschka II. pag. 67 bezw. 25. Bei Böhm: (Handbuch) pag. 40 etc.

III. Wird die Säure (z. B. von Selbstmördern durch Eingiessen mit einer Flasche oder Löffel) sofort geschluckt, so sind die hinteren Partien der Mundhöhle, die Rachenhöhle, Oesophagus und Magen die nächst betroffenen Organe, während bei zufälligen Vergiftungen meist die vorderen Theile der Mundhöhle (Lippen, Zungenspitze) zuerst und sehr schwer verätzt werden. Es kann sogar in manchen Fällen durch den entstehenden heftigen Schmerz das Ausspucken des Giftes zu Stande kommen. Indess wird von Schuchardt mit Recht betont, dass auch bei zufälligen Vergiftungen, wenn der Schlingakt schon beabsichtigt war, viel Säure in den Magen kommen kann und kommen muss. Die geätzten Schleimhaut-Partien sehen unmittelbar nach der Aetzung weiss (wie „nasses Pergament“ oder wie „mit Saleppulver bestreut“) aus: erst später kommt die graue, bräunliche Verfärbung und die entzündliche Schwellung. Kommt die Schwefelsäure (an den Mundwinkeln ausfliessend) auf die äussere Haut, so entstehen Flecke von anfänglich grauer, später bräunlicher bis schwärzlicher Verfärbung und fester Consistenz, um welche herum ein demarkirender Entzündunghof im Laufe der nächsten Stunden sich ausbildet (vergl. Samuel in Virchows Arch. 51 [1870] pag. 41). Der weitere Verlauf und die Deutung der Schleimhautveränderungen ist beschrieben unter „Magen“ § 9. IV.

IV. Das Schlucken von Schwefelsäure löst sofort heftige brennende Schmerzen an allen betroffenen Stellen aus, so dass die Patienten stöhnen und sich auf dem Boden wälzen. Die Schmerzhaftigkeit verbreitet sich schnell über den ganzen Unterleib: Druck steigert die Beschwerden. Sehr schnell, manchmal im Laufe der nächsten halben Minute, regelmässig innerhalb 2 bis 3 Minuten stellt sich Erbrechen ein, das anfänglich stark saure, weisslich schleimige, flockige Massen befördert, die sofort zahlreiche abgestossene Epithelien enthalten: bald wird das Erbrochene schwarz bräunlich durch beigemengtes Blut. Das Erbrechen ist sehr schmerzhaft, von starkem Würgen und Schluchzen begleitet und ohne jede subjektive Erleichterung für den Patienten. Gleichzeitig bilden sich die Allgemein-Erscheinungen aus, die jede schwere Magenätzung begleiten. Der Puls wird beträchtlich gesteigert, ist dabei dünn und unregelmässig: die Haut ist blass, kalt, mit klebrigem Schweiss bedeckt, der Patient fühlt sich unbeschreiblich matt, elend, hat schwere Angstgefühle, ist aber allermeistens bei vollem Bewusstsein. Hie und da (bei schwächlichen Individuen, besonders bei Frauen) tritt unmittelbar auf die Säureaufnahme Ohnmacht, Bewusstlosigkeit auf: der Vergiftete stürzt zusammen, hat auch Krämpfe, erholt sich nach einigen Minuten, um nun erst das Erbrechen zu beginnen. —

Die Schmerzhaftigkeit der Mundhöhle und des Magens hält an. Das Schlucken ist so empfindlich, dass nur wenige Tropfen Flüssigkeit unter der grössten Ueberwindung heruntergebracht werden: dabei qualvoller Durst. Es besteht förmlicher Speichelfluss eines dicklich schleimigen, manchmal blutigen Speichels. Die Anfälle von Erbrechen kommen immer wieder neu. Die Sprache ist leise, mühsam, klanglos: Singultus stellt sich ein. Das Gesicht ist manchmal gedunsen. Der Collaps nimmt zu: die Haut besonders der Extremitäten fühlt sich kalt an, der Puls wird so elend, dass man ihn nicht mehr fühlt, ist immer beschleunigt. Unter der höchsten Schwäche kommt der Tod. Meist bleibt das Bewusstsein erhalten: indess sind auch einzelne Vergiftete gegen das Ende dauernd oder vorübergehend bewusstlos, besonders bei sehr schweren, rasch zum Tode führenden Vergiftungen. Manchmal gehen bei solchen Fällen dem Tode schwere Krämpfe, zuerst klonisch, dann tetanisch (Erstickungskrämpfe) voraus.

Tritt Säure in den Kehlkopf, so erfolgt in kürzester Zeit unter schweren asphyktischen Erscheinungen Erstickungstod. — Kommen grosse Säuremengen in den leeren Magen, so kann schnell (in wenigen Stunden) durch Perforation oder auch unter schwerer Blutung der Tod eintreten. Meist dauern indess schwere Vergiftungen 20 bis 30 Stunden: der Tod erfolgt im schwersten Collaps unter den gerade beschriebenen Symptomen. — Wird der erste Angriff der Säure überstanden, so bilden sich dann die Erscheinungen reaktiver Entzündung an den verschiedensten Stellen aus: Schwellungen in der Mundhöhle, Erschwerniss des Schlingens, Veränderungen am Larynxeingang rufen die heftigsten Athembehinderungen hervor, nicht selten sind Neuralgien der unteren Intercostalnerven: Nahrungszufuhr macht neuerdings Erbrechen, oft blutiger Massen. Die Schlingbeschwerden können in den nächsten Tagen sich noch vermehren. Auch die Schmerzhaftigkeit des Larynx, die Druckempfindlichkeit des Unterleibs steigern sich noch: Urin und Kothentleerung sind sistirt oder doch stark vermindert. In der Regel kommt nach den ersten Tagen Temperaturerhöhung. — Unter immer zunehmender Schwäche kommt gegen Ende der ersten Woche oder noch später der Tod.

Erfolgt Genesung, so gehen die Erscheinungen sehr langsam zurück, oft unter neuen Rückfällen von Erbrechen und Schmerzhaftigkeit, die nach Wochen wieder kommen können. Ein merkwürdiges Symptom sind Funktionsstörungen im Bereich peripherer Nerven: Globus hystericus, Intercostalneuralgien, Hauthyperästhesien. Die Nachkrankheiten (Narben, Strikturen etc.) sind schon oben pag. 50 erwähnt. —

V. Von den Funktionirungen einzelner Organe ist folgendes zu sagen.

Die Darmentleerung ist in der Regel angehalten: nur selten erfolgt ganz zu Anfang diarrhoischer Stuhl schwarzer bluthaltiger Massen (Darmätzung?). — Von Interesse ist die Beobachtung Harnacks (Berl. kl. Wschr. 1893 Nr. 47. pag. 1138), dass an einer mit concentrirter Schwefelsäure vergifteten Katze, der zuvor im oberen Ileum der Darm unterbunden war, bei der 30 Minuten nach der Vergiftung vorgenommenen Sektion der Darm unterhalb der Abschnürung deutlich saure Reaktion (von welcher Säure ist leider nicht untersucht) nachgewiesen wurde. Harnack glaubt, dass auch der Darm (wie die Nieren) an der raschen Ausscheidung der Säure sich betheilige. —

Der Harn zeigt sehr bald nach der Säureaufnahme vermehrte Ausscheidung von schwefelsauren Salzen (Alkalien und Kalk): diese Vermehrung ist in den ersten Stunden nach der Vergiftung die bedeutendste, nimmt schon stark in der zweiten Hälfte des ersten Vergiftungstages ab; am zweiten oder längstens dritten Tage ist im Harn keine Vermehrung der schwefelsauren Salze mehr zu constatiren (wichtig für die Diagnose!). Die Menge des Harns ist während der akuten Vergiftungserscheinungen stark vermindert. Anfänglich kann sie ganz unterdrückt sein (Katheter!). Gewöhnlich liegt sie zwischen 100 bis 800 cm³. Die Angaben über Eiweissgehalt sind abweichend. Manche Autoren (Munk und Leyden: Virchow's Arch. 22 [1861] pag. 237) fanden immer, andere nie (Wyss) oder nur selten Eiweiss: wieder andere (Mannkopf: Wien. med. Wschr. 1862 und 1863) in etwa der Hälfte der Fälle. Ebenso schwankend sind die Angaben über Gehalt an Nieren-Epithelien und Cylindern. Harnack (Berlin. kl. Wschr. 1893. Nr. 47) hat schon nach 24 Minuten bei einer schwefelsäurevergifteten Katze starke Veränderung an den Epithelien der Pyramidensubstanz gefunden. — In länger dauernden Fällen ist noch in der zweiten Woche und später Wiederauftreten der Albuminurie constatirt worden.

Von den Nachkrankheiten ist das wichtigste im § 9. IV (Verdauungsapparat) erwähnt. Interessant ist das Cessiren der Salzsäureabscheidung im Magen solange nach der Vergiftung. Dass tiefere Zerstörungen nur durch Bindegewebsbildung heilen und dass dabei Strikturen an verschiedenen Prädilektionsstellen des Digestions-Tractus sich ausbilden müssen, ist gleichfalls dort beschrieben. —

VI. Von dem Sektionsergebniss sind schon in § 9 V die Befunde am Magen erwähnt. — Das Blut reagirt intra vitam immer alkalisch. Saure Reaktion ist eine Leichenerscheinung, die auch als solche besonders erwiesen ist (Mannkopf: Wien. medic. Wochschr. 1862 Nr. 42 pag. 677). Die verzögerte Gerinnung des Blutes ist schon erwähnt. In den Nieren werden immer Veränderungen gefunden, die als parenchymatöse Entzündung gedeutet werden müssen. Der Fund Harnacks von ausgeprägten Veränderungen an den Epithelien der Pyramiden ist schon erwähnt (Berlin. klin. Wochschr. 1893 pag. 1138): er ist nach der Dignität des Fundorts als direkte Schädigung, die der stark saure Harn gemacht hat, zu deuten. Schuchardt

(Maschka's Handbuch II pag. 82) citirt Vergiftungsfälle, in denen schon 1 und 2 Stunden nach der Säurezufuhr Nierenveränderungen constatirt wurden: (opakes Aussehen der Rinde, allgemeine körnige Trübung und trübe Schwellung der Epithelien der gewundenen Harnkanälchen, einzelne Fettkörnchen, Orth) Nach längerer Dauer der Vergiftung Trübung aller Harnkanälchen, die sich (gewundene und gerade) mit Körnern und Tröpfchen-Detritus erfüllt zeigen. Nach Aufhellung mit Essigsäure erkennt man zwar noch in einigen (in den Pyramiden mehr als in der Rinde) die Epithelkerne in normaler Distanz: der grosse Theil der Kanälchen aber ist mit Detritus erfüllt. Das interstitielle Gewebe ist etwas breiter als gewöhnlich. Auch die Leber, das Herz und die quergestreiften Muskeln zeigen Trübung und fettige Degeneration. —

VII. Die viel ventilirte Frage, ob Säure bei der beschriebenen Vergiftung resorbirt werde, ist nach dem ganzen Symptomencomplex aufs bestimmteste zu bejahen: allerdings sind gewisse Einschränkungen hiebei zu machen. Zu allererst müssen wir auf Grund von Merings Versuchen annehmen, dass bei jeder Magenätzung eine starke Transsudation aus dem Blute in den Magen erfolgt und zwar von alkalischer Flüssigkeit, die vor Allem verdünnt und einen Theil der Säure neutralisirt. Weiter ist freie Säure auf keinen Fall im Blute möglich, das lehren übereinstimmend die Beobachtungen von Mannkopf und die Versuche von Walter. Es muss also die Neutralisation der Säure wenn nicht schon im Magen und Darm, dann sicher in der Magenwand erfolgen. Siehe oben pag. 50 und 51.

Die schnell ausgebildeten Veränderungen in den Nieren und die Ausscheidung grösserer Mengen von schwefelsauren Salzen im Harn beweisen andererseits die Thatsache der Resorption. Nach vermehrter Ammoniakausscheidung, die ja beweisend wäre, ist bisher nicht gesucht worden. Gerade der Verlauf der Schwefelsäure-Ausscheidung im Harn zeigt, wie man sich den zeitlichen Verlauf der Aufnahme ins Blut vorzustellen habe: im Anfang rasche Resorption, die nach etlichen Stunden stark nachlässt: (schon am 2. Tag ist kaum mehr eine Vermehrung der Schwefelsäure im Harn zu constatiren: das bedeutet, dass kein schwefelsaures Salz mehr im Blute circulirt, da solches unter gewöhnlichen Verhältnissen sofort in den Nieren ausgeschieden wird). Nach diesen Thatsachen und Ueberlegungen ist auf alle Fälle die Resorption eine beschränkte, gerade im Anfange der Wirkung am raschesten vor sich gehend; die weitere Aufsaugung wird durch irgend welche Gegenwirkung des Organismus (entzündliche Infiltration) gehemmt. Für die Auswahl der therapeutischen Maassregeln ist dies Verhalten jedenfalls von Bedeutung. — Mehr lässt sich über die Resorption zur Zeit nicht sagen. — Ob nicht in einzelnen Fällen, die in kürzester Frist zum tödtlichen Ausgang führen, doch die resorptive allgemeine Säurevergiftung im Spiele ist, kann man wenigstens nicht widerlegen. Aus der Symptomatologie lässt sich ein bestimmter Schluss nicht ziehen, da die Folge-Erscheinungen der schweren Aetzung das klinische Bild beherrschen und die an Thierversuchen constatirten Zeichen der resorptiven Säurewirkung (Dyspnoë und Lähmung) nicht auffallend von den Folgen der Aetzung sich unterscheiden.

VIII. Der Nachweis der Schwefelsäure wird natürlich am besten an den möglichst frisch gewonnenen Massen (Erbrochenes,

Verschüttetes, Mageninhalt, Darminhalt, Reste getrunkener Flüssigkeit etc.) geführt. Die Schwefelsäure ist nebst der Reaktion auf Pflanzenfarben charakterisirt durch die Fällung, die sie mit den löslichen Baryum-Salzen und den löslichen Bleisalzen gibt: schwefelsaures Baryum — schwefelsaures Blei. — Die letzteren Verbindungen sind dann noch als solche des Näheren zu identifiziren. Zweckmässig ist der Vorschlag, die bei der Sektion gewonnenen Massen mit Alkohol zu extrahiren, in welchen nur die freie Säure, nicht die schwefelsauren Alkalien in Lösung gehen. Der hiegegen gemachte Einwand (den ich hier nur erwähne; weil er in sehr gute Lehrbücher der Toxikologie übergegangen ist), die Schwefelsäure werde durch Alkohol in Aetherschwefelsäure umgewandelt, welch' letztere sich den obigen Nachweismethoden (durch Bildung ausschliesslich löslicher Salze) entzieht, ist unzutreffend: verdünnte Schwefelsäure — und um diese kann es sich nur beim versuchten Nachweis handeln — gibt bei gewöhnlicher Temperatur mit Alkohol keine Aethersäure. — Findet man keine freie Säure mehr, so ist wohl meist eine quantitative Bestimmung der schwefelsauren Salze nothwendig. Hiefür ist daran zu erinnern, dass schwefelsaure Salze unter normalen Stoffwechselbedingungen sich im thierischen Körper nur in ganz geringen Mengen finden, am meisten allemal im Harn: das Blut ist so gut wie ganz frei davon. Natürlich sind die Einzelheiten des gerade vorliegenden Falles für sich genau abzuwägen und darnach die Untersuchung anzustellen. —

IX. Die Behandlung ist im Wesentlichen auch schon im Paragraph 9 besprochen. Hervorzuheben ist besonders, dass ein wirklicher Fortschritt in der Behandlung der Säurevergiftung durch die Einführung der Magenspülung erreicht ist. Die früher gehegte Furcht vor Perforation durch Einführung der Schlundsonde ist durch die Erfolge in der Berliner Charité als unnöthig erwiesen. Also möglichst schnelle Ausspülung, natürlich mit weicher Sonde. Die Einführung soll sehr leicht gelingen. Die zweite Indication ist die Neutralisirung, die nächste die Verdünnung der Säure. Beides geschieht durch Trinkenlassen von alkalischen Flüssigkeiten. Das beste ist anerkanntermassen die gebrannte Magnesia in Wasser aufgeschlämmt. Dass natürlich sehr vieles Andere auch brauchbar ist und dass das nächste das Beste ist, versteht sich von selbst. Kreide, Holzasche, Seife sind in jedem Haus erhältliche Dinge, zu denen man darum sofort greift. Wenn es angeht soll man Kohlensäureentwickelung (also kohlensaure Verbindungen) vermeiden wegen der starken Blähung des Magens. — Die Entleerung des Magens mittelst der Schlundsonde dürfte auch noch in etwas späterer Zeit (1/2 bis 1 Stunde) nach dem Verschlucken angezeigt sein, um die Schleimhaut des Magens und besonders des Darms vor der weiteren Säurewirkung zu sichern. Die Thatsache, dass nur in den ersten Stunden grössere Mengen von Sulfaten im Harn erscheinen, zeigt, dass die Resorption bald aufhört. Entweder wirkt hier die Säure weiter entzündungserregend, oder das Blut verliert noch mehr Alkali zur Neutralisirung: für Beides ist die Entfernung des Inhaltes zweckmässig. — Eine allgemeine Maassregel bestünde darin, dem Organismus (Blut) kohlensaures Natron zuzuführen; durch subcutane Einspritzung geht das nicht, weil schon 1 zu 1000 kohlensaures Natron subcutan applicirt starke Schmerzen macht. Dagegen könnte die Application von Kochsalzlösung (7,5 auf

1000 Wasser mit Zusatz von 0,5 Soda) als subcutane Infusion, vielleicht auch als Chlysma verabreicht, vortheilhaft wirken. Bei der starken Flüssigkeitsverarmung, die eine schwere Säurevergiftung im Gefolge hat (Transsudation in den Magen, Erbrechen, Speicheln, Inanition) und die sich ja auch durch die spärliche Harnentleerung anzeigt, ist der Vorschlag reichlicher Flüssigkeitszufuhr, wobei auch reichliche Nierendurchspülung mit erreicht würde, wohl beachtenswerth. — Gegen alles Uebrige ist natürlich nur symptomatisch zu verfahren: durch Darreichen von Eisstückchen in den Mund und zum Schlucken, Trinkenlassen von gekühlten Flüssigkeiten, Anwendung von Analepticis, Zufuhr von Wärme u. s. w.

X. Mit kurzen Worten sei der Verbrennungen der äusseren Haut durch concentrirte Schwefelsäure gedacht. Fälle der Art sind nicht so selten, kommen durch Unglücksfall, aber auch durch absichtliches Bespritzen mit Säure zuweilen vor. Charakteristisch für diese Aetzungen ist die streifenartige Form (Fliessen der Säure). Blasen entstehen nicht: man sieht braunrothe, pergamentartige Schorfe. Diese stossen sich durch Eiterung ab. Die Aetzungen sind gelegentlich tief, führen dann zu langdauernden Eiterungen mit entstellender Narbenbildung. — Möglichst rasches Abwaschen mit grossen Wassermengen (wenig Wasser könnte durch Wärmeentwicklung bei der Hydratbildung noch weiter schaden), ist die einfachste und überall mögliche Behandlung. Weiterhin verfährt man wie bei jeder anderen Verschorfung.

§ 63. Salpetersäure. $NO_3H \,.\, N_2O_5$.

(Salpetrige Säure, Untersalpetersäure, Stickoxyd.)

I. Die Salpetersäure NO_3H kommt im Handel nur in wässerigen Lösungen vor. Die stärkste Concentration ist die mit 68 procent NO_3H von d = 1,414 mit dem Siedepunkt 120,5° C. — Das deutsche Arzneibuch führt rohe Salpetersäure mit 61 % NO_3H bei d = 1,38 bis 1,40, dann reine Salpetersäure mit d = 1,153 und einem procentischen Gehalt von 25 Thl. NO_3H auf. Die sogen. rothe rauchende Salpetersäure ist eine Lösung von Untersalpetersäure in Salpetersäure mit d = 1,45 bis 1,50.

II. Salpetersäure wird vielfach in der Technik, besonders in der chemischen Industrie verwendet, so zur Erzeugung aller Nitroverbindungen (Nitrobenzol, -Glycerin, Pikrinsäure, Schiessbaumwolle, Sprengstoffe!), beim Vergolden mit Goldamalgam etc. Die Hutmacher brauchen sie zum Beizen der Haare, die Kupferstecher und Radirer zum Aetzen der Platten, die Färber zum Beizen, die Messingarbeiter zum Gelbbrennen u. s. w.

Trotz dieser vielfachen Verwendung sind die Fälle von Salpetersäurevergiftung selten. Die ältere Literatur ist vollständig von Schuchardt in Maschkas Handbuch zusammengestellt, weiter ist Böhms Darstellung im Handbuch der Intoxikationen etc. zu vergleichen.

III. Beim Verschlucken von Salpetersäure verlaufen natürlich die ersten durch die Aetzung des Nahrungsweges verursachten Erscheinungen genau, wie bei der Schwefelsäurevergiftung: wüthende Schmerzen, starkes Erbrechen, schwerer Collaps, schlechte Herzaktion u. s. f. Die anatomischen Veränderungen sind zuerst genau dieselben, wie sie andere Aetzsubstanzen verursachen: siehe pag. 49 ff: erst nach einiger Zeit tritt die Gelbfärbung auf, die auf der Xanthoproteinbildung beruht und die zudem nur von stärkerer Säure (über 15 procent) hervorgerufen wird.

IV. Auch die weiteren Erscheinungen sind ganz dieselben wie beim Sulfoxysmus: gewöhnlich wird Zurückhalten von Harn- und Kothentleerung für die ersten Tage angegeben. Im Harn ist Salpetersäure gefunden (Schultzen: Arch. f. A. u. Phys. 1864): von den Nieren werden die Erscheinungen der akuten Nephritis beschrieben. In einem öfter citirten Fall, der von Wunderlich (Programma acad. Lispsiae 1857) beschrieben ist, wurden klinisch und anatomisch die Erscheinungen hämorrhagischer Dickdarmentzündung (Dysenteria) beobachtet. Es handelt sich hier um eine Ausnahme, vielleicht um eine combinirte Vergiftung. — Der Tod erfolgt in schweren Fällen im Laufe des ersten Tages: schwerster Collaps, kaum fühlbare Herzaktion, Kälte der Extremitäten, Bewusstlosigkeit u. s. f. sind die Endsymptome.

V. Ueber die Therapie ist etwas besonderes kaum zu sagen. Das beste ist die Magenausspülung, die möglichst gründlich und vor Allem möglichst bald vorzunehmen ist. Darnach kommen die chemischen Antidota in Betracht, worunter die Magnesia usta an erster Linie, darnach Soda, Kreide, Holzaschenlösung, Seife, Zuckerkalk, Kalkwasser zu nennen sind. Sonst ist die Behandlung symptomatisch, wie bei jeder anderen schweren Magenentzündung.

VI. Zwei Punkte sind noch bei der Salpetersäurevergiftung besonders hervorzuheben. Einmal entwickelt die Salpetersäure beim Erwärmen flüchtige Dämpfe: es müssen desshalb beim Schlucken, beim Erbrechen und bei sonstigen Unglücksfällen ätzende Dämpfe in die Athmungswege kommen. Zweitens erfährt Salpetersäure (die als Neutralsalz in das Blut aufgenommen ist) im thierischen Stoffwechsel solche chemische Umsetzungen, dass sie als Salpetersäure verschwindet. Bei Besprechung der salpetersauren Salze ist diese letztere Frage des Genaueren zu erörtern.

VII. Das Erste, das Eindringen von Salpetersäuredämpfen in die Athmungswege scheint gelegentlich des Verschluckens von flüssiger Salpetersäure kaum vorzukommen, wenigstens ist von hieher gehörigen Erscheinungen in den bezüglichen Krankheitsgeschichten nichts erwähnt. Dagegen liegen in der Literatur eine Anzahl von Berichten vor, wonach durch Einathmen von Dämpfen, die sich unter ganz besonderen Bedingungen aus salpetersauren Salzen, aus organischen (Nitro-) Verbindungen etc. entwickeln, schwere und sogar tödtliche Verletzungen vorgekommen sind[1]). Die Gelegenheiten zu dieser merkwürdigen Vergiftung sind: Verschütten oder Zerbrechen von Salpetersäureballons, Reinigen von Oberflächen unedler Metalle mit Salpetersäure, besonders aber Mischen von Chilisalpeter mit stark

[1]) Die Literatur zusammengestellt von Pott in Deut. med. Wschr. 1884, Nr. 29 und 30, worauf verwiesen sei. — Siehe dazu noch Dragendorff's Jahresber. 1878, pag. 571 und Tändler: Archiv d. Heilkunde 19 (1878), pag. 551.

sauren Düngersubstanzen. Das sogenannte Superphosphat (Knochenkohle) wird mit Schwefelsäure aufgeschlossen und dann mit Chilisalpeter gemengt. Da organische Substanz die Salpetersäure reducirt, so wird immer ein Gemenge der Dämpfe von Salpetersäure, Untersalpetersäure, Stickoxyd, salpetrigen Säure zur Einathmung gelangen. Eine ganz eigenartige Gelegenheitsursache zur Entwicklung solcher Dämpfe sind endlich noch Brandunfälle in den Lagerräumen chemischer Fabriken, wo sie aus den verschiedensten stickstoffhaltigen Präparaten entstehen können. — Die Erscheinungen werden übereinstimmend folgendermassen geschildert. Menschen setzen sich aus irgend welchem äusseren Zwang eine Zeit lang den salpetrigsauren Dämpfen aus. Die Einathmung des giftigen Dampfes macht sofort die bekannten Unbequemlichkeiten der Einathmung ätzender Gase: Erstickungsgefühl, Kratzen, Husten, Druck auf der Brust, Schwindelgefühl; doch gehen diese Erscheinungen bei Einathmen reiner Luft bis auf geringe Reste (Schmerz, Zusammenschnüren in der Kehle) zurück: die Kranken befinden sich scheinbar fast vollständig wohl, essen, legen sich gesund noch zu Bette. Nach mehreren (5 bis 6) Stunden bilden sich fast plötzlich und ganz unerwartet die Erscheinungen der schwersten Athemnoth aus: die Patienten athmen mit der grössten Anstrengung, schnappen förmlich nach Luft, haben die äusserste Erstickungsangst. Meist kommt es zu Erbrechen: auch das Aushusten von gelblichen oder gelbröthlichen, zähen Schleimmassen unter anhaltenden höchst peinigenden Hustenparoxysmen wird berichtet: dabei schlechte Herzaktion, Kühle der Extremitäten, Sinken der Temperatur.

Mit vorübergehenden Besserungen zieht sich das Krankheitsbild durch 20 bis 30 Stunden hin: in den späteren Stadien sind deutliche Lungenveränderungen (verbreitetes Rasseln, pneumonische Infiltrationen [1]) nachgewiesen. Die Patienten sterben bei vollem Bewusstsein unter den Symptomen des Lungenödems. — In den Fällen, die zuletzt wieder günstig verliefen, bestanden bronchitische Erscheinungen (dabei Dämpfung, also lobuläre Pneumonie) mit schwerer Athmungsbehinderung noch durch längere Tage: der ausgehustete Schleim war zähe, citronengelb bis schmutziggelb, von neutraler Reaktion: Harn und Kothentleerung werden als normal bezeichnet. In einem Falle traten die Lungenerscheinungen gegen das schwere Erbrechen zurück. Doch bildete derselbe bei einer Massenvergiftung die Ausnahme: bei allen Betheiligten zeigten sich die Luftwege schwer ergriffen und zwar unter dem Bilde einer akuten entzündlichen Schwellung, die bis in die feinsten Bronchialverzweigungen verbreitet war.

Die geschilderten Vergiftungsfälle werden durch die Annahme am wahrscheinlichsten erklärt, dass die Verätzung und nachfolgende Schwellung der Bronchialschleimhaut die eigentliche Ursache der Erkrankung ist. Die andere Annahme, dass es sich um die Wirkung resorbirter salpetriger Säure handeln könne, wird durch die klinischen Symptome zurückgewiesen: in der obigen Schilderung ist keine für Salpetrigsäure-Vergiftung charakteristische Allgemeinerscheinung enthalten. — Immerhin ist mit der Behauptung, dass es sich um Aetzung

[1]) Vergl. hieher die Schlussbemerkungen über Salzsäure, wo die Wirkung eingeathmeter Säuredämpfe besprochen wird.

handle, nicht Alles aufgeklärt: der zeitliche Verlauf, die geringe Secretion der Bronchialschleimhaut, die eigenartige Beschaffenheit des Secretes, der Symptomencomplex nach anderen Athmungs-Verätzungen bieten Abweichungen, die weiterer Untersuchung bedürfen.

Die Behandlung bestand bisher nur in symptomatischer Bekämpfung der schwersten Störungen: Trinkenlassen von Aqua Calcis, Erwärmung bei Collaps etc. — Einathmungen von Ammoniakdämpfen sollen gute Dienste gethan haben. Doch halte ich diese selbst so gefährliche Substanz nicht für das richtige Mittel, zumal Ammoniak, wie wir mit gutem Grunde annehmen dürfen, nicht tief in die Lungen herunterkommt. Bei besonderen hier angestellten Thierversuchen hat uns das reichliche Inhalirenlassen der zerstäubten gesättigten Lösung von doppelt kohlensaurem Natron gute Dienste gethan. Auch Zumischen von etwas Boraxlösung erscheint im Ernstfalle zweckmässig. Von Kaninchen, die eine Zeit lang den Dämpfen der salpetrigen Säure ausgesetzt gewesen waren, kamen die durch, die sofort ausgiebig mit dem alkalischen Spray behandelt wurden, die anderen starben.

Nach den Erfahrungen, die wir jetzt über die Folgen der Einathmung der salpetrigsauren Dämpfe, speciell über deren Spätwirkung haben, erscheint es geradezu als dringendes Gebot, dass alle diejenigen, die solchen Dämpfen längere Zeit sich aussetzen müssen, sofort energisch mit dem Spray des doppelt kohlensauren Natrons behandelt werden. Das Auftreten der schweren bronchitischen und pneumonischen Symptome, die erst nach Stunden erscheinen, kann man ja durch vorherige Neutralisation der Säure coupiren; es sollte darum in Düngerfabriken, bei Brandunfällen und den sonstigen oben genannten Gelegenheiten die beschriebene einfache Behandlung niemals vernachlässigt werden. — Neben der Neutralisirung kann das Alkali auch verflüssigend auf den zähen Schleim wirken. — Ob unter gewissen Bedingungen prophylaktisch das Respiriren durch Schwämme, die mit Soda-Lösung getränkt sind, empfohlen werden kann, erscheint mir im Erfolg zweifelhaft bei dem ausgesprochenen Widerwillen, den alle Arbeiter gegen Respiratoren haben.

Ueber die Specialfrage nach der Resorption bei Einathmung der Dämpfe von Salpeter- und salpetriger Säure liegen zwei experimentelle Arbeiten vor von Lassar (H. S. Z. 1, pag. 165) und Spiegel (Würzburger Dissertation 1894), die beide darnach keine Salpetersäure im Harn der Versuchsthiere finden. Spiegel beschreibt bei einigen Fällen denselben eigenartigen Verlauf, der in den oben geschilderten Unglücksfällen bei Menschen gesehen wurde: unmittelbar nach Beendigung der Säure-Athmung verhältnissmässiges Wohlbefinden und erst nach etwa einer Stunde einsetzende starke Athmungsstörungen, die bald zum Tode führten. Es scheint in der That, als ob das Epithel der Athmungswege Säuredämpfen den Uebergang ins Blut verwehren könnte.

Wirklich resorbirte Salpetersäure kann natürlich im Blute nur als salpetersaures Natron vorhanden sein (vergl. allgemeine Säure-Vergiftung). Ueber das Schicksal der salpetersauren Salze im Körper sind unsere Erfahrungen im § 68 zusammengestellt. —

VIII. Anhang. Was über die Wirkung der verschiedenen Stickstoffsauerstoff-Verbindungen — das Stickoxydul ausgenommen — zu sagen ist, ist im Wesentlichen mit Vorstehendem erledigt. In Betracht kommen: Salpetersäure, salpetrige Säure, Untersalpetersäure, Stickoxyd.

Das Stickoxyd, das beim Behandeln von Metallen (Kupfer, Blei, Silber) mit Salpetersäure entsteht und desshalb bei verschiedenen technischen Verrichtungen oft zur Einathmung kommen kann, geht sofort beim Zusammentreffen mit Sauerstoff in Untersalpetersäure über, die bekannten braunrothen Dämpfe, deren Wirkung sub VII ausführlich beschrieben ist. Die Experimente von Davy, das Gas einathmen zu lassen, führten desshalb nur zu Aetzvergiftungen. — In alten Versuchen, bei denen man Stickoxyd intravenös applicirte, sah man das Blut braunroth werden, ein Beweiss, dass auch in der Blutbahn die Oxydation zu salpetriger Säure eintrat, welch letztere dann Methämoglobinbildung verursachte. — Sauerstofffreies Hämoglobin gibt nach L. Hermann mit Stickoxyd (bei Luftabschluss!) eine chemische Verbindung (Archiv f. A. und Physiol. 1865. pag. 469), welche Verbindung eine festere als die des O mit Hb sein soll — ein interessanter Fund, der aber nur theoretisches Interesse hat. Mit Hilfe des Stickoxyd-Hämoglobins ist die Constitution des Methämoglobins aufgeklärt (pag. 23).

Untersalpetersäure, die bekannten braunrothen Dämpfe, existirt nur im wasserfreien Zustande. Mit Wasser zusammenkommend i. e. im Momente der Einathmung und der Berührung mit den Schleimhäuten entsteht salpetrige und Salpetersäure. Da diese beiden Säuren in Gegenwart von organischen Substanzen leicht in einander übergehen, so ist es einfach und auch den Thatsachen entsprechend, die Aetzwirkungen all der Stickstoff-Sauerstoffverbindungen zusammen zu besprechen. —

IX. Die Flecken, die die Salpetersäure auf der äusseren Haut macht, nehmen erst nach einiger Zeit die bekannte gelbe Farbe an. (Mit Schwefelammon, dem man etwas Kalilauge zugesetzt, lassen sie sich entfernen.) Die Aetzwirkung bleibt ganz auf den Ort der Application beschränkt Werden grössere Hautstellen getroffen, so können schwere Verletzungen mit Bildung fester trockner Schorfe entstehen. Das Nekrotisirte wird natürlich abgestossen: die Heilung erfolgt durch Eiterung und Narbenbildung. Man hat früher die Salpetersäure als Aetzmittel (z. B. zur unblutigen Eröffnung von Bubonen) benützt und furchtbar entstellende Narben damit erzeugt. —

§ 64. Die Salzsäure, Chlorwasserstoffsäure. HCl.

I. Die Salzsäure ist ein farbloses Gas, das der Luft beigemischt sich mit deren Wasserdampf zu weissen Nebeln verdichtet. Dieses salzsaure Gas löst sich sehr reichlich in Wasser (bei 0° das 500 fache, bei 10° C. das 450 fache Volumen) und bildet die im Handel vorkommenden Salzsäuresorten. Die bei 15° C. gesättigte Lösung hat d = 1,2 und enthält 40 Gewichtsprocente HCl. Das Acidum hydrochloricum des deutschen Arzneibuches enthält 25 procent; dessen „verdünnte Salzsäure" 12,5 procent HCl (Gewichtsprocente). Die rohe Säure des Handels ist mit Eisen, Arsen, Antimon, Chloralkalien verunreinigt.

II. Salzsäurevergiftungen sind trotz der nicht seltenen Verwendung (in der chemischen Technik, Abfallprodukt der Sodafabriken, Kunstwollindustrie, Hüttenbetrieb (Kupfer), Desinfektion, Löthwasser etc.) etwas sehr Seltenes: Böhm stellt im Handbuch der Intoxikationen 14 Fälle zusammen: die meisten betreffen Selbstmordversuche.

III. Der Verlauf ist derselbe wie beim Sulfoxysmus: bei grossen Mengen kann in wenigen Stunden der Tod eintreten. Heftige Magen- und Leibschmerzen, Erbrechen, schwerer Collaps . . . sind die gewöhnlichen Symptome. —

Die Salzsäure ist von den bisher behandelten Mineralsäuren die wenigst stark ätzende. Die Haut wird auch von starker Salzsäure nicht angegriffen (Lesser in Virchows Archiv 83. pag. 215). Die Veränderungen an den Schleimhäuten sind in schweren Fällen von denen durch Schwefelsäure nicht zu unterscheiden (cf. Kapitel: Darmtractus, § 9). —

IV. Die Salzsäuresorten des Handels lassen schon bei gewöhnlicher Temperatur viel gasförmige Salzsäure entweichen: ausserdem wird in manchen technischen Verrichtungen geradezu Salzsäuregas entwickelt, so beim Weichlöthen (des Zinks mit Salzsäure, der übrigen Metalle mit Chlorzink), in der Kunstwollfabrikation, beim Glasiren von Geschirren, bei der Töpferei, Glasfabrikation, in der chemischen Industrie, besonders der Sodafabrikation, beim Verbrennen von Chloroformdampf, also beim Chloroformiren unter künstlicher Beleuchtung u. s. w. — Besondere, schwere Beschädigungen von Menschen sind dadurch nur ganz vereinzelt vorgekommen. — Ausführliche Thierversuche sind von Lehmann angestellt (K. B. Lehmann: Habilitationsschrift, München 1886 und Archiv f. Hygiene: daselbst die Literatur). Zwei promille Salzsäuregas der Athmungsluft zugemischt ist die obere Grenze des Gehaltes, den Thiere einige Zeit ertragen können. Im Anfang zeigt sich Aufregung, später Verlangsamung der Athmung. In der Nase und im Pharynx sieht man in einzelnen Fällen tiefere Aetzung bis zur Geschwürsbildung. Beim frisch getödteten Thier ist in der Trachea seröses dünnschaumiges Secret. In Trachea und Larynx einzelne Ekchymosen, die auch — als nicht constanter Befund — zuweilen im Magen von Kaninchen und Meerschweinchen angetroffen werden. Bemerkenswerth ist, dass bei einer Anzahl von Thieren, die längere Zeit in den Salzsäuredämpfen sich aufgehalten hatten, einige Zeit nach dem Wiederathmen in reiner Luft sich schwere dyspnoetische Erscheinungen ausbildeten, denen dann die Thiere unter Symptomen des Lungenödems erlagen. Die Sektion ergibt pneumonische Veränderungen, d. h. fibrinöse Verstopfungen, die aber immer auf einzelne Alveolen oder Alveolar-Gebiete beschränkt sind, nicht einen ganzen Lappen umfassen: also nicht typische lobäre, sondern alveoläre oder lobuläre Pneumonie. — Dieses Spätauftreten von lobulärer Pneumonie ist auch beim Menschen nach Einathmung von Salpetersäure-Dämpfen beobachtet worden (voriger §, VII.). — Frösche sind gegen Salzsäure-Dämpfe besonders empfindlich, sterben sehr leicht daran.

Am Schlusse seiner Beobachtungen und Betrachtungen über die Folgen der Einathmung von Säuredämpfen kommt Lehmann zu dem Wahrscheinlichkeitsschluss, dass nur die Aetzung und nicht resorptive Wirkungen das ganze Krankheitsbild verursachen.

Aus Sodafabriken, wo Salzsäuredämpfe häufig in die Luft der Athmungsräume kommen, wird von den Arbeitern öfter über Magenbeschwerden als über Athmungsstörungen geklagt. — Selbstverständlich ist, dass schon bei geringem Salzsäure-Dampf-Gehalt in der Luft die sichtbaren Schleimhäute sehr stark leiden (Bindehaut der Augen, Nase, Mundhöhle, Kehlkopf) — siehe oben pag. 42 ff.

Die schwersten Erkrankungen beim Menschen werden gelegentlich bei Chloroformirten dadurch hervorgerufen, dass die aus verbranntem Chloroform bei künstlicher Beleuchtung erzeugte Salzsäure durch längere Zeit ohne jede Abwehr eingeathmet wird. Es sind dadurch schon tödtliche Vergiftungen entstanden.

Zur Behandlung ist kurz zu sagen, dass in Fabriken die gefährdeten Räume gut ventilirt sein müssen. Arbeiter, die an solchen Orten vorübergehend Arbeiten müssen, sollen mit Soda getränkte Tücher vor die Respirationsöffnungen vorbinden. — Bei wirklich geschehener Aufnahme wäre wohl Einathmung von zerstäubter Lösung des doppelt kohlensauren Natrons das beste Antidot und den Einathmungen von Ammoniak-Gas vorzuziehen.

§ 65. Die schweflige Säure und ihre Salze. SO_2 und H_2SO_3.

Literatur:

Sendtner: Schweflige Säure und .... im Schnee. München 1887.
Ogata: Archiv f. Hygiene. Bd. II.
Lehmann, K. B.: Archiv f. Hygiene 18 (1893), pag. 180 und Papierzeitung 1893 Nr. 64 bis 71.
Pfeiffer: A. e. P. Ph. 27 (1890), pag. 261. (Literatur!)
Kionka: Zeitschr. Hygiene 22, pag. 351.

I. Schweflige Säure entsteht beim Verbrennen des Schwefels oder schwefelhaltiger Körper. Sie bildet die stechend riechenden Dämpfe, die durch den Gebrauch der Schwefelhölzer etc. Jedermann bekannt sind.

Im Einzelnen kommt sie vor bei der Schwefelsäurefabrikation. Die durch Verbrennen von Schwefel oder Schwefelmetallen (Kies) entstandene schweflige Säure wird durch Oxydation in Schwefelsäure übergeführt. Weiter wird sie viel gebraucht in Holzstoff-Fabriken (Sulfit-Verfahren). Fichtenholz wird mit starken wässerigen Lösungen von saurem schwefligsaurem Kalk gekocht, wobei reine Cellulose ungelöst zurückbleiben soll. Sodann wird schweflige Säure und deren saure Salze in wässeriger Lösung als kräftig desinficirend wirkendes Mittel benützt zum Conserviren von rohem Obst, von Gelées, Marmeladen und ähnlichen Frucht-Conserven, zum Ausspülen von Fässern und anderen Behältern, in denen zersetzungsfähige Getränke aufbewahrt werden (Bier, Wein etc.). In gasförmigem Zustand frisch entwickelt dient sie beim Schwefeln der Fässer, des Hopfens u. s. w. In besonderen Gemischen wird sie als Conservesalz dem Fleisch, der Wurst etc. zugesetzt. Auch als Desinfektionsmittel inficirter Wohnräume wurde sie früher benutzt (Verbrennen von Schwefel). Wegen ihres Vermögens, Farbstoffe zu zerstören, dient sie zum Bleichen von Stroh, Wolle, von Blumen u. s. w. — Ueber die therapeutische Anwendung siehe später.

Beim Verbrennen schwefelhaltiger Steinkohlen entweicht der ganze Schwefel als schweflige Säure, die, der Luft beigemischt, allmählig zu Schwefelsäure oxydirt wird. Diese, sowie die schweflige Säure selbst kann natürlich die Vegetation umliegender Pflanzungen, sowie auch Bausteine, Metalltheile der Gebäude etc. empfindlich schädigen. — Der Schnee absorbirt sehr gierig diese Säuren aus der Luft: daher ist im länger liegenden Schnee von Städten, besonders von Industriestädten, immer schweflige und Schwefelsäure nachzuweisen. — Weitere chemische Methoden der Darstellung sind: Erhitzen von Metalloxyden mit Schwefel, Erwärmen von Schwefelsäure mit Metallen (Kupfer) oder Kohle. —

Die schweflige Säure, bei gewöhnlicher Temperatur gasförmig, durch Druck und Abkühlung leicht condensirbar, wird von Wasser sehr reichlich aufgenommen (bei gewöhnlicher Temperatur gesättigte wässerige, schweflige Säure enthält 9,5 % SO_2 bei d = 1,046): — (nach Anderen nur 5% SO_2).

II. Der schwefligen Säure kommen im freien Zustande (gasförmig oder in Wasser gelöst) wie allen freien Säuren Aetzwirkungen zu. Ausserdem aber besitzt diese Säure wie ihre neutralen Salze eine, wenn auch nicht sehr hohe, doch ausgesprochene Giftwirkung allgemeiner Art, die wesentlich auf Athmung, Gefässnervencentrum und Herzmuskel gerichtet ist. —

III. Die gasförmige schweflige Säure bringt schon in sehr geringer Verdünnung schwere Belästigung der Respirationsschleimhaut hervor. Bei 0,006 bis 0,01 Volumina auf 1000 ist nur leichte Unbequemlichkeit, Reiz in der Nase und Kratzen in der Trachea zu verspüren. Bei 0,015‰ ist der Aufenthalt schon unangenehmer, doch sind nach ½stündigem Einathmen noch keine besonderen Beschwerden vorhanden: 0,02‰ wird deutlich unbequem und stellt für Ungewohnte die obere Grenze des längere Zeit erträglichen Gehaltes vor: 0,03‰ macht in wenigen Minuten heftiges Beissen in der Nase, Niessen und leichten Hustenreiz. Auffällig ist, dass die erste Zeit des Aufenthaltes in einer solchen Luft (0,03‰ SO_2) am lästigsten ertragen wird: die Empfindlichkeit ist schon in 10 Minuten deutlich abgestumpft. Arbeiter, die in solchen Räumen (Cellulosefabriken) sich regelmässig aufhalten, zeigen eine viel geringere Reizbarkeit und ertragen bis zu 0,04‰ ohne besondere Beschwerden: auch erfreuen sich diese Arbeiter durchgehends guter Gesundheitsverhältnisse, so dass also die Angabe, schweflige Säure erzeuge bei längerer Dauer schon in kleinen Mengen chronische Katarrhe, Störungen der Athmungsschleimhaut (und des Digestionstractus) durch die Beobachtungen in solchen Fabriken widerlegt ist[1]). — Hält man Thiere in Räumen mit höherem Gehalt, so sind die Störungen bald sehr schwere: 0,6‰ tödtet Mäuse in 6 Stunden, 0,8‰ schon in 20 Minuten. Frösche sterben in 1‰ in 15 bis 20 Minuten. — Für den Menschen ist 0,5‰ vollständig irrespirabel: sofort entsteht heftiger Husten und Erstickungsanfälle. Nur ganz flüchtig sei bemerkt, dass die älteren Angaben, wornach Menschen 4‰ SO_2 und mehr längere Zeit ertragen könnten, vollständig unrichtig sind. — Die Erscheinungen, die durch etwas längere Einwirkung der eben bedenklichen Mengen von schwefliger

1) Angabe Lehmann's — oppos. Pfeifer und frühere dort citirte Autoren.

Säure auf den verschiedenen Schleimhäuten hervorgerufen werden, entsprechen ganz den Aetzungen durch die Dämpfe anderer Säuren: es beginnen an allen betroffenen Schleimhäuten die vorhandenen Abwehreinrichtungen kräftig zu funktioniren: Thränen, Niessen, Husten, Schmerz, Schwellung, vermehrte Secretion stellt sich ein. Objektiv ist leichte Trübung der Cornea, Röthung, Schwellung und kleine Blutaustritte auf den Schleimhäuten, bei höherem Gehalt an SO_2 sehr starke Entzündung mit Membranbildung, Blutaustritt mit schwarzbrauner Verfärbung, herdförmige Entzündung des Lungengewebes nachzuweisen. —

IV. Die Annahme, dass die Einathmung schwefliger Säure auch durch Alkalescenzverminderung des Blutes schädigend oder gar tödtlich wirken könne, ist nicht explicite experimentell erwiesen, aber wohl sehr wahrscheinlich gemacht. Schwefligsaure Salze werden durch Kohlensäure nicht gespalten: es muss also im Blute bei Aufnahme schwefliger Säure kohlensaures Natron zersetzt und schwefligsaures Salz gebildet werden. Da eingeathmete schweflige Säure wahrscheinlich vollständig in den Athmungswegen resorbirt wird (cf. gasige Gifte § 7. VIII), so erscheint es als merkwürdiges Zusammentreffen, dass Kaninchen (in Ogata's Versuchen) gerade starben, als sie die ihrem kohlensauren Natron äquivalente Menge SO_2 eingeathmet hatten. —

V. Endlich haben auch die Neutralsalze der schwefligen Säure eine specifische Giftwirkung d. h. der schwefligen Säure kommt, abgesehen von ihrem Säurecharakter (Aetzwirkung und Alkalibindung), noch eine besondere deletäre Aktion auf die höheren Thiere zu, die sie darum auch in den neutralen Salzverbindungen ausübt. Im Wesentlichen handelt es sich um Lähmungserscheinungen.

Frösche zeigen auf 0,01 bis 0,04 Na_2SO_3 subcutan im Laufe von 1/2 bis 3/4 Stunde immer deutlichere Lähmungssymptome: Brust und Kopf sinken auf die Unterlage, reflektorische Fluchtversuche werden träge und unergiebig ausgeführt. Die Lähmung des Centralnervensystems erfasst zuerst die willkürlichen, später die reflektorischen Apparate. Die peripheren Organe sind bei deutlich ausgeprägter allgemeiner Lähmung noch gut reizbar, verlieren aber bald auch ihre Erregbarkeit. Gleichzeitig wird die Herzthätigkeit unregelmässig, aussetzend; der Ventrikel entleert sich immer unvollkommener und bleibt endlich in Diastole stehen (die nach einiger Zeit gefundene Contraktion des Ventrikels ist Leichenerscheinung).

Von den Warmblütern werden bei subcutaner Application Kaninchen und Meerschweinchen schon durch kleinere Gaben (0,6 Na_2SO_3 pro Kilo), Hunde und Katzen erst durch etwas grössere Mengen (1,6 pro Kilo) tödtlich vergiftet. — Die letzteren Thiere werden träge, traurig, bekommen Speichelfluss, etwas später auch Erbrechen und Kothentleerung. Unter starker Unruhe wird die Athmung plötzlich sehr erschwert, später legen sich die Thiere unter Zeichen grosser Schwäche auf die Seite und gehen dann unter continuirlicher Abnahme der Athmung und plötzlichem Stillstand des Herzens (ohne Convulsionen) zu Grunde. Das Herz steht in Diastole: Blut zeigt keine Veränderungen (der Verlauf der Erscheinungen schliesst auch eine stärkere Beschädigung der psychischen Funktionirungen aus). — Die Einzelanalyse der Symptome ergibt, dass der Blutdruck rasch absinkt durch centrale Lähmung der Vasomotoren (sensible Reizung und Erstickung ist ohne Einfluss): gleichzeitig wird die Zahl der Contraktionen stark vermindert: später bleibt auch die Halsmarkreizung erfolglos (Lähmung der peripheren Gefässe). In diesem Stadium erfolgt, nachdem schon vorher die Zahl der Athemzüge und die Ausgiebigkeit der Einzelrespiration stark abgenommen hatte, Stillstand der Athmung (durch künstliche Respiration kann, so lange das Herz noch schlägt, das Thier sich wieder erholen). — Bei intravenöser Injektion verlaufen die Erscheinungen schneller: es genügen für Kaninchen 0,2, für Katzen 0,4 pro Kilo zu tödtlicher Intoxication. — Die Erholung der Thiere nach den schwersten Vergiftungen ist eine rasche (1h) und vollständige. Sie ist wohl dadurch bedingt, dass die schwefligsauren Salze rasch zu schwefelsauren oxydirt werden. Im Harn erscheinen 96,5% als Na_2SO_4 und nur 3,5% als Na_2SO_3. Die Ausscheidung ist schon nach fünf Stunden zu 86% geschehen: das Maximum fällt zwischen die 2. und 3. Stunde nach der Injektion (25%). im Anfang wird noch Sulfit, später nur Sulfat entleert. Mit dieser Annahme stimmt das Versuchsergebniss, dass bei rascher, intravenöser Application kleinere Mengen tödtlich wirken als bei langsamem Einlaufen: es ist also das schwefligsaure Salz selbst, dem die Giftwirkung zukommt. —

VI. Interessant für die Frage der Benützbarkeit der schwefligen Säure als Conservirungsmittel für Speisen und Getränke ist noch die Angabe, dass diese Säure (als freie Säure!) in wässeriger Lösung sehr intensive Aetzwirkung auf die Magenschleimhaut hervorbringt, viel stärker als gleiche Concentrationen der anderen Mineralsäuren dies thuen. Lösungen mit 0,5 bis 1% SO_2 erzeugen ausgedehnte toxische Gastritis und 5procentige Lösungen sollen in kürzester Zeit alle Schichten der Magenschleimhaut und sogar noch die anliegenden Organe in gekocht aussehende Schorfmassen verwandeln: der Tod erfolgt bei den Thieren nach solchen Gaben in wenigen Minuten. Diese intensive Zerstörung wird der bei geringer Temperaturerhöhung schon stattfindenden starken Entwicklung gasförmiger schwefliger Säure zugeschrieben, die rascher in die Gewebe eindringt als eine fixe Säure. Es wird desshalb auch die freie schweflige Säure als sehr schädlich für den Magen angesehen und 0,08 als eine Gabe bezeichnet, die Magenstörungen mit den nothwendigen Folgen im Allgemeinbefinden hervorbringen kann.

Bei diesen Versuchen ist wahrscheinlich die Concentration der Säurelösung von wesentlicher Bedeutung. Wenn Entwicklung gasförmiger SO_2 das eigentliche Nocens ist, so müssen 10 cm^3 5procentiger Lösung schädlicher sein als 100 cm^3 halbprocentiger Lösung.

VII. Die neutralen schwefligsauren Salze erzeugen dagegen vom Magen aus kaum schwere Vergiftung. Uebelkeit, Erbrechen, Durchfälle sind allerdings bei Thieren gesehen. Diese Wirkungen sind wahrscheinlich auf die schweflige Säure zu beziehen, die durch die Salzsäure des Magens frei gemacht wird. Resorbirt scheint sehr wenig zu werden. Kaninchen sind wohl vom Magen aus zu vergiften, nicht aber Hunde, die alsbald durch Erbrechen Alles entleerten. (Anders Kionka!)

VIII. Schwefligsäure und deren Salze waren früher in fast allen Arzneibüchern aufgenommen: jetzt noch ist Acidum sulfurosum (5 bis 9% Gehalt an SO_2) in der schweizerischen, englischen und nordamerikanischen, Natrium sulfurosum und bisulfurosum in noch anderen Pharmakopöen aufgeführt. Neben dem Gebrauch der „Schwefelräucherungen" (als Desinficiens) hat man Lösungen der schwefligen Säure für antiseptische Zwecke in die Harnröhre, in den Uterus eingespritzt, auch in den Magen einnehmen lassen. Die neutralen Salze wurden gegen Infektionskrankheiten empfohlen und gegeben. — Man hat diese Mittel jetzt so gut wie vollständig verlassen, wahrscheinlich mehr wegen der mangelnden Heilerfolge als wegen der zahlreichen unangenehmen Erfahrungen übler Nebenwirkungen. Von letzteren gibt Lewin (Neben W. pag. 609 und 610) eine Anzahl sehr drastischer Beispiele. — Die früher vielfach geübte Verwendung der schwefligsauren und unterschwefligsauren Salze beweist wenigstens, wieviel der Mensch aushalten kann. Erbrechen und Diarrhoen sind angeblich in etwa der Hälfte der Fälle aufgetreten. —

IX. Neuerlichst ist schweflige Säure wieder lebhaft empfohlen und gebraucht als Conservirungsmittel für Fleisch- und Wurstwaaren. Theils in fester theils in flüssiger Form wird sie, mit Glaubersalz, Kochsalz, Borax gemischt, meist als Natrium-, auch als Calciumsalz unter den verschiedensten Namen in den Handel eingeführt. (Präservesalz, Conservirungssalz, Carnat, Treuenit, Floderitt, Preserve Cristall, Meat Preserve Cristall, Preservalin, Lactolin, Fleisch-Erhaltungs-Substanz, Fleisch-Conserve Fluidum, Real Australian Meat Preserve, Kuhlmanns Fluidum etc.) — Der Uebergang in schwefelsaures Salz soll sehr langsam geschehen, so dass nach dem Kochen solchen Fleisches noch gegen ²/₃ der schwefligen Säure vorhanden sind. — Kionka, der dem Gebrauche der Sulfite für Fleisch-Conservirung näher nachgegangen ist, bestätigt die Pfeiffer'schen Resultate, betont als Folge der Aufnahme besonders die zahlreichen capillären Blutungen in Magen, Darm, Nieren, Lungen. Nach Kionka's Schlussfolgerungen ist die schweflige Säure noch giftiger als dies aus Pfeiffer's Versuchen angenommen wurde: besonders hält er die stomachale Darreichung auch mittlerer Mengen nicht für unbedenklich. Gewöhnung findet nach ihm nicht statt. —

X. Ueber die Mengen von schwefliger Säure, die in Fleischconserven wirklich vorkommen, sind mir keine Analysen bekannt. Im Weine wurden 0,02 procent bis herunter zu Spuren nachgewiesen. Weissweine sollen immer reicher als Rothweine sein. Andere Analysen weisen als Resultat von 0,013 bis 0,001 procent auf. Im Allgemeinen wird wohl äusserst selten die schweflige Säure das schädliche beim Weintrinken sein! Indess habe ich auf Befragen von verschiedenen „Weinkundigen" erfahren, dass allgemein in weintrinkenden Gegenden bekannt ist, starkgeschwefelte Weine erzeugen Kopfweh. — Grössere Mengen von schwefliger Säure wurden in Obst und Gemüse nachgewiesen (Brand in Bayr. Industrie- und Gewerbeblatt 1889, Nr. 47).

Die wichtige Frage der Verwendung von schwefliger Säure als Conservirungsmittel bedarf noch weiterer Untersuchung. Mit dem absoluten Verbot schlechthin ist auch nichts gethan: denn der praktische Betrieb des Lebensmittel-Verkehrs bedarf der Conservirungszusätze. Das ganze jetzt vorliegende Beobachtungs-Material enthält noch Widersprüche. Auf der einen Seite wird den Arbeitern in Cellulose-Fabriken, die doch täglich und stündlich kleine Mengen aufnehmen, besonderes Wohlbefinden nachgerühmt, so dass man sogar die schweflige Säure als Heilmittel gegen Phthise empfohlen hat; auch sonst wird von Berufskrankheiten der Menschen, die mit schwefliger Säure regelmässig zu thun haben, nichts berichtet. Die schwefligsauren und unterschwefligsauren Salze sind früher zu mehreren Grammen (angeblich in Italien zu vielen Grammen gegen Malaria) als Arznei gegeben worden, auf der anderen Seite steht der übereinstimmende Ausfall von Thierversuchen, die mit Centigrammen angestellt sind. Die Frage verdient wegen ihrer Wichtigkeit baldige gründliche Erledigung.

XI. Seit den achtziger Jahren sind Einathmungen sehr verdünnter schwefliger Säure als Heilmittel gegen chronische Bronchialkatarrhe empfohlen. Die Erfahrungen lauten nicht gerade ungünstig, doch sind auch in zahlreichen Fällen unangenehme Nebenwirkungen beschrieben. — Immer wieder tauchen neue Vorschläge über denselben Gegenstand in der Literatur auf. Es scheint also doch, dass gewisse Formen der chronischen Bronchitis nicht ohne Erfolg mit dem Mittel behandelt werden. — Vergleiche: Therap. MH. 1887 pag. 355. — Ehlich in Wien. Klin. Wschrift. 1896. Nr. 15. Lignosulfit.

XII. Anhang. Die unterschwefligsauren Salze.

Unterschweflige Säure existirt nur in ihren Salzen: in Freiheit gesetzt zerfällt sie in S und SO_2. Wo darum im Organismus freie Säure vorhanden ist, müssen die unterschwefligsauren Salze nach Art der schwefligsauren wirken. Ueber die resorptive Wirkung der unterschwefligsauren Salze besitzen wir keine Untersuchungen. Von der früher viel geübten therapeutischen Anwendung her wissen wir, dass unterschwefligsaures Natrium im Darmtractus ähnlich wie das schwefligsaure Salz wirkte, Brechneigung, Ekelgefühl, Erbrechen, profuse Durchfälle, zuweilen auch Kopfschmerzen hervorrief. — Es wird jetzt nicht mehr als Arzneimittel innerlich gegeben. — Die Verwendung in der photographischen Technik hat meines Wissens zu Vergiftungen noch keine Veranlassung gegeben. Schwer ist die Giftigkeit jedenfalls nicht.

§ 66. Die Säuren des Phosphors: phosphorige, unterphosphorige, Unterphosphor-, Meta-, Pyro-, Orthophosphorsäure und deren Salze.

Literatur:

Savitsch (Buchheim): Dissertation. Dorpat 1854.
Schuchardt: Zeitschr. rationelle Medicin. N. F. 7 (1855), pag. 235.
Munk und Leyden: Die . . . . Phosphorvergiftung pag. 104 ff.
Schulz, Hugo: A. e. P. Ph. 18 (1884), pag. 176.
Neumann: Dissertation, Rostock 1886.
Schulz: A. e. P. Ph. 23 (1887), pag. 150 (corrigirt Angaben der früheren Publikation).

I. Die älteren Versuche über die phosphorige und unterphosphorige Säure (bis auf Schulz und Neumann) leiden alle an dem schweren technischen Mangel, dass sie mit den freien Säuren angestellt sind (per os und intravenös applicirt). Es ist desshalb die Säurewirkung überall deutlich hervortretend. Trotzdem waren besonders auf Grund von Selbstversuchen die früheren Toxikologen der Meinung, dass den beiden niedrigeren Säuren des Phosphors keine der arsenigen Säure analoge giftige Wirkung zukomme.

Diese Meinung ist durch neue Versuche vollauf erwiesen. Kaninchen ertragen bis zu 2,0 des unterphosphorigsauren Natrons ohne alle Reaktion: ebenso ist die phosphorige Säure in Gaben von 1,0 beim Kaninchen wirkungslos (die anfänglich abweichende Angabe von Schulz ist in der 2. Publikation vom Autor selbst corrigirt).

Ueber die unterphosphorigsauren Salze sind in den letzten Decennien mehr Erfahrungen am Menschen gesammelt worden, da dieselben gegen Tuberkulose empfohlen und gebraucht wurden[1], auch in die französische, englische und amerikanische Pharmakopoe aufgenommen sind. Die Tagesgabe des Kalk- oder Natronsalzes (meist in Sirup gelöst dispensirt) beträgt 0,3 bis 1,0 gr. Grosse Gaben sollen Kopfschmerz, Schwindel, Koliken, Diarrhöen, Nasenbluten . . . erzeugen. Es erinnern diese Symptome an die Wirkung sauerstoffentziehender Salze (z. B. des schwefligsauren Natrons). Wahrscheinlich wird das unterphosphorigsaure Salz zum grössten Theil als phosphorsaures im Harn ausgeschieden (so Schulz). Dagegen wird allerdings auch angegeben, dass die unterphosphorige Säure als solche im Harn erscheine.

II. Unterphosphorsäure ist von Schulz giftig gefunden. Kaninchen starben von 0.1 des Natriumsalzes dieser Säure (Na_2PO_3) (in 2 cm^3 Wasser subcutan auf zweimal gegeben). Die Erscheinungen bestehen in starker Darmreizung: Injektion besonders des Dünndarms, Schwellung der Follikel, zahlreiche hämorrhagische Punkte in Magen- und Darmschleimhaut: sonstiger Befund negativ (A. e. P. Ph. 18. pag. 178). —

III. In geringerem Grade, aber doch deutlich giftig war das pyrophosphorsaure Natron ($Na_4P_2O_7$) (Schulz: A. e. P. Ph. 18. pag. 179). 0,5 subcutan gegeben tödtet nach 12^h ein Kaninchen. Auch hier waren gleichartige Darmerscheinungen wie beim vorigen Salz nachweisbar. Von 1,0 desselben Salzes starben Kaninchen schon nach 3—4 Stunden (unter Erscheinungen centraler Lähmung?).

IV. Vom metaphosphorsauren Natron ($NaPO_3$) wurden 0,5 vom Kaninchen ertragen, 1,0 aber auf einmal gegeben wirkte tödtlich. Der Magen zeigte ausgedehnte Entzündung und braunschwarz verfärbte Ekchymosirung.

Der gleichen Ansicht sind Gamgee, Priestley und Larmonth (Journ. Anat. Physiol. 11. ref. Centrbl. 1879. pag. 253): sie erklären die Orthophosphorsäure für ungiftig, während Meta- und Pyrosalze giftig seien. In der Beschreibung der Symptomatologie weichen sie allerdings von der obigen Darstellung etwas ab. Nach ihnen sind beide Säuren Herzgifte und zwar die Pyro-Verbindung das stärkere: ausserdem soll sie auf das vasomotorische und das Athmungs-Centrum lähmend wirken. Bei länger dauernden Vergiftungsfällen werde fettige Degeneration des Herzmuskels, der Nieren und der Leber angetroffen. So bei subcutaner Application. Bei Ein-

[1] Vergl. z. B. Therapeut. Monatsh. 1892, pag. 145 (ref. aus British medic. Journal 17. Oktober 1891).

führung per os sollen Hunde nur Erbrechen, Kaninchen gar keine Erscheinungen darbieten. —

V. Die Phosphorsäure — Orthophosphorsäure H_3PO_4.

Die Phosphorsäure hat keine specifische Giftwirkung. Natürlich wirkt die freie Säure ätzend, um so stärker, je concentrirter sie genommen wird. Weiterhin muss sie bei der Resorption oder direkt ins Blut gespritzt die Erscheinungen der allgemeinen Säurevergiftung herbeiführen. Versuche dieser Art sind von Munk und Leyden (die akute P-Vergiftung, Berlin 1865), später von Oré, Guttmann und Kobert angestellt (Schmidt's Jahrbücher 179. [1878] pag. 225 ff.). Walter (A. e. P. Ph. 7. [1877] pag. 159), hat an Kaninchen vom Magen aus allgemeine Säurevergiftung gemacht.

Die Aetzwirkung der Phosphorsäure ist geringer als die der anderen Mineralsäuren. Aetzvergiftungen am Menschen sind nicht bekannt.

Die neutralen Salze der Phosphorsäure sind wesentliche Bestandtheile aller thierischen und pflanzlichen Organismen, kommen daher in allen unseren Nahrungsmitteln vor und können darum in mittleren und kleineren Gaben keine Giftwirkung äussern. Von der physiologischen Bedeutung ist hier nicht weiter zu sprechen. Der Mensch entleert mit dem Harn in 24^h gegen 3 gr Phosphorsäure.

Das phosphorsaure Natron Na_2HPO_4 wurde eine Zeit lang als Abführmittel in Gaben bis zu 30,0 gebraucht. In kleineren Mengen sollte es harnsäurelösend wirken und wurde desshalb bei Gicht und Lithurie gegeben. Es wird sehr langsam und unvollständig resorbirt: daher gerade die Abführwirkung. Ueber die Folgen von intravenös gegebenen grossen Mengen des sogen. neutralen Natriumphosphates hat Kobert experimentirt (Schmidt's Jahrb. 179. [1878] pag. 225, hier pag. 229). Vergl. dazu auch das Kapitel Natriumsalze § 21.

Das saure phosphorsaure Natron (NaH_2PO_4), das eine starke Affinität zu Alkalien besitzt, hat natürlich Säurewirkung. Es gelingt sehr leicht beim Kaninchen damit die Erscheinungen der allgemeinen Säurevergiftung herbeizuführen. Bei Verabreichung dieses Salzes in den Magen ist daran zu denken, einmal dass die Resorption eine langsame und unvollständige ist und zweitens dass durch Ammoniak und kohlensaure Erdalkalien die Phosphorsäure in unlösliche Verbindungen übergeführt wird. Auch unter normalen Ernährungsbedingungen enthalten die Kothmassen sehr namhafte Mengen phosphorsaurer Salze (Erden). In diesem Verhalten liegt die ausreichende Erklärung für abweichende Angaben über Wirkungen dieses Salzes.

Eine sehr merkwürdige Wirkung von kleinen durch längere Zeit täglich genommenen Gaben freier Phosphorsäure (0,05 gewöhnlich) beschreibt H. Schulz in Therap. M. H. 5. (1892) pag. 126 ff. Die Versuche sind an gesunden jungen Männern (Studenten) durchgeführt. Als Wirkung wurde (nicht bei Allen) anfallsweise Herzklopfen und Pulsbeschleunigung constatirt. Eine Erklärung dieser eigenartigen Beobachtungen gibt der Autor nicht. — (Es ist daran zu denken, dass es sich um eine vom Magen ausgelöste Reflexwirkung aufs Herz gehandelt hat, ganz im gleichen Sinne wie sich das für die Wirkung des Fleischextraktes und der Kalisalze durch die Beobachtungen von Lehmann herausstellte. Bei manchen Menschen bedarf es sehr geringer Reizungen des Magens (nüchternes Trinken von Wasser, von Salzen, Säuren etc.), um eine reflektorische Steigerung der Herzaktion auszulösen. Die Angaben von Kobert, der weit grössere Mengen verdünnter Phosphorsäure trinken liess, lauten in Uebereinstimmung mit vielen früheren Notizen dahin, dass durch Säuretrinken die Pulsfrequenz abnehme.)

§ 67. Die chlorsauren Salze ($HClO_3$, $KaClO_3$).

Literatur.

Jacobi: American medic. Times 1861.
Jäderholm: Zeitschr. Biologie 12 (1877), pag. 227.
Tacke: Dissertation, Bonn 1878.
Marchand: Virchow's Archiv 77 (1879).
Hofmeier: Deut. med. Wochschr. 1880 Nr. 38 u. 39 und Dissertation, Berlin 1880.
Riess: Berlin. klin. Wochschr. 1882, Nr. 52.
Gäthgens: Berlin. klin. Wochschr. 1883.
von Mering: Das chlorsaure Kali. Monographie. Berlin 1885.
Weinert: (Uebersicht der Casuistik) Dissert., Halle 1885.
Stokvis: A. e. P. Ph. 21 (1886), pag. 169.
Marchand: A. e. P. Ph. 22, pag. 201 und 23, pag. 273 und 347.
Sudeck: (pathol. Anatomie) Dissertation, Würzburg 1890.

I. Von der Chlorsäure kommen nur die Neutralsalze und hierunter besonders das chlorsaure Kalium als das häufigst verwendete für den Toxikologen in Betracht. Die freie Chlorsäure wird nicht gebraucht und ist darum ohne Bedeutung. Das schwere Vergiftungsbild, das die chlorsauren Salze gelegentlich hervorbringen, ist in all seinen Einzelheiten aus der einen Grundwirkung, Umwandlung des Oxyhämoglobins in Methämoglobin erklärbar.

II. Die chlorsauren Salze sind sämmtlich giftig, am giftigsten würde sich die freie Chlorsäure erweisen, wenn sie zur Anwendung käme. Die Angabe, dass die verderbliche Wirkung des chlorsauren Kalium als Kaliumwirkung aufzufassen ist, ist sicher unrichtig und durch zahlreiche Thierversuche überzeugend zurückgewiesen. Man kann sogar sagen, dass das Kaliumchlorat zusammen mit dem Na-Chlorat das verhältnissmässig ungefährlichste Salz der Chlorsäure ist. Durch besondere Versuche von Mering's ist erwiesen, dass die Grundwirkung auf die Blutkörperchen (Methämoglobinbildung) am raschesten von der freien Chlorsäure, darnach von dem Ammonsalz (dann von der Mg-, Ca-, Sr-, Ba-Verbindung), am spätesten von dem Na- und Ka-Salz hervorgebracht wird. Ausschlaggebend hiefür ist die Stabilität der Salze; diejenigen, in denen die Säure schon durch die schwächsten chemischen Angriffe von dem Metall getrennt wird, sind die gefährlichsten: das Ka-Salz ist darum als das stabilste immer noch das für therapeutische Verwendung unbedenklichste (Mering: l. c. pag. 90).

III. Chlorsaures Kalium, monoklinische Tafeln oder Blättchen, bei gewöhnlicher Temperatur in 16 bis 17 Wasser (bei 100° C. in 2 Theilen) löslich — schmilz bei 334° C.

Chlorsaures Natrium, regulär krystallisirend, bei 20° C. schon in 2½ Theilen Wasser löslich.

Die chlorsauren Salze geben mit Schwefel oder Schwefelmetallen, dann mit Kohle und organischen Stoffen gemischt explosible (!) Gemenge: daher ihre Verwendung in der Feuerwerkerei. Mit concentrirter Schwefelsäure bilden sie das explosible Chlorhyperoxyd.

Die chlorsauren Salze sind quantitativ bestimmbar nach der Umwandlung zu Chloriden durch Behandeln mit Zinkstaub oder schwefliger Säure in saurer Lösung. Es wird dann Chlorsilber gefällt und gewogen (von Mering). — Eine andere Methode (E. Schmidt: A. e. P. Ph. 23, pag. 299) erhitzt mit Salzsäure und reinem (jodsäurefreiem) Jodkalium. Das ausgeschiedene Jod wird mit Lösung von unterschwefligsaurem Natrium (1/10 Normal) titrirt. — Chlorsaure Salze geben die folgende (qualitative) Reaktion: man versetzt mit schwefelsaurer Indiglösung bis zu hellblauer Färbung, säuert mit Schwefelsäure an und fügt schwefligsaures Natrium zu, worauf der Indig entfärbt wird.

IV. Die Unglücksfälle mit chlorsaurem Kalium geschehen fast alle gelegentlich der therapeutischen Anwendung. Von der zum Gurgeln bestimmten Lösung wird geschluckt, das für Mundwasser bestimmte Salz wird in grossen Mengen innerlich genommen. Besonders schwere Vergiftungsfälle sind vorgekommen durch Verwechslung mit Bittersalz (Abführsalz). Das chlorsaure Kalium wird vom nüchternen Magen aus schnell resorbirt.

Das chlorsaure Kalium ist ein wichtiges Heilmittel für Erkrankungen der Mundhöhle: auch für Nasenspülung wird es verwendet. Der innerliche Gebrauch könnte wohl entbehrt werden: wenigstens sollte man sich auf ganz kleine Gaben (bis 2,0 im Tage) beschränken und strenge die alte Regel befolgen, das gefährliche Salz nur in den vollen Magen (während der Mahlzeit) nehmen zu lassen.

Die interessante Geschichte der allmähligen wissenschaftlichen Aufdeckung der schweren Giftwirkung des chlorsauren Kalium ist in der Monographie von Mering's zusammengestellt. — Für die Pathologie der Intoxikation sind die Arbeiten Marchand's (in Virchow's Archiv und im Archiv für experimentelle Pathologie) ausschlaggebend.

V. Das chlorsaure Kalium wirkt dadurch, dass es die rothen Blutkörperchen alterirt und speciell deren Farbstoff in Methämoglobin umwandelt: mit der letzteren Wirkung ist Gestaltveränderung, Zerfall der rothen Blutkörperchen verbunden und durch das Zusammenwirken der Folgeerscheinungen, die aus dieser schweren Blutstörung resultiren, tritt schwere Erkrankung, selbst der Tod ein. (siehe Blut: pag. 22 ff).

—

Versetzt man überlebendes Blut mit einem chlorsauren Salz, so wird das Blut zuerst heller, gesättigter ziegelroth (Salzwirkung). Bald aber (bei verschiedenen Blutarten verschieden schnell, beschleunigt durch Erwärmen und andere Eingriffe [besonders Säuerung!]) bekommt das Blut einen dunkelrothen bis schmutzigbraunen Farbenton. Diese Verfärbung nimmt rasch zu und nach einiger Zeit ist das Blut in eine chocoladen- bis sepiabraune Masse verwandelt. Gleichzeitig wird es dicklicher, schwerer flüssig, zäher und bildet nach einigen Tagen eine immer fester werdende zuletzt kleisterähnliche Masse. Es ist interessant zu bemerken, dass auch reines Hämoglobin (anhaftende

Stromata?) binnen 48h mit $KaClO_3$ zu einer festen braunen Masse wird (von Mering: l. c. pag. 124). Dabei wird nach v. Mering's Angabe eine bestimmte Menge von $KaClO_3$ reducirt zu KaCl. Diese Reduktion geschieht auch nach desselben Autors Versuchen im lebenden Blute: sie wird durch Hämoglobin, nicht durch andere Stoffe des Blutes hervorgebracht (v. Mering: l. c. pag. 122 bis 125 ff.). Dem widersprechen direkt Marchand und E. Schmidt, die alles Chlorat im Harn lebender Hunde wiederfinden (A. e. P. Ph. 23 pag. 300 u. 303).

VI. Zur Erklärung des von allen Autoren (von Mering, Marchand... siehe Cahn: A. e. P. Ph. 24, pag. 180) übereinstimmend betonten Unterschieds in der Empfindlichkeit der verschiedenen Thierklassen gegen Kaliumchlorat hat von Limbeck eine Anzahl interessanter Versuche an überlebendem Blute angestellt (A. e. P. Ph. 26, pag. 39), deren wesentlichste Ergebnisse sind: Kaninchenblut zeigt sich salzreicher, der isotonische Werth des Blutplasmas liegt höher als beim Menschen- und Hundeblute. Gegen stärkere Salzlösungen ist Kaninchenblut sehr resistent, insofern nachfolgende Verdünnung mit isotonischer Kochsalzlösung zeigt, dass Hunde- und auch Menschenblutkörperchen viel schneller und viel schwerer gelitten haben. — In isotonischer Natriumchloratlösung beginnen Blutkörperchen bald zu verschwinden, sich aufzulösen, so dass deren Zahl bald sehr stark abgenommen hat (Kaninchenblut widersteht länger). Dabei zeigt sich, dass zuerst die Braunfärbung und dann erst die Abnahme der Zahl sich einstellt, d. h. die erste Veränderung ist die Met-Hb-Bildung und dann erst beginnt die Blutkörperchenlösung und Zertrümmerung. — Sauerstoffbestimmungen im Met-Hb-haltigen Blute vide v. Limbeck: l. c. pag. 57 ff.

VII. Die Beobachtung der Blutkörperchen intra vitam sind von Riess am Menschen, sehr sorgfältig und ausführlich von Marchand an Hunden (u. a. Thieren) angestellt und beschrieben. Zunächst ist mit aller Sicherheit erwiesen, dass Met-Hb im Blute intra vitam und zwar innerhalb der rothen Blutkörperchen vorkommt. Austreten von Farbstoff besteht wahrscheinlich nicht (nur bei Katzen!). Das spontan aus den Blutproben, die durch Aderlass den vergifteten Hunden entnommen wurden, abgeschiedene Serum ist farblos (A. e. P. Ph. 23, pag. 283), während das Blut sogleich beim Aderlass deutlich Met-Hb enthält. Riess beschreibt vom Blute eines Menschen: Ein grosser Theil der Blutkörperchen (1/5) ist im grössten Theil seines Stroma vollständig entfärbt und enthält nur Reste des Hämoglobin in Form kleiner rundlicher Kügelchen und Körnchen, die im Stroma zerstreut liegen. Dabei sind diese Erythrocyten meist etwas kleiner als die normalen; von länglicher, elliptischer Form. Solche gefärbte Körnchen finden sich auch frei im Serum. — Marchand gibt folgendes an: Neben den gesunden rothen Körperchen finden sich zahlreiche, geschrumpfte, entfärbte, stark verkleinerte, zusammengefaltete (kappenförmig) oder solche mit kleinen abgeschnürten Kügelchen am Rande, dann ziemlich viele farblose blasse Ringe, welche einzelne Körnchen Farbstoff enthalten — ausserdem zahlreiche Blutplättchen. — Die Zersetzung der Blutkörperchen beginnt sehr bald und ist die erste und ausschlaggebende Veränderung. — Dabei ist Abnahme der Alkalescenz des Blutes angegeben und wahrscheinlich mit allen Folgen (CO_2-Verminderung) immer vorhanden. — Die Zahl der kreisenden Blutkörperchen ist stark vermindert (siehe unten).

VIII. Erfolgt der Tod sehr rasch (in einigen Stunden), so findet man keine Veränderung als die des Blutes. — Tritt der Tod erst später ein, so ist neben der Blutveränderung starke Milzschwellung ausgebildet. Dazu kommt dann noch unter Zunahme der Milzschwellung Hämoglobinausscheidung in Nieren und Harn, die durch Verstopfung der Kanälchen zu völliger Anurie führen kann. In diesem Stadium kann man schon eine deutliche Besserung der Blutveränderungen beobachten. — Ueber die Wege, auf welchen die veränderten Blutkörperchen ausgeschieden werden, siehe Näheres bei Blut pag. 26 und pag. 57 ff.

In der Milz im Anfang und auf der Höhe der Schwellung findet man die dort abgelagerten zerstörten Erythrocyten in grossen Mengen in der tiefrothen Pulpa: eigenthümlich zusammengeballte rothe Körperchen, solche in verschiedenem Zustande des Verfalls, zum Theil entfärbt, der Farbstoff zu runden Kügelchen zusammengeflossen, die noch im Stroma liegen, auch viele freie Körnchen.

Die Leber ist meistens sehr bald (mit der Milz) und manchmal sehr beträchtlich vergrössert. In ihr werden die zu Grunde gegangenen Blutkörperchen weiter verändert: es wird darum eine Galle reicher an Farbstoff und von sehr dicklicher zäher Consistenz gebildet, welche Beschaffenheit ich in einem mir zur Untersuchung übergebenen Präparat (20jähriger Mann) von ganz auffallender Ausbildung angetroffen habe. Diese Zähigkeit reicht für sich allein hin, die sehr häufig beim Menschen constatirten, (wahrscheinlich immer vorhandenen) Zeichen des Icterus zu erklären. Die Galle fliesst in sehr wenig dichten Wänden (Capillaren). So wie dem Vorwärtsbewegen der Galle ein Hinderniss entgegengestellt wird, geht sie ausserordentlich leicht in die Leberlymphgefässe über, die sie nun aus der Leber ab- und dem Blute zuführen. Je umfänglicher dieser abnorme Gallenaustritt stattfindet, desto deutlicher sind die Zeichen des Icterus. Marchand gibt bei seinen Versuchen an verschiedenen Stellen an, dass er an den Skleren, am subcutanen Bindegewebe keine Zeichen von Icterus, wohl aber im Harn deutlich Gallenfarbstoff gefunden habe. Mit dem letzteren Fund ist eigentlich der abnorme Gallenübertritt in das Blut, also der Icterus bewiesen: Die Menge dieser Galle war nur zu gering, um auch in den Geweben eine von freiem Auge erkennbare Gelbfärbung hervorzubringen. Für den Nachweis der Anhäufung des veränderten Blutfarbstoffes in der Leber citire ich die nachfolgende Beschreibung von Marchand (A. e. P. Ph. 23 pag. 282).

„Besonders bemerkenswerth (bei der mikroskopischen Untersuchung der gehärteten Leber) ist das Vorhandensein sehr zahlreicher Pigmenthäufchen von röthlich brauner Farbe, welche zweifellos in den Blutcapillaren selbst sitzen und dieselben stellenweise vollständig verstopfen. Zwischen ihnen und den Leberzellen ist die Capillarwand erkennbar. Das Pigment bildet meistens rundliche Körner von verschiedener Grösse, welche zu grösseren Ballen vereinigt und allem Anschein nach an zellige Elemente gebunden sind. Dafür spricht das Vorhandensein eines gefärbten rundlichen Kerns inmitten des Pigmenthäufchens.“ (Leukocyten, die die freien Pigmentkörner in sich aufgenommen haben!) — Einen ganz ähnlichen Befund erheben die Beobachter an der menschlichen Leber. Gallenpigment in den Leberzellen und in den Gallencapillaren, ferner um die kleinen Venen, so dass dieselben von einem gelben Ring umgeben sind (gefüllte Lymphscheiden). Andere Pigmentmassen sind in den Blutcapillaren und zwar in weissen Blutzellen abgelagert, deren Leib erheblich vergrössert und deren Kerne meistens noch vorhanden sind (Sudeck: l. c. pag. 14).

Man kann daran denken, dass die theilweise Verlegung der Blutcapillaren der Leber zusammen mit der zähflüssigen Beschaffenheit des Blutes ein solches Hinderniss der Blutbewegung im Darm abgibt, dass damit die enormen Stauungs-Erscheinungen, die man im Darm menschlicher Leichen sieht, erklärbar werden. Die Folge der Unterbindung der Vena portarum ist ja enorme Blutüberfüllung des Darms bis zum Blutaustritt. Allein diese Annahme ist jedenfalls nicht der einzig zureichende Erklärungsgrund: denn bei tödtlich vergifteten Hunden wird ausdrücklich als Sektionsbefund angegeben, dass im Magen und Darm die Schleimhaut überall blass, ohne Spur von Veränderung, Ulceration, Hämorrhagie, Erosion oder dergl. gefunden wurde, obwohl doch bei diesen Thieren die Störungen in der Leber ebenso hochgradig wenn nicht stärker ausgesprochen sind als in der Leber des Menschen. —

Der Verdauungs-Tractus beim Menschen ist bei längerer Dauer der Erkrankung fast allemal und oft sehr schwer verändert. Die Magenschleimhaut ist verdickt, zeigt Blutpunkte, an einzelnen Stellen Substanzverluste. Auch im Dünndarm Schwellung der Schleimhaut und der Follikel, besonders im unteren Ileum wird starke Füllung der Gefässe und Vergrösserung der Peyer'schen Haufen angegeben. Im Dickdarm dasselbe: dunkelschieferige Flecken, Hyperämie besonders der Faltenhöhen mit Ekchymosen. Die Erklärung für diese Veränderung ist nicht aus der ätzenden Wirkung des chlorsauren Kalium zu führen, das ja wahrscheinlich schon im Magen in kurzer Zeit vollständig resorbirt ist, sondern durch innere Ursachen (welche ausführlich bei Blut pag. 30 ff. discutirt sind). Für Kaninchen und Meerschweinchen nimmt allerdings Marchand eine örtliche Aetzung des Magens an (?).

In den Nieren wird ein Theil des Farbstoffes ausgeschieden in der Form fester, glänzender dunkelbraun gelber oder grünlichbrauner Tröpfchen und Klümpchen, die zusammenbackend die Harnkanälchen als sogenannte Hämoglobincylinder ausfüllen können. Einzelheiten sind schon bei Blut (blutkörperchenlösende Substanzen) angegeben. Es ist bis jetzt nicht aufgeklärt, wie bei der Chlorat-Vergiftung, bei der ja doch der veränderte Farbstoff nicht gelöst im Blute circulirt, die Ausscheidung in den Nieren zu Stande kommt. Ob doch vielleicht eine ganz langsam vor sich gehende Lösung, oder aber erst eine Lösung in der Niere passirt, worauf dann erst die Ausscheidung erfolgt, ist z. Zt. nicht zu entscheiden. Im entleerten Harn, der ganz dunkel, schwarz, undurchsichtig ist, setzt sich ein starkes, schwarzbraunes Sediment, aus den glänzenden Farbstoffschollen gebildet, ab. Filtrirt man, so erhält man eine rothbraune Flüssigkeit, die manchmal im Spektroskop schwach die Streifen des O-Hb, nicht immer und immer nur schwach den Streifen des Met-Hb im Roth, dagegen meist nach Behandeln mit Schwefelammon den Streifen des reducirten Hämatins gibt (im Grün, zwischen D und E). Ob Hämatin, das jedenfalls das schwarze Harn-Sediment hauptsächlich ausmacht, schon in der Niere entsteht, oder ob es erst in dem Harn gebildet wird, ist nicht entschieden: mir ist das erstere wahrscheinlich. — Der Harn ist natürlich stark eiweisshaltig und bleibt dies auch noch, wenn kein Farbstoff mehr ausgeschieden wird. Anhaltender hoher Eiweissgehalt erscheint von sehr schlimmer Vorbedeutung.

Die auffallendste Veränderung des Harns, die bisher vielfach beobachtet, aber noch gar nicht diskutirt wurde, ist dessen stark alkalische Reaktion. — Dieselbe deutet auf eine Blutveränderung, die bisher noch nicht beachtet worden ist (cf. oben pag. 69).

Die Untersuchung der Niere ergibt vor Allem die Verstopfung der Henle'schen Schleifen und der Sammelröhren mit Hämoglobincylindern, zwischen denen einzelne hyaline Cylinder sitzen. Beim Menschen ist häufig eine so vollständige Infarcirung beobachtet worden, dass complete Anurie mit typischen urämischen Symptomen sich ausbilden musste. Sonst sind die Nieren histiologisch eigentlich wenig verändert. Die Tubuli contorti werden als weit, die Kerne der Epithelien aber als gut färbbar, nur einzelne Zellen am inneren Saum beschädigt angegeben. Wo (selten) in den Tubulis contortis Hb-Cylinder sitzen, erscheinen die Epithelzellen von ihnen comprimirt. Das Gleiche ist an den sonst unversehrten Epithelien der geraden Kanälchen zu constatiren. (Ueber eigenartige Befunde bei Marchand: A. e. P. Ph. 23 pag. 293 und Sudeck: l. c. pag 17.)

IX. Von einer vollen Erklärung des Vergiftungsbildes ist zur Zeit noch nicht die Rede. Dass das chlorsaure Salz die nächste Ursache ist, das ist wohl sicher bewiesen: einen dies präcis illustrirenden Versuch beschreibt Marchand (A. e. P. Ph. 23. pag. 349). 1 gr $NaClO_3$ pro Kilo in 73 Minuten langsam einem Hunde in eine Vene infundirt, macht gar keine Erscheinungen, dieselbe Menge in 30 Minuten gegeben, verursacht starke Vergiftung, in 10 Minuten tödtliche Intoxikation: d. h. die Menge des auf einmal im Blute Kreisenden ist wesentlich für den Eintritt einer Giftwirkung. Dabei ergibt aber eine von Marchand durchgeführte Vergleichung des zeitlichen Verlaufes der Ausscheidung des Chlorates im Harn und des Eintrittes der Blutveränderungen, dass letztere erst beginnen, wenn die Hauptmasse des Chlorates bereits ausgeschieden ist. Gerade wegen dieser (und noch mancher anderer) eigenartigen Verhältnisse bei diesem merkwürdigen Gifte ist es mir immer wahrscheinlich gewesen, dass erst eine bestimmte uns noch unbekannte Veränderung an den Blutkörperchen gesetzt sein muss, bevor die Met-Hb-Bildung beginnt (vide Cahn: A. e. P. Ph. 24. pag. 180 etc.).

X. Es ist schon erwähnt, dass die Blutkörperchen verschiedener Thiere von verschiedener Widerstandskraft gegen die chlorsauren Salze sind. Dem entspricht im Grossen und Ganzen auch die Empfänglichkeit der einzelnen Thierklassen für diese Salze. Pflanzenfresser sind vom Magen aus nur schwer zu vergiften (Kaninchen 10,0 pro Kilo gegen 1,0 bei Katzen). Viel empfindlicher dagegen sind Fleischfresser und unter diesen scheinen Katzen die empfänglichsten. Siehe hiezu Cahn: A. e. P. Ph. 24. pag. 180. Die vielfachen Erfahrungen, die über den Menschen aus der therapeutischen Anwendung vorliegen, haben zu einer vollständig geklärten Einsicht, wann gewisse Gaben vergiftend wirken, noch nicht geführt.

Man weiss vor Allem, dass selbst mittelhohe Gaben vom nüchternen Magen aus sehr bedenklich sind, dass Erkrankung der Nieren, eine schon bestehende fieberhafte oder sonstige Stoffwechselstörung die Gefahr sehr erhöht. Immerhin sind manche Fälle berichtet, bei denen ohne nähere uns bekannte Ursache schwere Vergiftung eintrat, während in zahlreichen anderen Fällen viel grössere Gaben gut ertragen wurden. Todesfälle von 15,0 $KaClO_3$ verursacht sind mehrere in der Literatur berichtet: in den 50er Jahren aber wurde $KaClO_3$ besonders von französischen Aerzten bis zu 30,0 und mehr im Tage therapeutisch angewendet (siehe v. Mering: l. c. pag. 12 ff.).

XI. Noch nicht besprochen sind Circulations- und Respirations-Apparate. Es ist wahrscheinlich, dass mit der Umwandlung der rothen Blutkörperchen eine tiefe und anhaltende Blutdrucksenkung einhergeht. Wir dürfen dies erschliessen aus der gleichartigen Wirkung aller methämoglobinbildenden Substanzen, von denen Lähmung des vasomotorischen Apparates erwiesen ist (siehe Gruppe der salpetrigen Säure). Weiter deuten darauf die Zeichen schwerer Adynamie am Menschen (Abgeschlagenheit, Müdigkeit, Ohnmachtsgefühl) und endlich die niedrigen Zahlen der Blutkörperchen, die bei Zählungen gefunden sind (Marchand). Diese Verminderung ist einmal durch das Zugrundegehen und Ablagern der beschädigten Erythrocyten ausserhalb der Blutbahn, sodann aber auch durch die Veränderung der Blutkörperchenvertheilung, die bei Blut genauer besprochen ist, zu erklären. — Eine schwer schädigende Wirkung aufs Herz scheint eine gewisse (kleine) Methämoglobin-Menge im Blut nicht zu äussern. Von allen Beobachtern wird die im Anfang der Vergiftung bestehende kräftige Herzaffektion hervorgehoben. Ich habe das isolirte Froschherz mit einer Füllflüssigkeit, die viel Met-Hb enthielt, gespeist und nur sehr geringe Veränderung der Herzaktion gesehen. — Bei manchen Fällen wird mit Einsetzen der Vergiftung erhöhte Schlagfolge des Herzens angegeben (Nachlass des Vagustonus?), von Anderen aber wieder ausdrücklich die Pulszahl als normal bezeichnet. Gegen den letalen Ausgang zu wird die Herzaktion sehr schlecht und der oft unerwartet eintretende Tod macht den Eindruck eines Herztodes, welche Annahme auch von Klinikern ausgesprochen ist. Was hier das Herz so schwer schädigt, ob der tief gesunkene Blutdruck, die ungenügende Füllung a tergo, die nach und nach schlechtere Herzernährung (Stauung in den Vv. coronariae), ist im Einzelnen noch nicht auseinanderzuhalten. Das MetHb allein ist es nicht; denn der Tod tritt manchmal ein zu einer Zeit, wo die Blutbeschaffenheit sich schon wieder zu bessern beginnt.

Auf dem Gebiete der Respiration besteht Dyspnoë, die Athmung ist meist verlangsamt, tiefe, manchmal stossweise Inspirationen, später und gegen Ende flache, beschleunigte Respiration. Auch Cheyne-Stokes'sches Athmen ist beobachtet. Subjektiv starke Athemnoth. Die Körpertemperatur ist meist gegen Ende deutlich gesunken. Im Anfang der Vergiftungsfälle wird von verschiedenen Beobachtern Fieber (bis über 40° C.) angegeben, das nach einigen Tagen normaler Temperatur weicht. — Das Fieber im Anfang kann von der begleitenden Krankheit bedingt sein, doch auch von den zu Grunde gehenden Blutkörperchen (Fermentintoxikation?). Die Beobachtungen sind nicht zahlreich genug, um hierüber eine Entscheidung zu treffen. Bemerkt sei, dass ausdrücklich normale Temperatur auch im Beginne der Intoxikation berichtet ist.

XII. Von Seiten des Centralnervensystems werden bei einzelnen Kranken Krämpfe angegeben; auch Starre der Extremitäten in ganz akut verlaufenden Fällen. Kommt es zu Anurie und Urämie, so ist Kopfweh, Delirien, Benommensein, Coma etc. darauf zu beziehen. Ausdrücklich wird von einzelnen Fällen beschrieben, dass das Bewusstsein bis zum Ende erhalten war.

XIII. Die Symptomatologie der Vergiftung beim Menschen ist nun kurz beschrieben (Casuistik bei v. Mering, Marchand: l. c. Bd. 22. pag. 207, Weinert etc.). In den ganz akut verlaufenden Fällen (grosse Mengen in den nüchternen Magen) kann es zu sofortigem Erbrechen kommen. Im Laufe etlicher Stunden stellt sich schwerer Collaps ein, in dem bald der Tod eintritt. Bei diesen rasch verlaufenden Fällen kann blaugraue Verfärbung der Haut, besonders auch der Lippen, des Zungengrundes schon angedeutet sein. Von sonstigen Veränderungen werden nur umfängliche Blutkörperchen-Entfärbungen gesehen. In diesen Fällen bedingt sicher die Blutstörung für sich den Tod: sie geschieht so rasch und umfänglich, dass es dem Organismus nicht gelingt, mit seinen regulatorischen Vorrichtungen (Milz, Leber, Knochenmark) dagegen aufzukommen. Vielleicht ist die eigenartige Zähigkeit des Chloratblutes an der enormen Herzschwächung mit Schuld, die dann schnell zum Tode führt (vide oben pag. 18).

In den subakut verlaufenden Fällen tritt der Tod nach einigen, auch erst in 11 bis 12 Tagen ein. Schon gegen Ende des ersten Tages ist die graublaue Verfärbung der Haut und der Lippen . . . erkennbar: auch der Icterus, der bis gegen den dritten Tag noch zunimmt, beginnt sich zu zeigen. Es besteht schon Athemnoth, die Herzaktion ist meistens noch gut. Milz- und Leberschwellung sind schon zu Beginn des zweiten Tages deutlich nachweisbar, dabei ausgesprochene Schmerzempfindlichkeit der Hypochondrien, auch der Nierengegend. Die Empfindlichkeit (bis zu starker Schmerzhaftigkeit sich steigernd) über den ganzen Unterleib wird meist erst gegen den dritten Tag deutlich und bleibt bis zum Ende als sehr schweres Symptom bestehen. Erbrechen ist häufig schon vom ersten Tage an vorhanden, wiederholt sich bei den meisten während des weiteren Verlaufes. Auch Durchfälle (im Anfange) können vorkommen, sind aber lange nicht so regelmässig wie das Erbrechen. Der Harn ist am ersten Tage oder doch in den ersten Stunden in der Regel vermehrt, hell, klar: am zweiten Tage schon ist er meist vermindert und schwarz und dann beginnt (bei bestehendem Harndrang, so dass oft der Katheter benützt wird) die oft durch mehrere, selbst bis 6 und 7 Tage anhaltende vollständige Anurie. Während dieser Anurie entwickeln sich in verschieden deutlicher Ausbildung die Symptome der Urämie: Sopor, tiefes Coma, erneutes Erbrechen, Delirien, klonische Krämpfe. Der Tod erfolgt meist plötzlich, nach einem kurzen Krampfanfall oder im tiefsten Collaps: auch Lungenödem wird als proxima causa mortis angegeben. Die Harnsecretion kann sich nach einigen Tagen der Anurie wieder etwas heben: es wird in verminderter Menge ein gelber, stark eiweisshaltiger Harn abgesondert: dennoch tritt im Collaps der Tod ein. Es sind indess auch Fälle bekannt, in denen nach vollständiger Anuria durch mehrere Tage sich die Harnsecretion wieder eingerichtet und das ganze Krankheitsbild zur vollen Genesung gewendet hat (Zusammenstellung bei Marchand: l. c. Bd. 22. pag. 210). Die gleich zu Anfang der Erkrankung eintretende hochgradige Schwäche, die sich in dem weiteren Verlauf noch steigert, die vollständige Appetitlosigkeit (nur vermehrter Durst ist vorhanden), das schwere Krankheitsgefühl sind schon erwähnt. In einzelnen Fällen sind neben den eigenartigen grauvioletten Flecken (und der icterischen Färbung) der Haut und der sichtbaren Schleimhäute noch besondere Hautaffektionen, tief blauschwarze Verfärbung, masernähnliches Exanthem berichtet.

XIV. Von dem Sektionsbefund ist kaum noch etwas zu sagen. Mir ist bei Daraufachten es so vorgekommen, als ob die eigenthümliche Zähigkeit und Schwerflüssigkeit, die das gesunde überlebende Blut bei dem Versetzen mit $KaClO_3$ annimmt, in dem Leichenblut nicht vorhanden ist: d. h. der Organismus entfernt intra vitam auch die Stoffe aus dem Blute, die das Blut dicklich machen. — In verschiedenen Fällen ist beim Bestehen urämischer Zeichen während des Lebens deutlicher starker Ammoniakgehalt des Darmes in der Leiche angegeben. —

XV. Ueber die Behandlung der Vergiftung ist leider etwas Besonderes nicht bekannt. Die prophylaktischen Maassregeln sind selbstverständlich. In ganz frischen Fällen Magenspülung. — Bei ausgebildeter Vergiftung hat man bisher Folgendes gethan. Reichliche Flüssigkeitszufuhr: Selterswasser, Milch, Milchkaffee — kein Alkohol wegen der Nierenerkrankung — vielleicht auch subcutane Kochsalzinfusionen (0,75 mit 0,5 auf 1000 kohlensauren Natrons versetzt). Erwärmen des Patienten, vor Allem warme Umschläge auf den Unterleib. Weiterhin noch Coffein (oder Diuretin): — im Bedarfsfall Analeptica (Camphor subcutan).

§ 68. Uebermangansaure Salze. $KaMnO_4$.

I. Die Salze der Uebermangansäure wirken nach Allem, was wir aus ihrer chemischen Natur über die stattfindende Umsetzung bei Berührung mit den thierischen Theilen schliessen dürfen, nur durch Sauerstoffabgabe verätzend ein. Von einer Manganwirkung ist dabei wohl gar nicht oder nur ganz nebensächlich die Rede. — Die bekannte braune Farbe, die z. B. beim Händewaschen mit der Lösung des $KaMnO_4$ auftritt, beruht auf Abscheidung von Mangansuperoxyd (Braunstein). — Bei einer tödtlichen Vergiftung durch Verschlucken von Kaliumpermanganat ist in Blut und Harn kein Mangan gefunden. —

Benützt wird nur das Kaliumsalz der Uebermangansäure als kräftiges Desodorans (Spülwasser für die Nase, für die Mundhöhle, Abwaschen fauligen Fleisches, Reinigen der Hände). Die innerliche Anwendung ist bei uns nicht gebräuchlich. — Neuerdings wird auch das Ca-Salz für therapeutischen Gebrauch in Vorschlag gebracht.

II. Ein akuter tödtlich endigender Vergiftungsfall wird mit folgendem Verlauf berichtet. (Thomson, St. Petersburger med. Wschr. 1895. pag. 329. refer. Virchow's Jahresber. 1895. I. pag. 349). Ein Selbstmörder hatte 15 bis 20 gr $KaMnO_4$ in Substanz genommen.

Sofort die heftigsten Verätzungserscheinungen an Pharynx und Larynx, so dass wegen Verlegung beider Wege Tracheotomie und Gastrostomie gemacht wurde (Ausspülung). Nach 5[h] Tod durch Herzparalyse. — Kohlschwarze Farbe der Zunge, der Lippen, die sich von den Mundwinkeln bis zum Kinn herabzog. Dünnflüssiges Blut. Im Blut, Harn und Muskulatur kein Mangan. —

III. Für therapeutische äusserliche Verwendung wird die Lösung des übermangansauren Kaliums auf Schleimhäuten (und Wundflächen) häufig zu concentrirt genommen. Es treten leicht Aetzungswirkungen, Schmerz, Schwellung u. s. w. auf: man fange darum mit sehr dünnen (1:5000) Lösungen bei empfindlichen Schleimhäuten an und steige erst, wenn diese ertragen werden, zu concentrirterer Lösung allmählig hinauf. Lösungen von 1 procent machen schon sehr starke Aetzung mit Schmerzhaftigkeit, Blutung etc.: es hat nach meiner Erfahrung nur ungünstige Folgen, wenn man über die Concentration 1 zu 2000 oder höchstens 1 zu 1000 hinausgeht. Empfindliche Schleimhäute (Nase) werden von der letzten Concentration schon deutlich geätzt. —

IV. Der innerliche Gebrauch von $KaMnO_4$ wird bei uns in Deutschland nicht mehr, dagegen wie es scheint noch immer in England geübt. Amenorrhoe bildet dort eine Indication für die Anwendung. Es werden hartnäckige und schwere Zeichen der Schlund- und Magenätzung, ausserdem in verschiedenen Fällen Abortus als Folgen beschrieben. Ob die bleibenden Symptome von Schwäche Folgen der Magenätzung oder aber einer resorptiven Wirkung sind, wissen wir nicht. Darüber, dass Resorption im Magen (oder von einer anderen Schleimhaut aus) statt hat, habe ich keine Angaben und Beweisstücke finden können. Es ist eine solche bei der raschen Reduktion der Substanz durchaus unwahrscheinlich.

Das übermangansaure Kalium erzeugt auf überlebendes Blut applicirt Auflösen der Blutkörperchen und Methämoglobin-Bildung. Am lebenden Thierkörper findet nach allem, was wir wissen, diese Aktion nicht statt.

Die Verwendung des $KaMnO_4$ bei P-Vergiftung und bei Schlangenbiss vide an den entsprechenden Stellen.

Die salpetersauren Alkalien.

Die salpetersauren Salze üben als Neutralsalze sehr merkwürdige Giftwirkung auf den Menschen und die höheren Thiere aus, die auch häufig genug zu schweren Intoxikationen geführt hat. Von praktischer Bedeutung sind der Kali- und der Natronsalpeter. Die Erscheinungen, die von den beiden Salzen berichtet werden, sind nicht gleich. Es ist darum im Interesse der genauen Beschreibung nothwendig, das was bekannt ist, getrennt zu referiren.

§ 69. Salpeter. — Salpetersaures Kalium. $KaNO_3$.

I. Kalium nitricum — Nitrum — $KaNO_3$, krystallisirt in wasserfreien Säulen, die sehr leicht in Wasser löslich (bei gewöhnl. Temperatur in 4 Thl., bei 100° in 0,3 Theil), in Alkohol fast unlöslich sind, schmeckt eigenartig kühlend, salzig, bitter — eklig. Er kommt sehr rein im Handel vor, vor Allem ist er meist ganz frei von dem stärker giftigen salpetrigsauren Salz.

Er wird als Arzneimittel (jetzt weniger als früher) und zu technischen Zwecken verwendet: (zu Schiesspulver, das etwa zu 75 % aus $KaNO_3$ besteht, zu Feuerwerkerei, zur Bereitung mancher Feuerlöschmittel, zur chemischen Technik, zum Einpökeln des Fleisches). Damit sind auch die Ursachen zur gelegentlichen Vergiftung bezeichnet. — Man hat ihn arzneilich in zu hohen Gaben gegeben: Falck: Lehrbuch der prakt. Toxik. 1880. pag. 115, führt 8 solcher Fälle auf. Durch Verwechslung mit ähnlich aussehenden Salzen (Bittersalz) sind gleichfalls Intoxikationen verursacht: (fast die Hälfte der von Falck citirten Fälle). — Wenige Gramme (4 bis 5) machen unangenehme Symptome: der Tod ist nach 30 gr und mehr im Laufe von 3 Stunden bis etlichen Tagen eingetreten. — Auch nach Application eines Salpeterklystiers (8 gr) ist tödtliche Vergiftung als Folge des Eingriffes berichtet.

II. Die Symptome bestehen zuerst in Schmerzen in der Magengegend, das sich zu Erbrechen und Durchfällen steigert. Je grösser die Gabe, um so schwerer und schneller treten die gastroenteritischen Erscheinungen auf: starke Schmerzen, andauerndes blutiges Erbrechen, mit den daraus resultirenden Symptomen des Collapses: Schwächegefühl, Kälte und Blässe der äusseren Bedeckungen, schlechter, erst beschleunigter dann verlangsamter Puls. Unter rasch sich steigerndem Verfall (Wadenkrämpfe, Aphonie, Bewusstlosigkeit) kann der Tod eintreten. Die Sektion ergibt ausser den Veränderungen der Magenentzündung nichts besonderes. —

Nach den bisher giltigen Anschauungen wird diese Wirkung im Sinne der auf pag. 94 sub III gegebenen Darstellung erklärt. Als leicht lösliches und leicht diffundirendes Salz wird der Salpeter rasch in die Magenschleimhaut eindringen. Eine solche rasche Durchtränkung aber mit einer fremdartigen Substanz muss zu Reizungsund durch Gegenwirkung zu Entzündungszuständen der Schleimhaut und deren Folgen führen. — Neben dieser physikalischen Erklärungsart, die für alle leicht löslichen und diffusiblen Substanzen gleichmässig anzuwenden ist und die auch in der gleichartigen Wirkung vieler Salze eine Stütze findet, kommt für den Salpeter noch in Betracht sein chemisches Verhalten im Thierkörper.

III. Es unterliegt keinem Zweifel mehr, dass salpetersaure Verbindungen in den thierischen Stoffwechsel gebracht als solche verschwinden d. h. dass die Salpetersäure so chemisch verändert wird, dass sie weder als solche, noch als salpetrige Säure nachweisbar bleibt. Zuerst hat diese Thatsache beobachtet und beschrieben Hertwig in: Arzneimittellehre für Thierärzte 1863, pag. 490. Dann hat unabhängig davon Lassar (H. S. Z. 1. pag. 172) die merkwürdige Angabe gemacht, dass Thiere, die Salpetersäuredämpfe einathmen, keine Salpetersäure-Reaktion im Harn erkennen lassen. Da man sich doch nicht denken kann, dass von den in die Nase, Mund-, Rachenhöhle, Trachea u. s. w. eingezogenen Salpetersäuredämpfen gar nichts an den befeuchteten Wänden, im Speichel, Schleim absorbirt, gelöst und geschluckt werde und da die Salpetersäure im Blut in das Natronsalz übergehen muss, so bedeutet die Beobachtung Lassars, die von Spiegel (Würzburger Dissertation, 1894) bestätigt wurde, das Verschwinden von Salpetersäure im thierischen Stoffwechsel. — Die nächste Mittheilung hierüber von Röhmann (H. S. Z. 5. pag. 233) stellt fest, dass Salpetersäure, die im Thierkörper gefunden wird, nur aus der Nahrung stammt, dass aber von den aufgenommenen Salzen nur ein Theil in den Harn übergeht (30 bis 40 procent). — Darnach ist von Grüter (Würzburger Dissertation, 1895) in Ergänzung hierzu bewiesen, dass kleine Mengen (Decigramme) von salpetersauren Salzen in den Magen, als Chlysma oder intravenös einverleibt vollständig verschwinden, womit das auffallende Ergebniss der Lassar'schen Versuche vorderhand bestätigt ist[1]. — Was nun aber aus der verschwundenen Salpetersäure wird, das ist noch nicht aufgedeckt. Von E. Burri und A. Stutzer (Centralblatt für Bakteriologie und Parasitenkunde 16. Band) ist zuerst beobachtet, dass gewisse Bakterien des Pferdekothes freien Stickstoff entwickeln. Diese Angabe, die in Grüter's Dissertation bestätigt ist, ist inzwischen wesentlich in dem Sinne erweitert worden, dass diese Umsetzung der salpetersauren Salze von sehr verschiedenen Bakterien unter bestimmten äusseren Bedingungen vollzogen wird. Dieser Fund erklärt indess nur zum geringen Theil das Verschwinden der Salpetersäure im thierischen Stoffwechsel: denn einmal verweilen die leicht löslichen Nitrate nur kurze Zeit im Darm, andererseits geschieht die Bildung von freiem Stickstoff nach unseren Erfahrungen sehr langsam.

Die Nitrate können endlich noch eine Umsetzung im Darm erfahren, die zu salpetrigsauren Salzen. Wasserstoff in statu nascendi reducirt rasch und umfänglich die salpetersauren Salze. Da im Darm immer H_2 und CH_4 vorhanden ist, beziehungsweise, da immer reducirende Prozesse (Buttersäure- und Sumpfgas-Gährung etc.) dort sich abspielen, so kann salpetersaures Salz dieser Reduktion nicht entgehen. Diese Erwägungen sind von Grüter experimentell mit dem Darm-Inhalt frisch geschlachteter Thiere geprüft: dabei wurde sehr deutliche Salpetrigsäure-Bildung constatirt. Immerhin verlief dieselbe langsam (in der ersten halben Stunde nur Beginn und erst nach 1 bis 2 Stunden deutliche Ausbildung der Reaktion). Sicher spielt bei Darreichung von Salpeter per os diese Umsetzung keine wesentliche Rolle, da sehr wenig von dem Salz in den Dünndarm kommt und die Umsetzung auch zu langsam geschieht. Toxikologisch allerdings wäre diese Bildung des salpetrigsauren Salzes von grosser Bedeutung. — Im Uebrigen wird das Verschwinden der Salpetersäure durch die Nitrit-Bildung nicht erklärt, da ja das gebildete salpetrigsaure Salz durch die mit dem Harn angestellten chemischen Proben gefunden wird.

Wir kennen nach den gegebenen Darlegungen die chemische Umsetzung der Nitrate noch nicht, die deren Verschwinden im Thierkörper vortäuscht. Nach Nitroso- und Diazoverbindungen ist im Harn mit qualitativen Reaktionen gesucht, solche aber nicht gefunden. — Die Annahme einer Bildung von Ammoniak und darnach von Harnstoff ist noch nicht experimentell geprüft.

Was aus dem zum Fleischpökeln benützten Salpeter wird, ist nicht bekannt.

[1] Ueber den Nachweis der Salpetersäure im Harn vergl.: Carles in Journal de médecine de Bruxelles 46 (1869). pag. 270; Spiegel: Würzburg. Dissert. 1894. — Schultzen: Archiv f. A. u. Physiologie 1864 (pag. 500). Röhmann: H. S. Zeitschr. 5, pag. 233.

IV. Die vorgenannten einzelnen Punkte, die über die Umsetzung der salpetersauren Salze festgestellt sind, mussten aus Gründen der Vollständigkeit besprochen werden, obwohl sie zur Zeit noch keine Aufklärung über die nähere Ursache der Giftwirkung dieser Substanzen geben. Es steht zudem das, was über gelegentliche Vergiftung mit Kalisalpeter berichtet worden ist, in guter Uebereinstimmung mit dem was auf pag. 101 sub VIII als Kalisalzwirkung überhaupt beschrieben ist. Es ist darum jetzt noch die wahrscheinlichste Annahme, die chemischen Umsetzungen, die zum Verschwinden der Salpetersäure führen, nicht als den Ausgangspunkt einer besonderen toxischen Wirkung aufzufassen, vielmehr das Vergiftungsbild des Kalisalpeters als das eines leicht löslichen Kalisalzes zu definiren.

V. Kurz erwähnt seien noch folgende zwei Punkte. Eine Arbeit von Gscheidlen (Pflügers Archiv 8. pag. 506) über das Reduktionsvermögen des Muskels benützt zum Nachweis dieses Vermögens den Kalisalpeter (Auftreten von salpetriger Säure). Die Abhandlung ist sehr interessant in der Fragestellung, aber nicht einwandfrei in den Ergebnissen.

Die Hypothese, welche die Cholera asiatica als Vergiftung durch salpetrige Säure auffasst, entstanden aus den mit der Nahrung eingeführten Nitraten durch Reduktionswirkung der Cholerabacillen, ist im nachfolgenden § besprochen.

§ 70. Das salpetersaure Natron — der Chilisalpeter. $NaNO_3$.

I. Dieses Salz wird aus Südamerika in grossen Mengen eingeführt und als Düngesalz, in der chemischen Industrie u. s. f. viel verwendet. Der Natronsalpeter löst sich bei gewöhnlicher Temperatur in der gleichen Menge Wasser: an der Luft wird er feucht. — Die Angabe, dass er gelegentlich grössere Mengen salpetrigsauren Salzes enthalte, habe ich an den von mir geprüften Präparaten nicht bestätigt gefunden (nur in einzelnen Proben minimale Spuren). Ob diese Verunreinigung früher in grösserem Maassstab vorgekommen ist, könnte man aus mancher Literaturangabe schliessen; mir ist es sehr unwahrscheinlich.

II. Das salpetersaure Natron hat in neuerer Zeit durch wiederholte Fälle von schweren Thiervergiftungen Aufsehen erregt. Durch Verwechselung mit Kochsalz, durch das Tränken von Thieren mit der Brühe, in der Salpetersäcke ausgewaschen waren und andere Gelegenheiten sind wiederholt Kühe, Schweine, Ziegen, Gänse etc. zu Grunde gegangen; vergl. die Dissertation von Adolf Barth, Bonn 1879. Von älteren Versuchen an Menschen (Löffler: Schmidt's Jahrb. Bd. 60 [1848] pag. 18, Schuchardt: Arzneimittellehre 1858 pag. 374) werden als Folgen längeren Eingebens des Natronsalpeters (bis 10 gr im Tag) folgende Erscheinungen berichtet. Mattigkeitsgefühl, leichte Ermüdbarkeit, Gelenk- und Muskelschmerzen. Objektiv war Verlangsamung und Weicherwerden des Pulses constatirt. Die älteren Aerzte hielten den Natronsalpeter für ein mildes Salz, für unvergleichlich harmloser als den Kalisalpeter, von welch' letzterem Gaben von 10 gr schon für bedenklich, ja gefährlich galten. —

Bei den Thieren, die an dem Chilisalpeter zu Grunde gingen, werden nur kurze Vergiftungserscheinungen berichtet: die Thiere zitterten, wankten, brachen zusammen. — Die Ergebnisse der Versuche von Barth (Dissertation, Bonn 1879), der neben Anderem auch die Wirkung von Kochsalz und salpetersaurem Natron verglich, waren dieselben: grosse Schwäche, Betäubung, Temperaturerniedrigung, manchmal Muskelzuckungen. Athmung und Herz sind intakt gefunden. Bei der Sektion starke Ueberfüllung des venösen Gebietes, besonders der Unterleibsorgane.

III. Nach all' dem ist die Frage nach der Giftwirkung des Natronsalpeters noch nicht aufgeklärt. Denken könnte man daran, dass grössere Mengen von salpetrigsaurem Salz gebildet werden (bei den Wiederkäuern vielleicht schon im Pansen). Barth hat bei diesbezüglichen Versuchen keine klaren, eher negative Ergebnisse gehabt, bald kleine Mengen von Nitrit in Organen und im Harn der Versuchsthiere, bald gar nichts. Das Vergiftungsild durch salpetrigsaures Natron ist zudem in wesentlichen Symptomen ein anderes als das oben geschilderte: es ist darum ganz unwahrscheinlich, dass Nitritbildung die Ursache der Erkrankung und des Todes der Thiere ist.

Der Natronsalpeter zeigt natürlich beim Durchlaufen des thierischen Stoffwechsels dasselbe Verhalten, das oben vom Kalisalpeter ausführlich geschildert ist, die Salpetersäure verschwindet zum Theil. Mit der toxischen Wirkung hat das wahrscheinlich nichts zu thun.

IV. Fasst man Alles zusammen, so bleibt als plausibelste Auffassung der Vergiftungen durch Natronsalpeter folgendes übrig. Die an Thieren beobachten tödtlichen Erkrankungen gleichen in ihren Symptomen der oben in § 21 beschriebenen allgemeinen (resorptiven) Natronsalzvergiftung. Merkwürdig ist nur, dass das salpetersaure Natron so rasch und ausgiebig vom Magen resorbirt wird, dass die Allgemein-Vergiftung entsteht, während die übrigen Natronsalze nur sehr langsam von der Darmschleimhaut aufgenommen werden, so dass für gewöhnlich resorptive Wirkungen nicht zu beobachten sind Auch die oben vom Menschen beschriebenen Vergiftungssymptome passen zu dieser Annahme. — Man vergleiche hiezu weiter § 22. VI.

V. Ueber saure Dämpfe, die beim Behandeln des Chilisalpeters mit stark sauren Substanzen entstehen und gelegentlich Ursache sehr schwerer Intoxikationen werden, siehe § 63. VII.

Anhang. VI. Die Cholera asiatica ist als eine Nitrit-Vergiftung angesprochen worden[1]), dadurch zu Stande kommend, dass der Cholera-Bacillus die mit der Nahrung in den Darm aufgenommenen salpetersauren Salze reducire. Durch Resorption der gebildeten Nitrite entstehe das bekannte Vergiftungsbild. Es ist nothwendig hier gegen diese Hypothese Stellung zu nehmen. Sie muss als durchaus unwahrscheinlich zurückgewiesen werden aus folgenden Gründen:

Die Salpetrigsäure-Bildung durch den Cholera-Bacillus erscheint nur auffallend, ist aber nichts diesen Bacillus Auszeichnendes. Die

[1]) Emmerich, Tsuboi und Löw: Münch. med. Wschr. 1893, Nr. 25, 26. Klemperer: Berlin. klin. Wschr. 1893, Nr. 31.

gleichzeitige Indolbildung gibt bei Ansäuerung die auffallende rothe Färbung des Cholera-Roths. Eine grosse Anzahl anderer Darmbakterien wirkt gleichfalls auf salpetersaure Salze reducirend. Wenn nun auch der Cholera-Bacillus durch die Energie dieser chemischen Aktion sich auszeichnet, so ist doch die Nitritbildung immer noch zu langsam, um das schnelle und schwere Einsetzen der Cholera-Symptome zu erklären. —

Die Mengen von Nitraten, die mit der Nahrung aufgenommen werden, sind viel zu gering, um schwere Nitrit-Vergiftung zu erzeugen. Die Nitritbildung und dem entsprechend die Resorption geschieht doch allemal langsam, wenn überhaupt vom Choleradarm noch etwas resorbirt wird. — Dass aber der Mensch besonders empfindlich gegen Nitrite sei, ist gar nicht bewiesen. — Gscheidlen (Pflüger's Archiv 8, pag. 518, vorletzte Zeile von unten) hat Nitrite eingenommen, ohne irgend welche Giftwirkung zu spüren. Die amerikanischen Aerzte geben Dosen von 0,2 bis 0,3 des Natrium nitrosum therapeutisch, und wissen von choleraähnlichen Erscheinungen nichts zu erzählen. In dem unten citirten Vergiftungsfall von Collischonn wurde stündlich 0,5 Natrium nitrosum genommen: die Intoxikation verlief verhältnissmässig leicht, vor Allem nicht choleraartig. Ich finde überhaupt keine sehr weitgehende Uebereinstimmung in der Symptomatologie der beiden in Parallele gestellten Krankheitsbilder. Der schwerste Einwand ist der von Klemperer, dass durch Erwärmung die Cholerabacillen die nitritbildende Kraft verlieren, dadurch aber an ihrer Infektionstüchtigkeit gar nichts einbüssen. — Diese Beweisstücke genügen: die Nitrittheorie der asiatischen Cholera zählt wohl nicht mehr viele Anhänger.

§ 71. Die salpetrigsauren Verbindungen. $NaNO_2$.

I. Hieher gehören die salpetrigsauren Salze (das häufigst, fast einzig gebrauchte ist das Natriumsalz), dann die Salpetrigsäure — Ester der Alkohole, unter denen der Spiritus Aetheris nitrosi und das Amylium nitrosum wegen der arzneilichen Verwendung besonders interessant sind. Scharf von den Estern der salpetrigen Säure zu trennen sind die Nitroverbindungen der Alkohole, die mit den ersteren isomer, in Wirkung und Constitution aber von ihnen verschieden sind: C_2H_5ONO = Aethylnitrit. $C_2H_5NO_2$ Nitroäthan. — Vom Nitroglycerin nimmt man an, dass es im thierischen Stoffwechsel theilweise zu Salpetrigsäure-Ester reducirt wird. — Weiterhin wird hier am besten das Hydroxylamin mit besprochen, da es in den physiologischen Wirkungen ganz den Salpetrigsäureverbindungen gleicht. — Das Nitrobenzol dagegen und seine Verwandten sind bei den aromatischen Verbindungen eingereiht.

II. Für eine didaktische Darstellung der Gesammtwirkungen der Salpetrigsäureverbindungen [1]) muss man die Einzelwirkungen nach ihrer Bedeutung für das Gesammtkrankheitsbild richtig würdigen. Diese Körper beeinflussen sehr energisch die Funktionen des Centralnervensystems, besonders gewisse Theile werden schwer ergriffen, so das Vagusgebiet (Athmung), das Gefässnervencentrum, das Grosshirn.

---

1) Vergl. Binz: A. e. P. Ph. 13, pag. 133.

Der Lähmung können gewisse Reizungserscheinungen vorausgehen. Neben dieser Nervenwirkung steht als zweites die rasche und umfängliche Verwandlung des Blutfarbstoffes zu Methämoglobin. Aus dieser Methämoglobinbildung selbst wieder resultiren Störungen der inneren Athmung, des Kreislaufs, der Nieren, des Darms. Auch die Form (oder Consistenz des Stroma) der Blutkörperchen wird von diesen Substanzen wahrscheinlich alterirt: es wird von verschiedenen Autoren eine eckige, strahlige, polygonale Gestalt der Körperchen beschrieben. Für die immer vorkommenden Kreislaufbeschädigungen ist dieser Befund sehr wesentlich. § 6. I.

Diese Angriffe auf die einzelnen reagirfähigen Stellen im Thierkörper geschehen nun nach Application der verschiedenen Salpetrigsäurepräparate verschieden nach Umfang und zeitlichem Verlaufe und daher wohl die differenten Vergiftungsbilder. So macht z. B. das Nitroglycerin schon in sehr kleinen Gaben schwere nervöse Erscheinungen, unter denen Störungen der Gefässinnervation besonders hervortreten. Anders ist das Vergiftungsbild des salpetrigsauren Natrons, nach welchem neben den Lähmungserscheinungen am Grosshirn besonders die Methämoglobinbildung sich einstellt. Wieder anders ist die zeitliche Anordnung der Symptome nach Inhalation von Amylnitrit. — Trotzdem erkennt man besonders in deutlich ausgeprägten Vergiftungsfällen die Gleichartigkeit der Grundwirkungen.

Die Verschiedenartigkeit in den Symptomen kann nicht auffallen, da es sich ja um verschiedene Substanzen handelt, die sich auf alle Fälle verschiedenartig im thierischen Chemismus verhalten. So ist es z. B. durchaus plausibel anzunehmen, dass die Dämpfe des Amylnitrits und des Aethylnitrits ganz wie das vom Chloroform (§ 16. II.) erwiesen ist, im Blute und in den Organen durch mechanische Affinität gebunden werden. Macht man die weitere Annahme, dass das Amylnitrit im Stoffwechsel nicht zerspalten, das Aethylnitrit dagegen angegriffen, an der Aethylgruppe oxydirt wird, so folgt sofort, dass das erstere von kurz dauernder Wirkung und dass mit seiner Abdünstung aus dem Blute die ganze Aktion vorbei ist, während das letztere viel intensiver das Blut verändern muss. Auch die Stärke dieser mechanischen Bindung, von der ja direkt die Dauer des Verweilens im vergifteten Organismus abhängt, ist von Bedeutung. — Die beiden genannten Substanzen erzeugen mit überlebendem Blute zusammengebracht sehr energisch Methämoglobin. — Wahrscheinlich ist diese Umsetzung des Blutfarbstoffes eine sogenannte Contaktwirkung, geschieht ohne eigene Zersetzung der erregenden Substanz.

Bei all den hieher gehörigen Giften ist als Theilerscheinung ihrer Wirkung eine reducirende Substanz im Harn gefunden: wahrscheinlich Traubenzucker. Siehe hierzu Cahn: A. e. P. Ph. 24, pag. 187.

Als gleichartige Befunde bei der Sektion vergifteter Thiere seien erwähnt: die Blutüberfüllung vieler peripherer Gefässbezirke (Magen, Darm, Nieren, Lungen), die Ekchymosirung einzelner Stellen und vor Allem im Blute die auffallende Methämoglobinbildung.

§ 72. Salpetrigsaures Natron. $NaNO_2$.

Literatur:

Gamgee: Transactions royal society, Edinburgh 1868.
Barth, Adolf: Dissertation, Bonn 1879.
Binz: A. e. P. Ph. 13 (1881), pag. 133. — Daselbst weitere Literatur.

I. Von den gewöhnlichen Neutralsalzen der salpetrigen Säure ist nur das Natronsalz von praktischer Bedeutung. Die Handelswaare war früher sehr stark mit salpetersaurem Salz verunreinigt, kommt aber jetzt von tadelfreier Beschaffenheit vor. Wahrscheinlich ist darauf die Verschiedenheit der Angaben über die vergiftenden Mengen zu beziehen.

Das salpetrigsaure Natron wurde in kleinen Gaben therapeutisch als Antiasthmaticum und bei Angina pectoris empfohlen, hat aber bei uns keinen Eingang gefunden.

II. Bei Thieren zeigt sich nach Dosen von 0,03 bis 0,04 auf 1 Kilo in 10 bis 15 Minuten Erbrechen (wahrscheinlich bedingt durch örtliche Reizung!). Die Thiere werden traurig, verstimmt, der Gang müde, unsicher, Speichelfluss stellt sich ein: die Lähmung kann weiter gehen, so dass die Thiere sich nicht mehr auf den Füssen halten können, sich legen, umsinken. Dann kommt anfallsweise Würgen und Erbrechen, welchen Anfällen starke Erschöpfung nachfolgt: weiter wiederholte breiige Entleerungen. Meist sind fibrilläre Zuckungen, manchmal auch Contrakturen der Nackenmuskeln, Streckkrämpfe in den Extremitäten vorhanden. Die Athmung, die auf der Höhe der Vergiftung oft jagend, stark beschleunigt ist, wird nach und nach schwächer, gegen Ende unregelmässig und sistirt endlich unter vollständiger allgemeiner Lähmung (manchmal unter einigen schnappenden Bewegungen, stets ohne Eintreten von allgemeinen (Erstickungs-) Krämpfen. Die Herzaktion überdauert (oft durch einige Minuten) die Athmung. Die Lähmung des Nervensystems ist eine allgemeine: sie beginnt am Gehirn, geht aufs Rückenmark und endlich auf die peripherischen Nerven über. — Die braune Färbung des Blutes ist schon intra vitam durch den Aderlass und an der Verfärbung der Iris, des Augenhintergrundes und der sichtbaren Schleimhäute nachzuweisen. Besonders betont wird (von Binz), dass Frösche schon narkotisirt sind, wenn der Streifen des Methämoglobins im Blute noch nicht erkennbar ist. — Vom Sektionsbefund ist folgendes hervorzuheben. Das Blut gerinnt schnell, die Blutkörperchen (des Kaninchens) sollen unter dem Mikroskop keine Formveränderung aufweisen: die alkalische Reaktion des frischen Blutes wird besonders hervorgehoben. Dasselbe ist chocoladefarben, durch starken Methämoglobingehalt. In verschiedenen Organen (des Pfortaderwurzelgebietes) sind Blutaustritte nachgewiesen: so im Magen und Darm (Ekchymosen, starke Gefässinjektion und Schwellung der Schleimhaut), Blutungen im Pankreas (beim Hund). — Als Ausdruck dieser Veränderungen ist in verschiedenen Protokollen intra vitam: Neigung zu Durchfällen, dünne breiige Stühle angegeben. Da alle methämoglobinbildenden Substanzen starke Blutdrucksenkung, also schwere Circulationsveränderungen im Darm hervorrufen, so kann man daraus die letzterwähnten Störungen ableiten.

III. Bei Menschen wird als Wirkung kleiner Gaben (0,1) von amerikanischen Aerzten angegeben: leichte Pulsbeschleunigung, Verminderung der Arterienspannung, Völle und Klopfen im Kopf, rothes Gesicht. Gaben von 0,2 bis 0,3 bewirken Ohrensausen, Schwindel, Lichtscheu, Nausea, Cyanose, Irregularität der Herzaktion. Bei einer Vergiftung (durch Verwechselung mit Natrium nitricum, 5 : 150 stündlich ein Esslöffel, also in jeder Gabe 0,5 Natrium nitrosum) waren Brechreiz, Durchfälle, Ohnmachtsgefühl, Cyanose eingetreten, die Diurese war vermehrt, sonstige Nierenerscheinungen aber nicht vorhanden. Nach Aussetzen der giftigen Arznei trat sofort Besserung und völlige Wiederherstellung ein (Collischonn: Deutsche med. Wschr. 1889, Nr. 41). Der eine Patient soll im Ganzen über 11 gr genommen haben. —

IV. Von einer besonderen Behandlung dieser Vergiftung ist kaum die Rede. Viel Trinken lassen (Organismuswaschung) würde man empfehlen können. Eine wirklich schwere Vergiftung verläuft so schnell (Tod der Versuchsthiere in 1—2 Stunden), dass viel Behandlung gar nicht angebracht werden kann.

§ 73. Die Salpetrigsäure-Ester der Alkohole.

Von den hieher gehörigen Verbindungen besprechen wir als Paradigmata den Aethyl- und den Amylester, die beide wegen ihrer Verwendung als Arzneimittel praktische Bedeutung haben.

I. Der Spiritus Aetheris nitrosi — Salpeteräther, durch Destillation eines Gemenges von Spiritus (48) mit Acidum nitricum (12) und Entsäuern des Destillates (40) mit Magnesia usta hergestellt, enthält wahrscheinlich nur gegen 10% C_2H_5ONO, in Spiritus gelöst, neben wenig Aldehyd und Essigäther (auch Propionitril?). — Versuche mit Inhalation desselben sind von v. Bibra und Harless (die Wirkung des Schwefeläthers, Erlangen 1847, pag. 168 ff.) angestellt und ergaben seine rasch tödtende Wirkung. Kaninchen und Tauben, denen in einem geschlossenen Kasten der Dampf zugeführt wurde, gingen in 1½ bis 2 Minuten zu Grunde. Die Thiere bekamen Speichelfluss, heftigste Convulsionen, die unmittelbar in den Tod übergingen. Das Blut aller Thiere war dünnflüssig, zwetschenbrühfarbig. — Der Salpeteräther wird noch immer als Arzneimittel gebraucht, bei asthenischem Fieber, als Diureticum und Diaphoreticum u. s. w. — Kopfschmerz, grosse Muskelschwäche, Cyanose, Erbrechen und Durchfall werden als Wirkungen am Menschen beschrieben. Von schweren Intoxikationen (vielleicht durch 2 bis 5 bis 10 gr) ist mir aus der Literatur nichts bekannt geworden: wo sie vorgekommen sind, wird man sie wahrscheinlich nicht erkannt, sondern mit irgend einer Fehldiagnose verdeckt haben. — Aus welchem Grunde man eine Substanz von so zweifelhaftem Heilwerth und so ausgesprochener Giftigkeit, über deren hochgradige Gefährlichkeit sicher die wenigsten Aerzte ein klares Wissen haben, noch immer in den Arzneibüchern weiterführt, ist nicht einzusehen.

II. Amylium nitrosum, Amylnitrit, $C_5H_{11}ONO$.

Der Salpetrigsäure-Amylester wird durch Destillation eines Gemenges von Amylalkohol, verdünnter Schwefelsäure und Kaliumnitrit gebildet. Siedepunkt 96° C. Specifisches Gewicht 0,87. Ueber die Zusammensetzung der Handelssorten werden als zuverlässig anerkannt die Untersuchungen von Dunstan (Pharmaceutical Journal and Transactions 1889 ausführlich referirt in Archiv f. Pharmacie 1889 und Beckurt's Jahrber. 1889). Darnach besteht die Handelswaare gewöhnlich aus Gemengen der Nitrite des normalen und des Isoamylalkohols, ausserdem ist Isobutylnitrit (bis 10 %), Propylnitrit, auch Aethylnitrit, Amylalkohol etc. angegeben. (Das Isobutylnitrit soll Athmung und Blutdruck schwerer beeinflussen als die Amylnitrite: bemerkt bei Lewin: Nebenwirkungen pag. 242.)

Das Amylnitrit wird therapeutisch verwendet, als Mittel, das die peripheren Gefässe erweitern, also bestehenden Gefässkrampf (Bleivergiftung, Cocain, Chloroform, Hemicrania spastica) aufheben soll. Durch gelegentliche Verwechslung mit anderen Stoffen, durch zu grosse Mengen, durch besondere Empfindlichkeit oder längeren Gebrauch entstehen Vergiftungswirkungen.

Die angegebene Grundwirkung, die Gefässerweiterung ist über allen Zweifel sicher und leicht zu beobachten. Diese Erweiterung tritt am stärksten ausgeprägt an der oberen Körperhälfte auf, das Gesicht röthet sich, die sichtbaren Arterien klopfen: aber auch an der unteren Körperhälfte ist sie deutlich, wenn auch nicht bis zur Röthung der Haut ausgebildet. Durch Messung der erhöhten Hauttemperatur ist dies erwiesen. Die Erweiterung der Gefässe ist centralen Ursprungs, wie Bernheim (Pflüger's Archiv 8. pag. 253) gegen Lander Brunton (Ludwig's Arbeiten 4. Bd. 1870) bewiesen hat. Dieser allgemeine Nachlass des Tonus der Gefässmuskulatur ist natürlich von deutlicher Blutdrucksenkung und Pulsbeschleunigung begleitet. Die Wirkung aufs Gefässnervencentrum halte ich für eine reflektorische: das Amylnitrit macht als erste Veränderung Zäherwerden des Blutes (vide pag. 18). Als Ausgleichung für den erhöhten inneren Reibungswiderstand tritt durch Angriff der Blutveränderung am Gefässnervencentrum selbst die allgemeine Erweiterung der Gefässe ein.

Vergiftungen ernster Natur durch Amylnitrit sind ein seltenes Vorkommniss. Ein schwerer Vergiftungsfall durch irrthümliches Verschlucken von etwa 3,0 entstanden, verlief folgendermassen.

Ein 60jähriger Mann nimmt durch Versehen nach der Mahlzeit einen Theelöffel voll Amylnitrit. Der Puls wird sofort beschleunigt, das Gesicht geröthet, das Bewusstsein ist ungestört. Auf Emetica trat reichliches Erbrechen ein. Darnach wurde das Gesicht blau, die Extremitäten kalt, die Athmung flach, der Puls klein, aussetzend. Bald aber Erholung, schon nach zwei Stunden war der Puls gut, am nächsten Tage Alles vorbei (Shoemaker in Medical News Bd. 72 [1893] pag. 544: ref. Therap. M. H. 1893, pag. 43).

Durch Einathmen der Dämpfe entstehen eine Reihe von Unzuträglichkeiten, die die therapeutische Verwendung des Mittels jetzt sehr stark vermindert haben. Getadelt wird ein schlechter fauliger Geschmack im Munde, Uebelkeit, selbst Erbrechen. Der Puls wird oft sehr stark beschleunigt, dann klein, elend, schliesslich verlangsamt: dabei können sich die Erscheinungen der insufficienten Herzaktion (Blausucht, Anschwellen der Venen, Schwindel etc.) sehr bedrohlich ausbilden. Auch abnorme Reaktionen auf nervösem Gebiete, so Gesichtsstörungen (Gelbsehen), Parästhesien, Aufregungszustände

(Delirien, Illusionen), besonders bei Geisteskranken, sind beschrieben. — Die Wirkung des Amylnitrits ist von ausserordentlich kurzer Dauer. Die Höhe der Aktion einer Einathmung dauert nach den Aussagen der sphygmographischen Curve nur etwa 15 Sekunden: nach $1\frac{1}{2}$ Minuten ist wieder Alles vorbei. Es hängt dies wahrscheinlich mit gewissen physikalischen Eigenschaften, Löslichkeit und Bindung an Blutbestandtheile, geringe Aufnahme und schnelle Wiederabdünstung aus dem Blute zusammen. Das Amylnitrit ist desshalb trotz seiner raschen und heftigen Wirkung ein verhältnissmässig harmloser Körper, von dem ernsthafte akute Vergiftungen nur selten berichtet werden. — Eine Behandlung der Vergiftung kommt bei der Schnelligkeit des Verlaufes kaum in Betracht. Man hat vorgeschlagen, Cocain zu geben (Schilling: München. med. Wschr. 1893. Nr. 40).

Thierversuche mit Amylnitrit haben nur in einzelnen Punkten Abweichungen aufzuweisen. Es zeigen sich ziemlich bald leichte Krampfzustände. —

§ 74. Die Nitro-Verbindungen.

I. Schon oben ist angegeben (Einleitung zu § 71, allgemeine Besprechung der salpetrigsauren Verbindungen), dass von den Salpetrigsäure-Estern der Alkohole scharf zu trennen sind die damit isomeren Nitroverbindungen, von denen eine kurze Besprechung hier gleich angeschlossen sei. Untersucht ist Nitromethan, Nitroäthan und Nitropentan.

Am sorgfältigsten geprüft ist von den einfachen Nitrokörpern das Nitropentan, das mit dem therapeutisch verwendeten Amylnitrit isomer ist: $C_5H_{11}NO_2$ Nitropentan, $C_5H_{11}ONO$ Amylnitrit. (Schadow: A. e. P. Ph. 6 (1876), pag. 194 und Filehne: Centralbl. 1876, pag. 867.)

Das Nitropentan hat (wie das -Aethan) bei Einathmung der verdünnten Dämpfe (einige Tropfen!) keine ausgesprochene Wirkung auf Gefässweite, Form und Zahl des Pulses beim Menschen. Lässt man aber Thiere die concentrirteren Dämpfe länger (4 bis 8 Minuten) einathmen, so zeigen sich alsbald schwere Krämpfe, die mit Unruhe des Thieres schon wenige Minuten nach Anfang der Einathmungen beginnen: es kommen dann einzelne Muskelzuckungen und ziemlich plötzlich ein schwerer Anfall klonischer und tonischer (epileptiformer) Krämpfe, der sich bei Fortdauer der Vergiftung wiederholen kann. Theils vor theils zwischen dem Krampfanfall zeigen sich weiterhin: reichliche Darm- und Harnentleerung, Speichelfluss, Pupillenerweiterung. — Besonders constatirt wurde an trepanirten Thieren, dass die bei Amylnitrit regelmässig auftretende Erweiterung der Pia-Gefässe beim Nitropentan ausbleibt. An curaresirten Kaninchen ist von Filehne eigenartige Periodicität der Herzaktion beobachtet und aufgeklärt. Es zeigen sich nämlich zuerst periodische Blutdruckschwankungen von 10 bis 15 Sekunden Dauer (Traube'sche Perioden), die durch Resection der beiden Nervi depressores aufgehoben werden: der Druck bleibt jetzt dauernd hoch. Filehne nimmt an, dass das

Nitropentan primär Blutdruckerhöhung macht, die reflektorisch durch den Depressor (Gefässwirkung) periodisch vermindert wird.

Nach diesen kurzen sachlichen Angaben braucht es keiner besonderen Ausführung, dass die Nitro-Verbindungen in ihren physiologischen Wirkungen wesentlich von den Salpetrigsäure-Estern abweichen. — Das Interesse an diesen Körpern ist nur ein theoretisches.

§ 75. Nitroglycerin — Trinitrin — Glonoin — Sprengöl.

I. Das Nitroglycerin, der dreifach Salpetersäure-Ester des Glycerins $C_3H_5(ONO_2)_3$ wird aus Glycerin durch Einwirken von Schwefelsäure und Salpetersäure hergestellt, ist äusserst explosiv. Gewöhnlich wird es für Sprengzwecke als sogen. Dynamit angewendet, der mit Nitroglycerin getränkte poröse Kieselerde (Kieselguhr) darstellt. Nitroglycerin ist ein klares, öliges Liquidum, das sich in 800 Wasser, in 4 Alkohol, in 10 Spiritus, in jedem Verhältniss in Aether löst.

Die wässerigen und alkoholigen Lösungen halten sich lange unzersetzt. —

II. Nitroglycerin ist in jeder Form (auch als Dampf!) schwer giftig. Da es therapeutisch (besonders auf die von England ausgehende Empfehlung hin) ziemlich viel benützt, auch in der Sprengtechnik als Dynamit täglich gebraucht wird, ist grosse Vorsicht bei seiner Handhabung zu empfehlen. In der Heilkunde verwendet man die einprocentige alkoholige Lösung, tropfenweise als Zusatz zu Mixturen, auch in Tabletten. Anfänglich wird 1/3 bis 1/2 mgr gegeben, bald werden wegen der rasch sich einstellenden Gewöhnung etwas höhere Gaben nothwendig. Als Maximaldosis gilt 1 mgr pro dosi und 5 mgr pro die. — Ob auch bei den in der Sprengtechnik beschäftigten Arbeitern eine solche Gewöhnung bald eintritt, habe ich nicht erfahren. Wahrscheinlich ist es nach den geringen Klagen, die man von daher vernimmt.

III. Dem Nitroglycerin kommt in sehr ausgesprochener Weise die Nitritwirkung zu: darüber sind alle Beobachter einig. Vermuthen lässt sich nur, dass die grosse Intensität der Wirkung durch Entstehen der Nitroso-Gruppe an besonders empfindlichen, reaktionsfähigen Stellen innerhalb des Thierkörpers geschehe. Die Meinung von Murell (Therap. M. H. 1890. pag. 533), dass 2/3 der Salpetersäure zu Nitrit reducirt, das letzte Drittel als salpetersaures Salz ausgeschieden werde, ist eine ganz aus der Luft gegriffene Hypothese. — Eine ausführliche experimentelle Untersuchung ist von Bruel (Thèse, Paris 1876) durchgeführt, der als Wirkung die Dilatation der peripheren Gefässe, Verlangsamung von Herzaktion und Respiration, Sinken der Körperwärme, Braunwerden des Blutes beschreibt. Die bei Fröschen regelmässig auftretenden (tetanischen) Krämpfe (die in einzelnen Fällen auch bei Säugethieren angedeutet sind), werden als solche centralen Ursprungs angesprochen. —

Was aus dem Nitroglycerin im thierischen Stoffwechsel wird, ist nicht bekannt. — Nach seiner ausserordentlich starken Wirkung (verglichen z. B. mit der des salpetrigsauren Natrons) liegt die Annahme nahe, dass es als ganzes Molekul wirksam ist, nicht durch

Abspaltung etwa von Nitro-Gruppen, welch letztere ja bald im Stoffwechsel spurlos verschwinden. —

Auftreten von Traubenzucker im Harn wird angegeben.

IV. Beim Menschen entstehen schon durch sehr kleine Mengen (Einathmen des Dampfes, Berühren der Dynamitpatronen etc. mit den Händen und ungenügendes Reinigen sehr unangenehme Beschwerden, worunter intensiver Kopfschmerz am stärksten und anhaltendsten hervortritt: nebstdem werden Schwindel, Uebelkeit (selbst Erbrechen) angegeben. In schweren Vergiftungsfällen (solche sind in Maschka's Handbuch pag. 506 und 507 von Husemann zusammengestellt) steigert sich die Uebelkeit rasch zu Erbrechen: dabei besteht Brennen im Hals und im Magen, Würgen. Bald treten Lähmungserscheinungen auf, Bewusstlosigkeit, Parese der Augen-, Kaumuskeln, der unteren Extremitäten: Athmung und Herzschlag wird beträchtlich verlangsamt, die Körpertemperatur sinkt. Gegen Ende Bewusstseinstrübung und Delirien. Cyanose wird immer ausgesprochener. Der Tod kommt unter den Erscheinungen des Trachealrasselns oder unter immer flacher werdender Respiration. Bessert sich die Erkrankung, was nach 24^h deutlich sein soll, so bleiben Darmerscheinungen noch durch einige Zeit, auch Kopfweh manchmal mehrere Tage lang zurück. — In schweren Fällen ist der Tod in 2 bis 6 Stunden eingetreten. — Die tödtliche Dosis für den Menschen besteht wahrscheinlich in einigen Decigrammen. Andere geben einige Gramme an. — Bei der geringen Löslichkeit in Wasser wird von der Vertheilung der Substanz (Oberfläche), Magenfüllung u. s. f. wesentlich die Schwere des Vergiftungsverlaufes abhängen. —

Die neuere Literatur ist auffallenderweise sehr arm an casuistischen Mittheilungen über Nitroglycerin-Vergiftung. —

V. Die bisher vorliegenden Sektionen ergeben die bei allen derartigen Giften gefundenen Ueberfüllungen der peripherischen Gefässe, besonders im Darm, im Magen, in den Luftwegen, in den Nieren. Auf Methämoglobin ist dabei nicht besonders geachtet. Darum nur beiläufige Angaben wie: braune Ekchymosen. — Das Nitroglycerin ist durch Aether ausziehbar, vom Fett kann es durch Methylalkohol getrennt werden, worin das Fett unlöslich ist. Neben chemischen Reaktionen (Vorsicht beim Abdampfen!) räth Husemann zum physiologischen Versuch: Frösche werden durch 2 mgr schwer vergiftet, durch 6 mgr getödtet. Vögel sollen weniger empfindlich sein. Auch die Selbstbeobachtung (Kopfweh!) wird Aufschluss gegeben. —

VI. Von einer Therapie ist kaum nöthig zu sprechen: Magen-Ausspülung in sehr gründlicher Weise wegen der Schwerlöslichkeit der Substanz, Analeptica bei eingetretener Lähmung sind die selbstverständlichen Maassregeln.

VII. Unter den Verbrennungsprodukten explodirten Dynamits soll Nitroglycerin vorkommen und die geschilderten Erscheinungen beim Einathmen hervorbringen.

§ 76. Hydroxylamin.

I. Das Hydroxylamin, $HO \cdot NH_2$, in verschiedener Weise darstellbar, ist eine starke Basis, die mit den gewöhnlichen Mineralsäuren gut charakterisirte Salze bildet. Gewöhnlich wird im Handel als Hydroxylamin das salzsaure Salz verkauft und dieses ist bisher zu therapeutischen und wissenschaftlichen Versuchen benützt worden. Die freie Basis ist nur in wässriger Lösung darstellbar und darum nur sehr umständlich zu handhaben. Dieses salzsaure Salz, $HO \cdot NH_2, HCl$, krystallisirt gut und ist leicht wasserlöslich; — es reducirt energisch Kupfer-, Quecksilber-, Silber- und andere Metallsalzlösungen.

II. Das Hydroxylamin ist als Hautmittel, auch schon als Desinficiens empfohlen worden. Die ersten Empfehlungen haben aber scharfe Kritik erfahren, so dass das Mittel jetzt fast wieder von der Therapie vergessen ist. — Toxikologisch untersucht ist es von Raimondi und Bertoni (Rendiconti del r. istituto Lombardo di Scienze e Lettere: ser. II. vol. 15. 1882), von O. Löw (Pflügers Archiv 35), von Binz (Virchows Archiv 113.), von Leber (Dissertation, Erlangen 1888 bei Penzoldt), von Lewin (A. e. P. Ph. 25. (1889) pag. 306) etc.

III. Das Hydroxylamin wirkt sehr rasch und sehr intensiv vergiftend ein nach Art der salpetrigsauren Verbindungen. Man erklärt desshalb die Wirkung durch Annahme der Oxydation des Hydroxylamins zu salpetriger Säure $HONH_2 + 2O = HONO + H_2O$. Für Frösche sind schon 2,5 mgr die tödtliche Gabe. Es bestehen anfangs Reizungserscheinungen, denen bald Lähmung folgt: sehr schnell ist Methämoglobin und die daneben auftretende polygonale, eckige Form der Blutkörperchen nachweisbar (Raimondi-Leber): auch die Bildung von Hämatin (Säurewirkung?) im überlebenden Blute ist angegeben. Bei Säugethieren ist das Vergiftungsbild dem durch salpetrigsaures Natron sehr ähnlich, nur zeitlich ist der Eintritt der einzelnen Erscheinungen etwas verschoben. — Vergiftungen von Menschen mit Hydroxylamin sind nicht bekannt geworden. Von allgemein biologischem und toxikologischem Interesse sind die Ausführungen Löw's, der das Hydroxylamin als allgemeines Protoplasma-Gift anspricht. Entgegen dieser Auffassung steht die Angabe Leber's, der die 1procentige Lösung ohne Wirkung auf den Staphylococcus pyogenes aureus fand.

IV. Nach der oben gegebenen schematischen Umsetzungsgleichung muss die Oxydation des Hydroxylamins mit Säurebildung verbunden sein. Es ist bisher nicht auseinandergehalten, ob an der Hydroxylamin-Wirkung auch die allgemeine Säure-Vergiftung betheiligt ist. —

§ 77. Stickstoff und Wasserstoff

wirken nicht specifisch giftig: in den reinen Gasen oder in Gemischen, die sehr wenig Sauerstoff enthalten, tritt Erstickung ein, deren Symptomatologie in dem nächsten Kapitel, im Anhang zur Kohlensäure, beschrieben ist. — Von den zahlreichen Versuchen über Stickstoffathmung seien nur die im Pflüger'schen Institut ausgeführten erwähnt, (Dohmen: Unters. physiol. Laborat., Bonn 1865, pag. 83. Pflüger in Pflüger's Archiv 1, pag. 88), dann Sorgenfrey: Dissertat., Dorpat 1876 u. v. A.

Der Angabe, dass Stickstoff betäubend (lähmend aufs Centralnervensystem) wirke, kann ich nach vielen eigenen Versuchen nicht zustimmen. In reinem Stickstoff treten die typischen Erscheinungen der Erstickung ein. Es ist technisch schwer, reinen Stickstoff in grossen Mengen für Respirationsversuche zu machen. Ist aber atmosphärische Luft (Sauerstoff) zugemischt, so wird die Erstickung lange verzögert und bei solch lange hingezogenen Erstickungsversuchen können die typischen Erstickungskrämpfe fast gänzlich fehlen. Schon aus aprioristischen Ueberlegungen muss es im höchsten Grade unwahrscheinlich klingen, dass der Stickstoff der Atmosphäre, in die sich die Menschheit seit Jahrtausenden hineingelebt hat, noch eine specifisch giftige Wirkung äussern soll.

§ 78. Stickoxydul, Lachgas, Lustgas. N_2O.

I. Das Stickoxydul wird zur Erzeugung kurz dauernder Narkosen, besonders viel von Zahnärzten benützt. In England sollen nach einer Angabe von Rumboll (British Journ. Oktob. 1892) jährlich etwa vier Millionen solcher Narkosen ausgeführt werden. Das Gas wird in chemischen Fabriken im Grossen hergestellt und kommt durch starken Druck verdichtet in schmiedeeisernen Flaschen in den Handel. Es kann schon von der Herstellung aus verunreinigt sein. Man kann es gewinnen durch Reduktion von Salpetersäure oder Salpetrigsäure (mit Zink oder Zinn). Gewöhnlich wird es aus salpetersaurem Ammon bereitet, das bei 170° etwa schmilzt und dann bei etwas weiterem Erhitzen glatt in Stickoxydul und Wasser zerfällt: $NO_3NH_4 = N_2O + O_2H_4$. Als Verunreinigung kann Stickoxyd entstehen, durch zu hohes Erhitzen der geschmolzenen Salzmasse: dies ist eine gefährliche Beimengung, weil Stickoxyd mit Sauerstoff (Luft) zusammenkommend sofort zu der ätzenden Salpetrigsäure und Untersalpetersäure sich oxydirt. Weiter kann vorkommen Chlor, aus der Verunreinigung der Muttersubstanz mit Salmiak. Endlich ist erwiesen Kohlenoxyd, von organischer Substanz, die dem Salz beigemischt ist, herrührend. Im Handel sollen Sorten zu verschiedenem Preis angeboten werden, die sich natürlich nur durch ihre Reinheit unterscheiden!

II. Das Stickoxydul wird im thierischen Organismus nicht verändert: die Angabe, es könne durch Sauerstoffabgabe dem oxydativen Stoffwechsel dienen, ist unrichtig. Wird es eingeathmet, so geht es seiner Löslichkeit entsprechend ins Blut über, nach Suspension der Zufuhr aber wird es wieder vollständig als solches ausgegeben (Hermann: Archiv Anat. und Physiol. 1864, pag. 520). Wird es also rein, d. i. ohne Sauerstoffbeimengung eingeathmet, so müssen sofort, wie bei Athmung jedes irrespirablen Gases die Erscheinungen der Erstickung beginnen und in kurzer Zeit muss der Erstickungstod selbst erfolgen: siehe § 83. Es kommen demgemäss bei der gewöhnlich geübten Einathmung des reinen Gases alsbald Erstickungserscheinungen, zuerst vertiefte Athmung, verstärkte Inspiration, die nach kurzer Zeit sich mit aktiver, verlängerter, keuchender Exspiration combinirt. In diesem Stadium kommt es nun bald (beim Menschen etwa 40 bis 50 Sekunden nach Beginn der Athmung des unvermischten Gases) zur Bewusstlosigkeit. Setzt man die Einathmung immer fort, so wird dann ziemlich plötzlich die Respiration aussetzend, verlangsamt, schnappend und steht bald ganz still. Das Herz überdauert ausnahmslos unter normalen Bedingungen die Athmung. Es schlägt noch (vielleicht 1 bis 2 Minuten) nach Athmungsstillstand weiter. Erstickungskrämpfe fehlen bei den Thieren meist ganz: doch habe ich in einzelnen Fällen sie angedeutet gesehen (einige Zuckungen der Beine, dann Endstreckkrampf).

III. Man hat die Einwirkung des Stickoxyduls als einfache Erstickung, die Narkose als asphyktische Betäubung erklärt. Das ist durchaus unrichtig. Einmal fehlen fast ganz die typischen Erstickungskrämpfe, sodann tritt die Gefühllosigkeit viel früher auf als bei der Erstickung (Zuntz und Goltstein: Pflüger's Archiv 17, pag. 135 und 344), weiter werden Frösche in Stickoxydul viel rascher gelähmt als z. B. in Wasserstoff. Ein Gemenge von 79 vol N_2O und 21 vol O erzeugt eingeathmet deutliche Betäubung, unter höherem Druck sogar vollständige Narkose, während eben Stickstoff oder Wasserstoff in gleichem Verhältniss mit Sauerstoff gemischt ganz indifferent sind. Das Stickoxydul hat eine specifisch lähmende Wirkung aufs Centralnervensystem. Hermann (Toxikologie pag. 244) schildert z. B. die Wirkungen der Einathmung eines Gemisches von 79 N_2O + 21 Sauerstoff folgendermassen: Brausen in den Ohren, Undeutlichwerden des Sehens, Kriebeln in den Händen, Wärmegefühl, Leichtigkeit im ganzen Körper. Die ausgeführten Bewegungen sind maasslos, unsicher, beim Stehen, Sitzen zeigt sich Schwanken, Schmerzempfindlichkeit ist herabgesetzt, Ideenverwirrung, auch Heiterkeitsausbrüche. Nach Aussetzen der zwei Minuten dauernden Einathmung kommt rasch normales Befinden, nur Schläfrigkeit bleibt zurück. — Von anderer Seite wird angegeben, dass besonders rasch das Trigeminusgebiet gelähmt werde. — Ganz unbegreiflich ist es, wie Angesichts all dieser lange bekannten Thatsachen neuerdings die Meinung Verbreitung finden konnte, Stickstoff wirke gleichartig wie Stickoxydul.

IV. Ob Stickoxydul ähnlich wie andere Narcotica in vermehrter Menge von gewissen Bestandtheilen des Blutes, des Nervensystems und anderer Organe gebunden wird (cf. pag. 79), davon wissen wir nichts. Der Absorptionscoëfficient für Wasser ist sehr hoch: nach Bunsen bei 0° C. 1,3, bei 24° C. 0,6 (Sauerstoff dagegen 0,04 und 0,027).

V. Die Versuche von P. Bert (Gazette medic. Paris 1878 und 79), das Gemenge von Stickoxydul (79), mit Sauerstoff (21) unter höherem Drucke, dem von etwa 5/4 Atmosphären einathmen zu lassen, damit Stickoxydul ungefähr in derselben Menge wie bei unvermischter Einathmung unter gewöhnlichem Druck aufgenommen werde, haben zu dem Ergebniss geführt, dass unter diesen Bedingungen rasche und tiefe und dauernde Narkose erreicht werden kann. Diese ist auch von französischen Chirurgen um das Jahr 1880 praktisch benützt, dann aber ist die Methode wegen zu grosser Umständlichkeit des Verfahrens wieder verlassen worden. — Die Erwähnung der Bert-schen Versuche geschieht hier nur wegen ihres hohen theoretischen Interesses.

VI. Bei der Anwendung des Stickoxyduls sind verschiedentlich üble Zufälle gesehen und berichtet: mir ist es wahrscheinlich, dass manche davon auf Verunreinigung, besonders mit Kohlenoxyd, auch mit Stickoxyd zu beziehen sind. Die neuere Zeit weiss wie mir es vorkommt, weniger davon zu erzählen. — Silk, der in der Lancet (Juni 1890, pag. 1327) über etwa 1000 selbstgemachte Narkosen referirt, gibt folgendes an: mehreremale hysterische Anfälle, sodann Bewegungen der Vorderarme, auch einigemale Opisthotonus. Mydriasis mittleren Grades ist gewöhnlich, häufig ist sie sogar sehr stark ausgesprochen. In Fällen, wo der ersten Narkose sofort eine zweite folgte, kam es öfter zu Würgen und Erbrechen, auch einmal zu Asphyxie. Solche Anfälle von Athmungseinstellung sind öfter berichtet. Fast ausnahmslos gelingt es, durch Hervorziehen der Zunge, vor Allem durch Einleiten künstlicher Respiration die Athmung wieder in Gang zu bringen. — Auch verschiedene Todesfälle sind vorgekommen. Rumboll (British Journal 29. Okt. 1892, refer. Virchows Jber. 1892. I. pag. 366) berichtet von 4 Todesfällen in Grossbritannien innerhalb 10 Jahren (etwa 1 zu 10 Millionen). Die Beschreibung der Symptome und des Verlaufes macht die Auffassung sehr wahrscheinlich, dass Erstickung, Athmungslähmung die Todesursache gewesen sei. — Wiederholt wird im Sektionsbefund viel dicker, schaumiger Schleim in den Bronchien angegeben. Denkbar ist es, dass es sich in diesen Fällen um ein schlechtes Stickoxydul, also vielleicht um Cl oder Salpetrigsäure-Wirkung gehandelt habe. Denn dass das Stickoxydul selbst die Schleimsekretion in den Bronchien so stark vermehrt, dass dadurch eine mechanische Athmungsbehinderung zu Stande kommen kann, ist bisher nicht beobachtet worden. – Die Beschreibung eines Unfalles lautet z. B.: Nach wenigen Athemzügen starkes Uebelbefinden: die Athmung wird oberflächlich und unregelmässig, die Haut cyanotisch, die Muskulatur rigide. Nach 3 bis 4 Minuten cessirt die Athmung ganz, das Herz schlägt noch kurze Zeit fort. — Die Sektion ergibt Hyperämie der Lungen und Bronchien. — (Lancet 1874. I. 14. April: ibidem 1894. I. 24. März, Deut. Monatschr. Zahnheilk. 1884. — Therap. MH. 1893. pag. 619 etc.)

§ 79. Der Sauerstoff — Oxygenium — O.

I. Die Bedeutung des Sauerstoffes für das thierische Leben hat die Physiologie zu erörtern. — Die menschliche Athmung verlangt einen gewissen Sauerstoffgehalt der Atmosphäre: die untere Grenze, bei der das Leben schon bedroht ist, liegt um etwa 10 Volumprocent O in der Athmungsluft bei gewöhnlichem Luftdruck (vergl. hierüber: Erstickung § 84). — Als das Optimum gibt P. Bert einen procentischen Gehalt der Atmosphäre von 50 an (also etwa 400 mm Hg Partiarspannung: — la pression barom.).

II. Eine sehr merkwürdige Thatsache, die von verschiedenen Experimentatoren durch sehr umfängliche Versuche erwiesen ist, ist die, dass auch bei sehr hohen Druckwerthen des Sauerstoffes das Leben unmöglich wird.

[Der Einfluss geringer Druckvermehrung ist vielfältig studirt und wird auch therapeutisch benützt: so z. B. mittelst pneumatischer Apparate verschiedener Construktion, in den Kammern besonderer Heilanstalten. Dessen Besprechung gehört nicht hieher. Man vergleiche z. B. Oertel in Ziemssen's Handbuch allgem. Therapie. I. 4. —]

Die Wirkung hoher Druckwerthe (bis zu 14 Atmosphären) haben besonders Paul Bert (la pression barométrique. Paris 1878) und K. B. Lehmann (Pflüger's Archiv 27. pag. 422 und Dissertation, Zürich 1883) studirt: Daselbst weitere Literatur. Neuerdings hat Cyon im Pflüger'schen Archiv gegen Bert's Versuche Einwendungen vorgebracht, die ich nicht mehr hier berücksichtigen konnte. Die Ergebnisse stimmen darin überein, dass Thiere, sowie überlebende Organe bei diesen hohen Druckwerthen rasch zu Grunde gehen. Die Symptome sind in allen wesentlichen Punkten die der Erstickung, d. h. die Thiere verhalten sich, wie wenn man sie in reinen Wasserstoff bringt; auch der zeitliche Verlauf des Absterbens überlebender Organe ist genau wie bei vollständigem Sauerstoffmangel oder wie in comprimirtem Stickstoff oder Wasserstoff. Die Annahme einer specifischen Giftwirkung des comprimirten Sauerstoffs ist also unrichtig. Das ganze Symptomenbild fällt mit dem der Erstickung zusammen (siehe diese im nächsten Kapitel und die Einleitung zum Centralnervensystem pag. 77, 78 und pag. 83). Bei Säugethieren gehören darum Erstickungskrämpfe mit zu den wesentlichen Erscheinungen: doch können sie bei langsamem Verlauf auch ausbleiben (z. B. von Lehmann an weissen Mäusen vermisst). Der thierische Stoffwechsel ist also nicht im Stande, mit Sauerstoff von hohem Drucke den Fortlauf der Oxydationen zu unterhalten. Der Stoffwechsel ist dementsprechend verändert wie bei vollständigem O-Mangel, d. i. wie bei der Erstickung.

Ueber die controversen Punkte vergl. die citirte Literatur: dazu noch Aubert: Pflüger's Archiv 26. pag. 293 und 27. pag. 566 u. A. —

III. Bei rascher Decompression der in comprimirten Gasen gehaltenen Thiere entwickeln sich natürlich Gasblasen in den Bahnen des Kreislaufes, die bei noch erholungsfähigen Thieren durch mechanische Kreislaufbehinderung zum Tode führen müssen. Diese Blasen bestehen aus den zur Compression verwendeten Gasen (Sauerstoff, bei Aufenthalt in Luft auch Stickstoff). —

§ 80. Ozon. O_3.

Versuche über die physiologischen Wirkungen des Ozons sind sehr zahlreich ausgeführt (neue Literatur: Binz: Berlin. klin. Wschr. 1882. Nr. 1 u. 2 und 1884. Nr. 40. — Filipow: Pflüger's Archiv 34. pag. 335. H. Schulz: A. e. P. Ph. 29. pag. 364. Labbé und Oudin: C. R. 113. pag. 141. — Desinficirende Kraft: Sonntag: Dissert. Göttingen 1890 und Zeitschr. f. Hygiene. 8. pag. 131).

Von Binz ist nach theoretischen Ueberlegungen eine narkotisirende Wirkung zuerst behauptet, die auch von verschiedenen Autoren (Filipow, Schulze) wieder erwähnt wird. Doch gibt Filipow ausdrücklich an, so deutliche Betäubungserscheinungen wie Binz nicht gesehen zu haben. Filipow beschreibt nach Selbstversuchen Wärmegefühl in der Brust, unbedeutenden Hustenreiz als Folge geringer, starken Husten und unangenehme Empfindungen, die die weitere Aufnahme bald unmöglich machten, als Folge stärkerer Concentrationen des verwendeten Ozons. — Bedenklich ist bei den meisten Versuchsreihen, dass das Ozon nicht aus reinem Sauerstoff, sondern aus Luft bereitet war, also Oxyde des Stickstoffs (salpetrige Säure) enthalten musste. Ueber deren Menge habe ich in der Literatur keine Angaben finden können. Bei der enormen Empfindlichkeit der sichtbaren Schleimhäute für Säuredämpfe sind letztere an den beschriebenen Wirkungen wohl mit betheiligt. — Schulz hat von der Einwirkung stark ozonisirter Luft (also wahrscheinlich Oxyde des N) bei den Versuchsthieren (Kaninchen, Hunde, Katzen) sehr schwere Erscheinungen gesehen: Athmungsstörungen bis zu hochgradiger Dyspnoe, starke Salivation, Würgen, Erbrechen, auch diarrhoische Ausleerungen, Unruhe, Mattigkeit bis zu kraftlosem Zusammenfallen, Thränen der Augen bis zu eitriger Entzündung der Bindehaut sich steigernd: Cyanose der sichtbaren Theile. Die Lungen waren deutlich ödematös, strichweise in verschiedenen Stadien der Entzündung bis zu ausgesprochen pneumonischer Verdichtung. Tracheal- und Larynx-Schleimhaut dagegen gar nicht verändert (Schulz glaubt desshalb auch nach dem Befunde von fettiger Degeneration des Herzmuskels an resorptive Wirkungen). Labbé und Oudin wieder halten das Ozon für wenig giftig und schieben die beobachteten Wirkungen zum Theil auf schädliche Beimengungen. — Von praktischer Bedeutung ist die Frage nicht: die Spuren von Ozon, die in der Luft vorkommen, haben auf den Menschen keine Wirkung. —

§ 81. Wasserstoffsuperoxyd. H_2O_2.

Das unter diesem Namen in den Handel gebrachte und auch therapeutisch verwendete Präparat ist eine wässerige Lösung von H_2O_2 in Wasser, gewöhnlich von der Herstellung aus Baryumsuperoxyd mit Schwefelsäure noch schwefelsäurehaltig, dessen Gehalt an H_2O_2 meist aus dem Volum Sauerstoff, das es bei der Zersetzung entwickelt, besstimmt, auch direkt nach den Gewichtsprocenten H_2O_2 angegeben wird (das medicinale etwa 3 procent). Es war als Antisepticum, als Hautmittel (Pityriasis) gebraucht, ist aber jetzt mit Recht verlassen. Ein damit vorgekommener Todesfall, durch Einspritzen in eine Empyemhöhle veranlasst (vide: Jahresberichte 1885) hat vorsichtigere Anwendung verursacht. An Thieren studirt ist es von Gutmann (Virchows Archiv 73). Es wird von lebenden thierischen Geweben energisch zu Sauerstoff und Wasser umgesetzt und bewirkt darum subcutan oder intraparenchymatös beigebracht rasche Gasembolie in den Venen, im rechten Herzen und im Lungenkreislauf. Die Angabe, dass es durch das lebende Blut nicht zersetzt werde, muss ich nach eigenen Versuchen, die unter allen möglichen Cautelen ausgeführt sind, als irrthümlich zurückweisen. Es tritt sofort eine Entwickelung von Gasblasen auf. Auch bei subcutaner Application an Thieren habe ich, wenn die Mengen nicht zu klein waren, allemal die Symptome der Gasembolie im Blute gesehen. Auffällig ist die Thatsache, dass die Katalysirung des ins Unterhautzellgewebe gespritzten H_2O_2 zur Entwickelung von Sauerstoff im Blute Veranlassung gibt. Ich glaube aber, das in ganz richtig angestellten Versuchen constatirt zu haben. Die Erscheinungen bestehen je nach der Menge und Schnelligkeit der Gasaufnahme in Dyspnoë, sich rasch steigernd bis zu schwerer Athemnoth, heftigen Erstickungsanfällen, Erstickungskrämpfen und Tod. Katzen haben in den Versuchen besser ausgehalten als Kaninchen von gleichem Gewicht: es findet wahrscheinlich raschere Bindung des frei gewordenen Sauerstoffs im Blute statt. Bei den Katzen gelingt es trotz starker Dyspnoe nicht immer die Gasblasen in der Blutbahn zu sehen, ein Vorkommniss, auf das auch Kobert (Toxikol. pag. 448) aufmerksam macht.

Bei der eminenten Lebensgefahr durch Gasembolie halte ich jede therapeutische Anwendung des Wasserstoffsuperoxyds für unberechtigt. — von Jaksch hat es gegen Phosphorvergiftung ohne Erfolg gebraucht. — Doch ist noch hervorzuheben, dass schlimme Nebenwirkungen bei Anwendung auf Schleimhäute meines Wissens bisher nicht gemeldet worden sind.

Kohlenstoff

und Kohle sind in allen Arten ihres natürlichen Vorkommens (Diamant, Graphit, Steinkohle etc.) absolut unlöslich in Wasser und in den thierischen Flüssigkeiten und damit ungiftig. — Die mechanischen Schädigungen durch Kohlenstaub sind hier nicht Gegenstand der näheren Untersuchung.

Der Kohlenstoff bildet das wesentliche Constituens der gesammten organischen Verbindungen, die besonders abgehandelt werden sollen. Nur 2 Verbindungen sind hier zu besprechen, das Kohlenoxyd und die Kohlensäure.

---

§ 82. **Kohlenoxyd. CO.**

Literatur:

Eulenberg: Die Lehre von den schädlichen und giftigen Gasen. Braunschweig 1865.
Cl. Bernard: Leçons sur les effets des substances toxiques. Paris 1857.
Friedberg: Die Vergiftung durch Kohlendunst. Berlin 1866.
Klebs in Virchow's Archiv 32 (1865), pag. 450 ff.
Senff, L.: Dissertation, Dorpat 1869.
Fodor: Vierteljahrschr. f. öff. Gesundheitspflege 12 (1880), pag. 377.
Biefel und Poleck: Zeitschrift Biologie 16 (1880), pag. 357.
Böhm: Handbuch der Intoxikationen etc.

CO: specifisches Gewicht 0,9674 (Luft = 1). — 1 cm^3 CO wiegt (bei 0^0 und 760 mm Hg) 1,25 mgr.

Absorptions-Coefficient für Wasser bei 0^0 = 0,03287, bei 20^0 C. = 0,02312.

I. Das Kohlenoxyd ist ein farbloses und geruchloses Gas. Es entsteht, wenn kohlenstoffhaltige Verbindungen bei ungenügendem Sauerstoffzutritt verbrennen. Es ist ein sogenanntes permanentes Gas, brennt an der Luft mit schön blauer Flamme. Merkwürdig ist, dass dieser eminent giftige Stoff gar keine sinnenfälligen Wirkungen äussert, also besonders gar nicht riechbar ist. Im Sinne der Anschauungen, die von Darwin für das Verständniss der belebten Natur entwickelt sind, könnte man diese Thatsache so deuten, dass das Feuer — die einzige Quelle der Entstehung des Kohlenoxyds — noch nicht lange Zeit im Besitze der Menschheit ist. — Das Kohlenoxyd ist eine wenig reagirfähige Substanz: wir kennen nur einige charakteristische Reaktionen desselben, von denen die „physiologischen“ die interessantesten sind.

II. Bei der grossen praktischen Bedeutung der Kohlenoxydvergiftung ist zuerst eine genaue Kenntniss der Quellen, durch die Kohlenoxyd in die Luft unserer Wohnräume gelangen kann, von besonderer Bedeutung.

Kohlenoxyd entsteht immer, wenn Kohle oder kohlenstoffhaltige Substanz bei ungenügendem Sauerstoffzutritt verbrennt: die wichtigsten — technischen und ökonomischen — Gelegenheiten seiner Entstehung sind die folgenden:

1. Der Hochofenprozess: über glühende Kohlen streicht Luft: das entstehende CO reducirt das Eisenoxyd. Bunsen (Gasometrische Methoden) gibt z. B. die Zusammensetzung des aus einem Hochofen entweichenden Gasgemisches an zu: CO 35,8%, N 62,9, H 1,3. —

2. Eisen-, Zink-, Messing-Giessereien. — Als Form-Material dient Sand, der mit Kohlenpulver bestreut wird. Das glühende Metall verursacht die theilweise Verbrennung der Kohle. Die blauen Flämmchen, die beim Giessen aus den Formen schlagen, sind Kohlenoxyd. Wo sich dasselbe nicht entzündet, entweicht es in den Arbeitsraum.

3. Kohlenoxyd entsteht bei der Bereitung von Holzkohle (Kohlenmeilern), bei dem Brennen von Coks aus Steinkohlen. Je besser der Luftabschluss, um so grösser ist dabei die Ausbeute.

4. Bei der Bereitung des Leuchtgases muss Kohlenoxyd sich bilden. Die Analysen von Leuchtgas ergeben etwa folgende mittlere Werthe: Kohlensäure 2 bis 3 procent, Wasserstoff 45 bis 50%, Kohlenoxyd (5 bis) 8%, Sauerstoff und Stickstoff 3 bis 5%, endlich gegen 35% Kohlenwasserstoffe, darunter etwa 32% Sumpfgas. — Holzgas enthält 20 bis 40% CO. — Tödtliche Kohlenoxydvergiftungen durch Leuchtgas kommen in Städten immer wieder vor und zwar ist seltener das Ausströmen von Leuchtgas aus offen gelassenen Gashähnen die Veranlassung von Unglücksfällen als das Eindringen von Gas in die Häuser nach geschehenen Rohrbrüchen in der Strassen-Leitung. Unsere Häuser stellen ja, besonders im Winter förmliche Saugapparate vor, die auf den porösen Boden gesetzt, die Grundluft anziehen. Die Luft ist in den bewohnten Räumen immer erwärmt und steigt als specifisch leichter durch die Decken und Dächer in die Höhe. Entsprechend wird von allen Seiten, besonders auch aus dem porösen Boden die Grundluft angesaugt. Ist im Winter die oberflächlichste Bodenschicht hart gefroren, so wird das durch einen Rohrbruch in den porösen Untergrund entweichende Leuchtgas in die erwärmten Häuser mit der Grundluft eintreten und natürlich in die Räume am reichlichsten kommen, in denen die ausgiebigste Lufterneuerung statthat (das sind die bewohnten und geheizten).

Dazu kommt noch der erschwerende Umstand, dass die riechenden Bestandtheile des Leuchtgases (sogen. schwere Kohlenwasserstoffe) beim Durchsickern durch die feinen Spalten des Bodens, durch die sogenannte Oberflächen-Anziehung zurückgehalten, absorbirt werden[1]). Das was also sonst die Warnung abgibt für die drohende Leuchtgas-Vergiftung, der eigenartige Geruch, fällt unter diesen Be-

[1]) Biefel u. Poleck: Zeitschr. f. Biol. 16 (1880).

dingungen fast ganz weg. Der Gasgeruch ist äusserst gering und doch ist das ganze CO des ausgetretenen Leuchtgases vorhanden.

5. Weiter bildet sich Kohlenoxyd in den Feuerungen unserer Oefen, Kochherde, Backöfen, wenn die Verbrennung auf dem Roste durch Behinderung des Abzuges der Verbrennungsgase gehemmt wird. Das „klassische" Beispiel für diese Art des Eindringens von CO in unsere Wohnräume ist gegeben durch das Schliessen der Ofenklappe. Um das rasche Entweichen der erwärmten Luft und eben durch die ausgiebige Durchströmung der Feuerung mit kalter Luft die Abkühlung langsamer geschehen zu lassen, wird die Ofenklappe geschlossen, „die Hitze wird gespannt". Natürlich geht die Verbrennung durch Zutritt neuer Luft noch langsam weiter und es entweicht nun das kohlenoxydhaltige Gemisch durch alle undichten Stellen, Ofenthüre, Ritzen im Ofen, Herdplatte, Ofenpfeife. Besonders im östlichen Europa sind die verderblichen Ofenklappen eingeführt und viele französische Soldaten sollen im Jahre 1812 an dieser Einrichtung zu Grunde gegangen sein. Natürlich können ähnliche, gleichwirkende Verschlüsse in Schornsteinen das gleiche Unglück herbeiführen. So sah ich zwei tödtliche CO-Vergiftungen in einem Zimmer eintreten, das gerade über einem Backofen gelegen war. Im Schornstein des Backofens war eine Klappe, die zur „Spannung der Hitze" gelegenheitlich geschlossen wurde. Die Wölbung des Backofens war schadhaft geworden und es entwich nun durch die Ritzen nach oben von dem kohlenoxydhaltigen Gasgemisch des Ofenraumes. — Auch wenn aus anderen Gründen im Kamin die Feuerungsgase nicht glatt entweichen (Zurückstauen durch Wind, durch sonstige Gegenströmung, Kälte) kann es zur Bildung von Kohlenoxyd und Entweichen in die Wohnräume kommen. — Dass solche kohlenoxydhaltige Feuerungsgase bei Störungen in einem Kamin nicht immer nur am Orte der Feuerung, sondern gelegentlich auch in einem höher gelegenen Stockwerk eines Hauses, in einen Raum, der gerade stark ansaugend auf die Aussenluft (auf einen Luftschacht, Kamin etc.) wirkt, eintreten können, ist wohl denkbar. Sehr merkwürdige Unglücksfälle dieser Art erzählt die französische Literatur. — Die ältere Angabe, dass bei stark geheizten Oefen durch die glühenden Ofenplatten CO hindurch gehe, beruht erwiesenermassen auf Irrthum (Wolfhügel: Zeitschr. f. Biologie 14. [1878] pag. 506).

Ganz den gleichen Ursprung hat das Kohlenoxyd, das sich aus Pfannen, die mit glühenden Kohlen beschickt sind, entwickelt: so z. B. aus den Kohlenpfannen, die in feuchten (inundirten, neugebauten) Wohnräumen zum Austrocknen aufgestellt werden. Der gleichen Gesundheitsschädigung setzen sich Buchbinder, Tischler aus, die Leim in den bekannten Kohlenpfannen fortgesetzt heiss halten müssen. Ein besonders gemeingefährliches Werkzeug sind die bekannten Kohlenbügeleisen, die zur Verhütung der Beschmutzung der Wäsche durch ausfallende Asche geradezu unzweckmässig, ohne Zugöffnungen an den tiefsten Stellen, angefertigt sein müssen. Ich habe in besonderen Versuchen kleine Mengen von CO in der Luft über dem Bügeleisen nachgewiesen. Ich brauche nur noch zu erwähnen die Bügelöfen (zum Glühendmachen der eisernen Bügelbolzen), die Löthöfen der Klempner, die Schmelzöfen in Metallgiessereien (Zink- und Rothguss), die Vorrichtungen in Kammwollspinnereien zum Erwärmen der eisernen Kämme u. s. w. — Ueberall, wo mit Kohlenfeuer in geschlossenen

Räumen gearbeitet wird, muss aus hygienischen Gründen die vollständige, unbehinderte Abfuhr der Verbrennungsgase ins Freie durch gut schliessende Röhren verlangt werden.

Die Zusammensetzung des Kohlendunstes geben Biefel und Poleck an zu: N 79,7, O 13,2. CO_2 6,76, CO 0,34% (Mittel aus acht Analysen: das Minimum für CO war 0,16%). Die Zahlen haben natürlich nur Werth für eine erste Orientirung. Wichtig ist die von denselben Autoren diesen Zahlen beigefügte Bemerkung, dass die Entstehung von Kohlendunst in einem Raum desshalb besonders gefährlich wird, weil dabei die Sauerstoffmenge sich beträchtlich vermindert. Daraus erwächst ein mehrfacher Schaden: die Sauerstoffabnahme ist für sich bedrohlich (vergl. Erstickung) und die für die CO-Austreibung wichtige Massenwirkung des Sauerstoffs wird verringert.

6. Eine sehr gefährliche Zusammensetzung hat das Wassergas, das durch Ueberleiten von Wasserdampf über glühende Kohlen gebildet wird $C + H_2O = CO + H_2$. In manchen Fabrikbetrieben dient es zur Erzeugung hoher Hitzegrade, auch für Beleuchtungszwecke wird es mit Kohlenwasserstoffen angereichert benützt. Undichtigkeiten einer solchen Leitung müssen natürlich die verderblichsten Folgen haben.

7. Weiter sind zu erwähnen die sogenannten Carbon-Natron-Oefen, die hoffentlich jetzt schon wieder abgeschafft sind. Kleine eiserne Behälter, mit Kohlenstücken beschickt, die mit Natronsalpeter getränkt sind, sollen zur Erwärmung von Wohnräumen dienen. Sie liefern viel Kohlenoxyd und sind darum unbedingt zu verbieten.

8. Sodann ist Kohlenoxyd in den sogenannten Minen-Gasen, entstehend durch das Verbrennen von Schiesspulver, Dynamit etc. Die Minenkrankheit ist im Wesentlichen eine Kohlenoxydvergiftung. Die Verbrennungsprodukte dieser Stoffe enthalten immer Kohlenoxyd, z. B. Pulvergase gegen 4%, die Produkte der Schiessbaumwolle gegen 30 bis selbst 40% (vide Medicus: Technologie. pag. 881 ff.). Der Kohlenoxydgehalt in der Minenluft selbst wurde im concreten Fall zu 0,01 bis 0,5% gefunden (Evers: Deutsche militärärztl. Zschr. 1875). Die Spur Schwefelwasserstoff, die sich in den Minengasen findet, soll die Giftigkeit des Kohlenoxyds wesentlich erhöhen.

9. Auch im Tabaksrauch ist Kohlenoxyd und zwar in nicht ganz kleinen Mengen enthalten. Jopper gibt 5 bis 10%, Krause 5 bis 14% an. Durch das Verbrennen von 1 gr Tabak sollen 82 cm^3 CO entstehen. Das Rauchen in Pfeifen soll absolut mehr liefern als das Rauchen von Cigarren. Ein Raucher soll in 1^h etwa ½ Liter CO produciren. Diese Mengen sind ja gering, wenn man den cubischen Inhalt unserer Zimmer und die Leistung der freiwilligen Ventilation damit zusammenhält. Immerhin können in engen Räumen, in denen Viele gleichzeitig rauchen, Beschädigungen durch das Kohlenoxyd entstehen.

10. Endlich werden durch Lampen, die schlecht brennen (rauchen, schwaden, schwalchen), kleine Kohlenoxydmengen gebildet. Geringe Vergiftungssymptome sind wahrscheinlich oft dadurch veranlasst. — Auch bei Zimmerbränden, Theaterbränden entsteht CO: die bei solchen Gelegenheiten erstickten Menschen enthalten darum in ihrem Blute CO-Hb.

Zum Schluss sei kurz eine Angabe erwähnt (deren Literaturquelle ich nicht mehr finden kann), wornach aus dem Schlamm der Pariser Kloaken ein Gasgemenge mit 2% CO sich entwickelt haben soll. Dies ist ein Irrthum: Kohlenoxyd entsteht nicht bei Fäulnissprozessen.

III. Dargestellt wird Kohlenoxyd (im Laboratorium) durch Erhitzen von Ameisensäure (oder deren Salzen) mit concentrirter Schwefelsäure. Billiger ist die Darstellung aus Oxalsäure (mit concentrirter englischer Schwefelsäure), nur muss man hiebei die CO_2 mit Natronlauge entfernen. Gelbes Blutlaugensalz liefert mit Schwefelsäure ein reineres CO: auch hier muss mit starker Natronlauge CO_2 und SO_2 entfernt werden.

IV. Die Kohlenoxydvergiftungen kommen fast alle zufällig zu Stande. In Frankreich ist Kohlendunst ein viel zu Selbstmord benütztes Mittel: die französische Literatur enthält interessante Aufzeichnungen über die subjektiven Empfindungen der Selbstmörder (vide Friedberg pag. 83). — Auch bei uns scheint für Mord und Selbstmord das Kohlenoxyd jetzt mehr benützt zu werden (Aufstellen von Kohlenbecken in engen Schlafzimmern).

V. Die Giftigkeit des Kohlenoxydes beruht darauf, dass es mit dem Blutfarbstoff eine chemische Verbindung eingeht (Cl. Bernard: leçons sur les effets etc. pag. 157, Hoppe-Seyler: Virchows Archiv 11 [1857], Lothar-Meyer: Dissertation, Breslau 1858). Die Verbindung des CO mit Hb ist stärker als die Verbindung des Sauerstoffs. Dadurch wird dem Blute die Fähigkeit genommen als Sauerstoffträger für die Gewebe zu dienen. Bei dem lebhaften Sauerstoffbedürfniss des höheren Organismus ist Tod in der kürzesten Frist die nothwendige Folge.

Für die Richtigkeit dieser Ansicht spricht vor Allem die Thatsache, dass Kohlenoxyd nur für die Thiere ein Gift ist, die rothes Blut besitzen. Krebse werden davon nicht beeinflusst. Fische gehen rasch zu Grunde. Insekten und Pflanzen [1]) halten anscheinend ohne jede Schädigung (?) in CO-haltiger Atmosphäre aus.

VI. Die wichtige Frage, welches die relativen Mengen von Kohlenoxyd und Sauerstoff sind, die Blutfarbstoff aus einer beide Gase enthaltenden Atmosphäre aufnimmt, ist verschiedentlich in Angriff genommen, durch einwandfreie Versuche ist sie von Hüfner und Külz: Journal für prakt. Chemie 28. (pag. 256) gelöst, aus deren Versuchsprotokollen ich die folgende wichtige Versuchsreihe citire. Die wässerige Lösung von krystallisirtem Hämoglobin (vom Hund) wurde mit einem Gasgemisch geschüttelt, das CO und O enthielt: es waren die folgenden procentischen Mengen des vorhandenen Hämoglobins an CO gebunden:

Atmosphäre enthielt CO %	Atmosphäre enthielt O %	von Hb an CO gebunden in Procenten
1,65	20,61	100
0,25	20,91	60
0,11	20,93	50,6
0,041	20,95	38,9

[1]) cf. Chauveau: Societé de Biologie 1888, 23. Juni. — Eigene Versuche!

Da Sauerstoff in diesen Versuchen ungefähr in denselben procentischen Mengen verwendet ist, wie er in der atmosphärischen Luft sich findet, so heissen die Resultate direkt: wenn nur ein viertel Procent Kohlenoxyd in der Luft unserer Wohnräume vorhanden ist, so werden 60 procent unseres ganzen Hämoglobin-Vorrathes an dieses Gas gebunden, also der normalen Athmung entzogen. Noch bei 0,4 CO auf 1000 Athmungsluft (bei normalem Sauerstoff-Gehalt) werden gegen 40 procent des Hämoglobins mit diesem verderblichen Gase besetzt.

Das Resultat dieser Versuche ist so durchaus eindeutig und durchsichtig, dass dieselben eines Commentars nicht bedürfen: bei 0,1 procent CO und 21 procent O-Gehalt theilen sich also diese Gase zu gleichen Antheilen in vorhandenes Hämoglobin. Im verkehrten Verhältnisse dieser Zahlen, also etwa wie 210 zu 1 — wenn man in kurzem Ausdrucke eine ziffernmässige Angabe für diese quantitativen Beziehungen gewinnen will, — steht die relative Stärke der chemischen Anziehung (Avidität) des Hämoglobins zu O und CO. — Daraus begreift sich die hohe Giftigkeit und Lebensgefährlichkeit des Kohlenoxydes. Das Athmen in einem Luftraum, der nur 2 bis 3 pro mille CO enthält, muss nach kurzer Zeit lebensgefährlich werden. — Mit diesen von Hüfner und Külz gewonnenen Zahlen stehen die Versuchsresultate, die von anderen Experimentatoren über die procentischen Mengen von CO, die in der Athmungsluft noch ertragen werden, gewonnen sind, gut in Einklang. Gréhant beispielsweise gibt an, dass in einem Raum mit 1 procent CO ein Hund nach 22 Minuten todt war: bei 5,4 pro mille CO-Gehalt starb ein Hund nach 52 Minuten. Bei 2 pro mille CO konnte ein Hund eine halbe Stunde aushalten. Fodor hält 1,5 pro mille in der Athmungsluft für gefährlich, 0,5 pro mille für schädlich. — Sehr kleine Thiere (bes. Vögel) sollen bei noch geringerem procentischen Gehalt sterben (cf. Gréhant in Maly's Jahresber. 18. pag. 50).

VII. Bedeutsam für die richtige Auffassung der Kohlenoxyd-Wirkung ist die Frage nach dem Schicksal des ins Blut aufgenommenen Kohlenoxydes. — Eulenburg (die Lehre von den Gasen . . .) hatte schon 1865 behauptet, man könne das CO dem Blute durch einen Luftstrom entziehen. Da es aber einzelnen Experimentatoren nicht gelang, in der Exspirationsluft CO zu finden (Pokrowski: Virchows Archiv 36. pag. 481) oder aber aus dem Kohlenoxydblut das CO durch Auspumpen zu gewinnen (Nawrocki: Heidenhains Studien Heft II. pag. 146), so wurde an Oxydation des Kohlenoxyds zu Kohlensäure im Körper geglaubt. Dieser Ansicht traten Donders (Pflügers Archiv 5. pag. 20) und Zuntz (Pflügers Archiv 5. pag. 584) entgegen: ersterer stellte die Dissociation des CO-Hb beim Durchleiten indifferenter Gase, letzterer die Auspumpbarkeit des Kohlenoxyds aus Blut in der Luftpumpe fest. Liman (Centrbl. 1876. pag. 353) hat dies bestätigt und weiter angegeben, dass man im Blute von CO-Vergifteten, wenn sie erst einige Zeit in frischer reiner Luft geathmet haben, kein Kohlenoxyd mehr nachweisen kann. Endlich hat G. Gaglio (A. e. P. Ph. 22. pag. 235) durch besondere Versuche bewiesen, dass Thiere, die in CO-haltiger Luft bis zur Betäubung athmen, das ganze aufgenommene CO quantitativ wieder ausathmen. — Therapeutische Vorschläge wie der: einen depletorischen Aderlass zu machen, um der Ueberfüllung des Blutes mit der aus dem Kohlenoxyd gebildeten Kohlensäure entgegenzuwirken, beruhen also auf irrthümlicher Annahme. Auch die Transfusion ist ein ganz nutzloser Eingriff, da in der Zeit, in der man sich in der Regel dazu bei den Vergifteten entschliesst, längst kein CO mehr im Blute ist. — Nur für die Technik der Untersuchung kohlenoxydhaltigen Blutes ist folgendes zu bemerken: Hat mit CO gesättigtes Blut einige Zeit gestanden, so gibt es sein CO beim Luftdurchleiten immer schwieriger ab. Nach längerem Stehen ist überhaupt CO kaum mehr auszutreiben. Erst durch Versetzen mit starker Kalilauge kann man dann CO wieder gewinnen. Es findet also doch eine Veränderung des CO-Hb bei längerem Stehen — der Methämoglobinbildung ähnlich? — statt.

VIII. Das Schicksal der Blutkörperchen nach der CO-Vergiftung ist darnach apriori vorauszubestimmen: dünstet das CO vollständig ab, so ist kein Grund einzusehen, warum dieselben nicht ad integrum restituirt werden sollen. Der Versuch bestätigt diese Annahme. Die Zahl der Blutkörperchen in der Volumen-Einheit des Blutes bleibt constant, auch wenn man wiederholt das gleiche Thier durch mehrere Tage schwer mit Kohlenoxyd ergiftete. (Driessen: Dissertation, Würzburg 1889).

IX. Das Kohlenoxydhämoglobin[1]) hat eine Reihe ausgezeichneter Eigenschaften, durch die es leicht gelingt, diese Vergiftung nachzuweisen. Kohlenoxydblut hat vor Allem eine andere Farbe als normales Blut, die dem geübten Auge auch sofort auffällig ist: das COHb hat einen deutlichen Ton nach Rosa, eine bläuliche Beimengung, während O_2Hb im Vergleiche damit eine mehr gelblichrothe Farbe zeigt: besonders am Schaum ist nach starkem Schütteln dieser Unterschied gut kenntlich. — CO-Hb zeigt zweitens eigenartige Absorptionserscheinungen gegen das Spectrum: bringt man es in der gewöhnlichen Weise vor den Spalt des Spektroskops, so erscheinen im Spectrum zwei dunkle Bänder von fast identischer Lage mit den Streifen des Sauerstoff-Hämoglobins (zwischen den Linien D und E). Nur sind die beiden CO-Streifen einander etwas näher gerückt und liegen etwas mehr dem brechbareren Ende des Spectrums zu. Es ist dadurch der helle Zwischenraum zwischen den beiden dunklen Streifen schmäler als beim Sauerstoffhämoglobin. — Dieser Unterschied ist indess wenig deutlich und es bedarf besonderer Vorrichtungen, ihn sicher zu erweisen. Für die Identificirung einer Blutprobe als CO-haltig ist diese Reaktion kaum zu benützen. — Sehr wichtig ist sodann die Reduktionsprobe. Kohlenoxydhämoglobin wird nämlich durch reducirende Agentien (Schwefelammon) nicht verändert, während Sauerstoffhämoglobin dadurch bekanntlich zu reducirtem Hämoglobin umgewandelt wird. Letzteres aber ist sehr sinnenfällig vom O-Hb (und CO-Hb) unterschieden: einmal durch die Farbe, es ist dunkel violettroth, zweitens durch das spektroskopische Verhalten: es besitzt nur einen breiten Absorptionsstreifen, etwa in der Mitte von D und E. — Durch das Gelingen dieser Probe ist Kohlenoxydhämoglobin sicher erwiesen. — Ein weiterer Unterschied zwischen

---

[1]) Kohlenoxydhämoglobin kann aus CO-gesättigtem Blute nach denselben Methoden krystallinisch erhalten werden wie das O_2-Hämoglobin.

Sauerstoff- und Kohlenoxydblut besteht im Verhalten zu solchen chemischen Agentien, die im Allgemeinen als Eiweissfällungsmittel bezeichnet werden können. Es werden dadurch die gesammten Bluteiweisssubstanzen zusammen mit dem Hämoglobin als dicke Niederschläge von ganz bestimmtem Farbenton coagulirt und zwar des Näheren in der Art, dass die Niederschläge im Kohlenoxydblut mehr bläulich kirschroth, die im normalen Blut dagegen mehr gelbroth bis schmutziggelbbraun und dunkelbraun aussehen.

X. Der Nachweis der CO-Vergiftung aus dem Blute ist darnach in folgender Weise zu führen.

Zunächst ist zu beachten die Farbe des Blutes, die bei den auf der Höhe der CO-Vergiftung gestorbenen Menschen und Thieren hell kirschroth ist: die Füllung aller Gefässe, auch der Venen mit hellem Blute ist eine nicht zu übersehende Erscheinung. Dieses Blut vergleicht man nun mit normalem Blute, das man von irgend einem frisch geschlachteten Thiere benutzen kann. Für die spektroskopische Untersuchung macht man sich eine Blutlösung in Wasser: 1 Theil bis 1,5 Theile Blut zu 100 Wasser sind die richtige Verdünnung, um in etwa 1 cm dicker Schicht die Erscheinungen gut zu sehen. Will man die Spectra der beiden Blutproben (normal und CO-Blut) bequem vergleichen, so benützt man dazu das auf pag. 22 abgebildete Kästchen. — Erwähnt ist schon die Unzuverlässigkeit dieser Probe in der Hand des nicht vollständig Kundigen. Nur bei absolut gleicher Helligkeit (gleichem Farbstoffgehalt!) ist ihr Ergebniss zu benutzen. Die wichtigste Probe ist die Reduktionsprobe, die man auch um einen richtigen Vergleich zu haben neben einer ganz gleichartig behandelten Controllprobe normalen Blutes anstellt. Man nimmt die 1 procentige Blutlösung (etwa $^1/_3$ eines Proberöhrchens) versetzt sie mit einigen Tropfen Schwefelammonflüssigkeit, mischt gut und schichtet dann zweckmässig noch 4 bis 6 Tropfen Schwefelammon über, um den Eintritt der Luft abzuhalten. Etwa nach 6 bis 8 Minuten beginnt die Reaktion. — Blut, das nur einen Theil seines Hb mit CO besetzt hat, dunkelt nach längerer Zeit ebenfalls: nur durch den Vergleich mit normalem Blute kommt man zu sicherer Schlussfolgerung. — Die spektroskopischen Unterschiede sind leicht zu constatiren.

Eine weitere Gruppe von brauchbaren Reaktionen auf CO-Hb ergeben Fällungen im Blute. Erzeugt man im Blute durch Eiweissfällungsmittel ein Präcipitat, so sind die Fällungen verschieden aussehend. Zehnprocentige Natronlauge [1]) gibt mit CO-Hb beim Erwärmen zinnoberrothe Färbung, mit normalem Blute entsteht eine schwarzbraun-grünliche Masse. Der gleichzeitige Zusatz von Chlorcaliumlösung [2]) macht diese Probe, die überhaupt von nachfolgend beschriebenen weit übertroffen wird, nicht besser. — Die Fällung der beiden Blutarten mit schwach HCl-saurer und auch ammoniakalischer Kupferchlorürlösung [3]) gibt ebenso verschieden gefärbte Coagula. Oxydirende Substanzen geben in normalem Blute viel rascher braune Verfärbung (Methämoglobin) als im CO-Blute: man benutzt eine Lösung von 0,25 $KaMnO_4$ auf 1000 Wasser [4]). — Die Probe mit Schwefelwasserstoffwasser ist praktisch nicht brauchbar. Dagegen ist die Reaktion zu benutzen, die dunkelgelbes Schwefelammon und Essigsäure gibt (hellroth-olivgrau): sie verschwindet nur

[1]) Hoppe-Seyler: Centralbl. 1864, Nr. 52.
[2]) Eulenberg: Die Lehre von den . . Gasen, pag. 47.
[3]) Zaleski: Zeitschr. f. physiol. Chemie 9, pag. 225.
[4]) Weyl und Anrep: B. B. 1880, pag. 1264.

nach einigen Stunden[1]). Eiweissfällungsmittel erzeugen in Blutlösungen, die entweder mit CO oder O_2 gesättigt sind, deutlich verschieden gefärbte, sehr auffällig unterschiedene Niederschläge: am besten verwendet man Lösungen des Blutes mit Wasser. — Platinchlorid, Quecksilberchlorid, Carbolsäure, Alaun und Ammoniak, Phosphormolybdänsäure, Pikrinsäure, Gerbsäure, Phenylhydrazin . . . sind brauchbar.

Als die zweckmässigsten von all diesen Fällungsproben haben sich die folgenden erwiesen[2]). Zu den beiden Blutproben (unverdünntes CO und O_2 Blut), etwa je 15 cm^3, setzt man das gleiche Volumen 20 % Ferrocyankaliumlösung und 2 cm^3 von 30 procentiger Essigsäure: die Coagula sind hellroth gegen schwarzbraun. Der Unterschied verschwindet langsam, vollständig erst in Wochen. Auch verdünntes Blut (1 : 4 Wasser) gibt mit dem halben Zusatz der obigen Reagentien ein deutliches Resultat. — Noch dauernder ist die Tanninprobe: Blut (1 : 4 verdünnt) versetzt man mit dem dreifachen Volumen einprocentiger Tanninlösung. Erst nach einigen Stunden ist der Farbenunterschied gut erkennbar, am deutlichsten wieder nach 24 Stunden, persistirt aber durch Monate. — Diese beiden letzten Proben lassen noch 10 % CO-Hb erkennen. — Auch Carbolsäure- und Sublimatfällungen sind für die erste Orientirung herzustellen.

Eine letzte und interessante Methode des CO-Nachweises im Blute endlich beruht auf folgender Reaktion. CO in eine neutrale wässerige (gelbbräunliche) Lösung von Palladiumchlorür geleitet erzeugt darin einen schwarzen Niederschlag von metallischem Palladium ($PdCl_2 + CO + H_2O = Pd + CO_2 + H_2Cl_2$)[3]). Man saugt durch das CO-haltige Blut einen Strom reiner Luft: das frei werdende CO führt man mit der Luft durch eine Saugflasche, die Palladiumchlorür enthält. Zum guten und einwandfreien Gelingen sind die folgenden Vorsichtsmaassregeln zu beachten: die Palladiumlösung soll eine Concentration von etwa 1 : 500 Wasser haben. Sie muss durchaus neutral sein. Gase, die ebenfalls Palladiumchlorür verändern, müssen selbstverständlich ausgeschlossen werden: besonders Schwefelwasserstoff, der schwarzes PdS- und Ammoniak, das PdO fällt. Es wird desshalb die durch das Blut gesaugte Luft zuerst durch eine Absorptionsflasche mit Bleizuckerlösung (für H_2S) und eine zweite mit Schwefelsäure (Ammoniak) geleitet. Auch dann noch ist, wenn es sich beispielsweise um Leuchtgas handelt eine Täuschung nicht sicher ausgeschlossen, da gewisse Kohlenwasserstoffe, z. B. Acetylen und Aethylen ebenfalls das $PdCl_2$ reduciren sollen! — Weiter muss das CO-Blut möglichst frisch zum Versuch verwendet werden, da beim Stehen CO immer schwerer aus dem Blute austreibbar wird. Man kann hier (wie oben schon erwähnt) durch Zusatz von starker Kalilauge nachhelfen: erwärmen soll man das Blut beim Luftdurchsaugen immer. — Diese Probe hat nur die Bedeutung eines Beweisstückes dritten Ranges: zuerst kommt die Reduktionsprobe und dann die Fällungsmethoden. —

XI. Um Kohlenoxyd in der Luft eines Raumes zu erweisen, kann man sehr gut die Bindung desselben an den Blutfarbstoff benutzen. Man füllt eine grosse Glasflasche mittels eines Blasebalges (wie bei der Pettenkofer'schen CO_2-Bestimmung) mit der verdächtigen Luft an, gibt eine kleine Menge frisches Blut in die

---

1) Katayama: Virchow's Archiv 114, pag. 53.

2) Sitzber. Würzburg. physik. medic. Ges. 1888, pag. 86 und Welzel, A.: Verhandl. der Würzb. Ges. 1889, pag. 75: auch Dissertation, Würzburg 1889.

3) Eulenberg: Die Lehre von den . . . Gasen, pag. 49 und 52. Fodor: Deutsche Vieteljahrschr. f. öff. Gesundheitspfl. 12 (1880), pag. 377.

Flasche und schüttelt gut um, um das CO an das Blut zu binden. Um die Blutmenge gut mit CO anzureichern, kann man noch einigemale mit dem Blasebalge die Flaschenluft erneuern: das Blut untersucht man darnach mit den oben beschriebenen Methoden auf CO-Gehalt. Das Sicherste ist die Reduktionsprobe: das empfindlichste sind die Fällungsproben mit Ferrocyankalium und Essigsäure und mit Tannin. — Sehr zweckmässig für diese Untersuchung ist es, kleine Thiere in einem Drahtkäfig an die Stelle zu setzen, wo man das Hervorströmen der CO-haltigen Luft vermuthet. (Weisse Mäuse, auch Vögel sind sehr gut zu gebrauchen.) Man beobachtet die Thiere im Leben und untersucht ihr Blut. Mir gelang so der Nachweis in einem Raum, in dem mich die chemischen Proben alle im Stich gelassen hatten. —

Die rein chemischen Methoden und Hilfsmittel, um CO qualitativ oder quantitativ zu erweisen, gehören nicht hieher. Man verbrennt das CO durch Leiten über glühendes Kupferoxyd zu CO_2 oder verpufft es mit O (im Endiometer) zu CO_2 —; als Absorptionsmittel für dasselbe ist ammoniakalische oder saure Kupferchlorürlösung angegeben: — doch ist diese letztere Bestimmungsmethode nicht zuverlässig. — (Bunsen: gasometrische Methoden. Winkler: Anleitung zur Untersuchung der Industriegase: Hempel: Neue Methoden zur Analyse der Gase etc.)

XII. Die Erscheinungen der Kohlenoxydvergiftung sind nicht in allen Fällen genau gleich, da für die Ausbildung der Störungen vor Allem die Schnelligkeit, mit der das Gift aufgenommen wird, d. i. der procentische Gehalt der Athmungsluft eine ausschlaggebende Bedeutung hat. Wesentlich ist, dass keinerlei Symptom der beginnenden Vergiftung für CO charakteristisch ist. Die in dem vergifteten Raume sich Aufhaltenden, selbst wohl unterrichtete Aerzte werden darum der hohen Lebensgefahr, in der sie schweben, durch kein monitorisches Zeichen sich bewusst.

Der gewöhnliche Verlauf ist der, dass langsam und continuirlich kleine Mengen von CO (Kohlendunst, Leuchtgas) der Luft des Athmungsraums sich beimischen: nach und nach werden dann die kleinen inhalirten CO-Mengen im Blute angehäuft und die Störungen treten auf. Da gerade Beobachtungen über die Initialerscheinungen selten sind, setze ich einige derartige Beobachtungen hieher: (Marten: Viertjschr. f. ger. u. öff. Medic. Bd. 25, pag. 197).

B., 61 Jahre, Bergwerksaufseher, hatte Nachmittags mehrere Stunden in einem Zimmer sitzend gearbeitet, durch dessen gedielten Fussboden der von einem unterirdischen Schlackenbrand herstammende Kohlendunst eingedrungen war, als gegen 4h plötzlich Kopfschmerzen sich einstellten. Er ging ins Freie, schwankte wie ein Betrunkener und stürzte, 50 Schritte weiter unter heftigen Zuckungen zusammen. Der Arzt fand den in das Zimmer zurückgebrachten Kranken bewusstlos vor, mit 100 kleinen Pulsschlägen, schwer athmend, mit erweiterten, unbeweglichen Pupillen. Bald trat Erbrechen ein . . . . . Die Bewusstlosigkeit hielt an, Inspiration schnarchend, Puls klein (100). Erst am übernächsten Tage kam Patient zum Bewusstsein: Frösteln, Kopfschmerz. Noch durch mehrere Tage einsilbig, vergesslich, theilnahmslos: nach 4 Wochen erst wieder arbeitsfähig.

B. junior, anfangs der zwanziger Lebensjahre, der seinen bewusstlosen Vater in dem Giftzimmer hielt, wurde plötzlich blass, schwindelig: ins Freie gebracht, sank er bewusstlos um, athmete unregelmässig, erbrach sich mehrere Male, das Gesicht wurde gedunsen, es traten Krämpfe in den Extremitäten ein. Er erwacht zwar noch am selben Abend, schlief aber sofort wieder ein bis zum nächsten Abend. Starke Kopfschmerzen, die bei absoluter Ruhe sich erleichterten. Nach einem weiteren Tage Genesung.

Alle die in dem Zimmer länger sich aufgehalten hatten, erkrankten unter mehr oder weniger schweren Erscheinungen.

Die ersten Symptome sind abnorme Empfindungen: Schwere, Klopfen, Eingenommensein des Kopfes, das sich bald zu starkem Schwindel- und Schwächegefühl steigert. Verlassen die Vergifteten den gefährlichen Raum, so kann in kurzer Zeit (1/2 Stunde) volle Restitution erfolgen. Nur Kopfschmerzen und ein Gefühl des Nichtathmenkönnens besonders bei Muskelanstrengung hervortretend, bleibt manchmal zurück. — Geht die Vergiftung weiter, so folgt dann: Blässe des Gesichts, starkes Schwindel- und Ohnmachtsgefühl, Schwarzwerden vor den Augen, vollständiger Bewusstseinsverlust, Zusammenstürzen, Erbrechen, manchmal auch diarrhoische Ausleerungen. Das Athmen wird unregelmässig, stertorös, die Pupillen sind erweitert und reagiren nicht, der Puls ist frequent und sehr klein, schwer zu fühlen. Auch jetzt noch kann unter günstigen Bedingungen bald völlige Reconvalescenz eintreten: nur bleiben Kopfschmerzen, ein Gefühl von Müdigkeit, Schwäche, Zerschlagensein, Athmungserschwerungen länger zurück. — In seltenen Fällen sind die einleitenden Symptome von psychischen Aufregungs- und Verwirrungszuständen begleitet, die dann mit plötzlichem Zusammenstürzen und Bewusstseinsverlust den gewöhnlichen Verlauf weiter nehmen.

Sehr häufig werden Menschen während des Schlafes in den Schlafräumen von dem giftigen Gase überrascht. Werden solche nach längerer Zeit aus der Kohlenoxydbetäubung wieder erweckt, so sind sie ohne alle Erinnerung an die Geschehnisse der Zwischenzeit: die Ruhe des Schlafes geht unmittelbar in die tiefe Betäubung der Kohlenoxydvergiftung über. Manche erzählen nach dem Wiedererwachen von einem schweren Druckgefühl, von Athmungsbehinderung, von Erstickungsangst, Uebelkeit (auch Erbrechen!), die sie plötzlich aus dem Schlafe geweckt und gezwungen habe, ans Fenster, ins Freie zu gehen. Hier können dann die Vergifteten zusammenstürzen und viele Stunden nachher werden sie comatös aufgefunden.

Trifft man schwer Vergiftete nach längerer ununterbrochener Kohlenoxydathmung noch lebend an, so liegen sie in tiefer Betäubung, gewöhnlich vollständig ruhig. Der Herzschlag ist verlangsamt, schwach, manchmal aussetzend. Die Athemzüge sind der Zahl nach vermindert, aber rhytmisch, vertieft, schnarchend. Das Gesicht ist bald blass, bald gedunsen, roth fleckig, die sichtbaren Schleimhäute manchmal deutlich hellroth.

In diesem tief comatösen Zustand erfolgt dann oft erst nach Tagen der Tod, ohne dass die Vergifteten wieder zu sich kommen. Es gibt indess auch einzelne Fälle, wo nach mehrtägiger Besinnungslosigkeit (selbst nach 8 Tagen) Wiederherstellung eintrat.

XIII. Von Einzelsymptomen ist besonders zu erwähnen:

Krampfanfälle: sie kommen bei den Eingangssymptomen sehr häufig, aber auch manchmal beim Beginn des Wiedererwachens vor (pag. 83), sind klonischer Art und werden in einzelnen Fällen von furchtbarer Heftigkeit. (Becker: Deut. med. Wschr. 1889 Nr. 26 erzählt einen Fall, in dem nach einleitenden fibrillären Zuckungen der gesammten Muskulatur stundenlang dauernde, schwere klonische Krämpfe sich einstellten.)

Die Körpertemperatur sinkt regelmässig während der Dauer der Vergiftung. Nur in dem seltenen Fall, wo schwere Krampfanfälle lange Zeit andauern, kann diese Senkung durch die Wärmeentwickelung der Muskelcontraktionen übercompensirt werden.

Erbrechen ist ein sehr häufiges Vorkommniss, das bei bestehender Bewusstlosigkeit verhängnissvoll für den Vergifteten werden kann. Man findet nicht selten bei Kohlenoxydleichen in der Bronchialverzweigung aspirirte Speisetheile. Die häufigen Pneumonien als Nachkrankheit der Kohlenoxydvergiftung werden mit Recht auf das Eindringen von Fremdkörpern in die Lungen (Erbrechen, Herabfliessen von Speichel, Einathmen von Staub etc. ohne abwehrenden Husten) geschoben.

Unwillkürlicher Abgang von Harn und Koth ist eine weitere fast regelmässige Complication, die besonders bei den tödtlich ausgehenden Fällen (auch zusammen mit Samenerguss) fast immer berichtet wird. Im Anfang besteht zuweilen Harnverhaltung, worauf wegen des nothwendigen Katheterismus zu achten ist.

Im Harn erscheint sehr häufig (beim Menschen nicht in allen Fällen erwiesen) Zucker. Dieser Diabetes ist Gegenstand vieler Studien gewesen. (Cl. Bernard: substances toxiques pag. 161. — Friedberg. — Senff: Dissertation Dorpat 1869.) Nach Versuchen an Hunden beginnt die Ausscheidung 30 bis 50 Minuten nach der Vergiftung und dauert 2 bis 3 Stunden an: nach der 3. Stunde kein Zucker mehr! — Mancher beim Menschen als negativ angegebene Befund ist vielleicht auf zu spätes Suchen zurückzuführen. Während der Zuckerausscheidung ist die Harnsecretion beträchtlich vermehrt. Das Leber-Glykogen wird durch eine akute CO-Vergiftung stets vermindert: der Zuckergehalt des Blutes ist (vorübergehend) deutlich gesteigert (pag. 57) (Zucker im Harn von Hunden nach Senff allemal zu finden! 1,6 bis 4 procent). Nach Aufhören der Glykosuria nimmt dann die Harnmenge in der nächsten Zeit gegen die Norm beträchtlich ab. — Stets werden im Harn auch kleine Eiweissmengen gefunden: das Eiweiss hält aber immer länger an als die Zuckerausscheidung. Ueber die Reaktion des Harns sind die Angaben getheilt (vide Senff): es wurde angegeben, der vorher saure Harn werde während der Glykosurie alkalisch: dieser Angabe wurde nach Befunden an verunglückten Menschen bestimmt widersprochen.

Der Blutdruck ist nach Thierversuchen im Anfange (Erregungsstadium) kurzdauernd erhöht, während des Lähmungszustandes steht er beträchtlich unter der Norm, steigt dann bei der Erholung wieder, oft über die Norm für einige Zeit.

XIV. Um die wichtige Frage nach der eigentlichen Todesursache bei der CO-Vergiftung zu beantworten, ist zuerst die Frage zu discutiren, wieweit bei eintretendem Tode der Thiere das Hämoglobin mit Kohlenoxyd besetzt ist. Gréhant (Gazette medic. de Paris 1878 pag. 530) hat nach nicht ganz einwandfreier Methode zuerst bestimmt, dass der Tod von Kaninchen eintritt, wenn 48 bis einige 60 procent des gesammten Hb mit CO (das übrige also noch mit O) besetzt sind. Welzel (Würzb. — Verhandl. 1889 pag. 90) hat nach anderer Methode das Resultat gewonnen, dass bei einigen 70 (74 bis 75) procent CO-Hb der Tod erfolgt (also noch 25% O-Hb). Dreser (A. e. P. Ph. 29 pag. 119 ff.) findet, dass bei durchschnittlich 70 procent CO-Hb das Leben erlischt, dass bei besonders langsamem Verlauf der Vergiftung bis zu 80% des Hb mit CO zuletzt besetzt sind. Der Welzel'sche Befund stimmt mit der Thatsache überein, dass Thiere sterben, wenn sie ¾ ihres Blutes durch Aderlass verloren haben. Es kann darum mit gutem Grunde die akut verlaufende CO-Vergiftung als Erstickung aufgefasst werden: die einzelnen Symptome passen gut zu dieser Erklärung. Dagegen sind die beim Menschen auf eine schwere Vergiftung immer sich einstellenden Nachwirkungen — Bewusstlosigkeit durch Tage anhaltend — mit diesem Erklärungsgrund nicht erschöpft. Ein akut vergiftetes Thier hat in der Regel in wenigen Minuten sich erholt, sobald sein Blut von dem wesentlichsten Theil des aufgenommenen CO befreit ist. (Untersuchungen von Dreser hierüber, l. c. pag. 126, haben gezeigt: Kaninchen betäubt bis zu Bewusstlosigkeit, dann Blutentnahme ergab 50% O-Hb: nach weiteren 20 Minuten konnte das Thier wieder stehen: Aderlass ergab 74% O-Hb. Nach etwas über 2 Stunden verhielt sich das Thier äusserlich normal: Aderlass 91,5% O-Hb.) Dazu stimmen die früheren Berichte von Wesche (Vjschr. f. ger. Med. 25 [1876] pag. 276), der im Blute von Kaninchen, die nach schwerer Leuchtgasvergiftung durch 15 Minuten in reiner Luft geathmet hatten, kein verlässiges Anzeichen auf CO mehr erhielt. Auch bei einer Frau, die 2 Stunden nach einer schweren Leuchtgasvergiftung gestorben war, war die spektrale Reaktion auf CO-Hämoglobin undeutlich (!). — Wir haben sonach keinen Grund anzunehmen, dass die CO-Abgabe bei einem vergifteten Menschen im Wesentlichen anders verläuft als beim Thier: trotzdem dauern Bewusstlosigkeit etc. oft tagelang an. Auf direkte CO-Wirkung sind demnach diese Krankheitszeichen nicht zu schieben. — Da die Dauer-Symptome (Betäubung, Krämpfe, Schläfrigkeit, Kopfschmerzen etc.) alle auf Schädigung des Centralnervensystems hindeuten, so klingt die Erklärung sehr plausibel, es habe der subtil gebaute nervöse Centralapparat durch die Ernährungsstörung des Sauerstoffmangels eine nur schwer ausgleichbare Veränderung erfahren (pag. 77 und 78). — Ein anderer Erklärungs-Modus nimmt als nähere Grundwirkung die Beschädigung des vasomotorischen Apparates an: Erweiterung der Gefässe, Sinken des Blutdrucks, Ansammlung des Blutes in der Haut, schlechte Circulation im Gehirn, Sinken der Temperatur u. s. w. — Auch an Schädigung des Blutes ist zu denken: die beobachteten Blutaustritte sprechen dafür, ebenso die Verminderung der Alkalescenz. — Die Frage, ob Kohlenoxyd aus dem Blute in die Gewebe hinaustritt, ist von Dreser aufgeworfen: die Frage hat aber einstweilen, da wir von physiologischen Elementarwirkungen des CO nur die auf's Hämoglobin kennen, noch keine unmittelbare Bedeutung. — Der Uebergang aus der mütterlichen Placenta ins fötale Blut ist wiederholt erwiesen. —

XV. Es sind nach akuter Kohlenoxydvergiftung eine Anzahl von Nachkrankheiten beobachtet worden, die kurz aufgezählt werden müssen (Litten: Deut. medic. Wschr. 1889 Nr. 5. Becker: (Deut. med. Wschr. 1889 Nr. 26, 27, 28. Hier Literatur). —

Pneumonien sind häufig beschrieben und von den einen Autoren als Aspirationspneumonien, von den anderen als direkte Wirkung des Kohlenoxyds auf die Athmungswege gedeutet.

Rachen-Erscheinungen, theils als Croup theils als Diphtheritis gedeutet, werden von einigen Autoren berichtet (vide Hofmann gerichtl. Medicin pag. 710). Der causale Zusammenhang mit dem Kohlenoxyd scheint mir nicht bewiesen.

Von Hauterscheinungen sind zuerst die während der Vergiftung auftretenden hellrothen Flecken zu nennen, die für gewöhnlich glatt verschwinden. — Eine nicht seltene und fast charakteristische Erkrankung ist Dermatitis bullosa, Pemphigus-Blasen: gewöhnliche Stellen sind Handrücken, seltener Fussrücken, auch allgemeine Ausbreitung ist beobachtet. In einzelnen Fällen glatte Heilung durch Vertrocknung, doch wird auch von langwieriger Eiterung und nachfolgender Gangrän berichtet. Herpes wird wiederholt angegeben, in einzelnen Fällen von typischem Verlauf entlang grossen Nervenstämmen. — Gangrän in einzelnen Muskeln, in der Haut ist wohl als Druckwirkung (langes ruhiges Liegen im Betäubungs-Stadium) aufzufassen (und durch geeignete Massnahmen zu vermeiden). — Eigenartig sind mehrere fast gleichartige Fälle (Litten: l. c. und Klebs: Virchows Archiv 32) von starker Schwellung eines Arms mit teigig-sulziger Infiltration und Lähmung des befallenen Gebietes. — Drucklähmung der Nerven ist bei dem Umfang der Affektion ausgeschlossen: dagegen ist schwere Neuritis der peripheren Nerven vielfach erwiesen. Auch an Thrombosirung, durch lange dauernde Compression (oder marantische Thrombose oder innere Blutveränderung), oder an Schädigung im Sinne der in § 16, I beschriebenen Kreislaufunterbrechung ist zu denken. Erklärungsmöglichkeiten, die ja leicht zu prüfen, bisher aber nicht diskutirt worden sind. Dass vasomotorische Einflüsse so verbreitete Infiltration und Lähmung machen können, ist durchaus unwahrscheinlich. — Störungen im Gebiete der verschiedensten peripheren Nerven sind vielfach beobachtet, Lähmungen (an Extremitäten, Blase, Rectum), Schmerz im Verlaufe einzelner Nerven, Intensionszittern. Als anatomische Erklärung hat man ausgesprochene Neuritis (wiederholt am N. ischiadicus), aber auch schwere centrale Veränderungen (Hämorrhagien in die Gehirnsubstanz mit Bildung von Erweichungsheerden) gefunden. Dieses Auftreten von capillären Hämorrhagien im Centralnervensystem mit den nothwendig folgenden Veränderungen an den specifischen nervösen Elementen ist wohl die gewöhnliche Ursache der verschiedenen bleibenden Störungen, die als Folge schwerer Kohlenoxydvergiftung beobachtet worden sind. Wie diese Blutungen entstehen, darüber sind die Meinungen getheilt (man vergleiche neben Becker l. c. noch Pölchen in Virchows Archiv 112. [1888] pag. 26). Auffallend ist die Häufigkeit des Vorkommens dieser Erweichungsheerde in den grossen Stammganglien, besonders im Linsenkern. Die darüber von Pölchen entwickelte sehr plausible Meinung ist im Original nachzulesen.

Man hat verschiedenartige Nachkrankheiten der schweren Kohlenoxydvergiftung beschrieben, die auf solche Schädigung des Centralnervensystems als nähere Ursache bezogen werden. Einzelnes aus dieser Casuistik sei in kurzem Auszug hier angefügt:

Starke Schwindelanfälle und dauernder einseitiger Kopfschmerz, dann Gehirnblutung und Tod. — Lähmung einer Extremität. — Nach guter Erholung von der akuten Vergiftung und 14 tägigem vollständig freiem Intervall zunehmende Bewegungsschwäche, Sprachstörung, Blasen- und Mastdarmlähmung, allmählig Somnolenz — Tod. — Von Geistesstörungen sind Amnesie, transitorische Manie, stuporöse Zustände, schwere melancholische Anfälle beobachtet. — Becker beschreibt einen Fall, der das typische Bild der multiplen disseminirten Sklerose des Gehirns und Rückenmarkes darbot. — Leider ist in der Literatur der weitere Verlauf der meisten Complicationen nicht beschrieben, ausser in den Fällen, wo nach kurzer Zeit der Tod eintrat: im Allgemeinen scheint die Prognose schlecht zu sein. Ich habe bei einem schweren Fall von Melancholie, der sich an intensive Kohlenoxydvergiftung unmittelbar anschloss, vollständige und dauernde Heilung eintreten sehen. —

Kurz ist noch eine Nachkrankheit, der Diabetes mellitus zu erwähnen. Oben ist schon bemerkt, dass bei Thieren das Auftreten von Zucker nach akuter CO-Vergiftung nur in den 3 ersten Stunden vom Beginn der Intoxikation an zu constatiren ist. — Es sind in der Literatur etliche Fälle erzählt, bei denen die Zuckerausscheidung im Harn andauerte, auch nach der Genesung weiterging. Ich habe bei 2 Berufs-Chemikern Zucker im Harn gefunden, der auf sorgfältiges Vermeiden aller CO-Zufuhr verschwand. (Tabakrauch — undichte Gashähne.) Ich möchte daraufhin die wiederholte leichtere Kohlenoxydvergiftung noch nicht als Gelegenheits-Ursache des Diabetes mellitus ausgeben, immerhin scheint mir diese Anregung weiterer Beachtung würdig. —

XVI. Auch von chronischer Kohlenoxydvergiftung wird in der Literatur gesprochen. Leute, die in Eisengiessereien oder in Leuchtgasfabriken beschäftigt sind oder die oft im dichtesten Tabaksqualm sitzen, die mit Sprengmaterialien viel zu thun haben, und manche in anderen technischen Betrieben Beschäftigte müssen öfter kleine Kohlenoxydmengen aufnehmen. Hirt (Handb. Hygienie II. 4. pag. 41) beschreibt wesentlich Verdauungsstörungen, Blässe, Abgeschlagenheit. Ich habe in Gasfabriken und Eisengiessereien gefragt und eigentlich nichts bestimmtes erfahren können. Petersen (citirt bei Hirt) gibt eine besondere Erkrankungshäufigkeit der Kopenhagener Gasarbeiter an und beschreibt als eigenartige Symptome: Magen-Darmstörungen und besondere Schwächezustände mit Fieber. — In einem bekannten — Augsburger — Fall, wo leichte wiederholte Kohlenoxydvergiftung (aus einem schadhaften Gasleitungsrohr) für beginnenden Typhus gehalten wurde, erfolgte vollständige Wiederherstellung (Pettenkofer: Vorträge). — Die Frage ist noch nicht ganz spruchreif, aber weiterer Aufklärung dringend bedürftig. — Ich selbst bin für Kohlenoxyd — nach wiederholten leichteren Attaken — sehr empfindlich und leide darnach an heftigen Kopfschmerzen. Ich glaube darum, dass man sich nicht ans Kohlenoxyd gewöhnt, sondern im Gegentheil immer empfindlicher wird.

XVII. Die Befunde an den Leichen, die in dem ersten Anfall gleich gestorben sind, sind sehr charakteristisch. Die Todtenflecke sind hell kirschroth, das Blut aller Organe, auch in den Venen ganz hellroth, die Farbe aller Einzeltheile (rosenrothe Schleimhäute) dadurch sofort auffallend. Die Untersuchung des Blutes nach den oben zusammengestellten Methoden liefert die sichere Diagnose. — Hat der Vergiftete noch längere Zeit nach der Intoxikation in frischer Luft geathmet, so wird das Blut von CO frei gefunden. Es ist dann manchmal möglich in extravasirtem Blut (Extravasat während der Vergiftung) oder auch in Muskeln das CO noch zu erweisen. — Ist im Blute das Kohlenoxyd nicht mehr aufzufinden, so ist die Diagnose schwierig: Hofmann (Lehrbuch, pag. 711) gibt an, dass er in einem Vergiftungsfall, der 2 Arbeiter betroffen hatte, dadurch auf die richtige Diagnose kam, dass er bei der Sektion des Einen Nekrose in den vorderen Theilen beider Linsenkerne, bei dem Anderen Blasen auf Hand- und Fussrücken antraf. — Natürlich sind dann alle Befunde, wie sie in der Symptomatologie oben des Einzelnen angegeben sind, mit zu erheben.

XVIII. Die Behandlung der akuten CO-Vergiftung ist kurz zu erledigen. Das wichtigste sind natürlich prophylaktische Maassregeln, die zum Schutze von Gasarbeitern z. B., die bei Röhrenbrüchen den Schaden zu suchen und zu repariren haben, viel bestimmter und umsichtiger, als dies jetzt noch der Fall ist, abzufassen und zu handhaben sind. — Selbstverständlich ist, dass ein Vergifteter an die frische Luft geschafft und dass bei ungenügender oder ganz erloschener Athmung künstliche Respiration eingeleitet wird. Diese ist durch Stunden fortzusetzen, bevor man den Tod constatirt. Geht es an, so soll man aus den oben entwickelten Gründen baldigst reinen Sauerstoff athmen lassen. — Man denke an die Möglichkeit der Blasenlähmung, des eintretenden Decubitus, der Schluckpneumonien, der Schädigung durch Temperatursenkung und treffe darnach richtige Anordnungen (künstliche Blasenentleerung, wiederholtes Umbetten, zweckmässige Lagerung bei eintretendem Erbrechen, Erwärmen durch Wärmeflaschen etc.). Eine specifische Behandlung gibt es nicht: was als solche empfohlen wurde (z. B. Darreichung von salzsaurem Kupferchlorür!) beruht auf irrthümlichen Annahmen. Die viel empfohlene Transfusion gesunden Blutes ist, wie sie bisher geübt wurde, eine allermeist überflüssige, oft geradezu schädliche Maassregel. Ist bei dem mit CO Vergifteten die Athmung nur kurze Zeit in reiner Luft in Gang gewesen, so ist ja bald das Blut von CO wieder frei. Eine Transfusion an einem in tiefer Betäubung Liegenden am 2. oder 3. Tage nach der Vergiftung zu machen, hat darnach gar keinen therapeutischen Werth: man kann im Gegentheil durch den vorausgeschickten depletorischen Aderlass wohl schaden, indem die dadurch bedingte Blutdrucksenkung zu weiterer Herzschädigung führt, vielleicht auch die Gefahr marantischer Thrombose erhöht. Dass man aber zu der Gelegenheit kommt, die Transfusion gleich in den allerersten Minuten nach Auffinden eines Verunglückten zu machen, erscheint mir nach Lage aller Bedingungen fast ausgeschlossen. Wollte man z. B. in Gasfabriken eine Vorsorge für die erste Hilfeleistung bei verunglückten Arbeitern treffen, so wäre die Instandhaltung eines Sauerstoff-Vorrathes für Inhalationen wichtiger als das Instrumentarium für die Transfusion. — Zur symptomatischen Behandlung hat man Mittel empfohlen, die die Blutgefässe verengern sollen: Ergotin und Kaffee. Man wird damit sehr wenig erreichen. — Dagegen würde ich Eingiessungen von 0,75-procentiger Kochsalzlösung in den Mastdarm empfehlen. Tagelang geht manchmal die Abgabe von Wasser durch Harn, Athmung und

Haut weiter, ohne dass ein Ersatz geliefert wird. Der Eingriff kann nach verschiedener Hinsicht von günstiger Wirkung sein (bis 1 Liter im Tag).

§ 83. Die Kohlensäure. CO_2.

Literatur:

Eulenberg, H.: Die Lehre von den schädlichen und giftigen Gasen: Braunschweig 1865.
Handbuch der Intoxikationen (Handbuch der speciellen Pathologie und Therapie, Bd. XV.) — von Böhm.
Bert, P.: Leçons sur la physiologie comparée de la respiration, Paris 1870.
— La pression barométrique. Paris 1878.
Friedländer und Herter: H. S. Z. II. pag. 99.
Högyes: Einfluss verschiedener Gase auf Erstickung. Centralbl. 1878, pag. 129.

I. Die Kohlensäure CO_2 hat das specifische Gewicht 1,526 (0° C. und 760 mm Hg). Sie wird in reichlicher Menge von Wasser gelöst (Absorptions-Coefficient bei 0° C. 1,7977, bei 10° 1,185, bei 20° 0,901). Gewisse Salze nehmen sie in Lösung in noch grösseren Massen auf unter Bildung saurer, kohlensaurer Salze (kohlensaure Alkalien und Erdalkalien, phosphorsaure Alkalien). Ueber Art der Bindung, Dissociationsverhältnisse, Kohlensäurespannung solcher Lösungen vergleiche die übersichtliche Darstellung von Zuntz im 4. Band, 2. Abtheilung des Handbuches der Physiologie pag. 17 bis 24 und pag. 64 ff.

II. Dass die Kohlensäure specifisch giftig auf den menschlichen und thierischen Organismus wirkt, ist jetzt über alle Zweifel festgestellt. Die Aufnahme des Sauerstoffs ins Blut auch aus sehr kohlensäurereichen Gemischen ist nicht vermindert (W. Müller: Liebig's A. 108 [1858]), kann sogar erhöht sein (Pflüger in Pflüger's Archiv. 1. pag. 102 ff.: weitere Literatur bei Pflüger l. c. pag. 83). Es handelt sich also um eine specifische Wirkung der Kohlensäure, nicht um Sauerstoffmangel. Die Einzelheiten und die Art der Wirkung werden am besten aus der Schilderung der Symptomatologie bei Thierversuchen erkannt.

III. Die erste Erscheinung der Einathmung von höheren Kohlensäurewerthen bei richtigem Sauerstoffgehalt des inspirirten Gasgemisches (20%!) ist starke Dyspnoe. Die Athmung wird tiefer als normal, die auxiliären Muskeln werden mit angestrengt, die Nasenflügel werden gehoben, das Maul wird weit aufgesperrt. Die Ausathmung ist anfangs ruhig, nicht aktiv. Die Frequenz der Athmungszüge ist fast ausnahmslos etwas vermindert, nur in einzelnen Fällen vermehrt: die Athmungsgrösse aber ist immer wesentlich erhöht.

Beträgt der CO_2-Gehalt gegen 60 bis 80% (neben 20% O), so sind die Athemanstrengungen sofort aufs heftigste gesteigert (häufig mit Schreien und allgemeinen Streckkrämpfen verbunden). Bei so hohem CO_2-Gehalt ist das Erregungsstadium sehr kurz (30 bis 40 Sekunden): die Thiere fallen dann um, sind völlig bewusst- und reaktionslos — alle Reflexe erlöschen (vollständige Narkose). Die Athembewegungen werden immer langsamer und dabei sehr bald auch schwächer. Nach und nach hören dieselben ganz auf: der Blutdruck fällt dabei schnell auf Null. Die Körpertemperatur sinkt rasch. Immerhin dauert es 15 bis 20 Minuten bis zum Eintritt des vollen Todes. Führt man dem Thiere noch rechtzeitig atmosphärische Luft zu, so erholt es sich im Laufe von 1 bis 1½ Minuten rasch und vollständig. Dies Erwachen ist — im Gegensatz zu anderen Narkosen[1]) — fast immer von Reizungserscheinungen begleitet: enorm schnelle und sehr kräftige Athemzüge, heftige krampfartige, auch geordnete spontane Bewegungen. Nach 2 bis 4 Minuten sind die Reizerscheinungen vorbei: die Erholung kann dann eine vollständige sein.

Dauert die Vergiftung mit so hohen Kohlensäureprocenten länger (über 10 Minuten) an, so sind in vielen Fällen schon die Anfänge anatomischer Veränderungen in den Lungen (Hypostasen, Ekchymosen, Oedem) ausgebildet. Häufig wird das Oedem gerade beim Wiedereinathmen atmosphärischer Luft so stark, dass unter hörbarem Rasseln und Schaumbildung akute Erstickung eintritt: künstliches Einblasen von Luft steigert die Gefahr der Oedembildung.

Bläst man bei einem Thier das kohlensäurereiche Gemisch fortgesetzt in so ausgiebiger Menge in die Lungen ein, dass die O-Aufnahme jedenfalls genügend ist (zur Abwehr des Einwurfs, die allmählig insufficient werdende Spontan-Athmung bedinge O-Mangel), so verlaufen die Intoxikationssymptome genau wie ohne künstliche Athmung. Bei der Sektion von solchen Thieren findet man die Blutfarbe in den beiden Herzhälften ganz wie normal, rechts dunkel-, links hellroth. Lässt man Thiere, die schon durch CO_2 betäubt sind (durch plötzlichen, vollständigen Verschluss der Athmungswege) ersticken, so sterben sie in 2 bis 3 Minuten, wie andere aus der vollen Gesundheit heraus erstickende Thiere: nur fehlen die charakteristischen Erstickungskrämpfe und die sonst bei Erstickung regelmässig auftretende Blutdrucksteigerung.

Der Blutdruck erfährt bei dem geschilderten Intoxikationsverlauf anfänglich eine nicht sehr beträchtliche aber deutliche Steigerung[2]): dieselbe ist von den Muskelbewegungen unabhängig: denn sie überdauert das Stadium der Dyspnoe und hält bis in das Lähmungsstadium (oft 5 und mehr Minuten) an. Nach und nach sinkt der Druck ab (selten schon von Anfang an), bis auf Null mit Eintritt des Todes.

Die Frequenz des Pulses ist in der Regel zuerst verlangsamt — mit dem Beginn der Senkung des Blutdrucks kommt meist eine geringe kurzdauernde Beschleunigung, der dann wieder Verlangsamung bis zum Stillstande folgt. Muskel und Nerven, die in normaler Verbindung mit dem ganzen Thiere untersucht wurden, blieben bis zum Tode gut erregbar. — Durchschneidung (und Reizung des centralen Stumpfes) des Nervus ischiadicus hat während der tiefen Kohlensäurenarkose keinerlei Effekt (Schmerzäusserung oder Blutdrucksteigerung).

Bei kleineren procentischen CO_2-Mengen (und stets richtiger O-Zufuhr!) verlaufen die Erscheinungen qualitativ ähnlich, aber wesentlich milder und langsamer. — So tritt z. B. bei 30% Kohlensäure ausgesprochene Narkose erst nach einer oder sogar mehreren Stunden ein. — Athmung und Blutdruck sind ganz regelmässig gesteigert; die Steigerung ist stärker und hält viel länger an, als bei den hohen Concentrationen und das Sinken erfolgt viel langsamer. Noch bei 10% ist Blutdruck und Athmung eine halbe

1) Anders Böhm: Ueber Wiederbelebung etc.

2) Hie und da geht dieser Steigerung, besonders bei geringeren Kohlensäureprocenten eine sehr kurz dauernde aber deutliche Senkung des Druckes voraus.

Stunde lang dauernd erhöht: die Athmung scheint zuerst abzunehmen. Bei noch geringeren (unter 10%) CO_2-Procenten tritt Athmungssteigerung nicht so unmittelbar, aber doch immer in den ersten 30 bis 60 Sekunden ein. Durchschneidung der Vagi ändert an dem geschilderten Verlauf nichts, nur ist die Athmung noch stärker verlangsamt, dafür aber der einzelne Zug noch tiefer als vorher.

Bei 35 bis 50% CO_2 sterben Kaninchen etwa nach 45 bis 30 Minuten. — Bis zu 20% können Thiere durch eine ganze Stunde athmen, ohne etwas anderes als Reizungserscheinungen zu zeigen. — Bei 30% kommen dagegen bald Depressionszustände: Athmung, Blutdruck, Pulsfrequenz, Temperatur sinken allmählig ab: Reflexe erlöschen immer mehr: die Thiere gehen in einigen Stunden zu Grunde.

Von Elementarwirkungen ist übereinstimmend[1]) festgestellt, dass die innere Athmung bei fortschreitender Intoxikation allmählig immer geringer wird: d. h. also die Kohlensäure übt eine schädliche Wirkung auf den Gesammtstoffwechsel in dem Sinne, dass weniger Sauerstoff verbraucht und vermindert Kohlensäure ausgeschieden wird. Nachgewiesen ist dies zunächst für hohe Kohlensäureprocente. — Es ist die Vermuthung ausgesprochen, dass kleine Kohlensäuremengen den respiratorischen Stoffwechsel für längere Zeit erhöhen: dies bedarf indess noch weiterer Beweisstücke. Interessant ist zu bemerken, dass noch bei einem Gehalte von 77% CO_2 in der Respirationsluft Kohlensäurebildung und -Abgabe im Körper nachgewiesen ist.

Es liegen endlich noch Versuche von der Anordnung vor, dass Thiere mit einem Schlag aus der atmosphärischen Luft in reine Kohlensäure gebracht wurden[2]). Es treten dann ein paar tiefe schnappende Inspirationen, gewöhnlich bei weit geöffnetem Maul ein: die Thiere fallen nach wenigen Sekunden um: die völlige Lähmung ist in 10 bis 15 Sekunden, der Tod längstens in $^1/_2$ Minute eingetreten.

IV. Die Kohlensäurevergiftung des Menschen kommt selten vor. Die Gelegenheiten zur Anhäufung von CO_2 in der Athmungsluft bis zu hohen procentischen Mengen sind wohl zahlreich genug, führen aber kaum einmal zu wirklicher Intoxikation von Menschen, da die hiezu nothwendigen äusseren Bedingungen besonders ungünstig concurriren müssen.

Gleich sei hier bemerkt, dass von der Kohlensäurevergiftung scharf zu trennen ist die Erstickung, d. i. die Beschädigung durch Sauerstoffmangel in der Athmungsluft. Manche schwere akute Erkrankung, die nach der eingeführten Bezeichnung als Kohlensäureintoxikation gilt, ist in der That Erstickung — oder aber es combiniren sich die Wirkungen der beiden Schädlichkeiten. — Es ist desshalb die Erstickung in dem folgenden Paragraphen besonders abgehandelt.

Die wichtigsten Gelegenheitsursachen für reichliche Entstehung (und Anhäufung) von Kohlensäure sind:

---

[1]) Friedländer und Herter: H. S. Z. 2.
Paul Bert: l. c.
Bernard, Cl.: Leçons sur les effects des substances toxiques, pag. 206.

[2]) Diese Versuche sind mit Rücksicht auf die Klärung der meist tödtlich verlaufenden Unglücksfälle angestellt, bei denen Menschen plötzlich in Kanalgase etc. hineinfallen.

a) Athmung der Menschen und Thiere. — Der gewöhnliche Gehalt der freien Atmosphäre an Kohlensäure (etwa 3 auf 10000 Volumina) ist für die Gesundheit ganz gleichgültig. Gesteigert wird diese Menge, manchmal bis zu gefährlicher Höhe durch die Athmung vieler Menschen in engen geschlossenen Räumen. — Die Kohlensäureproduktion eines Erwachsenen beträgt für die Stunde ungefähr 19 Liter: die Exspirationsluft enthält rund gegen 4,2% CO_2. Nun wird ja in den gewöhnlich benützten Wohnräumen durch natürliche und künstliche Ventilation der CO_2-Ansammlung ausreichend entgegengewirkt. Dass aber unter ungünstigen Bedingungen durch Anhäufung von Menschen die schlimmsten Zustände eintreten können, das beweisen die Schauererzählungen, nach denen auf Sklavenschiffen, in Gefängnissen etc. von enge zusammengedrängten Menschen in wenigen Stunden Hunderte zu Grunde gegangen sind. Bei diesem Unfall spielt wieder der Sauerstoffmangel, d. i. die Erstickung als schädigende Ursache die Hauptrolle.

b) Brennen von Kerzen, Leuchtflammen, Heiz- und Badeöfen, Kohlenbecken etc. Diese Kohlensäurequelle ist wieder für die Hygiene der Wohnungen bedeutsam. Zu bedenklichen CO_2-Intoxikationen führt sie aber kaum. Immerhin kann z. B. in engen Badezimmerchen, in denen ein Badeofen mit zahlreichen Leuchtgasflämmchen fortgesetzt brennt, der Kohlensäuregehalt 4 und 5 Procent und mehr erreichen. Man erkennt die Luftverschlechterung an dem trüben schwachen Brennen der Leuchtflammen.

c) Gährungsvorgänge: zur Herstellung alkoholiger Getränke wird Traubenzucker durch Hefe in Alkohol und Kohlensäure zersetzt. Ein Gramm Zucker liefert 0,488, also fast die Hälfte des Gewichtes Kohlensäure. Die Mengen, die in Gährkellern (Bierwürze, Traubenmost, Kartoffelmaischen . .), in Presshefefabriken entstehen, sind ganz enorme. Auch durch keimende Kartoffeln, Malz können schnell grosse Massen von CO_2 sich entwickeln. Die specifisch schwerere Kohlensäure lagert sich auf der Sohle der Keller ab. Manchmal entstehen daraus tödtlich ablaufende Unglücksfälle: doch ist Küfern und Kellerarbeitern die Gefahr wohl bekannt.

d) Fäulniss, Verwesung und ähnliche Prozesse. In Abtrittsgruben, Dunggruben, Lohgruben, Kanälen und Sielen, weiter in Grüften auf Kirchhöfen, in alten Brunnen- und Bergwerksschachten sammelt sich zuweilen ein Gasgemenge, das grossentheils aus Kohlensäure besteht. Die oft blitzschnell eintretenden Unglücksfälle (einsteigende Arbeiter fallen betäubt um und sind in wenigen Sekunden todt) sind im Wesentlichen durch Erstickung, erst in zweiter Linie durch die CO_2 verursacht.

e) Chemische Prozesse im Erdinnern. Die Kohlensäure stammt aus Carbonaten (Kalk und Magnesia), die durch überhitzten Wasserdampf oder stärkere, feuerbeständige Säuren (Kieselsäure, Schwefelsäure) zersetzt werden. Bekannte Beispiele sind die Giftthäler auf Java, die Hundsgrotte bei Neapel (Mofetten), die Dunsthöhlen bei Pyrmont, am Laacher See etc.

f) CO_2-Verwendung in der Grossindustrie, so Fabrikation von Brausewasser, Herstellung von Kältemischungen etc. Die Verwendung der flüssigen Kohlensäure für Eismaschinen scheint wieder abzunehmen.

V. Ueber die Wirkung höherer CO_2-Procente auf Menschen besitzen wir eine interessante Untersuchung, die von R. Emmerich („Ist das Ausströmen von grossen Mengen Kohlensäure in Arbeitsräumen . . gefährlich. München 1888) beschrieben ist. Der CO_2-Gehalt des Raumes, in dem 10 Personen versuchshalber sich befanden, wurde bis auf 8½ Procent gebracht. Nach Minuten dauerndem Aufenthalt war eine starke Röthung des Gesichtes und beginnende Dyspnoe (tiefere und frequentere Athemzüge) bemerkbar: die Athemnoth hatte bei Einzelnen nach 15 Minuten eine ziemliche Höhe erreicht: ein Beobachter hielt 25 Minuten aus. Alle sichtbaren Störungen verschwanden sofort nach Uebertreten in die frische Luft: bei Einigen stellte sich leichtes Kopfweh ein, das nach ¼ bis ½ Stunde verschwunden war, nur bei dem einen Beobachter (25 Minuten) länger anhielt.

VI. Sehr wichtig ist die bei dieser Gelegenheit constatirte Thatsache, dass die Flamme von Stearinkerzen erlischt, wenn der CO_2-Gehalt auf etwa 8,5 procent gestiegen ist. Andere Autoren geben eine etwas höhere Zahl (10 %) an. Nimmt mit wachsender CO_2-Menge gleichzeitig der Sauerstoff ab, so erlöschen Kerzen noch früher: dies soll z. B. in Exspirationsluft der Fall sein, in der neben 16 % O nur gegen 4,3 % CO_2 vorkommt. Nach Bischof (citirt bei Eulenberg, Gase, pag. 56) werden durch Verbrennen von Kohle in Luft höchstens 10 Volumprocente Kohlensäure gebildet. — In dem Erlöschen der Kerzen in solchen Räumen — und darum hier dies Referat — liegt ein wichtiges Warnungszeichen für die Arbeiter.

VII. Kurz sei hier im Anhange die in der Literatur aufgestellte Thesis diskutirt, dass durch Genuss von mussirenden Getränken CO_2-Vergiftung entstehen könne. Es ist dies undenkbar, wenn man die Mengen überschlägt, die hiebei in Betracht kommen und die andererseits durch die Athmung ausgeschieden werden können. (Der Mensch gibt in 1 Minute 300 cm³ CO_2 durch die Lungen aus und kann sehr leicht dieses Quantum im Bedarfsfalle aufs dreifache steigern!) Natürlich wird der Magen mechanisch durch die starke Aufblähung misshandelt werden: das nennt man aber keine Vergiftung.

VIII. Nach allen vorliegenden Beobachtungen ist der Ablauf der CO_2-Vergiftung beim Menschen derselbe, wie er oben nach Thierversuchen geschildert worden ist: nur scheinen Menschen noch empfindlicher zu sein. Leider sind die Beobachtungen mit quantitativen Angaben über die vorgekommenen CO_2-procente sehr wenige. — In den schwersten Fällen (reine CO_2 in Gährkellern!) stürzen die Vergifteten, „wie vom Blitz getroffen“ (d. i. nach einigen sehr tiefen Athemzügen) zusammen und sterben in wenigen Augenblicken. Hier ist allerdings Erstickung die eigentliche Todesursache. — Bei geringeren Procenten wird das Athmen alsbald mühsam, der Kopf schwer, das Antlitz geröthet, im Munde entsteht Trockenheit, Schlucken ist kaum möglich, Ohrensausen, Klopfen der Schläfenarterien, Herzklopfen, Gefühl zunehmender Athmungsbehinderung stellt sich ein.

IX. Von Einzelwirkungen der CO_2 ist kurz anzuführen, dass Schleimhäute und die äussere Haut bei örtlicher Application angegriffen werden: zuerst treten Reizungs- dann Lähmungserscheinungen auf (Wärme, Prickeln, Stechen, Spinngewebegefühl — anfangs Erhöhung, dann Abnahme der Feinheit des Tastsinnes bis zu vollständiger örtlicher Narkose). Da sich auf der äusseren Haut sonach deutliche Einwirkungen einstellen, so wird man wohl annehmen müssen, dass die Kohlensäure die äussere Haut durchdringe. Es ist dies die allgemeine Annahme der Aerzte. — Man vergleiche oben pag. 76 und 77.

X. Der Vorschlag, die Kohlensäure zur allgemeinen Narkose therapeutisch zu gebrauchen, (z. B. von Bert) ist nach dem Ergebniss der Thierversuche unbedingt zu verwerfen. Will man rasche Betäubung damit erreichen, so wird man hohe Volumprocente (40 bis 50%) anwenden müssen. Dabei tritt aber bald schwere Herabsetzung des Blutdrucks und der Athmung ein, die direkt lebensgefährlich wird. Ausserdem hinterlässt Kohlensäure-Inhalation nach allen Angaben heftige Kopfschmerzen und auch aus diesem Grunde ist der Vorschlag ohne Weiteres abzulehnen. Auch der Vorschlag, die Kohlensäure (in geringer procentischer Menge) zur Auslösung verstärkter Athmung zu benützen entspringt aus unrichtigen physiologischen Vorstellungen. —

XI. Die Therapie besteht in Verbringung der Verunglückten an die frische Luft. Alle anderen Maassregeln können nach der gegebenen Darstellung keinen Vortheil, eher Nachtheil bringen.

§ 84. Anhang: Die Erstickung.

I. Die reine Erstickung — Tod durch Sauerstoffmangel.

Strenge genommen gehört die Besprechung der Erstickung nicht zur Aufgabe des Toxikologen. Da aber bei einer Anzahl schwerer akuter Beschädigungen von Menschen, die herkömmlich in der Vergiftungslehre abgehandelt werden, Erstickung die wesentliche und sogar die alleinige Todesursache ist, so ist es angezeigt, diese Betrachtung hier anzufügen.

Erstickung ist Tod durch Sauerstoffmangel. Um über die Ursache dieser Todesart klar zu werden, ist es nothwendig, scharf zu trennen zwischen der Betheiligung der verschiedenen Schädlichkeiten, die bei den im alltäglichen Leben so genannten Erstickungsunfällen zusammenwirken. —

Wird die Athmung plötzlich unterdrückt (durch Untertauchen in Wasser, durch Zusammenschnüren der Kehle), so kann kein Sauerstoff mehr aufgenommen und keine Kohlensäure mehr abgegeben werden. Der Organismus verarmt in kürzester Zeit an Sauerstoff, die Kohlensäure dagegen staut sich an. — Zuerst sollen nur die Folgen der Einen und zwar der schweren Schädigung — Sauerstoffmangel — besprochen sein.

Literatur: (Thierversuche und Beobachtungen in Luftballons).

Friedländer und Herter: H. S. Z. 3, pag. 19.
Runge: A. e. P. Ph. 10, pag. 324, hier pag. 332 ff.
Bert, Paul: La pression barométrique. Paris 1878.
Sorgenfrey: Dissertation, Dorpat 1876 und
Böhm: A. e. P. Ph. 8, pag. 68.
Högyes: A. e. P. Ph. 5, pag. 86.
Zuntz in Handbuch der Physiologie 4 a 157.
Pflüger in Pflüger's Archiv 1, pag. 61. Daselbst Literatur-Angaben.

Verminderung des Sauerstoffs um geringe Beträge macht so gut wie keine Erscheinungen: durch Vertiefung, auch durch Vermehrung der Zahl der Athemzüge wird die vollständige Arterialisation des Blutes erreicht. So wird angegeben, dass bei 15,3 procent Sauerstoff noch keine Abweichung von der Norm eingetreten war. Bei 11,3 proc. O aber kamen ernsthafte Störungen. Bei 9,8% trat Schwindel, Uebelkeit, Ohnmachtsanwandlungen auf. Der bekannte Unglücksfall, bei dem im sehr hochgestiegenen Luftballon die Luftschiffer Crocé-Spinelli und Sivel zu Grunde gingen, geschah bei einem Sauerstoffgehalt von 7,2 procent auf Atmosphärendruck berechnet (260 mm Hg). Luftschiffer nehmen darum jetzt reinen Sauerstoff mit und geben an, dass bei dessen Athmung in grosser Höhe die Beschwerden: Schwindel, Schwächeanwandlung, Herzklopfen etc. sofort zurückgehen[1]). — Thiere sind widerstandsfähiger gegen O-Verminderung und zwar um so ausgesprochener, je niedriger das Sauerstoffbedürfniss derselben steht. (Schnecken sollen einen abgeschlossenen Raum vollständig sauerstofffrei machen.) Bei Säugethieren verlaufen die Erscheinungen wie beim Menschen, so dass man bei ersteren den Verlauf der Erscheinungen gut studiren kann.

Zuerst stellt sich mit abnehmendem Sauerstoffgehalt Beschleunigung und Vertiefung der Respiration ein. Bei 13 procent Sauerstoff nur unmerkliche Abweichung. Die Dyspnoe wird um so stärker, je rascher und je tiefer die Sauerstoffverarmung eintritt (anfänglich nur inspiratorische, dann auch exspiratorische Dyspnoe). Der genaue Verlauf der Respiration bei Högyes l. c. pag. 91. — Bei vollständigem Sauerstoffabschluss kommen schon in der ersten Minute die Erstickungskrämpfe (siehe oben pag. 77, Centralnervensystem), die sich bis in die 2. Minute wiederholen. Das Stadium der höchsten Erregung (aktive krampfhafte Exspirationen, Opisthotonus) schliesst etwa in der 2. Minute ab: die Athmung wird langsamer. Die Exspiration ist nicht mehr aktiv, die seltenen tiefen Inspirationen, die bald wieder etwas frequenter werden, dauern noch durch einige Minuten an und enden zuletzt mit einzelnen schnappenden Athemzügen. Der Blutdruck ist während des ganzen Erregungsstadiums der Erstickung beträchtlich gesteigert (oft um 70 mm Hg über die Norm): erst ganz zuletzt kommt eine rasche Senkung, die unmittelbar in Herztod übergeht. Die Athmung steht regelmässig um 2 bis 3 Minuten vor dem völligen Aufhören der Herzarbeit still: die Frequenz der Pulse ist anfänglich stark vermindert. — Ueber den Stoffwechsel machen Friedländer und Hertel die merkwürdige Angabe, dass die Kohlensäure-Produktion nur wenig gegen die Norm verändert, die Sauerstoffzehrung dagegen stark vermindert sei. — Kaninchen starben bei 1,5 procent O in etwa 10 bis 12 Minuten, bei 2,5% in 20 bis 25 Minuten: 4,7% wurden durch 30 Minuten ausgehalten. — Das Bewusstsein erlischt bei vollständigem Sauerstoffabschluss schon in wenigen Sekunden, die Reflexe (Cornea) erst gegen Ende, also im Schlussstadium der aktiven Exspiration: die peripheren Organe bleiben wie bekannt noch lange erregbar (cf. Einleitung, Centralnervensystem pag. 77 und pag.

1) Vergl. Paul Bert: Le pression barom. — Nach Bert ist es für die Sauerstoffaufnahme (äussere und innere Athmung) gleichgültig, ob die Aenderung in der Partiarspannung des Sauerstoffs durch Verminderung des barometrischen Drucks oder durch Mischung der Atmosphäre bei Normaldruck geschieht.

83). — Der Erstickungstod hat für die gerichtliche Medicin besondere Wichtigkeit. Die Einzelbedingungen, unter denen er gewöhnlich erfolgt, sind im folgenden Passus beschrieben und des Näheren gewürdigt. —

Anhangsweise seien hier die folgenden Notizen beigefügt: Ueber den Einfluss, der durch lange Zeit fortgesetzten Einathmung eines Luftgemisches mit mässig vermindertem Sauerstoff-Gehalt kenne ich die Angabe, dass sogen. matte Wetter in Bergwerken (sauerstoffarme und stickstoffreichere Luft) die Entstehung von Emphysem begünstigen. Eine Bestätigung dieser Behauptung, deren Autor ich leider nicht citiren kann, habe ich weiter nicht gefunden. —

Die Wirkung des Bergklimas endlich, bei der ja auch die Verminderung der Partiarspannung des Sauerstoffs betheiligt ist, auf die Zahl der rothen Blutkörperchen etc. ist bekannt; deren weitere Besprechung gehört aber nicht hieher. —

II. Sauerstoffmangel und Kohlensäure-Anhäufung.

Der in der Ueberschrift genannte Fall tritt ein, wenn der Gasaustausch in den Lungen plötzlich unterbrochen wird. Der Sauerstoff wird rasch verbraucht und Kohlensäure staut sich an. Es gehört hieher das, was man im praktischen Leben Erstickung nennt. Die Untersuchung dieser häufig vorkommenden und genau studirten Todesart hat bestimmt ergeben, dass die eigentliche Ursache des Todes und aller wesentlichen krankhaften Zeichen noch intra vitam der Sauerstoffmangel ist. Die Kohlensäure-Anhäufung in der Lungenluft erstickter Thiere ist zu 15%, zu 13,5%, zu 11,1% gefunden worden. Bei diesem Gehalte aber treten die für CO_2-Vergiftung typischen Depressions-Erscheinungen noch nicht auf (erst bei einigen 20% und dann nicht sofort, sondern erst nach vielen Minuten!). — Es werden darum auch bei Athmung im geschlossenen Raum bis zu eintretendem Tode im Wesentlichen nur die Symptome der Erstickung beobachtet: die Athemfrequenz bleibt hoch, der Tod tritt unter Krämpfen ein. —

Als charakteristische Befunde bei der Sektion von Erstickten werden angegeben: flüssige Beschaffenheit des Blutes (bei allen schnellen Todesarten!) und dadurch starke Ausbildung der Hypostasen: sodann ausgebreitete Ekchymosirung in Lungen, Herz, Conjunctiva, an der Respirationsschleimhaut etc. — Man vergleiche die Lehrbücher der gerichtlichen Medicin, z. B. von Hofmann, Casper-Liman, Maschka.

Es bedarf jetzt kaum noch näherer Ausführung, dass eine ganze Zahl plötzlicher Unglücksfälle von Menschen unter den zuletzt besprochenen Passus zu subsumiren, d. i. Tod durch Sauerstoffmangel ist. Wenn also z. B. ein Arbeiter in eine Grube heruntersteigt, in der ein Gasgemenge von 79 Volprocent N und 21 CO_2 vorhanden ist, so wird er nach wenigen Sekunden betäubt zusammenstürzen und sterben. Ursache des schnellen Todes aber ist nicht die Kohlensäure, sondern der Sauerstoffmangel. So ist auch bei all den im § 83 sub IV genannten Gelegenheiten der plötzlich eintretende Tod nicht von der Kohlensäure, sondern vom Sauerstoffmangel verursacht. Das Gleiche gilt für das Ertrinken, Erhängen u. s. f.

Es erwartet wohl mancher Leser hier die Besprechung der Frage, wie sich bei ganz langsam verlaufender „Erstickung" das klinische Bild verhält. Diese langsame Erstickung ist ja die nächste Todesursache bei sehr zahlreichen Zuständen ungenügender Respiration und Circulation: das Bild sterbender Menschen ist jedem Arzt geläufig. Auffallen kann nach den letzten Ausführungen das Fehlen der Erstickungskrämpfe. Indess sind diese bei langsamer Erstickung entweder nur eben in einem tetanischen Endstreckkrampf angedeutet oder fehlen ganz. Siehe pag. 83 und § 77. — Auch Hofmann (Lehrbuch gerichtl. Med. pag. 502) hebt in Uebereinstimmung damit hervor, dass bei schwer Berauschten, überhaupt bei allen tief Betäubten, wenn diese schliesslich sterben, die Convulsionen ganz ausbleiben. —

III. Wiederbelebung nach Scheintod.

Im Verlaufe von Vergiftungen mit lähmenden Substanzen kommt es zuweilen zu plötzlicher Suspension der absolut zum Leben nothwendigen Funktionen, Athmung und Herzaktion. Die Sauerstoffversorgung der Gewebe ist dadurch mit einem Schlag abgeschnitten: Erstickung, d. i. sofortiger Tod muss die Folge sein. Besonders beim Gebrauch der Inhalations-Anästhetica (Chloroform, Aether . . .) sind diese Zufälle gefürchtet. Ihre Bedeutung und die Möglichkeiten ihrer Behandlung müssen hier allgemein besprochen werden.

Der Tod des Menschen und der höheren Thiere ist mit Aufhören der Athmung und der Herzaktion vollendet. Wenn es gelingt, nach spontaner Einstellung dieser Funktionen dieselben durch unser Eingreifen wieder in Gang zu bringen, so kann man wohl von Wiederbelebung nach Scheintod reden, insofern der eingetretene Zustand sicher in den Tod übergegangen, aus eigenen Kräften des Organismus irreparabel gewesen wäre.

Die Herzaktion überdauert allemal die Respiration (ganz seltene Fälle ausgenommen, die im speciellen Theil einzeln genannt sind). Schlägt das Herz nach Athmungsstillstand noch weiter, so ist es möglich, durch Einleiten ausreichender künstlicher Respiration allein das Leben wieder voll herzustellen. Selbstverständlich muss das baldigst geschehen, weil ja die Herzthätigkeit den Respirationsstillstand nur kurz überdauert. —

Viel schwerer ist der Zufall, wenn auch das Herz aufgehört hat zu schlagen. Durch besondere Thierversuche hat Panum (Schmidt's Jahrbücher, 106. pag. 110) bewiesen, dass dann künstliche Athmung allein (aktives Einblasen von Luft) nicht mehr lebensrettend wirkt. —

Es ist ein sehr wichtiger Fund von Böhm, dass es gelingt, das durch Kalisalpeter-Injektion getödtete, sowie durch Ersticken zum Stillstand gebrachte Herz von Thieren durch gewisse regelmässige Manipulationen am Thorax wieder in Gang zu bringen. Die von Böhm angewandte Methodik ist schon in § 22, IV beschrieben, auf welche Stelle desshalb besonders verwiesen sei. Die Versuche sind an Katzen ausgeführt, bei denen in die Carotis ein Manometer eingebunden war, um den definitiven Herzstillstand sicher zu erweisen. Die künstliche Respiration (Blasebalg, Tracheotomie) und die Compressionen des Thorax wurden in gleichem Rhythmus, etwa 30 mal in der Minute, wiederholt. Die Erstickung war durch lange fortgesetztes Chloroformiren, durch Zuhalten der Trachealkanüle und durch Athmung reinen Wasserstoffs gemacht worden. Die Wiederbelebung ist möglich nach all diesen Tödtungsarten: sie gelingt aber vollständig nur bei wenigen Thieren. Auch wenn unmittelbar nach der Erstickung die Katzen wieder bis zur Herstellung spontaner Motilität sich erholt hatten, starben sie doch meist noch in der nächsten Nacht. Vollständiger Stillstand der Herzaktion gibt immer eine schlechte Voraussage. Wenn nur bei Beginn der Wiederbelebungsversuche noch schwache Herzthätigkeit vorhanden ist, sind die guten Aussichten unverhältnissmässig sicherer. Ist sonach der Zustand der Herzaktion für den günstigen Ausgang die weitaus wichtigere Bedingung, so ist es doch andererseits von hoher Bedeutung, dass der vollständige Respirationsstillstand nur möglichst kurze Zeit gedauert hat.

Die erste Andeutung des wiederkehrenden Lebens gibt stets der Circulationsapparat. Etwa in ½ bis zu einigen Minuten seit Beginn der Compressionen sieht man zuerst (am Manometer) leichte Oscillationen, die günstigen Falls in einigen bis zu 30 Sekunden in kräftige, rhythmische Systolen übergehen. Der Druck steigt damit rasch auf die richtige Höhe. — Erst wenn der Puls regelmässig geworden, beginnt die Spontanathmung. Das Thier ist dabei fortgesetzt bewusstlos, die Secretionen stocken. Die Athmung, anfänglich sehr selten (2 bis 3 in einer Minute), nimmt ganz allmählig an Zahl zu; auch der Typus (anfänglich lang gezogene Exspirationen) wird normal. Nun kommt die Reflexthätigkeit wieder, 4 bis 30 Minuten nach Beginn der Herzaktion, zuerst an der Hornhaut. Peripher angebrachte Reize führen nicht zu geordneten Bewegungen, sondern zu Krämpfen, vorwiegend der Extensoren. Im weiteren Verlauf (1 bis 1½ Stunden nach Beginn der Herzaktion) steigert sich die Reflexerregbarkeit so hochgradig, dass ein Bild wie bei Strychnin-Vergiftung entstehen kann (cf. oben pag. 83).

Langsam kommen dann einzelne spontane Bewegungen (Heben des Kopfes): es vergehen 7 bis 8 Stunden, bis einigermassen die Motilität wieder hergestellt ist. —

Von besonderen Störungen ist hervorzuheben: tiefes Sinken der Temperatur, das sogar nach der Wiederherstellung noch einige Stunden weiterschreitet. — Der Harn ist während der Asphyxie normal, wird aber bei Wiederkehr der Respiration stark zuckerhaltig (bis 6%): maximum etwa 3^h nach der Respiration: ganze Dauer der Glykosuria etwa 6—8^h. Zuweilen Eiweiss. Sehr auffällig ist die vollständige Erblindung (weite Pupillen), die am längsten von allen Nachkrankheiten dauert. — Schreitet die Genesung gut vorwärts, so sind alle Symptome nach 8 bis 10 Tagen vollständig verschwunden.

Der genaue Verlauf dieser Versuche musste beschrieben werden, weil die Frage der Wiederbelebung von so grosser praktischer Bedeutung und eigentlich bisher experimentell wenig in Angriff genommen ist.

Der wichtigste und bisher noch sehr unvollständig aufgeklärte Punkt der ganzen Frage betrifft die Möglichkeit der Wiederherstellung der unterbrochenen Herzaktion. Diese Möglichkeit scheint durch Böhm's Versuche erwiesen. Der nähere Modus aber, wie die geschilderten Manipulationen wirksam werden, sowie die Frage, ob denn nicht andere Eingriffe vielleicht besseren Erfolg hätten, ist noch streitig. Man nimmt einmal an, dass die geübte Massage des Herzens eine mechanische Reizung der Herzoberfläche bedeute, der dann die Contraktionen folgen. Eine andere Erklärung aber denkt daran, dass durch den Druck oder Stoss (!) auf das gefüllte (in Diastole stehende) Herz eine theilweise Ausquetschung, Entleerung der Ventrikel erfolge, die natürlich bei dem normalen Spiel der Klappen nur in die grossen Arterien geschehen kann. Es wird so nach und nach der linke Ventrikel mit dem durch künstliche Athmung arterialisirten Blute gefüllt, der nun seinerseits die Kranzgefässe wieder mit O-haltigem Blute versorgt: dadurch beginne die spontane Herzthätigkeit (vide: Mickwitz, Dissertation, Dorpat 1874. pag. 48. Sorgenfrey: Dissertation, Dorpat 1876. Böhm: A. e. P. Ph. 8. pag. 68).

Die zweite Möglichkeit ist experimentell am Thiere in folgender Weise geprüft (Guttmann: Dissert., Würzburg 1898). Beim frisch getödteten Thiere wird für dauernde Füllung des linken Ventrikels gesorgt und dann durch verschiedene Manipulationen an der Aussenfläche des Thorax versucht, das Herz auszuquetschen, zu entleeren. Der Erfolg wird an einer in die Carotis gebundenen Kanüle geprüft. Es zeigte sich, dass so in keiner Weise die Entleerung der gefüllten Ventrikel in die grossen Arterien gelingt. Von einer mechanischen Ausquetschung des Herzens durch die unverletzte Thoraxwand hindurch ist also nicht die Rede. Es bleibt sonach vorderhand nur die erste Möglichkeit offen: der Herzmuskel wird durch die ihm von aussen applicirten Berührungen, Stösse, Verschiebungen mechanisch gereizt und macht darnach Spontan-Contraktionen. — Man vergleiche zu dieser Frage später: Chloroform.

§ 85. Silicium. — Si. — Kieselsäure.

Die Silicium-Verbindungen, von denen nur die Kieselsäure besonderes Interesse darbietet, sind nach den bisherigen Erfahrungen ungiftig. Dass der Kieselsäure besondere, schädliche Wirkungen nicht zukommen können, ist schon daraus zu folgern, dass soviele Pflanzen und niedrige Thiere sie in ihren Bedeckungs- und Festigkeitsapparaten ablagern (Panzer der Bacillarien, Epidermis und Zellwände von Equiseten, Gramineen, Carices etc.) und dass Pflanzenfresser fortgesetzt ohne alle Folgen grössere Mengen von der Kieselsäure dieser Pflanzen resorbiren, so dass sogar Blasenconcremente aus Kieselsäure nicht gerade selten sind.

Auch im menschlichen (und thierischen) Organismus kommt Kieselsäure regelmässig vor. Sie ist ein integrirender Bestandtheil der Haare (und der Federn); in diesen Gebilden hat sie wohl eine mechanische Aufgabe (Festigkeit, Starrheit). Ausserdem findet sie sich in nachweisbaren Mengen im Pankreas des Menschen und der Thiere. — Es ist nicht ohne Interesse, dass für die Aufspeicherung eines Stoffes von ganz enger physiologischer Bedeutung ein bestimmtes Organ einzutreten hat. —

Die von Picot gemachte Angabe (C. R. 76), dass auf Thiere Lösungen von Natron-Wasserglas (Natrium silicicum) schwer giftig wirken, ist von Kobert (Toxikol. pag. 301) für unrichtig erklärt. Für Hunde und Kaninchen sind 0,5 bis 1,0 per os oder intravenös unschädlich, vollständig gleichgültig.

§ 86. Borsäure und Borax.

Vom Bor hat nur die Borsäure praktisch-toxikologische Bedeutung. [$Bo(OH)_3$ oder BoOOH.]

I. Borsäure wird häufig als freie Säure, dann als Boroglycerid (durch Erhitzen von 92 Glycerin mit 62 Borsäure) $BoO_3 : C_3H_5$ verwendet. Sie dient als solche in Lösung und in Salbenform, als Natriumsalz, Borax, letzterer zusammen mit Weinstein (2½ Theile) als Tartarus boraxatus für therapeutische und hygienische Zwecke (Conservirung). Die reine Borsäure löst sich in 25 Theilen kalten, in 3 Theilen siedenden Wassers, auch in Glycerin (10 Theilen), und Weingeist (15 Theile) ist sie löslich. Die unreine Borsäure enthält zwischen 5 und 25% fremde Bestandtheile (Kieselsäure, schwefelsaure Salze (Mg, Ca) und Chlorammonium). Die officinelle Borsäure führt nur sehr geringe Beimengungen: ist hinlänglich rein. Für Conservirungszwecke werden wohl manchmal unreine Sorten verwendet: Soda und Thonerde im Borax ist harmlos; dagegen ist sehr zu beachten ein schon constatirter Bleigehalt. — Aseptin ist Borsäure; doppeltes Aseptin-Borsäure mit Alaun.

II. Die Borsäure ist jedenfalls keine schwer giftige Substanz. Ob sie aber so harmlos ist, wie von mancher Seite behauptet wurde, so dass sie zur Conservirung der gewöhnlichsten Nahrungsmittel tagtäglich benutzt und aufgenommen werden kann, erscheint schon nach dem jetzt vorhandenen Materiale zweifelhaft.

III. Thierversuche haben zunächst folgendes constatirt: Neumann-Semmer: A. e. P. Ph. 14. (1881) pag. 149 (daselbst frühere Literatur). — Der Hund erträgt ⅓ bis gegen ½ gr pro Kilo ohne weitere Schädigung; nur starke Temperatursenkung tritt auf. Bei grösseren Gaben kommt zu dieser Wirkung noch schwere Gastro-Enteritis, Erbrechen und Durchfälle. Bei noch höheren, innerlich gereichten Mengen 1 gr und mehr pro Kilo, tritt der Tod unter schweren Lähmungserscheinungen ein. Aehnlich sind die Wirkungen bei anderen Thierklassen: nur sind diese etwas resistenter. Die Reaktion der serösen Häute (Peritoneum!) ist bei verschiedenen Thieren quantitativ abweichend. Während Hunde 3 proc. Lösungen ertragen, von 5 proc. aber Peritonitis bekommen, ertragen Pferde selbst 1 procentige Lösungen nicht. Kaninchen reagiren auf 0,6 gr als intraperitoneale Injektion nur mit Temperaturabnahme: ein Gramm aber auf diesem Wege beigebracht tödtet. —

IV. Die Wirkung kleinerer Gaben auf den Menschen ist speciell mit Rücksicht auf die Verwendung der Borsäure zur Conservirung von Fleisch und Milch studirt. Die Antworten auf die Frage nach der Giftigkeit solcher Mengen lauten sehr verschieden (Heinzerling: die Conservirung etc., Halle 1884. pag. 89 . .). Hager, Cyon, Panum (C. R. 87) halten Borax und Borsäure für ganz harmlos. Das Gleiche gibt Polli an (ref. B. B. 10. pag. 1382), der durch 45 Tage 8 Personen je 2 gr, durch 23 Tage je 4 gr Borsäure in Milch geben konnte, ohne das geringste abnorme Symptom zu beobachten. Auch Vigier (ref. Pharmaceut. Centralh. 1883. pag. 198) behauptet die absolute Unschädlichkeit von selbst 12 gr Borax täglich auf die Ernährung von Hunden, die sonst ausschliesslich Fleischkost erhielten. Die Gewichtszunahme war sogar eine aussergewöhnlich hohe. Im Gegensatz hiezu berichten die Versuchsresultate anderer Hygieniker ungünstiges über die Borsäure. So will z. B. le Bon Verdauungsstörungen nach Genuss von Fleisch, das mit Borax versetzt war, gesehen haben. Gade gibt dasselbe für Milch an. — Die Darmwirkung untersuchen die Beobachtungen von Forster (Archiv f. Hyg. 2. [1884] pag. 75 und B. B. 16. [2]. 1883. pag. 1754) und Schlenker (Dissertat., München 1883). Sie finden, dass schon geringe Mengen Borsäure, von 0,5 täglich beginnend die Ausscheidung des Stickstoffs in den Fäces vermehren, d. h. die Ausnützung der Eiweissstoffe im Darm verschlechtern. Mit Zunahme der Borsäure-Gaben nimmt die Verminderung der Ausnutzung noch zu. Auch Mattern (Ber. der VII. Vers. bayr. Vert. d. ang. Ch. pag. 36) berichtet bei Untersuchung der gleichen Frage Vergiftungswirkungen von der Borsäure (Speichelfluss, Magen- und Darm-Erscheinungen).

V. Von grossen Borsäure-Mengen sind beim Menschen schwere toxische Wirkungen gesehen gelegentlich des therapeutischen Gebrauches der Borsäure und der Verwendung des Borax als Abortivum. Dass der letztere Missbrauch vorgekommen ist, wird bestimmt behauptet und ebenso, dass darnach schwere Magen-Darmentzündungen aufgetreten sind. Ob es sich allerdings bei den hohen Borax-Quantitäten noch um eine specifische Borsäure-Wirkung handelt, ist zweifelhaft, da wir ja wissen, dass alle Mittelsalze in übergrossen Mengen Gastro-Enteritis machen (siehe oben pag. 94). —

Auch von der Vagina aus haben sehr hohe Quantitäten von Borsäure zu schweren Collaps-Erscheinungen geführt: schlechter Puls, kühle Haut, psychische Depression, Verminderung der Harnausscheidung. — Nach Ausspülen des Thorax und grosser Abscesshöhlen mit Borlösung ist Speichelfluss, Erbrechen, Pulsschwäche, Aufregungszustände, Nieren- und Blasenbeschwerden verschiedentlich gesehen. — In letalen Fällen sollen als Endsymptome Singultus, allgemeine Lähmung vorhanden gewesen sein.

VI. Von Einzelwirkungen sind beobachtet: Nierenstörungen. In excessiven Fällen hat man Schmerzen, Harnbeschwerden, auch Eiweiss, Cylinder, Blut gefunden. Dass die Borsäure bei der Ausscheidung auf die Nieren wirkt, ist eine wiederholt beschriebene, wie mir scheint ganz sichere Beobachtung. L. Binswanger (Pharmak. Würdigung der Borsäure — München 1847), der binnen einigen Stunden 11 gr Borsäure nahm, bekam neben Verdauungsbelästigung und wiederholtem Erbrechen häufigen Harndrang und Vermehrung des Harns fast auf die doppelte Menge. Ueber Nierenwirkung des lange fortgesetzten Gebrauchs kleiner Gaben ist leider nichts Genaues bekannt. — Weiter sind schon öfter Hautausschläge bei Borsäure-Anwendung gesehen: Psoriasis (Virch. Jber. 1881. I. pag. 408) Erythem, Urticaria, Purpura. Auch die viel geübte Einblasung in den äusseren Gehörgang hat in seltenen Fällen zu Schmerzen, stärkerer Secretion . . geführt (vide Lewin: Neb. W. pag. 614). — Eine Wirkung auf die Gebärmutter wird immer wieder behauptet, therapeutisch aber jetzt nicht mehr in Anspruch genommen. — Der Eiweisszerfall soll unter dem Einfluss des Borax etwas zunehmen (Harnstoffgehalt: M. Gruber: Zeitschr. f. Biologie 16. 1880. pag. 198).

VII. Die Borsäure wird verhältnissmässig langsam ausgeschieden. Im Speichel ist sie nur in Spuren aufzufinden. Im Harn erscheint sie sehr bald, aber auch noch 24h nach der Darreichung in deutlichen Mengen. Dadurch ist bei wiederholter Aufnahme in kurzen Zwischenräumen Anhäufung möglich, aus der vielleicht manche üble Nebenwirkung entsteht (Vigier l. c.). Ob eine Ausscheidung in den Magen und Darmkanal stattfindet, darüber habe ich irgend welche Angabe nicht finden können. Die Hautausschläge deuten auf Uebertritt in die Drüsen und Absonderung auf die Epidermis: doch ist darüber nichts sicheres bekannt.

VIII. Um ein vollkommenes Bild der physiologischen Reaktionen der Borsäure zu erhalten, muss man auch daran denken, dass dieselbe seit ihrer Einführung in die chirurgische Antiseptik durch Lister zur Blasenspülung u. s. w. bei zahlreichen Erkrankungen ohne jede üble Folge verwendet worden ist. Es sind Ausnahmefälle, bei denen hiebei eine unangenehme Nebenwirkung constatirt werden musste. Die Hauptursache für letztere ist natürlich Verwendung übergrosser Mengen: daneben scheinen besondere Empfindlichkeit oder mangelnde, verlangsamte Ausscheidung durch Nierenerkrankung oder sonst welcher Zwischenfall die selten eintretenden Bedingungen der Intoxikationszeichen zu sein.

IX. Von Behandlung ist es wohl kaum nothwendig zu reden. Durchspülen des Organismus (viel Trinkenlassen) wird immer zweckmässig sein. Sonst symptomatische Maassregeln.

X. Ueber chronische Erkrankung durch Borsäure-Aufnahme (Conservirungsmittel) ist abgesehen von den oben schon genannten Nierenstörungen nichts bekannt.

§ 87. Schwefel. Sulfur. S.

I. Der Schwefel, nach der gewöhnlichen Angabe im Wasser vollständig unlöslich, wird im Darm in gar nicht geringen Mengen in lösliche chemische Verbindungen umgewandelt und diese kommen darnach zur Resorption. Wir sehen desshalb vom Schwefel gelegentlich sehr deutliche Wirkungen.

II. Die Thatsache der Resorption schwefelhaltiger Umwandlungsprodukte ist durch eine Anzahl von besonderen Untersuchungen erwiesen. So ist von 7,7 gr Schwefel, die einem Hunde innerlich verabreicht wurden, 0,374 gr d. i. etwa 5 procent, bei einem 2. Hunde von 4,7 Schwefel 0,47 im Harn wiedergefunden worden (Regensburger: Zeitschrift f. Biol. 12 [1877] pag. 480). Genau das Gleiche ist längst am Menschen erwiesen (Krause: Dissert. Dorpat 1853). Durch Einnahme von Schwefelmilch wurde die Schwefelsäure des Harns beträchtlich vermehrt. Regensburger leugnet die Gegenwart von Schwefelalkali im Harn, nimmt schwefelsaures und unterschwefligsaures Salz an. — In den Lehrbüchern wird eine Angabe von Wöhler citirt, wornach der Harn eines mit Schwefel gefütterten Hundes beim Versetzen mit Salzsäure Schwarzfärbung eines Bleipapieres gab, also etwas Schwefelwasserstoff entwickelte. (Ob das nicht jeder Hundeharn thut? oder ob Cystin die Reaktion gibt?) Auch über das Vorkommen von organischen Schwefelverbindungen liegen Andeutungen vor: doch ist Genaueres über die Natur dieser Stoffe nicht bekannt. — Mercaptane und Sulfide geben mit Säuren keinen Schwefelwasserstoff. —

III. Im Einzelnen ist festgestellt, dass im Darm zunächst Schwefelalkali entsteht. Hühnereiweiss, Blutserum, Milch geben bei schwacher Alkalescenz mit Schwefel digerirt Schwefelalkali: dieses wird im Kreislauf langsam zu schwefelsaurem (und unterschwefligsaurem?) Salz oxydirt. In der Exspirationsluft ist nach Schwefelzufuhr der Geruch von Schwefelwasserstoff wahrnehmbar, auch die Muskulatur solcher Thiere riecht deutlich nach H_2S: durch die Haut (Säure der Drüsen) wird gleichfalls Schwefelwasserstoff ausgegeben: silberne Ringe färben sich schwarz.

Weiter entsteht durch Zusammenreiben von Fett mit Schwefel zu Salbe nach und nach der H_2S-Geruch. Der besonders angestellte Versuch, ob das gleiche auch im Darm passirt, hatte aber negatives Resultat: durch Fettfütterung bei gleichzeitiger Schwefeldarreichung wird die in den Harn übergehende Schwefelmenge nicht vermehrt (Krause)[1]. Auch nascirender Wasserstoff, der ja reichlich im Darm auftritt, bildet mit S bei Körpertemperatur keinen Schwefelwasserstoff. Es bleibt also vorderhand nur die erst genannte Quelle der Schwefelalkali-Bildung durch Eiweiss für die Schwefel-Umwandlung im Darm übrig. Aus dem Schwefelalkali wird durch Kohlensäure Schwefelwasserstoff abgespalten (vergl. den nächsten Paragraphen). Der hohe Gehalt der Darmgase an H_2S ist damit ausreichend erklärt.

IV. Die Vergiftungserscheinungen vom Schwefel setzen sich dementsprechend aus Wirkungen auf den Darm und aus (resorptiven) allgemeinen Symptomen zusammen. Regensburger beschreibt von den beiden oben erwähnten Hunden blutige Diarrhoen als Wirkung der grossen Schwefelgaben. Beim Menschen wird der Schwefel als Abführmittel verwendet: leichte Schmerzen, breiige Ausleerungen sind die Folgen kleiner und mittlerer Dosen. Auch grosse Gaben werden ohne weitere Folgen überstanden: der Mensch soll gegen S weniger empfindlich sein als alle die gewöhnlich verwendeten Versuchsthiere. Ob das so unbedingt richtig ist, erscheint mir fraglich und eine länger fortgesetzte Darreichung ist darum wahrscheinlich nicht unbedenklich. — Ueber die Wirkungen sehr kleiner aber durch Wochen fort dargereichter Schwefelgaben hat Schulz ausführliche Mittheilungen gemacht (Studien über die Pharmakodynamik des Schw. Greifswald 1896). Die von ihm beschriebenen Erscheinungen lassen sich im Grossen und Ganzen leicht als die Folgen einer chronischen Schwefelwasserstoffvergiftung erklären: so Kopfweh, Schwindel, Müdigkeit, Unlust, Schläfrigkeit im Tage: sodann Muskelschmerzen, leichte Ermüdbarkeit, unregelmässiger oft gesteigerter Puls: verminderte Esslust, Unregelmässigkeit der Darmentleerung, auch brennende Schmerzen beim Uriniren (vide: Schwefelwasserstoff).

Aus eigener Beobachtung füge ich hier bei, dass auch bei Verwendung des Schwefels auf erkrankte Hautpartien möglicher Weise leichte resorptive Wirkungen (von H_2S) entstehen können. Nach Anwendung eines Schwefel-Mollins (S in Fett und Seife) auf eine ausgebreitete entzündlich veränderte Hautstelle habe ich Schwindel,

[1]) Die Schwefelwasserstoffbildung in Salben ist jedenfalls ein sehr complicirter Vorgang: am einfachsten wird er auf die das Fett verunreinigenden Substanzen bezogen.

Kopfschmerz, Appetitstörung, Verstopfung auftreten sehen. An Resorption durch die unversehrte Epidermis denke ich nicht: nur die kranke, verwundete Haut wird resorbiren. —

§ 88. Schwefelwasserstoff und Schwefelalkalien.

(H_2S — Na_2S — Ka_2S — CaS — BaS etc.)

Literatur:

Diakonow und Hoppe-Seyler in H. S. med. chem. Untersuchungen, pag. 151 u. 251.
Kaufmann und Rosenthal: Arch. Anat. Physiol. 1865, pag. 659.
Smirnow: Centralbl. 1884, pag. 641 (Bd. 22).
Casper: Handbuch ger. Med. II, pag. 593.
Pohl: A. e. P. Ph. 22, pag. 1.
Greulich und Kwilecki: Dissertationen, Würzburg 1893.
Lehmann: Archiv Hyg. 14 (1892), pag. 135.
Uschinski: Zeitschr. physiol. Chemie 17, pag. 222.

I. Der gasförmige Schwefelwasserstoff H_2S ist ein sehr heftiges Gift, dessen Zufuhr in den menschlichen Körper fast ausnahmslos durch die Inspirationsluft geschieht. Er hat das specifische Gewicht 1,178: Wasser absorbirt sein zwei- bis dreifaches Volumen bei gewöhnlicher Temperatur.

II. Die Gelegenheits-Ursachen seiner Entstehung sind: Fäulniss organischer schwefelhaltiger Körper. Zu beachten ist, dass schwefelsaure Salze durch entstehenden Wasserstoff, Fäulniss bei Luftabschluss, zu Schwefelalkalien reducirt werden (also z. B. $CaSO_4$ zu CaS) und dass andererseits Schwefelwasserstoff nicht bestehen kann bei Gegenwart von Sauerstoff und in Lösungen von Schwermetallsalzen. Es findet sich daher Schwefelwasserstoff an solchen Stellen, wo abgestorbene Pflanzentheile in Wasser liegen, das etwas Gyps oder Glaubersalz gelöst enthält. Andrerseits kann Schwefelwasserstoff in Sümpfen mit reichlichem Pflanzenwuchs nicht dauernd vorhanden sein wegen des von den Pflanzen gebildeten Sauerstoffs. Auch die Fällung durch Spuren gelöster Schwermetalle, Eisen und Mangan kommt in Betracht und spielt in der Natur eine grosse Rolle.

III. Schwefelwasserstoff kommt demzufolge vor in Abtrittsgruben, in den Kanälen und Sielen der Städte, in Gerbereien, in Darmsaitenfabriken, Leimfabriken, Stärkefabriken, in Lagerhäusern, wo Häute, Knochen, Blut etc. verwahrt wird, beim Flachsrösten, in den Schlammbänken von Flüssen unterhalb der Sieleinmündungen der Städte u. s. w.

Auch im menschlichen Darm wird, in den unteren Abschnitten, Schwefelwasserstoff sich bilden. Derselbe ist in der That ein ganz regelmässiger Bestandtheil der Darmgase, wird mit diesen und zum Theil auf anderen Wegen (nach der Resorption aus dem Darm) ausgegeben. Im menschlichen Darm ist ausserdem noch Methylmercaptan CH_3SH nachgewiesen. (Nencki und Sieber: Monatshefte für Chemie 10. pag. 526 und 862 oder Wiener Akademie-Berichte 1889.) Wahrscheinlich ist nur sehr wenig CH_3SH, der meiste Schwefel wohl als H_2S vorhanden. Auf die Möglichkeit der Selbstvergiftung durch H_2S ist hingewiesen von Senator (Berliner klin. Wochschrift 1868. Nr. 24) und von Emminghaus (Berlin. klin. Wochschr. 1872. Nr. 40. 41). In beiden Publicationen ist das Auftreten von H_2S im

Harn beschrieben. Die Fälle von Emminghaus sind Perforations-Peritonitiden, während in dem von Senator beschriebenen Falle es sich um eine einfache Koprostase mit plötzlich eintretenden Schwächeanfällen handelte. Planer (Wien Ak. Ber. 42. pag. 307) hat immer nur Spuren von H_2S in den analysirten Darmgasen gefunden. —

Weiterhin bildet sich H_2S bei der trockenen Destillation schwefelhaltiger Körper (Leuchtgas) und endlich bei den verschiedensten chemischen Betrieben: Ultramarinfabriken, Sulfonal-Darstellung etc. Auch in chemischen Instituten kommen leichtere Vergiftungsanfälle häufig vor. — Im Pulverdampf sind bis zu 6 pro mille H_2S nachgewiesen (neben wechselnden Mengen von CO). Es wird angegeben, dass die Kohlenoxydvergiftung bei gleichzeitig vorhandenem H_2S besonders deletär verlaufe.

Der Schwefelwasserstoff, der die natürlich vorkommenden Schwefelquellen bildet, entsteht aus Schwefelmetallen durch Einwirken von Säuren (Kohlensäure!). Dieser Punkt interessirt hier nicht.

IV. Die Schwefelwasserstoffeinwirkung auf den Menschen ist sehr vielfältig beobachtet und beschrieben. Sehr kleine Mengen kommen in den Schwefelbädern zu länger dauernder Einathmung. Die Atmosphäre soll dort $^1/_{20\,000}$ bis $^1/_{10\,000}$ Volumen-Procent enthalten[1]). „Während der ersten Minute des Aufenthalts im Gasbade[1]) bemerkt man einen leichten Druck auf der Brust. Man ist genöthigt, öftere und tiefere Inspirationen zu machen. Bei einem etwas längeren Aufenthalte wird die Brust wieder freier, und man athmet sehr leicht. Beim Eintritt ins Zimmer wird das Geruchsorgan von dem H_2S Gase unangenehm afficirt; beim längeren Verweilen verliert sich das Unangenehme bald, statt dessen fühlt man in der Nase, im Schlund und der Luftröhre ein leichtes Kitzeln und Brennen; diese Schleimhäute werden in vermehrte Thätigkeit gesetzt, man muss öfters räuspern und auch das Taschentuch gebrauchen. Die Bindehaut der Augen wird ebenfalls angegriffen; man empfindet ein Brennen und Zucken in den Augen, die Thränenabsonderung wird vermehrt, bei einigen auch wohl die Conjunctiva bulbi etwas geröthet. Im Munde empfindet man Trockenheit und einen metallischen Geschmack; nach und nach wird aber die Speichelabsonderung vermehrt, die Trockenheit hört auf, aber der metallische Geschmack bleibt. Nach etwa einer halben Stunde entsteht eine angenehme Wärme des ganzen Körpers, die Gesichtsfarbe wird blühender, der Turgor in der Haut vermehrt, der Puls wird etwas frequenter und voller; bald fängt nun die Hautausdünstung an sich zu steigern, es bricht ein leichter Schweiss aus. Allmählig wird der Puls langsamer, so dass er nach ein paar Stunden wohl um 10—12 Schläge vermindert ist. Alsdann fühlt man auch eine gewisse Eingenommenheit des Kopfes, etwas Schwindel, Gähnen, Müdigkeit und Erschlaffung der Muskeln." Neuere Selbstversuche wurden mit höheren und genau gemessenen procentischen Mengen von H_2S durchgeführt[2]). Als untere Grenze des Gehaltes, die für längere Zeit ertragen werden kann, wurde 0,13 pro mille festgestellt, dabei waren die Erscheinungen sehr ausgeprägt und schwer zu ertragen. Zuerst litten die Schleimhäute, besonders die

[1]) Lersch: Praktische Balneologie, pag. 532 ff.: die gegebene Beschreibung ist von Beobachtungen in Eilsen entnommen.

[2]) Greulich, Kwilecki, Lehmann.

Conjunctiva, dann Nase, Mund, Rachen, Kehlkopf. Steigerung der Secretionen, Schmerzen, Husten stellt sich ein. Nach längerem Aufenthalte kommen dazu cerebrale Erscheinungen: Kopfschmerz, Mattigkeit, Somnolenz, Brechreiz, Schwindel. Wird der Gehalt höher als 0,35 pro mille, so ist längerer Aufenthalt unmöglich: besonders unerträglich werden die Beschwerden von Seiten der Augen. Bei 0,53 pro mille ist der Aufenthalt nicht länger als 15 höchstens 20 Minuten auszuhalten. Zu den schweren Störungen an den sichtbaren Schleimhäuten und an der Respiration kommen bedenkliche nervöse Erscheinungen: Herzbeschleunigung (108), Schwindel, Kopfschmerz, Zittern der Extremitäten, Brechreiz, Appetitlosigkeit, Schüttelfrost und Fieber; auch Blasen-Tenesmus und starke Diarrhöen mit heftigen Leibschmerzen traten bei einzelnen Beobachtern auf. Die Durchfälle dauerten manchmal mehrere Tage. Ebenso hartnäckig waren die Reizerscheinungen von Seiten der Bronchial-Schleimhaut. An den Lippen zeigte sich Bläschenbildung. Nach der Erholung blieb hochgradige Empfindlichkeit, besonders gegen H_2S zurück. Auch bei diesen Selbstversuchen wurde beobachtet, dass der Schwefelwassergeruch in der stärkeren Concentration und nach längerer Einwirkung nicht mehr so unangenehm empfunden wird, als bei der schwächeren Concentration und im Anfange des Versuches. Die höheren Säugethiere (Katze und Hund) zeigten etwa dieselbe Empfindlichkeit wie der Mensch. Etwa 1 bis 1,3 pro mille ist ein Gehalt, der rasch tödtend wirkt. Zuerst werden die Thiere unruhig, athmen mühsam, schwanken, stürzen hin, es zeigen sich algemeine Convulsionen, die Athmung wird rasch langsamer und steht in Exspiration still. Dieser Stillstand kann unmittelbar in den Tod übergehen. Von Smirnow wird angegeben, dass in einzelnen Fällen auf die erste Athmungssuspension nach einiger Zeit wieder eine langsame Erholung der Respiration sich einstellte, und typisches Cheyne-Stokes'sches Athmen beobachtet wurde. Bei 2—3 pro mille H_2S sterben alle Warmblüter ausserordentlich schnell. Es scheint weiterhin, dass junge Thiere viel schwerer ergriffen werden, als erwachsene. Auch Vögel sollen besonders empfindlich sein. (Tod durch 0,7 auf 10000.)

V. Ueber die einzelnen Erscheinungen ist Folgendes ermittelt. Die schweren Krampfanfälle, die nur dann auszubleiben scheinen (?), wenn durch sehr grosse H_2S-Mengen der Tod blitzartigschnell erfolgt, sind Erstickungskrämpfe. Nach Durchschneidung des Rückenmarks bleiben die Muskeln in Ruhe, die hinter der Schnittfläche gelegen sind (Pohl: l. c. pag. 9 u. 10). Von Eulenberg (schädliche Gase, pag. 266 u. 67) sind Reitbahnbewegungen und Wälzen auf H_2S gesehen worden. — Ueber das Verhalten des Blutdrucks bei Giftmengen, die nicht sofort tödtlich wirken, sind die Angaben nicht übereinstimmend. Der Blutdruck sinkt einige Zeit nach Beginn der Intoxikation ab (nachdem er im ersten Anfange gestiegen war?). Diese Senkung soll erst mit Verlangsamung und Aufhebung der Respiration eintreten und sofort bei Besserung der Athmung sich wieder ausgleichen. Reizung des peripheren Splanchnicusendes erhöht in etwas den Blutdruck. Grössere Mengen von H_2S bedingen rapide Blutdrucksenkung, die in kürzester Zeit zu Herztod (Stillstand in Diastole) führt.

Die geschilderten Herzwirkungen setzen sich offenbar aus verschiedenen Componenten zusammen: einer deletären Wirkung auf den Herzmuskel selbst, die aber bei mittelstarker Vergiftung erst allmählig (in einigen Minuten) sich ausbildet: dann einem schädigenden Einfluss auf das Vasomotorengebiet und zwar nicht nur auf deren Centrum (Medulla oblongata), sondern auch auf deren spinale und peripherische Centren; endlich der indirekten Störung durch die schweren Respirationshemmungen.

VI. Der Einfluss von H_2S aufs Blut ist verschiedentlich untersucht worden. Es hat sich dabei herausgestellt, dass Schwefelwasserstoff auf O-freies Hb keine Zersetzung (höchstens erst in Tagen) ausübt[1]). Dagegen wird O-Hb von Schwefelwasserstoff angegriffen; die erste Aenderung besteht in Sauerstoffentziehung, Reduktion. Mit Ammoniak versetzte Blutlösung wird nicht weiter verändert.

Im unveränderten überlebenden Blut entsteht durch andauernde Einwirkung von H_2S unter langsamem Dunklerwerden eine andere Farbstoffmodification aus dem Sauerstoffhämoglobin, die spektroskopisch ausgezeichnet ist durch einen besonderen Absorptionsstreifen. Dieser liegt etwa in der Mitte zwischen C und D und ist durch Lage und Breite sicher unterscheidbar von den ähnlichen Absorptionserscheinungen des Hämatins und Methämoglobins. Von Sauerstoff wird dieses neue Hämoglobinderivat nicht verändert, auch seine Bildung bei Anwesenheit von O durch H_2S nicht aufgehalten. Er ist wahrscheinlich eine dem Methämoglobin gleichartige, aber S-haltige Verbindung und wird Schwefelmethämoglobin auch Sulfhämoglobin genannt. Dieses Sulf-Hb wird durch fortgesetzte H_2S-Einwirkung in einen Körper verwandelt, der in dünner Schicht oliv, in dickerer braunroth gefärbt erscheint. Dabei scheidet sich aus dem Blute S und ein Eiweissniederschlag aus. Dieses letzte Umwandlungsprodukt des Hb zeigt keine ausgezeichneten Absorptionserscheinungen. Es enthält (Hoppe-Seylers Analyse) ebenso viel Fe, aber fast viermal so viel S als normales Hämoglobin: krystallisirt war es nicht zu erhalten. Es ist wichtig zu bemerken, dass nach Angabe fast aller Autoren bei der Sektion von Warmblütern, die an H_2S gestorben sind, immer noch O-Hb im Blute gefunden wird. Der Sulf-Hb-Streifen ist während des Lebens nur selten im Blute nachzuweisen: nach dem Tode aber tritt er häufig auf, es wird dann sogar das Hb noch weiter verändert. Das Blut wird dabei schwarz, tintenartig[2]).

VII. Ueber die Art der Bindung, in der der H_2S im Blute ist, können wir nur sagen, dass ein Theil als Schwefelnatrium (aus dem kohlensauren Na entstanden) ein Theil als H_2S, im Serum gelöst, vorhanden sein muss. CO_2 und H_2S sind schwache Säuren, deren

---

[1]) Es ist interessant zu constatiren, dass Bernard die geringfügige Wirkung, die er bei einem Hund nach Injektion von H_2S-Wasser in den Dickdarm sah, darauf bezieht, dass nur der ins arterielle System gelangende Schwefelwasserstoff toxisch wirke.

[2]) Lewin (Toxikologie, pag. 49) gibt an, dass man im lebenden Thier Sulf-Hb sehen könne bei Vergiftung mit Schlippe'schem Salz (Natriumsulfantimoniat $SbS_4Na_3 + 9\ H_2O$). Ebenso erwähnt Uschinski, dass man zuweilen gleich nach dem Tode Sulf-Hb sehen könne, und dass dasselbe sicher erscheint, wenn man das Blut einige Zeit stehen lässt. — Ich habe bei Thieren, die akut an Schwefelwasserstoff gestorben waren, den Streifen des Sulf-Hb in den sofort nach eingetretenem Tode entnommenen Blutproben nicht sehen können. — Dagegen ist dieser Streifen leicht zu demonstriren, wenn man zu überlebendem Blute Schwefelwasserstoffwasser gibt und bis zu der mit freiem Auge leicht erkenntlichen Farbenänderung einwirken lässt. —

Avidität zum Na ungefähr von derselben Grössenordnung ist. Im Blute ist Na_2CO_3 und freie CO_2 vorhanden: setzt man kleine Mengen H_2S zu, so wird sich Na_2S bilden genau so, wie im Blute nach Einspritzen von Na_2S durch die vorhandene Kohlensäure H_2S entstehen muss. Das Ergebniss der physikalischen Versuche, dass CO_2 aus Na_2S Schwefelwasserstoff und dass H_2S aus Na_2CO_3 Kohlensäure frei macht, stimmt durchaus mit den physiologischen Experimenten, dass aus Blut, dem man Na_2S zumischt Schwefelwasserstoff entweicht und dass Thiere, die mit Schwefelnatrium subcutan oder intravenös vergiftet werden, Schwefelwasserstoff ausathmen. Es muss darum gerade auf Grund des ganzen erbrachten Versuchsmaterials der Angabe widersprochen werden, dass H_2S im Blute nur als Na_2S vorhanden sein könne. — Auf Grund dieser Ueberlegungen ist es darum dieselbe Sache, ob man zu vivisektorischen Versuchen H_2S oder Na_2S nimmt: beide Verbindungen werden bei der hochgradigen Empfindlichkeit des thierischen Organismus d. h. bei der geringen absoluten Menge, die man zur Vergiftung braucht und bei dem übergrossen Vorrathe an Na_2CO_3 im Blute zu demselben Verhältniss der Umsetzungsprodukte ($Na_2S : H_2S$) führen. Die Anwendung von Na_2S gestattet zugleich die genaue Dosirung der absoluten Menge von H_2S, die vergiftend wirkt.

VIII. Von Pohl wird 0,006 (6 mgr) Na_2S auf 1 Kilo Thier als die meist rasch tödtende Dosis angegeben. Diese Frage der absoluten Grösse der toxischen Gabe ist durch interessante Versuche von Uschinski erweitert. Spritzt man H_2S-Wasser direkt ins Blut, so ist die Intensität der Giftwirkung von der Schnelligkeit des Einspritzens abhängig. 12 mgr H_2S rasch in die Vena femoralis injicirt, tödten ein 2 Kilo schweres Kaninchen, während ein Thier derselben Grösse 20 mgr erträgt, wenn man in der Minute nur 1 mgr einspritzt. Die stärkste Wirkung tritt ein, wenn man in die Carotis (gehirnwärts) das H_2S-Wasser injicirt: dann genügen auch bei langsamer Einführung 7—10 mgr H_2S zu tödtlicher Vergiftung eines Kaninchens (von 1½ bis 2 Kilo). Spritzt man in die Arteria femoralis peripheriewärts selbst eine grössere Menge H_2S, so tritt nur eine vorübergehende Paresis der Pfote ein. Durch diese Versuche ist erwiesen, einmal, dass das Centralnervensystem wirklich das am empfindlichsten auf H_2S reagirende Organ ist, durch dessen Funktionsstörung auch der Tod der Versuchsthiere bedingt wird, zweitens aber, dass H_2S im Blute rasch unschädlich gemacht (entgiftet) wird. Sonst müsste bei jedem Ort der Application in die Blutbahn der gleiche vergiftende Effekt hervortreten. Diese entgiftende Wirkung müssen wir nach allem, was jetzt bekannt ist, in einer chemischen Aktion (Verbindung) mit dem Blutfarbstoff und in Oxydation suchen.

Damit stimmt endlich der interessante Versuch von Uschinski (H. S. Z. 14. pag. 226), dass Sulf-Hb-Lösung (ohne freien H_2S) in die Vena femoralis eines Kaninchens injicirt, keine Vergiftungssymptome macht. — Was aus dem Sulf-Hb wird, ist nicht weiter ermittelt.

IX. Die Frage, ob H_2S nicht durch Verminderung der Blutalkalescenz schädigend wirkt, ist schon damit zurückzuweisen, dass Schwefelnatrium ungefähr die gleichen Erscheinungen macht, wie die äquivalente Menge H_2S. Weiterhin hat ja Schwefelwasserstoff keine stärkeren Säureeigenschaften wie etwa die Kohlensäure. Von einer

Säure-Vergiftung aber ist durch Kohlensäure so wenig die Rede, wie durch H_2S. — Rechnet man übrigens den Mengen von Schwefelwasserstoff, die als letale erwiesen sind, die Alkalimenge nach, die sie im Blute binden, so kommen höchstens einige Procente (5 und etwas mehr) des im Blute vorhandenen Na_2CO_3 heraus. Eine solche Minderung der Blutalkalescenz ist aber für das Bestehen des Lebens gleichgültig. — Dieselbe Thatsache, dass so geringe Mengen von H_2S schon tödtlich wirken, führt nothwendig zu dem Schluss, dass lange nicht alles Hämoglobin eines Thieres in Sulf-Hb umgewandelt ist beim Eintritt des Todes; vielmehr betrifft diese Umwandlung nur einen sehr kleinen Theil und damit stimmt die Thatsache, dass man im Blute solcher Thiere bei schnell ausgeführter Untersuchung noch deutlich die Streifen des Sauerstoff-Hämoglobins sieht. — Der Schwefelwasserstofftod ist kein Erstickungstod in dem Sinne, dass der H_2S den gesammten Blutsauerstoff in Beschlag nimmt und so tödtet: die sehr energische Wirkung des H_2S geht auf das Centralnervensystem, das in all seinen Theilen schon durch kleine Mengen dieses Giftes gelähmt wird. Mit dieser akut einsetzenden Lähmung aber ist in der Weise, wie dies oben pag. 77 bis 83 entwickelt ist, das Auftreten von Erstickungskrämpfen verbunden.

X. Von Lehmann wird angegeben, dass bei dem akuten Schwefelwasserstofftod Lungenödem ein gewöhnlicher Sektionsbefund sei. Dem wird von Uschinski widersprochen. Auch eigene Versuche haben nicht bei allen Thieren ausgeprägtes Lungenödem erwiesen. — Wahrscheinlich kommt es auf die Schnelligkeit an, mit der bei den Thieren der definitive Tod eintritt. Ein sehr häufiger Befund ist Randemphysem, wohl eine Folge der starken Athmungsstörungen.

XI. Die übereinstimmende Meinung aller neueren Autoren, die sich mit der H_2S-Intoxikation beschäftigt haben, geht dahin, dass es sich dabei hauptsächlich um Lähmung von nervösen Centralapparaten handelt. Besonders schwer wird das Athmungscentrum und die vasomotorischen Centren gestört. Aber auch die Krampf- und die Coordinations-Centra, dann Muskulatur, Herz, Blutkörperchen erfahren schwere Veränderungen. Der Schwefelwasserstoff ist bei seiner ausgesprochenen Reagirfähigkeit mit den meisten organischen Verbindungen und bei seiner starken reducirenden Wirkung wahrscheinlich ein Gift für alles lebende Protoplasma. Gerade die anaëroben Spaltpilze, die ihn ja bilden helfen (aber wohl nicht direkt, sondern durch Abspaltung von nascirendem H und Kohlenwasserstoff), ertragen etwas grössere Mengen, ein Beweisstück, dass die reducirende Wirkung mit zum toxischen Effekt gehört.

Von Einwirkungen auf den Stoffwechsel durch H_2S-Vergiftung wird angeführt, dass Hunde, die auf N-Gleichgewicht gebracht sind, eine Erhöhung der Eiweissumsetzung zeigen. Sowohl die Harnstoff-, als auch die Phosphor- und Schwefelsäuremenge ist vermehrt. Nach demselben Autor (Smirnow) verringert sich dabei die Menge des N im Koth (bessere Ausnützung oder geringere Darmausscheidung?).

XII. Von dem aufgenommenen H_2S wird nur die kleinste Menge wieder mit der Ausathmungsluft ausgehaucht. Uschinski konnte eben eine qualitative Reaktion erhalten. Für eine quantitative Bestimmung war die Menge zu klein. Bei nicht tödtlicher Vergiftung erscheint vermehrt Schwefelsäure im Harn (Regensburger: Zeitschrift für Biologie. 12. pag. 479). Ueber das Auftreten von H_2S im Harn ist mit Ausnahme der oben citirten Angaben von Senator und Emminghaus nichts bekannt.

XIII. Die chronische H_2S-Vergiftung ist nicht ganz klar gestellt. Hinderlich ist hierfür der Umstand, dass bei den Berufsarten, die sich oft dem H_2S aussetzen müssen, auch andere schädliche Gase, Ammoniak, Kohlensäure, Kohlenwasserstoffe und Fäulnissgase überhaupt mit wirksam sind. Von verschiedenen Autoren[1]) wird Schwäche des Muskelsystems genannt. „Der stärkste Mann war in wenigen Monaten zum äussersten Grade der Erschöpfung gebracht.“ Auch chronische Hautaffektionen, Furunculosis, wird als Schwefelwasserstoff-Wirkung genannt, weiterhin schwere Verdauungs- und Ernährungsstörungen. Dass Leute nach verschiedenen H_2S-Attaken besonders empfindlich an ihren Schleimhäuten gegen dieses Gas werden, ist schon erwähnt. Andererseits wird auch wieder nichts davon berichtet, dass Badediener in Schwefelbädern, Gerber, Gehülfen in chemischen Laboratorien, die den Schwefelwasserstoff-Apparat bedienen, an besonderen Symptomen leiden oder überhaupt chronisch erkrankt sind. Auf alle Fälle besteht auch bei Erwachsenen und kräftigen Personen eine sehr verschiedene Empfindlichkeit, wie dies auch die von Lehmann unternommenen Selbstversuche beweisen.

XIV. Die Sektion bei Schwefelwasserstoffleichen ergibt (ausser dem Geruch) nicht viel Charakteristisches. Verschiedene Male wird das Blut als dunkel, an der Luft schwarz tintenartig sich verändernd beschrieben. Würde man in dem der Leiche entnommenen Blute spektroskopisch den Absorptionsstreifen des Sulf-Hb erweisen, so wäre das ein wichtiges diagnostisches Hilfsmittel. Es wird das aber bei tödtlichen Vergiftungen des Menschen kaum einmal gelingen. — Da der Streifen nicht sehr deutlich (die Absorption nur schwach ist, so wird man zweckmässig eine etwas stärkere Blutlösung (etwa 2 bis 3 Raumtheile auf 100 Wasser) in 1 cm dicker Schicht verwenden. Es erscheint dann nur der rothe Theil des Spectrums (mit dem Sulf-Hb-Streifen) hell. — Die Lungenerscheinungen werden verschieden angegeben. — Grünliche Verfärbung der Muskeln und anderer Theile ist nichts für die Schwefelwasserstoffvergiftung charakteristisches: jede schnell faulende Leiche kann dasselbe aufweisen. — Die Angabe, dass H_2S im Unterhautzellgewebe nachweisbar sei, habe ich nicht geprüft. — Die Diagnose der Schwefelwasserstoff- oder Schwefelalkali-Vergiftung könnte gelegentlich sehr schwierig werden. — Aus dem Blute ist durch Erwärmen mit Säuren der Schwefelwasserstoffgeruch etc. darstellbar. — Die Diagnostik dieser Vergiftung, die glücklicherweise enorm selten ist und als „reine“ Intoxikation kaum einmal beim Menschen vorkommt, ist durch Thierversuche noch besser auszubilden.

XV. Von einer besonderen Therapie der Schwefelwasserstoffvergiftung ist nicht viel zu sagen: die Prophylaxe ist auch da wieder die Hauptsache. In Frankreich sollen die schweren Vergiftungsfälle bei den Latrinenreinigern (Vidangeurs) fast verschwunden sein, seit-

[1]) Man vergleiche z. B. Lersch: Fundamente der prakt. Balneologie (Aachen, Urlichs Sohn), pag. 529 und 530.

dem polizeilich geboten ist, den Inhalt der Senkgruben vor Beginn der Arbeit mit Eisenvitriol zu desinficiren (5 Kilo auf 1 Cubiemeter). — Frische Luft, allenfalls künstliche Athmung, sind die selbstverständlichen Maassregeln bei geschehener Vergiftung. Der Vorschlag, Chlorgas als Antidot einathmen zu lassen, ist am Schreibtisch gemacht: von seiner Anwendung ist auf alle Fälle abzurathen, da man nach dem Wesen der H_2S-Vergiftung damit kaum etwas nützen, meist aber zu der schon gesetzten Schädigung eine neue, die Chlorätzung hinzufügen wird. Bis man mit dem Chlor zur Stelle ist, ist freier Schwefelwasserstoff schon lange nicht mehr im Blute vorhanden. — Wir müssen uns einstweilen noch ganz auf die symptomatische Behandlung (Athmung, Collaps etc.) beschränken.

XVI. Für den Nachweis des Schwefelwasserstoffs genügt meistens der charakteristische Geruch. Ausserdem benützt man die Bildung von schwarzem Schwefelblei in Bleilösungen, die Rothfärbung einer Nitroprussidlösung, die Bildung von Methylenblau (B. B. 16. b. 2234). — Messend in der Luft hat Greulich die folgende Methode verwendet: die Luft wird durch $^1/_{40}$ Normaljodlösung durchgesaugt: mit fortgerissenes Jod wird durch vierzigstel Normal-Natriumhyposulfit-Lösung festgehalten und zurücktitrirt.

§ 89. Kloakengas — Lohgrubengas etc.

Die in der Ueberschrift genannten Gasgemische werden herkömmlich in den Lehrbüchern der Toxikologie aus praktischen Rücksichten besonders besprochen.

Der Verlauf solcher Vergiftungen ist in der Regel der folgende: Kanalreiniger, Maurer, Lohgerber steigen in eine Grube herunter. Plötzlich fallen sie betäubt um und sterben in kürzester Zeit in der Betäubung: oder sie fallen in den Grubeninhalt und ertrinken. Andere Arbeiter, die ihnen zu Hülfe nachsteigen, haben dasselbe Schicksal; so sind eine Anzahl der schwersten Unglücksfälle bekannt geworden, bei denen meist mehrere Menschen auf einmal in der kürzesten Zeit zu Grunde gegangen sind.

Sichere Ausweise über die quantitative Zusammensetzung der Gasgemische, die in Kloaken, Mistgruben, Lohgruben sich entwickeln, sind in der Literatur nicht vorhanden[1]). Dass zuweilen Schwefel-

[1]) Bei Hasselt (II, pag. 379) ist eine Angabe von Thénard erwähnt, der aus Abtrittswasser bis zu $^1/_3$ des Volumens Schwefelwasserstoff erhalten haben will. — Aus dem Wasser einer Lohgrube, in der sechs Menschen den Tod fanden, hat Sonnenschein (nach Casper: gerichtl. Medicin II, pag. 593) 13 Vol. % H_2S und ebensoviel CO_2 erhalten. Allerdings war die Grube schon eine Zeit lang offen gestanden als die Probe entnommen wurde. Bei Hasselt (II, pag. 380) ist noch citirt, dass Gas aus einer Mistgrube in 100: 81,2 N, 13,8 O, 3 H_2S und 2 CO_2 enthalten habe (ein Analysen-Resultat, dem aus chemischen Ueberlegungen einiges Misstrauen entgegengebracht werden muss). Andere Berichte (bis zu 8% H_2S) sind ganz unwahrscheinlich. — Nach Erismann (Zeitschr. f. Biol. 11, pag. 207) entwickelt ein Cubikmeter Gruben-Inhalt in 24h: 619 gr CO_2, 113 Ak. 2 H_2S und 415 gr flüchtige organische Substanzen. — Auch diese Angabe ist so ausserordentlich auffallend, dass eine Prüfung dringend erwünscht ist. Die entwickelte Gasmenge, über 1 Kilo, beträgt nach dem Volumen über 1 Cubikmeter. Eine solche Ausgiebigkeit von Fäulnissprozessen ist ganz ohne Beispiel. — Die gewöhnliche Aenderung an der Luft, die in geschlossenem Raum über einer fäulnissfähigen dickflüssigen Masse steht, ist Sauerstoffzehrung, unter Umständen bis zum völligen Verschwinden des Sauerstoffs. Der Stickstoff nimmt zu und Kohlensäure tritt auf. Die anderen Zumengungen sind der absoluten und relativen Menge nach gering.

wasserstoff und zwar in so grossen Mengen, dass der Tod von darin verweilenden Menschen in kürzester Frist erfolgen muss, sich vorfindet, ist ausser Zweifel. Indess sind das Ausnahmefälle. In der Regel enthalten die in der Ueberschrift genannten Gasgemische nur Spuren oder gar kein H_2S. So gibt das z. B. Hasselt (Giftlehre II, pag. 379) besonders an und beschreibt die Zusammensetzung solcher Gasgemische zu etwa 90 Volumprocent Stickstoff und einigen Procenten Kohlensäure. — Menschen, die plötzlich in eine solche „Luft" eintreten, sterben dann an Erstickung, an der der Mensch ebenso blitzähnlich schnell zu Grunde gehen muss wie an übergrossen (einige pro mille und mehr) Schwefelwasserstoffmengen. Auch an Kohlenoxyd- (Leuchtgas-) Vergiftung, das oft durch Rohrbrüche in die Kanäle grosser Städte kommt, ist in manchen Fällen zu denken, sodann an Ammoniak, das in kleineren Mengen sehr häufig, in grösseren Quantitäten manchmal da auftritt, wo viel Harn fault. Endlich sind die flüchtigen organischen Fäulnissprodukte von grosser Schädlichkeit. Es ist eine oft gemachte Erfahrung, dass manche Menschen von den Gasen stinkender Fäulniss (Fische, Fleisch etc.) schwer krank werden, an Erbrechen, Kopfschmerzen, länger dauernden Verdauungsstörungen leiden. Indess sind solche „Riechstoffe" immer nur in sehr kleinen absoluten Mengen vorhanden und für den rasch eintretenden Tod von Menschen nicht verantwortlich zu machen.

Alles in Allem genommen wird allermeist das, was man Kloakengas nennt, aus Stickstoff und Kohlensäure bestehen: andere aktiv schädigende Substanzen sind meist nur in sehr geringen Quantitäten betheiligt. — Der Tod darin ist also gewöhnlich Erstickung. Schwefelwasserstoff wird sich wohl manchmal darin finden, Ammoniak wohl noch seltener, wegen der hohen Löslichkeit in Wasser. —

Es muss hier nochmals hervorgehoben werden, dass alle früheren Angaben des Inhaltes, dass erst 4 bis 5 % H_2S in der inhalirten Luft verderblich wirken, unrichtig sind und zu den bedenklichsten Irrthümern Veranlassung geben können. Ein Gehalt von 1 pro mille H_2S wird in wenigen Minuten die schwersten Zufälle hervorrufen und weitergeathmet tödtlich wirken: 1,5 pro mille und mehr tödtet Menschen sicher in zwei bis drei Minuten. — Mit aller Wahrscheinlichkeit kann man den von Casper beschriebenen Unglücksfall, (Gerichtl. Medicin II. pag. 593 ff.), wo sechs Menschen fast momentan in einer Lohgrube zu Grunde gingen, auf H_2S beziehen.

Die Erscheinungen der Kloakengasvergiftung werden verschieden angegeben. In milderen Graden soll Uebelkeit, grosse Mattigkeit und Schwäche, die bis zu Ohnmachtsfällen gehen kann, Erbrechen, Athembeschwerden, elender Puls sich einstellen. Die auftretenden Kopfschmerzen werden beschrieben, als wenn ein starkes Gewicht auf den Kopf drücke, wesshalb der Name „Plomb" für diese Krankheit gegeben wurde. Der Schwächezustand kann in frischer Luft bald weichen — oder er geht direkt in Bewusstlosigkeit über, die bis zu einem Tag andauern kann. — In schwereren Fällen kommt sofort Ohnmacht, Bewusstlosigkeit, klonische Krämpfe, abwechselnd mit Trismus, Opisthotonus, auch Tetanus der Extremitäten. Die Krampfanfälle gehen meist in ein comatöses Stadium über, das rasch zum exitus letalis führt. — In einzelnen Fällen sollen ganz zu Beginn der Vergiftung schwere Reizungserscheinungen des Grosshirns sich einstellen: Schreien, verworrenes Reden, Lachkrämpfe: dann stürzen die

Kranken bewusstlos zu Boden: der Tod kann rasch eintreten oder aber der eine Zeit lang bestandene Zustand schwerer Asphyxie und voller Bewusstlosigkeit bessert sich langsam, die Athmung kommt unter Seufzen ganz unregelmässig wieder in Gang, die kalte Haut wird wieder wärmer, dabei zeigt sich oft ein Anfall wie Schüttelfrost: nach und nach wird die Athmung regelmässiger, oft tritt Erbrechen von blutigem Schleim auf: erst nach Tagen kehrt das Bewusstsein zurück. — Endlich wird noch von einer asphyktischen Form dieser Vergiftung gesprochen: die Vergifteten stürzen plötzlich bewegungslos zusammen: Respiration und Herzschlag sind nicht bemerkbar, Gesicht blass, Haut kalt, Pupille erweitert. Nur in den günstigsten Fällen, bei sofortiger Entfernung des Patienten aus der gefährlichen Atmosphäre kann Wiedererholung eintreten, die den gerade beschriebenen verzögerten Lauf nimmt (sehr schlechte Athmung, fast immer Tetanus einzelner Muskelgruppen, Tod nach einigen Tagen unter Athmungsverschlechterung oder unter Gehirnsymptomen). Von Nachkrankheiten werden Lähmungen an den verschiedensten Stellen beschrieben, die als Folgen von Blutungen im Centralnervensystem aufgefasst werden.

Die vorstehende Schilderung der Krankheitsbilder ist hauptsächlich aus den Beobachtungen französischer Aerzte zusammengestellt. Man wird darin im Wesentlichen das, was im § 84 über Erstickung und Scheintod gesagt ist, wiederfinden.

Bei der „Behandlung“ wird an erster Stelle die Prophylaxe besprochen werden müssen. Da man die Gefahren, die beim Besteigen von Lohgruben, Abtrittsgruben, Sielen, Kirchhofsgrüften u. s. f. den Arbeitern drohen, kennt, muss man im einzelnen Falle durch Einsenken von brennenden Kerzen (cave Leuchtgas), von kleinen in Drahtkäfigen verwahrten Thieren von der Abwesenheit gefährlicher Gasgemische sich überzeugen. Auch mechanische Hilfsmittel (Anbinden, Schutzmasken mit Einblasen von Luft) muss man gegebenen Falls an erster Stelle verwenden. Vergl. hieher von § 83 Kohlensäure, § 88 Schwefelwasserstoff und § 24 Ammoniak die Passus über „Behandlung“. — Bei geschehenen Unglücksfällen wird die Therapie nur symptomatisch sein können: kräftige Anregung der Athmung, Zufuhr von Wärme; Herzreizmittel, Hautreize (Magenspülung?), kurz Maassregeln, die den gerade bedrohlich ausgebildeten Symptomen entgegentreten.

Anhang.

I. In der französischen Literatur ist öfter von den chronischen Augenerkrankungen die Rede, an denen die in dem vorigen Abschnitt genannten Arbeiter leiden sollen: es ist ein besonderer Ausdruck: la mitte dafür gebräuchlich geworden. Es handelt sich wesentlich um verschiedene Formen chronischer Entzündung der Bindehaut. In der neueren Literatur finde ich keine eigenen Beobachtungen über diesen Gegenstand mehr (wesshalb ich weitere Besprechung unterlasse).

II. Die sogen. Minen- oder Pionirkrankheit ist wahrscheinlich chronische Kohlenoxyd-Vergiftung. — cf. das Kapitel über Kohlenoxyd. —

§ 90. Selen und Tellur.

I. Selen findet sich als Begleiter des Schwefels sehr verbreitet (in kleinen Mengen im Schwefel und in Schwefelmetallen). Es existiren keine Angaben, dass beim Menschen eine Vergiftung vorgekommen sei.

II. Tellur kommt mit verschiedenen Metallen verbunden, so auch mit Wismuth (Tetradymit) natürlich vor. Daher stammt wohl der Tellur-Gehalt manches Präparates von Magisterium Bismuthi, der zu lästigem Knoblauch-Geruch der Exspirationsluft Veranlassung gibt. Weitere Vergiftungsgelegenheiten des Tellurs beim Menschen sind nicht bekannt.

III. Um so interessanter ist die Toxikologie der beiden Elemente vom theoretischen Standpunkt aus. Obwohl nämlich nach dem chemischen Verhalten dem Schwefel ganz nahe verwandt, haben die Verbindungen der beiden Elemente in ihren physiologischen Wirkungen die grösste Aehnlichkeit mit dem Arsen. Die Literatur findet sich besprochen bei Czapek und Weil (A. e. P. Ph. 32 [1893] pag. 438), von denen die neueste Untersuchung vorliegt.

Selen: Japha: Dissert. Halle 1842 und Rabuteau: Gaz. hebd. 1869. —

Tellur: Gmelin: Versuche etc. Tübingen 1825 (pag. 43). Hansen: Liebigs Ann. 86 pag. 208, Rabuteau l. c. Heeren: Dissert. Göttingen 1861.

IV. Selenwasserstoff wirkt enorm reizend auf die sichtbaren Schleimhäute, so dass schon kleine Mengen die schwersten örtlichen (Nasenhöhle) Störungen verursachen. Es scheint sofort zersetzt zu werden unter Abscheidung von rothem Selen (cf. Eulenberg: Die . . Gase pag. 457 ff.).

V. Tellurwasserstoff wirkt nur schwach irritirend. Auch dieses Gas wird sofort gespalten unter Freiwerden von schwarzem Tellur (Eulenberg: Die Gase pag. 463).

VI. Die Allgemeinwirkungen der Se-Verbindungen sind durch subcutane und innerliche Darreichung von selenigsaurem und selensaurem Natrium studirt. Czapek und Weil geben an, dass beide Oxydationsstufen gleich, nur das selenigsaure stärker und in rascherem Verlauf wirksam ist, so dass es den Anschein erweckt als ob zuerst die Reduktion zur niedrigen wirksamen Oxydationsstufe dem Beginn der Erscheinungen vorausgehe. Frösche zeigen nur Lähmungssymptome (Centralnervensystem und Herz). Bei Warmblütern verläuft die intensive Vergiftung ebenso: nach kurzdauernder Aufregung Somnolenz, fortschreitende Paralyse und Tod unter Athmungslähmung. Bei langsamer Vergiftung treten schwere Magen-Darm-Erscheinungen (weniger ausgeprägt bei den Pflanzenfressern) zugleich mit den Lähmungserscheinungen auf. Gegen Ende kommen schwere Athmungsstörungen mit plötzlich einsetzenden Krampfanfällen, denen bald der Tod folgt. Der Blutdruck sinkt continuirlich durch enorme Erweiterung der Unterleibsgefässe, die durch Splanchnicus-Reizung nicht mehr zur Verengerung gebracht werden. Die Einzeluntersuchung dieser Symptome ergibt dieselben Beziehungen wie sie von der arsenigen Säure festgestellt sind. — Metallisches Selen ist ungiftig.

VII. Die Wirkung der tellurig- und tellursauren Salze ist denen der Selen-Verbindungen sehr ähnlich, nur kommen die Symptome später und sind schwächer. Die Wirkung auf den Verdauungstractus ist nur bei Fleischfressern und auch hier im langsameren Verlauf ausgebildet: die fortschreitende und endlich das Athmungs-Centrum ergreifende Lähmung ist auch hier die Todesursache (Erstickungskrämpfe!)

Eigenartig ist den Tellur-Verbindungen die Wirkung auf die Schweiss-Secretion, die vom Te vollständig unterdrückt wird. (Neusser: Wien. klin. Wochschr. 1890 pag. 437.) 0,03 bis 0,05 Ka_2TeO_4 unterdrücken z. B. ohne sonstige üble Nebenwirkung die Nachtschweisse der Phthisiker. Die Wirkung ist nach der experimentellen Prüfung an den Katzenpfoten eine peripherische.

VIII. Selen und Tellur erscheinen bald im Harn: üble Wirkung auf die Nieren (Cylinder, Blut) ist nur vom Tellur, nicht vom Selen beobachtet.

IX. Gemeinsam ist den Verbindungen beider Elemente, dass sie aus ihren Sauerstoffverbindungen im thierischen Stoffwechsel reducirt und in Form feinster Körnchen als elementares Se und Te deponirt werden. Beim Se ist diese Umwandlung nur geringgradig, beim Te dagegen so umfänglich, dass die Organe der mit dem tellursauren Natrium vergifteten Thiere alsbald eine eigenartige Verfärbung annehmen. Farben-Scala der fortschreitenden Vergiftung: grünlich, blaugrün, blau, dunkel-graublau. Am intensivsten ist die Färbung an Leber und Nieren (Marksubstanz).

X. Eine zweite Eigenthümlichkeit bei Darreichung der Sauerstoff-Verbindungen des Se und Te ist die Bildung von flüchtigen, knoblauchartig riechenden Verbindungen, die auf allen Wegen, besonders aber durch die Lungen ausgegeben werden. Als diese Verbindungen sind jetzt von Hofmeister (A. e. P. Ph. 33. pag. 198) das Selen- und Tellurmethyl $Te(CH_3)_2$ sicher erwiesen. Die Athmungsluft beginnt schon wenige Minuten nach der Aufnahme der Salze den specifischen Geruch anzunehmen. Beim Selen tritt die Erscheinung nicht sehr intensiv und lange dauernd auf. Dagegen ist sie beim Tellur sehr deutlich und ausserordentlich lange haftend. Man hat beim Menschen in den Fäces über 2 Monate, im Athem nach länger als $^1/_2$ Jahr nach der letzten Te-Gabe den eigenartigen Geruch wahrgenommen. Schon diese lange Dauer spricht dafür, dass nur aus einer fest deponirten Verbindungsform des Te diese Quelle der Produktion von Tellurmethyl erklärt werden kann und diese Form kann wohl nur das elementare Tellur selbst sein. Besonders die Drüsen (auch überlebende Theile!), Lunge, Leber, Hoden haben das Vermögen der Bildung von $TeMe_2$. Welches aber die organische Verbindung im Einzelnen ist, die die Methylgruppen liefert, haben Hofmeisters Bemühungen nicht eruiren können.

§ 91. Die Halogene.

Hieher gehören das freie Chlor, Brom, Jod und diejenigen Verbindungen derselben, nach deren Einfuhr in den Thierkörper die eigenartigen Wirkungen der freien Halogene zur Erscheinung kommen. — Fluor-Verbindungen folgen im Anhang.

Die freien Halogene wirken natürlich bei ihren ausgesprochenen chemischen Affinitäten ätzend auf thierische Theile. Es ist interessant zu bemerken, dass die Empfindlichkeit der sichtbaren Schleimhäute für Cl, Br und J ungefähr dieselbe ist (siehe bei Cl). — Die Meinung, die als nächstes und ausschliessliches Reaktionsprodukt der freien Halogene auf die Schleimhäute die Wasserstoffverbindungen annahm, HCl etc., ist jedenfalls unzureichend. Chlor persistirt als solches (oder als ClOH?) lange Zeit bei Gegenwart von Eiweiss. Es gibt Verbindungen der Halogene mit Eiweiss, die am genauesten vom Jod studirt, aber nach ihrer Constitution noch nicht aufgeklärt sind. — Betreffs allgemeiner resorptiver Wirkung der Halogene ist jetzt allgemein die Lehre von Binz[1]) angenommen, dass die Halogene bedeutende Wirkung aufs Centralnervensystem äussern. Diese Wirkung kommt neben den freien Halogenen und den unterchlorigsauren Salzen noch all den weiteren Verbindungen zu, die im thierischen Stoffwechsel freies Halogen (oder ClOH etc.?) abspalten. Die hierüber ausgebildete, jetzt wohl allgemein angenommene Schulmeinung besagt, dass wir z. B. nach Darreichung von NaCl oder KaCl nicht die Wirkung freien Chlors sehen, weil durch die unserem Stoffwechsel zur Verfügung stehenden chemischen Kräfte Chlor aus NaCl nicht abgespalten werden kann. Anders bei den Bromalkalien (und bei KaJ). Wir können zwar nach Aufnahme von Bromkalium nirgends im Körper freies Brom chemisch nachweisen, aber wir sehen nach Bromkalium, dass neben der Salzwirkung auch eine narkotische Wirkung sich einstellt, die wir auf das Brom beziehen. Dazu wird angegeben, dass ein wesentlicher Theil des aufgenommenen Bromsalzes nicht als solches, sondern in organischer Bindung im Harn wieder erscheint: es verschwindet also darnach ein Theil des Bromkaliums als Bromid im Stoffwechsel. Auch die zeitliche Vertheilung der Ausscheidung ist so, dass man annehmen muss, ein Theil des aufgenommenen Bromsalzes geht glatt durch den Körper hindurch (erscheint sofort im Harn), ein anderer Theil wird festgehalten, in chemische Bindungsform gebracht, aus der es nur langsam befreit wird, um dann zur Ausscheidung zu kommen.

§ 92. Chlor. Cl. Unterchlorigsaure Alkalien.

I. Das Chlor kommt technisch vielfach zur Verwendung, zum Bleichen, Desinficiren, in Wäschereien und besonders in chemischen Laboratorien und Fabriken. Auch flüssiges Chlor wird jetzt in sogen. Bomben eingeschlossen in den Handel gebracht. Im Ganzen sind die schweren Chlor-Vergiftungen selten.

II. Neben der Wirkung des gasförmigen Chlors kommt das Chlorwasser in Betracht. Bei 10° C. nimmt 1 vol Wasser 2.58 vol Chlorgas auf. Altes Chlorwasser enthält (unter Sauerstoff-Abgabe) zuletzt nur Salzsäure. — Chlorkalk besteht aus $CaCl_2$ und $Ca(OCl)_2$ oder $Ca<^{Cl}_{OCl}$ und meist noch freiem Aetzkalk (gegen 36 procent wirksames Chlor, theoretisch 49 %). —

Die Flüssigkeiten, die durch Einleiten von Cl in Kali- und

[1]) Binz in Virchow's Archiv 62, pag. 124; A. e. P. Ph., Bd. 13, pag. 146, Bd. 28, pag. 201; Bd. 34, pag. 185 etc.

Natronlauge gebildet werden (unterchlorigsaure Salze), sind unten mit erwähnt. —

III. Die Erscheinungen der seltenen Fälle, in denen Menschen grosse Chlor-Mengen plötzlich einzuathmen gezwungen sind, werden verschieden geschildert. (Sicher handelt es sich hier um Luft-Gemische mit höchstens einigen pro mille Chlor [siehe unten V]; denn in solchen wird schon in wenigen Minuten der Tod eintreten.) In einzelnen solchen Vorkommnissen sollen die Betroffenen sofort asphyktisch zusammengestürzt sein (Eulenberg: die Gase, pag. 211). Die Angabe, dass der Tod durch Stimmritzenkrampf (Erstickung) eintrete, ist durchaus unrichtig (vergleiche oben: Aetzende Gase, pag. 42). — Thiere sterben bei hoher Concentration erst in einigen Minuten (Eulenberg: Gase, pag. 209). In den meisten Fällen wird der Betroffene alsbald sich der gefährlichen Atmosphäre, die sofort die schwersten subjektiven Erscheinungen macht, entziehen. Diese Beschwerden sind folgende. Die Athmung wird schon mit den ersten Respirationszügen, die übrigen sichtbaren Schleimhäute alsbald ergriffen: Gefühl von schwerer Athmungsbehinderung, Unmöglichkeit zu sprechen, Druck, grosse Angst sind die ersten Zeichen, denen Störungen von Seiten der Augen, der Nase, des Rachens u. s. w. bald nachfolgen. Bei sofortiger Entfernung kann Alles in kurzer Zeit vollständig verschwinden. Bei einzelnen so Verunglückten aber kommt auf die erste Besserung nach einer oder einigen Stunden ein sehr bedenklicher Symptomencomplex, der entzündlichen Schwellung der Respirationsschleimhaut: Behinderungsgefühl, Beschleunigung der Athmung, Gefühl von Wundsein, Brennen hinter dem Sternum, quälender schmerzhafter Husten. In anderen Fällen, wenn die Einathmung des Chlors länger andauert, bilden sich die schweren stürmischen Reizungserscheinungen sofort aus und dauern dann an: Husten, blutiger Auswurf, Athemnoth. Unruhe, Druck und stechender Schmerz auf der Brust. Auch bei solchem schweren Verlauf kann in etlichen Tagen Alles wieder gut werden oder aber unter Steigerung der Athemnoth, kleinem Puls, Collaps (Pneumonie) tritt der Tod ein. Zehn letale Fälle stellt Böhm (Intoxikationen pag. 6) zusammen.

IV. Die selbstverständliche aber bisher nicht allgemein vorgeschlagene Therapie nach Chlor-Vergiftung besteht im Einathmenlassen der zerstäubten Lösung von unterschwefligsaurem Natron, vielleicht mit einem kleinen Zusatz von kohlensaurem Natron. Etwa 2 unterschwefligsaures Natron mit ½ Soda auf 100 Wasser wird mit kräftigem Spray-Apparat zerstäubt und der Staub längere Zeit eingeathmet. Direkte Versuche an Kaninchen haben die Zweckmässigkeit der Methode ergeben. Die Vorschläge, Ammoniak oder Schwefelwasserstoff oder Anilin einathmen zu lassen, sind alle schon wegen der hohen Giftigkeit dieser Antidote zurückzuweisen.

V. Wichtiger als diese akute schwere Vergiftung ist die Besprechung der Folgen, die nach länger dauernder Einathmung kleiner Cl-Mengen sich einstellen; vide Lehmann: Archiv Hygienie 7. pag. 265. Literatur bei Matt: Dissertation, Würzburg 1889. Der Mensch ist gegen Chlor sehr empfindlich. Bei 1 vol. Chlor auf 1 Million vol. Luft wird der Chlorgeruch kaum bemerkt: doch kommen nach einigen Minuten leichtes Brennen in Auge und Nase. Schon 2,5 auf 1 Million bedingen deutliche Reizungserscheinungen, Thränen, Beissen der Augen, Fliessen der Nase, heftigen Hustenreiz, die nur durch 15 bis 20 Minuten ertragen werden können und den Aufenthalt sehr lästig machen. Bei 0,004 pro mille ist Arbeiten unmöglich. Speichelung, Hustenreiz, Niessen und Nasenfliessen, Brennen und Thränen der Augen steigen in wenigen Minuten zu unerträglicher Höhe. Katzen sind nebst dem Menschen am empfindlichsten: Kaninchen reagiren nur mit Verlangsamung der Athmung. Es ist wichtig, dass für Brom- und Jod-Dämpfe genau die gleiche Empfindlichkeit erwiesen ist, wie für Chlor (Matt: Dissertation, Würzburg 1889). Es ist fast ausnahmslose Erfahrung der Aerzte und Fabrikinspektoren, dass Arbeiter in chemischen Fabriken sich allmählig ans Chlor in dem Sinne gewöhnen, dass sie noch gut in einer Atmosphäre aushalten können, die einem Ungewohnten bald unerträglich ist. — Von chronischen Vergiftungserscheinungen bei Arbeitern die ständig mit Chlor zu thun haben, beschreibt Hirt Abmagerung, fahle Gesichtsfarbe, Magenerscheinungen, Sodbrennen, Husten (chronische Bronchitis). Der verschiedentlich aufgestellten Behauptung, solche Chlor-Arbeiter seien immun gegen Infektionskrankheiten, wird gerade von Hirt scharf entgegengetreten.

VI. Weiterhin ist die Frage zu besprechen, ob dem Chlor allgemeine Wirkungen in dem Sinne zukommen, dass es als solches resorbirt und an entfernten Stellen wirksam werden kann. Die Existenz solcher Aktionen ist früher geleugnet worden, da man nach allgemeinen chemischen Ueberlegungen annahm, Chlor müsse sofort in Berührung mit Wasser und Eiweiss in Salzsäure oder andere feste Verbindungen übergeführt werden. Nun ist schon lange die Erfahrung in der Literatur niedergelegt, dass bei der Sektion eines Chlorvergifteten deutlicher Chlorgeruch am Gehirn zu beobachten war (cf. Böhm: Intoxikationen pag. 4 und 5 und ff.). Binz hat in besonderen Versuchen die Richtigkeit dieser Beobachtung erhärtet und zwar an Kaninchen, die langsam durch Einathmung von Cl-Gas vergiftet wurden (A. e. P. Ph. 13 [1881], pag. 139, hier pag. 153): das mit allen Cautelen der Leiche entnommene Gehirn roch schwach, aber deutlich nach Chlor. — Chlor, das wässeriger mit $NaHCO_3$ versetzter Eiweisslösung zugefügt wurde, bleibt Wochen lang als solches erhalten: das Eiweiss wird nicht coagulirt (eodem loco pag. 149. — Vergl. hierüber bei Jod). — Entsprechend dem Ergebniss dieser grundlegenden Versuche, denen Binz: l. c. pag. 150 ff. noch weitere literarische Beweisstücke beifügt, sind auch bei langsamer Vergiftung mit Chlor deutliche Allgemeinwirkungen constatirt, die von Binz als narcotische definirt werden. Nach anfänglichen heftigen Erregungssymptomen (Reaktion der Aetzungen?) kommt es zu allgemeiner Lähmung. Bei Fröschen wird besonders die Athmung schwer ergriffen: durch deren Erlöschen ist schliesslich der allgemeine Tod bedingt, wogegen die Herzaktion fast ganz unberührt bleibt (Binz: l. c. pag. 143 — oppos. Falk: Vierteljschr. ger. Med. 16. [1872] pag. 9). Kaninchen sterben nach anfänglicher starker Unruhe schliesslich unter Lähmungserscheinungen. Die Athmung wird bald sehr angestrengt (aber nie unterbrochen!). Der Tod tritt ohne Krampfanfälle ein. — Dieses Ausbleiben der Krämpfe bei akutem Erstickungstod wird mit Recht als Zeichen allgemeiner Lähmung genommen.

VII. Chlorwasser wird nach Thierversuchen (citirt bei Fröhner pag. 94) in grossen Gaben von Thieren ertragen. — Beim Menschen macht es in etwas höheren Mengen gastro-enteritische Symptome, Erbrechen und Durchfall: auch Geschwüre im Mund und Schlund sollen nach wiederholtem Gebrauche beobachtet sein.

VIII. Chlorgas auf die äussere (feuchte?) Haut applicirt, ruft dort erst nach längerer Einwirkung Entzündungserscheinungen hervor, die natürlich um so schwerer ausfallen, je länger die Application dauert. Anfänglich Hitze, Jucken, Brennen, Schweiss, weiter knötchen- und bläschenförmiger Ausschlag, auch einfaches Erythem, sodann erysipel-ähnliche Schwellung mit starken Schmerzen werden als Folge der früher therapeutisch gebrauchten Gasbäder beschrieben.

IX. Beim Chlor sind mitzubesprechen die Lösungen der unterchlorigsauren Alkalien, die als Eau de Javelle und Eau de Labarraque zum Bleichen, Waschen u. s. w. benützt werden. Sie entstehen durch Einleiten von Chlorgas in die Lösungen von kohlensaurem Natron und Kali und enthalten neben NaCl und NaOCl oft freie, unterchlorige Säure. Vergiftungsfälle mit diesen Flüssigkeiten (fast ausschliesslich durch Verwechslung, ein Giftmord) sind selten. Da nach der gewöhnlichen Auffassung dieses Vergiftungsbild als Laugenvergiftung genommen wird, so sei kurz ein Fall referirt (nach Schuchardt bei Maschka: II. pag. 147). Nach versehentlichem Trinken von Eau de Javelle stellten sich bei einem Manne ein: heftige Leibschmerzen, Kühlwerden der Extremitäten, Husten, mühsame Respiration, Nausea, aber kein Erbrechen. Auf sofortige Darreichung von 10 gr unterschwefligsaures Natron (die einzig richtige, sehr zweckmässige Therapie) gingen die Erscheinungen glatt ohne alle Nachwehen zurück. Einen weiteren Fall citirt ausführlich Binz (A. e. P. Ph. 13. pag. 151) mit der Absicht, aus den beobachteten Symptomen die Allgemeinwirkung freien Chlors zu erweisen. Die diarrhoischen Ausleerungen des Vergifteten rochen nach Chlor. Erbrechen trat auch hier nicht ein. — Lewin stellt 11 solche Unglücksfälle zusammen, von denen 4 letalen Ausgang nahmen. — Neue Kaninchenversuche bei Binz: A. e. P. Ph. 34. pag. 196. —

Bei Vergiftung mit diesen Flüssigkeiten wird man die Lösung von unterschwefligsaurem Natron (2 bis 3procentig) als Getränk und zur Magenspülung verwenden. Ob man Säuren (Essig) nachgeben soll, erscheint mir von zweifelhaftem Werthe.

Thierversuche mit unterchlorigsauren Alkalien hat Orfila beschrieben: solche mit Chlorkalk von Hertwig ausgeführt, sind von Fröhner (Toxik. pag. 94) erwähnt. Darnach ertragen Thiere verhältnissmässig grosse Mengen (vermehrter Harn und Koth, Chlorgeruch des Harns).

Kurz erwähnt sei die Notiz, dass häufiges Waschen der Hände mit Chlorkalk zur Entstehung von Hyperidrosis Veranlassung gebe. —

§ 93. Brom — Br. Bromalkalien. Bromsaure Salze. Bromoform.

I. Brom, dunkelschwarzrothe Flüssigkeit von d = 3,187: Siedepunkt 63° C., löst sich bei gewöhnlicher Temperatur in etwa 30 Theilen Wasser, zu dem auch medicinisch benützten Bromwasser. In Aether, Schwefelkohlenstoff und Chloroform ist Brom leichter als in Wasser löslich, kann darum durch Schütteln mit diesen Flüssigkeiten dem

Wasser entzogen werden. Es hat schon bei gewöhnlicher Temperatur sehr hohe Dampfspannung, beim Arbeiten mit Brom ist also das Auftreten der lästigen Dämpfe unvermeidlich. — Brom wird vielfach in der chemischen Industrie benützt. Die Verwendung in der praktischen Medicin als Desinficiens, Antisepticum und Aetzmittel hat abgenommen.

II. Vom Brom wird ein durch Verschlucken (30 gr) verursachter Todesfall erzählt (Husemann: Toxikol. pag. 790): der Tod erfolgte in 7½ Stunden: die Erscheinungen waren die einer schweren Aetzvergiftung.

III. Brom-Dämpfe erzeugen in Berührung mit den sichtbaren Schleimhäuten und beim Einathmen auf den Respirationswegen die Symptome schwerer Entzündung (zu denen Zeichen centraler Lähmung hinzutreten können). Die Erscheinungen sind dieselben, wie sie bei Chlor ausführlich geschildert sind. Die Empfindlichkeit ist ungefähr die gleiche wie für Chlor. Die Therapie wird zweckmässig in der Application von (zerstäubter) Lösung des unterschwefligsauren Natriums bestehen. Sehrwald (ref. Therap. M.-H. 1889. pag. 384) empfiehlt nach Selbstversuchen die Einathmung der Dämpfe von Acidum carbolicum liquefactum, welche Empfehlung ich hier nur referire.

Auf der äusseren Haut macht Brom in der kürzesten Zeit die schwersten örtlichen Zerstörungen: tiefgelbe Verfärbung, Blasen, starke Schmerzen. Sehrwald schlägt hier Application von zweiprocentiger Carbolsäurelösung vor (Bildung von Tribromphenol). Auch hier wird unterschwefligsaures Natrium vorzuziehen sein. —

IV. Von den Bromalkalien wird am meisten das Bromkalium, neben dem Bromnatrium und -Ammonium, therapeutisch benützt. Die dabei häufig auftretenden üblen Nachwirkungen sind zum Theil sehr schwerer Natur (Lewin: N. W. pag. 188).

V. Es ist wichtig, gleich die Thatsachen zu erwähnen, die eine ungezwungene Erklärung dieser Nebenwirkungen abgeben. — Brom wird nämlich bei Bromkalium-Gebrauch im Körper in grossen Mengen zurückgehalten und erst nach und nach, wenn der Körper gleichsam mit Brom gesättigt ist, kommen Ausgabe und Einnahme in Gleichgewicht (Nencki und Schoumow-Simonowsky: A. e. P. Ph. 34, pag. 313. Flechsig, Laudenheimer: Centralbl. J. M. 1897, pag. 624 und Neurol. Centralbl. 1897, Nr. 12. Büchner: Dissert. Würzburg 1898). —

Die zurückgehaltenen Brom-Mengen sind im Anfang der BrKa-Aufnahme sehr beträchtlich. So schied z. B. ein Patient von 80 gr in 8 Tagen nur 41 gr aus, hielt das übrige in seinem Körper. Bei einem anderen Kranken, der täglich 7 bis 8 gr KaBr nahm, wurde zwischen dem 18. und 20. Tage endlich die Ausscheidung der Einfuhr gleich. — Das Brom tritt im Körper jedenfalls theilweise stellvertretend in die Chlorverbindungen ein; dementsprechend ist die Chlorausscheidung höher als die Aufnahme (in 7 Tagen 67 NaCl aufgenommen und 93 NaCl ausgeschieden). Eine Angabe von Doyon (ref. Therap. M.-H. 1889, pag. 423), dass im Gehirn einer epileptischen Frau gegen 2 gr, in der Leber gegen 0,7 KaBr gefunden wurden, passt nicht zu Versuchsergebnissen, die wir hier erhalten haben (cf. Büchners Dissertation). Darnach war die grösste Brom-Menge im Blut (0,52 % BrNa und 0,3 % ClNa): das Blut hatte also einen wesentlichen Theil seines Cl-Gehaltes (etwa 0,6% ClNa) verloren und dafür war BrNa im Blute vorhanden, und zwar nicht nur im Serum, sondern auch in den Körperchen. — Das bluthaltige Gehirn enthielt nur 0,023% BrNa gegen 0,14% ClNa: etwas mehr die bluthaltigen Nieren: 0,04% BrNa gegen 0,1% ClNa). Die von Blut durch Ausspülen befreite Leber hatte nur mehr unbestimmbare Mengen von Bromiden in sich. Es ist also das Br aus der Leber durch Ausspülen so gut wie vollständig zu entfernen, womit zwar nicht fest bewiesen, aber doch sehr wahrscheinlich gemacht ist, dass es nicht in organische Bindung eintritt. Weitere Beweisstücke hiefür sind noch zu erbringen.

Von den Beobachtungen an Thieren, die längere Zeit mit BrNa und BrKa gefüttert wurden, sei hier nur kurz erwähnt, dass Hunde diesen Eingriff durch längere Zeit ohne besondere sichtbare Veränderung ertrugen. Katzen dagegen magerten sehr stark ab, wurden immer apathischer und starben zuletzt im tiefsten Coma. — Auch für diese Versuche ist Nachprüfung nothwendig.

VI. Als Symptome der sehr häufig vorkommenden chronischen Vergiftung von Menschen durch fortgesetzten innerlichen Gebrauch der Bromalkalien — Bromismus — sind im Einzelnen zu nennen: Erkrankungen der Haut, der Schleimhäute, dann des Stoffwechsels und der Ernährung, weiter des Centralnervensystems und endlich verschiedener anderer Organe. —

VII. Die Hautstörungen halten einige für Trophoneurosen, andere für die Folge der Brom-Ausscheidung in den Hautdrüsen. Brom ist (Guttmann: Virchows Archiv 74, pag. 540) im Inhalt einer Acnepustel und im Schweiss gefunden. — Brom-Exantheme sind ausserordentlich häufig: sie werden zu 40 bis 70% aller mit BrKa behandelten Fälle angegeben. — Die gewöhnlichste Form ist Acne, die sich aus Erythem, um die Haarfollikel angeordnet, entwickelt (Gesicht, dann behaarter Kopf, dann Brust und Rücken, endlich Extremitäten). Manchmal geht die gewöhnliche Form der Acne in die pustulöse über. Seltener sind die ulcerösen Formen von Impetigo und Rupia, die aber in schwerer Ausbildung als Folge des innerlichen Bromkalium-Gebrauches vorkommen. Die schlimmste Brom-Dermatose sind knotige, tuberöse, exulcerirende Formen, die mit monatelangem erschöpfenden Verlauf beschrieben sind. Glücklicherweise sind diese malignen Erkrankungen sehr selten. — Sonstige leichtere Hautausschläge: Urticaria, papulöse, vesiculöse Exantheme kommen viel seltener vor als die Acne.

VIII. Die Schleimhäute leiden viel weniger. Der Geschmack der Bromalkalien ist nicht unangenehm, fast rein salzig. so dass darüber die Patienten sich wenig beschweren. Eine bei längerem Einnehmen concentrirter Lösungen häufig beobachtete Erscheinung sind Sensibilitätsstörungen der in der Mundhöhle gelegenen Organe: die Zunge wird pelzig, die Geschmacksempfindung abgestumpft. Das steigert sich bis zur Analgesie der Rachengebilde und dadurch können wohl, durch Ausfall gewisser zweckmässiger Reflexe secundär Beschädigungen erwachsen. — In einzelnen Fällen sind Salivation, Foetor ex ore, Verminderung des Appetits, Verdauungsstörungen, Unregelmässigkeit der Darmentleerung angegeben. Erscheinungen der Nasenhöhle (Schnupfen) kommen häufig genug vor: aber doch lange nicht so typisch wie der Jodschnupfen. — Von manchen Autoren werden langwierige „Brusterscheinungen“, selbst Spitzenkatarrh mit dem Bromismus in Verbindung gebracht. —

IX. Als gelegentliche Folge des Bromkaliumgebrauchs ist von vielen Aerzten Abnahme des ganzen Ernährungszustandes, Abmagerung, fahles Aussehen . . . angegeben. Man bezieht diese manchmal länger dauernde Störung auf den Magen- und Darmkatarrh, nimmt sie aber auch als besondere Stoffwechselverschiebungen. Sie gelten als schweres Symptom des chronischen Bromismus.

X. Die schwersten und meist irreparablen Störungen sind die des Centralnervensystems. Die Bromalkalien machen bei zu langer Anwendung grosser Gaben (bei Epileptikern) in einzelnen Fällen einen schweren Ausfall auf gewissen Erscheinungsgebieten der Psyche. Zuerst soll das Gedächtniss leiden: anfänglich in plötzlichen und vorübergehenden Anfällen von Vergesslichkeit, die aber später dauernd werden und überhaupt das Vermögen, eine richtige Folge zusammenhängender Erinnerungsbilder zu reproduciren, unmöglich machen. Auch das Willensgebiet weist Defekte auf: meist einfaches Vergessen des eigenen Willens, Unentschlossenheit, Schwäche. Bei manchen Menschen soll vollständiger geistiger Verfall, dauernder Schwachsinn sich nach und nach einstellen. Es ist gewiss schwer, abzugrenzen, was von so traurigen Folgen der Epilepsie und was dem Bromkalium zugeschoben werden muss. Aber das Bromkalium wird von so zuverlässigen Beobachtern beschuldigt, dass die sorgfältigste Ueberwachung bei länger dauernden Kuren eine strenge Pflicht ist. Auch auf dem motorischen und sensiblen Gebiet sind Ausfallerscheinungen beobachtet und beschrieben: so Schwanken im Gehen und Stehen, Zittern. Defekte im Sprechen und Schreiben, dauerndes Gefühl von Eingenommensein des Kopfes, Schlaflosigkeit, Sensibilitätsstörungen an den verschiedensten Stellen.

In einzelnen Fällen sind von sehr grossen einmaligen Gaben der Bromsalze schwere Vergiftungssymptome gesehen worden: allgemeine Hautanästhesie, Muskellähmung, Herabsetzen von Temperatur, Athmung und Herzaktion—Erscheinungen, die erst in Wochen zurückgingen.

XI. Eine besondere Therapie besitzen wir gegen die Vergiftung durch Bromalkalien nicht. Die Anfangssymptome schwinden auf Aussetzen des Mittels in einigen Wochen: Die schweren Hautveränderungen sollen Monate bis zur Heilung brauchen. Die einmal ausgesprochenen psychischen Störungen gelten als unheilbar. Es liegen gewisse Anhaltspunkte vor, dass die Bromausscheidung durch Kochsalz beschleunigt wird. Man könnte darnach Kochsalzwasser als Heilmittel versuchen. Ich glaube aber auch schon von der vergeblichen Anwendung dieses Mittels gelesen zu haben.

XII. Die bromsauren Salze ($KaBrO_3$) haben, weil bisher noch nicht verwendet, zu Intoxikationen keine Veranlassung gegeben. von Mering gibt an, dass sie ähnlich wie die chlorsauren Salze, nur in langsamerem Verlaufe im Blute Methämoglobin bilden: — siehe: von Mering: Das chlorsaure Kali . . pag. 132. —

XIII. Das Bromoform, eine dem Chloroform ähnliche Flüssigkeit, $CHBr_3$ von d = 2,77 und Siedepunkt 151° C. hat durch seine Verwendung als Keuchhustenmittel Bedeutung erlangt.

Die Dämpfe reizen stärker als die des Chloroforms. — Im Harn von Hunden, denen Bromoform in den Magen gebracht war, war Brom als BrNa nicht nachweisbar. Nach Schmelzen mit Soda aber wurde deutliche Reaktion erhalten. (Zeller: H. S. Z. 8. pag. 73.) Binz (A. e. P. Ph. 28. pag. 201) hat gleichfalls beim subcutanen Vergiften von Kaninchen mit grossen Bromoform-Gaben kein Bromid im Harn auftreten sehen, wohl aber, wenn den Thieren längere Zeit die Dämpfe langsam zugeführt wurden. — Die Thiere wurden bei allen Applicationsarten tief betäubt.

Durch zu hohe Gaben (Austrinken der Bromoform-Arzneifläschchen) sind verschiedentlich Vergiftungen von Kindern vorgekommen. So machte etwa 1,5 bei einem 4jährigen Kinde cyanotische Verfärbung, maximale Mydriasis, tiefen Collaps. Das Kinde erholte sich (Sachs: Therap. M.-H. 1890 Dez. pag. 641). — In 2 weiteren Fällen, bei denen 4,0 und 6,0 verschluckt waren, trat gleichfalls vollständige Bewusstlosigkeit, Krampf der Masseteren, höchste Cyanose, subnormale Temperatur, Herz- und Athmungsschwäche ein. In dem einen Falle drohende Zeichen von Athmungslähmung und Lungenödem, so dass künstliche Respiration durch mehrere Stunden unterhalten wurde. In beiden Fällen Myosis, Convergenzstellung der Bulbi. Die Wiederherstellung gelang. Nolden (Therap. M.-H. 1892. Mai pag. 263), der noch das lange Andauern des Bromoformgeruchs in der Exspirationsluft betont, schliesst aus den Symptomen, dass Bromoform vor Allem auf die nervösen Centralapparate, aber auch auf die Athmung (Asphyxie) und die Herzaktion (Cyanose, subnormale Temperatur, Lungenödem) wirksam ist. Die therapeutische Brauchbarkeit wird genügend dadurch gekennzeichnet, dass in dem tiefsten Sopor das eine keuchhustenkranke Kind 3 schwere Anfälle von Pertussis hatte. — Ueber die weiteren, in den letzten Jahren vorgekommenen Bromoform-Vergiftungen gibt Börger in der München. med. Wschr. 1896, pag. 469 eine Zusammenstellung.

§ 94. Jod. J. Jodalkalien — Jodsaure Salze.

I. Jod, schwarze, glänzende, tafelförmige, rhombische Krystalle, siedet erst über 200° C. Bei gewöhnlicher Temperatur ist die Dampfspannung gering, immerhin ist die Menge des Verdampfenden nicht unbeträchtlich. Es können darum Beschädigungen durch Joddämpfe vorkommen: doch sind solche nur in Jodfabriken beobachtet. Es ist schon beim Chlor erwähnt, dass Jod-Dampf in sehr starker Verdünnung noch die sichtbaren Schleimhäute ätzt, siehe oben § 92 V. Dementsprechend werden aus den Jodfabriken Fliessen der Augen, Husten u. s. w. berichtet: selten sind Allgemeinerscheinungen: Kopfschmerzen, Benommensein, Schwindel.

II. Häufiger wird das freie Jod Veranlassung zu Intoxikationen in seinen Lösungen. In Wasser ist Jod sehr wenig (etwa 1 zu 4500) löslich, leicht aber in Alkohol, in wässeriger Jodkaliumlösung, wenig nur in Glycerin und fetten Oelen. Die Tinctura Jodi (Alkohol) enthält 10 Gewichtsprocente Jod, die mit Jodkalium bereitete wässerige

Lösung (Solutio Jodi) wird meist zu 3⅓ procent, die Glycerin-Lösung zu 2 procent benützt.

III. Allgemeine Vergiftungen mit solchen Lösungen sind zu Stande gekommen nach Verschlucken derselben, durch Einspritzen zu grosser Mengen in seröse Höhlen und besonders in Eierstockscysten. Ein viel besprochener tödtlicher Fall der letzteren Art ist von Rose (Virchows Archiv 35) berichtet. Böhm erzählt aber (Intox. pag. 15), dass Velpeau allein in 130 Fällen von solchen Injektionen 30 Todesfälle beobachtet habe! —

Die Erscheinungen nach Aufnahme von grossen Jodmengen in den Magen sind zunächst die einer Aetzvergiftung: Schmerzen in den ersten Verdauungswegen, Erbrechen, schwere Collapserscheinungen (kleiner Puls), diarrhoische, später blutige schleimige Stühle; dazu kommen in schweren Fällen Nierenstörungen: der Harn wird stark eiweisshaltig, darnach bald blutig (Hämoglobinämie). Das Jod löst in der Blutbahn Blutkörperchen. Bei schwerer Vergiftung vermindert sich die Harnsecretion bis zu vollständiger Anurie; letztere kann bei guter Wendung nach einigen Tagen sich wieder heben. Der Ausgang wird in den meisten Fällen als günstig angegeben.

Als Folge der Injektion grosser Jodmengen in Eierstockscysten schildert Rose folgende Erscheinungen. Zuerst heftige örtliche Schmerzen: darnach hochgradige Schwäche und Apathie. Blässe der Haut, Cyanose der sichtbaren Schleimhäute, Kälte der Extremitäten. Der sehr kleine Puls ist frequent: die Herztöne aber kräftig. Nach etwa 6^h kam schmerzloses Erbrechen wässeriger, viel Jod enthaltender Massen: grosser Durst. Die Stühle sind dünn: die Harnsecretion wird bald bis zu vollständiger Anurie unterdrückt. Am 2. bis 3. Tag wird viel Schlaf und Irrereden angegeben. Die anfängliche Blässe der Haut geht nach einigen Tagen allmählig in tiefe Röthung über: die Temperatur wird normal. Die Herzaktion wird wieder langsamer und der Puls gut fühlbar: die Secretion eines eiweisshaltigen Harns kommt in Gang. Auch Hautausschläge, sowie Störungen in Nasen- und Rachenhöhle werden in solchen Fällen jetzt berichtet. Der Rose'sche Fall endigte am 10. Tag unerwartet letal. Ausdrücklich wird (die oben genannten Symptome ausgenommen) das Fehlen weiterer nervöser Störungen hervorgehoben.

IV. Die zur Erklärung dieser Intoxikationsfälle speciell unternommenen Thierversuche (Jod-jodnatrium intravenös: Berg: Dissertation, Dorpat 1875 und Böhm: A. e. P. Ph. 5. pag. 329) haben ergeben, dass eine gewisse Menge freies Jod, ohne sichtbare Störungen zu machen, Thieren in die Gefässe injicirt werden kann (0,03 Jod für 1 Kilo). Höhere Gaben bleiben durch 4 bis 5^h ohne erkennbare Wirkung. Dann erst kommen die sichtbaren Störungen: Uebelbefinden (Salivation, Erbrechen), Schwäche, Aufsuchen ruhiger Lage, Respirationsstörungen, Harnveränderungen (Blutharnen), Tod in 12 bis 24 Stunden. Die an den Lungen erhobenen Befunde gehören dem mitinjicirten Jodnatrium an (siehe dieses). Dagegen sind die anatomischen Störungen an den Nieren charakteristisch und bestehen in Hämoglobin-Infarkten, die fast ausschliesslich in den Kanälchen der Marksubstanz, aber auch vereinzelt in den (geraden und gewundenen) Kanälchen der Rinde, nie aber in den Glomerulis zu sehen sind. Die Nierenepithelien selbst sind unverändert: die zusammengebackenen Schollen und Tröpfchen des ausgeschiedenen Blutfarbstoffs sitzen nur im Lumen der Harnkanälchen: interstitielle Blutungen werden ausdrücklich zurückgewiesen. Ebenso wird besonders erwähnt, dass der Blutdruck im Wesentlichen unverändert geblieben und dass auffallende Störungen des Nervensystems gefehlt haben. Die Jodausscheidung in den Magen ist sehr gering: beträchtlich scheint aber die Ausscheidung durch den Speichel. — Als specifische Wirkungen des freien Jods bleiben also in den citirten Versuchen nur die Zerstörung von rothen Blutkörperchen: lackfarbenes Blut, blutiger Erguss in die Pleurahöhlen, Hämoglobinausscheidung durch die Nieren übrig.

V. Jod geht, in Lösung auf die äussere Haut gebracht, durch diese hindurch (Traube-Mengarini: du Bois' Archiv Suppl. Bd. 1892. pag. 1) und ist direkt in den Lymphgefässen und Blutcapillaren (weinrother Inhalt) mikroskopisch zu sehen. Es können desshalb von wiederholten Aufpinselungen, Hautentzündungen verschiedenen Grades sowie als resorptive Wirkung Albuminurie etc. entstehen (vergl. z. B. Zasas: Wien. med. Wschr. 1882. pag. 529).

VI. Auch chronische Vergiftungszustände sind nach der gegen Kropf längere Zeit äusserlich benützten Anwendung von Jodtinktur beschrieben: Abmagerung, Schwäche, Verdauungsstörungen, Tachycardie . . . Mayor (Révue med. Suisse Romande 1895. pag. 332) bringt diese Erscheinung mit der Resorption von Schilddrüsen-Substanz in Zusammenhang, leitet sie also von letzterer, nicht vom Jod ab (— eine Auffassung, die indess schon in Lewins Nebenwirkungen pag. 387 ausführlich dargelegt ist).

VII. Die Form, in der freies Jod zur Resorption gelangt und durch das Blut hindurch transportirt wird, muss vorderhand als die des Jodalbuminates angesehen werden (Böhm: A. e. P. Ph. 5. pag. 329. Högyes: eodem loco 10. pag. 247. Barthels: Dissert., Würzburg 1895). Tropft man Jodlösung zu Hühner-Eiweiss, so verschwindet sofort die gelbe Farbe: Jod ist durch Chloroform oder Stärkekleister nicht nachweisbar, man kann sogar die blaue Farbe des Stärkekleisters durch Eiweisslösung zum Verschwinden bringen. Jod wird also von Eiweiss direkt chemisch gebunden. Diese Jodbindung durch Eiweiss geht natürlich nur bis zu einer gewissen, sehr engen Grenze. Gewisse naheliegende Erklärungsmodi: Jod soll nur die Alkalien des Eiweiss sättigen oder aber durch H-Substitution ein Jodalbuminat bilden, wobei HJ entstehen müsste — sind sicher unrichtig. Die alkalische Reaktion des Eiweiss bleibt bei Jodzusatz dauernd bestehen. Es müssen die genuinen alkalischen Albumine die Fähigkeit besitzen, Jod ohne Bildung von Jodwasserstoff durch direkte Anlagerung zu binden. — Coagulirt man solches Jodalbumin oder unterwirft es nur der Dialyse, so wird das Jod vom Albumin getrennt und ist dann (als Jodür und Jodat) in der Flüssigkeit gelöst. — Nach Versuchen von Högyes wirkt solches Jodalbuminat auf Thiere ähnlich wie Jodoform: betäubt, macht fettige Degeneration etc. — Ueber den zeitlichen Verlauf seiner Zersetzung hat Zeller (H. S. Z. 8. pag. 71) einen Versuch veröffentlicht (siehe Jodoform und Jodat).

———

VIII. Von den Jodmetallen haben nur Jodkalium und Jodnatrium — beide sehr leicht in Wasser löslich — als häufig gebrauchte Arzneimittel praktisch toxikologisches Interesse. Es kommt bei deren vielfacher therapeutischer Anwendung oft genug zu Vergiftungen, die aber (vermuthlich wegen der viel schnelleren und vollständigeren Ausscheidung) viel leichterer Natur sind als die üblen Nebenwirkungen der Bromalkalien.

Wichtig ist die Reinheit der Präparate. Besonders bedenklich ist ein Gehalt an jodsaurem Salz, da aus diesem in saurer Lösung freies Jod entsteht. Es liegt die Annahme nahe, dass blutiges Erbrechen, blutiger Harn, Albuminurie von solchem schlechten Jodkalium verursacht ist.

Für das gute Ertragen von Jodkalium-Kuren spielt individuelle Empfänglichkeit, Grösse der Gaben, Dauer der Kur u. A. eine gewisse Rolle. In seltenen Fällen kommt es schon nach sehr kleinen Mengen zu üblen Nachwirkungen. Die Behauptungen, dass Syphilitische, Personen höheren Alters und schlechter Ernährung besonders empfindlich seien, sind so allgemein gefasst wohl noch kritisch zu betrachten. Doch kommt immer wieder die Angabe (siehe Virchow's Jber. 1893. I. pag. 372), dass Syphilitische mit frischen sekundären Symptomen besonders leicht vergiftet werden. — Die Behauptung, dass grosse Mengen von KaJ am schnellsten schwere Symptome machen, ist durchaus nicht zutreffend. Hohe Gaben werden sogar oft besser ertragen als mittlere und kleine. Die Erklärung, dass durch Anregung der Diurese die Ausscheidung der grossen Mengen beschleunigt werde, klingt durchaus plausibel.

IX. Das Ergebniss von Thierexperimenten, wobei verhältnissmässig grosse Dosen von NaJ intravenös applicirt wurden (Böhm: A. e. P. Ph. 5. pag. 338 ff.), war folgendes: Die Thiere zeigten nach 6—8h Unlust, grosse Müdigkeit, Schwäche, wiederholt kam Erbrechen. Dann folgten Athmungsstörungen, die in Tod durch Athmungssuspension endigten. Hunde gingen von 0,8 NaJ auf 1 Kilo regelmässig in 12—30h zu Grunde (während NaCl noch nicht zu 2,0 auf 1 Kilo tödtet). Die Sektion ergab als typischen Befund starken Erguss in die Pleurahöhlen und Lungenödem. Die Beschreibungen von Zeissl (Zeitschr. kl. Medic. 27. pag. 364) lauten im Ganzen übereinstimmend.

X. Von toxischen Wirkungen innerlich genommenen Jodkaliums auf den Menschen ist folgendes zu sagen.

Schon der eigenthümlich ekelhafte Geschmack ist für Viele eine grosse und andauernde Belästigung, andauernd desshalb, weil die Speicheldrüsen das Jodsalz immer wieder in die Mundhöhle ausscheiden. Das erste Symptom einer chronischen Intoxikation sind in der Regel Schleimhauterscheinungen und zwar der Jodschnupfen, Angina, Magenstörungen. Alle Drüsen scheiden das ins Blut resorbirte KaJ aus: es ist also im Speichel, in den Thränen, im Magen, Darm, in der Milch, auf allen Schleimhäuten. — Der Jodschnupfen geht mit den typischen Symptomen: Schwellung, Röthung, Nasenfliessen (farblos-schleimig), Niessen, Schwellung des Gesichts, Thränen der Augen . . . einher. Auch die subjektiven Beschwerden, besonders Stirnkopfschmerz, sind sehr ausgeprägt. Es sei gleich hier die sehr plausible Ansicht referirt, dass Nasenhöhlenerkrankung nach Jodgebrauch da am leichtesten sich einstelle, wo Geschwüre mit sauer reagirendem Sekret bestehen, weil hier die leicht weiter zerfallende Jodwasserstoffsäure sich bilden muss. Es sollen darum auch Leute mit syphilitischen Nasenaffektionen besonders häufig an Jodschnupfen erkranken. Meist ist neben dem Schnupfen auch Rachenentzündung vorhanden. Salivation ist selten, kann aber sehr stark ausgebildet vorkommen, auch Schwellung der Speicheldrüsen wird angegegeben. Am Larynx und der Trachea sind die verschiedensten Störungen beobachtet, Heiserkeit, trockener Husten, schleimiger und blutiger Auswurf. Auch Glottisödem mit so drohender Erstickungsgefahr, dass schon die Tracheotomie gemacht werden musste, ist wiederholt berichtet. Der Gedanke, ob nicht in so schweren Fällen schon vorhandene geschwürige Prozesse an den Aryknorpeln, den Stimmbändern u. s. w. das auslösende oder doch erschwerende Moment gewesen seien, sei kurz angedeutet. Es ist indess bei einzelnen Beschreibungen ausdrücklich hervorgehoben, dass lokale, prädisponirende Ursachen gefehlt haben.

Der Magen bleibt häufig ungestört, ja Heisshunger nach Jodkaliumgebrauch ist berichtet. Indess wird auch in vielen Fällen über Druckgefühl, Appetitverminderung, selbst Erbrechen geklagt. Die Behauptung, dass an diesen Zufällen allemal ein unreines Jodkalium Schuld sei, halte ich nicht für richtig.

Nach dem Jodschnupfen und der Angina sind die häufigsten Erkrankungen bei Jodkaliumgebrauch Hautstörungen und hierunter wieder ist die gewöhnlichste Form die Acne. Nach der Lokalisation folgen sich Gesicht, Kopf, Brust, Rücken, selten sind andere Stellen befallen. — Auch die verschiedensten anderen Hauterkrankungen, so maculo-erythematöse Efflorescenzen, Pemphigus, hämorrhagische Exantheme, auch Infiltrations- und sogar schwere tuberöse Formen sind vereinzelt beschrieben. Gewöhnlich kommen die Hautveränderungen kurze Zeit nach Beginn der Jodkur und sind meist leichter Natur. Die schweren Formen sollen als Folge der mangelhaften Jodausscheidung bei gleichzeitigen Herz- und Nierenaffektionen (aber nach sicherer Beobachtung auch ohne solche Prädispositionen) sich einstellen. Der Verlauf ist fast ausnahmslos gutartig und schnell, bei den schweren Formen aber auch hartnäckig, selbst lebensbedrohend. Die Diagnose ist allermeist leicht: bei den seltenen bösartigen Hauterkrankungen muss neben der Ursache der akute Verlauf, die sonstigen entzündlichen Symptome, die Lokalisation (Pemphigus jodicus im Gesicht und an unteren Extremitäten) u. s. f. mit verwerthet werden.

Als Herzwirkung ist ausserordentlich häufig beim Menschen Tachycardie beschrieben. Die Bestrebungen, experimentell vivisektorisch eine Beeinflussung des Herzens durch Jodalkalien zu erweisen, haben zu keinem Resultat geführt. Böhm (A. e. P. Ph. 5. pag. 349) berichtet über negativen Ausfall solcher Versuche: ebenso lauten die Folgerungen von Prévost und Binet (Revue med. Suisse rom. 10. [1890] pag. 509). Die Meinung, dass manche dem Jodismus zugeschobene Erkrankung auf Schilddrüsenresorption zurückgeführt werden könne, ist schon erwähnt. Man kann diesen Erklärungsversuch weiter führen und ganz allgemein sagen, dass das Jodkali durch

Einwirkung auf pathologische Zustände Veränderungen machen muss, die am gesunden Organismus gar nicht gesehen werden können.

Ueber Beeinflussung der Gefässweite, Harnsäure-Ausfuhr siehe Haig (Virchow's Jber. 1894. I. pag. 368). —

Besondere Respirationsstörungen sind bisher nicht berichtet. Indess sei auf die oben citirten Thierversuche von Böhm, der Athmungslähmung, Lungenödem und Erguss in die Pleurahöhle beobachtete, hingewiesen. Manche Erscheinungen werden auf die richtige Ursache erst bezogen, wenn man diese Ursache als eine concurrirende mit berücksichtigt.

Von den Harnorganen ist nichts Krankhaftes beschrieben. Dass grosse Gaben KaJ diuretisch wirken, ist nicht auffallend. Ebenso ist es per analogiam einzusehen, dass während des Bestehens schwerer Hauterkrankungen der Harn eiweisshaltig gefunden werden kann. — Gonorrhoischer Ausfluss soll durch Jodkalium verschlimmert werden — vielleicht dieselbe Wirkung, wie sie oben für Geschwüre auf anderen Schleimhäuten in Anspruch genommen wurde.

Eine viel besprochene Frage ist die, ob es ein Jodfieber gibt. Dass natürlich Entzündungszustände (Dermatitiden) mit Fieber einhergehen können, wird nicht gefragt, sondern, ob ohne nähere anatomische Störung gelegentlich Jodfieber auftritt. Es wird dies von Vielen bestritten, doch müssen zuverlässige positive Beobachtungen als ausschlaggebend gelten. Darnach soll bei steigenden Gaben von Jodkalium Fieber gar keine so seltene Erscheinung sein (siehe z. B. Seifert: Archiv Dermat. 27).

Beeinflussung des Stoffwechsels ist gleichfalls vielfältig behauptet: am meisten ist die rasche Abmagerung aufgefallen, die man auch bei Thieren schon constatirt, die man aber besonders bei Jodkuren an Kropfkranken gesehen hat. Schon oben ist die „Schilddrüsentheorie" zur Erklärung dieser Erscheinung beigezogen. Dass man auch bei Menschen ohne Kropf und bei Thieren rasche Abmagerung beobachtet hat, würde nicht zur vollständigen Aufgebung, sondern nur zur Abänderung dieser principiellen Annahme zwingen. Von verschiedenen Autoren ist bei besonderen Untersuchungen gefunden, dass auf die Harnstoff-Ausscheidung Jodkuren ohne Einfluss seien. Dem gegenüber behaupten Henrijean und Corin (Bullet. Acad. med. Belgique 1894 Nr. 11), dass die N-Ausscheidung vermehrt sei: man müsse nur nicht den Harnstoff allein, sondern die gesammte N-Ausscheidung im Harn bestimmen.

Kurz sei erwähnt, dass bei Jodkalium-Gebrauch Atrophie der Brustdrüsen zu Stande gekommen sein soll. — Die Behauptung, dass auch Hoden-Atrophie beobachtet worden sei, wird von den meisten Autoren als eine fable convenue genommen.

Vom nervösen Apparat werden gelegentlich die verschiedensten Störungen als Folge der Jodkaliumkuren berichtet: so eine eigenartige Erregung, Angstgefühl, Schlaflosigkeit, Unruhe, Reizbarkeit, Schmerzen im Trigeminus-Gebiete. Tiefere Läsionen (Parästhesie und Parese Einer Körperhälfte) sind sehr selten.

Im Grossen und Ganzen sind Vergiftungen nach Jodalkalien meist leicht und von kurzer Dauer. Es genügt zu ihrer Beseitigung die Enthaltung von weiterem Jodgebrauch. Nur die schweren Hauterkrankungen brauchen oft Wochen zu ihrer Beseitigung.

XI. Die sehr nahe liegende Annahme, dass die Erscheinungen des Jodismus durch Zurückhalten von Jod im Körper bedingt seien, wird durch viele darauf gerichtete Untersuchungen gestützt. Zeller (H. S. Z. 8, pag. 71) prüfte am Hund den Verlauf der Jod-Ausscheidung im Harn nach einmaliger Aufnahme von Jodalbumin. Im Harn war am 9. Tage das letzte Jod: von 2,5 Jod wurde 1,6 als Jodür im Harn nachgewiesen: die Fäces enthielten nur Spuren. Versuche an Kaninchen, die Jodkalium im Futter erhielten und deren Organe bestimmte Zeit nach Abbruch der Jodzufuhr untersucht wurden, ergaben kein gleichmässiges Resultat. —

Am Menschen sind viele sorgfältige Untersuchungen angestellt. So gibt z. B. Ehlers (Annal. dermat. 1890. 5. pag. 383 ref. Virchows Jber. 1890 I. pag. 384) an, dass die Ausscheidung im Harn auf grosse innerliche Gaben von KaJ am 1. Tag gegen 80% betragen habe und dass beim Zurückhalten grösserer Mengen Jodismus aufgetreten sei. Von Einer grossen Gabe wird die Hauptmenge am 1. Tage ausgeschieden und fast der ganze Rest am 2. Tage: (von 20,0 KaJ 15,23 und 3,27): Dann kommen nur noch Spuren. Lafay (Thèse, Paris 1893) fand von 0,1 KaJ gegen 90% im Harn täglich wieder und gibt besonders an, dass er nur Jodür (kein Jodat und keine organische J-Verbindung) nachgewiesen habe.

XII. Gewisse Erscheinungen im Vergiftungsbild durch Jodkalium lassen daran denken, dass im thierischen Organismus J frei wird und zur Aktion gelangt. Man hat darum nach den chemischen Kräften gesucht, die dies zu Stande bringen. Die Hypothese von Sartissow (Dissert. Dorpat 1866), wornach die an manchen Orten vorhandenen salpetrigsauren Salze aus der durch Massenwirkung der Kohlensäure frei gemachten Jodwasserstoff- und salpetrigen Säure Jod entbinde, ist zur Erklärung der Gegenwart von freiem Jod im Speichel und im Nasenschleim benützt worden. Die Meinung von Kämmerer (Virchows Archiv 59), im Blut entstehe durch Massenwirkung der Kohlensäure Jodwasserstoff, der dann durch den vorhandenen Sauerstoff sofort zu freiem Jod verwandelt werde, kann in der Form nicht angenommen werden, da das Blut alkalisch reagirt und aktiver Sauerstoff in ihm nicht vorhanden ist. Wo allerdings neutrale oder schon saure Reaktion besteht, und wo Sauerstoff gerade zur Oxydation verwendet wird (und das ist in den Geweben), da kann wohl vorübergehend auch freies Jod entstehen. Näheres hierüber bei Binz (Virchows Archiv 62 [1875] pag. 124).

XIII. Die Jodsäure wird zweckmässig bei den Jodverbindungen besprochen. Praktische Bedeutung hat sie für den Toxikologen als gelegentliche und sehr bedenkliche Verunreinigung des Jodkalium: auch ist sie als solche und als Natriumsalz therapeutisch versucht und empfohlen. Studirt ist die Wirkung der Jodsäure von Binz und Möller (A. e. P. Ph. 8 pag. 320: siehe dort die früheren Versuche von Melsens und Rabuteau) und von Binz (A. e. P. Ph. 13, pag. 113). Ueber die therapeutische Anwendung berichtet Ruhemann: Therap. M.-H. 1894 pag. 117 und 158 und Deut. med. Wschr. 1894 pag. 522.

Die für unsere Betrachtung wichtigsten physiologischen Reaktionen der Jodsäure sind folgende: ihre Salze werden von den verschiedensten organischen Substanzen reducirt, zu NaJ umgewandelt. Man sieht darum, wenn kleine Mengen von $NaJO_3$ eingegeben werden, im Harn nur NaJ auftreten. Weiter geben freie Jodsäure und Jodwasserstoff zusammen sofort freies Jod ($JO_3H + 5JH = 6J + O_3H_6$). Werden also Jodnatrium und jodsaures Natrium zusammen eingegeben oder ist erst im Körper aus JO_3Na Jodnatrium entstanden, so muss überall, wo saure Reaktion herrscht, also z. B. im Magen freies Jod entstehen. —

Bei Thieren kommen auf etwa 0,2 JO_3Na pro Kilo alsbald deutliche Lähmungs-, Depressions-Erscheinungen, die sich bis zu völliger Betäubung steigern können. Hunde leiden anfänglich an Salivation und Erbrechen: Durchfälle sind selten. Der Tod erfolgt durch Respirationslähmung, dessen Eintreten kann darum durch künstliche Respiration verzögert werden. — Die Herzthätigkeit zeigt sich sehr wenig ergriffen. — Die Sektion ergibt starke Reizungserscheinungen im Magen (dunkle Röthe, zahlreiche Ekchymosen) weiter fettige Entartung der Leber (auch der Nieren und der Herzmuskulatur). —

Ueber die therapeutischen Erfolge mit Jodsäure urtheilt Ruhemann sehr günstig: concentrirt natürlich ätzte sie: nur in starker Verdünnung darf sie verwendet werden. Eigenartig ist die bestimmte Angabe, dass bei länger dauernder innerlicher Darreichung bis zu 1,0 $NaJO_3$ im Tag keine der gewöhnlichen Jodvergiftungserscheinungen aufgetreten sei. — Jodsäure wirkt kräftig antiseptisch, weiterhin blutcoagulirend. —

Die Wirkung auf den Blutfarbstoff, Met-Hb zu bilden, die den chlorsauren Salzen so ausgesprochen zukommt, besitzen die jodsauren Salze nicht (v. Mering: Das chlors. Kali pag. 132).

§ 95. Jodoform. CHJ_3 und verwandte Jodpräparate.

I. Das Jodoform verlangt eingehende Untersuchung seiner toxischen Wirkungen, da deren Kenntniss bei der vielfachen Verwendung in der Chirurgie für den Praktiker besonders wichtig ist.

Jodoform mit 96,67 % Jod ist etwa 1 zu 14000 in Wasser, 1 : 5000 in Blutserum löslich. Leicht löst es sich in fettem Oel, in Aether, in Chloroform, schwerer in Alkohol (etwa in 50 Theilen), in Glycerin ist es nur sehr wenig löslich (bis 1 %). Die Lösungen zersetzen sich durch Licht und Luft (Sauerstoff) sehr energisch unter Abspaltung von freiem Jod. Reines trockenes Jodoform zersetzt sich dagegen an freier Luft nicht, wie man jederzeit constatiren kann. —

Die neueren experimentellen Untersuchungen sind: Binz: A. e. P. Ph. 8. pag. 309, daselbst die frühere Literatur. Högyes: eodem loco 10. pag. 228. Binz: eodem loco 13. pag. 113. Zeller: Archiv klin. Chirurg. 28 und H. S. Z. 8. pag. 70. Gründler: Dissert. Halle 1883 etc. etc.

II. Zuerst ist wichtig, zu constatiren, dass der zeitliche Verlauf der Resorption des Jodoforms (und damit die darauf folgenden allgemeinen Symptome) sehr verchieden ausfällt nach der Verschiedenheit des Applicationsortes. Hunde ertragen vom Magen aus nach den übereinstimmenden Erfahrungen aller Autoren bis zu 25,0, ohne besondere Erscheinungen darzubieten, während viel kleinere Mengen in die Bauchhöhle gebracht sicher tödten. Ebenso empfindlich sind

Thiere für die subcutane Application (in Wasser, Oel, Gummischleim suspendirt), welchem Zufuhrsort das Aufstreuen auf Wundflächen etwa gleich kommt. Die Erscheinungen bei den Thieren bestehen in Depressionszuständen bis zu völliger Lähmung fortschreitend (fehlen bei Kaninchen auffallenderweise gänzlich, sind bei Katzen am stärksten ausgeprägt). Der Tod erfolgt unter tiefer Lähmung und Temperatursenkung. Bei der Sektion wird fettige Degeneration der Leber, der Nieren und des Herzens gefunden. Im Magen manchmal schwere, selbst hämorrhagische Entzündung. In Fällen von längerer Dauer wird starke Abmagerung angegeben. —

III. Högyes hat im Einzelnen den Verlauf des Verschwindens von Jodoform aus den verschiedenen Applicationsstellen verfolgt. Bei Einspritzen von Jodoform in die Bauchhöhle (mit oder ohne Oel) erscheint alsbald Jodnatrium im Harn. Die Bauchhöhlenflüssigkeit zeigt sogleich die Reaktionen eines Jodalkali. Was hier das Jod aus dem Jodoform abspaltet, das ist bestimmt noch nicht ermittelt: Jodoformlösungen in Fett oder anderem Vehikel werden deutlich und rasch nur bei Luftzutritt (Sauerstoff) zersetzt. — Sicher erwiesen ist weiterhin die Thatsache, dass nach einiger Zeit das Jodoform von allen Applicationsstellen vollständig weggeführt ist. Dass dabei die weissen Blutkörperchen eine Rolle spielen, ist nicht gut anzunehmen: denn das Jodoform ist nach sonstigen Erfahrungen eine den Leukocyten feindliche (negativ chemotaktische) Substanz. — Richtig ist wohl die Annahme, dass die Abspaltung von Jod nicht der einzige Zersetzungsmodus des Jodoforms im Thierkörper ist: man findet im Harn wie in den Geweben organische Jodverbindungen. Von welcher Art diese aber sind, darüber sind noch nicht einmal Vermuthungsdiagnosen aufgestellt. — Von Behring (dessen gesammelte Abhandl. pag. 57 und pag. 64) sind einige chemische Reaktionen über Jodoformlösung und Zersetzung: Veränderung durch reducirende Prozesse und durch Ptomaine, Jodabspaltung durch Cadaverin . . . näher erläutert, die im Original nachzusehen sind.

IV. Einige messende Versuche über Jodoformzersetzung im Thierkörper seien hier kurz referirt:

In einem Einzelversuch stellte z. B. Zeller fest, dass von 3,0 Jodoform, die einem Hunde in den Magen gebracht waren, im Laufe von sechs Tagen 0,41 Jod als Jodsalz im Harn erschienen. In den Fäces waren 1,413, erbrochen eine kleine Menge. Es fehlten nach dem 7. Tage, an dem keine Jodreaktion im Harn mehr nachzuweisen war, noch etwa 1,1 Jodoform. — In einem zweiten gleichartigen Versuche erschienen von 12,0 Jodoform im Harn als Jodsalz 2,285 Jod: am 8. Tage war die Ausscheidung vollendet. Auf den 2. (bis 3.) Tag fiel das Maximum. — Ganz anders war die zeitliche Vertheilung der Jodausscheidung bei Injektion des Jodoforms in die Bauchhöhle. Hier fiel die höchste Jodausgabe durch den Harn auf den 6. Tag. Die Excretion dauerte in unregelmässiger Folge durch 25 Tage an. Als schlimme Zeichen dieser Vergiftungsart deutet Zeller das Auftreten von Eiweiss und Gallenfarbstoff im Harn. — Bei einem Hunde, der von 12,0 Jodoform, in die Bauchhöhle gebracht, am 19. Tage starb, war kein Jodoform mehr in der Bauchhöhle zu finden. — In einem solchen Versuch wurde Jod in organischer Bindung, erst nach dem Veraschen mit Aetzkali im Harn nachgewiesen. — Bei einem Mädchen, dem nach einem chirurgischen Eingriff 5,0 Jodoform ins Ellbogengelenk eingebracht wurde, war die Jodausscheidung im Harn nach fünf Wochen noch nicht vollendet: das Maximum im Harn mit 0,663 Jod fiel auf den 15. Tag. Die Excretion durch den Harn ist bis in die 12. Woche nachgewiesen (Falkson: Langenbeck's Archiv 28. pag. 141). Harnack (Berlin. kl. Wschr. 1882. Nr. 20 u. 52) hat darauf aufmerksam gemacht, dass nach Jodoformgebrauch beim Menschen gar kein Jod als Jodalkali im Harn erscheinen kann, während solches in organischer Bindung (nach Veraschung) in beträchtlicher Menge vorhanden ist. Auch Jodaufspeicherung (in organischer Form) hat Harnack in verschiedenen Organen nach Jodoformgebrauch gefunden und bestimmt.

Auffallend ist (übereinstimmend durch Falkson, Behring, Gründler am Menschen und Kaninchen nachgewiesen) das Auftreten von jodsauren Salzen im Harn nach Jodoformgebrauch. Welche biologische Bedeutung diese chemische Anstrengung des Organismus hat, ist noch nicht zu sagen (siehe voriger § 94. XIII, Jodsäure). —

Zu registriren ist weiterhin an dieser Stelle die Behauptung Gründler's, dass mit dem Eintritt von Jodoformvergiftungssymptomen das Jod im Harn grösstentheils in Form von organischen Jodverbindungen vorhanden sei und dass darum als Schutz gegen Jodoformvergiftung ein Mittel gebraucht werden könne, das die Ueberführung in Jodkali beschleunige. Die Beobachtung ist wohl richtig: ein solches Mittel aber ist zur Zeit nicht anzugeben.

Von Harnack (l. c.) und Behring (dessen Abh. Nr. III. pag. 40) ist auf den grossen Alkaliverlust hingewiesen, den bei der Bildung von Jodnatrium aus Jodoform der Thierkörper erleiden muss. Behring hat daraufhin antidotarische Versuche mit kohlensaurem Kalium an jodoformvergifteten Thieren mit gutem Erfolg angestellt. Indess ist auch bei diesem Kapitel des therapeutischen Handelns der Widerspruch grösser als die Zustimmung.

V. Um die Jodoformvergiftungen am Menschen richtig zu beurtheilen, muss man den Ort der Application nach den gegebenen Ausführungen mit in Betrachtung ziehen. Der wichtigste Punkt ist natürlich die absolute Menge des verwendeten Medicaments. Die Verringerung der Zahl der Vergiftungen in der neueren Zeit ist an erster Stelle der vorsichtigeren Anwendung zuzuschreiben. Einen genügenden Einblick in die Casuistik und in die Erscheinungen der Jodoformvergiftung beim Menschen gewinnt man beim Lesen des Jahrganges 1882 des Centralblattes für Chirurgie. Auch die Classifikation dieser Intoxikationen von Behring (gesammelte Abhandl. pag. 31 ff.) ist sehr lesenswerth. — Statistiken haben gezeigt, dass das jugendliche Alter weniger als das vorgeschrittene befallen wird. Mosetig-M. (Centralbl. Chir. 1882. Nr. 11) hat vor Allem den gesunden Zustand der Nieren betont. Auch Disposition für Geisteskrankheiten, Leber-, Herz-Veränderungen gelten als prädisponirende Momente. —

VI. Die Erscheinungen der allgemeinen Jodoformvergiftung können in den ersten Tagen nach der Verwendung, also schon nach 24 Stunden, beginnen: meist kommen sie erst in einigen Tagen: doch sind auch Fälle bekannt, wo der Beginn in die 2. Woche, an das Ende der 2. und selbst in die 3. Woche fiel. Ausnahmslos sind cerebrale Symptome vorherrschend. Bei den leichtesten Störungen kann es mit Schlaflosigkeit, Kopfschmerzen, Unruhe, Angstgefühl, Mattigkeit, Uebelsein, Erbrechen, die bald wieder verschwinden, abgethan sein. Häufig ist der Puls beschleunigt und leicht zu unterdrücken: dabei geringe Dyspnoe. Auch Durchfälle kommen vor. Starkes Schwindelgefühl gehört schon zu den bedenklicheren Symptomen. In schweren Fällen kommt es zu sehr ausgesprochenem Angstgefühl, Unruhe, die durch hinzutretende Sinnestäuschungen zu den bedenklichsten Verwirrungs- und Aufregungszuständen anwachsen: die Kranken sind in schwerer Verstimmung und Furcht, glauben sich verfolgt, haben Todesgedanken, reden verwirrt, machen Flucht- und Selbstmordversuche, verlassen das Bett, verweigern die Nahrung, zerreissen, was sie in die Hände bekommen, haben richtige Tobsuchtsanfälle. Bei Anderen ist nicht der schwere Aufregungszustand, sondern tiefer Sopor vorhanden. Es kann unter schwerem Collaps in wenigen Tagen der Tod eintreten. Die traurigsten Formen sind jene, in denen Verwirrtheit mit Sinnestäuschungen fürs ganze Leben bestehen bleibt. Vereinzelt und selten sind meningitische Symptome (Fieber, bis über 40° C., Erbrechen, Muskelcontrakturen, Krämpfe, comatöser Zustand, Nackenstarre, Doppeltsehen etc.) aufgetreten, die dann rasch zu letalem Ausgang geführt haben. Cerebrale Störungen sind immer sehr bedenklich: doch hat man auch darnach Restitution eintreten sehen. — Auch an anderen Organen sind Veränderungen vom Jodoform gesetzt und entsprechende Erkrankungserscheinungen intra vitam constatirt worden, so z. B. schwerer, tödtlich verlaufender Icterus (Deutsche Med.-Zeit. 1887, pag. 235). Dermatosen sind nach Jodoformgebrauch in den verschiedensten Formen ein gewöhnliches Vorkommniss, so am Orte der Application Erythem und Ekzem, das sich oft in weiter Erstreckung über die Umgebung verbreitet: — als resorptive Formen: Urticaria, Pemphigus, Papeln. — Charakteristisch für die Jodoformausschläge soll heftiges Jucken sein. —

Die Empfindlichkeit gegen den Jodoform**geruch** ist übertrieben und gemacht. Noch kein Chirurg ist daran erkrankt. Thiere, die man über Jodoform gesetzt hat, blieben absolut gesund und unverändert. Die minimalen Mengen, die dabei zur Resorption gelangen, sind sicher harmlos. — Was von schweren Zufällen durch den Jodoformgeruch erzählt wird, ist auf Autosuggestion zu schieben, die ein geistig gesunder Mensch unterdrücken kann. —

VII. Ueber den Nachweis des Jodes im Harn vergl. die Arbeiten von **Zeller** und **Gründler**: weiter die Ausführungen von **Harnack** und **Baumann** in H. S. Z. 8. Band. —

Der Sektionsbefund bei Jodoformleichen besteht in beginnender fettiger Degeneration der Leber und des Herzens. Auch Veränderungen an der Pia (Oedem, entzündliche Zeichen) sind beschrieben.

VIII. Die Erscheinungen der Jodoform-Vergiftung sind mit denen der Jod- und Jodkalium-Vergiftung nicht gleich zu setzen. Die cerebralen Störungen, die nach Jodoform-Gebrauch vorherrschen, treten bei den letzteren Präparaten entschieden zurück. Man muss daraus folgern, dass nicht Jodabspaltung allein, sondern noch eine organische Jodverbindung (vielleicht als ganzes Molekul) bei dem Bilde der Jodoform-Intoxikation betheiligt ist. Auf die **Behring**'sche Unterscheidung der Jodoform-Fälle (dessen Gesam. Abhandl. pag. 31) ist schon hingewiesen.

IX. Von der Therapie ist kurz zu sprechen. Das erste ist natürlich vorsichtiger Gebrauch. — Sind Erscheinungen ausgebrochen, so wird man zunächst das noch in der Wunde, im Verband u. s. f. steckende Jodoform sorgfältig abspülen und entfernen. Die Ausscheidung des Jods im Harn hat man in verschiedener Weise anzuregen gesucht. Man hat Kalium bicarbonic. in starker Lösung 10 %, gegeben. Der Erfolg dieser Medication ist angezweifelt worden. Anregung der Diurese ist verschiedentlich empfohlen und der Erfolg dieser Kur auch gerühmt worden. Subcutane Kochsalzinfusionen sollen in einem Fall gute Dienste geleistet haben. — Das unterschwefligsaure Natrium, an das man aus theoretischen Gründen als ein specifisches Mittel denken kann, ist am Menschen noch nicht geprüft. Orientirende Versuche an Thieren lassen schliessen (Kuhlmann: Dissert., Würzburg 1898), dass bei Jodzufuhr die Blutkörperchen-Zersetzung und deren Folgen vermindert sind: bei Jodoformintoxikation aber war keine Verbesserung der Symptome darnach zu sehen. — Von symptomatischer Behandlung ist der Gebrauch des Brom-Kalium gegen die starken Erregungszustände zu nennen, während von Chloral und Morphin wegen der Herzwirkung abgesehen werden soll. — Gegen die begleitenden Hauterkrankungen ist specifische Behandlung nicht möglich: die Ausschläge schwinden mit der fortschreitenden Ausscheidung. Zur Beseitigung des starken Juckreizes hat man die verschiedensten Mittel empfohlen (2 procent. spirituöse Carbolsäurelösung, 5 proc. essigsaure Thonerde, Citronensäure, Essigsäure, heisse Bäder . .). Schon die grosse Zahl der empfohlenen Heilmittel spricht dafür, dass keines von schlagendem Erfolg begleitet ist.

Anhang.

I. Jodtrichlorid, wegen seiner kräftigen bakterientödtenden Wirkung als Antisepticum empfohlen ist von Riedel an Thieren geprüft worden (Arbeiten kaiserl. Geshts. A. 2. [1887] pag. 466 hier 478). Es macht bei subcutaner Application zu 0.1 bis 0,2 Kaninchen injicirt lokale Nekrose. Intravenös wird es bis 0,01 ertragen, höhere Gaben tödten unter nicht näher bezeichneten Erscheinungen. — Die wässerige Lösung soll nach Langenbuch (Therap. M.-H. 1887. pag. 503) immer freies Cl und J enthalten. Anders lauten die Angaben von Tavel und Tschirsch (Archiv Pharmacie 30), von denen die Wirkung der Lösung auf Jodmonochlorid bezogen und daneben die Anwesenheit von HCl und JO_3H angenommen wird. Vergiftungen am Menschen sind meines Wissens nicht berichtet worden. Bei unvorsichtiger Anwendung können solche nicht ausbleiben.

II. Jodol, Tetrajodpyrrol C_4J_4NH hat keine grosse praktische Bedeutung, da es nur noch sehr wenig benützt wird. Es spaltet wie Jodoform Jod ab und hat auch schon Intoxikationen veranlasst, wobei Unruhe, Delirien, Springen aus dem Bett, Temperatursteigerung, kleiner frequenter Puls . . die auffälligsten Symptome waren (Pallin: Therap. M.-H. 1887, August pag. 324.)

III. Von den sonstigen als Ersatzmittel des Jodoforms vorgeschlagenen Substanzen (Aristol, Europhen, Loretin, Losophan, Airol . .) liegen Angaben über Giftwirkungen nicht vor. — Das Nosophen (Tetrajodphenolphthalein) und dessen Salze, Antinosin Na und Eudoxin Bi, sollen sogar in grossen Mengen gleichgiltig sein. (Wismuthwirkung des Eudoxins!) — Es ist kaum anders denkbar, als dass alle diese Substanzen unter gewissen Bedingungen (z. B. Nierenerkrankung, verzögerte Ausfuhr, oder Herzerkrankung) im Stoffwechsel länger zurückgehalten, dann theilweise zersetzt und dadurch giftig werden.

§ 96. Fluor. Fl. Fluorwasserstoff (Flusssäure). Fluornatrium. Fluoroform.

I. Das gasförmige Fluor geht sofort in Berührung mit Wasser in Fluorwasserstoffsäure (und aktiven Sauerstoff) über. Ohne alle Voraussetzung darüber, ob das im Organismus genau zutrifft, kann man sagen, dass irgend welcher äussere Grund, die Giftwirkung des freien Fluors zu untersuchen, zur Zeit nicht existirt. —

II. Die Fluorwasserstoffsäure gilt nach alten Traditionen als schwer giftig. In Lehrbüchern der Chemie findet man z. B. die kurze Angabe: die Einathmung wirkt tödtlich. Diese Meinung ist wohl auf die Ueberlieferung, dass der belgische Chemiker Louyet so verunglückt sein soll, zurückzuführen (Husemann: Toxik. pag. 792). Ein durch HFl verursachter Todesfall wird von King berichtet (Transact. pathol. soc. 24. pag. 98, ref. Pharmac. Jber. 1873. pag. 495). Ein 46jähriger Selbstmörder, der 15 gr trank, starb unter ganz akutem Collaps in 35 Minuten. Das Herz stand vor der Athmung still: das Blut soll sauer reagirt haben.

III. In scharfem Gegensatz dazu stehen neuere Angaben. So berichtet Schulz (A. e. P. Ph. 25. pag. 336), dass Katzen in der Kapelle eines chemischen Arbeitsraumes, worin HFl aus Flussspat und Schwefelsäure entwickelt wurde, durch vier Tage gut aushielten. Nur anfangs waren geringe Beschwerden vorhanden: die Thiere frassen in den zwei letzten Tagen mit gutem Appetit und wurden gesund und ohne Nachwirkungen aus dem Raum genommen. Die Concentration der HFl-Dämpfe war wohl gering, doch sind solche durch sichere Reaktionen nachgewiesen. — Ganz gleichartig lauten die Angaben französischer und deutscher Aerzte über die Einwirkung der Flusssäure auf Menschen, die solche behufs Heilung der Phthise einathmeten. Ein referirender Artikel von Langgaard (Therap. M.-H. 1888. April. pag. 178) gibt an, dass 1 : 5000 ohne alle Beschwerden ertragen wird: nach Chevy (Thèse, Paris 1885) kann 1 : 1500 ohne Belästigung aufgenommen werden. Nur bei vorhandenen Larynx-Geschwüren sind auffallende Reizungserscheinungen vorhanden. — Diese geringe Empfindlichkeit des Organismus gegen eine so stark giftige Substanz legt den Gedanken nahe, dass durch irgend eine Gegenwirkung die HFl entgiftet wird: am nächsten liegt es, die Bindung an Kalk zu unlöslichem $CaFl_2$ anzunehmen. Man vergleiche hiezu den merkwürdigen

Befund von Tappeiner an den Knochen der Thiere nach Fütterung mit Fluornatrium. — Auf der äusseren Haut soll concentrirte Flusssäure sehr schwere Aetzungen machen: Blasen. Geschwüre, langwierige Eiterungen. Sie durchdringt also die Haut.

IV. Fluornatrium ist vielfach auf seine Thierwirkungen untersucht. Tappeiner: A. e. P. Ph. 25. pag. 203 und 27. pag. 108. Tappeiner und Brandl: Münch. med. Wschr. 1892. N 23. pag. 505. Schulz: A. e. P. Ph. 25. pag. 326 . . Pisotti: ref. Virchows Jber. 1893. I. pag. 373. Es haben schon dünne Lösungen, deutlicher die zweiprocentige an Schleimhäuten örtliche Veränderungen zu Folge: so Epitheldefekte an der Hornhaut und nekrotische Stellen an der Conjunctiva. Ueberlebende Organe des Frosches sterben bald darin ab. Beim Warmblüter entsteht subcutan Abscedirung, vom Magen aus Erbrechen oder mindestens (bei Autopsie) allgemeine Röthung des Intestinaltractus. Allgemein zeigt sich alsbald Unlust zu Bewegungen, Schwäche, auch Speichelfluss. Fast zugleich damit kommen eigenartige Krampfzustände, theils fibrilläre Zuckungen einzelner Muskelgruppen (peripheren Ursprungs), theils epileptiforme Krämpfe (und Trismus), welch letztere bestimmt centralen Ursprungs sind. Der Blutdruck sinkt in kurzer Zeit sehr tief (Lähmung des Gefässcentrums): die Herzaktion ist dabei anfangs noch kräftig, lässt aber gleichfalls bald an Energie nach. Mit zu den ersten Erscheinungen gehört Beschleunigung und Vertiefung der Athmung, die nach und nach langsamer und flacher wird und endlich ganz erlischt: der Tod erfolgt durch Athmungsstillstand. Vorher stellen sich immer lähmungsartige Schwäche, zuletzt auch comatöser Zustand ein: an ersterer ist wahrscheinlich Lähmung der Muskulatur mit betheiligt. —

Die bakterienfeindliche Wirkung des NaFl ist von Tappeiner: A. e. P. Ph 27, pag. 109 besprochen: dortselbst siehe die Literatur.

V. Sehr interessant ist die Beobachtung von Tappeiner (München. med. Wschr. l. c.), dass Fl im Körper zurückgehalten und (wahrscheinlich als Fluorcalcium) in den Knochen, auch in den Zähnen abgelagert wird. Besonders die Havers'schen Kanäle und die Spongiosa sind die Orte der Deposition: Knochen und Zähne bekommen dadurch grosse Härte und Sprödigkeit, auf den angeschliffenen Flächen sieht man glitzernde glänzende Krystalle.

Es ist darnach das Fluornatrium ein Gift, das an den verschiedenartigsten Stellen im Körper gleichzeitig angreift. Diese auffallende Universalität der Wirkung macht von den als Erklärungsmodi möglichen Hypothesen die am wahrscheinlichsten, die eine Ausfällung des Kalks als unlösliches $CaFl_2$ an den verschiedensten Organen im Organismus annimmt. Da diese Hypothese bei der Oxalsäure näher geprüft ist, so sei auf jene Stelle verwiesen. Kann der mit NaFl vergiftete Organismus das dem Blute, den Organen u. s. f. entzogene Calcium rasch ersetzen, so bleiben weitere Folgen aus, ähnlich wie bei geringgradiger Oxalsäure-Wirkung. Ueber eine gewisse Grenze hinaus erfolgen definitive und irreparable Störungen.

Das natürliche Gegengift bei Fl-Vergiftung wäre darnach Calcium-Lösung, wahrscheinlich am besten als $CaCl_2$ gereicht (etwa 1%).

Fluoroform soll nach Binz (Verhandl. international. Congress Berlin. Bd. II. pag. 63) wie Chloroform wirken.

B. Die Kohlenstoffverbindungen.

§ 97. Die Körper der Fettreihe oder der aliphatischen Reihe.

I. Die Kohlenstoffverbindungen haben wie in der Physiologie, so auch in der Toxikologie eine überwiegende Bedeutung. Dieser Satz ist für jeden Kundigen so sicher, dass er einer weiteren Beweisführung nicht bedarf.

Die wichtigste und interessanteste Frage, die darum auch an erster Stelle in diesem Kapitel behandelt werden soll, lautet dahin, wieweit ein Zusammenhang zwischen chemischer Constitution und toxischer Wirkung aufgedeckt und ob es darnach möglich ist, die physiologischen Wirkungen einer Substanz aus ihrer chemischen Constitution vorauszubestimmen.

Die Lösung dieser Frage liegt im Wesentlichen auf biologischem Gebiet. Giftwirkung ist ja allerdings chemische Wirkung. Der Chemismus der lebenden Zelle aber, der durch das Gift verändert, verschoben wird, ist von so ganz besonderer Art, dass Fragestellung wie Methodik im Wesentlichen von der Biologie ausgehen müssen. Eine erschöpfende Lösung der Frage ist zur Zeit deshalb nicht möglich, weil wir von dem Chemismus des lebenden Protoplasmas, des chemischen Substrates, das mit allen Giften in Wechselwirkung tritt, so wenig wissen. Der Versuch einer Lösung kann darum nur ganz unvollkommen und nur in dem Sinne geschehen, dass man die Erfahrungssätze, die sich bei vielen Einzeluntersuchungen als von allgemeiner Gültigkeit erwiesen haben, zu erweitern und durch neue Thatsachen immer besser zu begründen sucht. Einstweilen sind die Ergebnisse noch von sehr verschiedener theoretischer und praktischer Werthigkeit. Die Analogieschlüsse, die man als erste Leitwege in noch dunkle Gebiete benützt, erweisen sich oft genug als durchaus nicht sicher und verlässig.

II. In der allgemeinsten Form kann man folgende Thesis aufstellen: Ausgesprochen giftige Wirkungen haben diejenigen organischen Verbindungen, die in den thierischen Stoffwechsel eintreten und die dabei von den chemischen Kräften des Organismus nicht oder nur langsam angegriffen (umgewandelt, oxydirt, verbrannt) werden.

Selbstverständlich müssen solche Substanzen unwirksam sein, die vollständig unlöslich sind, wie z. B. die Paraffine. Nur ist hiebei zu bedenken, dass Blut und Blutserum (das gewöhnlich in Betracht kommende Lösungsmittel) ein wesentlich anderes (höheres) Lösungsvermögen für viele Substanzen besitzt als Wasser.

Was ins Blut übertritt, das hat eigentlich alles eine gewisse oft sehr ausgesprochen hervortretende Wirkung. Es ist das nicht zu verwundern, wenn man die ausserordentliche Reagirfähigkeit des complicirten chemischen Molekules, des lebenden Protoplasmas, sich genauer überlegt. Von Darm und Lungen (den Aufnahmeapparaten) abgesehen liegen die thierischen Zellen in der immer gleichmässig zusammengesetzten Ernährungsflüssigkeit, Blut, das sie mit allem versorgt und durch sehr sorgfältig regulirende Apparate der Aufnahme und der Ausscheidung sich immer auf gleicher Zusammensetzung erhält. Was an fremdartigen Substanzen in diesen complicirten Mechanismus hereinkommen kann, muss das subtile Ineinandergreifen aller Apparate stören, d. h. schädigend, vergiftend wirken.

Ungiftig sind eigentlich nur die Nahrungsstoffe, Zucker, Fett und Eiweiss, die glatt bis zu den letzten Zerfallprodukten im thierischen Stoffwechsel zersetzt werden. Der oben aufgestellte allgemeine Satz, dass das giftig sei, was nicht glatt umgewandelt, oxydirt wird, ist eine aus vielen Einzelerfahrungen gezogene Durchschnittsregel, die mit nothwendigen Einschränkungen eine gute erste Uebersicht über viele Einzelheiten gibt. So sind z. B. die meisten Alkaloide, die vollständig unzersetzt den thierischen Stoffwechsel passiren, heftig wirkende Gifte. Ebenso sind durchgehends die Verbindungen der aromatischen Reihe, die nur schwer vom thierischen Stoffwechsel angegriffen werden, Körper von viel höherer Giftigkeit, als die gesammte Fettgruppe, von der das Meiste glatt im Stoffwechsel verschwindet.

III. Vor Allem ist jetzt zuerst der Begriff der chemischen Einwirkung einer fremden Substanz auf den thierischen Organismus ausreichend zu definiren und besonders nicht zu enge zu fassen, um nicht gerade die interessantesten Gifte von der oben aufgestellten Thesis auszuschliessen.

Direkt klar ist die chemische Wirkung z. B. bei der Kohlenoxydvergiftung. Dieses Gas bindet sich an das Hämoglobin, hindert dadurch die Sauerstoffübertragung aus dem Blute an die Gewebe und verursacht so Erstickung. Dagegen macht es scheinbar Schwierigkeit einzusehen, wie z. B. ein gesättigter Kohlenwasserstoff, das Pentan oder Hexan, die beide Betäubung machen, in dem Thierkörper chemisch gebunden sein können. Unsere Einsicht in das Verständniss solcher Fragen sind jetzt durch neue Vorstellungen erweitert, die in die moderne theoretische Chemie unter der Bezeichnung: mechanische Affinitätswirkung, Adsorption, eingeführt sind. Für bestimmte Einzelfragen in der allgemeinen Einleitung (vide oben pag. 41 und pag. 78) sind diese Begriffe schon benützt. Wegen der hohen Bedeutung für die Toxikologie müssen sie hier nochmals entwickelt werden.

Es gibt chemische Anziehungskräfte, die auch nachweisbar zu ganz bestimmten Reaktionsprodukten führen, bei denen die für chemische Bindung im engeren Sinne verlangte und erwiesene Gesetzmässigkeit der festen Gewichtsverhältnisse nicht besteht (oder wenigstens nicht erkennbar ist). Solch eine Vereinigung ist z. B. die Absorption von Gasen im Wasser. Um Anziehung rein mechanischer Art kann es sich dabei nicht handeln, weil jedes Gas gegen jede Flüssigkeit anders sich verhält, also chemische Qualitäten die Ursache der Reaktion sein müssen. Es kann sich aber auch nicht um chemische Affinität im gewöhnlichen Sinne des Wortes handeln, weil ja die Gasabsorption vom Druck und von der Temperatur abhängig ist. — Die Aufnahme gewisser gelöster Farbstoffe durch feste Körper (Chromatinsubstanz), die Quellung und Lösung fester Stoffe in Flüssigkeiten sind chemisch-physikalische Vorgänge, die jetzt unter das Kapitel der mechanischen Affinität untergebracht werden. (Ueber die Anwendung dieser Vorstellungen auf biologische Prozesse vide Hofmeister in A. e. P. Ph. 28 [1891], pag. 228).

IV. Eine Hypothese, der die gerade entwickelten Anschauungen zu Grunde liegen, ist schon vor Jahren benützt, um die Wirkung des Chloroforms auf das Centralnervensystem zu erklären (vide Pohl: A. e. P. Ph. 28, pag. 239 ff. — daselbst weitere Literatur). Chloroform mischt sich in jedem Verhältniss mit Oel und Fett, es ist ein Lösungsmittel für Fette, Cholesterin, Lecithin etc.: es löst sich auch, aber viel weniger, im Wasser. Leitet man chloroformdampfhaltige Luft durch eine wässerige Fettemulsion, so findet man, wenn man Wasser und Fett getrennt untersucht, das meiste Chloroform am Fett. Entsprechend der verschiedenen mechanischen Affinität zu Fett und zu Wasser ist die weitaus grössere Chloroformmenge an das Fett gebunden. In gleicher Weise wird auch von den cholesterinhaltigen Blutkörperchen oder von Hirnbrei, der in Wasser eingetragen ist, vom Cholesterin, Lecithin etc. mehr Chloroform aufgenommen als vom Blutserum oder vom Wasser. Ganz in Uebereinstimmung hiermit ist in Versuchen am lebenden Thier gefunden worden, dass in gewissen Stadien der Chloroformnarkose das Gehirn mehr Chloroform enthält als das zuführende Blut und dass im Blute selbst das Chloroform hauptsächlich am Cholesterin der Blutkörperchen sitzt. — Mit der Beweisführung, dass Chloroform von der Gehirnsubstanz in grösserer Menge aufgenommen wird, ist allerdings noch nicht der Beweis dafür erbracht, dass darin die Ursache der betäubenden Wirkung des Chloroforms zu suchen sei: denn einmal wird das Chloroform auch von anderen (cholesterinreichen) Organen, z. B. Blutkörperchen, Drüsen in grösseren Mengen festgelegt, an denen bisher keine auffallende Störung der Funktionirung erkennbar ist, andrerseits wirken gewisse Stoffe betäubend, von denen eine gleichartige Wirkung (wie die des Chloroforms) auf die Gehirnsubstanz noch nicht erwiesen ist. Trotzdem ist in dem gegebenen Nachweis eine erste, sichere, den a priori postulirten wissenschaftlichen Anforderungen entsprechende Veränderung am Gehirn erkannt, die zu einer ausreichenden Erklärung der Chloroformbetäubung verwendet werden kann: es geschieht eine restituirbare Veränderung der Ganglienzellen.

Diese Erklärungsart ist nach meiner Auffassung desshalb so fruchtbar für die Toxikologie, weil sie allein eine gleichartige Ursache für die gleichartige Wirkung so heterogener chemischer Substanzen annimmt, wie es Kohlenwasserstoffe, Alkohole, Aether, Aldehyde, Ketone, Säuren und deren Substitutionsprodukte sind. Alle diese Dinge bewirken Narkose, aus der der vergiftete Organismus ad integrum restituirbar ist. Die angenommene Grundwirkung, besondere mechanische Affinität zur Fett-, Lecithin-, Cholesterin-Gruppe kommt all diesen narkotisch wirkenden Substanzen zu. —

V. Die Giftwirkung eines Kohlenwasserstoffs (wie die aller übrigen Verbindungen) ist nach dieser Auffassung durch seine blosse Gegenwart in der lebenden Zelle, d. h. durch seine Anheftung an ein wesentliches Constituens des Protoplasma-Molekuls gegeben. Selbstverständlich hat nun aber jede chemische Verbindung ihre eigene specifische Giftigkeit; d. h. für die intramolekularen Bewegungen und Verschiebungen ist es nicht gleichgültig, ob ein Chloroform- oder ein Pentan- oder ein Aethertheilchen eingeführt ist. Für die Erkenntniss der eigenartigen Wirkung jedes Einzelgiftes ist also zunächst durch die vorstehende Ausführung gar nichts gewonnen. Das bleibt Gegenstand weiterer Einzeluntersuchung.

VI. Die Substanzen der Fettreihe haben, wie schon angegeben, schlafmachende, betäubende, lähmende Wirkung: unsere meisten

Schlafmittel und die sogen. Inhalations-Anästhetica sind aus dieser chemischen Gruppe gewählt. Am schwächsten wirken die Säuren (natürlich als Neutralsalze applicirt): ziemlich kräftig die überhaupt sehr reaktionsfähigen Aldehyde (auch örtlich stark reizend). Acetone und Alkohole haben erst in grösseren Gaben deutliche Wirkung: schwach und nur an einzelnen Gliedern der Reihe bestimmt nachweisbar ist die der Kohlenwasserstoffe, der Paraffine, die nach der Natur der Sache als schwer löslich nur schwer chemische Reaktionen eingehen. —

VII. Bei sonst gleicher Zusammensetzung sind durchgehends die Verbindungen mit secundär gebundenem Kohlenstoff stärker wirksam als die primären Homologen, noch ausgesprochener die mit tertiär gebundenem Kohlenstoff. Ebenso wird den Körpern mit doppelter Kohlenstoffbindung höhere Giftigkeit als denen mit nur einfacher Kohlenstoffbindung zugeschrieben, (auch die Art der Wirkung scheint verschieden zu sein). —

Die Substanzen Einer homologen Reihe wirken im Allgemeinen um so stärker, je länger die Kohlenstoffkette, die sie enthalten. Von den einfachen primären Alkoholen haben die höheren Glieder darum stärkere Giftigkeit als die Anfangsglieder. Das Gleiche ist von den Säuren behauptet. Natürlich ist bei diesem Punkt die Löslichkeit in Wasser wieder zu beachten. Unlösliche Verbindungen sind allemal völlig unwirksam.

VIII. Eine sehr auffallende, lange nachdauernde Wirkung hat in manchen Verbindungen die Methylgruppe: sie wird wahrscheinlich vom thierischen Stoffwechsel nur langsam angegriffen (Ausscheidung von Ameisensäure). — In alkyl-substituirten Verbindungen aber (secundäre und tertiäre Alkohole, Ketone, Sulfone . . .) erzeugt die Einführung von Aethylgruppen stärker wirksame Derivate, als die Methylderivate sind.

IX. Die gewöhnlichen fetten Säuren werden im Organismus zersetzt bis zu Kohlensäure und Wasser: sie sind nicht oder nur sehr schwach giftig. Die Oxalsäure, die im Thierkörper nicht zersetzt, sondern als solche wieder ausgeschieden wird, ist dagegen ein sehr schweres Gift. Ob daran die sicher erwiesene Unzersetzlichkeit die Hauptschuld trägt, ist desshalb noch nicht fest zu behaupten. Natürlich wäre wahrscheinlich auch die Oxalsäure unschädlich, wenn sie rasch oxydirt würde. Ihre schwere Giftwirkung aber hängt nach meiner Meinung mit ihren eigenartigen Beziehungen zu den Kalkverbindungen zusammen, mit denen sie eine ganz unlösliche Verbindung bildet. Sie greift dadurch in die Constitution des lebenden Protoplasma, worin ja immer Ca enthalten ist, störend. verändernd ein.

X. Hier ist folgende einschränkende Bemerkung einzuschalten.

Die Erweiterung von Erfahrungen, die man über gewisse giftige Substanzen gemacht hat, auf chemisch verwandte Stoffe ist zur Zeit darum noch so unsicher und misslich, weil ein Gift niemals auf e i n Organ oder System allein, sondern eigentlich auf alle wirkt. Wir construiren für gewöhnlich das Vergiftungsbild nach den Erscheinungen, die uns klinisch besonders auffallen: in Wirklichkeit aber ist die Aktion aller Gifte viel complicirter als wir sie zur Zeit beschreiben. Eine an sich kleine chemische Nebenwirkung wie es bei der Oxalsäure die Fällung der Kalkverbindungen ist, macht ein ganz anderes Vergiftungsbild als es die chemischen Homologen verursachen. Es ist darum bei den rein wissenschaftlichen Bestrebungen, aus den Einzelbeobachtungen zu allgemeinen Schlussfolgerungen zu gelangen vorderhand noch die grösste Vorsicht nothwendig; das Studium der Einzelgifte muss sich noch sehr vertiefen, bevor wir mit Erfolg allgemeine Folgerungen ziehen.

XI. Eine weitere sehr wichtige allgemeine Regel in dem jetzt behandelten Gebiete ist die, dass die Giftwirkung einer Kohlenstoffverbindung abnimmt, wenn Hydroxyl- und Carboxylgruppen ins Molekul eintreten. Das Glycerin ist wesentlich indifferenter als der Propylolkahol. Von den Salzen der Milchsäure werden viel grössere Gaben ertragen als von denen der Propionsäure. Der Hexyalkohol macht stark narkotische Wirkung: der Mannit kann fast als Nahrungsstoff betrachtet werden. Der Traubenzucker ist ein Aldehyd und dabei der wichtigste Nahrungsstoff. —

XII. Der Organismus besitzt die Mittel, sich von allen Giften selbst zu befreien, sich wieder zu entgiften. Von diesen Beziehungen handelt schon der § 4. — Hier sei kurz Folgendes zusammengestellt.

Die meisten schweren Gifte entfernt der Organismus durch Ausscheidung auf den verschiedenen Wegen: so z. B. das oben ausführlich behandelte Chloroform dadurch, dass es aus dem Blute abdünstet und dann durch die Ausathmung entfernt wird. Die Oxydation vieler Substanzen ist in diesem Paragraph besonders besprochen: der Alkohol wird so unschädlich gemacht. Wieder andere Gifte werden durch Verknüpfung mit indifferenten Substanzen in gleichgültige Verbindungsformen umgewandelt, so das Chloral in Urochloralsäure, das Phenol in Phenylätherschwefelsäure. Diese Umwandlung hat besonders für die Körper der aromatischen Reihe eine sehr grosse Bedeutung: eine grosse Zahl dazu gehöriger Beispiele ist im § 130 zusammengestellt. — Es entstehen Aethersäuren (mit den vom Organismus gelieferten Paarlingen Schwefelsäure und Glykuronsäure): aus vielen aromatischen Säuren die Vereinigung mit Acetamid, Glykokoll. Wahrscheinlich benützt der Organismus dies Mittel häufiger als wir wissen. Uns sind einstweilen nur die genannten Umwandlungen bekannt.

Im Zusammenhang mit Vorstehendem ist es wichtig hier noch zu bemerken, dass auch die Vereinigungen von Substanzen der aliphatischen Reihe mit Schwefelsäure ungiftig sind. Salkowski hat (Virchows Archiv 66. pag. 315) eine Anzahl von Aetherschwefelsäuren und Sulfonsäuren untersucht. Die ersteren gehen unverändert durch den Organismus hindurch, von den letzteren diejenigen, die keine Hydroxylgruppe am Kohlenstoffkern haben. —

Ueber weitere allgemeine Fragen vergleiche man die Einleitungen zu den einzelnen Gruppen der organischen Substanzen: so § 98, § 103, § 104 u. a.

XIII. Ueber den Verlauf der Narkosen oder allgemeinen Lähmungen, wie solche von den Körpern der Fettreihe hervorgebracht werden, ist schon in § 16. III. gesprochen. Es werden nicht alle Theile des Centralnervensystems gleichzeitig und gleich schwer, sondern die einzelnen in einer ganz bestimmten Reihenfolge ergriffen und nach und nach ausser Funktion gesetzt: diese Reihenfolge ist ungefähr: Gehirn, Rückenmark, Medulla oblongata. Zuerst wird das Empfindungsvermögen für unangenehme Organzustände und für schmerzhafte Eindrücke aller Art abgestumpft: zugleich leiden die höchsten psychischen Funktionen; das Urtheilsvermögen wird weniger scharf, die Concentration der Aufmerksamkeit wird unmöglich, die Sinnesgebiete fangen an zu leiden, unsicher zu funktioniren, dadurch gerathen die psychischen Thätigkeiten in schwere Verwirrung. Nach und nach geht die Herrschaft über die willkürlichen Bewegungen verloren (nicht gleichzeitig über alle Muskelgruppen), das Bewusstsein und das Erinnerungsvermögen wird immer mehr verschleiert, nun beginnen auch die Reflexe zu erlöschen. Erst später im Allgemeinen kommen die Centra der Medulla auch an die Reihe, manchmal bald das Centrum der Gefässinnervation (und der Schweissnerven), der Hemmungsfasern des Herzvagus. — Athmung und Herzaktion sind wie schon in § 16 beschrieben die am längsten widerstehenden Funktionen. — Mit deren endlicher Lähmung ist der Tod vollendet.

Der Verlauf ist nicht bei allen Stoffen genau derselbe, so wirken z. B. manche der hieher gehörigen Substanzen schon bald (i. e. in kleinen Mengen) deutlich lähmend auf die Gefässinnervation, während andere Stoffe dies kaum in solchen Quantitäten thun, die schon ausgesprochene Lähmung am Grosshirn verursachen. Die Kenntniss dieser feineren Unterschiede ist gerade für die therapeutische Anwendung sehr wichtig.

XIV Von Hoppe-Seyler ist der allgemeine Satz ausgesprochen, dass alle Substanzen lösend auf Blutkörperchen wirken, die das Lecithin auflösen können. Der Satz ist richtig, soweit er geprüft ist: von Chloroform und Aether wird ja das Lackfarbenwerden des Blutes als Schulexperiment gezeigt. Nun kommen ins Blut nie so grosse Mengen von diesen Substanzen, dass intra vitam die Lösung von Blutkörperchen eintritt: lange vorher erfolgt der Tod durch allgemeine Lähmung. Eine gewisse Menge von den hier betrachteten Körpern aber wird sich durch mechanische Affinität an das Lecithin der Blutkörperchen binden, und es ist darum die Frage aufzuwerfen, ob denn nicht alle die hieher gehörigen Stoffe durch dieses Eintreten in den Körper der Erythrocyten auch Blutgifte sind. — Im § 6. I. ist der Gedanke ausgesprochen, beziehungsweise die einstweilen vorhandenen Beweisstücke beigebracht, dass Veränderungen an den Blutkörperchen die innere Reibung, die sogen. Transpiration erhöhen. — Ich habe an verschiedenen Stellen den Gedanken angeregt, dass der Organismus auf Zunahme der Transpiration des Blutes reflektorisch Erweiterung der Blutgefässe zur Ausgleichung der Verschiebungen in der Kreislaufsmechanik eintreten lässt. Gemäss dieser Auffassung wäre die rasche allgemeine Gefässerweiterung nach Alkohol, Chloroform u. a. Stoffen nicht als Theilerscheinung der allgemeinen Lähmung, sondern als eine reflektorische Einrichtung besonderer Art zu erklären.

§ 98. Allgemeines über die Kohlenwasserstoffe der Fettreihe.

I. Die Kohlenwasserstoffe (oder Paraffine) haben schon nach ihrem Namen keine sehr ausgesprochene Reagirfähigkeit, auch nicht auf den thierischen Organismus. Ganz allgemein ist ihre Wirkung als eine betäubende, das Centralnervensystem lähmende zu definiren (vide § 97. V.). Sehr viele Kohlenwasserstoffe — soweit man jetzt schon sagen kann, alle höheren Glieder der ganzen Reihe, sind überhaupt so gut wie vollständig indifferent, weil sie in den thierischen Flüssigkeiten unlöslich, also nicht resorbirbar sind. Hierauf beruht die Brauchbarkeit der Paraffine und Vaseline, Gemenge höherer Kohlenwasserstoffe, zu indifferenten Salbengrundlagen.

II. Chemisch unterscheidet man gesättigte und ungesättigte Kohlenwasserstoffe. In ersteren sind alle Kohlenstoffatome nur einwerthig unter sich verbunden: in den letzteren kommen Bindungen durch mehrere Valenzen vor: so z. B. $CH_3—CH_3$ Aethan, $CH_2=CH_2$ Aethylen, $CH \equiv CH$ Acetylen.

Weiter unterscheidet man primäre (normale), secundäre, tertiäre Verbindungen, je nachdem das einzelne Kohlenstoffatom in der Kette höchstens mit zwei, oder aber mit drei, oder aber mit vier anderen Kohlenstoffatomen verbunden ist: z. B. $CH_3 — CH_2 — CH_2 — CH_3$ ist normales oder primäres Butan, $CH_3 — CH<^{CH_3}_{CH_3}$ ist secundäres, $^{CH_3}_{CH_3}>C<^{CH_3}_{CH_3}$ ist tertiäres Butan. — Die in § 97. VII. schon angegebene Regel, wornach die ungesättigten, ferner die secundären und tertiären und drittens die Verbindungen mit zunehmendem Kohlenstoffkern höhere Giftigkeit besitzen als die nach dem einfachsten Schema construirten Homologen trifft für die Kohlenwasserstoffe durchgehends zu. — Soweit wir jetzt wissen, werden die aufgenommenen Kohlenwasserstoffe als solche wieder ausgeschieden.

Besonders sei darauf aufmerksam gemacht, dass in der folgenden Darstellung nur die Kohlenwasserstoffe der Fettreihe gemeint, die aromatischen Verbindungen ausdrücklich ausgeschlossen sind.

§ 99. Petroleum, Benzin, Ligroine etc.

I. Zuerst sollen die Gemenge von Kohlenwasserstoffen besprochen werden, die unter obigen Namen die bekannte ausgedehnte technische Verwendung finden. — Als Gifte haben diese Substanzen keine besondere Bedeutung. —

Der Ausgangspunkt für die Herstellung aller dieser technischer Produkte ist das Erdöl oder Rohpetroleum. Für uns in Deutschland kommt ausschliesslich das amerikanische oder pennsylvanische in Betracht, das im Wesentlichen aus Paraffinen besteht (das kaukasische oder russische Petroleum dagegen soll überwiegend aromatische Kohlenwasserstoffe von der Formel C_nH_{2n}, Naphthene (C_6H_{12} Hexhydrobenzol, C_7H_{14} Hexhydrotoluol etc.) enthalten: letztere bleiben hier ausser Betracht.

II. Aus dem Rohpetroleum werden durch fraktionirte Destillation eine Reihe von Produkten gewonnen, deren Benennung, Zusammensetzung etc. sehr wechselt. Die nachfolgende übersichtliche Darstellung kann nur die wesentlichsten Punkte kurz referiren.

Petroläther (auch Kreoselen, Keroselen, Rhigolen, Sherwoodöl): Siedep. 40 bis 70°, Lösungsmittel für Kautschuk, Oele — Kältemittel;

Gasolin: Siedep. 70 bis 80° (bis 90°): zur Fett-Extraktion von Samen, zur Wollentfettung, auch als Leuchtstoff;
Benzinum Petrolei (Pharm. Germ. III. Siedep. 55 bis 75° C. d = 0,64 bis 0,67. Hexan und Heptan!);
C-Naphta, Benzin, Fleckwasser, Safety oil. Siedep. 80 bis 100° (bis 110° C.) — Fleckwasser, auch Leuchtstoff;
B-Naphta-Ligroin: Siedep. 110 bis 130° (auch 80 bis 120° angegeben) — zum Brennen, in der Oelmaltechnik;
A-Naphta-Putzöl: Siedep. 120 oder 130 bis 150° C. zum Putzen von Maschinen, in der Oelfarbentechnik etc.;
Leucht-Petroleum: Siedep. 150 - 250° C.;
Schmieröle über 250 bis 300°;
Paraffinöle, Vaselinöle über 300° C.

Die Glieder der Reihe mit niedrigem Siedepunkt sind hauptsächlich gefährlich durch ihre leichte Entzündbarkeit!

III. Schon das Rohpetroleum ist gelegentlich Ursache langwieriger Erkrankung der Arbeiter in den Petroleum-Raffinerien. Lewin (Virchow's Archiv 112 [1888] 35), der darüber aus eigenen Beobachtungen in Pennsylvanien berichtet, gibt hartnäckige Hauterkrankungen, Induration, Acne, Eiterblasen etc. an. — Waschungen mit schwachen Lösungen kohlensaurer Alkalien, mit Seife soll das beste Heilmittel sein.

IV. Die Gemenge, die als Benzin, Petroläther, Benzolin, Ligroin in den Handel kommen, sind nicht selten Ursache von Vergiftung, das wichtigste ist das als Kleiderreinigungsmittel viel benützte Benzin. — Zu beachten ist, dass das Benzin des deutschen Arzneibuches aus amerikanischem Petroleum destillirt und darum von Benzol[1]) frei sein muss. — Unser Benzin besteht hauptsächlich aus (Pentan) Hexan und Heptan (C_5H_{12}, C_6H_{14} und C_7H_{16}).

Literatur:

Binz: Berlin. klin. Wschr. 1886, Nr. 15.
Foulerton: Lancet 1886, pag. 865, ref. Therap. M.-H. 1887, pag. 76.
Kasem-Beg: Beckurt. Jber., 21. Jahrg. 1886, pag. 446.
Montalti: Lo Sperimentale Febr. 1890, pag. 138, ref. Virchow's Jber., 1890, I, pag. 408.
Falk: Therap. M.-H. 1892, pag. 323.
Rosenthal: Centralblatt In. Med. 1894, Nr. 13. — etc.

Falk erzählt, dass ein Knabe von zwei Jahren einen Schluck Benzin nahm, die Augen verdrehte und nach 10 Minuten todt war.

[1]) Die französischen Chemiker benennen mit dem Namen Benzin auch den aromatischen Kohlenwasserstoff C_6H_6, der bei uns den Namen Benzol hat und natürlich in jeder Hinsicht vom Benzin scharf zu unterscheiden ist. — Benzin ist bei uns ein Gemenge von Kohlenwasserstoffen der Fettreihe. Die vom Arzneibuch vorgeschlagene Prüfung des Benzins (Schütteln mit Schwefel-Salpetersäure), wobei Bittermandelölgeruch nicht auftreten darf, schliesst die Gegenwart von Benzol (das dabei zu Nitrobenzol, $C_6H_5NO_2$ würde) geradezu aus! (Diese Probe ist sehr vorsichtig auszuführen!) —

Ein Arbeiter (Fall von Foulerton), der in einen grossen leeren Benzinbehälter gestiegen war, wurde von den Dämpfen schwer aber nicht vollständig gelähmt: nicht bewusstlos, sondern hysterisches Seufzen und Lachen, Unvermögen zu stehen, Gesicht geröthet, sonst die Haut kalt klebrig, Herztöne schwach etwas beschleunigt, gegen acht unregelmässige, tiefe, stertoröse Respirationen in 1 Minute, Muskelzittern, Mydriasis, spontanes Erbrechen. Zeitweise Bewusstlosigkeit. Nach zwei Stunden rasche Besserung, völlige Wiederherstellung. — In einem ganz gleichartigen Fall (Drogistenlehrling durch Dämpfe vergiftet) bestand tiefe Bewusstlosigkeit, die erst nach 12 Stunden wich: die normale geistige Thätigkeit stellte sich erst nach einer Woche wieder her. In einem Selbstmordversuch wurden 50,0 Benzin (geschluckt) überstanden — Prostration, Muskelzittern, Magenbeschwerden. — Thierversuche ergaben (Montalti) schwere Formen von Gastro-Enteritis, schlechte Athmung, Muskelzittern, meist Myosis (!). — Veränderungen am Blut werden von Montalti besonders ausgeschlossen. — In den erbrochenen sowie auf Chlysmen entleerten Massen ist blutiger Schleim constatirt.

Die Erscheinungen sind darnach zweierlei: gastro-enteritische und Lähmungssymptome des Centralnervensystems. — Kleinere Benzin-Mengen durch längere Zeit fort eingeathmet sollen zu keinerlei Krankheitszeichen führen: ich habe von Handschuhreinigern, von der Bedienungsmannschaft der Benzinmotoren nichts dergleichen erfahren können. Immerhin wird in Fabrikbetrieben, wo viele Dämpfe des Benzins (Petroläthers) entwickelt werden (Kautschuklösung, Extraktion fetter Oele, Kleider-, Handschuhreinigung etc.) für gute Abfuhr der Dämpfe zu sorgen sein. — Die schweren Fälle sind als Selbstmordversuch, durch Verwechselung mit trinkbaren Flüssigkeiten, durch Einathmen der fast gesättigten Dämpfe entstanden.

Von chronischem Abusus Benzini erzählt Rosenthal. Leute, die berufsgemäss mit Benzin zu thun haben, athmen die Dämpfe des Genusses halber ein. Angenehme Träume und Rauschsymptome sollen sich darnach einstellen. — Bei einem Fall, der später Tremor, Schlaflosigkeit, Angstzustände aufwies, ist es fraglich, wie weit diese Symptome dem Benzin oder dem vorausgegangenen Alkoholismus zugehören. —

Eine akute Benzinvergiftung würde mit Magenspülung, Erwärmen, analeptischen Mitteln (Camphor, Aether, auch Ammoniak und Alkohol ist gebraucht) zu behandeln sein.

V. Das gewöhnliche käufliche Petroleum ist wesentlich unschädlicher als die niedriger siedenden Kohlenwasserstoffe. Doch ist der aus der früheren Casuistik mit Recht gefolgerte Satz, dass selbst sehr grosse Mengen nicht tödtlich wirken, neuerdings durchbrochen, als unrichtig erwiesen. — Die schweren Vergiftungen sind durch Verwechselung, in selbstmörderischer Absicht, als Giftmord bei Kindern, beim Gebrauche als Abortivum vorgekommen: es ist bis fast ein Liter getrunken worden, ohne dass der schlimmste Ausgang darnach folgte. Brennen und Schmerzen in Schlund und Magen, Erbrechen, Zittern, Ohnmachtsanfälle, Bewusstlosigkeit, Magen- und Darmentzündung sind die Folgen. Casuistik bei Lewin in Virchow's Archiv 112 und Joseph, C.: Dissertation, Leipzig 1896. — Die neuere Literatur (vide Hefftter in Schmidt's Jahrb. 257) berichtet zwei Todesfälle bei Kindern, das eine zweijährig, das andere wenige

Tage alt. Bei dem letzteren waren starke Veränderungen im Magen-Darmkanal ausgebildet, das erstere zeigte wesentlich Lähmungssymptome, Tod im Coma, bei der Sektion Atelektase der Lungen. — Ein anderer Unglücksfall, bei dem fünf Arbeiter in einem leeren Petroleumtank durch die Dämpfe schwer vergiftet wurden, ist nach der Symptomatologie eher der Benzin-Intoxikation zuzuzählen. Drei der Vergifteten bekamen knötchenförmigen Hautausschlag. — Die wiederholt in der Literatur gemachte Angabe, dass nach innerlicher Aufnahme Petroleum in den Harn übergegangen sei, wird von Lewin ausdrücklich als Irrthum zurückgewiesen (Lewin: Virchow's Archiv 112), dagegen sind Eiweiss, Cylinder etc. gefunden. Lassar beschreibt (Virchow's Archiv 77, pag. 157), dass bei Kaninchen nach Uebergiessen der Haut mit Petroleum ein harzartiger gelöster Körper in den Harn übertrete, der mit Salpetersäure dicke Fällung gibt. Alkohol und Aether ziehen diese Substanz aus dem Harn aus. Wird die Petroleum-Application auf die Haut fortgesetzt, so werden die Nieren geschädigt: es erscheinen Albumosen, Eiweiss, Epithelien. — Die Folgerungen hieraus für die gelegentich geübte äusserliche Verwendung des Petroleum beim Menschen verstehen sich von selbst.

Von Therapie wird in schweren Fällen die Magenspülung nothwendig werden: sonst verfährt man symptomatisch. — Sind gelegentlich kleinere Mengen von Petroleum verschluckt, so braucht es keine besondere Therapie. Es erfolgt nichts als durch mehrere Tage andauerndes unangenehmes Aufstossen.

VI. Auch die höheren Kohlenwasserstoffe der Paraffin-Reihe, das Paraffinum liquidum, die Vaseline-Sorten, die Schmieröle sind schon beschuldigt worden, Vergiftung gemacht zu haben. Dies wird z. B. von Paraffin, das durch Versehen innerlich genommen war, berichtet: Erbrechen und Gliederschmerzen sollen darnach gefolgt sein (British medical Journal 1886, pag. 296 und 543).

In neuerer Zeit haben die hieher gehörigen Stoffe, Paraffinum liquidum und Vaseline von verschiedener Seite Beachtung und Bearbeitung gefunden. Straume (Dissert., Dorpat 1894) hat bei Fütterung an Katzen (bis 10,0 im Tage durch 40 Tage) Appetitlosigkeit, Durchfälle, Somnolenz eintreten sehen. — Aufsehen erregten die Mittheilungen von Dunbar in Hamburg (Deut. med. Wschr. 1896, Nr. 3). Ein aus Petroleumrückständen hergestelltes Mineralbrodöl hatte bei der Verwendung zum Verbacken von Brödchen zu einer schweren Massenerkrankung geführt. In einem Brödchen von etwa 50,0 waren 1,5 bis 3,0 von dem Oel (einige millim. in die Rinde eingedrungen) und erzeugten die folgenden akuten Vergiftungserscheinungen: Uebelkeit, Koliken, Erbrechen, Durchfall, Schwindel, Kopfschmerz, Abgeschlagenheit, allgemeine Glieder- und Muskelschmerzen. Schon 0,5 bis 1,0 von dem Oel genügten, um bei Männern Intoxikation zu machen. — Welche Substanz in dem verwendeten Oel die schädliche Wirkung hervorbrachte, ist eine noch offene Frage. Dunbar hat aber auch von Vaseline bei innerlicher Darreichung Magendarmsymptome gesehen. — Theils zur Weiterführung dieser Beobachtung, theils zur Prüfung eines neuerdings als Heilmittel empfohlenen Vaselinöles (Chesebrough Manufacturing Company: gelbe vaselinartige Masse gegen Husten, Heiserkeit) hat Stubenrath (München. med. Wschr. 1897, Nr. 24) Versuche mit diesem Präparat und mit verschiedenen anderen Mineralölen (weisse und gelbe amerikanische Vaseline, Paraffinum liquidum der Pharmakopoe. Schmieröl und Vaselinöl) an Katzen und Hunden und auch Selbstversuche angestellt. Alle diese Versuche ergaben keinerlei Anhaltspunkte, den genommenen Mengen dieser Paraffinöle (Thiere über 10,0, Menschen bis 5,0 mit den Speisen) irgend eine ausgesprochen schädliche Wirkung zuzuschreiben. Es ist desshalb zur Zeit noch nicht klar, welche Zusätze in den unzweifelhaft zuverlässigen Beobachtungen von Straume und Dunbar die beobachteten Störungen gemacht haben. Die ganze Frage verdient fortgesetzte Beachtung desshalb, weil zweifelsohne in der nächsten Zeit gelegentliche Verfälschungen der Speiseöle und Speisefette mit Mineralölen vorkommen werden.

Endlich ist noch zu erwähnen, dass auch in dem für äusseren Gebrauch bestimmten Unguentum Paraffini gelegentlich Stoffe, die sehr unangenehm auf die äussere Haut und auf Schleimhäute wirken, vorkommen können. Es ist mir von zuverlässiger Seite berichtet worden, dass eine mit Vaseline bereitete Salbe starke Reizungserscheinungen gemacht hatte: als eine andere Salbengrundlage genommen wurde, blieben die Erscheinungen aus. — In weisser schlecht gereinigter Vaseline kann Schwefelsäure vorkommen, die natürlich bei der Verwendung zu Augensalbe sehr unangenehme Erscheinungen machen muss. Es enthält desshalb unser Arzneibuch beim Artikel Paraffin die Angabe, dass letzteres beim Auskochen mit Weingeist in diesen keine freie Säure abgeben darf. — In der gerade erwähnten Vaseline-Sorte, die Hautentzündung gemacht hatte, war Schwefelsäure die schädliche Beimengung nicht.

§ 100. Methan. Sumpfgas. CH_4.

Literatur:

Lüssem: Dissertation, Bonn 1885.
Regnauld und Villejean: Bulletin gener. de Therap. — ref. Schmidt's Jahrb. 211, pag. 252.
Herter: Congrès internat. de Copenhague 1886. I. Physiol., pag. 77.

Methan kommt sehr häufig in Gasgemischen vor, die von Menschen geathmet werden. So findet es sich im Leuchtgas, das davon etwa 40 % enthält; weiter ist es das Hauptprodukt der Sumpfgasgährung, durch die aus verschiedenem organischen Material, besonders aus Cellulose, Kohlehydraten, essigsauren Salzen etc. Methan neben Kohlensäure entsteht. Das Sumpfgas im Darm hat diesen Ursprung. Endlich entsteht es noch in grosser Menge in Kohlenbergwerken, als Zersetzungsprodukt der Steinkohlen (daher Grubengas) und bildet dort die bösen, schlagenden Wetter.

Methan hat das specifische Gewicht 0,553. — Der Absorptionscoefficient für Wasser ist bei 0° 0,054, bei 10° 0,044, bei 20° C. 0,035.

Herters Thierversuche haben ergeben, dass ein Gemenge von 79 volprocent Methan + 21 volprocent Sauerstoff ohne erkennbare Störung eingeathmet wird. Dem entgegen hat Lüssem (bei Binz) eine leicht einschläfernde (nicht betäubende) Wirkung beobachtet. Beim Menschen trat nach 20 Minuten langem Einathmen eines Gemisches aus 80 volprocent Methan + 20 volprocent Sauerstoff geringer Druck in Stirn- und Schläfengegend, dann leichtes Schwindelgefühl, Taubsein, Ohrensausen auf. Das Gesicht war heiss, geröthet, der Puls unverändert: in 2 bis 3 Minuten waren die Erscheinungen vorbei. Es sind darnach die Angaben von Richardson, dass man mit Sumpfgas (70 bis 80 volprocent) anästhesiren könne, nicht richtig. Das von Richardson verwendete Gas war wahrscheinlich unrein.

Bei der Leuchtgasvergiftung ist nach diesen zuverlässigen neuen Beobachtungen das Methan gar nicht betheiligt. Auch die Meinung, dass durch Resorption des bei Pflanzenkost sehr reichlich auftretenden Sumpfgases im Darm Selbstvergiftung entstehen könne, darf man unbedenklich als Uebertreibung zurückweisen.

Bergleute setzen sich bei fortgesetztem Aufenthalt in Kohlengruben immer einer Luft mit geringem Methangehalt aus. Es ist aber von einer chronischen Vergiftung hierdurch nichts bekannt geworden.

§ 101. Aethan — Aethylen — Acetylen. $C_2H_6 . C_2H_4 . C_2H_2$.

I. Aethan, C_2H_6, bei gewöhnlicher Temperatur gasförmig, coercirbar, bei 30° C. zu etwa 4 vol auf 100 vol Wasser löslich, soll in den Petroleumgasen vorkommen. Praktisch ist es ohne alle Bedeutung.

Richardson (Medical Times and Gazette 1871, Sptbr., Okt.) erklärt es für ein Anästheticum. — Nach wahrscheinlichen Analogieschlüssen ist seine Wirkung sehr schwach, wohl stärker als die des Methans, aber geringer als die des Aethylens und Acetylens.

II. Aethylen — Elayl — ölbildendes Gas: C_2H_4.

Lüssem: Dissertation, Bonn 1885.
Hermann, L.: Archiv Anat. u. Physiol. 1864, pag. 535 und Experim. Toxikologie. pag. 276.
Eulenberg: Gewerbehygiene, pag. 390.

Bei den älteren physiologischen Versuchen, die mit diesem Gas angestellt und beschrieben sind, muss man daran denken, dass durch die Bereitungsart das erhaltene Produkt Kohlenoxydhaltig und dass diese Zumengung bei den beobachteten Giftwirkungen hauptsächlich betheiligt war. Die früher geübte Herstellungsweise: Erhitzen von 1 Theil Alkohol mit 6 Theilen concentrirter Schwefelsäure bei 160 bis 170° C. lieferte ein sehr unreines Präparat (SO_2, Aether, CO). Gerade die Reinigung von dem Kohlenoxyd durch Kupferchlorür gelingt nur ganz unvollständig. — Jetzt bereitet man Aethylen durch Zersetzung von Aethylenbromid mit Zink. —

Aethylen hat das specifische Gewicht 0,978: der Absorptions-Coefficient für Wasser ist bei 0° C. 0,256, bei 10° C. 0,184, bei 20° C. 0,15. —

Praktische Bedeutung hat das Aethylen nicht: in den Steinkohlengruben findet es sich in geringen Mengen. Im Leuchtgas ist es zu 4 bis 5% enthalten.

Aethylen hat in hoher procentischer Menge eingeathmet deutlich narkotische Wirkung. Bei 70 bis 80 Volumprocent zu 20 Sauerstoff kommt es nach anfänglichen Erregungszuständen zu tiefer, durch

Gehörsreize nicht unterbrechbarer Betäubung, während welcher die Athmung verlangsamt ist. Die Erholung ist in wenigen Minuten vollständig. Die bei Thieren beschriebene besondere Röthung der Schleimhäute ist zweifellos durch zugemischtes Kohlenoxyd verursacht. Als das Resultat von Selbstversuchen (Lüssem) wird erzählt, dass man gegen den unangenehmen an Phosphor erinnernden Geruch (?) bald abgestumpft wird. Zuerst kommt Druck im Kopf, geringe Vermehrung der Respirationsfrequenz, Schläfrigkeitsgefühl, darnach Muskelschwächung, Schwindel, unsicherer Gang. Die Erholung ist in frischer Luft nach wenigen Minuten vollkommen.

Zu 30 bis 40% der Athmungsluft beigemischt, machte es nur noch geringe Wirkung. Fester dauernder Schlaf wurde darnach nicht mehr gesehen. Das sehr deutlich ausgebildete Erregungsstadium dauerte lang an. Der Puls ging in die Höhe. Eine leichte rauschähnliche Erregung verschwand schnell in frischer Luft.

Von einer erkennbaren Einwirkung auf das Blut wurde in besonderen Versuchen nichts gesehen.

III. Acetylen: C_2H_2.

Literatur:

Eulenberg: Gewerbehygiene, pag. 399.
Liebreich und Bistrow: B. B. 1868, pag. 220.
L. Hermann: Experim. Toxikologie, pag 114.
Rosemann: A. e. P. Ph. 36 (1895), pag. 179.

Acetylen findet sich in geringer Menge im Leuchtgas (0,06%). Weiter entsteht es bei unvollständiger Verbrennung der Dämpfe verschiedener organischer Substanzen[1]): so war die Verbrennung des Leuchtgases nach Rieth eine Darstellungsmethode für Acetylen. Dieses Gas ist darum in den Verbrennungsprodukten heruntergeschlagener Bunsenbrenner, russender Gas-, Petroleumlampen enthalten. Der eigenartig unangenehme Geruch solcher Flammen rührt vom Acetylen her.

In den letzten Jahren hat Acetylen grosse praktische Bedeutung dadurch erlangt, dass man Calciumcarbid (CaC_2) technisch sehr billig zu produciren gelernt hat. Dieses Carbid, das sich mit Wasser glatt zu Aetzkalk und Acetylen umsetzt, wird für Herstellung des Acetylens im Grossen (zu Beleuchtungszwecken, Carburirung kohlenstoffarmer Gasgemenge) jetzt schon sehr ausgedehnt benützt. Dieses Acetylen aus dem käuflichen Calciumcarbid hergestellt, enthält kleine Mengen von H_2S und PH_3, von Schwefelcalcium und Phosphorcalcium herrührend (aus den schwefelsauren und phosphorsauren Salzen des Kalkes), welch letztere Beimengungen dem Gase dieser Abstammung einen sehr charakteristischen Geruch verleihen. Von beiden Beimengungen ist das Acetylen durch Waschen leicht zu befreien (Waschflaschen mit Bleizucker und mit Kupfervitriol). Im Uebrigen ist (nach Rosemann) das ungereingte Acetylen nicht wesentlich anders auf Thiere wirksam als das reine Gas, ein Beweis, dass H_2S und PH_3 nur in minimalen Mengen vorkommen.

---

[1]) Eulenberg (Gewerbehygiene) gibt an, dass Acetylen bei Fäulniss entstehe: dies ist aus chemischen Gründen wenig wahrscheinlich: eine Bestätigung dieser Angabe habe ich nirgends gefunden.

Nach früheren Angaben (**Eulenberg**: Gewerbehygiene, pag. 399) sollte schon 1 volprocent rasch anästhesirende Wirkung äussern: besonders schwer sollte auch die Athmung angegriffen werden (Asphyxie: der Herzschlag überdauere die Respiration). — Nach den neuesten Versuchen mit reinem Gas (**Rosemann**: A. e. P. Ph. 36 [1895], pag. 179, **Frank** und **Weyl**) sind so kleine procentische Acetylenmengen ganz gleichgültig: erst sehr hoher Procentgehalt der geathmeten Luft macht deutliche Erscheinungen (15 bis 20 und mehr volprocent). Die Thiere (Katzen) werden nach etwa $^1/_2$h schläfrig, benommen, unsicher in der Haltung: vollständiger tiefer Schlaf war aber erst nach mehrstündiger Einwirkung eingetreten. Manche Thiere zeigten in diesem Stadium Erbrechen. — Noch später kommen Anfälle von Dyspnoe mit starker allgemeiner Aufregung: die Anfälle wechseln mit ruhiger Betäubung, die Athmung wird nach und nach flacher, unregelmässig, die Thiere starben in voller Betäubung und Lähmung. — Besonders hebt noch **Rosemann** bei seinen Versuchen hervor, dass das Blut durch Acetylen nicht erkennbar verändert wird.

Die Angabe (B. B. 1868, pag. 220), dass Acetylen mit Hämoglobin eine Verbindung eingehe, die weniger fest sei als die Verbindung mit Kohlenoxyd, ist in der experiment. Toxikologie von **Hermann**, pag. 114, als irrthümlich erwiesen.

Anhang.

Die Kohlenwasserstoffe mit 3 C-Atomen im Kern sind nicht näher untersucht. — Allylen, C_3H_4 (das Methylacetylen?) soll wie Acetylen wirken. —

Auch von den Kohlenwasserstoffen mit 4 C-Atomen Butan, Butylen ist ausser kurzen Angaben von **Richardson** nichts bekannt.

Pentan C_5H_{12} soll neben Hexan und Heptan im Benzin vorhanden sein. Auch von Pentan behauptet **Richardson**, dass es kurz dauernde Anästhesie erzeuge. Wahrscheinlich hat **Richardson** das secundäre Pentan benützt. (Siedepunkt 33° C. — das primäre siedet bei 37° C.) —

Ein tertiäres Amylen, das sogenannte **Pental** hat schon wiederholt in der Chirurgie als praktisch angewendetes Betäubungsmittel eine Rolle gespielt: seine Besprechung folgt im nächsten Paragraphen.

Von den höheren Kohlenwasserstoffen (Paraffine und Olefine) wissen wir ausser dem in § 99 referirten nichts Einzelnes. —

Der Caprylwasserstoff soll nach einer Mittheilung von **Richardson** (Medical Times 1867) betäubend wirken nach sehr langem und heftigen Excitationsstadium.

§ 102. **Pental — Amylen.** C_5H_{10}.

Literatur:

von Mering: Referat in Pharmac. Central-H. 1891.
Holländer: Therap. M.-H. 1891. Oktober und 1892 Januar.
Breuer und Lindner: Wien kl. Wochenschr. 1892, Nr. 3 u. 4.
Kossa und Neumann: Oester. Ungar. Vierteljschr. f. Zahnheilk., April 92.
Holländer: Journal Zahnheilkunde, April 92.
Hattyasy: ibidem. VI. Nr. 45.
Sick: Deut. medic. Wochenschr. 1893.

Unter dem Namen Pental ist ein Amylen vor einigen Jahren als Betäubungsmittel für kurzdauernde Narkosen in Gebrauch gewesen. Pental ist das gewöhnliche Fuselöl-Amylen, das aus Amylalkohol durch Abdestilliren über Zinkchlorid (unter Umlagerung des Molekuls) gewonnen wird. Zur Reinigung schüttelt man es in der Kälte mit Schwefelsäure (2 vol H_2SO_4 + 1 vol H_2O), die es aufnimmt, giesst ab, verdünnt mit Wasser und destillirt. Das Destillat besteht aus Amylen und Amylenhydrat, welch letzteres beim Erhitzen mit Schwefelsäure ebenfalls reines Amylen liefert. Durch fraktionirte Destillation sind beide zu trennen. — Die Lösung des Amylens in Schwefelsäure (2 vol H_2SO_4 + 1 aqua) gibt neutralisirt und destillirt Amylenhydrat (Beilstein: I, pag. 146 u. 246). — Pental, Trimethyläthylen $\begin{matrix}CH_3\\CH_3\end{matrix}\!>\!C = C\!<\!\begin{matrix}H\\CH_3\end{matrix}$, ist eine wasserhelle Flüssigkeit vom Siedepunkt 38° C. Die Dichte beträgt bei 0° C. 0,678, bei 37° C. 0,633. Es ist sehr feuergefährlich, bildet Knallgas wie Aether, brennt angezündet mit leuchtender Flamme. Es mischt sich in jedem Verhältniss mit Alkohol, Aether, Chloroform: in Wasser ist es fast unlöslich.

Es wurde zu Inhalationen gewöhnlich (wegen der schnellen Verdunstung) mit dem Junker'schen oder Schröder'schen Apparat applicirt. Eigenartig ist der Geruch, an Senföl und Petroleum erinnernd, wegen dessen es den Patienten unangenehmer wie Chloroform oder Bromäther vorkommt.

Die Narkose tritt schnell auf: bei einzelnen Patienten nach 40 bis 50 Sekunden, bei den meisten nach $1^1/_4$ Minuten, selten erst nach 2 bis $2^1/_2$ Minuten. Das Erkennen der eingetretenen Betäubung verlangt einige Erfahrung, da die Reflexe nicht vollständig erlöschen, auch die Muskeln nicht immer gelähmt werden (doch wird der erloschene Cornealreflex benützt). Als Zeichen der fertigen Narkose gelten: die eintretende Pupillenerweiterung, eine eigenartige Starrheit des Blickes, Strecken der Beine und Hintenüberfallen des Kopfes, endlich die Dauer der Narkose und die Menge des verbrauchten Pentals ($1^1/_2$ Minuten, 10 gr).

Die Schmerzempfindung erlischt vollständig und ist auch während des Erwachens nicht wiedergekehrt. Eintreten und Verschwinden der Betäubung geschieht ganz allmählig. Durch Fortsetzen der Einathmungen kann man die Narkose verlängern. — Aufregung zu Anfang der Inhalationen ist meist sehr gering. Alkoholiker verhalten sich gegen Pental ähnlich wie gegen Chloroform. Füllung des Magens gibt keine Gegenanzeige für den Pental-Gebrauch. Als Folge desselben wird wiederholt wahrer Heisshunger angegeben. Uebelkeit und Erbrechen ist bisher nicht vorgekommen. Nach den ersten Mittheilungen ist die Herzaktion so gut wie unberührt, dagegen wurde Cyanose, d. h. Insufficienz der Athmung beobachtet. — Contraktionen einzelner Muskeln, wie z. B. der Kaumuskeln bei Chloroform oder Bromäther, ist nicht gesehen.

Der nähere Verlauf von drei rasch nach einander vorgekommenen Todesfällen weist dahin, dass beim Menschen die Athmung zuerst und am schwersten ergriffen wird. — Weiter sind Krämpfe, besonders Opisthotonus beobachtet worden (bei Kaninchen viel stärker!). Sodann ist Kribbeln in Händen und Füssen bei einzelnen Narkosen in solcher Intensität aufgetreten, dass von Fortsetzung der Narkotisirung Abstand genommen werden musste. — Die geringe Herzwirkung ist schon erwähnt: indess wird auch von Abschwächung und Minderung des Pulses bei Einzelnen berichtet.

Die Frage, ob das Pental ein brauchbares Anästhesirungs-Mittel ist, steht jetzt schon bei den Praktikern wie mir scheint nicht mehr zur Diskussion: man hat es wieder verlassen. Schon einmal[1]) war es aufgenommen und wegen einiger Todesfälle wieder aufgegeben worden. Verdächtig sind die starken Krampfanfälle bei Thieren, die auch bei Menschen wiederholt beobachtet sind. Weiterhin ist ein schlimmes Zeichen die Pupillenerweiterung, insofern sie als Vorbote der beginnenden Erstickung gedeutet werden muss. — Die üblen Zufälle werden auch als Folge unrichtiger Anwendung ausgelegt: man soll die Pentaldämpfe langsam zuführen: nie zu viel auf einmal in die Maske giessen! — Die günstigen Punkte bei der Verwendung des Pentals sind seine heroische Wirkung auf das nervöse Centralsystem und das rasche Verschwinden der Narkose nach Aussetzen der Inhalation.

Die Behandlung einer eingetretenen Vergiftung besteht natürlich nur in kräftiger Einleitung der künstlichen Athmung.

§ 103. Die Alkohole. Allgemeines.

Orientirende Versuche über Differenzen in der Wirkung von fetten Alkoholen verschiedener Constitution haben Schneegans und von Mering beschrieben (Therap. M.-H. 1892 Juli pag. 327). Als Resultate ihrer Versuche haben sie die allgemeinen Sätze aufgestellt: Die primären Alkohole wirken weniger betäubend als die secundären, letztere weniger als die tertiären. Bei den tertiären Alkoholen zeigt sich ein wesentlicher Unterschied in der Wirkung darnach, ob Methyl- oder Aethylgruppen im Molekul vorhanden sind. Die narkotische Wirkung tritt bei den Methylcarbinolen nur schwach, unverhältnissmässig stärker bei den Aethylcarbinolen auf (vergl. auch Sulfone).

Im Einzelnen sind von den primären Alkoholen der Methyl-, Aethyl-, Propyl-, Butyl- und Isoamylalkohol mit dem Ergebniss untersucht, dass bei diesen Körpern mit zunehmendem Molekulargewicht die schlafmachende Wirkung zunimmt. Vom Propylalkohol wirken 9 gr, vom Butylalkohol 7 gr tödtlich auf Kaninchen (vergl. folgenden Paragraphen). Von den secundären Alkoholen ist das Dimethyl-, das Methyläthyl- und das Diäthylcarbinol (secundärer Propyl-Butyl-Amyl-

[1]) Snow (Lancet 1856, II, Nr. 26) hat die Wirkung auf den Menschen zuerst studirt.

Alkohol) untersucht. Die beiden letzten wirken deutlich intensiver als der secundäre Propylalkohol: schon 2 gr machen Unsicherheit des Ganges, Taumeln, Halbschlaf. —

Von den tertiären Alkoholen ist das Trimethyl-, das Dimethyläthyl- und das Triäthylcarbinol (der tertiäre Butyl-, Amyl-, Heptyl-Alkohol-) an Kaninchen verwendet. Das Trimethylcarbinol macht zu 4 gr beim Kaninchen binnen einer Stunde Schlaf. Viel intensiver wirkt der tertiäre Amylalkohol (Amylenhydrat), der ja beim Menschen als Schlafmittel gebraucht und in einem besonderen Passus später noch abgehandelt ist. Schon 2 gr machen binnen 15 Minuten tiefen, Stunden lang anhaltenden Schlaf. Noch ausgesprochener werden Kaninchen vom Triäthylcarbinol angegriffen. 1 gr ist eine starke hypnotische Gabe, bei der Athmungsstörungen beobachtet werden. Kleinere Dosen wirken stark erregend.

§ 104. Die primären Alkohole.

Die gewöhnlichen Alkohole der Fettreihe von der Formel $C_nH_{2n+2}O$, Methyl-, Aethyl-, Propyl-Alkohol etc. sind im Grossen und Ganzen Körper von geringer Giftigkeit. Durch viele Versuche ist die Regel gefunden, dass die Intensität der Wirkung mit dem Atomgewicht zunimmt: nur der Methylalkohol macht davon eine Ausnahme: er zeigt sich bei wiederholter Anwendung giftiger als alle übrigen Alkohole. — Die Behauptung, dass die Wirkung der Alkohole mit höherem Molekulargewicht langsamer eintrete, scheint mir nicht sicher bewiesen. — Für den Oenanthyl- und Caprylalkohol ist (von den reinen unvermischten Substanzen) wieder geringere Giftigkeit behauptet. Werden aber kleinere Mengen derselben in Aethylalkohol gelöst angewendet, so zeigen sich diese kleineren Quantitäten von stärkerer Wirkung als grössere Mengen für sich allein. Es ist also wahrscheinlich nur die geringere Löslichkeit dieser höheren Glieder der Alkoholreihe daran Schuld, dass ihre starke Giftwirkung nicht in allen Versuchsanordnungen klar zu Tage tritt. — Die Untersuchungen über die verschiedenen Alkohole stammen von Richardson, weiter von Rabuteau, dann von Dujardin-Beaumetz et Audigé. Ein sehr eingehendes Referat ist von Sten Stenberg im 10. Band des Archivs für exp. P. Ph. pag. 356 gegeben, worauf ich hiermit verweise. — Auch durch Injektion in die Venen ist die verschiedene Giftigkeit der Alkohole neuerdings wieder experimentell geprüft von Joffroy und Servaux (Semaine medic. 1895 pag. 346) und das sogen. Richardson'sche Gesetz — zunehmende Giftigkeit mit Erhöhung des Molekulargewichtes — bestätigt gefunden. —

Vergleiche auch den vorigen Paragraphen und darnach § 110.

§ 105. Methylalkohol, Holzgeist CH_3OH.

Holzgeist ist eine dem gewöhnlichen Alkohol sehr ähnliche Flüssigkeit: Siedepunkt 67° C.

I. Untersuchungen über diesen Alkohol haben Dujardin-Beaumetz und Audigé in ihrer Arbeit: Recherches expérimentales sur la puissance toxique des alcools, Paris 1879 (oder 1880?) veröffentlicht (siehe § 104). Neuerdings ist derselbe von Pohl: A. e. P. Ph. 31 pag. 281 ff. und von Joffroy und Servaux (siehe unten) studirt. —

Die Untersuchungen von Pohl haben gezeigt, dass der Methylalkohol ganz ähnlich wie der Aethylalkohol akut berauschend wirkt. Es sind für die Hervorbringung deutlicher Lähmungssymptome sogar grössere Gaben als vom Aethylalkohol nothwendig (z. B. 12 gr Methylalkohol machen auf Kaninchen noch keine sichtbare Wirkungen, während 7 gr Aethylalkohol schon Taumeln, 12 gr stundenlangen tiefen Schlaf erzwingen. Therap. M.-H. 1892 pag. 327). Es ist desshalb auch nach dieser akuten Wirkung der Methylalkohol für viel weniger giftig als der Aethylalkohol bezeichnet worden. Der Methylalkohol wirkt aber viel länger nachhaltend und einige Gaben, innerhalb weniger Tage gereicht, können unter zunehmender Somnolenz am 3. bis 4. Tage durch die Erscheinungen der Athmungslähmung tödten. Während die anderen Alkohole (auch Amylalkohol) bei Thieren selbst in berauschenden Gaben wiederholt durch Wochen und Monate lang gegeben werden können, ohne tiefere anatomische und funktionelle Störungen zu machen, wird der Methylalkohol in 2tägigen Intervallen gereicht, kaum durch einige Wochen ertragen: die Thiere sind fortgesetzt comatös, fressen nicht mehr und gehen, auch wenn dann die Zufuhr des Holzgeistes unterbrochen wird, zu Grunde. Als typischer Sektionsbefund wird intensive Leberverfettung (37 % gegen 16 % normaler Aetherauszug) angetroffen.

II. Charakteristisch für den Methylalkohol ist, dass nach Darreichung desselben immer eine gewisse Menge von ameisensaurem Salz im Harn erscheint. Die Umsetzung dieses Alkohols verläuft also im Organismus so, dass ein beträchtlicher Antheil zu Ameisensäure oxydirt und von dieser selbst eine gewisse Portion im Harn ausgeschieden wird. Es ist damit für das Schicksal des Methylalkohols ein principieller Unterschied gegenüber dem Aethylalkohol (und wahrscheinlich auch den übrigen) erwiesen, welch letzterer glatt bis zu CO_2 und H_2O oxydirt wird.

Neuerdings haben auch Joffroy und Serveaux (Archiv. de méd. exp. No. 4 pag. 473) auf die hochgradige Giftigkeit des Methylalkohols, d. i. auf die lange Nachwirkung der gereichten Mengen und die dabei erscheinende tiefe Temperatursenkung (und Coma) aufmerksam gemacht. Bei intravenöser Injektion kann es zu hämorrhagischer Entzündung des Magens und Darms kommen. Auf die Reflexe soll er schwächer als Aethylalkohol wirken (Corneal-Reflex bei tiefer Intoxikation).

Von den dem Methylalkohol nahestehenden Körpern liefern Methylacetat, Formaldehyd und Methylamin gleichfalls Ameisensäure im Harn, nicht aber thut dies Aceton — woraus von Pohl der Schluss gezogen wird, dass bei der Oxydation des Acetons im Thierkörper keine Methylgruppen abgespalten werden.

§ 106. Aethylalkohol. Alkohol. C_2H_5OH.

Im Nachfolgenden soll eine kurze Darstellung unserer jetzigen Kenntnisse über die physiologischen Wirkungen des Alkohols zu geben versucht werden. Vielleicht gehört das hier Gebrachte grösstentheils zum Lehrgebiete der Physiologie: für das Gesammtbild aller Wirkungen ist es nothwendig.

I. Der Alkohol verändert örtlich die Haut, die Schleimhäute, das subcutane Bindegewebe, wahrscheinlich wesentlich dadurch, dass er diesen Theilen Wasser entzieht. Auf die Haut ist er als Heilmittel (bei Furunkeln) viel applicirt worden: er dringt langsam ein: die Haut wird hyperämisch, Wärmegefühl stellt sich ein. Darnach schrumpfen die so behandelten Theile. Auf Schleimhäuten machen schon Verdünnungen von 20 bis 30% Brennen und Reizungserscheinungen: höhere Concentrationen Aetzung und Schmerzen. Es treten darnach die bekannten Abwehreinrichtungen in Thätigkeit: vermehrte Secretion u. s. w. —

Alkoholige Lösungen durchdringen langsam die Epidermis. Es ist darum beim Arbeiten mit Lösungen giftiger Substanzen Vorsicht nothwendig.

Im subcutanen Zellgewebe macht 50procentiger Spiritus sehr heftige Reizung: dünnere Lösungen verursachen immer noch unangenehme Sensationen. Man soll darum spirituöse Lösungen nur im Bedürfnissfall subcutan gebrauchen. Bekannt und viel benützt in der analytischen Chemie ist die eiweissfällende Wirkung starken Alkohols: die Wirkung beginnt bei einem Alkohol-Gehalt von etwa 21 procent. — Dieser Gehalt (22% ist von **Bucholtz**: A. e. P. Ph. 4 pag. 58 angegeben) tödtet Bakterien: deren Entwicklung wird aber schon von geringen Concentrationen (2—3%) verlangsamt.

II. Von viel höherer Bedeutung ist die **allgemeine resorptive Wirkung** des Alkohols. Der Alkohol wird von allen Schleimhäuten sehr rasch resorbirt, so dass schon in einigen Minuten die Wirkung bemerkbar wird. — Zur Beurtheilung des ganzen Verhaltens sind folgende Einzelheiten zu diskutiren (wozu bemerkt wird, dass zunächst nur die Wirkungen mittlerer und kleiner Gaben besprochen werden sollen):

a) Der **Alkohol** wird im **Organismus verbrannt**. Die Unsicherheit, die früher über das Schicksal des Alkohols bestand, ist jetzt definitiv geklärt durch die Untersuchungen von **Binz**, **Heubach**, **Bodländer** (vide A. e. P. Ph. 6 pag. 287 und **Pflügers** Archiv 32 [1883] pag. 398 etc.), die definitiv bewiesen haben, dass nur wenige Procente des aufgenommenen Alkohols durch die Lungen (1,2%) und durch die Nieren (1,6%) ausgeschieden werden. Diese Zahlen sind etwas modificirt durch **Strassmann** (**Pflügers** Archiv 49 [1891] pag. 315 hier 327), der die Lungenausscheidung etwas höher fand: Nieren 1,7; Lungen 6.4%: — (siehe daselbst die Methodik des Nachweises!). Ueber den Ort und die Art der Umsetzung des Alkohols im Körper wissen wir nichts zuverlässiges. Aeltere Versuche von **Schulinus** (Archiv Heilk. 7 [1866] pag. 97) geben an, die Vertheilung im Körper sei eine gleichmässige; schon vorher aber hatten **Lallemand Perrin et Duroy** (du rôle d'alc. Paris 1860) behauptet, dass der Alkoholgehalt des Gehirns grösser sei als der anderer Organe. Doch sind diese Versuche wegen der Unsicherheit der Methodik nicht als giltig anerkannt worden (vide **Strassmann** loco citato, auch **Rajewsky** in **Pflüger's** Archiv 11 [1875] pag. 122. Die von **Rajewski** (auch im normalen Organismus) gefundene, jodoformbildende Substanz ist wahrscheinlich, zum Theil wenigstens, Aceton).

Neuerdings ist die Behauptung von Lallemand Perrin et Duroy wieder zu Ehren gekommen durch die Untersuchung der Organe eines Mannes, der auf der Höhe einer schweren akuten Alkohol-Vergiftung (18 Stunden nach der Aufnahme) gestorben war. (Pauly und Bonne in Lyon médic. 85, 30, pag. 431, 1897, ref. von Heffter in Schmidt's Jahrbüchern Bd. 257). — Es waren Procente Alkohol in: Leber 0,21, Gehirn 0,47, Blut 0,33. — In den untersuchten Proben der Organe wurden noch insgesammt etwa 30 gr Alkohol aufgefunden. Eingenommen war (Selbstmordversuch) 450 gr. — Nach diesem Resultat wird auch der Alkohol (wenigstens ein Theil desselben) vom Gehirn in besonders reichlicher Menge aufgenommen: es geschieht da nach sehr wahrscheinlichem Analogieschluss seine Bindung in dem Sinne, wie dies in § 97 III., IV., V. dargelegt ist. — Ergeben Thierversuche, dass auch bei kleinen Alkoholdosen dieselbe Vertheilung geschieht, so wäre damit ein wichtiger Unterschied zwischen den Nahrungsstoffen und dem Alkohol erwiesen. —

Die Annahme von Liebig, es erfolge in gewöhnlicher Art die Oxydation zu Aldehyd, Essigsäure u. s. w. ist nicht zu beweisen und nicht zu widerlegen. Die Angabe von Albertoni, Aldehyd könne aus dem Alkohol desshalb nicht entstehen, weil letzterer sofort unverändert aus dem Körper ausgeschieden wird, enthält eine irrthümliche Voraussetzung: Aldehyd verschwindet im Stoffwechsel, wird oxydirt (siehe Aldehyd). Gréhant hat (in C. R. 120, pag. 1154) beschrieben, es sei möglich, in 1 procentiger Lösung Alkohol bis zu 4% des ganzen Blutes intravenös zu injiciren. Schon in 5 Minuten sei nur mehr $^1/_8$ des injicirten im Blut zu finden: auf dieser Höhe aber hält sich der Alkoholgehalt durch Stunden. — Dass der Ort der Application für den Verlauf der Wirkung von Einfluss sei, ist meines Wissens nicht behauptet. Es soll beim lange dauernden Einathmen der Alkoholdämpfe leicht Trunkenheit entstehen. Die Resorption vom Magen aus zwingt den Alkohol durch den Pfortaderkreislauf. Es könnte also die Leber Einfluss auf den Alkohol-Stoffwechsel haben (Fettleber). Näheres aber wissen wir nicht.

b) Der Alkohol muss natürlich bei seiner Oxydation im Körper eine bestimmte Wärme-Menge erzeugen. Die Verbrennungswärme des Alkohols ist rund 7. Bei Aufnahme von 100 gr Alkohol (1 Liter guten Weins) müssen also 700 Calorien entstehen. Da die ganze Wärmeproduktion des erwachsenen Menschen in 24^h etwa 2500 Calorien ausmacht, so beträgt die aus der obigen (grossen) Alkoholmenge entstehende Wärmequantität fast $^1/_3$ der ganzen Tagesproduktion. Dies ist zunächst von Bedeutung für den Stoffwechsel überhaupt, praktisch wichtig besonders für die Verwendung des Alkohols bei fiebernden und hungernden Patienten.

c) Der Einfluss des Alkohols auf den Stoffwechsel ist sehr vielfach untersucht: vollständig klar sind aber die hier einschlagenden Fragen noch nicht gestellt.

Ueber die gasförmigen Ausscheidungen enthält die reichhaltige ältere Literatur die direktesten Widersprüche. Von den neueren Autoren seien hier genannt: Böck und Bauer: Zeitschr. Biologie 10, pag. 361. Bodländer und Füth: Zeitschr. klin. Medicin 11 (1886), pag. 548. Geppert: A. e. P. Ph. 22, pag. 367. Zuntz und Berdez: Fortschritte d. Medicin 1887. Das wesentliche Ergebniss der neueren Versuche ist, dass mässige Gaben Alkohol einen in Betracht kommenden Effekt auf die Sauerstoffaufnahme nicht äussern: in manchen Versuchen zeigt sich die O-Zehrung um 3 bis 4% gesteigert — eine fast noch an die Grenze der Versuchsfehler fallende Grösse. Es geschieht also keine wesentliche Aenderung der Oxydationen im Organismus. — In einem Versuch, in dem die an Alkohol nicht gewöhnte Versuchsperson eine berauschende Gabe erhielt, stieg der O-Verbrauch um 25% über die Norm. — Die Kohlensäureausscheidung bleibt constant oder geht um etwas herunter. —

Bei Wolfers (Pflüger's Archiv 32, pag. 255) findet sich über den respiratorischen Quotienten (i. e. Kohlensäurevolumen dividirt durch Sauerstoffvolumen) die interessante Angabe, dass diese Verhältnisszahl nach Alkohol-Aufnahme kleiner wurde als vorher bei normalem Stoffwechsel und dass sie dann nach einigen Stunden wieder stieg. — Wird Traubenzucker oxydirt, so wird dasselbe Sauerstoffvolumen verbraucht, das als Kohlensäure ausgegeben wird. Aus $C_6H_{12}O_6 + 6\,O_2$ wird $6\,CO_2 + 6\,H_2O$: also vol CO_2 : vol $O_2 = 1$. — Alkohol aber gebraucht ein grösseres Sauerstoffvolumen: $C_2H_6O = 3\,O_2$ gibt $2\,CO_2 + 3\,H_2O$: d. h. 2 vol $CO_2 : 3$ vol $O_2 = 2/3$, der respiratorische Quotient wird kleiner als 1. — Auch daraus ist der Schluss zu ziehen, dass der Alkohol sofort (in den nächsten Stunden nach der Aufnahme) vollständig oxydirt wird. —

d) Auch über die Harnstoffausscheidung (Eiweisszerfall) liegen eine Anzahl experimenteller Untersuchungen vor, die entweder Verminderung oder gar keinen Einfluss ergeben haben (Hammond, Smith, Richardson). Die beiden neueren Veröffentlichungen über denselben Punkt (Fokker: Nederlandsch Tijdschr. voor G. K. 1871, pag. 125 und J. Munk: Verhandl. physiol. Gesellsch. Berlin 1878/79, Nr. 6) geben wieder übereinstimmend als Wirkung mittlerer Alkoholgaben eine geringe Verminderung der Harnstoffausfuhr an. Grössere (lähmende) Gaben erhöhen nach Munk die Eiweisszersetzung etwas (bis 10%). — Eine am Menschen endlich durchgeführte Versuchsreihe (Ström, H.: Dissert., Kopenhagen 1894: ref. Virchow's Jber. 1894, I, pag. 382) zeigte als Resultat eine geringe Steigerung des Stickstoffumsatzes. — Die gleichzeitig geprüfte Ausnutzung des Nahrungseiweisses im Darm ergab in der einen Versuchsreihe eine etwas bessere, in der zweiten eine etwas schlechtere Ausnützung als in der alkoholfreien Zeit. — Siehe auch C. von Noorden: Berlin. klin. Wochschr. 1891, Nr. 23. — Kurz erwähnt sei hier, dass die Oxydation des Benzols zu Phenol in dem mit Alkohol vergifteten Organismus beträchtlich gegen die Norm vermindert ist (Nencki und Sieber in Pflüger's Archiv 31, pag. 319).

e) Uebereinstimmend mit all diesen Thatsachen — nach denen der Alkohol sparend auf die Umsetzung der anderen Nahrungsstoffe einwirken muss — ist die weiter festgestellte Thatsache, dass als Folge längerer gleichmässiger Alkoholdarreichung Fettansatz sich einstellt. Eine derartige Versuchsreihe (Strassmann: Pflüger's Archiv 49, pag. 318) hat z. B. ergeben, dass von gleichgenährten jungen Hunden in etwas über 7 Wochen die Alkoholthiere 330 und 370 gr Fett, das Controllthier aber nur 138 gr angesetzt hatte. Interessant ist das aus vergleichenden Gewichtsbestimmungen aller Organe abgeleitete Ergebniss, dass die Leber (weniger auffallend Nieren und Pankreas) bei den Alkoholthieren schwerer als bei den Controllthieren war (4,8 gegen 4% des Gesammtkörpergewichtes [Fettleber?]). Kurz sei hier der Angabe Erwähnung gethan, dass in verdünntem Rinderblut auf Alkoholzusatz eine langsamere Reduktion des Oxyhämoglobins durch Zinnoxydulnatron eintrat als ohne Alkoholzusatz. — Natürlich ist der naheliegende Schluss der Verlangsamung der Oxydation durch Alkohol nicht mit Sicherheit auf die natürlichen Verhältnisse zu übertragen. Bonwetsch: Dissertation, Dorpat 1869. —

f) Im Anhang zum Stoffwechsel ist über die Aenderungen im Wärmehaushalt durch Alkohol folgendes zu sagen. Die früher aus der subjektiven Empfindung des „Warmwerdens" nach Alkoholgenuss gefolgerte Irrlehre, der Alkohol müsse die Körpertemperatur erhöhen, ist lange widerlegt: in neuerer Zeit besonders durch die Binz'sche Schule. (Binz: Berl. kl. Wschr. 1869, pag. 334. Bouvier: Pflüger's A. 2, pag. 370. Daub: A. e. P. Ph. 3, pag. 260. Strassburg in Virchow's A. 60, pag. 471.) Kleine Mengen, die aber schon subjektiv im Magen das Gefühl der Erwärmung machen, sind beim Gesunden ohne erkennbare Einwirkung auf die Rectumtemperatur. Mittlere Gaben (um 40 bis 50 gr) machen schon einen deutlichen Temperaturabfall von etwa 0.3 bis 0,5° C. Auf berauschende Mengen folgt eine starke Temperatursenkung, die bei ausgesprochener Lähmung mehrere (selbst über 10) Grade betragen kann (siehe Vergiftung). —

Die nächstliegende Erklärung für die anfängliche geringe Temperatursenkung wird genommen aus der Gefässerweiterung in der Haut, die selbst wieder als direkte Alkoholwirkung gilt. Diese Erweiterung der Hautgefässe ist objektiv erkennbar aus der deutlichen Röthung der Haut, subjektiv aus dem Wärme- bis Hitzegefühl, das besonders im Gesicht, aber auch an anderen Körperstellen auffällt. Die Haut des Gesichtes und Halses werden als die stärkst gerötheten Partien beschrieben. Versuche, die hier über die Oberflächentemperatur mit einer thermoelektrischen Vorrichtung angestellt worden sind, haben die ganze Hautoberfläche als höher temperirt erwiesen. — Calorimetrische Versuche über die Wirkung des Alkohols kenne ich nicht. Man nimmt allgemein als sehr wahrscheinlich eine vermehrte Wärme-Abgabe an und bezicht das Sinken der Binnentemperatur in einfachster Weise darauf. — Bekannt und vielfach besprochen ist der Gebrauch alkoholiger Getränke, um unter ungünstigen äusseren Bedingungen das subjektiv angenehme Gefühl erhöhter Hautwärme hervorzubringen. — Ueber die auf grosse Alkoholgaben folgenden tiefen Temperatursenkungen siehe Vergiftung. — Die Benützung des Alkohols als Fiebermittel ist bekannt. — Die Erweiterung der Hautgefässe wird als Lähmungserscheinung (des vasomotorischen Centrums) erklärt. (Vergleiche § 97. XIV.)

g) Nicht so bestimmt wie in den bisher besprochenen Punkten ist die jetzt gültige Ansicht der Autoren über die Wirkung des Alkohols auf Herz und Athmung. Die unbefangene ärztliche Beobachtung zwar kann nicht anders schliessen als dass dem Alkohol, wenigstens in gewissen pathologischen Zuständen eine rasche und günstige Einwirkung auf die geschwächte Herz- und Athmungsthätigkeit zukommt. Einige Esslöffel guten Weins einem in schwerem Collaps liegenden Patienten mit kaum fühlbarem Puls, flacher fast erloschener Athmung, blassem kalten Gesicht gegeben, lassen schon in einigen Minuten die Wangen sich röthen, den Puls voller, die

Athmung tiefer und regelmässiger werden. — In der Werthschätzung des Alkohols als eines ausgezeichneten Erregungsmittels bei Collapszuständen stimmen die vortrefflichsten Aerzte aller Zeiten so einstimmig überein, die eigene Beobachtung macht einen so überzeugenden Eindruck, dass die fast allgemeine Annahme einer Erregung von Herz und Athmung durch Alkohol berechtigt erscheint. — Dass man am gesunden, normal funktionirenden Herzen die stimulirende Wirkung des Alkohols nicht sicher erweisen kann, bildet keinen Gegenbeweis; denn auch von der allgemein als Herzmittel anerkannten Digitalis sieht man die Herzwirkung deutlich nur am kranken insufficient arbeitenden Herzen. — Man hat die excitirende Wirkung des Alkohols als reflektorisch entstehend gedeutet: sie sollte durch Reizung und Hyperämisirung der vom Wein direkt berührten Schleimhäute zu Stande kommen. Ist dies die zutreffende Erklärung, dann gibt es sicher unter den Excitationsmitteln keines, das subjektiv so angenehm und bequem für den Kranken ist, als der Alkohol. — Kurz sei das hieher gehörige experimentelle Material erwähnt. — Nach Maki (Dissert., Strassburg 1884, dort Literatur) verursachen kleine Alkoholmengen, dem ins Herz eingeleiteten Blut zugemischt eine geringe Steigerung des Blutdrucks: die Contraktionen werden etwas energischer, der Puls beschleunigter. Auch an dem durch Kupfer geschwächten Froschherzen ist Erhöhung des Blutdrucks und der Herzarbeit zu constatiren. Das gleiche gelang an dem durch Kupfer vergifteten Säugethier. — Grosse Alkoholmengen verursachen Senkung des Blutdruckes und Verlangsamung des Pulses. — Binz und seine Schüler (Heinz: Dissertation, Bonn 1890, Binz: Centrbl. klin. Medic. 1891, Nr. 1) haben an Thieren die Steigerung der Athmungsgrösse als Alkoholwirkung erwiesen. Auch aus den Respirationsversuchen von Geppert und Zuntz ist dasselbe herauszulesen. — Jaquet, der die Thatsache zugesteht, hat diese Wirkung als eine reflektorische, durch Magenreizung ausgelöst angesprochen (Archives de Pharmakodynamie II, 1895, pag. 107). Darauf ist in einer sehr ausführlichen bei Binz ausgeführten Untersuchung von Wilmanns (Pflüger's Archiv 66, pag. 167) die erregende Aktion des Alkohols auf die Athmung mit zahlreichen neuen Versuchen gestützt. Schon 10procentiger Spiritus bringt vom Magen aus diese Wirkung hervor, die nach einer viel stärker reizenden Senföllösung ausbleibt. Die zahlreichen Einzelheiten sind im Original einzusehen.

h) Die Wirkung des Alkohols auf die Verdauung ist kurz dahin zu definiren, dass grosse Mengen die Verdauungsvorgänge verzögern und selbst vollständig suspendiren können. Kleine Mengen der gewöhnlichen alkoholigen Getränke aber haben sicher keinen nachtheiligen, wahrscheinlich aber einen begünstigenden Einfluss auf die Verdauung. Die an Millionen von Menschen gewonnenen Erfahrungssätze, dass zu den Mahlzeiten zugesetzte kleine Mengen Wein durch Jahre bei bestem Wohlbefinden ertragen werden, dass durch kleine Zugaben von Wein (oder Bier) geradezu eine Anregung des Appetites erfolgt, dass gewisse Entfettungskuren den Alkohol bei den Mahlzeiten verbieten, um eine geringere Nahrungsaufnahme zu erzwingen, beweisen ausreichend den zweiten Theil des oben ausgesprochenen allgemeinen Satzes. — Die frühere Literatur über diesen Punkt (Cl. Bernard, Buchner . .) ist bekannt und allgemein citirt. Von neueren experimentellen Untersuchungen will ich hier die Versuchsergebnisse von Wolffhardt (Münch. med. Wochschr. 1890, Nr. 35), der unter Penzoldt und Fleischer nach der Ewald'schen Expressionsmethode am Menschen experimentirt hat, referiren. Kleine Mengen Roth- oder Weisswein vor oder während der Mahlzeit genommen beschleunigen die Verdauung und vermehren die Salzsäuremenge. Reiner Alkohol und Cognac wirken theilweise verzögernd, besonders auf die Amylaceen-Verdauung. Ueber die Einzelerklärung der verschiedenen beobachteten Thatsachen sehe man das Original.

i) Auch über den Einfluss des Alkohols auf die Muskelarbeit sind experimentelle Untersuchungen vorhanden. Nach Frey (refer. in Centrbl. innere Medicin 1896, Nr. 38) sollte der Alkohol auf den bereits ermüdeten Muskel erregend, auf den nicht ermüdeten bei Beginn der Arbeit lähmend wirken. Ganz kürzlich berichtete Versuche von Destrée, der wie Frey mit einem Ergographen (von Mosso) experimentirt hat (cf. Journ. méd. de Bruxelles ref. Centrbl. Inn. Medicin 1898. Nr. 29) haben das Ergebniss, dass der Alkohol allemal von günstiger Wirkung auf die Arbeitsleistung sei (siehe unten Kräpelin), dass aber diese Begünstigung nur sehr kurze Zeit anhalte und bald die lähmende Wirkung hervortrete.

k) Die Wirkungen des Alkohols aufs Centralnervensystem sind bis vor kurzer Zeit allgemein so gedeutet worden, wie dies jetzt noch alle Laien thun, dass kleine Gaben Erregung, grosse Lähmung machen. Erst in der letzten Zeit ist dieser Auffassung von einzelnen Aerzten widersprochen und die Meinung aufgestellt worden, dass alle Alkoholwirkung auf die nervösen Centra Lähmung sei. — Von experimentellen Untersuchungen zu diesem Punkte sind zuerst die Arbeiten über Beeinflussung der „Reaktionszeit" durch alkoholige Getränke zu nennen. — S. Exner hat beobachtet (Pflüger's Arch. 7, pag. 601 ff.), dass bei seinem Versuchs-Individuum nach 2 Flaschen Rheinwein (150 gr Alkohol!), wovon die erste in 15, die zweite in 17 Minuten getrunken wurde, eine Verlängerung der Reaktionszeit von 0.19 auf 0,29 Sekunden constatirt werden konnte (2 Stunden nach Beginn des Trinkens). Dietl und Vintschgau (Pflüger's Archiv 16, pag. 316, hier pag. 382) haben gleichartige Versuche mit Alkoholgaben, die nicht so schwer berauschend waren, durchgeführt: sie geben an, dass nach kleineren Mengen für eine gewisse Zeit eine Verkürzung der Reaktionszeit eintrat, die bei langsamem Weingenuss länger andauerte. Erst wenn grössere Mengen rasch getrunken wurden, dann war alsbald eine namhafte Verlängerung der Reaktionszeit zu constatiren. — Auffallend ist eine Angabe von Fröhlich (Citat vide Geruchsinn), dass die Feinheit des Geruchsinnes und besonders die Schnelligkeit der sicheren Unterscheidung verwandter Gerüche schon auf mittlere Gaben (40 gr) Alkohol beträchtlich abnehmen solle. Kürzlichst hier angestellte Versuche widersprechen diesem Befunde. Der Geruchssinn blieb nach mittlerer Alkoholgabe normal und erst nach einer grossen Gabe an einen Ungewöhnten trat dann auf allen Gebieten das Nachlassen der Schnelligkeit und Sicherheit des Urtheilsvermögens deutlich hervor (Beyermann: Dissertation. Würzburg 1898). — Umfängliche Untersuchungen „über die Beeinflussung einfacher psychischer Vorgänge durch . . . . Alkohol" (Jena 1892) hat Kräpelin veröffentlicht. Nur kurz sei daraus citirt, dass darnach die sensorischen und intellektuellen Funktionen gleich von Anfang an gehemmt, die motorischen anfänglich gefördert, später gelähmt werden sollen. —

Mit diesen Versuchen ist natürlich nur das eingegrenzt, was von psychischen Prozessen messbar ist. Ueber die Wirkungen des Alkohols, die denselben zu dem allgemein verbreiteten Genussmittel machen, ist damit nichts ausgesagt; deren Besprechung gehört nicht in ein Lehrbuch der Toxikologie.

Kurz sei Folgendes bemerkt. Die am meisten angenommene und gebilligte Hypothese erklärt alle Alkoholwirkung auf die nervösen Centralorgane als Lähmungswirkung. Für die akute Alkoholvergiftung mittleren und schweren Grades ist das selbstverständlich zugegeben. Auch die Wirkung kleiner Mengen auf Urtheils- und Erinnerungsvermögen wird unbedenklich als Lähmung erklärt werden.

Ob aber die eigenthümliche Stimmung, die den Alkohol zum Freudenspender, Sorgenbrecher macht, als Lähmung aufzufassen ist, erscheint doch sehr zweifelhaft. Eine so ausnahmslose und gleichartige Wirkung verlangt ein bestimmtes, positives, körperliches Substrat. Nun kennen wir körperliche Zustände als Grundlage dessen, was man die Stimmung nennt, noch nicht im Einzelnen. Wir wissen nur, dass Funktionsstörungen und Erkrankungen gewisser Organe „Verstimmungen“ machen und müssen darum die gehobene Stimmung als die Folge begünstigender Einwirkung auf die Thätigkeit gewisser Organe auffassen.

Das was unbestritten der Alkohol zunächst hervorbringt ist die „gehobene“ Stimmung. Die Behauptung, zur Wirkung der gewöhnlichen Alkoholmengen gehöre der unmotivirte Umschlag der Stimmungen, von Heiterkeit zur Traurigkeit, erscheint mir nicht richtig. Solcher schnelle Umschlag kommt nur nach grösseren Alkoholmengen oder bei schon belasteten Menschen vor. Bei der überwiegenden Mehrzahl der sonst Gesunden sieht man auf kleine Gaben ausnahmslos die Besserung der Stimmung. Diese Wirkung fehlt den meisten Substanzen der Fettreihe, die im Uebrigen sehr intensive Lähmung machen. Ich sehe darum nicht, wie man der Folgerung entgehen will, für einen ganz typischen, regulären Folgezustand auch eine specifisch wirksame Ursache zu unterstellen. Um Geruch- oder Geschmacksempfindungen handelt es sich nicht: denn nur alkoholige Getränke haben die charakteristische Wirkung. Es ist darum immer die plausibelste Hypothese, eine eigenartige somatische Wirkung des Alkohols anzunehmen (Kreislauf, Stoffwechsel . . .). Daraus resultiren dann die günstigen Organempfindungen, deren unbewusstes Zusammenwirken in den Bewusstseinscentren die gehobene, fröhliche Stimmung, das stärkere Selbstvertrauen auslösen. Auf dieser Basis eines unbewusst in dem Körperlichen liegenden Gefühls von Gehobensein des Ich beruht es, dass jedem in das Bewusstseinsfeld auftauchenden Gedanken, jeder Ideenverbindung jene glückliche subjektive Färbung anhängt, die gerade dem naiven Naturmenschen den Alkoholzustand so begehrenswerth macht.

l) Anhangsweise sei der Uebergang von Alkohol in die Milch besprochen. Da das Kindesalter gegen Alkohol besonders empfindlich ist, hat die Frage grosse praktische Bedeutung. Es sei kurz auf die letzte und sorgfältige Arbeit von Klingemann (Virchow's Archiv 126 pag. 72) verwiesen. Klingemann fand nach mässigen Gaben bei Ziegen nichts, nach sehr hohen Mengen (100 bis 200 cm^3)

ganz kleine Quantitäten, 0,5 bis 1,0 gr höchstens. Am folgenden Tage war die Milch wieder alkoholfrei. Es kann also schon einmal von einer dem Trunke ergebenen Amme ein Säugling etwas Alkohol mitgeteilt erhalten. Für die grössere Schädigung aber halte ich noch den chronischen Magenkatarrh und die Stoffwechselstörungen, die immer Einfluss auf die Milchsecretion haben. — Trunkenheit der Amme wird von sehr erfahrener Seite als Gelegenheitsursache für den Ausbruch der Eklampsie des Säuglings angegeben. —

§ 107. Die akute Alkoholvergiftung.

(Mit Benützung von Seidels Darstellung in Maschka's Handbuch.)

I. Die akute Alkoholvergiftung hat nach Menge, Schnelligkeit der Aufnahme, Widerstandskraft des Betroffenen verschiedene Intensität und Schnelligkeit des Verlaufs.

Bekannt ist, dass das kindliche Alter besonders empfindlich gegen Alkohol ist — ebenso, dass sehr leicht Gewöhnung eintritt und dass darum Ungewöhnte besonders schwere Symptome zeigen. —

II. Die weniger schweren Grade der akuten Alkoholvergiftung, das Betrunkensein, ist nur in den selteneren Erscheinungsformen kurz zu besprechen. Die Zeichen der Excitation, das geröthete Gesicht, der eigenartige stiere Ausdruck der Augen (enge Pupillen), die ungemessenen und unsicheren Bewegungen, die zusammenhangslosen ungeordneten Vorstellungen, die in endloser Wiederholung vorgebracht werden und je nach dem Temperament durch aufdringliche Zuneigung oder durch leidenschaftliche Reizbarkeit die Umgebung belästigen, endlich das Abklingen in immer tiefere Lähmung und Betäubtheit bis zum völligen Stupor: — machen zusammen ein leider gut bekanntes Vergiftungsbild aus.

In einzelnen Fällen zeigen sich ausgesprochene maniakalische Delirien, die sich in ihren Aeusserungen in nichts von einem Tobsuchtsanfall unterscheiden. Bei der Seltenheit dieses Vorkommens handelt es sich wahrscheinlich um schon belastete Individuen. —

III. In den schwersten Fällen der akuten Alkoholvergiftung kommt gewöhnlich, ohne dass sonst auffallende Erscheinungen vorausgegangen sind, fast mit einem Schlage das Bild der tiefsten Lähmung zum Ausdruck. Die Befallenen stürzen zu Boden, sind vollständig bewusstlos, das Gesicht ist blass, die Pupillen meist stark erweitert, von schlechter Reaktion, bei weniger tiefer Betäubung aber auch stark verengert (und erst später sich erweiternd), die Athmung langsam, unregelmässig, auch aussetzend, ebenso die Herzaktion schwach, unregelmässig, meist ausserordentlich frequent. Willkürliche Bewegungen und Bewusstsein sind vollständig gelähmt; durch die stärksten Reize ist entweder gar nicht, oder nur kurz vorübergehend das Bewusstsein wieder etwas aufzuhellen. Das Coma dauert an, die Temperatursenkung wird immer tiefer, die sichtbaren Schleimhäute färben sich bläulich; der Tod tritt unter Athmungslähmung ein, nachdem vorher Athmung und Herzaktion immer unregelmässiger und schwächer geworden waren. — Gegen Ende geht häufig Koth unwillkürlich ab. Erbrechen kann im Anfange sich einstellen, es kommt aber auch in den späteren Stadien des tiefsten Comas vor und kann dann zum

Eintritt der Speisemassen in den Kehlkopf führen. Es ist das bei dem akuten Alkoholtod kein seltener Befund (kann aber auch z. B. durch Kohlenoxydvergiftung bedingt sein!). Tritt der Tod dann nicht sofort ein, so entstehen schwere Schluckpneumonien. —

IV. Sinken der Binnentemperatur ist eine ganz reguläre Erscheinung bei der akuten Alkoholvergiftung. Liegen die Betrunkenen etwa noch bei niedriger Aussentemperatur im Freien, so kommen die tiefsten Temperatursenkungen zur Beobachtung, die überhaupt am lebenden Menschen constatirt sind (selbst 24° C. im Rectum). — Der Sauerstoffverbrauch (wie der Gesammtstoffwechsel) erfährt in dem Stadium tiefer Lähmung allemal starke Verminderung.

Von den Menschen, die erfrieren, ist wohl ein grosser Theil betrunken: im Anfange der Alkoholwirkung ist es die Blutüberfüllung der Haut, später die tiefe Betäubung, die das Kältegefühl nicht voll zum Bewusstsein kommen lässt. —

V. Krämpfe sind bei Erwachsenen sehr selten, sollen aber (Trismus und Opisthotonus) in schwerer Form nach Seidel bei Kindern zuweilen vorkommen (vide Korn: Therap. M.-H. 1897, pag. 55).

VI. Die Dauer der Vergiftung bis zum Tode kann einige Stunden oder auch ein und mehr Tage betragen: die Kranken liegen fortgesetzt in Coma, bis sie zu Grunde gehen. Auch Remissionen sollen vorkommen bis zur völligen Wiedererlangung des Bewusstseins: darnach Rückfall und Tod. Dauert der comatöse Zustand über einen halben Tag an, so soll immer die Prognose sehr schlecht sein.

In solchen Fällen, in denen das Leben länger erhalten bleibt, können sich schwere Formen von Druckgangrän, Brandblasen, Blutungen ins Zellgewebe ausbilden. Es ist darauf zu achten und durch Umbetten der Vergifteten entgegen zu wirken.

VII. Die Mengen, die tödtlich vergiftend wirken, sind schwer zu fixiren. Es sind Berichte bekannt gemacht worden, dass Kinder von etwa 25 ccm Alkohol zu Grunde gegangen sind.

Für Erwachsene sollen 100 bis 200 ccm tödtlich sein. Die Concentration des Getränkes, die Giftigkeit der mitgenommenen Beimengungen, die Zeit, in der das ganze Quantum getrunken wird, sind jedenfalls neben der Empfänglichkeit des Individuums mit von Bedeutung.

VIII. Als charakteristisch bei der Sektion wird folgendes angegeben: die Todtenstarre dauert sehr lange, ist noch bis zum neunten Tage beobachtet worden.

Die Fäulniss soll langsam vorwärts schreiten. In den Körperhöhlen ist der Geruch des genommenen Getränkes meist deutlich ausgeprägt.

Im Magen und in Dünndarm kann man Röthung selbst Extravasationen, also Aetzungs- und reaktive Entzündungserscheinungen sehen: diese hängen natürlich von der Concentration des genommenen Getränkes und von der Empfindlichkeit des Individuums ab (Kinder).

Die grossen Venenstämme der Bauchhöhle sind stark angefüllt, Lungenödem soll nur zuweilen vorhanden sein: ebenso wird Oedem der Hirnhöhlen und Blutüberfüllung der Gehirngefässe nur als gelegentlicher nicht als regelmässiger Befund beschrieben. Zuweilen sollen auch Blutungen an den verschiedensten Stellen der Schädelhöhle beobachtet sein (Substanz des Gehirns, Hirnhäute, Ventrikel).

IX. Von der Behandlung ist etwas Specifisches nicht bekannt. Zuerst ist die Entleerung des Magens durch die Schlundsonde auszuführen, die wohl nur in den selteneren Fällen ohne allen Nutzen sein wird. —

Als das beste innerlich wirkende Erregungsmittel gegen die Alkoholbetäubung gilt Kaffeeaufguss; in schweren Fällen ist davon wohl nicht viel zu erwarten. —

Die Mittel zur Anregung der Respiration wird man gelegentlich alle versuchen müssen, so Frottiren, warme Bäder mit kalten Uebergiessungen, künstliche Respiration. Gegen die starke Abkühlung werden warme Abwaschungen, Massage, heisse Einpackungen empfohlen. Die englische Therapie verwendet gegen den Collaps Nitroglycerin (2 mgr), Digitalis, Strychnin (2 mgr). —

Weitere symptomatische Behandlung, wie Entleerung des Darms bei hartnäckiger Obstipation, der Blase bei starker Ueberfüllung, Stillung der Diarrhoe (z. B. bei Kindern nach Vergiftung mit starken Schnäpsen (Darmätzung) etc. versteht sich von selbst. — Viel angewendet werden Eingiessungen von Kochsalzwasser ins Rectum. —

§ 108. Der chronische Alkoholismus.

I. Die chronische Alkoholvergiftung zu beschreiben, ist zur Zeit der schwierigste Theil der Toxikologie. Die folgende Darstellung soll nur ein Versuch sein, in kurzer Uebersicht das zusammenzutragen, was die Praktiker als Alkoholwirkung ansprechen.

Von einer Wiedergabe der Literatur muss ich absehen. Ich verweise betreffs der einzelnen Kapitel auf die modernen Lehrbücher der Diagnostik, der inneren und der psychischen Krankheiten, der gerichtlichen Medicin, der Toxikologie, vor Allem auch auf die Literatur der Mässigkeits- und Enthaltsamkeitsbestrebungen.

II. Die bisher gemachten Versuche, alle Einzelerscheinungen des Alkoholismus aus einer Grundstörung zu erklären, haben keinen allgemeinen Beifall gefunden. Ich citire hierzu einen Aufsatz von Pohl (Prag. med. Wochschr. 1895, Nr. 40, pag. 455), worin speciell die Erklärungsversuche über die Wirkungen aufs Centralnervensystem als zur Zeit unzureichend kritisirt werden.

III. Thierversuche sind früher zahlreich ausgeführt. Sie haben manches Interessante ergeben; die Resultate sind aber wie bei allen „chronischen" Thierexperimenten nur mit grosser Einschränkung und Vorsicht auf den Menschen anzuwenden. Der chronische Alkoholismus ist wesentlich durch Beobachtungen am Menschen von den Pathologen klar gestellt. — Nur kurz sei einiges aus der Literatur zur Orientirung citirt:

Magnus Huss: aus dem Schwedischen von van dem Busch. Stockholm und Leipzig 1852; eine berühmte Monographie.

Duchek: Prag. Vierteljahrsschr. 1853.

Magnan: de l'alcoolisme. Monographie. Paris 1874.

Ruge: Virchow's Archiv 49. pag. 252.

A. Baer: Der Alkoholismus . . . Berlin 1878.

Payne, J. Fr.: Discussion on . . anatomy and pathology of chronic alcoholism. Pathological Transactions XI. pag. 310. 1860.

Die neueren Sammelwerke von Eulenburg: etc.
Ziehen: Einfluss . . Nervensystem. Hildesheim 1896.
Demme: Klinische Mittheilungen.
Verhandlungen des 2. internationalen Congresses gegen den Missbrauch geistiger Getränke — Zürich 1888. Literatur pag. 254 etc.

V. Zunächst gehören zum chronischen Alkoholismus Symptome, die am einfachsten als örtliche Reiz- und Aetzwirkung des Schnapses etc. aufgefasst werden: so der chronische Rachenkatarrh der Säufer, die fortgesetzten Magenstörungen (schieferige Induration!), Abnahme des Appetits. Verminderung der Aufnahme fester Nahrung, Irregularitäten der Darmentleerung, Verstopfung mit Durchfällen abwechselnd etc.

Alkoholiker sind allermeist schlecht ernährte Menschen: die chronischen Verdauungsstörungen sind die eine Ursache, mit der sich ungenügende Aufnahme und Ausnützung der Nahrung im Darm combiniren muss. Dazu kommen gewisse Stoffwechselstörungen, von denen die Fettanhäufung in lebenswichtigen Organen (Leber, Herz etc.) im § 106 schon genannt ist. Es sind desshalb Alkoholiker bei jeder intercurrenten Probe auf stärkere Widerstandsfähigkeit (Infektionskrankheiten, Verletzungen etc.) immer besonders gefährdet.

VI. Mit dem Digestionstractus zusammen sind die Veränderungen der Leber zu nennen. Eine fast immer gefundene Störung bei Schnapstrinkern ist die Muskatnussleber, jene eigenartige Form der fettigen Infiltration, bei der die Centra der Acini schwächer oder gar nicht, die Peripherie stärker verändert ist. Auch hier muss man unwillkürlich (der Alkohol wird ja durch die Pfortaderwurzeln in die Leber geführt) daran denken, dass die Theile am meisten gestört sind, die gleichsam den ersten Angriff des mit dem Blute ankommenden Alkoholstroms aushalten müssen. Die Fettleber kann natürlich eine vollständige werden, so dass das ganze Organ fast gleichmässig hellgelb von weicher Consistenz . . . geworden ist. — Es scheint, dass diese Veränderung längere Zeit ausgehalten wird: wahrscheinlich kann sie sich zurückbilden. — Eine Veränderung von ganz anderem Grade der Perniciosität ist die Leber-Cirrhose, die chronisch entzündliche Bindegewebswucherung mit all ihren Folgen, der allmähligen Obliteration der Pfortaderverzweigungen, dem Zugrundegehen der specifischen Drüsenzellen, der Leberschrumpfung, den Kreislaufstörungen. Man hat dem Schnapsgenuss besonders diese Veränderung zur Last gelegt; auch ungenügende Nahrungszufuhr neben Uebermaass von Alkohol wird als Gelegenheitsursache beschuldigt. Im Ganzen scheint die Cirrhose ex abusu spirituosorum bei uns eine seltene Erkrankung zu sein.

VII. Die Veränderungen am Circulationsapparat sind sehr mannigfaltig: solche an den Gefässen sind wahrscheinlich der Ausgangspunkt vieler secundärer Erkrankungen an den verschiedensten Organen. — Vom Herzen ist zuerst zu beschreiben die Störung, die als sogen. „Bierherz" benannt wird: Dilatation und Hypertrophie des Herzens, die im weiteren Verlauf zu schweren Erscheinungen der Herz-Insufficienz und dann zu raschem Exitus führt. Speciell in München ist diese Veränderung häufig gesehen und in der Monographie von Bauer und Bollinger: Idiopathische Herzvergrösserung, Festschrift für M. von Pettenkofer, München 1893, des genaueren beschrieben. Sie befällt Leute, die continuirlich grosse Mengen von Bier zu sich nehmen (8 bis 10 Liter pro Tag: Braugehilfen, Schenkkellner etc.) und wird als idiopathische Dilatation und Hypertrophie, zu der sich erst in den späteren Stadien degenerative Veränderungen der Muskulatur hinzugesellen, aufgefasst. Die concurrirenden Schädlichkeiten sind neben dem Alkohol vor Allem die enorme Flüssigkeitsaufnahme und dazu wahrscheinlich die ungenügende Ernährung (geringe Aufnahme fester Nahrung!). Es wird eine dauernde Ueberfüllung des Kreislaufes und übermässige Anstrengung dem Herzen zugemuthet; dadurch kommt es zu Dilatation und Hypertrophie beider Ventrikel und dann früher oder später zu den Symptomen der Herz-Insufficienz, die meist sehr rasch und sehr schwer einsetzen. Die Herztöne sollen gewöhnlich rein, können aber auch verändert sein. Der Rhythmus ist unregelmässig, meist beschleunigt (Galopp-) Druckgefühl, Kurzathmigkeit, Husten, Cyanose, Oedeme, Appetitlosigkeit, Leberschwellung, spärlicher Urin (Eiweiss) treten auf. — Unter rasch zunehmendem Collaps kommt meist schnell, in wenigen Tagen der letale Ausgang. — Besserung wird wohl gesehen, ist aber nicht von Dauer.

Eine weitere sehr gewöhnlich bei Alkoholikern gefundene Veränderung am Herzen ist die Fettauflagerung, die in sehr verschiedener Ausbildung vorkommt. Die daraus resultirenden Störungen, wenn solche deutlich werden, fallen mit denen, die im nächsten Passus beschrieben sind, zusammen.

Endlich ist eine häufige Folge des chronischen Alkoholmissbrauches Herzmuskeldegeneration. Wahrscheinlich sind hier verschiedene, anatomisch und genetisch eigentlich differente Störungen der Ausgangspunkt der schliesslich sehr ähnlich aussehenden Endveränderungen. — Man nimmt allgemein an, dass Alkoholmissbrauch zu Atheromatose der Arterien führe: wird diese verbreitet, so müssen die secundären Störungen der Dilatation und Hypertrophie des linken Ventrikels nachfolgen, die dann im weiteren Verlauf, wenn die Muskulatur degenerirt, von Compensationsstörungen, den Erscheinungen der Herz-Insufficienz gefolgt sind. Etwas anders ist das Krankheitsbild, bei dem die Atheromatose der Kranzarterien die wesentliche Störung darstellt: auch dieser Symptomencomplex hat nichts für den Alkohol Charakteristisches. — Merkwürdig ist, dass Manche so lange den Alkoholismus ertragen, Andere dagegen schon frühe an schweren Herzerscheinungen zu Grunde gehen. Als eine Gelegenheitsursache des schlimmen Verlaufes gilt wieder ungenügende Nahrungsaufnahme. Leute, die sich gut und reichlich nähren, scheinen länger auszuhalten. — Die Symptome dieser Krankheitsbilder — die Anfälle von Angina pectoris, die immer mehr zunehmende Herzinsufficienz, die oben schon flüchtig skizzirt ist — gehören mit zu den schwersten Leiden, die den Vorläufer des sicheren Todes bilden. –

Die Veränderungen an den Gefässen sind schon erwähnt. — Die Stauungserscheinungen an den verschiedensten Organen bei Herzinsufficienz sind nicht weiter auszuführen, da sie nichts den Alkohol Auszeichnendes haben. Dagegen werden Gefässveränderungen an dem arteriellen Gebiet bei Alkoholikern so häufig gefunden, dass manche Pathologen aus der Erkrankung der Gefässwand als der erst gesetzten Ursache viele schliesslich gefundenen Organstörungen entstehen lassen.

Aus mechanischen Alterationen des Kreislaufs wird zum Theil das oben geschilderte Bierherz (Ueberladung des Gefässsystems) abgeleitet. Auch die häufigen gewaltthätigen Eingriffe in das vasomotorische Gebiet werden mit hieher gerechnet.

Chemische Ursachen sollen nach der Meinung mancher Pathologen vor Allem zu Gefässerkrankungen führen. In dem Sinne beschuldigt man die Toxine bei den akuten Infektionskrankheiten. Vom Phosphor ist dasselbe erwiesen. Bei der Bleivergiftung (siehe pag. 211 und 213) sind Degenerationsvorgänge an den Endothelien und der Muscularis, Endarteriitis mit starker Verengerung des Lumens gefunden. Lunz hat als mechanischen Ausdruck dieser histiologischen Beschädigung Verminderung der Elasticität der Arterienwand demonstrirt. So hat auch eine neue Experimentaluntersuchung von Berkley (refer. in Schmidt's Jahrb. 257) über den Einfluss des Alkohols auf Kaninchen das Resultat geliefert, dass die wesentlichsten Veränderungen der Grosshirnrinde an den Gefässen zu constatiren waren. Starke Schwellung der Kerne der Endothelien, hyaline Degeneration der Muscularis: in den perivasculären Räumen grosse Mengen zu Grunde gehender Leukocyten etc. —

Man findet nun bei der Sektion von Alkoholikern so verbreitet und so regelmässig anatomische Läsionen an den Blutgefässen, dass allgemein der ursächliche Zusammenhang einmal zwischen dem Alkohol und dem pathologischen Befund und dann zwischen den im Leben vorhandenen Krankheitserscheinungen und diesen Gefässveränderungen zugestanden wird. So Atheromatose an den grossen und mittleren Arterien, Verdickung der Intima mit Verengerung des Lumens, Wucherungen des interstitiellen Bindegewebes an den verschiedensten Stellen (Leber, periphere Nerven, Dura mater, Nieren etc.).

VIII. Die Veränderungen an den Nieren der Alkoholiker bieten nichts besonderes dar. Die bei manchen Autopsien nach schwerer Herz-Insufficienz gesehenen Stauungsnieren haben nichts für den Alkohol Eigenartiges. — Die ganz langsam sich entwickelnde chronische Nephritis, die sogenannte primäre Schrumpfniere, ist die Form von Nierenerkrankung, die allgemein als gelegentliche Folge des längeren Alkoholmissbrauches gilt: Verlauf und Erscheinungen sind die gewöhnlichen. Anfälle von Urämie und Gehirnblutungen sind die schweren Complicationen des Krankheitsbildes.

Es sei hiebei kurz eine Untersuchung erwähnt, die Schädigung der Niere bei jedem Abusus spirituosorum constatirt. Die Untersuchung des Harnsediments (Glaser: Deut. med. Wochschr. 1891, Nr. 43, pag. 1193) hat das Resultat ergeben, dass nach jedem Excess in alcoholicis sofort Leukocyten und Cylindroide, weiterhin Harnsäure und Oxalsäure-Krystalle im Harn auftreten: es kommt also sofort zu Schädigung der Gefässe (Leukocyten-Auswanderung) und der Epithelien. — Der Autor ist selbst nicht der Meinung, dass diese Veränderungen zu stationären Zuständen führen: es müssten sonst Nierenerkrankungen noch viel häufiger sein als sie so schon sind. Immerhin ist diese Beobachtung von Interesse.

IX. Die Haut weist bei Trinkern die bekannten Gefässerweiterungen im Gesicht auf, die beim Schnaps mehr als gleichmässige, blaue, gespannt glänzende Färbung, beim Wein öfter unter der Form der Acneknoten auftreten soll. Manche Hauterkrankungen sind als Theilerscheinung der Alkohol-Neuritis aufzufassen. Auch andere Hautstörungen, Furunculosis etc. sollen aus dem Alkoholmissbrauch sich ableiten. Einzelne Dermatosen gewöhnlicher Art kommen erst zur Heilung, wenn man den Patienten den Alkoholgenuss verbietet oder einschränkt.

X. Das Nervensystem wird in der verschiedensten Weise durch den Alkoholmissbrauch geschädigt. — An erster Stelle soll das Krankheitsbild geschildert werden, das erst die neuere Zeit scharf abgegrenzt hat, die sogenannte Neuritis oder Neurotabes alcoholica, auch Pseudotabes alcoholica.

Die Erkrankung setzt anatomische Störungen nur im Verlaufe der peripheren Nerven (ob auch in einzelnen Fällen in den Centralorganen, wird meines Wissens von den meisten Klinikern entschieden in Abrede gestellt).

An den peripheren Nerven sind Wucherungen des umhüllenden und interstitiellen Bindegewebes erwiesen mit Veränderungen, Zugrundegehen der Nervenfasern (des Markes). Die Nervenstämme werden druckempfindlich. Die Verdickung ist an einzelnen Stellen abzutasten.

Die ersten klinischen Zeichen sind gewöhnlich: Schwäche der Muskulatur, Mattigkeit, meistens in den Beinen (und hier besonders häufig im Gebiet der Peronei). Druckempfindlichkeit und Atrophie der Muskeln ist bald nachweisbar: sie kann bis zu vollständiger (schlaffer) Lähmung weiter gehen. Auch die oberen Extremitäten werden in der verschiedensten Ausdehnung befallen (Entartungs-Reaktion). Meist ist Tremor vorhanden. Die sensiblen Störungen sind von der verschiedensten Art, reissende anfallsweise oder continuirliche rheumatische Schmerzen, besonders an den Enden der Extremitäten auftretend, auch Parästhesien und Anästhesien kommen dort vor. So wird Kälte, Blässe, Eingeschlafensein der Fingerspitzen und Zehen als prodromales Zeichen der Alkoholneuritis genannt. — Die sensiblen Störungen können sehr zurücktreten gegen die Lähmungserscheinungen, und das ist die Regel: sie können auch ganz fehlen — aber ausschlaggebend für die Diagnose ist das nicht. —

Auch trophische Störungen an der Haut: Urticaria, Herpes, Ulcerationen, dann Haarveränderungen, Gelenkschwellungen kommen vor. Die visceralen Störungen werden von Ergriffensein des sympathischen Plexus abgeleitet, so Irregularitäten der Darmfunktion, Oligurie. — Lähmung der Blase und des Mastdarms sollen ganz vereinzelt bei der Alkoholneuritis sein; ebenso sollen die Sehnenreflexe nicht oder nur in Ausnahmefällen leiden. Pupillenstarre (Unterschied von Tabes!) fehlt.

Die Symptome der Coordinationsstörung können sich entwickeln, dazu das Schwanken bei geschlossenen Augen, so dass ein der Tabes sehr ähnliches Bild nach und nach entsteht. Besserung (selbst gänzliches Zurückgehen in den Anfangsstadien) der Störungen ist bei völliger Abstinenz Regel. Die Diagnose ist in schwierigen Fällen geradezu ex juvantibus zu stellen.

XI. Von den Sinnesnerven ist besonders die Neuritis des Nervus opticus mit schweren Veränderungen an der Retina eine typische zum Alkoholismus gehörige Erkrankung. Die Erscheinungen bestehen in Herabsetzung der Sehschärfe (1/4—1/10), dazu kommt meist ein centrales, relatives Scotom für Roth und Grün, seltener auch für Blau. In den schweren Formen fehlt central das Farbensehen vollständig. — Die klinischen Erscheinungen und der ophthalmoskopische Befund sind sehr charakteristisch, so dass aus der sorgfältigen Untersuchung die Stellung der Diagnose möglich ist (Michel: Lehrbuch pag. 518). Dass der Tastsinn leidet, ist bei der Neuritis schon erwähnt. Auch Geruch, Geschmack, Gehör sollen verändert werden.

XII. Von den eigentlich psychischen Affektionen durch Alkoholismus ist die auffallendste das Delirium tremens. Es stellt eine akute Psychose vor, die ohne nähere somatische Ursache nach öfter wiederholten schweren Trinkexcessen ganz plötzlich auftritt, oder aber die bei Trinkern nach äusseren Verletzungen, besonders Knochenbrüchen, sowie beim Befallenwerden durch akute Krankheiten (Pneumonie!) ausbricht. Man hat darnach die Fälle unterschieden in solche, bei denen der Alkohol selbst, und in solche, bei denen die plötzliche Entziehung des Alkohols das auslösende Moment ist (Vergleich mit den Inanitionsdelirien). Die Erscheinungen sind im Grossen und Ganzen immer dieselben und sehr typisch. Es kann ein melancholisches Stadium dem eigentlichen Ausbruch vorausgehen oder aber meist setzt fast plötzlich die Krankheit ein.

Das erste sind schreckhafte, beängstigende Gesichtshallucinationen; schwarze Thiere, Käfer, Kröten, Schlangen oder der Teufel, schwarze Männer etc. werden gesehen, die fortwährend sich bewegen, den Kranken verfolgen. — Dazu kommen Gehörshallucinationen, Glocken, Grabesgeläute, auch Musik; wahrscheinlich sind auch Täuschungen auf den anderen Sinnesgebieten vorhanden. Die schwarzen Thiere stechen, beissen, kneifen, laufen auf der Haut u. s. w. Ein regelmässiges Symptom ist die motorische Unruhe: die Kranken zupfen, spielen, spinnen beständig mit den Fingern und Händen. Der Blick ist verwirrt. Das Bewusstsein aber ist nicht ganz gestört; die Kranken geben ihrer Umgebung verständige Antworten. Die Aufregung kann sich steigern bis zu dem heftigsten Toben oder ausgesprochenem Verfolgungswahn, worin die Kranken ihre Umgebung angreifen, Selbstmordversuche machen, das Bett u. s. f. zerreissen. Immer ist in den Nächten die Aufregung grösser, die Kranken schlafen anfangs gar nicht.

Der Tremor, wornach ja die Krankheit benannt ist, fehlt nur sehr selten. Der Anfall dauert von 1/2 Woche bis über eine Woche. Immer sind die Tagesstunden leichter: gegen Abend und in der Nacht kehrt die Aufregung wieder. Stellt erst Schlaf sich ein, so ist die Genesung sicher. Besonders schlimm steht es mit den Kranken, bei denen die Complication mit Verletzungen oder mit Pneumonie besteht. Viele sterben unter Collaps-Erscheinungen.

Als die bedenklichste Form des Delirium tremens gelten die Fälle, die von Anfang an mit hohem Fieber complicirt sind: gewöhnlich ist das Delirium tremens fieberfrei. — Gewohnheitstrinker leiden an wiederholten solchen Attacken, bis endlich mit dauernder Geistesstörung, oder Paralyse, oder durch eine intercurrente Krankheit das

27*

Bild zum Abschluss kommt. — Bei der Sektion findet man neben den sonstigen Zeichen des Alkoholismus an Magen, Leber, Herz, Nieren etc. zuweilen die Veränderungen der Pachymeningitis hämorrhagica oder Verwachsungen der Pia mit der Hirnrinde, oder auch zuweilen Gehirnblutungen. — Als Heilmittel werden dreiste Gaben von Chloralhydrat oder, wo dies wegen des Zustandes des Herzens nicht verwendet werden kann, Opium und Morphium benützt, das in hohen Dosen von den Alkoholikern vertragen wird.

Die übrigen Beruhigungsmittel, Amylenhydrat, Sulfonal etc., sollen weniger gut brauchbar sein, werden aber auch, z. B. Paraldehyd, von einzelnen Aerzten empfohlen. Neuerdings wird das Hyosein (bis zu $^{1}/_{2}$ mgr) gerühmt.

XIII. Die dauernden oder langsam verlaufenden Störungen auf psychischem Gebiet kann man für die übersichtliche Darstellung in zwei Gruppen ausscheiden: in solche bei denen der geistige Defekt gleichsam das Primäre und der Alkohol nur die Gelegenheitsursache ist, die den psychischen Zusammenbruch schwerer und rascher ablaufen lässt; und in solche bei denen der Alkohol die Ursache des Verfalls selbst darstellt, der durch alle Grade der somatischen und psychischen Erkrankung hindurchläuft, bis die Kranken endlich als körperliche und geistige Ruinen in Pfründneranstalten, Irrenhäusern u. s. f. endigen. Zur ersten Kategorie von Kranken gibt man des Näheren Folgendes an. Es gibt Menschen, die gutmüthig und gutgeartet sind, denen aber eine gewisse Schwäche auf dem Willensgebiet angeboren ist und die bei Erschütterungen im Gleichgewicht des Lebensablaufes, wie sie zwischendurch bei Jedem vorkommen, nun zu dem Sorgenbrecher Alkohol greifen. Entbehrungen, Kummer, Selbstanklagen über eigenes oder über Familienunglück sind das auslösende Moment, der Alkohol ist das Betäubungsmittel, dem die Kranken immer mehr erliegen. Selbstmord oder eine Infektionskrankheit oder vollständiger Verfall, Paralyse, Blödsinn ist das Ende dieser Unglücklichen. —

Bei einem anderen Erkrankungsbilde, der sogenannten periodischen Trunksucht scheinen gewisse örtliche Veränderungen, abnorme Organempfindungen die nähere Ursache für den wilden Trinkraptus zu sein. Es geht melancholische Verstimmung oder eine Reihe von andauernden quälenden Empfindungen im Unterleib oder ähnliches dem eigentlichen Trinkexcess voraus. — Der Kranke trinkt, bis ein Anfall von Delirium tremens oder schweres körperliches Zusammenbrechen dem widerlichen Bild für einige Zeit ein Ende macht.

Die zweite oben definirte Kategorie von dauernden Geistesstörungen aus Missbrauch des Alkohols umfasst verschiedenartig aussehende Krankheitsfälle, denen die Zeichen der Schwäche, des Verfalls, der Abnahme aller psychischen Qualitäten gemeinsam ist. Manche von diesen Kranken haben dauernde Hallucinationen, aus denen intercurrente schwere Aufregungszustände entstehen. Das häufigste sind Hallucinationen des Gehörs, dann des Gefühls. Die bleibenden Insassen der Irrenhäuser rekrutiren sich zum Theil aus Alkoholikern. — Die Einzelbeschreibung dieser Psychosen ist die Aufgabe eines Lehrbuches der Psychiatrie. —

XIV. Die Rolle des Alkohols bei den specifischen Stoffwechelkrankheiten ist schwer festzulegen, hier aber doch zu berühren.

Mit der allgemeinen Fettsucht hängt der Alkohol zweifellos in dem Sinne zusammen, dass er dieselbe und deren Beschwerden steigert. Die Kur dagegen hat desshalb mit völliger Entziehung des Alkohols zu beginnen. — Auch beim Diabetes kann der Alkohol das Bild verschlechtern: indess ist Diabetes wohl noch seltener als die Adipositas die direkte Folge des chronischen Alkoholmissbrauches. Speciell das Bier und die mit dessen Genuss einhergehende Polyurie ist Diabetikern von Nachtheil. — Etwas anders scheint es mit der Gicht zu stehen. Hier spielt der Alkohol eine viel wichtigere Rolle, aber wohl nicht als einzige, vielleicht auch nicht als die erste, sondern nur als unterstützende Ursache. Dass bei der ausgebrochenen Gicht jede Art von alkoholigen Getränken schädlich wirkt, ist bekannt. —

XV. Weit wichtiger ist es, dass Infektionskrankheiten dem durch den Alkohol geschwächten Körper besonders gefährlich werden. Trinker verfallen oft noch im reiferen Alter der Tuberkulose: die Krankheit macht dann besonders rasche Fortschritte. In Cholera-Epidemien sind die Alkoholiker besonders gefährdet. Erwähnt ist schon, wie bedenklich das Befallenwerden durch Pneumonie ist. —

Der Aufenthalt in den Tropen ist Alkoholikern immer verderblich, während Enthaltsame das dortige Klima ganz gut ertragen sollen.

XVI. Endlich ist noch besonders der schlimme Einfluss zu erwähnen, den der Alkoholismus der Erzeuger auf die Nachkommenschaft äussert.

Die Trunksucht des Vaters gilt als bedenklicher als die der Mutter, wahrscheinlich weil Trunksucht der Männer häufiger und die der Frauen meistens Ursache der Sterilität ist. Indess wird auch bei den Männern Zeugungsunfähigkeit als Folge des Alkohols behauptet — als nicht seltener Befund gilt fettige Degeneration der Hoden.

Die Nachkommenschaft von Trinkern soll in der verschiedenartigsten Weise belastet sein, sie soll körperlich und geistig zurückbleiben. Im Einzelnen wird Rhachitis, Tuberkulose, chronischer Hydrocephalus, weiter Epilepsie, Chorea, in späteren Jahren Hysterie, psychische Perversitäten bis zu ausgesprochener Geisteskrankheit demselben Grundübel zur Last gelegt. Trunksucht der Amme gilt als Gelegenheitsursache der Eklampsie der Säuglinge. —

Bekannt sind R. Demme's klinische Mittheilungen über diese Frage, die dort sehr eindringlich, mit statistischen Angaben belegt, abgehandelt wird.

XVII. Zur Diagnose des Alcoholismus chronicus sei kurz bemerkt. Von wenigen Symptomen-Complexen abgesehen sind die Störungen, die dem Alkohol zugeschoben werden, solche wie sie gelegentlich nach den verschiedenartigsten anderen Ursachen auch vorkommen. Einen typischen Ausbruch des Delirium tremens z. B. nach einer Fraktur wird der Kundige sofort richtig deuten: ob aber eine nachgewiesene Schrumpfniere aus dem Alkoholmissbrauch oder aus einer anderen Schädlichkeit ihren Ursprung genommen hat, wird in vielen Fällen nicht zu entscheiden sein. Man denke nur, dass das charakteristische Bild der Alkohol-Neuritis erst seit ein paar Decennien von den Pathologen richtig definirt ist. — Es werden desshalb von manchen Autoren als Alcoholismus chronicus auch nur die dem Alkohol specifischen Krankheitsbilder: Neuritis alcoholica, Delirium tremens, gewisse

Psychosen zusammengefasst. Da indess solche Abgrenzungen immer etwas Künstliches haben, habe ich in kurzen Ueberschriften alle wesentlichen dem Alkohol zugeschriebenen Organstörungen genannt. — Die Rückführung des einzelnen Krankheitsfalles auf die richtige Ursache ist oft sehr schwierig. Häufig gelingt die Diagnose ex juvantibus; die dabei vorgeschriebenen Maassregeln können allemale dem Patienten nur nützlich sein.

XVIII. Bei der Therapie ist das wichtigste, eigentlich das einzige Erfolgreiche die Prophylaxe. Aus praktischen Gründen kann es nicht die Aufgabe eines Lehrbuches sein, die Vorschläge und Erfolge der Temperenz- und Abstinenz-Bewegung ausführlich zu behandeln. —

Was man für die Heilung ausgebrochener Trunksucht wirklich verwendet, sind sehr kleine Mittelchen gegenüber dem grossen Uebel. — Goldpräparate werden schon nicht mehr genannt. Die Strychninbehandlung wurde eine Zeit lang sehr gerühmt (dreimal 6 mgr im Tag, herabgehend auf 2 mgr: nach einer Pause Wiederholung kleinerer Gaben). — Die Kur mit Brechmitteln ist bei dem schlechten Ernährungszustand der Alkoholiker immer gefährlich. — Die Suggestiv-Therapie leistet sicher keine dauernde Hilfe. —

Der günstigste Erfolg wird in besonderen Trinkerasylen erzielt, durch vollkommene Abstinenz, an die die Kranken nur lange genug (durch Monate!) gewöhnt werden müssen.

§ 109. Ueber die spirituösen Getränke[1].

I. Das Wirksame in den geistigen Getränken ist natürlich an erster Stelle der Alkohol. Daneben aber kommen noch eine Anzahl anderer Substanzen, die gelegentlich in geistigen Getränken vorkommen, für die toxikologische Untersuchung in Betracht. Da einzelne dieser Beimengungen viel giftiger sind als der Alkohol, so haben manche geistige Getränke eine Toxicität von höherer Ordnung, als sie dem Alkoholgehalt entspricht.

II. Die Substanzen, um die es sich hier handelt, sind einmal andere Alkohole, von denen Methyl-, Propyl-, Butyl- und Amylalkohol nachgewiesen sind; sodann Aldehyde, wovon der gewöhnliche Acetaldehyd und das Furfurol in Betracht kommen, weiter das Aceton und endlich ätherische Oele, die besonders in gewissen Schnapssorten, Absinth, Anisette u. s. w. eine sehr verderbliche Rolle spielen. Die geringen Mengen von Glycerin, von Essigsäure, Weinsäure, Bernsteinsäure, die sich ausserdem noch finden, sind wahrscheinlich ohne Bedeutung.

Am meisten Beachtung hat von diesen Beimengungen bisher gefunden der Amylalkohol, das Fuselöl, der aber nur in gewissen Schnapssorten, besonders im Kartoffelspiritus in grösseren Mengen vorkommt. Er ist desshalb in der jetzt folgenden Betrachtung nicht eingeschlossen, muss zuletzt besonders besprochen werden.

III. Man hat die Frage praktisch in der Weise gelöst, dass man alkoholige Getränke von verschiedener Herkunft auf gleichen Alkoholgehalt gebracht zur Vergiftung von Thieren verwendete. So hat

[1] Der Gehalt an Alkohol in den gebräuchlichen Getränken ist in allen Lehrbüchern der Physiologie, Ernährungslehre, Hygiene angeführt: ich übergehe desshalb die Reproduktion dieser Zahlen.

Daremberg durch intravenöse Injektion von den nachfolgend aufgeführten Getränken, die durch passende Verdünnung auf gleichen Gehalt von 10% Alkohol gebracht waren, die toxischen Aequivalente (Mengen in Gramm, die 1 Kilo Kaninchen tödten) folgendermassen festgestellt:

reiner Alkohol	11,7
junger Weinschnaps	11,4
alter Weinschnaps	11,1
Apfelbranntwein	10,6
Tresterbranntwein	9,8
Kirsch	8,4
[Aceton	5,0
Reiner Aldehyd	1,14
Furfurol	0,24]

Es ist darnach die Giftigkeit der Weine nur wenig höher als dem Alkoholgehalt entspricht, was durch Furfurol und die fremden Alkohole bedingt sein soll. Die in Klammer gesetzten hoch giftigen Substanzen sind als die bedenklichsten Verunreinigungen der Spirituosa hier beigefügt. (Daremberg: Bulletin de l'Académie 1895, IV, Nr. 41, pag. 332.) Ganz ähnliche Versuche hat Sten-Stenberg (A. e. P. Ph. 10, pag. 355 ff.) mit rohem, gereinigtem Spiritus etc. an Kaninchen durchgeführt. Auch er kommt zu dem Resultat, dass die verschiedenen Schnapssorten sich bezüglich der wesentlichen Wirkungen nicht weit unterscheiden, d. h. dass nur der Alkoholgehalt das entscheidende ist. —

IV. Ueber die Mengen, die vom gewöhnlichen Aldehyd, von Furfurol und Aceton in den Wein- und Schnapssorten vorkommen, gibt es einige neuere Untersuchungen: immer ist es sehr wenig. Joffroy und Servaux (Arch. de méd. expér., Nr. 4, 1896, pag. 473 — refer. Virchows Jber. 1896, I, pag. 329) haben Methylalkohol und Furfurol auf ihre Giftigkeit untersucht — bei ersterem ist die lange Dauer der Nachwirkung, bei letzterem die Erregung von epileptiformen Krämpfen die bedenklichste Theilerscheinung der Gesammtwirkung. Nach allen vorliegenden chemischen Untersuchungen aber spielen diese Beimengungen bei den in Deutschland benützten Schnapssorten so gut wie gar keine Rolle. (Vergleiche hiezu: Vierteljschr. Chem. Nahrungs- u. Genussm. 12, 1897, pag. 264. — Darnach waren in Branntweinen auf 100 cm^3 Alkohol 6 bis 16 mgr Aldehyd, 1 bis 4 mgr Furfurol, 160 bis 200 mgr höhere Alkohole.)

V. Gefährlicher sind die Schnäpse, die ätherische Oele enthalten. Der Kirsch ist neuerdings von Windisch (Arbeit. Kais. Gesundh.-A. 11, 1895) untersucht: er enthält die Umsetzungsprodukte des Amygdalins: Blausäure und Benzaldehyd (vide Blausäure, § 125). — Die ausführlichste Literatur hat der Absinth, die in Frankreich eingeführte Schnapssorte aufzuweisen; vergleiche die eingangs citirte Schrift von Magnan und eine Thèse von Leonidoff: Lille 1896. Von Surmont und Delval (Annal. d'Hyg. publ. 3. S. 36, 1896, pag. 289 — refer. Schmidt's Jahrb., Bd. 257) ist eine Studie über den Genever, eine in Nordfrankreich, England, Belgien und Holland vielgetrunkene Schnapssorte vorhanden. (Wachholder.) Darnach ist die Giftigkeit wesentlich durch den Alkoholgehalt (48%) bedingt: die anderen Bestandtheile sind daneben von keiner Bedeutung. — Daremberg (vide oben Citat) ist derselben Meinung. Cognac, Rum gelten auch als reine Alkoholschnäpse: dann kommt als etwas bedenklicher Kirsch. Dagegen sollen Anisette, Raki u. a. dem Absinth kaum nachstehen. — Alle diese Schnäpse mit höherem Zusatz von ätherischen Oelen zeichnen sich auch durch besonderen Gehalt an Fuselöl aus. — Auftreten von Krämpfen (Muskelzuckungen, später epileptiforme Anfälle) soll die besonders deletäre Folge der parfumirten Schnäpse sein. — Das Trinken von Eau de Cologne ist als eine ganz besondere Verirrung nach seinen Wirkungen hier unterzubringen.

VI. Auch denaturirter Spiritus soll getrunken werden: das schädliche ist der Methylalkohol und die Pyridinbasen (siehe beide!). Von einem Gemisch aus 4 Theilen rohem Holzgeist und 1 Theil Pyridinbasen werden 2½ Liter zu 100 Liter Alkohol gemischt. — Die physiologischen Folgen müssen höchst verderbliche sein.

VII. Die Aether, die sich im Wein finden und die Blume, das Bouquet der feinen Marken ausmachen, sind toxikologisch ohne Bedeutung. Diese Substanzen sind sehr interessant für den Physiologen als Genussmittel, für Giftwirkung ist die Menge zu gering.

VIII. Von den giftigen Beimengungen der Schnapssorten gilt als das Bedenklichste der Amylalkohol oder das Fuselöl.

Fuselöl ist hauptsächlich Isoamylalkohol $(CH_3)_2CHCH_2CH_2OH$ mit dem Siedepunkt 130 bis 131 ° C. Er kommt besonders unter den spät destillirenden Produkten des Kartoffelsprits vor, bildet den sogenannten Nachlauf. Daneben findet sich noch Isopropylalkohol, in geringerer Menge Propylalkohol, die Butylalkohole und andere noch höher siedende Produkte. Eine erschöpfende Darstellung aller für die Toxikologie wichtigen Einzelfragen stammt von Sell (Arbeiten kaiserl. Gesundh.-A. Bd. 4 und 5), worauf hiermit verwiesen sei. —

Die Sektion eines Trinkers (ref. von Swain in British Journ. 1891, 25. April pag. 903 — nach Jahresber. 1891. I. pag. 400), der die als „Nachlauf" bezeichneten letzten Portionen beim Rectificiren des rohen Kartoffelspiritus zu trinken pflegte, ergab: starken charakteristischen Geruch in allen Körperhöhlen, Verdickung der Magenwand, blutigen Mageninhalt, Herzverfettung, Atherom an Aortenklappen und an der Aorta. — Die Krankheitssymptome sind nicht beschrieben.

Vor Allem hat die chemische Untersuchung gezeigt, dass in den bei uns im Handel vorkommenden Schnapssorten nur geringe Fuselölmengen sich finden, die von 0 bis 0,5, in der Regel um 0,1 fast ausnahmslos unter 0,3 procent liegen. Man kann darnach schon sagen, dass der in den gewöhnlichen Schnapsportionen aufgenommene Amylalkohol harmlos ist.

Die Giftigkeit der Alkohole nimmt, wie schon im § 104 angegeben ist, mit steigendem Molekulargewicht zu. Die an Thieren angestellten Versuche haben Dujardin-Beaumetz und Audigé in der folgenden Tabelle zusammengestellt.

(Relative tödtende Dosis pro Kilo Körpergewicht.)

	Duj. Beaum. et Audigé:	Picaud:
Aethylalkohol	7,75	10
Propyl- (auch Isopr.)	3,8	5
Butyl	1,8	3,3
Amyl	1,5	1

Die daneben gestellten neueren Versuchs-Data von Picaud (Compt. Rend. T. 124. Nr. 15. pag. 829) sind Verhältnisszahlen, an Fischen, Tritonen und Vögeln (mit dem Dampf) gewonnen. Darnach ist der Amylalkohol etwa zehnmal giftiger als der gewöhnliche Alkohol, was mit vielen anderen Angaben der Literatur zusammenstimmt.

Vergleichende Thierversuche mit fuselhaltigem und fuselfreiem Schnaps sind sehr zahlreich angestellt. Sten-Stenberg (A. e. P. Ph. 10. pag. 356, hier pag. 391) behauptet, dass kleine Mengen ohne besondere Wirkung auf Kaninchen sind. — Die durch Jahre fortgeführten Fütterungsversuche von Dujardin-Beaumetz et Audigé haben kein bestimmtes Resultat ergeben. — Strassmann (Viertjschr. gerichtl. Medicin 1888) hat mit einem Schnaps von 32 vol. procent Alkohol Hunde gefüttert, in der Abwechselung, dass er Mischungen von 29 Aethyl + 3 Amyl, 31 Aethyl + 1 Amyl und 31,7 Aethyl + 0,3 Amyl gegen reinen 32procentigen Aethylalkohol verglichen hat. Das erste Gemisch tödtete in der Hälfte der sonst nöthigen Zeit, vom zweiten waren einzelne Erscheinungen schwerer, das dritte war vom reinen Alkohol in dem toxischen Effekt nicht merklich verschieden. — Selbstversuche sind von Brockhaus (Centrblatt allg. Gesundhpfl. 1882). Vor Allem tadelt Brockhaus den schlechten kratzenden Geschmack, der schon bei der Verdünnung von 3 bis 4 gr (100 Tropfen) auf 1/2 Liter Wein auffiel. Magenschmerzen, Rauschzustand waren die allgemeinen Folgen. — Zuntz (Sitzung des Vereins f. Spiritusfabr. Febr. 89) hält dagegen Geruch und Geschmack für das Schlimmste: er nahm längere Zeit 1 bis 1,5 gr ohne Folgen. Dem widerspricht Lewin, der schon 0,5 gr Fuselöl an sich als Ursache von 6 bis 8 Stunden dauerndem Uebelbefinden erklärt (Benommensein, Kopfweh, Hustenreiz). — Es scheint darnach die Empfindlichkeit für Amylalkohol verschieden zu sein. —

§ 110. Die höheren Alkohole (nebst Allylalkohol und Amylenhydrat).

Von den höheren Alkoholen ist nach den Ausführungen des vorigen Paragraphen nur sehr kurz zu sprechen. Sie wirken im Grossen und Ganzen qualitativ wie der Aethylalkohol lähmend, berauschend. Nur nimmt, wie schon im § 104 erwähnt, die Giftigkeit mit Erhöhung des Molekulargewichtes zu. Die Literatur ist im § 104 und im § 109 VIII angegeben. — Die Circulation wird schwerer gestört: es sind Hämorrhagien an den verschiedensten Orten constatirt.

Ergänzend sei kurz angefügt: Die Dämpfe des Amylalkohols, denen man sich bei chemisch-analytischen Arbeiten (Alkaloidausschüttelung) gelegentlich Stunden lang aussetzen muss, sind sehr lästig: Kopfweh, Herzklopfen, Druckgefühl auf der Brust werden von Einzelnen geklagt. Dass aber schwere oder gar dauernde Störungen vorgekommen seien, davon ist nichts bekannt geworden.

Die Anfangserregung ist bei allen höheren Alkoholen sehr wenig ausgesprochen: es kommen mit den meist unangenehmen Geschmacks- und Geruchsempfindungen Betäubung und Lähmung. Die Temperaturerniedrigung ist gering: in einzelnen Fällen kamen Convulsionen.

Nach dem Oenanthyl- und dem Capryl-Alkohol geben Dujardin-Beaumetz et Audigé blutigen Harn als Folge an (vielleicht Wirkung des Glycerins, das von den Autoren als Lösungsmittel für die subcutane Application gebraucht war).

Anhang.

I. Der Allylalkohol ist ein ungesättigter Alkohol, von der Formel C_3H_5OH, vom Propylalkohol nur durch Wenigergehalt von 2 H verschieden. Er ist nach Miessner (Berlin. klin. Wochschr. 1891, pag. 819) ein ziemlich starkes Gift, das den Propylalkohol an Schadenwirkung weit übertrifft. Er macht nicht Betäubung, sondern schwere Herzbeschädigung, Irregularität und Blutdrucksenkung, Dyspnoe, Tod unter asphyktischen Erscheinungen Die ihn bereitenden Chemiker sollen durch die Dämpfe stark zu leiden haben: Thränen der Augen, Fliessen der Nase, schweres allgemeines Krankheitsgefühl (Hypermetropie?). —

II. Amylenhydrat, ist tertiärer Amylalkohol $(CH_3)_2,C,C_2H_5,OH$: es ist flüssig, siedet bei 120 ° C., ist in 8 Theilen Wasser löslich. Es ist als Schlafmittel (von Mering) in die Therapie eingeführt. Therap. M.-H. 1887 pag. 249 und 1889 pag. 325. Von Harnack und Meyer (Zeitschr. klin. Medicin 24 [1894] pag. 374) sind ausführliche Thierversuche beschrieben. Es wirkt lähmend wie die anderen Alkohole, bei Hunden und Katzen ist das Erregungsstadium deutlich ausgeprägt. Die Temperaturerniedrigung ist beträchtlich, geradezu enorm bei hohen Gaben. Die Athmung wird zuerst gesteigert, dann kommen die Lähmungserscheinungen (auch die Leistung des Froschherzens und -Muskels sind anfänglich stark erhöht). Die Harnstoffausscheidung wird vermindert. Der Tod erfolgt durch Herz- und Athmungslähmung. Subcutan macht es die heftigsten Reizungserscheinungen. — Es ist wichtig, die Schwerlöslichkeit im Wasser (es ist specifisch leichter) bei der Verabfolgung zu beachten. Vergiftungen am Menschen (durch zu hohe Gaben) sind bisher gut abgelaufen (Dietz: Therap. M.-H. 1888 pag. 197). Schwere Lähmung der Sensibilität, Motilität, der Schmerzempfindlichkeit und der Reflexe, Temperatursenkung, verzögerte, flache, unregelmässige Athmung, kleiner und langsamer Puls waren die Erscheinungen. In einem anderen Falle (Therap. M.-H. 1892 pag. 623: Anker), in dem 27 gr geschluckt worden waren, erfolgte gleichfalls vollständige Restitution. Die Behandlung bestand in Anwendung der gewöhnlichen Reizmittel (Aetherinjektionen, Senfteige, nährende Clysmen). Die Lähmungserscheinungen waren sehr tief, eine unwiderstehliche Schlafsucht dauerte, als die Kranke aus der Betäubung schon wieder sich erholt hatte. durch 3 Tage an.

§ 111. Glycerin.

I. Glycerin — Oelsüss — $C_3H_5(OH)_3$ — kommt an fette Säuren gebunden in den sogen. Neutralfetten vor und wird bei den verschiedenen technischen Prozessen der Spaltung der Fette gewonnen. Das Glycerin des Arzneibuches mit d = 1,225 bis 1,235 hat 12 bis 16 % Wasser: es muss farblos, klar, neutral, frei von Verunreinigungen sein. Es wird als solches, als Glycerinsalbe, als Zusatz zu Leimen, ziemlich viel in der Hauttherapie, dann in Seifen-Suppositorien und verdünnt zu Chlysmen, weiter in der Gynäkologie zum Tränken von Tampons, als Vehikel verschiedener Arzneien für subcutanen Gebrauch (Jodoform . .), dagegen kaum mehr innerlich benützt.

II. Vergiftungen damit sind selten. Auf der Haut kann es, concentrirt angewendet, brennende Schmerzen hervorrufen: noch stärker treten diese bei der Verwendung auf wunde, excoriirte Stellen hervor. Auch die sehr zweckmässigen kleinen Glycerin-Klystiere führt man am besten nur mit dem mit Wasser verdünnten Präparat (1 : 1) aus. — Es wird (langsam) von der äusseren Haut, ziemlich energisch von den Schleimhäuten und vom Unterhautzellgewebe resorbirt. Kleine Mengen werden im Stoffwechsel glatt verbrannt, bei grösseren Mengen aber kann ein Theil unverändert in den Harn übertreten.

III. Die widersprechenden Angaben, die in der Literatur über Giftwirkung des Glycerins bei innerlicher Application vorliegen, lassen sich am besten vereinigen durch folgende Auffassung und Darstellung. Wir wissen aus Thierversuchen, dass Glycerin bei subcutaner Application zur Auflösung von rothen Blutkörperchen und den daraus resultirenden Folgen, Hämoglobinurie, Methämoglobin-Infarkt der Nieren u. s. w. führt (Luchsinger: Pflüger's Arch. 11, pag. 502). Im Gegensatz hiezu werden nach vielfältiger Erfahrung grosse Mengen, die in den Magen gegeben worden sind, ohne weitere Schädigung ertragen. Es ist also der Applicationsort für Wirkung (und wahrscheinlich auch für das Schicksal) des Glycerins nicht gleichgültig. — Es wird in der Literatur berichtet, dass Injektionen von Glycerin in den schwangeren Uterus, um künstliche Frühgeburt hervorzurufen, ungünstige Nebenwirkungen (Hämoglobin, Methämoglobin, Eiweiss, Cylinder im Harn) zur Folge hatten (Pfannenstiel in Centralbl. für Gynäkologie 1894, Nr. 15 und 16). Hier handelt es sich um Einspritzen des Glycerins zwischen Eihäute und Uteruskörper, also ausserhalb der Schleimhaut. Auch von Mikulicz ist angegeben, dass er bei subcutaner Application von Jodoformglycerin mehreremale Hämoglobinurie, einmal Nephritis gesehen habe. — Nach diesen Erfahrungen erscheint es angezeigt, mit der Menge des subcutan injicirten Glycerins mindestens sehr vorsichtig zu sein. — Von dem Magen und Darm aus (langsame Resorption und Wirkung der Leber und der Darmsubmucosa selbst!) werden dagegen sehr grosse Mengen ertragen. So berichtet z. B. Merkel (Arch. f. klin. Medic. 1885, Bd. 36, pag. 357), dass ein Mann in einem Tag 15 Esslöffel (je einen stündlich), zusammen also etwa 200 cm^3 (250 gr) Glycerin genommen hat, ohne andere Beschwerden als etwas Trockenheit im Mund und Rachen und Eintreten einiger wässeriger Stühle (Hämoglobinurie erfolgte nicht!). — In einem anderen Falle trank ein Kind von $2^1/_2$ Jahren in kurzer Zeit ein Fläschchen mit etwa 300 gr Glycerin aus. Das Kind wurde bewusstlos, kalt, mit schlechter Respiration getroffen. Erbrechen, das künstlich hervorgerufen wurde, besserte den Zustand: nach einigen Stunden erwachte das Kind und genas rasch und vollkommen. — Hier soll es sich um Berauschung gehandelt haben, die vom Glycerin gerade wie von anderen Alkoholen hervorgebracht werde (?). — Gelindere Grade der rauschartigen Erregung sollen öfter bei Solchen beobachtet sein, die 50 bis 60 Glycerin als Medikament zu sich nahmen: Schwatzhaftigkeit, Schlaflosigkeit, Aufregung. — Bei länger dauernder täglicher Aufnahme grösserer Glycerin-Mengen hat man schwerere Darmstörungen (Durchfälle) gesehen.

Von dem subcutan gegebenen Glycerin erscheint immer eine gewisse Menge im Harn. Auch von den in den Magen aufgenommenen grösseren Quantitäten wird nach übereinstimmenden Angaben ein kleiner Antheil mit dem Urin ausgeführt. Die absolute Menge ist immer gering.

IV. Dujardin-Beaumetz et Audigé (Citat siehe bei Alkohol) geben für Thiere bei subcutaner Application die tödtliche Dosis zu 8,5 bis 9,0 per Kilo an. Kleinere Gaben sollen mehr Lähmungs-, grössere Krampf-Erscheinungen hervortreten lassen. — Die Temperatur steigt, der Harn wird immer blutig. —

V. Glycerin wird bei der Fettverdauung jedes normalen Darms durch die Spaltung der Neutralfette in gewissen Mengen frei: diese Menge verschwindet spurlos. — Gibt man Thieren freie Fettsäuren in der Nahrung, so erscheint im Chylus Neutralfett (nur etwa 7 % Fettsäure + Seife): d. h. der Organismus bildet Glycerin und daraus mit Fettsäuren Neutralfett (Munk). Woher dieses Glycerin stammt, welche Rolle das Glycerin überhaupt im Stoffwechsel des Näheren hat, ist uns nicht bekannt.

Literatur.

Munk, J.: Virchow's Archiv Bd. 80, Bd. 95 und Bd. 123.
Catillon: Archives de Physiologie V (refer. in Centralbl. f. med. W. 1877, pag. 811 und 1878, pag. 700.
Lewin: Zeitschr. f. Biologie 15.
Zucker im Harn nach Glycerin.
confer.: Luchsinger: Pflüger's Archiv 11.
Ustimowitsch: Pflüger's Archiv 13. pag. 453.
Luchsinger: Centralblatt medic. W. 1877. pag. 1.
Plosz: Pflüger's Archiv 16.

§ 112. Methyläther.

Methyläther (Dimethyläther) CH_3OCH_3. Aus Holzgeist (1,3) mit concentrirter Schwefelsäure (2) auf 140° C. erhitzt. — Gas, siedet bei — 23,6° C. Ein vol H_2O löst bei 18° 37 vol des Gases, (Aethyläther löst 100 vol). — Er wurde von Richardson als Anästheticum benutzt (auch die Sättigung des Aethyläthers mit Methyläther) und empfohlen. Bei der Nachprüfung durch andere englische Aerzte (Burroughs und Braine) wurden weniger günstige Ergebnisse berichtet (Literatur im Jahrgang 1870 des British medical Journal). — Praktisch ohne Bedeutung.

§ 113. Der Aether (Diäthyläther, Schwefeläther, $C_2H_5OC_2H_5$).

I. Der Aether wird aus Alkohol (90 %, 5 Theile) und Schwefelsäure (9 Theile), durch Erhitzen auf 140 bis 145° C. unter langsamem Nachfliessen des Alkohols hergestellt. Er siedet bei 35° C.; das specifische Gewicht bei 17° C. ist 0,72. — Bei 17° C. lösen 12 Wasser 1 Aether und 35 Aether 1 Wasser. Mit Alkohol ist er beliebig mischbar. — Wasserhaltiger Aether wird durch Mischen mit dem gleichen Volumen Schwefelkohlenstoff getrübt. - Der Dampf ist $2^{1}/_{2}$ mal so schwer als Luft und bildet mit letzterer explosible Gemenge. Die Frage, ob dieses Gemenge auch durch glühende Metalle (Paquelin, Glüheisen) zur Explosion gebracht werde, ist verschieden beantwortet (vergl. Füter in Deutsch. Zeitschr. Chirurgie 29. [1889] pag. 1). Ich habe mich mittels sehr einfacher Versuche überzeugt, dass hellroth glühende Eisenstäbe den Aetherdampf sicher entzünden.

II. Die Gelegenheiten zur Aether-Vergiftung entspringen aus dem verschiedenartigen praktischen Gebrauch. Als Arzneimittel wird er, mit Alkohol gemischt, innerlich gegeben, auch häufig subcutan eingespritzt; sodann dient er in feiner Vertheilung als Spray, zur Abkühlung der Haut, endlich in Dampfform zur Einathmung als Betäubungsmittel. — Eine ganz moderne Quelle schwerer Vergiftung ist der Missbrauch des Aethertrinkens zum Zwecke der Berauschung. —

III. Auf der äusseren Haut erzeugt der Aether durch seine rasche Verdunstung intensives Kältegefühl und in flüssiger sowohl als Dampfform auf empfindlicher Haut Röthung und Brennen. Dieses Erythem ist von kurzer Dauer, verschwindet mit Wegnahme des Aethers. Die Wirkung wird intensiver, wenn die Verdunstung gehindert ist. —

IV. Bei subcutaner Application des Aethers entsteht immer starkes Brennen, auch zuweilen stundenlang anhaltende Schmerzhaftigkeit. Oertliche Infektion beim Gebrauche unreiner Nadeln ist nicht ausgeschlossen. — Sehr bedenklich ist die subcutane Einspritzung in die Nähe grosser Nervenstämme. Es ist dadurch schon häufig schwere Funktionsstörung dieser Nerven mit vollständiger motorischer und sensibler Lähmung, Entartungsreaktion, Atrophie gesehen worden. Die Einspritzung braucht den Nerven nicht unmittelbar zu treffen: der durch die Gewebe hindurch diffundirende Aetherdampf kann auch aus gewisser Entfernung die Nervenstämme erreichen und schwer angreifen. Besonders zahlreich sind die Unglücksfälle nach Injektionen am Vorderarm, wo das Radialisgebiet (Extensores digitor. communis et indicis) befallen ist (Neuritis). Die Erscheinungen bilden sich gewöhnlich in wenigen Stunden aus. Gewisse Fälle legen den Gedanken nahe, dass der Aetherdampf leichter entlang dem Verlauf der Nervenfasern als in die Tiefe der Nervenstämme eindringt (cf. Falkenheim, ref. Centralbl. med. W. 1888, pag. 975). Viele Aerzte verwenden den Aether desshalb jetzt nicht mehr als Analepticum für subcutane Application, oder nur da, wo man die rascheste Wirkung dringlich braucht. —

Die Application des Aetherspray für örtliche Anästhesirung wird von verschiedenen Personen sehr verschieden empfunden: für Manche ist das durch Minuten anhaltende Kältegefühl sehr schmerzhaft. Es soll schon durch sehr gewaltthätige, übermässig lange fortgesetzte Application des Aetherspray Hautgangrän gesehen worden sein.

V. Das Aethertrinken (als Berauschungsmittel) wird besonders als irländische Specialität ausgegeben[1]). Als Arzneimittel dient der

---

[1]) Hart, E. in British med. Journal, Octob. 1890.

Liquor anodynus Hoffmanni (1 + 3 Weingeist), der tropfenweise auf Zucker genommen wird. Kleinere Mengen reinen Aethers (bis 0.5) sollen nur Wärmegefühl im Magen, grössere können lebhafte Schmerzen über den ganzen Unterleib, aufgeregte Herzaktion, Kopfschmerz, rauschartige Erregung mit nachfolgender Betäubung hervorrufen. Nach allen Berichten findet Gewöhnung an den Aether in dem Sinne statt, dass allmählig immer grössere Gaben ertragen werden. Aus Irland wird erzählt, dass einzelne „Specialisten" 10 bis 15 gr und mehr auf einmal trinken (10 gr bei 37 ° C. ungefähr 3 Liter Dampf!). Wunderbar ist, dass solche Mengen nicht sofort schwere mechanische Schädigung durch Aufblähen des Magens, Verdrängen des Zwerchfells, Erschwerung der Athmung hervorbringen. Bei Thieren ist solches gesehen. — Die Erscheinungen der Trunkenheit sollen sehr rasch sich einstellen, aber auch schnell wieder verschwinden: es wird dann wieder neuer Aether aufgenommen. — Starke Aufregung, profuser Speichelfluss, Drücken, Brennen im Magen, Aufstossen sind die nächsten Symptome. — Bei mässigen Aethertrinkern soll nur chronischer Magen-Darm-Katarrh sich einstellen. Bei alten Trinkern aber wird allgemeine Muskelschwäche, starker Tremor, Irregularität der Herzaktion und der Blutvertheilung, Abmagerung, Kräfteverfall berichtet. Lügenhaftigkeit, sinkende Moralität, Mangel an Selbstbeherrschung werden als psychische Defekte, gesteigerte Reflexerregbarkeit u. a. als nervöse Symptome angegeben. — Die Entziehungskur führt zu Abstinenzerscheinungen, unter denen Schlaflosigkeit besonders genannt wird. Indessen wird von völliger Wiederherstellung nach der Gewöhnung an kleine Gaben berichtet. Rückfälle sollen nach irischen Berichten fast immer eintreten. —

VI. Die praktisch wichtigste Gelegenheit zur Aethervergiftung ist die Einathmung des Dampfes zum Zwecke der Betäubung für chirurgische Operationen. Der Aether ist als Anästhesirungsmittel zuerst in Amerika gebraucht und hat von da aus in kürzester Zeit die bewohnte Erde erobert. Sein Rivale, das Chloroform, das den unbestrittenen Vorzug der energischeren Wirkung voraus hat, hat ihn nicht vollständig verdrängen können: noch immer wird in Amerika und in England viel ätherisirt, und auch in Deutschland kehren einzelne Chirurgen zu dem ungefährlicheren Aether zurück. —

Der Verlauf einer Inhalations-Narkose im Allgemeinen gelte als bekannt: im Einzelnen ist vom Aether folgendes zu bemerken:

a) Die absolute Menge des Aethers, die eingeathmet wird und vor Allem das Verhältniss von Aetherdampf und Luft in dem eingeathmeten Gemische ist nicht so peinlich genau in Acht zu nehmen, wie das beim Chloroform der Fall ist. Der Aether erweist sich gerade hierin als das ungefährlichere Mittel.

Ueber die Mengen von Aetherdampf, die bei der Anwendung der gewöhnlichen Betäubungs-Methoden mit der Einathmung aufgenommen werden, besteht vielfach eine ganz irrthümliche Auffassung. Man hat geglaubt, dass selbst eine mit Aetherdampf gesättigte Luft gelegentlich geathmet werde. Zur Orientirung diene darum die nachfolgende Tabelle, in der die Tension des Aetherdampfes nach Regnault eingetragen und die darnach berechneten Volumprocente Aetherdampf in gesättigter Luft für 750 mm Hg Barometerstand beigesetzt sind.

Temperatur	Tension des Aetherdampfes	Gesättigte Luft enthält Volproc. Dampf
0° C.	183	24%
5° C.	230	30
10	286	38
15	351	47
16	367	49
17	383	51
18	399	53
19	416	55
20	433	58
25	532	71
30	636	85

Nach dieser Tabelle enthält also bei 20° C. die mit Aetherdampf gesättigte Luft 58 volprocente Aether, etwa 8,5 Sauerstoff und 33,5 Stickstoff. Eine solche Luft aber ist absolut ungeeignet zur Athmung, einmal wegen des zu geringen Sauerstoffgehaltes (cf. oben § 84), und sodann wegen des mehr als 10fachen Uebermaasses an Aether: in kürzester Zeit müsste der Tod eintreten.

Durch übereinstimmende Versuche [1]) ist erwiesen, dass die Betäubung von Thieren eintritt, wenn sie zur Einathmung ein Gemenge mit etwa 3,5 Volumprocent Aetherdampf erhalten. Ganz conform mit den Resultaten von Snow wurde durch Dreser innerhalb der Maske bei Aethernarkotisirung von Menschen der Gehalt an Aetherdampf zu 3,7 volprocent bestimmt. Spenzer gibt 3,5 als die für Kaninchen und Katzen nöthige Menge an, Kionka findet bei Kaninchen den Gehalt von 2,1 bis 7,9 volprocent als zur Narkotisirung geeignet; auch Kionka stimmt der schon genannten Mittelzahl zu, betont aber, dass zwischen den einzelnen Thierindividuen sehr grosse Schwankungen in der Empfindlichkeit bestehen, und weiterhin, dass die Grenzwerthe des zulässigen Gehaltes an Betäubungsmittel in der Einathmungsluft beim Aether viel weiter auseinander liegen als beim Chloroform, d. h. dass man beim Aether die minimale zur Betäubung ausreichende Menge beträchtlich überschreiten darf, ohne Gefahr lebensgefährlicher Wirkung. — Ein Gehalt von 1,5 volprocent Aetherdampf machte auch nach zweistündiger Inhalation nur eine ganz schwache hypnotische Wirkung. Mit etwa 3,5 volprocent war an Kaninchen und Katzen in 25 Minuten die Narkose vollständig, und diese Menge kann man Stunden lang den Thieren weiter geben, ohne dass Athmung und Circulation besonders geschädigt werden (wesentlicher Unterschied vom Chloroform!). Höherer Gehalt an Aetherdampf macht frühere Narkose, fortgesetzte Zufuhr bedingt dann bald Respirationsstillstand, aus dem aber durch künstliche Athmung die Thiere immer wieder ins Leben zurückgerufen werden können (Näheres bei Spenzer l. c. pag. 413).

Auch für den Menschen scheint die Toleranz gegen Aetherdampf innerhalb viel weiterer Grenzen zu liegen als beim Chloroform

---

[1]) Snow — London 1858: referirt bei
Kionka: Archiv klin. Chirurgie 50. Heft 2; vorher
Dreser: Beiträge z. klin. Chirurgie 10. pag. 412 und
Spenzer: A. e. P. Ph. 33, pag. 407.

dies der Fall ist. Es scheint, dass gelegentlich bei der „Erstickungsmethode“, auch beim Gebrauch der Julliard'schen Maske der Aethergehalt in der Luft 3,5 volprocent nicht unerheblich überschreitet, obwohl gerade solche Chirurgen, die den Aether viel verwenden, (Bruns, Julliard) übereinstimmend lehren, dass man mit so starken Concentrationen des Aethers gar nicht zu narkotisiren brauche (vergl. Julliard: Révue de la Suisse romande 1891 Nr. 2. Garré: Die Aethernarkose: Tübingen 1893). Immerhin ist zu erwähnen, dass gerade aus der Praxis Stimmen laut werden, wornach die höheren Aetherprocente für rasche Narkose und vor Allem für vollständige Muskelerschlaffung nothwendig seien. — Die forcirte Aetherisirung soll weniger bedenklich sein, als die zu lange verschleppte. — Ich glaube, dass an dem Misserfolg des Aetherisirens gelegentlich der rasche Wechsel von hohen zu sehr niedrigen Aetherprocenten Schuld ist. Es sollte endlich ein Apparat eingeführt werden, der immer die gleiche Zusammensetzung des eingeathmeten Gemisches gewährleistet.

b) Die Wirkung des Aethers auf die Herzaktion ist wesentlich anders als die des Chloroforms. Der Puls wird voller, kräftiger und der Zahl nach gesteigert (oft über 100, bei Kindern über 140): erst gegen Ende der Narkose wird Pulsverlangsamung angegeben. Diese Differenz der Herzwirkung tritt besonders deutlich hervor, wenn man mit Chloroform-Inhalationen anfängt und nach Erreichen der Toleranz die Narkose mit Aether unterhält. Sofort mit Beginn der Aether-Inhalirung bessert sich der Chloroform-Puls. Die Gefässe der Gesichtshaut erweitern sich: ganz gewöhnlich ist Röthe, oft sogar Blaurothwerden des Gesichtes beobachtet. — Fast ausnahmslos wird desshalb von allen Autoren, die ausgiebige Erfahrung im Aetherisiren haben, behauptet, dass beim Aetherisiren vom Herzen keine oder nur geringe Gefahr drohe, dass sogar durch die günstige Aetherwirkung aufs Herz auch die Athmungsstörungen hinausgeschoben würden, indem eben das rascher strömende Blut vollkommener mit Sauerstoff beladen werde. — Primärer Herzstillstand, der bei der Chloroform-Anwendung so schwer gefürchtet ist, kommt nach übereinstimmenden Angaben der Autoren beim Aether nicht vor. Der Aether verursacht gelegentlich Athmungsstörung bis zu Lähmung der Respiration: der Herztod kommt dann erst secundär[1]).

Die Röthe des Gesichtes und ähnliche Wirkungen werden als vasomotorische Effekte, durch die beginnende Lähmung der vasomotorischen Apparate ausgelöst, aufgefasst — vergl. hiezu § 97. XIII.

c) Die Wirkung des Aethers auf die Athmung. — Die häufigsten und unangenehmsten Erscheinungen sind starke Reizungs-

---

[1]) Ob dieser Satz, dass es primären Herztod durch Aether gar nicht gibt, so unbedingt zuverlässig und richtig ist, ist denn doch noch mit einem Fragezeichen zu versehen. So ist von Hunt, A. in der Lancet (13. Sept. 1890) ein Todesfall beschrieben, der als Herztod gedeutet wird: die Sektion wies fettige Degeneration des Herzmuskels und alte pleuritische Adhäsionen nach. In Virchow's Jber. 1892, I. pag. 379 sind Zufälle beim Aetherisiren berichtet, die gleichfalls auf primäre Herz-Synkope hinweisen. Ein weiterer Fall von Aethertod ist in der Berl. kl. Wochschr. 1894, Nr. 25 von Herold referirt. Man vergleiche weiter Deut. med. Wochschr. 1894, Nr. 3, 4, 16, 37, 38, 43. — Es werden Narkosen beschrieben, in denen zuerst Athmungsstörung mit nachfolgender Herzschwäche sich einstellte: beides ging auf geeignete Maassregeln zurück. Nach einiger Zeit aber neuerdings schwere Herz-Insufficienz. — Man soll sich also nicht gar so sicher auf die Unbedenklichkeit des Aethers bei vorhandenem Herzfehler verlassen. —

zustände der Athmungsschleimhaut, Husten, sehr profuse Secretion, so dass ein sehr bedenkliches Rasseln und Cyanose sich einstellt. Die bei Kindern nach dem Aetherisiren zuweilen beobachteten Bronchitiden und lobulären Pneumonien werden hierauf bezogen. Es liegt ja die Erklärung nahe, dass in dem betäubten Zustande das reichliche Secret die z. B. in der Mundhöhle immer vorhandenen Eiter erregenden Kokken in tiefere Verzweigung des Bronchialbaumes herunterführt. Es gilt darum als eine sehr beachtenswerthe Vorschrift beim Aetherisiren den Kopf so (seitlich) zu lagern, dass Speichel nicht in den Kehlkopf fliessen kann. Der von Julliard ertheilte Rath, vor dem Aetherisiren eine Subcutaninjektion von Atropin oder Morphin zur Einschränkung dieser Hypersecretion zu geben, findet nicht allgemeinen Beifall. — Erreichen auch beim Aether Husten und Bronchorrhoe nicht oft diese unbequeme Steigerung, so sind sie auf alle Fälle stärker und häufiger als beim Chloroform. — Besonders bedenklich werden oft diese Athmungsstörungen bei Leuten mit Veränderungen in den Respirationsorganen, so dass manche Aerzte bei Strumen, bei akut und chronisch entzündlichen Bronchial-Affektionen, bei vermehrter Speichelsecretion (Dentition) die Anwendung des Aethers grundsätzlich ausschliessen. Julliard verlangt dagegen bei vorhandener Hypersecretion der Luftwege nur langsamere Zuführung des Aethers.

Weiter kommen beim Aetherisiren Respirationsstörungen vor wie beim Chloroform: Zeichen der eintretenden Athmungslähmung. Anfänglich entsteht manchmal durch Reflexhemmung starke Verlangsamung, selbst kurzer Stillstand der Respiration. Aussetzen der Aetherzufuhr, Besprengen, Waschen mit kaltem Wasser bringen in kurzem die Athmung wieder in Ordnung. — Anfälle von raschem und schweren Collaps sind auch beim Aethergebrauch nicht so selten: plötzliche Blässe des Gesichtes (auch oft Cyanose), Mydriasis, schlaffe Gesichtszüge, Respirationsstillstand. Künstliche Athmung, kalte Waschungen und Uebergiessungen, Inversion sind die dagegen verwendeten, meistentheils wirksamen Mittel. — Der Rathschlag, zum Verhüten des Collapses, vor Beginn der Narkose Alkoholica zu geben, wird von Anderen ausdrücklich verworfen. Manche empfehlen vor der Narkose Thee. Auch das Nachhintenfallen der Zunge und mechanische Verschliessen des Kehlkopfeinganges kommt beim Aether wie beim Chloroform vor und verlangt dieselben Handgriffe, wie sie für das Chloroform angegeben sind. —

Natürlich kann durch übermässige Gaben von Aether (zu concentrirte Dämpfe!) Athmungslähmung verursacht werden (siehe oben a). Es ist nicht zu sagen, wie weit das bei den bisher vorgekommenen Unglücksfällen die Schuld trug.

d) Das Excitationsstadium ist beim Aetherisiren im Allgemeinen viel heftiger und länger dauernd als beim Chloroformiren; oft entstehen schwere Krampfzustände, besonders in den unteren Extremitäten, die zwar durch fortgesetzten Aether-Gebrauch verschwinden, manchmal aber den Abbruch der Aetherzufuhr nothwendig machen. Es wird dann die Narkose mit Chloroform weitergeführt. — Diese combinirte Aether-Chloroform-Narkose wird neuerdings von manchen Chirurgen (Madelung, Trendelenburg, Kölliker) empfohlen, um die primäre Chloroform-Synkope zu vermeiden.

e) Von geringer Bedeutung sind die folgenden, dem Aether gemachten Vorwürfe:

Das Erbrechen soll häufiger sein als beim Chloroform. Nach einer Zusammenstellung von Garré kommt Emesis in 25 % während, in 40 % nach der Narkose vor. Nach verschiedenen Statistiken scheint mir das Erbrechen bei Chloroform vielleicht etwas weniger häufig als nach Aether. Doch wird auch sehr bestimmt das Gegentheil angegeben. Ein grosser Unterschied besteht jedenfalls nicht.

Nierenerscheinungen werden seit lange dem Aether häufiger zugeschrieben als dem Chloroform, so dass vorhandene Nephritis als Contraindication für den Aethergebrauch gilt. Wir wissen nun aber, dass auch durch Chloroform Störungen in Niere und Harn gesetzt werden. Ob in der That dem Aether die grössere Schädigung zukommt, müssen noch umfänglichere Statistiken erweisen als solche zur Zeit vorliegen. — (cf. Garré l. c.) — Es ist von einzelnen Autoren Zuckerharnen nach Aether beschrieben, jedenfalls sind solche Fälle, wenn es sich wirklich um transitorische Glycosurie durch Aether gehandelt hat, seltene Ausnahmen. — Die Harnmenge soll vermindert sein. Ob das als specifische Wirkung des Aethers auf die Nieren, oder als Nebenwirkung (durch Erbrechen, Blutverlust, verminderte Wasseraufnahme bedingt) aufzufassen ist, kann man zur Zeit nicht entscheiden.

Die Wirkung verschluckten Aethers auf den Magen ist oben schon erwähnt. — Auch die Wirkung des Aethers auf den Darm ist eine reizende. Man hat gleich nach Bekanntwerden der Aether-Narkose durch Einleiten des Dampfes in den Mastdarm Menschen zu betäuben versucht und wirklich betäubt. Diarrhöen, selbst blutige Stühle waren in vielen Fällen die Folge. — Nach Inhalations-Narkosen soll häufig Verstopfung sich einstellen, die wohl in gleicher Weise wie die oben erwähnte Harnverminderung zu erklären ist. —

f) Ein berechtigter Vorwurf scheint dagegen dem Aether aus seinen üblen Nachwirkungen gemacht zu werden. Dahin gehört zunächst das lange Andauern eines schlechten Geruches der Ausathmungsluft, der manchmal 1 und 2 und selbst 3 Tage lang lästig wahrgenommen wird. Dieses Symptom beweist, dass der Aether in irgend eine festere Bindung im Körper übergeführt wird (cf. § 97. IV bis VI), aus der die Abspaltung nur langsam wieder erfolgt. Aus der Angabe von Julliard, dass diese Persistenz des Aethergeruches nur nach lange dauernden Narkosen sich einstelle, müsste man sogar folgern, dass die Menge des fest gebundenen Aethers zunimmt, je länger die Zufuhr des Dampfes fortgesetzt wird. — Versuche, die hier an ätherisirten Thieren angestellt sind (Frantz: Dissertation, Würzburg 1895) haben zunächst ergeben, dass auch der Aether, genau wie das vom Chloroform erwiesen ist, nicht gleichmässig in den Organen des Körpers vertheilt, sondern an das Gehirn in den grössten Mengen gebunden ist. Kaninchen, die bis zu vollständiger Narkose die Dämpfe eingeathmet hatten, wurden getödtet und in den sofort untersuchten Organen gefunden: im Blut 0,037 Gewichtsprocente Aether, im Gehirn 0,061, in der Leber 0,015 procent: d. h. im Gehirn mehr als in dem zuführenden Blute. — Es treffen also die Angaben des § 97. IV. vollständig für den Aether zu; man muss sogar annehmen, dass derselbe besonders fest im Thierkörper chemisch verknüpft ist. — Auffallend ist der geringe Aethergehalt des Blutes, bei dem schon die Narkose vollendet ist (mit den an obigen Versuchen nothwendigen Correkturen zwischen 0,04 und 0,05 Gewichtsprocenten). — Die wahrscheinlichste Annahme über das Schicksal des Aethers ist die, dass der grösste Theil als solcher mit der Athmung wieder ausgegeben wird. Ob und wieviel davon oxydirt wird, ob gewisse Umsetzungsstoffe im Harn erscheinen, ob der eigenartige Geruch der Ausathmungsluft durch irgend welches flüchtige Umwandlungsprodukt bedingt ist, das sind Fragen, die schon discutirt, aber noch nicht sicher beantwortet sind.

Von Gehirnerscheinungen ist die starke psychische Erregung nach dem Erwachen besonders zu erwähnen, die sich in seltenen Fällen zu rauschartigen Zuständen, Tage lang andauernder Verwirrung mit Lach- und Weinkrämpfen . . steigern kann. — Mit Recht gefürchtet ist der sog. Spätcollaps: die Patienten erholen sich nicht wieder und gehen unter Collapserscheinungen zu Grunde. — Mit Einbeziehung dieser Fälle berechnen manche Chirurgen für die Aetheranwendung eine nicht viel geringere Sterblichkeitsziffer, als sie für das Chloroform festgestellt ist (?). Vergl. hiezu: Selbach: A. e. P. Ph. 34, pag. 1.

§ 114. Chloroform. $CHCl_3$.

I. Chloroform oder Trichlormethan $CHCl_3$ ist eine klare, farblose Flüssigkeit, die schon bei gewöhnlicher Temperatur stark verdampft. Die Dämpfe haben eigenartigen nicht unangenehmen Geruch und süsslichen Geschmack. Das specifische Gewicht ist bei 0^0 C. 1,525, bei 15^0 C. 1,502. Geringer Alkoholzusatz erniedrigt sofort das specifische Gewicht, bei 2 % schon auf 1,47. Daher hat das deutsche Arzneibuch die Dichte zu 1,485 bis 1,489 (d. i. 1 bis 0,7 % Alkoholzusatz) für 15^0 C. angegeben, weil der Haltbarkeit zu Liebe ein Alkoholzusatz von etwa 1 % gestattet ist[1]). Der Siedepunkt des reinen Chloroforms liegt bei $61,2^0$ C. Das deutsche Arzneibuch gibt 60 bis 62^0 an. Alkohol wie Wasserzusatz erniedrigt den Siedepunkt.

Das Chloroform ist mit Alkohol, Aether und fetten Oelen in jedem Verhältniss mischbar. In Wasser löst es sich wenig: bei 0^0 gesättigtes Wasser enthält 0,987 %, bei $41,6^0$ C. 0,712 %. Nicht mischbar ist es mit concentrirter Schwefelsäure und mit Glycerin. Es löst seinerseits viele feste Körper (Jod, Schwefel, Phosphor, Paraffin, Fett, Harze, Kautschuk, die meisten Alkaloide . . .) auf. — Es ist, auch bei Benützung eines Dochtes, nicht brennbar: sein Dampf bildet mit Luft gemischt kein Knallgas, verbrennt aber in eine Flamme geleitet unter grünlicher Färbung und Nebelbildung. Die Verbrennungsprodukte des Chloroformdampfes sind im Wesentlichen Kohlensäure und Salzsäure. Nur in Spuren tritt dabei freies Chlor und unbekannte organische Verbindungen auf. Phosgengas, das auch dabei entstehen sollte, ist in der Flamme nicht möglich (cf. Rudolf: Dissertation Würzburg 1892).

---

1) Alkoholzusatz in einer Chloroformsorte erkennt man folgendermassen. Man gibt zu einer Probe ein kleines Körnchen Jod, so dass eine gut durchsichtige violette Lösung entsteht. Dann vertheilt man die Lösung in zwei Probirröhrchen und setzt zur einen Hälfte etwas Wasser. Der Alkohol geht ins Wasser und färbt dieses braun: die Chloroform-Hälfte wird heller violett (bis 0,5 % erkennbar). Eine weitere Probe ist: die Grünfärbung, die beim Versetzen mit rothem chromsauren Kali und concentrirter Schwefelsäure entsteht.

Chloroform wird durch Einwirkung von Licht und Luft zersetzt, ist daher im Dunkeln oder in farbigen, voll angefüllten Flaschen zu verwahren. Von concentrirter Schwefelsäure wird es bei gewöhnlicher Temperatur nicht angegriffen. — Alkoholige Kali- und Natronlauge zersetzen in Alkalichlorid und ameisensaures Salz: dasselbe thuen bei mässigem Erwärmen die wässerigen Laugen. Da nun ameisensaures Salz beim Erwärmen mit überschüssiger Lauge bei Gegenwart von Oxyden edler Metalle diese reducirt (Kupferoxyd zu Oxydul, Silberoxyd zu Silber etc.), so sagt man schlechthin, Chloroform reducire diese Metalloxyde. Man bestimmt demzufolge das Chloroform durch Erwärmen mit Fehling'scher Lösung, die überschüssiges Aetznatron enthält. ($CHCl_3 + 2\,CuO + 5\,NaOH = Cu_2O + 3\,KaCl + Ka_2CO_3 + 3\,H_2O$.) Giesst man Chloroform in ein Gemenge von Anilin und alkoholiges Kali und erwärmt, so tritt der heftige Geruch von Isocyanphenyl (Phenylcarbylamin C_6H_5NC) auf. Alle primären Amine reagiren gleichartig und bilden die widerlich riechenden Isonitrile. — Chloroform mit etwas Resorcin und 33proc. Kalilauge erwärmt gibt gelbrothe Färbung mit grüner Fluorescenz. — Durch Reduktionsmittel (Zn und H_2SO_4) wird es zu Methylenchlorid, durch Chromsäure zu $COCl_2$ (Phosgengas) umgewandelt. —

II. Von den vielen Methoden, Chloroform zu bilden (Einwirken von Cl auf organische Stoffe der Fettreihe) benützt die Technik die folgenden:

a) Chloroform aus Alkohol und Chlorkalk: wird unreiner Alkohol verwendet, so entsteht ein unreines Chloroform;
b) Chloroform aus Chlorkalk und Aceton (Abfallprodukt der Holzessigfabrikation): soll eine sehr reine Waare liefern;
c) Chloroform aus Chloral: Chloral zerfällt mit ätzenden Laugen behandelt glattauf in ameisensaures Salz und Chloroform: die reinste, aber auch theuerste Handelssorte.

Die Prüfungsmethoden des Arzneibuches gehen auf den Nachweis von Salzsäure, gelöstes Phosgen ($COCl_2$) aus. Die Filtrirpapierprobe (mit Chloroform getränkt darf das Papier nach dem Verdunsten keinen Geruch mehr haben) ist sehr zweckmässig. Die Schwefelsäure-Schüttelung erweist bei positivem Ausfall verunreinigende Chlorprodukte, Aethylidenchorid, gechlorte Amylverbindungen etc. Sie muss sorgfältig ausgeführt werden. Die Siedepunktsbestimmung (im Fraktionskölbchen etwa 100 gr) macht man am besten so, dass man die letzten 10 cm^3 in getrennten Portionen für sich auffängt und auf Geruch u. s. w. prüft. —

Die Proben des Arzneibuches sind verlässig und reichen bei guter Handhabung aus.

III. Das Chloroform kommt jetzt von vorzüglicher Beschaffenheit im Handel vor, so dass die ausschliessliche Benützung der noch besonders beschriebenen, nach umständlichen Methoden gereinigten theuren Handelsmarken nicht verlangt werden kann. — Die Angabe, dass das ganz reine Chloroform sich nicht spontan zersetze, ist nicht richtig. Jede (nicht mit Alkohol versetzte) Chloroformsorte wird von Licht und Luft angegriffen. Von solchen besonderen Sorten sind zu nennen: das Salicylidchloroform und das Eischloroform.

Salicylid, ein Condensationsprodukt der Salicylsäure durch Erwärmen mit Phosphoroxychlorid gebildet von der Formel C_6H_4OCO verbindet sich mit Chloroform zu einer krystallinischen Masse, in welcher das Chloroform nur locker, gleichsam wie das Krystallwasser in Salzen am Salicylid haftet. Diese Verbindung durch Erwärmen zersetzt liefert ein tadelfrei reines Chloroform (Anschütz: B. B. 25. 2, pag. 3512, 1892). — Eischloroform wird eine Marke genannt, die durch Ausfrieren rektificirt ist. Chloroform (das unter — 70° C. fest wird) wird durch starke künstliche Abkühlung zum Krystallisiren gebracht und aus dieser Krystallisation nach Entfernen der Mutterlauge reines Chloroform gewonnen. Gutes Handelschloroform soll bei dieser Behandlung etwa 3 % unbrauchbare Reste geben, deren Einzelbestimmung aber nicht durchgeführt ist. — Tetrachlorkohlenstoff wird erwähnt. Die Prüfung dieser Reste im Thierversuch zeigte sie besonders ungünstig wirksam auf die Athmung (R. du Bois-Reymond in Therapeut. M.-H., 1892 (6), pag. 21).

IV. Oertliche Wirkungen des Chloroforms. Auf der Haut ruft es zuerst Empfindung von Kälte (durch rasche Verdunstung), nach wiederholter längerer Application leichtes Brennen und Röthe, bei gehinderter Verdunstung aber auch stärkere Entzündung, selbst Blasenbildung hervor. Chloroform-Oel wirkt nachhaltiger, aber nicht so intensiv: das Oel hält das Chloroform fest, gibt es nur langsam an die Haut ab. — Ob Chloroform örtlich (auf der Haut applicirt) Anästhesie macht, ist zweifelhaft: bei dem Endresultat greifen sehr verschiedenartige Theilwirkungen zusammen. — Auf Schleimhäute wirkt Chloroform heftig reizend: es entsteht ein nach der applicirten Menge verschieden lang dauernder brennender Schmerz, der vom Magen aus häufig zu Erbrechen, oft erst nach einiger Zeit (Stunden) führt. Die Aetzungserscheinungen können an den Stellen, wo Chloroform länger liegen bleibt (Magen), von grosser Heftigkeit sein und sogar zu Nekrose des Epithels führen. — Subcutan macht Chloroform heftige brennende Schmerzen (aber, soweit mir bekannt, keine Abscedirung). — Von Elementarwirkungen ist bekannt die Auflösung der rothen Blutkörperchen. — In eine Arterie injicirt macht es Muskelstarre (Fällung der Globulinsubstanzen?). — Es hindert sehr energisch die Entwickelung von Mikroorganismen: es ist desshalb als Desinficiens und Antisepticum unter bestimmten Bedingungen brauchbar.

V. Sehr selten sind Vergiftungen durch Verschlucken, Trinken des Chloroforms. Von Selbstmördern, aber auch durch Verwechselung der Chloroformflasche mit anderen Flüssigkeiten sind solche Fälle berichtet. Die auftretenden Symptome setzen sich aus den Zeichen der Betäubung und der Magenätzung zusammen. In der Regel ist schon nach wenigen Minuten die Betäubung ausgebildet; die Athmung ist verlangsamt, schnarchend, kann auch aussetzen; die Herzaktion wird sehr schwach (manchmal beschleunigt); die Bulbi sind nach oben innen gerollt, die Pupille ist ohne Reaktion, Extremitäten kalt. Erwachen die Patienten nach einiger Zeit aus der Betäubung, so kann dann noch Erbrechen eintreten. Bei günstigem Verlauf bessern sich Respiration und Herzaktion; nach wiederholten längeren Schlafanfällen tritt Restitution ein, die nur durch nachdauernde Magenbeschwerden, oft von später einsetzendem Icterus begleitet, verzögert wird. In schweren Fällen tritt in einigen Stunden unter andauernder Bewusstlosigkeit der Tod ein. Erwachen schwer Vergiftete aus der ersten Betäubung, so kommen sehr heftige Magen-Darmerscheinungen, blutiges Erbrechen, blutige Stühle. Der Tod kann nach Tagen unter wiedereintretendem Collaps sich einstellen. (Wegen der grossen Seltenheit der Fälle verweise ich auf Taylor und auf Hofmann's Lehrbuch der gerichtlichen Medicin.) Bei der

Behandlung ist die Entfernung des Chloroforms aus dem Magen die erste und wichtigste Indication. Da Chloroform so schlecht in Wasser löslich ist, so wäre es vielleicht zweckmässig, durch Beihilfe von Fetten, also z. B. durch Auswaschen des Magens mit Milch die vollständige Entfernung zu sichern. Die sonstigen therapeutischen Maassnahmen sind nur symptomatische: bei schlechter Athmung künstliche Respiration, bei Collaps Reizmittel (Erwärmen, Camphor subcutan etc.). In einem Fall wurde wegen starker Ueberfüllung des venösen Gebietes ein Aderlass (neben der Magenausspülung) vorgenommen (Zeitschrift f. klin. Medicin 24 [1893] pag. 190).

VI. Die wichtigste Gelegenheit zur Chloroform-Vergiftung ist die Verwendung als Betäubungsmittel.

Eine Nebenfrage sei hier gleich erledigt: Können schlafende Menschen ohne ihr Wissen chloroformirt werden? Die Frage ist von Dolbeau studirt (Annal. d'Hyg. publ. 1874. pag. 168 refer. Centralblatt 1874 Nr. 19). Dolbeau gibt an, dass mit gewisser Uebung und Geschicklichkeit es gelingt, bei Einzelnen (10 von 29) ohne Unterbrechung des Schlafes volle Narkose herbeizuführen. Bei Kindern gehe es leichter als bei Erwachsenen. — Die Erzählungen aber, dass wachende kräftige Personen durch „Vorhalten eines stark riechenden Tuches" in wenigen Sekunden gegen ihren Willen betäubt worden seien, sind sicher unrichtig. Dazu braucht es längere Zeit und Gewaltanwendung.

Der normale Verlauf der Chloroform-Narkose gelte als bekannt. — Zu beachten sind die folgenden Einzelheiten:

a) Die Menge des mit der Athmungsluft zugeführten Dampfes. — Bei der Wichtigkeit dieses Punktes sind in der folgenden Tabelle die zu seinem Verständniss nothwendigen physikalischen Daten zusammengestellt.

Temperatur	Tension [1]) des Chloroformdampfes in mm Hg	Gesättigte Luft enthält bei 750 mm Hg volproc. Chloroformdampf	100 Liter Luft enthalten Gramm Chloroform
10° C.	102	13,6	69.1
12	113	15,0	75,7
14	124	16,5	82,7
15	129	17,2	86,1
16	135	18,0	89,6
17	141	18,8	93,2
18	147	19,6	96.9
19	153,5	20,5	100,6
20	160,5	21,4	105,1
22	175	23,3	113,6
24	191	25,4	123,1
26	207,5	27,6	132,8
28	225,5	30,1	144,6
30	246	32,8	157,4

[1]) Die Zahlen sind von Regnault aus: Allgemeine und physikal. Chemie von Naumann bei Kraut-Gmelin: 1. Band, 1. Abth., pag. 581. — Ich habe die 3. und 4. Columne für einen Barometerstand von 750 mm Hg (nicht wie andere gelegentliche Angaben 760 mm) berechnet, weil das den gewöhnlich bei uns vorhandenen Bedingungen besser entspricht.

Nach dieser Tabelle enthält also z. B. Luft, die bei 20 ° C. und 750 mm Hg Barometerstand mit Chloroform gesättigt ist, 21 Volumprocente Chloroformdampf oder in 1 Liter ist ungefähr ein Gramm Chloroform als Dampf enthalten. — Nun ist Sättigung der Luft mit Chloroform-Dampf zwar nur unter besonders günstigen Bedingungen zu erreichen. Immerhin nimmt Luft sehr rasch von einem Chloroform-Vorrath enorm hohe Mengen als Dampf auf. Die erste und wichtigste Frage ist desshalb die, wie concentrirt, d. h. in welcher Mischung mit Luft darf Chloroform-Dampf eingeathmet werden.

Wir wissen aus zahlreichen Thierversuchen, dass die Einathmung concentrirter Dämpfe rasch zu den schwersten Vergiftungszeichen und zum Tode führt. Die schädigende Wirkung des Chloroforms selbst, das rasch und in grosser Menge in das Blut aufgenommen wird, nicht irgend welche Nebenwirkung, bedingt diese hohe Gefährlichkeit.

Messende Versuche über die zulässigen Mengen von Chloroformdampf sind vielfältig an Thieren angestellt. Dieselben widersprechen sich zum Theil, ein Beweis, dass manche Beobachter Versuchsfehler gemacht haben. Für die zuverlässigsten Angaben halte ich die von Kionka. Nach dessen Resultaten ist bei der Temperatur von 18° C. nur ein Dreissigstel bis ein Fünfzehntel der beim Sättigungspunkt in der Luft vorhandenen Chloroform-Menge für die Betäubung von Kaninchen gestattet. Gibt man mehr, so tritt alsbald der Tod ein.

Die Fehler der mit Recht noch immer hochgeschätzten Experimente der gleich citirten Autoren sind dadurch entstanden, dass man Luft als Chloroform-Dampf-gesättigt annahm, die es noch nicht war.

Die ersten Angaben sind von Snow[1]): bis 5 volproc. seien unbedenklich, 8 bis 10 dagegen wirken rasch verderblich. Lallemand Perrin et Duroy[2]) geben übereinstimmend an, dass 4 volproc. ohne Gefahr ertragen werden: bei 8 gehen die Thiere rasch zu Grunde. Das englische Chloroform-Comité[3]) gibt nach Experimenten an Hunden die Regel, dass man über einen Gehalt von 3,5 volproc. nicht hinausgehen soll und dass $4^1/_2$ zu $95^1/_2$ vol. Luft die oberste Grenze sei. — Die zuverlässigsten sind die neuesten von Kionka[4]) festgestellten Werte (Kaninchen). Nach ihm genügen 0,5 bis 1,3 volproc. des Chloroformdampfes für die Narkose — mehr führt schnell zum Exitus letalis.

Wichtiger sind die für die Verwendung am Menschen festgestellten Normen. Die Schlussfolgerungen von P. Bert (dessen Arbeiten in C. R. Jahre 1881 bis 1885) für das Chloroformiren von Menschen sind von Aubeau in der Gazette des hôpitaux (1884) beschrieben. Für Menschen wurde ein Gemisch von 10 gr, später immer 8 gr Chloroform auf 100 Liter Luft als Anfangsgehalt genommen,

---

1) Snow: On chloroform and other anesthetics. London 1858.

2) Lallemand Perrin et Duroy: Du rôle de l'alcool et des anesthésiques dans l'organisme. Paris 1860.

3) Medico-chirurgical Transactions 47 (1864). pag. 323. Den Bericht des Chloroform-Comités citire ich nach Referaten. In diesen aber sind die Angaben so unbestimmt, dass über Temperatur, absolute Werthe, für einzelne Stellen selbst darüber, ob Gewichts- oder Volumprocente gemeint sind, nichts Sicheres geschlossen werden kann.

4) Kionka: Archiv klin. Chirurgie 50, Heft 2.

bei Frauen und Kindern nur 8 und 6 gr und die Narkose mit 8 oder 6 gr auf 100 Liter fortgesetzt. — Mit der Kronecker'schen Versuchsanordnung[1]) haben Ratimoff[2]) und Cushny[3]) Thierversuche ausgeführt.

Die Apparate, die construirt worden sind, um für das Chloroformiren des Menschen eine ganz bestimmte Dosirung dauernd zu verwenden, haben wegen Umständlichkeit oder Unzuverlässigkeit alle keine allgemeine Aufnahme in der ärztlichen Praxis gefunden. Die ältesten von Snow und Clover siehe bei Kappeler (Deut. Chirurgie, Lieferung 20). Der Apparat von Kappeler (Festschrift für Billroth 1892, pag. 67) wie der von Junker sind Chloroform-Dosirungs-Apparate nicht zu nennen. — Die Chirurgen haben bis vor Kurzem in der einfachsten Weise durch Aufschütten des Chloroforms auf ein Tuch oder auf die Skinner-Esmarch'sche Maske sich beholfen und es dem Gefühl des Chloroformators überlassen, für genügenden Zutritt reiner Luft zu sorgen. Dem gegenüber ist die Einführung der Tropfmethode eine wesentliche Verbesserung der Technik des Chloroformirens, die indess immer noch von der Forderung einer bestimmten, gleichmässigen Dosirung weit entfernt ist. — Ueber die Folgen der Einathmung zu concentrirter Chloroformdämpfe siehe später d) und e): Respiration und Herzaktion.

b) Die Aufnahme des Chloroforms ins Blut und die Vertheilung an die übrigen Organe. — Chloroform wird in den Lungen ins Blut aufgenommen und durch dieses im Körper vertheilt. — Die Chloroformaufnahme ist, wie wir jetzt wissen, nicht eine gleichmässige: das Chloroform wird nach seiner Hauptmenge von

---

[1]) Kronecker: Illustrirte Monatsschrift für ärztliche Polytechnik 1890 und Schweizer Corresp.-Blatt 1890, Nr. 27.

[2]) Ratimoff: Archiv (Anatomie und) Physiologie 1884. pag. 576.

[3]) Cushny: Zeitschrift Biologie 28 (1891), pag. 365 (hier 384 und 385).

Zur weiteren Orientirung noch die folgenden ausführlicheren Excerpte: P. Bert (Journal de Pharmacie et de Chimie, 5. Série, Bd. 8, pag. 103) gibt an, bei Hunden mit 4,0 Chloroform auf 100 Liter Luft durch $9^{1}/_{2}$h keine völlige Anästhesie erreicht zu haben (die Temperatur sank auf 35° C.) erst 8,0 auf 100 Liter brachte völlige Unempfindlichkeit der Haut und Cornea zu Stande: der Tod trat (continuirliches Einathmen!) nach 6h unter Temperaturerniedrigung bis 30° ein Mit 10,0 auf 100 Liter war dagegen schon nach wenigen Minuten völlige Empfindungslosigkeit gesetzt: der Tod erfolgte nach zwei Stunden. Mit 12,0 auf 100 Liter Toleranz noch früher: Tod nach $^{5}/_{4}$ Stunden. Mit 14,0 Chloroform Tod in $^{3}/_{4}$ Stunden: mit 20,0 in einer halben Stunde: mit 30,0 in einigen Minuten. — Bei allen Concentrationen fand P. Bert zuerst Athmungsstillstand, erst darnach starb das Herz. — Wichtig ist die Beobachtung, dass die völlige Betäubung eines Thieres, die durch 12,0 auf 100 Liter in kurzer Zeit erreicht war, durch ein dünneres Gemisch (8,0 auf 100 Liter) fortgesetzt werden kann, welches Gemenge für sich allein gereicht, keine völlige Anästhesie gesetzt hätte. — Beim Menschen verwandte P. Bert immer 8,0 Chloroform auf 100 Liter Luft, mit sehr gutem Erfolge: Unempfindlichkeit war in höchstens 6 bis 8 Minuten erreicht. Die völlige Betäubung dauerte nach Aufhören der Chloroform-Luftzufuhr um so länger, je länger vorher das Chloroform eingeathmet worden war. — Die Angaben von P. Bert über die zur Betäubung nothwendigen und zulässigen Mengen sind wahrscheinlich zu hoch: von dem in den Apparat gegebenen Chloroform bleibt durch Oberflächenattraktion an den feuchten Wänden der Apparate etwas hängen, geht sonst verloren (vergl. Tabelle von Spenzer in A. e. P. Ph. 33, pag. 412).

den Lecithin-haltigen Elementartheilen gebunden [1]), im Sinne wie das in § 97. IV. schon entwickelt ist. — Die einzelnen Beweisstücke sind die folgenden: Chloroform dem überlebenden Blute zugesetzt kann vollständig durch einen durchgeleiteten Luftstrom aus demselben wieder gewonnen werden. Es wird aber vom Blute viel hartnäckiger und fester zurückgehalten als vom Wasser. Entnimmt man chloroformirten Thieren eine Blutprobe und trennt durch Kochsalzlösung Serum und Körperchen, so findet man in letzteren verhältnissmässig viel (etwa dreimal) mehr Chloroform als im Serum. Auch nach Lösung der Blutkörperchen behält das Blut sein eigenartiges Bindungsvermögen für Chloroform: es handelt sich also nicht um Oberflächenanziehung an die geformten Elemente (Adsorption). Reine Hämoglobinlösung verhält sich wie reines Wasser: wenn man aber kleine Mengen von Lecithin oder Cholesterin oder von Gehirnbrei in Wasser aufschlämmt, so wird sofort mehr Chloroform und dieses fester gebunden. Dementsprechend muss in Organen, die reich an Lecithin oder Fett sind, das Chloroform sich in grösserer Menge anhäufen müssen. Dem entsprechend hat man aus der Gehirnsubstanz betäubter Hunde mehr Chloroform darstellen können als aus dem gleichzeitig gewonnenen Carotisblut desselben Thieres (Gehirn 0,042 $^0/_0$, Blut 0,019 $^0/_0$). Ebenso hat man in der Leber namhaft Chloroform nach Narkosen gefunden (dagegen sehr wenig im Unterhautzellgewebe, wahrscheinlich desshalb, weil dieses sehr schlecht mit Blutgefässen versorgt ist). Wurden Thiere zu Tode chloroformirt, so war aus dem sofort entnommenen Blute des linken Herzens procentisch mehr Chloroform darstellbar als aus dem des rechten Herzens (0,06 gegen 0,04 $^0/_0$). Zur Hervorrufung der vollen Narkose bedarf es eines gewissen procentischen Gehaltes an Chloroform im Blute (von 0,018 bis 0,04 $^0/_0$ liegend). — Der Gehalt, der tödtet, liegt nach den bisherigen Erfahrungen nicht um Vieles höher als der für die Narkose nothwendige! Dieser Befund ist besonders wichtig. (Bei 0,06 $^0/_0$ im linken Herzen schon Herztod! Einmal wurde sofort nach eingetretenem Herztod 0,2 $^0/_0$ gefunden.)

Hervorgehoben sei nochmals, dass aus überlebendem Blute alles zugesetzte Chloroform durch einen Luftstrom vollständig wiedergewonnen werden kann, d. h. alle die Bindungen, die man für das Chloroform an Lecithin, Cholesterin, Fett etc. annimmt, lösen sich, dissociiren sich schon bei Körpertemperatur. Wenn also nur kein Chloroform mehr eingeathmet wird, so wird in kurzer Zeit durch die weitergehende Respiration der wesentlichste Theil des Aufgenommenen wieder entfernt sein.

Diese Versuche, in denen das Chloroform quantitativ aus dem Blute wiedergewonnen werden konnte, sind an überlebendem Blute angestellt. — Nun ist es eine sicher bewiesene Thatsache, dass von dem in den Kreislauf des lebenden Thieres aufgenommenen Chloroform eine bestimmte kleine Menge verschwindet. Zeller (Zeitschr. f. physiol. Chemie 8 [1883], pag. 70) hat bei Hunden, denen er Chloroform in den Magen gegeben hat, durch acht Tage vermehrte

---

[1]) Die ersten grundlegenden Versuche sind von Schmiedeberg. Die vollständige experimentelle Klarstellung der Frage ist von Pohl: A. e. P. Ph. 28 (1891), pag. 255. Dort die Literatur.

Chlor-Ausscheidung im Harn constatirt. Ein Uebergang unzersetzten Chloroforms in den Harn ist nicht angegeben, wird im Gegentheil ausdrücklich zurückgewiesen. (P. Bert. Zeller.) Diese Thatsache der Chloroformzersetzung im Körper ist so gedeutet worden, dass gerade die kleine Menge, die der Zersetzung verfällt, die betäubende Wirkung ausübe. Mir scheint diese Folgerung nicht zwingend. Das rasche Eintreten der Betäubung, das dem Inhaliren der Dämpfe folgt und das rasche Verschwinden der Betäubung nach dem Cessiren der Chloroformeinathmungen macht die Annahme wahrscheinlicher, dass die einfache mechanische Bindung des Chloroforms an die Gehirnsubstanz die Ursache der Funktionsstörung ist und dass vielleicht nur die schweren Nachwirkungen, die man ja in gewissem Umfange nach jeder Chloroformnarkose beobachtet, durch die chlorhaltigen Umsetzungsprodukte des zersetzten Chloroforms verursacht sind. Gerade der zeitliche Verlauf, die späte Ausscheidung der chlorhaltigen Umsetzungsprodukte spricht dagegen, dass mit der Chloroform-Zersetzung die Narkose zusammenhängt.

c) Die Dauer der Narkose. Durch viele Thierversuche ist bewiesen, dass Zufuhr einer Luft mit gut erträglicher Chloroform-Zumischung über eine gewisse Zeit hinaus ausgedehnt allemal den Tod des Thieres durch Athmungslähmung zur Folge hat. Daraus folgt sofort, dass für therapeutische Zwecke die Chloroform-Aufnahme nur bis zur Erreichung des Toleranz-Stadiums fortgesetzt werden darf. — Der Grund für den Tod der Versuchsthiere ist nicht ersichtlich. Man könnte nach den vorigen Ausführungen denken, dass der Chloroform-Gehalt des Blutes und des Gehirns auch bei niedriger Dosirung allmählig über den zulässigen Gehalt hinaus und schliesslich auf die tödtlich vergiftende Höhe steigt. Das scheint aber nicht der Fall zu sein: denn mit schwachen Chloroform-Luftgemischen werden die Thiere auch durch stundenlanges Chloroformiren nicht vollständig unempfindlich. Daraus muss man, zusammen mit den Ausführungen unter b) annehmen, dass aus Luft mit niedrigem Gehalt Chloroform nur bis zu einem bestimmten niedrigen Grenzwerth aufgenommen wird, d. h. dass sehr bald ein Gleichgewichtszustand der im Blute befindlichen Menge — zwischen Neuaufnahme und Dissociation der geschehenen Bindungen — sich herstellt. — Die Veränderung, die beim lange dauernden Chloroformiren der Thiere allemal erwähnt wird, ist eine tiefe Senkung der Körpertemperatur bis zu 30° C. herunter: also eine schwere Depression des Stoffwechsels (Muskelwirkung?). Diese aber ist für sich allein eine das Leben bedrohende Schädigung. Auch hierüber sind weitere Untersuchungen nothwendig. — Mit richtig abgemessenen, betäubenden Chloroform-Luft-Gemischen wird schliesslich der Tod durch Athmungslähmung gesetzt. — Die praktische Chirurgie kennt diesen Punkt sehr gut: es wird chloroformirt bis zum Erlöschen der Reflexe; der Patient athmet dann freie Luft. Erwacht der Betäubte (er reagirt), so wird neuerdings Chloroform gegeben. —

d) Die Störungen der Athmung. — Diese sind zusammen mit den Störungen der Herzaktion, das Wichtigste, worauf bei der Narkose zu achten ist.

Störungen der Athmung können sich durch Verlegung der Athmungswege oder durch Lähmung der Athmungsapparate einstellen.

Zu den **mechanischen** Athmungshindernissen gehören Verstopfungen der Nase, Verlegen des Kehlkopfeinganges und Verstopfung der Trachea. — Auf Verstopfung der Nase durch Ansaugen der Nasenflügel beim Inspiriren wird verschiedentlich in der Literatur aufmerksam gemacht (z. B. Lieven: München. med. Wochschr. 1893, Nr. 22, pag. 411). Das Hinderniss ist nicht von Bedeutung, da dann durch den Mund geathmet wird. — Ein sehr ernsthafter Zwischenfall ist die Verlegung des Kehlkopfeinganges durch das Nachhintensinken der Zunge. Der Eintritt von Luft in die Lungen ist dadurch vollständig unterdrückt. Der Kundige erkennt an sehr deutlichen Zeichen die Athmungsunterdrückung. Die Abhilfe muss schleunigst geschehen durch Vorziehen der Zunge (mittels Kornzange oder passender Instrumente, auch durch besonderes Vorschieben des Unterkiefers oder selbst Vorziehen des Zungenbeins mittels scharfen Hackens). — Ein sehr schweres Accidens ist das Eindringen fremder Stoffe in die Respirationswege (Blut, erbrochene Massen). Durch besondere Sorgfalt und eigene technische Anordnungen muss dieser Zwischenfall auf alle Weise vermieden werden. —

Das Chloroform als ein starkes Lähmungsmittel kann natürlich auch Athmungsstillstand machen[1]). Bei besonders empfindlichen Personen oder unter sonst ungünstigen Bedingungen kommt die Athmungslähmung aussergewöhnlich früh, rasch . . zu Stande und hat, wenn sie nicht behoben werden kann, den Tod des Individuums zu Folge.

Im Anfang der Narkose sieht man eine Reihe von Unregelmässigkeiten, die als Reflexe — durch die Reizung der Schleimhäute ausgelöst — betrachtet werden müssen: so Husten, völligen (reflektorischen) Stillstand der Athmung, verlängerte, aktive Exspiration, seufzendes, abgeschnittenes Athmen u. s. w. Im Aufregungsstadium ist die Respirationsgrösse (Zahl und Tiefe) vermehrt, um so beträchtlicher, je stärker die Muskelunruhe: im Lähmungsstadium dagegen vermindert, geringer an Zahl und flacher, aber regelmässig. — Athmungsstillstand kann in allen Phasen des Chloroformirens eintreten. Gleich zu Anfang (reflektorisch) ist er durch einfache Mittel (kaltes Bespritzen etc.) leicht zu beseitigen. — Schwere und schwer zu behebende Respirationsstörungen kommen manchmal nach einem länger dauernden Stadium heftiger Excitation. Häufig ist Muskelrigidität (Bauchdecken) vorhanden. Die Athmung sistirt mit einem Male oder es gehen etliche schnappende unregelmässige Respirationszüge voraus. Der Puls cessirt sehr bald (½ Minute, aber auch erst nach 1 Minute). Mitunter ist tiefe Cyanose des Gesichtes, andremale sofort Todtenblässe und vollständiger Verfall ausgebildet (die letzteren Fälle Herztod?). — In completer Narkose erfolgt der Tod entweder auch mit plötzlichem vollständigem Athmungsstillstand, oder wenige Sekunden vor definitivem Stillstand werden die Respirationen unregelmässig oberflächlich. Meist wird das Gesicht bläulich, selten ganz blass. — Die einzige Rettung bei diesem Zwischenfall besteht in schneller und energischer Einleitung der künstlichen Respiration. Ist das Unglück durch Eindringen von Blut oder Speisemassen in

---

1) **Knoll**: Wien. Akadem. Sitz.-Ber. 68 und 74 (3. Abth.).
Kocher: Correspondbl. Schweiz. Aerzte 1890, 15. Sept. etc.

die Trachea bedingt (Cyanose!), so muss die Tracheotomie gemacht werden. Die Einzelheiten der Technik des künstlichen Respirirens sind hier nicht zu beschreiben. Bekannt ist, dass die Lebensrettung um so sicherer gelingt, je früher man mit der künstlichen Respiration beginnt; ebenso dass man mit den Manipulationen durch 1 und 2 Stunden und länger fortfahren muss, bevor man den definitiv eingetretenen Tod constatirt.

Je concentrirter das Chloroform-Luftgemisch, desto früher steht die Athmung still und desto rascher folgt der Respirationslähmung auch Aufhören der Herzaktion.

c) Die Störungen am Herzen. — Alle Beobachter sind darüber einig, dass bei richtiger Ausführung des Chloroformirens an Thieren diese zuletzt durch Athmungs-Lähmung sterben: das Herz ist also das ultimum moriens. Je concentrirter die Chloroform-Luftmischung, desto kürzer sei das Spatium zwischen Athmungs- und Herz-Stillstand. Dieser wichtige Erfahrungssatz ist in letzter Zeit wieder von der Hyderabad-Chloroform Commission betont worden, die den Chloroform-Tod immer für einen Respirations-Tod ausgibt (Lancet, 1890. Januar u. ff.). Derselbe Satz war schon von Syme aufgestellt und auf dessen Empfehlung hin von den englischen Chirurgen die ausschliessliche Beobachtung der Athmung als die wichtigste Schutzmaassregel beim Chloroformiren eingeführt worden. Wie früher, so ist auch jetzt wieder auf diese Angabe der anglo-indischen Commission eine Fluth von Widerspruch erfolgt, der im Wesentlichen besagt, dass unter gewissen Bedingungen und in manchen Einzelfällen primärer Herztod vom Chloroform gesetzt wird. Das Untersuchen aller Einzelbedingungen hat zu folgenden Erfahrungssätzen geführt. Bei fortgesetztem Chloroformiren sinkt langsam der Blutdruck: darin stimmen alle Beobachter mit der anglo-indischen Commission überein, auch damit, dass bei concentrirten Dämpfen der Abfall rapider, aber doch continuirlich ist. Starke Abwehrbewegungen und Störungen in der Athmung, besonders beginnende Asphyxie durch länger dauernde Athmungs-Hindernisse bedingen schwere und unregelmässige Schwankungen des Blutdruckes und der Herzschläge, Verlangsamung. Tiefere Asphyxie macht rapiden Druckabfall. Der Vagus ist nur zum Theil hieran betheiligt: es sollen nach dessen Durchschneidung die Herzstörungen auf Asphyxie nicht so schwer sich einstellen wie ohnedem. Die Reizung des peripheren Vagus-Stumpfes soll dagegen nur von geringer Wirkung auf das Chloroform-Herz sein. — Vagus-Durchschneidung vermehrt die Chloroform-Gefahr, insofern die darauffolgende Beschleunigung der Herzaktion zu rascherer Blutdrucksenkung (früher eintretende Herzermüdung?) führt. — Wird bei eingetretener Asphyxie das Chloroform weggelassen, so bessert sich nicht sofort mit Hebung der Athmung der Blutdruck, sondern es kann weiteres Abfallen eintreten. — Das Absinken des Druckes ist zum Theil durch Beeinflussung des vasomotorischen Apparates, zum Wesentlichen aber durch direkte Herzwirkung bedingt (vergl. hierüber Knoll: l. c. — Scheinesson: Archiv d. Heilk. 1869. — Shore: British Journal 1891 pag. 1089 etc.). Als besonders bedenklich für die Herzwirkung gelten psychische Erregungszustände, grosse Furcht, beängstigende Wahnvorstellungen, wie sie manchmal im Verwirrungs-Stadium des Narkotisirens sich einstellen. Es wird desshalb von manchen Aerzten den besonders ängstlichen Patienten vor dem Chloroformiren Wein gegeben. Aus demselben Grunde (Auslösung von Schmerz, Angst etc.) warnen erfahrene Chirurgen besonders davor, einen schmerzhaften Eingriff bei „Schwächlichen" vor Eintreten voller Toleranz zu unternehmen. (Indess sei hier auch erwähnt, dass manche Aerzte annehmen, es gebe Individuen mit besonderer „Vulnerabilität" des Herzens [lymphatische Constitution?]. Bei solchen sei dann der Herztod als die Folge des schweren somatischen Eingriffes, nicht als specifische Wirkung des Chloroforms aufzufassen. —)

Schon die angegebenen Versuchs-Data beweisen mit ausreichender Sicherheit die direkte Herzwirkung des Chloroforms. Besondere darauf gerichtete Versuche haben diesen Einfluss noch weiter erhärtet. Auch bei curaresirten und künstlich mit Athmungsluft versorgten Thieren zeigen sich die Herzveränderungen geradeso wie beim unversehrten Thier: François Franck: Bulletin de l'Acad. 1890. pag. 697. Viele Beobachter haben primären Herzstillstand bei Thieren durch concentrirte Chloroform-Gemische so übereinstimmend angegeben, dass man an der Richtigkeit dieser Beobachtung nicht zweifeln kann (Cushny-Kronecker, William [Br. med. J. Okt. 1890]: das englische Chloroform-Comité etc. etc.). Dasselbe wird von der Mehrzahl der Chirurgen als das Ergebniss sorgfältiger Beobachtung bei zahlreichen Unglücksfällen am Menschen angegeben. So hat gerade im Gegensatz zur Hyderabad-Chloroform-Commission Buxton (in der Lancet Febr. 1890, und März bis Juni 1893) erzählt, dass manchmal der Herzschlag matter wird, ohne dass die Respiration sich ändert und dass Herzstillstand constatirt wurde, wo die Athmung noch weiter ging. — Es wäre bequem, wenn man sich an die alte Syme'sche Regel halten könnte: aber die Thatsachen machen es zur strengen Pflicht, bei jeder Chloroformirung den Puls sorgfältig im Auge zu behalten[1]).

In der Praxis unterscheidet man zwischen primärer und secundärer Synkope. Der sehr gefürchtete primäre Herztod wird so beschrieben: Die Patienten werden plötzlich blass. der Puls ist unfühlbar, Herztöne sind nicht mehr zu hören; — angeschnittene Arterien bluten nicht, die Athmung hört nach einigen schnappenden Inspirationen auf, die Pupillen erweitern sich rasch maximal. Die sekundären Synkopen setzen dagegen nicht so plötzlich ein: der Puls zeigt fast immer erst prämonitorische Veränderungen.

Erwähnt ist schon, wie gefährlich für das Herz die zu hohe Concentration der Chloroformdämpfe ist. Der bekannte Spruch: le chloroforme bien employé ne tue jamais ist speciell hierauf bezogen. Richtig ist der Spruch aber nicht: man hört von den besten Kennern der Chloroformirungs-Technik, dass bei aller Vorsicht zwischen durch ein Fall von Synkope vorkommt. Schon in kleinen Mengen hat das Chloroform deutliche Herzwirkung.

Von den gegen eintretende Herzschwäche vorgeschlagenen Maassregeln ist zuerst genannt die Inversion, d. i. die Tieflegung oder Tiefhängung des Kopfes, auch so ausgeführt, dass man den ganzen Rumpf stark schräg nach abwärts lagert. — Das Verfahren

---

1) Neuere Angaben über vorsichtiges Chloroformiren mit der Tropfmethode behaupten eine Besserung des Pulses im Toleranz-Stadium: s. Witzel in Deut. med. Wochschr. 1894. Schmitt: München med. Wochschr. 1894, 26 etc.

soll nach dem Urtheil erfahrener Praktiker nur bei Herzschwäche Erfolg haben, bei Athmungsverschlechterung ohne Wirkung sein.

Neben der Inversion wird an zweiter Stelle geübt eine besondere Art von mechanischer Compression des Thorax, die man als „Stösse gegen das Herz", als Handgriff von König-Maas bezeichnet und die in rythmischen meist mit dem Arm geführten Stössen gegen die Herzgegend besteht. Unter „Wiederbelebung nach Scheintod" § 84. III. ist von der Bedeutung dieser Manipulation gesprochen. — Solange man nichts Besseres hat, wird man diesen Handgriff weiter üben.

Von den sonst noch zur Hebung der Herzaktion empfohlenen Maassregeln hat keine allgemeine Aufnahme bei den Chirurgen gefunden. In England wird von Einzelnen geübt das Einathmenlassen von Amylnitrit — man macht die Voraussetzung, die schlechte Herzaktion sei durch starke Contraktion der Pulmonalarterien-Verzweigung bedingt, die die Füllung des linken Ventrikels hindere. Diese Maassregel wird von Manchen geradezu als unnütz bezeichnet. — Andere Vorschläge — elektrische Reizung des Herzens, Acupunktur des Herzens haben keine Billigung und Nachahmung erfahren.

Eine neue Empfehlung ist: subcutane Kochsalz-Infusionen von je 30 cm^3 wiederholt zu machen. Vielleicht hat dieser oder ein ähnlicher Eingriff, der für Füllung des Herzens sorgt (Blutdrucksenkung durch schwache Herzaktion + vasomotorische Lähmung) besseren Erfolg (Wickelung, Hochhebung der Extremitäten).

f) Das Verhalten der Pupille: es hat für die Beurtheilung der „Zufälle" hohen diagnostischen Werth. — Die Pupille wird mit Eintritt völliger Bewusstlosigkeit verengert und erweitert sich wieder mit dem Verschwinden der Narkose (Schlafstellung, pag. 80). Abweichungen von diesem Gang weisen auf Störungen im richtigen Verlauf. Das schlimmste ist plötzliche starke Erweiteruug: es bedeutet Erstickung. Weiterhin bedingt jeder stärkere sensible und psychische Reiz Pupillenerweiterung. Diese zeigt sich darum bei Rückkehr des Bewusstseins, bei schmerzhaften Eingriffen im wachen Zustand; vor dem Erbrechen (durch die Nausea). Der Chloroformator benützt alle diese Zeichen. —

g) Das Verhalten des Harns. — Die Angaben lauten verschieden. Im Allgemeinen macht Chloroform keine schweren Nierenstörungen. Besondere Untersuchungen (z. B. Rindskopf: Deut. med. Wochschr. 1893, Nr. 40. — Luther: München. med. Wochschr. 1893, Nr. 1) haben gezeigt, dass bei 30 % der Chloroformirten geringe Nierenstörungen nachweisbar sind (davon ein fünftel spurenweise Albumin, ein fünftel Eiweiss und Cylinder, drei fünftel Cylinder, auch Leukocyten und Epithelien). — Besonders häufig waren Harnstörungen bei langdauernden Narkosen und bei schweren Nachwehen. — Chloroform ist im Harn nicht gefunden (oben b) dagegen öfter eine die Fehling'sche Lösung reducirende Substanz. Diese Substanz soll links drehen: es ist desshalb der Gedanke ausgesprochen, dass es sich um eine gepaarte Glykuronsäure handeln könne. — Weiter ist (Kast und Mester: Zeitschr. f. kl. Med. 18, pag. 469) bei langdauerden Narkosen ein eigenthümlicher S-haltiger Körper angetroffen (Cystin?). — Manche Aerzte halten vorhandene Nierenerkrankung für eine Contraindication der Chloroform-Anwendung. Besonders soll man bei Schwangeren, Kreissenden und hier bei Eklampsie vorsichtig sein. — Auch Zuckerharnruhr gilt bei manchen Aerzten als Gegenanzeige für den Chloroform-Gebrauch (Wunderlich: Beitr. z. klin. Chirurgie 1893). —

h) Das Verhalten des Blutes. — Bekannt und schon in § 97 citirt ist die Wirkung des Chloroforms auf die Blutkörperchen. Uebergrosse Mengen zu Blut gesetzt lösen die rothen Blutkörperchen auf, machen das Blut lackfarben.

Lackfarben gewordenes Blut aber ist ein schweres Gift für den Herzmuskel, das in etwas grösserer Menge Herzstillstand in Diastole macht. — Manche, allerdings seltene Angaben in der Literatur deuten auf solche Blutstörungen durch Chloroform: blutiger Harn, Erbrechen, blutige Durchfälle, Purpura. Siehe z. B. Fränkel E. in Virchow's Archiv 129, 2. Heft, 1893. Virchow's Jahrber. 1893, I, pag. 393. — Bei einer an Synkope gestorbenen, vorher gesunden Frau waren vereinzelt Hb-Infarkte in den Nieren zu sehen. (Nicht veröffentlichte Untersuchung des hiesigen patholog. Instituts — vergl. hiezu Luther in München. med. Wochschr. 1893, Nr. 1). — Es ist nicht von der Hand zu weisen, dass bei einzelnen Individuen eine übergrosse Empfindlichkeit der rothen Blutkörperchen existirt, so dass schon die geringen für die Narkose nothwendigen Chloroform-Mengen deutliche Störungen machen: diese sind vor Allem auch für das Herz bedenklich. Manche Autoren (z. B. Ostertag) halten darum die Blutbeschädigung für das Bedenklichste beim Chloroform (wahrscheinlich nicht mit Recht). Auch der Icterus, der unter den Nachwirkungen des Chloroforms öfter vorkommt, wäre darnach als Icterus durch Polycholia aufzufassen (siehe oben pag. 57 und 58). — Der stärkere Icterus solcher Neugeborenen, deren Mütter während der Geburt chloroformirt waren, ist erwähnt von Hofmeier in Virchow's Archiv 89 (1882), pag. 493. — Im Blute des Fötus ist Chloroform erwiesen, das aus dem Blute der Mutter übergegangen ist: Zweifel: Archiv Gynäkol. 12 (1877), pag. 235.

i) Das Verhalten der Temperatur. Das Sinken der Temperatur ist eine von vielen Aerzten, beim Menschen und bei Thieren ganz übereinstimmend nachgewiesene Thatsache; es ist oben sub c) eine Reihe von bezüglichen Beobachtungen mitgetheilt. Es ist auch schon von Scheinesson nach meiner Meinung überzeugend dargethan (vergl. Kappeler: Anästhetica, pag. 53), dass am wesentlichsten hiebei die Verminderung der Wärme-Erzeugung betheiligt ist. Die Chirurgen haben darum für lange dauernde Operationen heizbare (Warmwasser-)Operationstische, die nur leider zu wenig verwendet werden. — Mendel (Virchow's Archiv 50 [1870], pag. 12 ff.) macht die merkwürdige Angabe, dass das Gehirn rascher in seiner Temperatur sich erniedrige als das Rectum und schliesst daraus auf besondere Stoffwechselstörungen im Centralnervensystem. — Bei der gewöhnlich gesetzten Narkose beträgt das Sinken der Körpertemperatur etwa 0,5°: der niedrigste Punkt tritt nach Ablauf der Narkose ein: erst nach $^1/_2$ Stunde im günstigen Falle, zuweilen erst nach Stunden ist die normale Temperatur wieder erreicht.

k) Das Erbrechen kommt während und nach der Narkose vor: von letzterem ist unter den Nachwirkungen die Rede. — Es tritt in 20 bis 30% aller Fälle auf: jeder Arzt muss das richtige Verhalten gegen diesen üblen Zwischenfall genau kennen. — Der

Magen darf nicht gefüllt sein und das Chloroform soll nicht geschluckt werden. Wichtig ist beim Eintreten des Brechaktes durch richtige Lagerung des Patienten (Aufrichten, Seitwärtswenden) dafür zu sorgen, dass Alles vollständig aus dem Rachenraum entfernt werde, damit nichts in die Luftwege gelangen und dort zu Verstopfung, Erstickung oder Schluckpneumonien die Veranlassung geben kann. — Der Chloroformator muss die prämonitorischen Erscheinungen für das Brechen sofort beobachten und rechtzeitig die üblen Folgen abwenden.

k) Die Nachwirkungen des Chloroforms. Viele Betäubte leiden nach dem Erwachen an üblen Nachwirkungen des Chloroforms. Bei Allen ist starkes Frostgefühl vorhanden, um so ausgeprägter und subjektiv beschwerlicher, je länger die Narkose gedauert hat. Fast alle klagen über Ekelgefühl, Benommenheit, Druckgefühl, Schmerzen im Kopf und in den Gliedern. Manche zeigen anfänglich Coordinationsstörungen bei Bewegungen. — In vielen Fällen ist in ein bis zwei Stunden fast Alles überstanden. Hie und da aber werden die Erscheinungen schwerer: Erbrechen stellt sich ein, das Stunden lang anhält und in heftigen Magen-Darmkatarrh mit Icterus u. s. w. ausklingt.

Das Erbrechen dauert um so länger, je mehr Chloroform aufgenommen ist. Erstchloroformirte leiden mehr als solche, die schon wiederholte Narkosen überstanden haben. — Belastete Menschen haben intensivere Nachwirkungen. Potatoren, die ja auch ein besonders schweres Excitationsstadium zeigen, erwachen langsam, benehmen sich wie Betrunkene (Verwirrung, lange Verzögerung des vollständigen Erwachens). Hysterische bekommen manchmal beim Erwachen einen schweren Anfall (Streckkrämpfe, Weinkrämpfe, Verwirrtsein, Schreien, Tobsuchtsanfälle), der nur langsam in die Ruhe des vollen Bewusstseins übergeht. Auch von Gebärenden werden häufige Störungen durch Chloroform berichtet, so dass manche Geburtshelfer von der Benützung intra partum durchaus abrathen. Besonders Athmungsstörungen sollen sich einige Zeit nach dem Erwachen verschiedentlich gezeigt haben; die an manche Geburt sich anschliessenden psychischen Störungen, werden dem Chloroform von manchen Aerzten zugeschrieben (?). Bei Kindern ist ein Zustand unvollständigen Erwachens (Stupor) beobachtet, der erst nach Stunden dem vollen Bewusstsein weicht. — Vergl. hiezu Strassmann in Virchow's Archiv 115.

l) Die Chloroformstatistik. — Die älteren Zahlenangaben hierüber sind in dem Buch von Kappeler zusammengestellt. Neue Statistiken sind in der Lancet (März bis Juni 93) von Dudley Buxton und von Gurlt (Deutsche chirurgische Gesellschaft) im Langenbeck'schen Archiv Bd. 46 [1893] pag. 139 ff.) veröffentlicht worden. Die letzere, die hier am meisten interessirt, hat folgendes Ergebniss geliefert (Jahre 90, 91, 92, 93). Von 133729 Chloroform-Narkosen sind 46 Todesfälle berichtet (1 : 2907): von 14646 Aether-Narkosen 1 Todesfall, 4555 Bromäthylnarkosen 1 Todesfall, 597 Pentalnarkosen 3 Todesfälle. — So deutlich dieses Ergebniss spricht, so hat es doch — und mit vollem Recht — die Mehrzahl der deutschen Chirurgen nicht veranlassen können, das kräftiger, rascher wirkende Chloroform ganz zu verlassen. — Der Aether hat sich ja auch in Deutschland jetzt mehr Anhänger erworben. — Aber auch gegen ihn werden immer wieder Vorwürfe erhoben: andererseits hört man jetzt schon, dass seit Einführung der vorsichtigeren Tropfmethode die Zahl der üblen Zufälle beim Chloroformiren sich vermindert. —

m) Das Sektions-Ergebniss. Natürlich ist hier nur von denjenigen pathologischen Veränderungen zu reden, die bei Chloroform-Todesfällen mit Recht auf das Chloroform bezogen werden. In einer letzten derartigen Untersuchung (Eug. Fränkel: Virchow's Archiv. 129 [1893] 2. Heft) wurden Nieren, Leber, Herz gleichartig in der Weise verändert gefunden, dass trübe Schwellung (Coagulations-Nekrose) an den specifischen Elementen angetroffen wurde. Am stärksten waren die Nieren ergriffen, es fanden sich Epithelstörungen in den Tub. contortis, zahlreiche Pigmentablagerungen in den Henle-schen und gewundenen Kanälchen. Auch in der Leber Ueberladung des Parenchyms mit Pigment, weiter Kernveränderungen der Leberzellen. Die geringsten Störungen im Herzen: trübe Schwellung, glasige Beschaffenheit und heerdeweise Verfettung der Fasern. — Alle übrigen Befunde sind zufällig, für das Chloroform nicht charakteristisch. — Das durch Chloroform getödtete Herz steht allemal in Diastole (beide Ventrikel!). Der bei Chloroformleichen wiederholt erwähnte und besonders betonte Befund: Contrahirtsein des linken Ventrikels ist Leichenerscheinung.

n) Die chronische Chloroform-Vergiftung. Es liegen eine Anzahl von Literatur-Angaben der Art vor, dass Leute, um Schmerzen zu betäuben, den fehlenden Schlaf gewaltsam herbeizuführen, gewohnheitsgemäss Chloroformdämpfe inhalirt haben. Es stellen sich darnach gewisse Symptome chronischer Vergiftung ein: doch sind die Erscheinungen verhältnissmässig gering. So wird von Kornfeld (Wien. kl. Wschr. 1893 Nr. 4) ein solcher Fall berichtet, wo durch 2 Jahre zur Erzwingung des Schlafes mehreremale in der Woche Chloroform eingeathmet worden war. Geklagt wurde über Kopfschmerz beim Erwachen: manchmal stellte sich Erbrechen ein. Es bildete sich allmählig ein depressiver Zustand, bestehend in weinerlicher Stimmung, Hinfälligkeit, Mattigkeit aus: besonders auffällig war Tremor der Hände und Pupillenenge (-Starre, wie bei anderen chronischen Intoxikationen mit Narcoticis!). In anderen Fällen (vergl. Böhm: Intoxikationen) wurde schwere Melancholie mit Verfolgungswahn beobachtet, welche Störungen übrigens nach Aussetzen des Giftes glatt verschwanden. Das periodische Auftreten der psychischen Störungen bei dieser Intoxikation ist von verschiedenen Autoren erwähnt.

o) Die combinirte Anwendung des Chloroforms mit anderen Betäubungsmitteln. — Die sogenannte Billroth'sche Mischung (10 vol. Chloroform + 3 vol. Alkohol + 3 vol. Aether) wird jetzt kaum mehr verwendet. Die Narkose kommt wesentlich langsamer als beim reinen Chloroform. — Weiter wird Chloroform mit Morphin und mit Atropin combinirt (Kappeler in Langenbeck's Archiv 40, 1890. pag, 849. Morphin hydrochlor. 0,1 + Atropin sulfuric. 0,005 zu 10 Wasser, davon 1 bis 1,5 cm^3 etwa 20 Minuten vor dem Narkotisiren). Getadelt wird das langsame Erwachen und der tiefe Nachschlaf. — Benutzt wird manchmal noch (für Narkosen von langer Dauer) eine vorausgeschickte Morphiuminjektion (0,015 bis 0,02). —

p) Das Chloroformiren bei künstlicher Beleuchtung. Es ist schon lange beobachtet, dass das Chloroformiren bei künstlicher Beleuchtung allen anwesenden Personen Husten, Kratzen im Hals auslöst, besonders schwere Erscheinungen aber auf die Narkotisirten ausübt. Bronchitiden und schwere katarrhalische Pneumonien, die sogar schon zum tödtlichen Ausgang geführt haben, sind wiederholt beschrieben. Wir wissen jetzt, dass es sich um Aetzungswirkung von den Verbrennungsprodukten des Chloroforms auf die Respirationsschleimhaut handelt. — Der Chloroformdampf wird in die brennende Flamme hineingesaugt und verbrennt dort fast glatt zu CO_2 und Salzsäure. (Nur in Spuren ist freies Chlor und organische Chlorverbindungen gefunden.) Die Salzsäuredämpfe sind es ganz allein, denen die beobachteten Wirkungen zukommen (cf. § 64 IV). Da Chloroform bei der Verbrennung fast sein gleiches Gewicht an Salzsäure liefert (119,5 gegen 109,5), so genügen die verdunsteten Chloroform-Mengen vollständig, um hohen Gehalt an Salzsäure-Dampf, der schwer schädlich wirken muss, in die Luft zu bringen. — Alle Erfahrungen stimmen zu dieser Erklärung. Werden mehrere Operationen in demselben Zimmer in einer Folge bei Lampenlicht vorgenommen, so leiden die zuletzt Operirten am meisten (Zweifel: Berl. klin. Wochschr. 1889 pag. 317). Athmet man in einem solchen Raume durch eine mit Sodalösung gefüllte Spritzflasche (HCl-Absorption), so merkt man nichts von der sonst sehr auffallenden Luftverschlechterung. — Mit Sodalösung getränkte Tücher, die zweckmässig in dem Raum vertheilt werden, binden die Salzsäure und beseitigen damit die Schädigung. Siehe hierüber Rudolph: Dissertation, Würzburg 1891, daselbst die Literatur.

Allgemeine Literatur:

Cl. Bernard: Leçons sur les anesthésiques. Paris 1875.
Kappeler: Deutsche Chirurgie. Lieferung 20.
Hermann: Archiv Anatom. und Physiologie 1866, pag. 27.
Schmiedeberg: Archiv der Heilkunde 1867, pag. 273.
P. Bert: C. R. 98, pag. 63 und pag. 265.
Tauber: Die Anästhetica. Berlin 1881.

§ 115. Methylchlorid — Methylenchlorid — Tetrachlorkohlenstoff.

I. Methylchlorid — Chlormethyl — CH_3Cl, aus Methylalkohol (4) mit Chlorzink (2) durch Erhitzen unter Einleiten trockenen Salzsäuregases hergestellt. — Bei gewöhnlicher Temperatur gasförmig, bei -24^0 C. zu einer farblosen Flüssigkeit sich verdichtend. — Wasser löst 4 vol., Alkohol 35 vol. des Gases. Die letztere Lösung in Wasser geträufelt gibt das Gas in regelmässigem Strom ab. — Es riecht angenehm, gibt bei Thieren (eingeathmet) langdauernde Narkose. — Es ist am Menschen von L. Hermann (Archiv Anatom. Physiol. 1864 pag. 535) und von Richardson (Medical. Times and Gaz. 1867. Okt. . .) als Anästheticum versucht, wird aber praktisch nicht verwendet. In welcher Concentration man es geben darf, welche üblen Nebenwirkungen es hat, ist nicht untersucht: die Angaben sind sehr kurze. Von Richardson ist es auch in ätherischer und chloroformiger Lösung gebraucht und gerühmt worden. — In Frankreich wird das flüssige Chlormethyl als lokales Anästheticum (ein eingetauchter Wattepfropf an der schmerzhaften Stelle befestigt) empfohlen und verwendet. —

II. Methylenbichlorid—Methylenchlorid. Vor Allem ist zu erinnern, dass unter diesem Namen, der correkter Weise nur die Verbindung CH_2Cl_2 bezeichnen sollte, die allerverschiedensten Gemenge aus Chloroform, Alkohol, Methylalkohol und Methylenchlorid, die man zum Theil auch mit dem Namen Methylen belegte, von England aus in den Handel gebracht worden sind. Vergleiche hierüber Traub in Pharmac. Centralhalle 1882 Nr. 35: weiter die Untersuchungen von Eichholz und Geuter in Deut. Medicin. Zeitung 1887 pag. 749. Die früheren Angaben und Versuche, z. B. von Richardson (Medic. Times and Gaz. 1867) Spencer Wells (dessen Buch über die .... Unterleibsgeschwülste, deutsch Leipzig 1878) u. A. beziehen sich auf Gemische und werden desshalb hier völlig übergangen.

Reines Methylenchlorid ist wohl zuerst von Panhoff (Filehne: Dissertation, Erlangen 1881) und weiter von Eichholz und Geuter (l. c.) untersucht. Es siedet bei 41,5 ° C. und hat d = 1,378 (0 ° C.). Nach diesen Autoren betäubt es so schnell wie Chloroform, ruft in gleicher Weise ein Excitations-Stadium hervor, wirkt ebenfalls auf Athmung und Herzaktion verlangsamend; diese deletäre Wirkung ist indess bei Chloroform schneller und stärker ausgeprägt als beim Methylenchlorid, besonders wird die Herzthätigkeit von letzterem viel weniger geschädigt als vom Chloroform. Auf die Temperatur wirken beide Mittel gleich erniedrigend. Das Methylenchlorid macht endlich Speichelfluss. — Die Wirkung des Chloroforms hält beträchtlich länger an als die des Methylenchlorids. — Erbrechen kommt darnach ungefähr ebenso wie nach Chloroform. — Chemische Angaben in Pharmaceut. Zeitung 1888 pag. 133 und pag. 197. — Weniger rühmend spricht sich über das Methylenchlorid Regnault aus in Journal de Pharmacie et de Chimie 1888 Ser. 5. Bd. 9. — Es wird jetzt nicht mehr verwendet.

Schlimm ist, dass das Präparat rein nur sehr schwer erhältlich und darum theuer ist: gute Handelssorten enthalten nur 91 bis 92 %
Methylenchlorid.

Besonders sei betont, dass noch jetzt unter dem Namen Methylen eine Mischung von 4 vol. Chloroform und 1 vol. Methylalkohol (in England) verkauft und gebraucht wird. — Es wird von Einzelnen sehr ungünstig beurtheilt. —

Methylchloroform oder Aethenyltrichlorid ist im nächsten Paragraph sub V besprochen.

Erwähnt sei hier, dass als Methylchloroform das schon unter dem Namen Methylen aufgeführte Gemisch von 4 vol. Chloroform mit 1 vol. Methylalkohol bezeichnet wird.

III. Tetrachlorkohlenstoff-Chlorkohlenstoff-Perchlormethan-CCl_4: siedet bei 76,5 ° C. — riecht ähnlich wie Chloroform; d = 1,63. — Frühere Angaben (vergl. Hermann's Toxikologie pag. 277) waren widersprechend. — Nach weiteren Untersuchungen (Protheroe Smith: Lancet 1867. pag. 792. — Sansom und Nunnely: British Journal 1867) soll es nur für leichte Narkosen brauchbar sein, bei längerer Anwendung leicht gefährlich werden. Die Grenze von Empfindungslosigkeit bis zum Tode liege sehr nahe. — Nach Heusler (Dissertation Bonn 1891) ist es besonders deletär für die Athmung, während die Engländer hauptsächlich Herzwirkung angeben.

Tetrachlorkohlenstoff ist von du Bois Reymond unter den Abfall-Produkten bei der Bereitung des Eischloroforms angegeben: siehe Chloroform § 114. III.

§ 116. Die Chlorsubstitutionsprodukte des Aethans.

I. Chloräthyl — Aethylchlorid — Monochloräthan C_2H_5Cl — aus Alkohol durch Einwirken von Salzsäure oder Metallchloriden etc. hergestellt — siedet bei 12° C. — Es ist der Hauptbestandtheil des als Excitans in Tropfen gegebenen Spiritus Aetheris chlorati. — Nach Richardson (Medical Times 1867) ist es ein schwaches Betäubungsmittel, das erst nach langem Excitationstadium wirkt. —

Es wird neuerdings sehr vielfach als örtliches Anästhesirungsmittel in der Chirurgie, Zahnheilkunde verwendet; es wirkt durch energische Wärme-Entziehung, Abkühlung. Bei dem sehr verbreiteten Gebrauch sind bisher ernsthafte Störungen nicht berichtet — ein Zeichen für die Harmlosigkeit des Mittels.

II. Dichloräthan, Aethylenchlorid, $CH_2Cl — CH_2Cl$, Oleum batavorum, Liquor hollandicus, Elaylchlorid. Siedepunkt 84 bis 85° C. — es war als allgemeines Betäubungsmittel geprüft und sollte angeblich von Thieren in grösseren Mengen ertragen werden als Chloroform. — Es wird jetzt manchmal noch als Hautreizmittel (Rubefaciens) zu Einreibungen benützt (Coats Ramsay und Mc. Kendrick: British Journal 1879). — Nach gelegentlichen kurzen neueren Angaben ist es entschieden gefährlich und unbrauchbar. — Sehr merkwürdig sind die an Kaninchen beobachteten Hornhauttrübungen, die sich nach einiger Zeit spontan aufhellen (Panas und du Bois nach Semaine medicale 1888 und 1889. —

III. Aethylidenchlorid: $CH_3 — CHCl_2$ — wird als Nebenprodukt bei der Chloralbereitung gewonnen. Siedepunkt 58° C.: d = 1,18 bei 20° C. (Es gibt verschiedene Darstellungsmethoden.) Es ist ein brauchbares, auch beim Menschen schon mit gutem Erfolg versuchtes Inhalations-Anästheticum. (Liebreich: Berlin. kl. Wschr. 1860, Nr. 31 ff., Langenbeck: eodem loco, Nr. 33, auch schon von Snow geprüft: siehe Kappeler). Die Narkose soll schneller eintreten, aber auch rascher verschwinden als beim Chloroform: auch soll es das Herz viel weniger angreifen. Es hat sich aber trotz dieser Empfehlungen nicht in Anwendung erhalten, nur für kurzdauernde Operationen wurde es selten einmal (bei Kindern) gebraucht. Der geringeren Herzwirkung wird von späteren Beobachtern direkt widersprochen. Es ist fraglich, ob immer ein Präparat von genügender Reinheit verwendet worden ist, da der Siedepunkt von 58° bis zu 64° angegeben wird. Ein Todesfall wird erzählt von Sauer: referirt in Pharmaceut. Jber. für 1871 (6), pag. 506; auch verschiedene andere üble Zufälle, die den Weitergebrauch des Betäubungsmittels unräthlich erscheinen liessen, besonders Herzerscheinungen und starke Excitationen sind dort berichtet. — Das Mittel ist jetzt allgemein verlassen. —

IV. Trichloräthan: (Monochloräthylenchlorid) Chloräthylenchlorid $CH_2Cl - CHCl_2$ — Siedepunkt 115° C. d = 1,472 bei 22° C. (1,422). Aus Chlorvinyl (C_2H_3Cl) mit Antimonperchlorid ($SbCl_5$) hergestellt. Es ist von Tauber (Centralbl. 1880, pag. 778) untersucht und gerühmt. Es erzeugte in wenigen Minuten tiefe Narkose (bei Tauben, Kaninchen und Hunden), die bis zu 19 Minuten anhielt. Herzaktion und Athmung wurden gar nicht oder nur wenig verändert. — Beim Menschen stellt sich die Betäubung erst nach 16 bis 20 Minuten ein und ist mit Pulsvermehrung und Salivation verbunden. Da die Substanz durch Aetzkali leicht, schon bei 37° C., in Dichloräthylen $C_2H_2Cl_2$ umgewandelt wird, denkt Tauber daran, dass diese Verbindung im Thierorganismus entstehe und wirksam werde (eine wahrscheinlich nicht zutreffende Annahme).

V. Aethenyltrichlorid — Methylchloroform — aus dem Chloroform durch Eintreten einer CH_3-Gruppe abgeleitet, von der Formel CH_3CCl_3: durch Chloriren des Monochloräthans gebildet, siedet bei 74,5°. — Es bewirkte bei Thieren und am Menschen gute und tiefe Narkose. (Nachwirkung: Erbrechen und Mattigkeit.) — Tauber: Centralblatt 1880, pag. 775 und Anästhetica, Berlin 1881.

VI. Von den Tetrachloräthanen ist das symmetrische nicht untersucht. Das unsymmetrische $CH_2Cl - CCl_3$ soll im Arans'schen Aether (Aether anästheticus) neben Trichloräthan enthalten sein. —

Pentachloräthan ist nicht physiologisch untersucht.

VII. Perchloräthan: Dreifach Chlorkohlenstoff, C_2Cl_6, Hexachlorkohlenstoff: ist fest, farb- und geschmacklos, krystallinisch. — Schmelzpunkt 185° C. Siedepunkt 185 (bis 190) d = 1,7. — Es ist von Eulenberg (Gewerbehygiene, pag. 403) als narkotisch erkannt (Thiere in Dampf gebracht), von Heusler (Dissertation, Bonn 1891) genauer untersucht, der es in Oel gelöst applicirte (in Aqua unlöslich). In kleineren Gaben (bis 4,0) macht es bei Hunden Schlafsucht und Muskelschwäche (Taumeln, Schwäche der Hinterbeine), in grösseren (10,0) starkes Unbehagen und klonische Krämpfe. Auch Durchfall trat ein, der aber auf das mitgegebene Oel bezogen werden kann. — Heusler vergleicht die Wirkung der einer kleinen Menge von Chloralhydrat und bezieht die verhältnissmässig schwache Wirkung nur auf die schlechte Löslichkeit und geringe Resorption. — Kleinere Mengen sollen stark excitirend wirken, so dass das Mittel sogar als Excitans bei Cholera in Vorschlag gebracht worden ist.

Anhang.

Die Chlorderivate der höheren Kohlenwasserstoffe haben nur noch geringes Interesse für den Biologen und Toxikologen. Sie sind meist schwerlöslich oder unlöslich und darum ohne Wirksamkeit. —

Einige, so das Butyl-, Isobutyl-, Amylchlorid (auch das Jodamyl) sind von verschiedenen englischen Aerzten untersucht (Snow, Richardson); darüber ist bei Kappeler referirt. — Besonders besprochen sei noch das

Trichlorpropan — Trichlorhydrin CH_2Cl, $CHCl$, CH_2Cl. Es ist flüssig, in Wasser schwer löslich. Siedepunkt 158° C. — Dichte 1,417 bei 15° C. Untersucht ist es von Romensky: Pflüger's Archiv 5, pag. 565. — Der Frosch wird durch 0,05 gelähmt. Kaninchen werden von 0,5 bis 1,0 in Schlaf versetzt (mit bedeutender Temperaturabnahme). Bei einem Selbstversuch stellte sich auf 2,0 Schlafneigung, starkes Kopfweh mit Unsicherheit des Ganges und Kreuzschmerzen ein, ohne dass es zu vollem Schlaf kam; später folgte Erbrechen: Magenbeschwerden blieben für mehrere Tage zurück.

§ 127. Die Brom-Derivate der Kohlenwasserstoffe.

Anhang: Jodäthyl.

Von den hieher gehörigen Substanzen ist das Bromoform schon in § 93 besprochen. — Von Bedeutung für den Toxikologen ist nur das Mono- und das Dibromäthan.

I. Bromäthyl — Aethylbromid, C_2H_5Br, (Aether bromatus vom deutschen Arzneibuch zur Verhütung von Verwechslung genannt) ist eine farblose klare leichtbewegliche Flüssigkeit vom Siedepunkt 38 bis 39° und d = 1,4735 bei 15° C. Es wird durch Licht und Luft zersetzt und ist desshalb in braunen, ganz gefüllten Flaschen zu verwahren. Zusatz von kleinen Mengen Alkohol erhöht die Haltbarkeit: ein solcher ist desshalb vom deutschen Arzneibuch gestattet: daher der etwas höhere Siedepunkt (39 bis 40°) und die niedrigere Dichte (d = 1,45). Es riecht nicht unangenehm. Durch Zersetzen wird es gelb. — Es kommt jetzt von grosser Reinheit im Handel vor, so dass Darstellung und Prüfung nicht weiter zu beschreiben ist. (Wasser darf keine Bromwasserstoffsäure aufnehmen — durch Jodkaliumlösung getröpfelt darf sich kein freies Jod anzeigen.) Der Dampf bildet mit Luft kein entzündliches Gemenge. — Ein gefärbtes, stechend unangenehm riechendes, ölig sich anfühlendes Präparat ist absolut auszuschliessen. — Am bedenklichsten ist die Verwechslung mit Aethylenbromid $C_2H_4Br_2$, die auch schon zu tödtlichen Vergiftungen geführt hat (siehe unten). Besonders gewarnt wird vor einem Präparat von nicht wässeriger, sondern dünn öliger Consistenz, das auf der Hand nicht vollständig verdunstet, sondern einen fettigen Rest hinterlässt. —

Es dient als Inhalations-Anästheticum für kurz dauernde Betäubung und hat desshalb jetzt eine sehr umfängliche Literatur aufzuweisen:

Scheps, Julian: Dissertation. Breslau 1887. (Literatur!)
Asch: Therap. M.-H. 1887, pag. 54.
Langgaard: Therap. M.-H. 1887, pag. 62.
Traub: Pharmaceut. Centrhalle. 1887, pag. 272.
Szumann: Therap. M.-H. 1888, pag. 155 und 226 (Literatur).
Löhers: Dissertation. Berlin 1890.
Binz: Deut. medic. Wschrift. 1893.
Dreser: A. e. P. Ph. 36, pag. 285.

Das Aethylbromid wird auf eine Zeugmaske mit doppeltem Ueberzug reichlich aufgegossen und vor vollständigem Verdunsten neues zugegeben. Dichtes Anschliessen der Maske an das Gesicht ist erforderlich: die concentrirten Dämpfe sollen nicht schädlich sein: im Gegentheil deren Zufuhr sei nothwendig, um volle Wirkung zu erzielen. Fünf bis zehn Gramm werden auf einmal aufgeschüttet und wenn nothwendig diese Dosis nachgegossen. Ist in etwa 1½ Minuten die Wirkung nicht eingetreten, so ist das Mittel für den behandelten Fall nicht brauchbar. Die überhaupt erreichbare Wirkung ist in 40 bis 60 Sekunden voll entwickelt: sie dauert dann ein bis zwei Minuten an. Will man über diese Zeit hinaus die Narkose verlängern, so ist neue Zufuhr nothwendig. So gelingt es, durch 8 bis 12 Minuten die Narkose zu unterhalten. Ueber diese Zeit hinaus wirkt das Mittel nicht: trotz fortgesetzter Zufuhr erwachen die Patienten aus dem Zustand der Schmerzlosigkeit. — Das Bromäthyl macht nicht bei Allen volle Bewusstlosigkeit, sondern bei Manchen nur Analgesie. Solche Patienten hören lautes (nicht leises!) Reden, können auf Fragen antworten: starkes Anrufen erweckt sie sofort. Die Reflexe sind nicht erloschen. Der Grad von Empfindungslähmung, der erreicht wird, kann so weit gehen, dass überhaupt nichts gefühlt wird, oder aber, dass nur Schmerzeindrücke nicht empfunden, taktile Eindrücke aber sehr wohl percipirt werden. — Die Muskelspannung bleibt erhalten, soll sogar manchmal zunehmen. (Von anderen Autoren aber wird ausdrücklich das Gegentheil angegeben: das Bromäthyl sei für Einrichtung von Luxationen wohl brauchbar?) Herzaktion und Respiration sind etwas beschleunigt, Gesicht leicht geröthet, oft transpirirend, Pupillen mässig erweitert. — Nach all dem ist es die Meinung der Chirurgen, dass Bromäthyl nur für kurz dauernde chirurgische Eingriffe verwendet werden kann, bei denen es auf sichere vollständige Muskelentspannung nicht ankommt.

Von üblen Zufällen wird Folgendes angegeben. Manche Patienten sind mit dem Mittel nicht zu betäuben (Potatoren), gerathen nur in starke Erregung, so dass man noch zum Chloroform greifen muss. Man soll das Bromäthyl verlassen, wenn man es 1½ Minuten lang vergeblich angewendet hat. — Die Patienten sollen sich rasch an das Mittel gewöhnen, so dass die Wirkung bei folgenden Narkosen immer unvollkommener wird. (Anders bei fortgesetzter Anwendung in Einer Sitzung: da genügen kleine Mengen!) — Athmungsstörungen sind wiederholt gesehen: Cyanose, Asphyxie — durch künstliche Respiration sollen dieselben rasch zurückgehen. Das Excitations-Stadium ist meist kurz: doch kommt manchmal langdauernde Aufregung, so dass man die Narkose unterbrochen oder Chloroform gebraucht hat. Bei einem Todesfall (Gleich in Wien. klin. Wochschr. 1892, Nr. 12, ref. Therap. M.-H. 1892, pag. 432) trat plötzlich Cyanose und Stillstand der Respiration und Herzaktion auf. Bei der Sektion fettige Degeneration des Herzens. — Erbrechen kommt vor, aber viel seltener als nach Chloroform. Die Erholung ist immer schnell. — Geklagt wird manchmal über Muskelstarre (Bauchmuskeln, Cremasteren, auch Opisthotonus). — Bei manchen Patienten (aber nicht in allen Fällen) wird langes Andauern (zwei Tage) eines unangenehmen, knoblauchartigen säuerlichen Geruches in der Exspirationsluft beobachtet, (der auf Bildung eines schwefelhaltigen Umsetzungsproduktes bezogen wird). — Als eine sehr bedenkliche Form von Nachwirkung endlich werden Anfälle der Art geschildert, dass einige Zeit nach gutem Ueberstehen einer Narkose vollständige Bewusstlosigkeit eintritt, die

Stunden lang anhält. Von einzelnen Kranken wird geröthetes Gesicht, beschleunigter Puls, Cheyne-Stokes Athmen beschrieben, bei Anderen aber ist ausdrücklich das Fehlen besonderer Störungen ausser Coma constatirt. (Siehe z. B. Jendritza in Therap. M.-H. 1892, pag. 152. Virchow's Jber. 1894, I, pag. 390: Bönnecken — dann Therap. M.-H. 1895, pag. 506. Sinell). Auch in der Form, dass direkt an die Narkose sich der comatöse Zustand anschloss, ferner dass er sich mehreremale wiederholte, wurde er (Sinell) beobachtet. — Von Dreser (A. e. P. Ph. 36, pag. 285) ist zur Erklärung die Thatsache festgestellt und beigezogen, dass Bromäthyl längere Zeit im Organismus zurückgehalten und in nicht geringen Mengen mit dem Harn ausgeschieden wird. — Künstliche Respiration, Frottiren, Anwendung der Analeptica waren die gegen die comatösen Anfälle verwendeten Mittel.

II. Aethylenbromid — $CH_2Br - CH_2Br = C_2H_4Br_2$ ist eine farblose Flüssigkeit von dem Siedepunkte 131,5° C. und der Dichte 2,177. Es hat hohes Interesse für den Arzt dadurch gewonnen, dass es durch Irrthum statt des Bromäthyls beim Menschen zur Narkose versucht wurde und bei dieser Anwendung wiederholt schwere, einmal sogar tödtliche Vergiftung hervorrief. —

Die Verwechselung ist für den einigermassen Kundigen kaum möglich. Einmal ist der Siedepunkt (130 gegen 39 Grad), sodann auch die Consistenz wesentlich verschieden (siehe bei Bromäthyl). Auf alle Fälle ist es zweckmässig, bezüglich der Reinheit des verwendeten Bromäthyls absolute Sicherheit sich zu verschaffen. In einem Unglücksfall (Szumann: Therap. M.-H. 1888, pag. 159) war statt Bromäthyl eine Mischung von Aethylenbromid mit Alkohol abgegeben und verwendet worden. —

Bei den Menschen, die das Aethylenbromid eingeathmet haben, blieb vor Allem schmerzstillende Wirkung oder gar Betäubung vollständig aus: bald kam schweres über Tage anhaltendes Erbrechen, Todesblässe, grosses Schwächegefühl, Ohrensausen. Kaffeeaufguss soll Erleichterung gebracht haben. — Szumann in Therap. M.-H. 1888, pag. 159 und Hirsch: ibidem, pag. 556. In dem tödtlich verlaufenen Falle (Therap. M.-H. 1889, pag. 385) war zuerst gegen 40 gr Aethylenbromid und darnach Chloroform verwendet worden. Der Kranke glaubte von dem ersten Präparat etwas verschluckt zu haben. Nach dem Erwachen aus der Narkose klagte Patient über Schmerzen in der Herzgegend, erbrach mehreremale heftig: das Erbrechen steigerte sich noch am nächsten Tage: in der folgenden Nacht Tod bei vollem Bewusstsein unter Herzschwäche. Die Sektion ergab Entzündungserscheinungen auf der Athmungsschleimhaut, beginnende Verfettung einzelner Organe.

Thierversuche sind von Eulenberg (Gewerbehygiene), von Rabuteau (Gazette med. de Paris 1877), von Bonome und Mazza (Centralblatt Chirurgie 1884, Nr. 36) und Horn (Dissertation, Würzburg 1896) ausgeführt: Selbstversuche hat Rabuteau gemacht. Nach zwei Minuten lange fortgesetzter Einathmung der Dämpfe wurden Herzschlag und Athmung langsamer, die Reflexe waren herabgesetzt: besonders beunruhigend war das Gefühl, den Athem aussergewöhnlich lange anhalten zu können, nicht athmen zu müssen. — Bei Fröschen war nach deutlicher Excitation eine unvollständige

Narkose zu erreichen: aber viel langsamer und unvollständiger als mit Bromäthyl. Auffallend war der deletäre Einfluss auf die Muskulatur und auf die Kraft (nicht Zahl!) der Herzschläge. Bei Kaninchen wurde Betäubung nicht erzielt. Die Folgen der längeren Einathmung der Dämpfe waren: enorme Steigerung der Athmungsfrequenz, Lähmungserscheinungen an den hinteren Extremitäten und eine sehr merkwürdige, nach etlichen Stunden erst auftretende Steigerung der Reflexerregbarkeit: dabei immer schlechte Herzaktion. Die Steigerung der Reflexerregbarkeit war viel deutlicher durch innerliche Darreichung des Aethylenbromids zu demonstriren. — Die interessanten Andeutungen von Einwirkung des Aethylenbromides auf die Reflexapparate sind gelegentlich weiter zu verfolgen.

Der Vorschlag, das Aethylenbromid innerlich gegen Epilepsie zu geben (0,2 bis 0,3 in Kapseln: Therap. M.-H. 1891, pag. 335) ist nicht weiter erörtert worden.

Anhang.

Jodäthyl — Aethyljodid. C_2H_5J, flüssig, vom Siedepunkt 72,3° d = 1,94. Es ist als Anästhesirungs-Mittel empfohlen, das bei Thieren langsam eintretende, aber anhaltende Narkose verursacht. Wahrscheinlich ist es aber beim Menschen unbrauchbar. Es zersetzt sich rasch am Licht (Jod), spaltet sich auch im Organismus und lässt Jodnatrium im Harn austreten; es wird desshalb in grösseren Mengen eingeathmet leicht zu Erscheinungen allgemeiner Jodvergiftung führen. Medicinell sollte es innerlich bei Scrofulose und zu Inhalation von 6—8 Tropfen bei Asthma verwendet werden. (Rabuteau: Gazette medicale 1878, Nr. 41.)

§ 118. Schwefelkohlenstoff — CS_2

(Anhang: Mercaptane)

ist flüssig, in reinem Zustande wasserhell, sonst gelblich (durch Schwefel) gefärbt, stark lichtbrechend, Dichtigkeit = 1,272, Siedepunkt 46° C., in Wasser sehr wenig, leicht in Alkohol, Aether, Chloroform, fetten Oelen löslich: mit Luft gemischt, bildet der Dampf explosible Gemenge. —

I. Schwefelkohlenstoff wird in der Technik sehr vielfach verwendet: als Lösungsmittel für Fett (zum Entfetten von Lumpen, Knochen, Rohwolle, Samen) zum Lösen des Phosphors in der Zündholzindustrie, zum Vulkanisiren des Kautschuks. Bei all diesen Gelegenheiten wird der Dampf von den Arbeitern aufgenommen und erzeugt bei der hohen Giftigkeit der Substanz Intoxikationen. Es liegt daher schon eine ziemlich umfängliche Literatur über diese Intoxikation vor, die in der Dissertation von S. Rosenblatt (Würzburg 1890) zusammengestellt ist. —

II. Bei langsamer Vergiftung mit sehr kleinen Mengen zeigen Thiere folgende Erscheinungen: anfangs nur Mattigkeit, die sich nach und nach zu Schwanken, endlich zu Zusammenbrechen des Thieres steigert; dann treten krampfhafte Zuckungen der Extremitäten auf, die nach zeitweisem Aussetzen auf spontane Gehversuche der Thiere zu eigenartigen Zwangsbewegungen (Uhrzeiger-, Wälz-) werden. Die Respiration, anfänglich beschleunigt, wird später langsam, flach oberflächlich: das Herz wird erst gegen Ende gelähmt. Unter zunehmender allgemeiner Paralyse tritt der Tod ein. — Thiere erholen sich in freier Luft, wenn das Convulsions- und Lähmungsstadium erst kurze Zeit gedauert hat: ist das Vergiftungsbild noch weiter vorgeschritten, so gehen die Thiere, wenn auch in frische Luft gebracht, doch nach 1 bis 2 Tagen zu Grunde. — Concentrirtere Dämpfe (5 %) tödten Thiere in wenigen Minuten: auch hier ist Respirationslähmung, der Erregung vorausgeht, die Todesursache. — Das Blut zeigt nichts Besonderes. (Wird dagegen durch Vergiften mit Xanthogensäure der CS_2 erst im Blute abgespalten, so tritt nach Lewin ein Hämoglobinzersetzungsprodukt mit einem Absorptions-Streifen im Roth auf: $C_3H_6S_2O = C_2H_5OH + CS_2$.) Die Lungen zeigen häufig Ekchymosirungen, die Nieren starke Verfettung (diese Veränderung sieht man gar nicht selten bei normalen Thieren!), sonst wird nichts Charakteristisches angegeben.

III. Die schweren akuten Vergiftungsfälle beim Menschen wiesen auf: Bewusstlosigkeit, comatösen Zustand, Zittern, Kälte und Blässe der Haut (bei interner Aufnahme Erbrechen[1])). In einem Falle trat nach $2^1/_4$ Stunden auf 15 gr CS_2 innerlich genommen der Tod ein (ref. Beckurt's Jber. 1886 pag. 421). — Wichtiger ist das chronische Vergiftungsbild, das bei den Eingangs genannten Fabrikarbeitern, neuerdings wieder aus Kautschukfabriken, berichtet wird[2]). Die Erscheinungen können sehr bald, auch erst nach monatelanger Dauer der Beschäftigung beginnen. Zuerst Kopfschmerzen, die sich gegen Abend verstärken, dann Gliederschmerzen, Ameisenkriechen, Juckgefühl. Häufig sind geringergradige, heitere Aufregungszustände, selten schwere krankhafte Exaltation: auch Erregungen in der sexuellen Sphäre, Pollutionen, Menstruatio profusa wird angegeben. Von manchen Kranken wird eine eigenartige Erhöhung der Muskelerregbarkeit, fibrilläre Zuckungen; von Vielen starkes Zittern der Hände, dem Tremor alcoholicus ähnlich, berichtet. Selten sollen Kolikanfälle sein. — Im weiteren Verlauf stellen sich fortschreitende Lähmungserscheinungen im nervösen Gebiete ein: Eingeschlafensein, Kälte, Kriebeln in Fingern und Zehen. Schwäche und Unbeholfenheit der unteren, später auch der oberen Extremitäten, tabetischer Gang, zunehmende Anästhesie und Analgesie der Haut, der Schleimhäute, auch der Cornea, Schwindel, Benommensein, Verwirrung der Gedanken, Gedächtnissschwäche, Abnahme der Sehkraft mit mässiger Mydriasis[3]), auch der Hörschärfe, Störungen in der Coordination der Bewegungen. — Auch von Haut-Pigmentirungen wird verschiedentlich Erwähnung gethan. — Die Erscheinungen gehen meistens mit dem Aufhören der weiteren Giftzufuhr zurück: doch berichtet Mendel (D. Medic. Zeitg. 1886 pag. 606) von einem

[1]) Delpech: Mémoire sur les accidents que developpe . . . l'inhalation du sulfure de carbone. Paris 1856.

Davidsohn: Medical Times 1878, Bd. 11 (bei Rosenblatt).

[2]) Reiner: Schwefelkohlenstoffamblyopie: Wien. kl. Wochschr. 1895, 52.

Stadelmann: Berlin Klinik 1896, Nr. 98.

[3]) Reiner gibt folgenden Augenbefund an: starke Herabsetzung der centralen Sehschärfe, Einschränkung des Gesichtsfeldes. Anfänglich normales ophthalmoskopisches Bild, später weisse Verfärbung der Papillen in der lateralen Hälfte. — Völlige Wiederherstellung auf Meiden der Vergiftungsgelegenheit und Strychnin-Injektionen.

Arbeiter, der nach vorausgegangenen Krämpfen der Finger eine dauernde Lähmung der vom Medianus innervirten Handmuskeln aufwies (Berlin. medic. Gesellsch. Sitz. 23. Juni 86). —

IV. Selbstversuche (Rosenblatt: Dissertation, Würzburg 1890 und Hertel: 1892) haben gezeigt, dass sich die Erscheinungen bei langsamer Intoxikation so folgen: Zuerst ganz unmotivirte Erheiterung, der bald dumpfe Schwere im Kopfe folgt, die ausserordentlich hochgradig und schwer erträglich wird, Hitze im Kopf, starke Congestionen, bald schwere Schwindelanfälle mit beginnender Bewusstseinstrübung. Bewegung steigert die Unbequemlichkeit zu starkem Kopfschmerz. Im Mund unangenehmer, erst süss brennender, dann salzig bitterer Geschmack, Kratzen im Hals, Husten, Uebelkeit, Singultus bis zu Brechbewegungen, Brennen und Thränen an den Augen. Bei noch höherer Concentration kommt bald Taubsein und pelziges Gefühl in den Armen, Beschleunigung und Unregelmässigkeit der Respiration.

Messende Versuche haben ergeben, dass 0,5 bis 0,8 mgr Schwefelkohlenstoff im Liter der geathmeten Luft bis auf schwachen Geruch ohne Folgen bleiben: schon 1,3 mgr im Liter machen nach mehreren Stunden leichte Beschwerden: bei 2 bis 3 mgr treten die Beschwerden früher auf. Auf 3,4 mgr im Liter kommen die Erscheinungen erst nach einer halben Stunde: bei 6 mgr im Liter dagegen schon nach 20 Minuten. Gaben darüber bis 10 mgr im Liter machen bald (binnen 1^h) schon Anfänge der Lähmungserscheinungen: Taubsein, Ameisenkriechen, beschleunigte flache Respiration. — Als Nachwirkung so hoher Concentrationen blieben Schmerzen in den Beinen und ein Zustand unangenehmer nervöser Aufregung mit dumpfen Empfindungen im Kopf und Unlust zur Arbeit durch 12 Tage zurück. Interessant ist das Ergebniss besonderer Experimente, wornach von dem mit der inspirirten Luft aufgenommenen Schwefelkohlenstoffdampf 93 bis 96 % mit der exspirirten Luft wieder ausgegeben wurden: es kamen also nur 4 bis 6 % von dem eingeathmeten zur Resorption: d. h. die Giftigkeit des CS_2 ist eine noch viel höhere als man nach den ersten Angaben annimmt, und nur die geringe Löslichkeit in Wasser ist Schuld, dass bei den gewöhnlichen Gelegenheiten zur Aufnahme nicht noch schwerere Vergiftung entsteht. Die Bestimmung des CS_2 ist damit quantitativ zu führen, dass man die die Dämpfe enthaltende Luft durch alkoholige Kalilauge hindurchsaugt. Es entsteht quantitativ xanthogensaures Kali: $CS_2 + C_2H_5OH = SC, OC_2H_5.SH$. In neutraler Lösung titrirt man dann mit Jod aus (cf. Dissertation Hertel, nach Gastine C. R. vol. 98, pag. 1589).

V. Zur Behandlung der Schwefelkohlenstoffvergiftung sei kurz bemerkt: vor Allem ist in den Fabrikräumen auf sorgfältige Ventilation zu achten, damit der Höchstgehalt von 0,8 mgr in 1 Liter Luft nicht überschritten wird. Da es denkbar ist, dass auch eine Resorption durch die Haut (der Hände bei den Fabrikarbeitern: aufsteigende Neuritis des N. medianus und radialis!) stattfindet, so ist es vielleicht der Erwägung werth, ob nicht die Hände irgendwie geschützt werden könnten. — Bei deutlich ausgebrochenen Erscheinungen ist vor Allem die Aussetzung der Beschäftigung nothwendig, weiterhin aber ist nur symptomatische Behandlung möglich.

Was aus dem aufgenommenen Schwefelkohlenstoff im Stoffwechsel wird, ist nicht festgestellt. Hertel (pag. 26) will Spuren im Harn gefunden haben. —

Anhang: Die Mercaptane und Sulfide.

Die Mercaptane und Sulfide sind Körper, die eigentlich zum Schwefelwasserstoff nach ihrer Constitution gehören. Dem H-S-H analog gebaut ist das CH_3-S-H, das Methylmercaptan und das CH_3-S-CH_3 das Methylsulfid.

Wahrscheinlich sind diese Körper schwer giftig und besitzen die lähmende Wirkung des H_2S auf das Centralnervensystem. Wir wissen Einiges über das Methylmercaptan. Dieses, bei gewöhnlicher Temperatur ein Gas (Siedepunkt 5,8° C.), ist von Nencki und Sieber unter den Produkten der Eiweissfäulniss, und so auch in minimalen Mengen in den Darmgasen des Menschen nachgewiesen (Wien. Monatshefte f. Chemie 1889 Mai bis Oktober, A. e. P. Ph. 28 pag. 206). — Es soll lähmend auf die Athmung wirken. —

Die Trimethylsulfinverbindungen sind basischer Natur: z. B. CH_3SCl das sehr leicht lösliche salzsaure Salz. Sie besitzen Curare-Wirkung, werden bei den basischen Körpern abgehandelt.

§ 119. Die Aldehyde.

I. Allgemeines.

Die Aldehyde sind chemisch charakterisirt durch die am Molekül endständige Gruppe $HC = O$. Sie entstehen aus Alkoholen durch Oxydation, durch weitere Oxydation gehen sie in Säuren über.

Die Aldehyde zeichnen sich durch grosse chemische Reagirfähigkeit aus. Sie polymerisiren sich leicht, sie verbinden sich mit verschiedenen Verbindungen zu direkten Additionsprodukten. Mit Alkoholen geben sie die Acetale, n gleicher Weise mit den Mercaptanen die Mercaptale. — Mit Ammoniak bilden sich die Amidoalkohole, bei höherer Temperatur unter Wasseraustritt basische Verbindungen etc.

Auszeichnende Reaktionen sind:

a) die Reduktion von Metalloxyden: Silberoxyd zu Silber, Kupferoxyd zu Kupferoxydul: gewöhnlich benutzt man zum Nachweis und zur Bestimmung die ammoniakalische Silberlösung;

b) Verbindung mit Alkalidisulfiten;

c) Farbenreaktion mit p-Diazobenzolsulfonsäure (B. B. 16, 657).

Auf den menschlichen und thierischen Organismus besitzen sie sehr ausgesprochene (örtliche und allgemeine) Wirksamkeit: sie sind die giftigsten unter den einfachen Verbindungen der Fettreihe. — Die Anfangsglieder wirken örtlich auf die Schleimhäute sehr stark irritirend, so dass schon aus diesem Grunde die Verwendung als Arzneisubstanzen nicht angeht: weiterhin machen sie sehr ausgesprochene Lähmung an den Apparaten des Centralnervensystems, speciell scheinen sie die Athmung sehr stark anzugreifen. — Durch

Aufnahme von Hydroxylgruppen (vide § 97) wird die Giftigkeit vermindert und ganz aufgehoben. Der Traubenzucker ist ein Aldehyd! —

II. Formaldehyd — Ameisensäure-Aldehyd. Formol. Formalin. Der Formaldehyd H_2CO ist gasförmig, von stark stechendem Geruch: specifisches Gewicht 1,06. Er löst sich sehr leicht in Wasser: eine Lösung mit etwa 40 Gewichtsprocent wird als Formalin (auch Formol) in den Handel gebracht. Das Formaldehydum solutum unseres Arzneibuches soll 35 procent CH_2O enthalten. Er reducirt ammoniakalische Silberlösung (Silberspiegel): mit Ammoniak verbindet er sich zu Hexamethylentetramin, einer einsäurigen Base, $(CH_2)_6N_4$, das in Wasser leicht löslich durch Kochen mit verdünnter Schwefelsäure wieder in die Muttersubstanzen zurückverwandelt wird.

In der wässerigen Lösung des Formaldehyd bildet sich bei längerem Stehen das Polymere Trioxymethylen $(H_2CO)_3$: dasselbe ist in Wasser, auch in Aether und Alkohol unlöslich (löst sich leicht in Alkalien, auch in siedendem Wasser).

Der Formaldehyd ist als ein ausserordentlich kräftig wirkendes bacterientödtendes Mittel erkannt worden, das am bequemsten für viele Zwecke in Dampfform applicirt wird. Auch auf Enzyme wirkt es zerstörend. Für die Desinfektionstechnik, weiter für wissenschaftliche Sammlungen als Conservirungsmittel, auch in anatomischen und zoologischen Laboratorien ist es schon unentbehrlich. Dagegen scheint die Unbrauchbarkeit für die medicinisch-chirurgische Antiseptik jetzt festzustehen. Es wirkt stark ätzend, coagulirt Eiweiss, Blut, macht (als Dampf verwendet) Leimgallerte wasserunlöslich, härtet, gerbt die thierische Haut. —

Da der stechende Geruch bei dem Gebrauch bald verschwindet, die Wirkung aber andauert, so nimmt man wohl mit Recht die Verdichtung zu Trioxymethylen auf den desinficirten Gegenständen an. — Auch das Trioxymethylen, eine weisse krystallinische Masse, in der Wärme zu Formaldehyd verdampfend wirkt kräftig antiseptisch, reizt aber stark die thierischen Gewebe.

Die Giftwirkung des Formaldehyds auf höhere Thiere scheint im Vergleich zur Bakterienwirkung gering zu sein. Die tödtliche Dosis wird für Kaninchen zu 0,24 angegeben. Die Erscheinungen bestehen in starker örtlicher Reizung, hochgradiger Unruhe, klonischen Krämpfen und Opisthotonus — Coma. Dabei irreguläre beschleunigte Athmung — Tod in Asphyxie. — Von der Schering'schen Fabrik wird berichtet, dass Arbeiter, die täglich in der Formaldehydatmosphäre sich aufhalten, sich wohl fühlen und bald auch den Geruch nicht mehr unangenehm empfinden. Auch die Desinfektion einer Krankenstube durch Zerstäubung einer zweiprocentigen Lösung erzeugte keine besondere Belästigung. —

In den Harn geht Formaldehyd nicht über (Blum: München. med. Wochschr. 1893 pag. 602): doch erscheinen darnach kleine Mengen von Ameisensäure. Die Oxydation im Organismus hat Pohl (A. e. P. Ph. 31. pag. 292 u. 93) erwiesen: Formaldehydnatriumsulfit zu 5 gr subcutan gegeben verschwindet vollständig: nur Formiat erscheint in gewissen Antheilen im Harn (siehe Methylalkohol!).

Literatur:

Löw: Sitzungsberichte der Gesellsch. f. Morphologie und Physiologie, München — Mai 1888.
Aronson: Berlin. klin. Wochschr. 1892, Nr. 30 etc. — Die Literatur ist sehr umfänglich, aber meist nur für Hygieniker wichtig.

Anhang.

Methylendimethyläther oder Methylal $CH_2(OCH_3)_2$ mit dem Siedepunkt 42 ° C. und d = 0,85, in 3 Theilen Wasser löslich — war als Schlafmittel zu 2,0 bis 4,0 empfohlen, ist aber sehr ungünstig beurtheilt. Die Wirkung dauere nur kurz: es entstehe starke örtliche Reizung und deutlicher Nachlass der Herzaktion. — Therap. M.-H. 1888 pag. 24. — Im Gegensatz dazu lobt Krafft-Ebing die subcutane Verwendung kleiner Gaben, (1 + 9 Wasser, davon 1 Spritze), besonders bei Delirium tremens (Therap. M.-H. 1888 pag. 57). Doch ist diese günstige Beurtheilung bisher vereinzelt geblieben. — Vergleiche unten XII.

III. Aldehyd — Acetaldehyd CH_3CHO.

Literatur:

Albertoni e Lussana: Sull alcool. sull aldeide e . . . Padova 1875 — Centralblatt 1875, Nr. 30 und 31.
Albertoni: Archives italiennes de Biologie 9 (1888). pag. 168 — Centralblatt 1888, Nr. 21 und 23.
Reizenstein: Dissertation, Würzburg 1894.

Aldehyd ist eine ätherartig, erstickend riechende Flüssigkeit vom specifischen Gewicht 0,801 (bei 0 °) mit dem Siedepunkt 20,8 ° C. Er entsteht aus Alkohol durch Oxydation und ist in kleinen Mengen in allen spirituösen Getränken enthalten, mit Wasser in allen Verhältnissen mischbar (durch Chlorcalcium wird er daraus abgeschieden). Durch gewisse Reagentien entstehen sehr leicht Polymerisirungs-Produkte. Er reducirt noch in sehr starker Verdünnung ammoniakalische mit Natronlauge versetzte Silberlösung. — Ueber Nachweis und Bestimmung bei Reizenstein l. c.

Die ersten Angaben über seine physiologischen Wirkungen (Boutigny: C. R. 25 [1847] pag. 904 und Poggiale: C. R. 26 [1848] pag. 337), wornach er für allgemeine Betäubung brauchbarer sein sollte als Aether und Chloroform, wurden sofort von Simpson (Monthly Journal of medic. Sc. April 1848) als Irrthum erkannt. Einathmung der Dämpfe erzeugt schweres Erstickungsgefühl, Husten, erschwertes Athmen, sogar Stickanfälle. Der Geruch ist für die meisten Menschen ausserordentlich unangenehm und bald unerträglich: Aldehyd ist desshalb für therapeutische Zwecke unbrauchbar.

Bei Thieren folgt auf längere Einathmung der Dämpfe zunächst ein deutliches Erregungsstadium, wornach vollständige Anästhesie. In dieser zeigt sich schnell bedrohliche Abnahme der Respiration, Asphyxie und endlich Erstickung.

Oertlich wirkt Aldehyd auf Schleimhäute (bis zu fünfprocentiger Lösung) ätzend ein. Auf subcutane und innerliche Anwendung entstehen darum starke örtliche Schmerzen. — Die Dämpfe greifen alle sichtbaren Schleimhäute sehr stark an. Arbeiter in Schnellessigfabriken, bei welcher Industrie Aldehyd-Dampf entwickelt wird, sollen gelegentlich darunter zu leiden haben (Eulenberg: Gewerbehygiene). Neuerdings sind als chronische Aldehyd-Wirkung Veränderungen an den Gefässen (Intima häufig, Adventitia fast immer verdickt) – auch Bindegewebswucherung zwischen den Leber-Acinis angegeben worden.

Von Albertoni ist die Behauptung aufgestellt, dass Aldehyd den Thierkörper quantitativ wieder verlässt, ohne verändert worden zu sein. Man hat aus dieser Behauptung gefolgert, dass Aldehyd als Zwischenprodukt der Alkoholzersetzung im Körper nicht auftreten könne, weil sonst Aldehyd excernirt werden müsste. — Die Prüfung dieser Behauptung durch Reizenstein (Würzburger Dissertation 1894) hat ergeben, dass der eingeführte Aldehyd zum grössten Theil im Thierkörper verschwindet — oxydirt wird. Nur sehr geringe Mengen erscheinen in der Ausathmungsluft, etwas grössere aber merkwürdiger Weise im Harn. — Die absoluten Harnmengen, die nach einigen Decigrammen Aldehyd (in den Magen) entleert wurden, waren auffallend hoch: in deren Destillat war bei Kaninchen allemal eine sehr deutliche Aldehydreaktion zu erhalten, die nach den Bestimmungen bis zu mehreren Procenten der gereichten Aldehyd-Menge betrug.

Anhang.

Aldehydammoniak: CH_3 — CH, OH, NH_2 eine gut krystallisirende Substanz die beim Einleiten von trockenem Ammoniakgas in ätherische Aldehydlösung entsteht, in Wasser leicht löslich, zerfällt beim Erwärmen mit verdünnten Säuren (auch durch die Kohlensäure der Luft gebräunt).

Subcutane und intravenöse Application ruft bei Säugethieren nach anfänglichen Reizsymptomen Tod durch Athmungsstillstand hervor. Auch die Herzaktion wird schwer ergriffen. Die letale Dosis subcutan ist 0,15 bis 0,2. —

Giacosa: Archivio per le scienze mediche vol 10, Nr. 14, pag. 293. (Fortschritte der Medicin 1886.)

Thialdin: entsteht durch lange dauerndes Einleiten von Schwefelwasserstoff in eine wässerige Lösung von Aldehyd-Ammoniak. $C_6H_{13}NS_3$. — Ist von Lusini untersucht (Virchow's Jber. 1890, I, pag. 395). — Bewirkt bei Fröschen centrale Lähmung, bei Kaninchen nur Schlafsucht. Der Herzschlag wird verlangsamt: Stillstand in Diastole.

Carbothialdin: entsteht beim Versetzen einer alkoholigen Lösung von Aldehyd-Ammoniak mit Schwefelkohlenstoff. Mazzetti (in Virchow's Jahrber. 1890, I, pag. 395): wirkt auf Frösche tetanisirend — macht diastolischen Herzstillstand. —

Nach Lusini vermehren beide Substanzen die Schwefelsäure des Harns (präformirte und Aetherschwefelsäure). Virchow's Jber. 1891, I, pag. 401.

IV. Von den polymeren Modifikationen, die aus Aldehyd durch verschiedene Beimengungen (HCl, $ZnCl_2$ etc.) unter gewissen Temperaturbedingungen sich bilden, ist praktisch vor Allem von Bedeutung der Paraldehyd. — Dialdehyd $(C_2H_4O)_2$ ist nicht untersucht. —

V. Metaldehyd $(C_2H_4O)_3$, dem Paraldehyd isomer, durch Einleiten gasförmiger Salzsäure oder schwefliger Säure unter Abkühlen gebildet. Er ist fest, in Wasser unlöslich, setzt sich durch Erwärmen wieder in gewöhnlichen Aldehyd um. Auf Kaltblüter ist er (wegen der Unlöslichkeit) ohne Wirkung. Warmblüter aber, denen er frei in Wasser verrieben in den Magen gegeben wird, werden schwer vergiftet: (0,5 gr ist für 1 Kilo Hund tödtlich). Zuerst vermehrte Herz- und Athmungsbewegungen, dann allgemeines Zittern, sich bis zu klonischen Krämpfen, zuletzt Trismus und Opisthotonus steigernd. Salivation, Temperaturerhöhung — Tod im tetanischen Anfall. —

Bokai: Pester medic. chirurg. Presse 1886, Nr. 26. (Jahresber. Thierchemie 17.)

VI. Paraldehyd — Elaldehyd — $(C_2H_4O)_3$.

Entsteht aus Aldehyd durch Behandeln mit kleinen Mengen Schwefelsäure bei gewöhnlicher Temperatur unter Selbsterwärmung. Er ist flüssig, erstarrt krystallinisch durch Abkühlung, welche Krystalle bei 10,5° C. schmelzen. Siedepunkt 124°. Er löst sich in 8 bis 9 Theilen Wasser: diese Lösung wird durch Erwärmen getrübt. — Therapeutisch gibt man ihn in etwa 3 procentiger wässeriger Lösung mit Zucker. —

Literatur:

Cervello: A. e. P. Ph. 16 (1883), pag. 265.
Albertoni: Archives ital. de Biologie, tome III, fasc. 2.
Quinquaud, Henoque und Bochefontaine in C. R. des séances de la Soc. de Biologie 1884, pag. 142, 146, 157.
Prévost: Congrès internat. de Copenhague — tome I, Physiol., pag. 67.
Bokai: Pester medic. chirurg. Presse 1886, Nr. 25.
Fröhner: Berlin. klin. Wochschr. 1887, Nr. 37.
Krafft-Ebing: Zeitschrift Therapie 1887, Nr. 7. (Chronische Vergiftung.)
Rehm: Archiv Psychiatrie 17 (1886), pag. 55.

Der Paraldehyd ist ein viel verwendetes Hypnoticum. Die Resorption geschieht schnell: die Wirkung beginnt schon in einigen Minuten. Die einzige physiologische Funktion, die von mittleren Gaben etwas angegriffen wird, ist die Athmung, die während des Paraldehydschlafes vermindert ist. Sehr grosse Gaben tödten die Thiere durch Respirationslähmung. Der Tod stellt sich ganz ruhig ohne Krämpfe ein. Eintreten von Salivation (die Henoque angibt) wird ausdrücklich geleugnet. Die Reflexerregbarkeit wird erst durch grosse Gaben (die auch die Medulla oblongata, Respiration lähmen) vollständig aufgehoben. Die Herzaktion wird ausserordentlich wenig, erst von übergrossen Dosen angegriffen. — Als Inhalations Anästheticum ist er nicht zu verwenden wegen des widerwärtigen Geruchs und des starken mit Hyperästhesien einhergehenden Excitations-Stadiums. Auch subcutan darf man ihn nicht applicieren. —

Bei chronischer Vergiftung von Thieren (Kaninchen täglich 2,0 bis 4,0), ausgeführt von Barcsi, mitgetheilt von Bokai sah man Magenstörungen und starke Abmagerung. — Die späteren Gaben wirkten intensiver und rascher. Die durch die Narkose ausgelöste Temperatursenkung wird allmählig immer ausgeprägter (4 bis 5° C.), ebenso die Schwächung der Respiration. Die nach und nach hervortretende schlechte Herzaktion zeigte sich als durch fettige Degeneration bedingt: auch die Leber war fettig entartet. Nach Fröhner wirken übergrosse Gaben bei Pferden und Hunden verändernd auf die Blutkörperchen (Hämoglobinurie): die Wirkung soll sehr schnell auftreten. Beim Menschen hat man über solche Störungen bisher nicht geklagt.

Bei der vielfachen therapeutischen Anwendung am Menschen ist wenig Ungünstiges gesehen worden. — Eine Frau, die 3½ Unzen (englisch) verschluckt haben soll, wurde soporös: mässige Myosis, Unempfindlichkeit der Pupille, starke Beschleunigung von Herzaktion und Respiration, livides Gesicht. Nach 40 Stunden vollständige Erholung (Virchow's Jber. 1891, 1, pag. 401). Bei einer Mittheilung von Paltauf (Gesellschaft der Aerzte in Wien, — Sitzung vom 1. December 1893), die sich auf den Befund am Magen eines Selbstmörders bezieht, ist die Diagnose ganz unsicher. — Von geringeren unangenehmen Nebenwirkungen werden nur in vereinzelten Fällen Hautausschläge berichtet. Bei Manchen entstehen leichte Magenschmerzen, als Nachwehen werden Kopfschmerzen angegeben. Das häufigste ist wohl unangenehmer Geruch der Ausathmungsluft, der durch 24 Stunden und länger anhält, bei Einzelnen auch Hustenreiz veranlasst. (Lewin: N. W., pag. 143.)

Wichtig ist die Besprechung des chronischen Missbrauches. Menschen gewöhnen sich sehr rasch und leicht an den Paraldehyd und kommen bei fortgesetztem Gebrauch zu ausserordentlich hohen Gaben. Nur ein schlechterer Ernährungszustand, Magenstörungen, soll sich ausbilden, der aber beim Aussetzen des Mittels bald wieder sich bessert. Krafft-Ebing erzählt von einer Kranken, bei der wegen des über ein Jahr fortgesetzten Missbrauches eine besondere Entziehungskur nothwendig war. Dabei traten Angstzustände, Gesichts- und Gehörstäuschungen, starker Tremor der Hände und der Zunge, epileptiforme Anfälle auf. Doch gelang die Wiederherstellung in etwa 6 Wochen (nur noch Schlaflosigkeit und neuralgische Beschwerden traten zeitweise auf). Ein ganz gleichartiger Fall ist neuerdings von Reinhold (aus Emminghaus' Klinik) berichtet. Therap. M.-H. 1897, pag. 300 ff. — Ausdrücklich sei darauf hingewiesen, dass die oben beschriebene, bei Thieren constatirte fettige Degeneration lebenswichtiger Organe beim Menschen darnach sich nicht ausbildet.

VII. Akroleïn, Akrylaldehyd $C_3H_4O = CH_2\,CH\,CHO$ entsteht aus Glycerin durch Wasserentziehung, bildet die übel bekannten, stechend riechenden Dämpfe, die beim starken Erhitzen von Fetten und darum bei verschiedenen technischen Betrieben, in denen Knochen, Fette etc. hohen Temperaturen ausgesetzt werden, auftreten. Reizt ausserordentlich alle Schleimhäute, kleine Mengen sollen Thiere unter Respirationslähmung tödten. —

VIII. Crotonaldehyd $CH_3CH\,CH\,CHO$, flüssig, in Wasser ziemlich löslich, Siedepunkt 104° C. — in kleinen Mengen im Rohspiritus ist von Albertoni (A. e. P. Ph. 18, pag. 239) in Thierversuchen studirt worden. Es macht vor Allem sehr schwere örtliche Erscheinungen: die Gewebe sind an der Injektionsstelle verschorft. Die Thiere klagen bei der Injektion, werden darnach von heftigem Zittern befallen. — Allgemein scheint besonders die Athmung schwer ergriffen zu werden. Schon 4 Minuten, 2 Minuten, 10 Minuten nach der Injektion von $^1/_2$ und 1 cm^3 (Hund von 4500 gr) tritt der Tod der Versuchsthiere unter starken Krämpfen ein, die eigentlich nach dem Verlauf den Eindruck von Erstickungskrämpfen machen. Vorher wird zuerst Zunahme der Respiration, starke Dyspnoe berichtet. — Nicht letale Gaben verursachen neben Dyspnoe schwere allgemeine Lähmungssymptome. —

IX. Furfurol: der Aldehyd der Brenzschleimsäure

$$\begin{matrix} CH = CH \\ CH = C \end{matrix} > O \quad CHO$$

flüssig vom Siedepunkt 161° C., beim Stehen sich gelb bis dunkelbraun verfärbend, in geringen Mengen im Rohspiritus vorkommend, in Wasser löslich, ist von Lépine (C. R. 1887, Nr. 26, 8. Juli), von Cohn (A. e. P. Ph. 31 [1893], pag. 40) und von Joffroy und Servaux (Arch. de méd. experim. 8. 2. [1896] pag. 195 — referirt von Heffter in Schmidt's Jahrb., Bd. 257) untersucht. Siehe auch Alkohole pag. 423.

Bei Fröschen erzeugen grosse Gaben (von 0,1 ab) mehr oder weniger rasch einsetzende allgemeine centrale Lähmung: die Athmung steht still: die Herzaktion wird immer schlechter. Eigenartig ist an der Herzaktion, dass sie in gewisser Phase der Vergiftung rhythmisch ab- und zunimmt. Nach einer Serie normaler Systolen wird der Puls langsamer und langsamer, kehrt dann allmählig wieder zu normaler Frequenz zurück um neuerdings abzunehmen u. s. w. — Die peripheren Theile sind zuerst nicht mitergriffen. Bei ausgesprochener Lähmung besteht Glykosuria.

Bei Warmblütern ist für den Erfolg ausschlaggebend der Applicationsort. Bei Kaninchen sind subcutane Gaben von 0,1 ohne erkennbare Wirkung. Bei 0,15 bis 0,2 zeigen sich Schwäche bis zu Aufheben der willkürlichen Bewegungen, geringe Unregelmässigkeiten der Athmung, schwache klonische Zuckungen. 0,4 bis 0,5 tödten die Thiere in 1 bis 2 Minuten, die Thiere fallen um und sind nach wenigen Athemzügen todt.

Katzen zeigen auf 0,5 subcutan zuerst mässige Lähmungssymptome, vermehrte Schweiss- und Speichelsecretion. Plötzlich kommen die intensivsten klonischen Krampfanfälle, die sich nach einiger Zeit wiederholen. Der Blutdruck fällt langsam. Hunde reagiren ähnlich.

Ganz anders wirkt die stomachale Verabreichung. In den vollen Magen ertragen die Thiere sehr grosse Gaben ohne alle Symptome. Vom leeren Magen aus können auch (durch schnelle Resorption?) allgemeine Symptome kommen. — Kaninchen zeigen, da das Furfurol in Brenzschleimsäure übergeht, auf grosse Gaben die Zeichen der allgemeinen Säurevergiftung (und gehen daran zu Grunde)!

Interessant ist die Beobachtung, dass Furfurol auf Muskeln, Nerven, Schleimhäute applicirt, örtliche Lähmungserscheinungen macht, die nach einiger Zeit glatt vorübergehen.

Die Schleimhäute werden stark gereizt: praktisch ist desshalb das Furfurol zur Anästhesirung nicht brauchbar.

X. Aldoxime sind Verbindungen, die aus der Umsetzung von Aldehyden mit Hydroxylamin entstehen $CH_3CHO + H_2NOH = CH_3CHNOH + H_2O$ (vide Scheidemann: Dissert., Königsberg 1892).

Aethylaldoxim wirkt bei Kaninchen aufs Blut deutlich bräunend (ohne dass Methämoglobin nachweisbar war). Es erzeugt Lähmungssymptome (Dyspnoë) und starke Temperatursenkung. Hunde sind besonders empfindlich. (Aehnlich Benzaldoxim.)

Siehe auch Leech in British Journal 1893, June und July und Lancet 1893, I. pag. 1499 und II. pag. 3, 76.

XI. Aldehyde geben mit Alkoholen (und Säuren) erhitzt ätherartige Verbindungen, die sogenannten Acetale. —

Aethylidendimethyläther: Dimethylacetal H_3C — $CH(OCH_3)_2$: aus 1 vol Aldehyd, 2 vol Holzgeist, $^1/_4$ vol Eisessig bei Erhitzen auf 100° C. — Siedep. 64,5. d = 0,87. Es wurde mit Chloroform ($^1/_2$ vol) gemischt als Inhalations-Anästheticum empfohlen, scheint aber gar keine weitere Verwendung gefunden zu haben (v. Mering: Eisenacher Naturforscher-Versammlung 1883 und Berl. klin. Wschr. 1882, Nr. 43).

Aethylidendiäthyläther: Acetal $H_3CCH(OC_2H_5)_2$ Siedepunkt 104°: d = 0,82. — Ein als Schlafmittel benütztes Präparat — reizt die Schleimhaut sehr stark, brennender scharfer Geschmack, Speichelfluss: auch Aufstossen und Erbrechen sind beobachtet. — Die Wirkung (als Schlafmittel) durchaus unsicher: dabei sehr unangenehme Herzwirkungen. — Langgaard: Therap. M.-H. 1888, pag. 24 und Mering: l. c. — Methylal — siehe oben bei Formaldehyd. II, pag. 462.

XII. Amidoacetal: NH_2 H_2C — $CH(OC_2H_5)_2$ (B. B. 21, pag. 616 und 22, pag. 568) — physiologisch untersucht von Mallèvre im Zuntz'schen Laboratorium (Pflüger's Archiv 49, pag. 484). Es bewirkt zuerst Lähmung der Respiration: dadurch Tod der Warmblüter. Bei Kaltblütern, die die O-Zufuhr lange Zeit entbehren können, kommt dann weiter: Lähmung des Herzens und der motorischen peripheren Nervenendigungen (Curare-ähnlich), sowie der Vasomotoren. Die Frösche erliegen der Herzlähmung.

XIII. Anhang. Thioaldehyde:

Thioaldehyd, Sulfaldehyd C_2H_4S: entsteht beim Einleiten von H_2S in wässerigen Alkohol. Ist untersucht von Lusini: Virch. Jber. 1891, I. pag. 401. Er wirkt betäubend, hat aber auch starken Einfluss auf Herzaktion, die in Diastole still gestellt wird und auf Athmung: Tod durch Respirationslähmung.

Trithioaldehyd: $(C_2H_4S)_3$: ist ein Polymerisirungsprodukt des vorigen und wird aus demselben beim Durchleiten von Salzsäure erhalten. Untersucht von Lusini: Virchow's Jber. 1890, I. pag. 395. Er wirkt auf Thiere nur schwach und langsam hypnotisch. wahrscheinlich wegen der Schwerlöslichkeit. Das Herz wird nicht ergriffen. Die betäubende Wirkung dauert auf 0,01 länger an als auf 0,025 Paraldehyd. — Im Harn unverändert ausgeschieden.

§ 120. Chloral. Chloralhydrat und verwandte Substanzen.

I. Chloral, Trichloracetaldehyd ist eine bei 97,7° C. siedende Flüssigkeit, die sich unter Wärmeentwickelung mit Wasser zu Chloralhydrat verbindet: $CCl_3CHO + H_2O$. Dieses allein wird therapeutisch verwendet und ist bei allen Besprechungen aus medicinischen Rücksichten gemeint. — Es ist eine krystallinische Verbindung, die bei 56° C. schmilzt und bei 97,5° C. siedet.

Das Chloralhydrat ist von Liebreich[1]) in die Therapie eingeführt und wird mit Recht immer noch als ein werthvolles Medicament geschätzt und verwendet. Es hat gewisse „physiologische Reaktionen", die der Arzt zur Vermeidung von Unfällen genau kennen muss.

Chloralhydrat wird von Alkalien sehr energisch, von kohlensauren Alkalien sehr langsam in ameisensaures Salz und Chloroform zerlegt, welche Umsetzung im lebenden Organismus nach Allem, was darüber experimentell festgestellt ist, nicht stattfindet.

II. Chloralhydrat ist sehr leicht in Wasser löslich (in $1^1/_2$ Theilen). Die Lösungen dringen sehr rasch in Schleimhäute ein: solche von starker Concentration können darum Aetzung und schwere Entzündung machen (vergl. pag. 94. III.). — Die gewöhnlichen dünnen Lösungen werden schnell resorbirt, so dass schon in wenigen Minuten deutliche Wirkung, in 10 bis 12 Minuten Schlaf sich zeigen kann. — Auch die äussere Haut wird von den wässerigen Lösungen durchsetzt: starke Concentrationen machen selbst Blasenbildung. —

III. Oertliche Wirkungen kommen vom Chloral kaum einmal in Betracht. Immerhin ist daran zu denken, dass nur dünne Lösungen genommen werden dürfen und dass, wenn aus Versehen die feste Substanz geschluckt ist, von kleineren Quantitäten leichtere Magenstörungen (Druck, Schmerzen), von grossen aber sehr intensive Aetzungserscheinungen ausgelöst werden müssen (Unglücksfall von Tyndall). — Wo geschwürige Prozesse auf den Schleimhäuten der ersten Wege vorhanden sind, soll man es nicht oder nur sehr verdünnt, oder als Chlysma reichen. —

IV. Die allgemeinen Wirkungen kleiner und mittlerer Gaben 1 bis 2 gr) sind folgende. Sehr rasch kommt intensives Schlafbedürfniss und demselben folgt alsbald tiefer ruhiger Schlaf — so schnell, dass schon 10 Minuten nach Darreichen des Chlorals der Schlaf eingetreten sein kann. — Der Schlaf ist erquickend, wie unter normalen Bedingungen: es folgen gewöhnlich keinerlei üble Nachwirkungen (wie Kopfschmerz, Benommensein). — Die Reflexerregbarkeit wird schon durch kleine Gaben sehr deutlich heruntergesetzt, durch grosse dagegen ganz aufgehoben, so dass Chloral eines der werthvollsten Medicamente bei gewissen Krankheiten mit Steigerung der Reflexerregbarkeit (Tetanus traumaticus) ist. — Weiterhin wird besonders der vasomotorische Apparat angegriffen (Heidenhain in Pflüger's Archiv 4 [1871] pag. 557). Der Blutdruck sinkt

[1]) Liebreich: Berlin. klin. Wochschr. 1869, pag. 325; dessen Monographie: das Chloralhydrat ein neues Hypnoticum und Anästheticum. 3. Auflage. Berlin 1871.
Hermann, L.: Experim. Toxikologie.
Harnack: Arzneimittellehre.

stark bei noch kräftiger Herzaktion: die Spannung an den peripheren Gefässen nimmt beträchtlich ab. Reflektorische Reizung des vasomotorischen Centrums (von sensiblen Nerven aus) hat nur geringe oder keine Wirkung. — Dass der Herzmuskel selbst durch Chloral angegriffen, geschwächt, gelähmt werde, ist allgemein angenommen, aber nur für grosse Gaben sicher erwiesen. — Sinkt durch die vasomotorische Wirkung der Blutdruck, so muss auch die Füllung der Coronargefässe und damit die ausgiebige Ernährung des Herzmuskels abnehmen. Darin aber — und in der schlechten Füllung der Ventrikel bei der tiefen Blutdrucksenkung — liegt eine genügende Erklärung für die schwache Herzaktion, die an Thier und Mensch vielfach constatirt ist. — Etwas grössere Gaben aber setzen die Kraft der Herzaktion sicher herunter (vergl. Rajewski in Centralblatt medic. Wissensch. 1870 pag. 211 und 225). — Die Körperwärme sinkt, auf die mittleren hypnotischen Gaben beim Menschen um 0,3 bis 0,6 ° und mehr, bei Thieren auf ausgiebige Mengen um mehrere Grade. Dieses Sinken ist vor Allem durch die vasomotorische Lähmung (weite Hautgefässe), wahrscheinlich aber auch durch verminderte Wärmeproduktion bedingt. Gut in Watte gehüllte Thiere kühlten sich gleichfalls durch Chloraldarreichung ab (Hammarsten: in Hermann's experim. Toxikologie). Die Sinnesgebiete werden nicht so energisch angegriffen wie durch Morphin: der Hautsinn ist weniger gelähmt. Auch die Myosis ist auf Morphin stärker und länger nachhaltend (siehe pag. 80). — Die Angabe, dass Chloral Zuckerharnen mache, gilt für irrthümlich, wird aber öfter wiederholt (siehe Ausscheidung). — Interessant ist die von Eckhard gefundene Thatsache (A. e P. Ph. 12 [1880] pag. 276), dass bei Chloralvergifteten Thieren auf die Piqûre keine Glykosurie erfolgt. — Die Ausscheidung des Chlorales geschieht durch den Harn, zum grössten Theil als Urochloralsäure. Durch Kochen mit Säuren wird diese (unter Aufnahme von H_2O) gespalten in Trichloralkohol CCl_3CH_2OH und in Glykuronsäure $C_6H_{10}O_7$. Letztere dreht die Polarisationsebene nach links und reducirt die Fehling'sche Lösung. Daher wohl die Angaben über Zuckergehalt des Chloralharnes. — Eine sehr kleine Menge des Chlorales geht unzersetzt in den Harn über (L. Hermann: experim. Toxikologie pag. 273): ein weiterer geringer Antheil wird zersetzt unter Auftreten von Chlornatrium im Harn (Liebreich). — Chloroform oder Chloral wird bei Thieren nach Chloralvergiftung mit der Exspiration nicht ausgeschieden: ebenso wird Chloroform nicht mit dem Harn entleert, auch im Blute ist kein Chloroform nachweisbar. — Die Beweisstücke hiefür siehe bei L. Hermann: exper. Toxik. pag. 272 und 273. — Auf die Secretionen wirkt Chloral nicht auffallend ein. Schweiss wird im Chloralschlaf nicht abgesondert. Die Harnmenge soll etwas höher sein. — Darmträgheit scheint nicht zurückzubleiben. — Von Beeinflussung des Stoffwechsels gibt Remertz (Dissertation, Halle 1893) Vermehrung der Gesammtstickstoffausscheidung an. — Auf die Blutkörperchen soll Chloral nur in dem Sinne verändernd einwirken, dass diese quellen und blasser werden (L. Hermann). — Indess ist auch Hämoglobinämie gesehen. Die unten (sub VIII.) beschriebenen schweren Leberstörungen werden am einfachsten aus der Blutzersetzung abgeleitet.

V. Grosse Gaben tödten Thiere unter Athmungs- und

Herzlähmung: beide Funktionen werden verlangsamt, unregelmässig, oberflächlich, zuletzt tritt ohne sichtbare äussere Veränderung (Erstickungskrämpfe fehlen!) der Tod ein. — Respiration und Herzaktion werden beide schwer ergriffen: bei Säugethieren ist Respirationsstillstand das erste[1]) und darnach steht das Herz still. Indess ist beim Frosch durch nicht sehr hohe Gaben auch das Herz definitiv zu tödten. — Auf alle Fälle beweisen die Thierversuche, dass Chloralhydrat sehr schwer die Herzaktion alterirt, dass letztere im Vergleich mit der Wirkung anderer Hypnotica und Narkotica unverhältnissmässig bald und intensiv geschwächt wird. — Die Zahl der Herzschläge geht auch beim normalen Menschen auf kleine Gaben häufig zurück.

VI. Von Giftwirkungen auf den Menschen sind zuerst die Unglücksfälle mit sehr hohen Gaben zu besprechen. Solche Vergiftungen entstehen durch Selbstgebrauch zu hoher Mengen des Schlafmittels von Unkundigen, bei Selbstmordversuch, durch Verwechselung mit anderen Medicamenten (Bittersalz). In der Regel bestehen die Zeichen tiefster Lähmung, in der bald die Erscheinungen ungenügender Athmung und Herzaktion sich einstellen: immer ist tiefe Temperatursenkung (bis 33 ° C.) im Verlaufe des Depressionsstadiums, merkwürdiger Weise in einigen Fällen vorausgehend übernormale Temperatur constatirt. — Andere Fälle verliefen so, dass wenige (5 bis 15) Minuten nach Einnehmen einer nicht gerade übermässig hohen Dosis (5 gr, die indess schon 4, ein anderes Mal 12 Tage lang täglich genommen waren) die Patienten zusammenstürzten mit sofortigem Stillstand der Respiration und Herzaktion — Herztod[2]). — In seltenen Fällen sind Aufregungszustände statt der Betäubung auf das Chloralhydrat gefolgt, Lachen, Schreien, Verwirrung, Hallucinationen, Bewegungstrieb; auch Krämpfe sind gesehen. — Die tödtliche Gabe ist nicht zu fixiren: es wurden schon gegen 30 gr überstanden, aber auch nach 2 gr und weniger der tödtliche Ausgang gesehen. —

VII. Weiterhin ist zur Toxikologie des Chlorals zu bemerken, dass gelegentlich auch mittlere und selbst kleine Mengen Vergiftungszeichen herbeigeführt haben. Die anfänglich benutzten Einzelgaben bis 5,0 waren zu hoch: die Minderung der üblen Zufälle in dem letzten Decennium ist nicht nur der Abnahme der Verwendung überhaupt, sondern vor Allem auch der sparsameren und vorsichtigeren Dosirung zuzuschreiben. — Zumeist ist wieder die Herzwirkung zu fürchten bei solchen Kranken, die schon an irgend welcher schweren Herzveränderung leiden. Man hat schon auf 2,0 ganz plötzlichen Tod eintreten sehen. — Sodann soll man Hysterischen nicht Chloral geben: man hat bei solchen wiederholt unangenehme Erregungszustände beobachtet. Auch bei Gichtkranken soll häufig statt Beruhigung der Schmerzen Aufregung entstanden sein. Von sonstigen unangenehmen Nebenwirkungen kommen am häufigsten Hautausschläge, meist leichterer Natur. Viel seltener sind Schwellung der Lider, Röthung der Conjunctiva, die aber nach der Bestimmtheit des Auftretens mit dem Chloral in Verbindung gebracht werden. Auch Icterus wird als Folge genannt (siehe nächsten Passus). Manche

[1]) Rajewski in Centralblatt 1870, pag. 226.
[2]) Jolly in Bayr. ärztl. Intellblatt. 1872, Nr. 13 und 14.

Kranke zeigen asthmaähnliche Anfälle. — Alkoholiker reagiren erst auf grössere Gaben. — Bei Paralytikern fürchten manche Autoren besonders die Störungen am Herzen und am vasomotorischen Apparat. — Gewarnt wird vor der Combination von Chloral mit Morphin.

VIII. Die eigentliche chronische Chloralvergiftung des Menschen ist eine mit sehr mannichfachen Symptomen auftretende Erkrankung. Es werden die verschiedensten Störungen, die gelegentlich längeren Gebrauches bei Kranken, besonders bei den Insassen der Irrenhäuser sich zeigen, dem Chloral zugeschrieben (Rehm: in Archiv f. Psychiat. pag. 17 1886 Heft 1).

Vor Allem gibt es eine Gewöhnung an das Mittel in dem Sinne, dass man zur Herbeiführung der gleichen Wirkung immer grössere Gaben gebraucht. Doch geschicht die Gewöhnung lange nicht so schnell wie bei Morphin, auch nicht bei allen Patienten; man kann bei vielen durch lange Zeit mit der gleichen Menge eine Wirkung erreichen, kann dann das Mittel weglassen, ohne dass besondere Abstinenzerscheinungen sich einstellen, oder aber kann doch leichter die Entziehung durchführen. — Indess gibt es Kranke, die sich durch langsames Steigen an sehr hohe Gaben gewöhnt haben. Bei solchen kommen dann auf plötzliche vollständige Entziehung deutliche Abstinenzerscheinungen, Delirien, Angstzustände, Schlaflosigkeit, Collaps-Erscheinungen, Darmstörungen (Diarrhoen). —

Sehr häufig leidet die Verdauung und dadurch der gesammte Ernährungszustand; Icterus wird öfter angegeben[1]). —

Von Herzerscheinungen wird Beschleunigung, aber auch Verlangsamung des Pulses beschrieben. Manche sollen dauernde Zeichen der Herzschwäche, Kurzathmigkeit u. s. f. aufweisen. — Am meisten gefährdet sind solche Kranke immer durch die Möglichkeit des plötzlichen Herzstillstandes. In der Literatur ist eine Reihe von Fällen beschrieben, bei denen keine besonderen funktionellen Störungen nachweisbar waren, die ganz plötzlich durch Herztod letal endigten. —

Hauterscheinungen sind sehr häufig, so der sogenannte Rash, plötzliche fliegende Röthe an Gesicht, Hals mit Kopfcongestionen — dann verbreitete Erytheme, Ekzeme, Papeln, Nagelveränderungen, auch Hautgangrän, Purpura etc. Ihr Zusammenhang mit dem Chloral wird von erfahrenen Praktikern dadurch als sicher erwiesen angenommen, dass sie meist bald nach dem Aussetzen des Mittels verschwinden.

Von motorischen Störungen wird Tremor, als seltenes Vorkommniss epileptiforme Krämpfe, dann lähmungsartige Schwäche besonders der unteren, auch der oberen Extremitäten angegeben.

Endlich werden auch Schädigungen des psychischen Verhaltens dem Chloralgebrauch zugeschrieben. Als mehr akute Folgen gelten

---

[1]) Eigenartiger Verlauf einer chronischen Chloralvergiftung wird von Geill in Viertjahrschr. f. gerichtl. Medic. 1897, pag. 275 beschrieben. Nach 25 Abenddosen zu 2,0 kam Allgemeinerkrankung, Albuminuria und dann ein schwerer Icterus, in dessen Verlauf die Kranke zu Grunde ging. Die Sektion wies hochgradige Zerstörung des Leberparenchyms nach. — Ein ganz ähnlicher Krankheitsverlauf ist von Böhm im Handbuch der Intoxikat., pag. 153 erwähnt. — Die plausibelste Erklärung erscheint mir die, dass es sich in diesen Fällen um schwere Störungen an den Blutkörperchen handelt: sekundär kommt es dann zu Leberveränderungen und Icterus: vergl. pag. 58.

regelmässig auftretende Beschwerden nach dem Erwachen aus dem Chloralschlaf: Verstimmung, Unlust zur Arbeit, Umflorung des Geistes. Schwerer ist eine dauernde eigenartige Abstumpfung aller Gebiete der Psyche, Abnahme der Geisteskräfte, Depression des Gemüthes. — Auch perverse Wirkungen, besonders bei Hysterischen und Neurasthenischen, so Aufregung, Delirien, Angstzustände, Hallucinationen sind von einzelnen Kranken beschrieben.

IX. Die Therapie der Chloralvergiftung besteht bei akuten Fällen in Entfernung des Giftes durch Ausspülen des Magens. Man bedenke, dass Brechmittel beim Chloral wie bei jedem allgemein lähmenden Gift bald versagen. — Bei ausgebildeten Lähmungs-Symptomen kann man nur symptomatisch verfahren. In schweren Fällen wird man allemal künstliche Athmung einleiten und durch Stunden fortsetzen müssen; besonders empfohlen wird Atropin zur Hebung von Respiration und Herzaktion, wiederholt subcutan 1 mgr. — In einem in der Literatur viel citirten Fall (Lewinstein: Vierteljschr. gerichtl. Med. N. F. 20. 1874) wurde Strychnin (zu 3 und nochmals 2 mgr subcutan) nach der ursprünglichen Empfehlung von Liebreich mit gutem Erfolg gebraucht. — Das Strychnin ist nach der experimentellen Prüfung von Husemann (N. Jahrb. d. Pharmac. 35 [1871] 1) nicht von der sicheren Wirkung, wie ursprünglich angenommen wurde: man wird jetzt das Atropin vorziehen. — Daneben sind die anderen Herzreizmittel — Camphor und Aether subcutan — zu verwenden. — Gegen die schwere Temperatur-Erniedrigung künstliche Erwärmung, zur Verhütung von Druckgangrän Umlagerung. Zur Durchspülung des Körpers gibt man warme Kochsalz-Chlystire. — Gegen den chronischen Chloralismus ist eine richtig geleitete Entziehungskur das einzige Heilverfahren. Man kommt mit einer raschen Entziehungskur (zuerst die Hälfte, nach einigen Tagen weniger und dann vollständige Abstinenz) allemale zu einem guten Resultat.

Anhang.

I. Chloralose: Chloralglykose $C_8Cl_3H_{11}O_6$: zuerst von Heffter dargestellt (Berl. Ber. 22 [1889] 1. pag. 1050 und Berl. klin. Wochschr. 1893 Nr. 20), durch die Empfehlungen von Hanriot und Richet (C. R. 116. Nr. 2 pag. 63) in die Praxis aufgenommen, hat vor Allem durch Verwendung zu hoher Gaben eine grosse Zahl leichterer Vergiftungen herbeigeführt: 0,05 bis 0,1 bis höchstens 0,2 soll als Einzelgabe nicht überschritten werden. — Besonders die Literatur (französische und italienische) des Jahres 1894 ist reich an casuistischen Mittheilungen über dieses Mittel. — Von unangenehmen Nachwirkungen sind am häufigsten Motilitätsstörungen beobachtet, selten Schwäche oder Lähmung, sehr häufig dagegen Tremor, fibrilläre Zuckungen, auch klonische Krämpfe bis zu epileptiformen Anfällen, isolirter Krampf einzelner Muskeln oder Muskelgruppen, eigenartige, zwangsweise wiederholte Bewegungen. Auch psychische Störungen der verschiedensten Art sind beschrieben: Schlafwandeln, Katalepsie, Delirien, Hallucinationen, schwere Aufregungszustände; sodann Kopfschmerz, Nachlass der Sehschärfe. — Sehr bald tritt Gewöhnung ein. Das Mittel wird als Therapeuticum jetzt schon nicht mehr gebraucht. Auch andere Condensationsprodukte des Chlorals, so Laktochloralid, Arabinochloralose, sind von Richet untersucht und als Körper von starker physiologischer Wirksamkeit befunden (Semaine médicale 1894 Nr. 70).

II. Chloralformamid — Chloralamid, ein Condensationsprodukt des Chlorals mit Formamid, in 9 Theilen Wasser löslich, beim Erwärmen der Lösung über 60 ° C. wieder in seine Componenten zerspalten, ist im Jahre 1889 auf die Empfehlung von Merings als Hypnoticum aufgenommen und gebraucht. Siehe Jahrgang 1889 der Wochenschriften. Es wirkt etwas weniger energisch und auch langsamer als Chloral (erst in 40 Minuten bis 1 Stunde). Seine physiologischen Wirkungen sind von Langgaard: Therap. M.-H. 1889 pag. 461 und 1890 pag. 38, von von Mering und Zuntz eod. l. 1889 pag. 565 an Thieren studirt. — Bei einzelnen Patienten sind sofort nach der Aufnahme gewisse Neben-Wirkungen, so Schwindelgefühl, Benommensein, Kopfschmerz, selten Uebelkeit beobachtet. Auch unangenehme Nachwirkungen, Müdigkeit, Schläfrigkeit, Schwindelgefühl wurden (nur vereinzelt) constatirt. Von Manchot, der die Wirkung bei Delirium tremens rühmt (Virchow's Archiv 186 pag. 368) wird Albuminurie als gelegentliche Nachwirkung, als sichere Folge etwas grösserer Gaben aber Glykosurie angegeben, die in der Regel etliche (3, selten 7) Tage anhielt. — Die unangenehme Herzwirkung scheint in der That dem Chloralamid nicht so ausgesprochen zuzukommen wie dem Chloral. Indess hat Robinson (Deut. med. Wochschr. 1889 Nr. 49) auf Fürbringer's Klinik wiederholt Anfälle starker Herzschwäche beobachtet.

III. Ueber die Condensationsprodukte des Chlorals mit Ammoniak und Urethan siehe Therap. M.-H. 1889. pag. 461.

IV. Das Butylchloral (auch Crotonchloral genannt) $C_4Cl_3H_5O$, zuerst von Liebreich eingeführt (Rostocker Naturforscher-Versammlung [1871] Tageblatt pag. 59 und Deut. med. Wochschr. 1875 Nr. 1), weiter von Mering untersucht (A. e. P. Ph. 3 pag. 185 und Berlin. klin. Wochschr. 1875 Nr. 21), wirkt im Grossen und Ganzen wie Chloralhydrat, aber wie es scheint schon deutlich schwächend auf Herz und Athmung in Gaben, die nicht so sicher wie das Chloral schlafmachend wirken. Es hat keine praktische Bedeutung mehr.

§ 121. Sulfone. Allgemeines.

I. Sulfone nennt die Chemie Verbindungen, in denen die freien Valenzen des Radikals SO_2 durch zwei organische Radikale ersetzt sind. Also z. B. $C_2H_5SO_2C_2H_5$ Diäthylsulfon. Die verwandten Sulfonsäuren z. B. $C_2H_5SO_2OH$. Aethylsulfonsäure sind von E. Salkowski physiologisch geprüft (Virchow's Archiv 66, 1876, pag. 315) und ungiftig befunden. — Ueber die Sulfone ist eine wichtige experimentelle Untersuchung von Baumann und Kast in Hoppe-Seylers Zeitschrift, Band 14 (1890), pag. 52 ff. mitgetheilt, aus der zur Uebersicht die nachfolgende Tabelle ausgezogen ist.

Sulfone: nach Baumann und Kast: H. S. Z. 14, pag. 66.

Namen	Formel	Wirkung	Verhalten im Organismus
1. Diäthylsulfon	$(C_2H_5)_2SO_2$	keine	unverändert ausgeschieden
2. Methylendimethylsulfon	$CH_2<^{SO_2CH_3}_{SO_2CH_3}$	keine	unverändert ausgeschieden
3. Methylendiäthylsulfon	$CH_2<^{SO_2C_2H_5}_{SO_2C_2H_5}$	keine	unverändert ausgeschieden
4. Aethylendiäthylsulfon.	$CH_2\ SO_2C_2H_5$ | $CH_2\ SO_2C_2H_5$	keine	unverändert ausgeschieden
5. Aethylidendimethylsulfon	$^{CH_3}_{H}>C<^{SO_2CH_3}_{SO_2CH_3}$	keine	nur ein kleiner Theil (1/8) unverändert ausgeschieden
6. Aethylidendiäthylsulfon	$^{CH_3}_{H}>C<^{SO_2C_2H_5}_{SO_2C_2H_5}$	starkschlafmachend, auch Störung der Herzthätigkeit	nur Spuren unverändert im Harn
7. Propylidendimethylsulfon	$^{C_2H_5}_{H}>C<^{SO_2CH_3}_{SO_2CH_3}$	wirkt etwa halb so stark wie voriges 6	etwa 1/6 im Harn wieder gefunden
8. Propylidendiäthylsulfon	$^{C_2H_5}_{H}>C<^{SO_2C_2H_5}_{SO_2C_2H_5}$	viel stärker als 6; — sehr schlechte Athmung, Lähmung: Dauer 2 Tage	nur Spuren im Harn wieder gefunden
9. Dimethylsulfondimethylmethan	$^{CH_3}_{CH_3}>C<^{SO_2CH_3}_{SO_2CH_3}$	keine	wird vollständig zersetzt
10. Dimethylsulfonacethylmethylmethan	$^{C_2H_5}_{CH_3}>C<^{SO_2CH_3}_{SO_2CH_3}$	etwa halb so starke Wirkung wie Sulfonal	nur geringe Mengen im Harn gefunden
11. Sulfonal Diäthylsulfondimethylmethan	$^{CH_3}_{CH_3}>C<^{SO_2C_2H_5}_{SO_2C_2H_5}$	Schlafmittel	nur bei reichlicher Zufuhr treten kleine Mengen in Harn über
12. Dimethylsulfondiäthylmethan	$^{C_2H_5}_{C_2H_5}>C<^{SO_2CH_3}_{SO_2CH_3}$	wie Sulfonal	wie Sulfonal
13. Trional Diäthylsulfonmethyläthylmethan	$^{CH_3}_{C_2H_5}>C<^{SO_2C_2H_5}_{SO_2C_2H_5}$	stärker als Sulfonal	wie Sulfonal
14. Tetronal Diäthylsulfondiäthylmethan	$^{C_2H_5}_{C_2H_5}>C<^{SO_2C_2H_5}_{SO_2C_2H_5}$	noch stärker als 13	wie Sulfonal

Namen	Formel	Wirkung	Verhalten im Organismus
15. Diäthylsulfon-acetessigester	$\frac{CH_3}{CH_2}> C <\frac{SO_2C_2H_5}{SO_2C_2H_5}$ \ $COOC_2H_5$	unwirksam	ganz zersetzt
16. Diäthylsulfon-äthylacetessig-ester	$\frac{CH_3}{CH}> C <\frac{SO_2C_2H_5}{SO_2C_2H_5}$ \ C_2H_5 \ $COOC_2H_5$	unwirksam	? wahrscheinlich wie voriges

II. Die Folgerungen, die aus diesen Versuchen gezogen werden, sind die folgenden:

a) Von den Sulfonen haben nur diejenigen ausgesprochene physiologische Wirkung, die im Organismus zerspalten werden. Diejenigen (und zwar sehr leicht löslichen) Sulfone, die unverändert durch den thierischen Stoffwechsel hindurchgehen, sind unwirksam. (Das heisst aber doch: nicht die Sulfone als solche sind es, denen die eigenartige hypnotische Wirkung zukommt, sondern die ersten uns noch unbekannten Spaltungsprodukte, die aus ihnen an gewissen „chemischen Oertern“ im Organismus entstehen[1]).

b) Von den Sulfonen, die im Organismus gespalten werden, sind gleichfalls diejenigen unwirksam, in denen nur Methylgruppen vorkommen. Dagegen sind diejenigen alle wirksam, die Aethylgruppen enthalten und zwar nimmt mit dem Gehalt an Aethyl-Gruppen die Wirksamkeit zu. —

Diese aus den Thatsachen (Thierversuchen) unmittelbar abgeleitete Folgerung von der wesentlichen Verschiedenheit zwischen Methyl- und Aethylderivaten hat bisher keine Erklärung gefunden, nur eine Anzahl von analogen Thatsachen ist uns bekannt. So ist das Trimethylcarbinol $(CH_3)_3 COH$ eine sehr wenig wirksame Substanz, das Triäthylcarbinol $(C_2H_5)_3 COH$ dagegen ein schweres Betäubungsmittel (§ 103), der Methylalkohol verhält sich wesentlich anders im Stoffwechsel als der Aethylalkohol (pag. 404), Selen und Tellur werden im Thierkörper an Methyl gebunden und als flüchtiges Tellurmethyl ausgegeben, pag. 365: — d. h. der Methylgruppe kommt eine ganz eigenartige Stellung im thierischen Stoffwechsel zu, deren nähere Bedeutung wir aber noch nicht erkannt haben.

[1]) Dass die im Harn ausgeschiedenen Spaltungsprodukte physiologisch unwirksam sind, beweist nicht gegen die ausgesprochene Auffassung. Die „ersten“ Sprengstücke erfahren bis zu ihrer Ausscheidung aus dem Thierkörper noch weitgehende Umänderung. —

Die Sulfone nehmen darnach unter den Giften eine ganz eigenartige Stelle ein: erst aus ihrer Spaltung entstehen die wirksamen Substanzen, die dann wieder durch Umwandlung zu den unwirksamen Sulfosäuren, als welche sie im Harn erscheinen, entgiftet werden. — Die allgemeinen Ausführungen des § 97, denen scheinbar durch den sub a ausgesprochenen Satz direkt widersprochen wird, erfahren damit keine principielle Ausnahme.

I. Sulfonal.

Literatur:

Kast: Berlin. klin. Wochschr. 1888, Nr. 16.
Rabbas: eodem loco, Nr. 17 — siehe auch Nr. 24, 25 u. s. w.
Smith: Therap. M.-H. 1888, pag. 507 ff.
Salkowski: Zeitschr. physiol. Chemie 15, pag. 286.
Smith: eodem loco 17, pag. 1.
Kast: A. e. P. Ph. 31, 1892, pag. 69.
Quincke: Berlin. klin. Wochschr. 1892, Nr. 36.
Fr. Müller: Wien. klin. Wochschr. 1894, Nr. 14.
Friedländer: Therap. M.-H. 1894, pag. 183 und 231: sorgfältige Literaturangaben.
Schmeck: Dissert., Würzburg 1894.
Hoppe-Seyler und Ritter: München. med. Wochschr. 1897, Nr. 14 und 15 (akute Vergiftung).

I. Sulfonal ist von Kast im Jahre 1888 als Schlafmittel in die Therapie eingeführt und hat alsbald grosse Verbreitung gefunden.

Es löst sich bei 15° C. in 500 Theilen Wasser, ist aber schon in 15 Theilen siedenden Wassers löslich (leicht in Alkohol, in 135 Theilen Aether). Die Lösungen sind neutral. In Salzlösungen löst es sich leichter als in Wasser. Schmelzpunkt 125 bis 126° C. Mit Aether lässt es sich vollständig aus den wässerigen Lösungen ausschütteln. — Es kommt von tadelloser Beschaffenheit in den Handel (Friedr. Bayer & Cie.). — Die Prüfungsmethoden siehe im Deutschen Arzneibuch.

II. Das Sulfonal wird, als Pulver in den Magen gegeben, wegen seiner Schwerlöslichkeit nur sehr langsam resorbirt. Die Angaben über verspätete, cumulative, postponirende Wirkung sind zum Theil durch unregelmässige Aufsaugung zu erklären. Man gibt jetzt das Sulfonal in warmem Getränke, womit fast alle diese abnormen Zufälle vermieden sind.

III. Sulfonal (in den mässigen jetzt üblichen Gaben) erzeugt zuerst Gefühl starker Müdigkeit, dem dann fester tiefer Schlaf folgt. Schmerzen, gesteigerte Erregbarkeit werden davon weniger beeinflusst als von anderen Mitteln (Morphin, Chloral). Athmung und Herzaktion werden kaum merklich angegriffen, so dass auch bei sehr hohen Gaben die Gefahr nicht von Störung dieser Funktionen kommt. Die Eiweissumsetzung wird durch mittlere Dosen gar nicht alterirt (Smith: Therap. M.-H. 1888, pag. 508 und H. S. Z. 17, pag. 7), auch die Ausscheidung der Schwefelsäure, der präformirten wie der Aetherschwefelsäure ist nicht verändert (d. h. Sulfonal wird in dieser Form nicht ausgeführt). — Das Sulfonal erscheint im Harn in Form sehr leicht löslicher Salze einer starken Säure, wahrscheinlich als Sulfosäure und zwar als Aethylsulfosäure [1]). — Sulfonal geht, in

[1]) Die Aethylsulfosäure ist als solche zu 6 gr beim Menschen (und beim Hunde) ohne jede Wirkung (Smith: H. S. Z. 17, pag. 5); sie geht nach allen Wahrscheinlichkeitsgründen unverändert durch den thierischen Organismus hindurch, ihre Reindarstellung aber aus dem menschlichen und Hundeharn ist Smith nicht gelungen. — Die Aethylsulfosäure kann dasjenige Spaltungsprodukt des Sulfonals nicht sein, das im Organismus wirksam wird. Nun ist bei der Zersetzung des Sulfonals noch die Bildung von Aethylsulfinsäure möglich C_2H_5, SO, OH, die sich im Organismus rasch zur Sulfosäure $C_2H_5\,SO_2\,OH$ oxydiren muss. — Die Salze dieser Aethylsulfinsäure müssen zur Aufklärung der Sulfonalwirkung in geeigneter Versuchsanordnung (intravenös) auf ihre physiologische Wirkung untersucht werden. —

kleinen Mengen innerlich genommen, in den Harn unverändert nicht über. Erst nach sehr grossen Mengen erscheint es in kleinen Antheilen im Harn und kann aus diesem, ebenso wie aus dem Blute und aus gewissen Organen durch Ausziehen mit Aether isolirt werden. — Das zeitliche Verfolgen der Ausscheidung dieser schwefelhaltigen Spaltprodukte im Harn ergibt, dass am selben Tage noch ein gewisser aber geringer Antheil erscheint, die ausgegebene Menge steigt noch am nächsten und am übernächsten Tage, d. h. die Ausscheidung erfolgt ausserordentlich langsam. Die Fäces waren frei von Sulfonal.

IV. Von Vergiftungen seien zuerst die schweren akuten Fälle mit übermässig hohen Gaben beschrieben. Durch Irrthum oder Selbstmordversuch sind enorm hohe Gaben (24, 30, 50, 100 gr) auf einmal genommen. Der erste Todesfall (von Knaggs, British Journal 25. Oktober 1890 beschrieben) endigte in tiefstem Coma nach etwa 30^h mit zuletzt unregelmässiger Athmung tödtlich. In einer von Neisser beschriebenen Selbstvergiftung mit 100 gr kam gleichfalls tiefer Schlaf, erst am 5. Tage die ersten Zeichen der langsam wiederkehrenden Besinnlichkeit. Zurück blieb noch Ataxie der Bewegung, Schwindel, dann kam blassrothes papulöses Exanthem. Auffallend war Temperatursteigerung. Der glückliche Ausgang wird von dem Behandelnden der durch fortgesetzt applicirte Darmeinläufe (von 200—400 cm^3 lauwarmer Kochsalzlösung) unterhaltenen Diurese zugeschrieben (Deut. medic. Wochschr. 1891, Nr. 21). — In einem tödtlich endigenden Fall, bei dem auf 50 gr nach 70^h der Tod eintrat, wurde tiefes Coma, Cyanose, Herzschwäche und bronchopneumonische Heerde constatirt. In der Leber wurde eisenhaltiges Pigment nachgewiesen, was auf Zugrundegehen von rothen Blutkörperchen, vermehrter Gallenbildung bezogen wird, in den Nieren (gewundene Kanälchen) auch in Magen und Dünndarm Degeneration und Nekrose der Epithelien. Die pneumonischen Heerde, die auch bei vergifteten Thieren wieder constatirt sind, werden auf Aspiration während des comatösen Zustandes bezogen (Hoppe-Seyler und Ritter: Münch. medic. Wschr. 1897, Nr. 14, 15). — Bei diesen schweren akuten Vergiftungen sind neben der tiefen, Tage lang anhaltenden Betäubung öfter Temperaturstörungen, anfänglich Senkung, später starke Erhöhung, Behinderung der Harn-, auch der Darmentleerung, nachfolgend Ataxie, Lähmungen, Schwindel, Hautausschläge beobachtet. Im Harn, auch in Blutserum, Leber sind kleine Sulfonalmengen nachgewiesen. Die Angaben über Nierenerscheinungen lauten verschieden: bald ist der Harn frei, doch sind auch nephritische Zeichen constatirt. — Hämatoporphyrin ist bei den akuten Vergiftungen nicht gesehen worden. — Die Behandlung besteht in Magenspülung, wenn man früh genug diese vornehmen kann, Darmentleerung, vor Allem auch in Anregung der Harnsecretion (Eingiessungen).

V. Die nach der therapeutischen Anwendung kleiner Sulfonal-Gaben auftretenden üblen Neben-Wirkungen theilt man für die übersichtliche Darstellung zweckmässig in zwei Gruppen: solche Fälle, bei denen sofort auf Eine Gabe des anderen Tags schlimme Folgen kommen und in solche, bei denen nach längerer Darreichung eine eigenartige schwere Stoffwechselstörung, die sogenannte chronische Sulfonalvergiftung sich ausbildet.

Aus einem grossen Beobachtungs-Materiale geht hervor, dass Vergiftungen nach Sulfonal verhältnissmäsig selten sind und wie bei anderen Arzneistoffen durch abnorme Empfindlichkeit — Idiosynkrasie — einzelner Individuen verursacht werden. Immerhin hat man aus diesen üblen Erfolgen die Regeln gelernt, dass man Sulfonal überhaupt nicht ohne Aussetzen durch längere Zeit, jedenfalls aber dann nicht mehr geben soll, wenn Nachwirkungen, Betäubtsein, Schläfrigsein, Harnstörungen, Verstopfung sich einstellen, und zweitens, dass man über 1,0 bei Frauen und höchstens 2,0 bei Männern als Einzel- und als Tagesdosis nie hinausgehen soll, mit welchen Gaben man allemal Alles therapeutisch Brauchbare vollauf erreichen kann.

VI. Begünstigende Momente für üble Nachwirkungen des Sulfonals sind: Schlechter Ernährungszustand, Unregelmässigkeit der Darmentleerung, Verstopfung, erschöpfende, constitutionelle Krankheiten, Missbrauch anderer Hypnotica. — Frauen sind besonders bedroht, sie haben von den constatirten Erkrankungen weitaus die überwiegende Zahl geliefert.

VII. Die wesentlichsten Störungen der leichteren üblen Nachwirkungen sind: Mattigkeit, Benommensein, Schläfrigkeit, Appetitverminderung (selten Uebelkeit und Erbrechen), sehr heftige Kopfschmerzen, Unsicherheit der Bewegungen, Taumeln, abnorme Sensationen. — Auch sogenannte perverse Wirkung: schwere Erregungszustände, Delirien, Hallucinationen sind schon gesehen. — Schwerere Nebenwirkungen (nach höheren Gaben) sind: starke Senkung der Pulsfrequenz, Ataxie der Extremitäten, Schwindel (Seekrankheit), Verwirrung (2 Köpfe, 4 Arme . . .). — Die Erscheinungen gehen auf Aussetzen des Mittels zurück.

VIII. Das Bedenklichste sind die chronischen Sulfonal-Intoxikationen, die nach längerem Gebrauch sich einstellen. Die Empfindlichkeit ist sehr verschieden: Manche haben Monate lang[1]) ungestraft Sulfonal genommen, bei Anderen aber ist schon nach 5 bis 6 Tagen auf 1,5 bis 2,0 der schlimmste Symptomen-Complex ausgebildet gewesen. Guter Ernährungszustand und besonders regelmässige Darmfunktion sind die schon genannten Vorbedingungen für gute Toleranz (Therap. M.-H. 1896, pag. 630). — Anfangs zeigen sich Appetitmangel, Magenschmerzen, auch Erbrechen, selten Diarrhoen; dann Schwindel, Kopfschmerzen, Angstgefühl, Unbesinnlichkeit, Benommenheit, Verwirrtheit, Schläfrigkeit; selten klonische Krämpfe. Weiter kommen diffuse Schmerzen, lähmungsartige Schwäche in den Beinen beginnend, nach oben fortschreitend, unsicherer Gang, Ataxie (Arme, Hände, Zunge), Parästhesien, Abnahme der Sehnenreflexe. Die Lähmung ist meist eine schlaffe, doch sind auch paralytische Contrakturen gesehen, deren Ueberwindung durch äussere Gewalt für den Patienten sehr schmerzhaft ist. Manchmal mässige Temperatursteigerung. Als ein sehr schlimmes Zeichen, das aber nur ganz selten vor den bisher beschriebenen Symptomen sich einstellt, gilt

---

[1]) Steiner gibt an: (Therap. M.-H. 1889, pag. 459) in 11 Monaten 300 gr. Vorster: (Zeitschr. Psychiatrie 1891) in 9½ Monat 580 gr.

das Auftreten von Hämatoporphyrin im Harn[1]). In etwa der Hälfte der bisher beobachteten schweren Fälle endigte die Vergiftung tödtlich (bei einzelnen wurde das Sulfonal noch weiter gegeben!). Der körperliche und geistige Verfall der bettlägerig gewordenen Patienten geht rapid weiter. Neben hartnäckiger Verstopfung besteht hochgradige Empfindlichkeit des Unterleibs (Magen-, Nabelgegend), anfallsweise unstillbares Erbrechen, Harnverminderung, Ischuria, grosses Durstgefühl. Die Patienten liegen wimmernd mit schwerer Verstimmung im Bett, die Kraftlosigkeit geht in wirkliche (aufsteigende) Lähmung über, die Sprache ist verfallen. Durch den Nachlass der Herzkraft kommen schwere Schwächeanfälle, endlich im tiefsten Sopor der Tod. — Tritt Besserung ein, so ist die Wiederherstellung eine sehr langsame: die Lähmungen und die lähmungsartige Schwäche gleichen sich erst in Wochen aus. —

---

[1]) Salkowski: Zeitschrift physiolog Chemie 15. 1891, pag. 286. Der Hämatoporphyrin enthaltende Harn sieht frisch gelassen dunkelbraunroth aus, dunkelt aber an der Luft stehend nach, bis zuletzt eine fast schwarze undurchsichtige Flüssigkeit entsteht: in dünnen Schichten ist solcher Harn gelbroth bis braunroth. Die ausgezeichneten Reaktionen dieses Farbstoffes sind: seine Fällbarkeit, die Entwicklung von Pyrroldämpfen beim Erhitzen der trocknen Substanz und die spektroskopischen Erscheinungen. — Hämatoporphyrin hat den Charakter einer Säure.

Gefällt wird der Farbstoff: durch neutrale Bleiacetat-Lösung, durch alkalische Chlorbaryumlösung (1 vol kaltgesättigter Aetzbaryt + 1 vol 10 procentige Chlorbaryumlösung). durch Chlorcalcium und Ammoniak. Die zuerst mit Wasser, dann einmal mit Alkohol gewaschenen Niederschläge verreibt man mit salzsäurehaltigem Alkohol (etwa 10 Tropfen Salzsäure und soviel Alkohol, dass ein dünner Brei entsteht), lässt absitzen und filtrirt. Man erhält dann Lösungen des Farbstoffs in saurem Alkohol, von ausgezeichneter rothvioletter Farbe. Macht man diese Lösung durch Ammoniak alkalisch, so fällt Hämatoporphyrinkalk oder -Baryt (neben phosphorsaurem Kalk) und dieser braunroth gefärbte Niederschlag ist als Dauerpräparat aufzubewahren. Am zweckmässigsten benützt man nach Salkowski die Barytfällung. Eine kleine Quantität des getrockneten ammoniakalischen Niederschlags im Glasröhrchen erhitzt liefert Pyrroldämpfe, die einen mit Salzsäure benetzten Fichtenspahn kirschroth färben. —

Der auf dem Wasserbade eingedampfte neutrale Harn gibt mit absolutem Alkohol eine Fällung, die mit Alkohol gewaschen und getrocknet ein braunrothes, leicht in Wasser lösliches Pulver darstellt, eine Alkaliverbindung des Hämatoporphyrins. Sie kann gleichfalls zur Identificirung des Farbstoffes benützt werden.

In alkalischer Lösung ist der Farbstoff gelb: die Fällungen, die man aus den sauren Lösungen (die Ca oder Ba enthalten) mit Ammoniak erhält, sind keine vollständigen: in Lösung bleibt ein Theil des Farbstoffes mit gelber Farbe und gibt die spektroskopischen Reaktionen des alkalischen Hämatoporphyrins. —

Die spektroskopischen Erscheinungen des Hämatoporphyrins sind sehr charakteristisch. In salzsaurer Lösung besitzt es zwei Absorptionsstreifen, einen schmäleren in Roth, einen breiteren in Grün, welch letzterer aus zwei Streifen, einen schärfer begrenzten, dunkleren, breiteren gegen blau und einem schmäleren, schwächeren gegen gelb besteht. — Durch Alkalisiren mit Ammoniak entsteht das Spectrum des alkalischen Hämatoporphyrins, das durch vier aber nicht sehr scharf ausgebildete Streifen charakterisirt ist. — Wichtig ist die Untersuchung der salzsauren Lösung, zu der man direkt den angesäuerten Harn verwenden kann.

Zur Lage dieser Absorptionsstreifen sei kurz bemerkt: Man trage in die Abbildung eines Spectrums einen Maassstab so ein, dass auf die Linie C die Zahl 0, auf D die Zahl 20, auf E 47 und auf b 52 fällt, so liegen die Streifen des

Sauerstoffhämoglobins etwa von 24 bis 28 und von 39 bis 46;
sauren Hämatoporphyrins von 16 bis 20 und von 30 bis 38;
alkalischen „ (um 10), von 20 bis 30, (um 37, 38) und von 49 bis 60

Die Literatur über Hämatoporphyrin:

Hoppe-Seyler: medic. chem. Untersuchung 1871, pag. 528 bis 533.
Nencki und Sieber: Sitzber. Wien. Akad. 97, Abth. II b, Febr. 1888.

IX. Als Behandlung empfiehlt man neben sofortiger Entziehung des gefährlichen Medicamentes: Trinkenlassen von viel Flüssigkeit, schleunige Behebung der Obstipation durch Eingiessungen. Als specifische Behandlung (Fr. Müller) wird die „Alkalitherapie“ gerühmt. Man gibt täglich etwa 6 gr Natrium bicarbonicum (mit kohlensaurer Magnesia) in kohlensaurem Wasser. Darnach schwand die Hämatoporphyrinurie in einem concreten Falle, um nach Aussetzen des Mittels wiederzukehren. Auch die Application von Chlysmen ($7NaCl + 0{,}5NaHCO_3$ zu 1000 Wasser, jedesmal 200 cm^3), sowie vielleicht subcutane Infusionen derselben Lösung ist — neben allgemeiner symptomatischer Behandlung - in verzweifelten Fällen zu versuchen.

X. Die angestellten Sektionen haben bisher Folgendes ergeben: Im Magen und Darm ist die Schleimhaut stärker injicirt gefunden, im Ileum sind geschwellte Follikel angegeben. Die Milz ist vergrössert. Am auffallendsten sind die Nieren verändert. Sehr verbreitet trübe Schwellung der Epithelien (Kernfärbbarkeit noch erhalten). In den gewundenen Harnkanälchen und auch an einzelnen geraden Kanälchen (bis gegen die Papillen) wurde schon vollendeter und beginnender Kalkinfarkt constatirt. Toxische Nekrose! — Weiter finden sich gelbe Pigmentschollen, wenig zahlreich in den Epithelien der gewundenen Harnkanälchen, dagegen gruppenweise in den geraden Harnkanälchen in solcher Menge, dass diese vollständig verstopft sind: auch hier liegen die Schollen im Zellleib. Der Angaben über Cylinder (Zellen mit rothbraunem Pigment) im Harne intra vitam lauten widersprechend. Dagegen wird geringer Eiweissgehalt, sowie weisse und zerfallene rothe Körperchen (Schatten) fast regelmässig erwähnt. Veränderungen am Rückenmark (Seitenstränge) sind angegeben, aber auch ausdrücklich negative Befunde hervorgehoben. —

II. Trional

weisse krystallinische Tafeln, schwer in kaltem Wasser, leicht in Alkohol, Aether und warmem Wasser löslich — wird in warmer Lösung gegeben, schmeckt bitter. —

Die als Hypnoticum wirksame Dosis ist etwas kleiner als die des Sulfonals. Die Wirkung tritt etwas rascher ein (gegen 30 Minuten) und ist sicherer, geringere Zahl von Fehlfällen. Eine Zusammenstellung der Meinungen verschiedener Kliniker gibt von Mering: Therap. M.-H. 1896. pag. 424: darnach ist es entschieden dem Sulfonal vorzuziehen. Die üblen Nachwirkungen sind die gleichen, aber seltener vorkommend. — Chronische Vergiftungen sind, trotz vorsichtiger Dosirung, auch von Trional beobachtet, siehe z. B. Therap. M.-H. 1895 pag. 271 und 1896 pag. 630. Die Erscheinungen sind ganz gleichartig denen beim Sulfonal-Gebrauch: es kommt zu leicht paretischen Störungen an den verschiedensten Muskelregionen, psychischen Depressionszuständen, Gedächtnissschwäche . . ., besonders bedenklich ist die beim Sulfonal geschilderte Blutdissolution, die zu Hämatoporphyrinurie führt. Auch das Trional hat dadurch schon tödtlichen Ausgang veranlasst. Die Wiederherstellung scheint öfter zu gelingen als beim Sulfonal; immer aber verläuft sie sehr langsam und erst nach mehreren Wochen ist wieder annähernd normales Befinden eingetreten. Eine neuere Zusammenstellung von Beyer (Deut. med. Wochschr. 1896. 1.) will das Trional von dem Vorwurf der hohen Gefährlichkeit gänzlich rein waschen; aber wie mir scheint nicht mit Recht. Das Trional scheint therapeutisch wohl brauchbarer als Sulfonal, aber Hämatoporphyrinurie und Nephritis macht es in einzelnen Fällen auch.

Von besonderer Behandlung ist nichts zu sagen. Aussetzen des Medicamentes, genaue Ueberwachung der Harn- und Darmausscheidung, Darreichung von Alkalien wie beim Sulfonal sind die möglichen Anordnungen.

Rumpel und Barth: Deut. med. Wochschr. 1890, 32.
Schulze: Therap. M.-H. 1892, Okt.
Schäfer: Berl. kl. Wochschr. 1892. 29. Böttcher ibidem 42.
Reinicke: Therap. M.-H. 1895, 271.
Friedländer: Therap. M.-H. 1894, 370.
Herting: Therap. M.-H. 1894, 591.
Geill: Therap. M.-H. 1897, 399.

Ueber die schweissunterdrückende Wirkung des Trionals, wegen deren es schon therapeutisch versucht ist, siehe Kopper's Dissert., Würzburg 1893.

III. Tetronal

ist bisher am Menschen sehr wenig verwendet worden. Die in der Tabelle eingetragene (aus Thierversuchen gefolgerte) Behauptung, dass es stärker wirksam sei, als das Trional, scheint für den Menschen nicht zu gelten: die Wirkung soll nur beruhigend, weniger sicher schlafmachend, und von kurzer Dauer sein. — Man hat von ihm schon dieselben üblen Zufälle am Menschen gesehen wie vom Trional. Literatur wie bei Trional (Friedländer, Herting) . . .

§ 122. Die Ketone.

I. Die Ketone, ausgezeichnet durch ihre Struktur (eine CO-Gruppe verbindet zwei Alkyle z. B. CH_3COCH_3), sind meist wasserhelle Flüssigkeiten von eigenartig ätherisch-aromatischem Geruch. Sie sind von verschiedenen Autoren auf die Giftwirkung untersucht worden: die Ergebnisse stimmen im Allgemeinen gut überein. Paschkis und Obermayer: Wien. Akad. Sitz.-Ber. 101. Abth. 3. pag. 299 — Albanese und Barabini: Ann. di Chim. Febbr. Avr. 1892 — beide Arbeiten referirt in Virchow's Jber. 1892 I. pag. 425. — Schwarz: A. e. P. Ph. 40 pag. 190.

II. Die Ketone wirken im Allgemeinen betäubend, so dass man ihre Wirkung mit der des Alkohols verglichen hat. Einzelne sind darum zur Verwendung als Schlafmittel vorgeschlagen. Daneben treten bei manchen besondere Wirkungen auf Athmung, Herz, gewisse Funktionen des Centralnervensystems hervor. Doch wird besonders die Uebereinstimmung in der physiologischen Aktion aller, auch der aromatischen Ketone, hervorgehoben, so dass man wirklich berechtigt sei, von einer Keton-Wirkung allgemein zu sprechen.

III. Das Aceton.

a) Das Aceton, Dimethylketon, CH_3COCH_3, eine pfefferminzartig riechende Flüssigkeit mit dem Siedepunkt 56,4° C. und dem specifischen Gewicht 0,81, mit Wasser und Alkohol in jedem

Verhältniss mischbar, ist dadurch besonders interessant, dass es als Zwischenprodukt des thierischen Stoffwechsels auftritt und unter bestimmten Bedingungen in beträchtlichen Mengen mit Harn und Athmung ausgeschieden wird.

b) das Aceton ist desshalb schon vielfach nach verschiedenen Beziehungen untersucht worden. Die reichhaltige Literatur hat Albertoni (A. e. P. Ph. 18 pag. 218) in kurzer Uebersicht zusammengestellt, worauf ich hiermit verweise. Voraus sei noch bemerkt, dass das Aceton des Handels oft verunreinigt ist, besonders sollen basische Produkte (Pyridinbasen) vor dem Gebrauch durch Behandeln mit Säuren entfernt werden.

c) Nach Albertoni wirken grosse Gaben betäubend und lähmend auf Thiere. Die tödtliche Gabe für Hunde betrage 8,0 auf 1 Kilo. Dujardin-Beaumetz und Audigé (Citat siehe Alkohol) geben etwa 5,0 für Kaninchen als letale Menge an, während Albertoni 4,0 seines besonders gereinigten Präparates ganz unwirksam fand. Der Lähmungszustand verläuft mit etwas anderen Einzelsymptomen als nach grossen Alkoholgaben. Die Hunde taumeln zunächst umher, können sich nicht mehr auf den Beinen halten, fallen um, reagiren aber immer noch auf Berührung. Bei manchen Thieren soll die Bewegungsunfähigkeit nicht durch Lähmung, sondern durch krampfhaftes Zusammengezogensein der Extremitäten bedingt sein. Auch Zwangsbewegungen werden nach kleineren Gaben beschrieben, Reitbahnbewegung, Pendeln des Kopfes .... Die Haut ist heiss, die Ohrgefässe erweitert, die Mastdarmtemperatur etwas herabgesetzt, aber nicht so stark, wie nach sonst gleich wirkenden Alkoholmengen. Albertoni vindicirt nach seinen Thierversuchen dem Aceton geringere Giftigkeit als dem Alkohol, eine Angabe, von der die meisten früheren Autoren abweichen (siehe oben pag. 423).

d) Im Einzelnen wird vom Aceton angegeben, dass kleine Gaben ohne erkennbare Wirkung aufs Herz sind: grosse machen starke Beschleunigung des Pulses und geringe Druckabnahme. Magen und Darm werden viel stärker ergriffen als vom Alkohol: es wird hochgradige Injektion und Röthung, Schwellung, selbst Blutaustritt an der Mucosa gesehen und die Darmveränderung der nach Cholchicin-Tod gesehenen verglichen. Der Angabe von Albertoni und Pisenti, dass schon 1 gr auf 1 Kilo die Niere schädige, widerspricht direkt Schwarz, der keine Störung am Harn auffinden konnte (A. e. P. Ph. 40. pag. 175).

Von der Wirkung auf den Menschen gibt Albertoni an, dass 15 bis 20 cm³ keine abnormen Erscheinungen als leicht vorübergehende Betäubung machen. Ein Mann, der nach 20 cm³ Aceton sich in einem mit Acetondämpfen gesättigten Raume aufhielt, bekam heftige Kopfschmerzen und die Zeichen deutlicher Betäubung, sonst keine schwereren Störungen. —

---

e) Das in den Thierkörper eingeführte Aceton wird zu einem wesentlichen Bruchtheil durch Harn und Athmung ausgeschieden. Die Angabe von Albertoni, dass alles Eingegebene wieder excernirt werde, wird von allen späteren Autoren nicht bestätigt. Tappeiner (Deut. Arch. klin. Med. 34. pag. 450) gibt die Menge des wieder ausgegebenen auf etwas mehr als die Hälfte des aufgenommenen an. Die letzten messenden Versuche beschreibt Schwarz (A. e. P. Ph. 40. pag. 168). Die Ausscheidung betrug von 40 % bis 77 % des eingeführten. Das meiste wird mit der Athmungsluft: ein Bruchtheil dieser Menge mit dem Harn ausgegeben. Durch die Fäces und durch die Haut (Joh. Müller) verlassen höchstens unbestimmbare Spuren den menschlichen Körper. Die absolute und procentische Ausscheidung nimmt mit der Grösse der Zufuhr zu (bei 300 mgr pro Kilo 40 procent, bei 500 mgr 59 procent, bei 2150 mgr 77 procent). Auch wenn sehr kleine Mengen Aceton eingenommen werden, erscheint solches in der Exspirationsluft, was von Schwarz als wieder ausgeschieden betrachtet wird, was indess auch als normale Excretion aufgefasst werden kann. Die Ausfuhr ist bei geringen Mengen in den ersten 24 Stunden beendigt, dauert aber bei höheren Gaben bis in den zweiten Tag hinein. Neuere Autoren können eine bestimmte Relation der Vertheilung auf die beiden Ausführungen nicht constatiren, geben vielmehr die Schwankungen als sehr ausgiebig und scheinbar ganz regellos an. —

f) Dass der menschliche Organismus Aceton als Produkt seines Stoffwechsels (also ohne Zufuhr vorgebildeten Acetons!) ausscheidet, ist jetzt über allen Zweifel sicher gestellt. Die Frage, wie sich der völlig gesunde und normal ernährte Mensch verhält, hat zuerst von Jaksch behandelt und Aceton im Harn nachgewiesen: neue Beweisstücke hat Joh. Müller beigebracht. Nach letzterem Autor beträgt die normale Ausscheidung in der Respirationsluft 1 bis 3 mgr für die Stunde. Die Ausfuhr im Harn wird für den ganzen Tag zu 0,01 angegeben.

g) Bei den verschiedensten Stoffwechselstörungen der Menchen erfährt die Aceton-Ausscheidung eine ganz enorme Steigerung. An Kranken ist ja die Aceton-Ausscheidung zuerst erkannt worden. Die Störung, die bei den verschiedensten Stoffwechsel-Erkrankungen als die eigentliche Grundursache der Aceton-Ausfuhr von den meisten Autoren anerkannt ist, ist die Abschmelzung, der Verbrauch eigenen Körpereiweisses, die Unterernährung, bei der im Organismus das eigene Organeiweiss angegriffen wird[1]). Es gehören also hieher folgende krankhafte Zustände: Inanition. Berühmt geworden ist der Cetti'sche Hungerversuch: Berl. klin. Wochschr. 1887 pag. 428: — Nahrungsverweigerung in Folge von hysterischer Anorexie, Melancholie, Erbrechen intra graviditatem, Verätzungen der oberen Nahrungswege, Carcinomatose, Fieber, dann die schwereren Formen des Diabetes. — Hat die Acetonausgabe einen hohen Stand erreicht, so erscheint auch Acetessigsäure und als letztes Glied dieser pathologischen Stoffwechselprodukte Oxybuttersäure im Harn. — Die Ergebnisse der verschiedenartigsten Versuchs-Varianten sind mit dieser Erklärung in guter Uebereinstimmung: so z. B. die Angabe, dass beim Diabetiker wie beim Gesunden die Aceton-Ausfuhr sofort beträchtlich sich erhöht, wenn die Kohlehydrate gänzlich aus der

[1]) Da eine kritisch-erschöpfende Darstellung der Aceton-Frage hier nicht gegeben werden kann, verweise ich zur Kenntnissnahme anderer Meinungen und Erklärungsversuche auf:
v. Engel: Zeitschr. klin. Medic. 20 (1892), pag. 520.
Weintraud: A. e. P. Ph. 34 (1894), pag. 169.
Hirschfeld: Zeitschr. klin. Medic. 28 (1895), pag. 176.

Nahrung weggelassen werden — oder aber, dass auch bei reiner Eiweissnahrung des Menschen das Aceton verschwindet, wenn die Zufuhr so reichlich bemessen ist, dass kein Körper-Eiweiss verbraucht wird. — Die Aceton-Ausgabe erreicht bei schwerer Inanition sehr beträchtliche Werthe: in einem Einzelfall wurde in 24^{h} durch die Athmung 3,5 gr, im Harn 0,35 ausgegeben (vide von Jaksch: Acetonurie etc., Berlin 1885 und Zeitschr. kl. Medic. 5 pag. 346 und 8 pag. 115.

Rosenfeld: Deut. med. Wochschr. 1885, pag. 683.
Lorenz: Zeitschr. klin. Medic. 19 (1891), pag. 18.
Honigmann: Dissert., Breslau 1886.
Nebelthau: Centralbl. I Med. 1897, Nr. 38.
Schwarz: A. e. P. Ph. 40, pag. 178.
Joh. Müller: A. e. P. Ph. 40, pag. 351.
Noorden, von: Pathologie d. Stoffwechsels etc. etc.

Wird gesunden Menschen Aceton innerlich verabreicht, so zeigt sich das Gleiche, was oben nach Thierversuchen schon beschrieben ist: die Ausscheidung auf den verschiedenen Wegen geht sofort enorm in die Höhe.

---

h) Neben dieser durch Inanition verursachten Acetonurie, bei der nach der Meinung der Autoren das Aceton als solches keine pathogene Bedeutung hat, nimmt von Jaksch eine vom Darm ausgehende Selbstvergiftung bei Kindern an, die auch durch Acetonurie ausgezeichnet ist und bei der das Aceton die (einzige oder Hilfs-?) Ursache der beobachteten schweren nervösen Symptome, Eklampsie, Epilepsie . . sein soll. Da nun bei Kindern in Folge von schweren Darmkatarrhen (ungenügende Resorption) Inanitionserscheinungen ausserordentlich schnell sich einstellen, so erscheint die Erklärungsmöglichkeit näher liegend, dass die Inanition die Wurzel aller beobachteten Störungen sei (v. Jaksch: Vergiftungen pag. 619).

---

i) Ueber die Frage der Entstehung des Acetons im Thierkörper vergl. Schwarz: A. e. P. Ph. 40. pag. 178 etc. Die Diskussion hierüber gehört in die Lehre von der Pathologie des Stoffwechsels.

IV. Ueber die übrigen Ketone ist in der Einleitung zu diesem Kapitel die Literatur schon citirt. Zuerst sei kurz die Angabe von Schwarz erwähnt, dass die übrigen Ketone der Fettreihe viel vollständiger im Organismus zersetzt werden als das Aceton. Besonders interessant ist der Nachweis, dass das Diaethylketon zu etwa 90 % im Stoffwechsel verschwindet, dass dagegen vom Methyläthyl- und vom Methylpropylketon 32 und 25 procent ausgeschieden werden. Auch hier zeigt sich die schwere Oxydirbarkeit der Methylgruppe durch den thierischen Chemismus (vide Methylalkohol!).

V. Das stärkst wirkende der Ketone ist nach Alb. und Barb. das Acetophenon. Die ersten Angriffe zeigen sich am Gehirn, darnach werden die Reflexe, zuletzt endlich Athmung und

Herz gelähmt. Milder wirkt das Aethylphenylketon, das in Gaben von etwa 1,5 pro Kilo Schlaf macht. Vom Propylphenylketon braucht es für letzteren Zweck zwar höherer Mengen: doch hat dies bei öfterer Darreichung sehr ungünstige Nebenwirkung auf den Darm. Auch der Blutdruck sinkt darnach, was beim Aethylketon nicht gesehen wurde.

VI. Das Dipropylketon steht an hypnotischer Wirkung dem Diäthylketon nach. Dabei ist es giftiger als das letztere. — Diphenylketon soll unwirksam sein.

Nach Paschkis und Obermayer verhalten sich Frösche und Warmblüter verschieden. Frösche ertragen grosse Gaben von Aceton, aber nur geringe von Diäthylketon. Methylnonylketon macht bei Hunden starke Blutdrucksenkung. . .

Das Acetophenon wird nach Nencki im Thierkörper in Hippursäure verwandelt (Journ. prakt. Chem. N. F. 18 [1878] pag. 288).

Anhang: Oxime.

Oxime sind Verbindungen, die aus den Ketonen durch einfache Reaktion mit Hydroxylamin entstehen: aus $CH_3,CO,CH_3 + H_2NOH$ wird $CH_3.CNOH,CH_3 + H_2O$: Acetoxim. Sie bewirken Narkose und Blutdrucksenkung: die Hydroxylamin-Wirkung zeigen sie nicht. Dabei ist merkwürdig, dass nach Schwarz (A. e. P. Ph. 40. pag. 184) die innerliche Darreichung von 0,5 Acetoxim zu starker Aceton-Ausscheidung führt: es wird also Aceton im Stoffwechsel aus dem Acetoxim rückgebildet. — Auch von Scheidemann (Dissert., Königsberg 1892) ist dasselbe constatirt.

Pinakone.

Die Ketone liefern bei mässiger Einwirkung nascirenden Wasserstoffs (neben secundären Alkoholen) unter Kernsynthese doppelt tertiäre zweiwerthige Alkohole, die sogen. Pinakone:

$$(CH_3)_2CO + CO(CH_3)_2 + 2H = (CH_3)_2C^{OH}—C^{OH}(CH_3)_2.$$

Diese Pinakone sind von Schneegans und von Mering (Therap. M.-H. 1892 pag. 331) geprüft und von narkotischer Wirkung befunden. Schwach wirkt das Methylpinakon, stärker das Methyläthyl- und am stärksten das Diäthylpinakon. — Von der ersten Verbindung sind 3 gr ohne Wirkung auf Kaninchen, auf 10 gr tritt Schlaf ein. Die Aethylverbindungen machen schon mit 2,0 und 1,5 Schlaf: dabei kommen leichte Krämpfe in den Hinterextremitäten. —

§ 123. Die fetten Säuren und deren Verbindungen.

Von den fetten Säuren sind für den Toxikologen die folgenden Punkte von Interesse:

1. die freien Säuren wirken ätzend, ähnlich wie die Mineralsäuren;
2. die fetten Säuren werden resorbirt, können natürlich durch das alkalisch reagirende Blut nur als Salze hindurch wandern und werden darum gerade wie die Neutralsalze der Fettsäuren zu kohlensauren Salzen oxydirt;

3. den fettsauren Alkalien kommt nach der Ansicht mancher Autoren eine besondere resorptive Wirkung zu, die auf das Centralnervensystem gerichtet ist;
4. eine eigenartige deletäre Wirkung äussern die Lösungen der gewöhnlichen Seifen, wenn sie direkt ins Blut injicirt werden, sie bilden Fällungen von Kalkseifen;
5. endlich sind noch einzelne Punkte zu berühren.

1. Die Aetzwirkung der freien Fettsäuren.

I. Die Ameisensäure bei gewöhnlicher Temperatur flüssig — bei etwa 100° Siedepunkt — mit Wasser in jedem Verhältniss mischbar. —

Die Ameisensäure durchdringt die Haut, kann darum auf derselben die heftigsten Entzündungserscheinungen (Blasenbildung etc.) hervorrufen. Kleine Mengen verdunsten rasch von der Oberfläche und werden nur aus diesem Grunde ohne Schädigung ertragen. Unter die Haut gebracht, macht Ameisensäure schwere Reizungserscheinungen (Schmerz, Entzündung). Daher die Wirkung der Brennhaare der Brennnesseln, der Processionsraupen.

Beim Gifte der Bienen (Wespen, Hummeln) ist, wie wir jetzt wissen, ein Alkaloid hauptsächlich betheiligt.

Auf Schleimhäuten macht die Ameisensäure schwere Veränderungen, die denen durch Mineralsäuren gleich sein sollen. — Bei Thieren (Mitscherlich: de acidi . . effectu Berolini 1845) hat man auf innerliche Darreichung neben den Magenätzungserscheinungen alle Symptome der akuten Nephritis auftreten sehen, an denen die Thiere zu Grunde gingen (Kaninchen etwa 2,0 als 7 % wässerige Lösung gegeben).

Da die Ameisensäure zum guten Theile unzersetzt in den Harn übergeht (vide nächsten Abschnitt: Schicksal der fetten Säuren) so wird es sich dabei um Ausscheidung von freier Säure und deren Aetzwirkung auf die Nieren handeln. —

Ein vorkommender Vergiftungsfall per os durch diese Säure wird mit Darreichung von Magnesia usta etc. wie eine Mineralsäure-Vergiftung zu behandeln sein: zweckmässiger Weise wird man die Magenausspülung vornehmen (wegen Uebertritts der Säure in den Harn). —

Beim Verbrennen mit Brennnesseln ist wie bei Bienen- und Wespenstich das Betupfen mit einer alkoholigen Lösung von Ammoniak gebräuchlich: wahrscheinlich gebraucht man besser eine alkalische Lösung eines unterchlorigsauren oder übermangansauren Salzes.

Der Nachweis ist durch Abdestilliren der Ameisensäure aus den Organen und aus dem Harn zu führen. —

Von anatomischen Zeichen wird als charakteristisch neben den Aetzungsspuren (hämorrhagische Entzündung . . .) die auffallend helle Farbe des Blutes angegeben (Hämoglobinämie?). (Gréhant und Quinquaud: C. R. 104, 1887, pag. 437.)

II. Die Essigsäure als reines Präparat, der sogenannte Eisessig (Acidum acetic. glaciale) mit 96 % $C_2H_4O_2$ ist in jedem Verhältniss mit Wasser mischbar. Das Acid. acetic. dilut. der Pharmakopoe enthält 30 % $C_2H_4O_2$.

Das Acetum unseres Arzneibuches hat 6% Essigsäure. — Die Speiseessige sind schwankend in ihrem Gehalte: in der Regel enthalten sie von 2 bis gegen 4% Essigsäure; 6 procentiger Essig ist schon für den Geschmack der meisten Menschen zu scharf. — Essigessenz enthält einige 50, manche Sorten auch 70 bis gegen 80% Essigsäure. — Essigsprit sind starke Essige bis zu 12% Säuregehalt, die nach dem Verdünnen zu Speiseessigen benützt werden. Weinessig enthält noch etwas Weinsäure.

Der angenehme Geruch alten Essigs ist meist durch Essigäther bedingt.

Durch Zusatz von 4—5 Tropfen Essigäther auf 1 Liter Speiseessig ist er nachzuahmen. —

1. Die reine Essigsäure wirkt rasch und energisch erweichend auf die Epidermis: sie dient desshalb als hornlösendes Mittel für Warzen, Schwielen; sie verwandelt die Epidermis (und Cutis) in einen schmierigen, schmutzigweisslichen Schorf und ist vorsichtig (mit Glasstäbchen) zu appliciren. — Noch die 30 procentige Essigsäure ist für die Epidermis ein starkes Aetzmittel: — es kommt nach 10—15 Minuten zu Röthung und lebhaftem Schmerz: später wird die Stelle weiss, prominent und nach Tagen stösst sich der Schorf ab —

2. Bei der innerlichen Vergiftung mit Essigsäure ist natürlich die Concentration und in zweiter Linie die absolute Menge entscheidend. Schon kleine Mengen des Eisessigs oder des Acidum acetic. dilut. werden örtlich starke Aetzungen auf den Schleimhäuten machen müssen. Die verätzten Schleimhautstellen sehen zuerst weissgrau aus und gehen dann in braunschwarze Schorfe über. Klinisch bilden sich alle Symptome der akuten schweren Gastritis aus und der Tod kann in wenigen Stunden unter dem Bilde des Collapses eintreten. Einen solchen Fall referirt genau Schuchardt in Maschka's Handbuch. Von Böhm sind im Handbuch der Intoxikationen vier interne Essigsäurevergiftungen beschrieben, von denen zwei tödtlich endigten. Es wird dabei auch angegeben, dass schwere Erscheinungen von Seiten der Respirationsschleimhaut gesehen wurden. Schmerz hinter dem Sternum, Kurzathmigkeit etc., Husten. Es ist denkbar, dass die eingeathmeten Dämpfe Ursache der Entzündung sind: auch das Eindringen der flüssigen Säure in den Larynx ist in einem Vergiftungsfalle erwähnt.

Im Magen soll die anatomische Veränderung insofern von der durch Mineralsäuren abweichen als die Geschwürsbildung d. h. die Defekte in der Mucosa fast gänzlich fehlen sollen. Erweichung, Schwellung, hämorrhagische Endzündung werden wie bei anderen Säuren beschrieben. — Essigsäure wirkt auch im concentrirten Zustande nicht Eiweiss fällend: ob dies bei der besonderen Form der von der Essigsäure verursachten Aetzung mit in Betracht kommt, ist noch nicht discutirt. — Bei der schweren akuten Vergiftung ist Hämoglobinurie und Hämoglobinämie constatirt (Hitzig: Correspbl. Schweiz. Aerzte 1896, pag, 669). Ich glaube noch an anderer Stelle gelesen zu haben, dass Blutkörperchenlösung nach Essigsäurevergiftung gefolgt war. (Verschiedene Angaben weisen auf Blutkörperchenlösung durch hohe Concentrationen aller fetten Säuren!)

3. Bezüglich der Resorption verdünnter Essigsäure von anderen Stellen gilt allgemein die Annahme, dass die Essigsäure durch die äussere Haut hindurchgeht. Die Epidermis wird dabei eigenthümlich

erweicht: in der Cutis bilden sich Entzündungssymptome aus: siehe oben 1): weiter Bobrik: Dissertation, Königsberg 1863. (Allgemeinerscheinungen nach Fussbad.)

4. Auch von Wunden aus soll Essigsäure resorbirt werden. Es hat nämlich das früher als Liquor Villati benützte Gemisch (Zink. sulfuric et Cuprum sulfuric āā 15, Liquor. Plumbi subacet. 30, Acetum 200) bei Einspritzung in eiternde Wunden wiederholt zu tödtlichen Vergiftungen geführt. (Heine in Virchow's Archiv 41 [1867], pag. 24. — Allgemeines Muskelzittern, rascher Collaps.) — Heine bezeichnet hiebei die Essigsäure als das wesentliche Nocens, weil bei Versuchshunden das obige Gemisch nicht mehr tödtlich vergiftend wirkte, wenn die Essigsäure durch Wasser ersetzt war. — Indess ist zu bemerken, dass in dem obigen Gemisch essigsaures Zink in starker Concentration vorhanden ist, das von Wunden resorbirt und so allgemein giftig wird, sodann, dass die auf Gewebe erweichend, lösend wirkende Essigsäure sehr wohl den Eintritt des Zinksalzes erleichtern, beschleunigen kann und endlich, dass die von Heine erhaltenen Vivisektionsresultate nicht alle einwandfrei sind (direkte Injektion ins Blut).

Immerhin erscheint es nach Allem sehr wahrscheinlich, dass die Essigsäure von Wundflächen resorbirt wird und im ungünstigen Falle Allgemeinerscheinungen (resorptive Säurevergiftung, § 61, III) und Blutkörperchenlösung machen kann.

5. Von der chronischen Essigsäurevergiftung ist folgendes zu sagen: die Arbeiter in den Essigfabriken sollen durch die Dämpfe der Essigsäure (an chronischen Reizungszuständen der Luftwege) leiden. Von kundiger Seite wird dies durchaus bestritten. — Ueber den Missbrauch des Essigtrinkens ist schon auf pag. 275 bei der chronischen Säurevergiftung berichtet. Man kann die darnach auftretenden Störungen als chronische Verdauungsstörungen auffassen, die älteren Autoren aber haben auch hier an besondere deletäre Wirkungen auf das Blut gedacht.

6. Die gechlorten Essigsäuren (besonders die Tri-, auch die Di- und Mono-Verbindung) wirken energisch ätzend auf Schleimhäute: es entstehen feste weisse Schorfe. — Die Trichloressigsäure ist ein sehr kräftiges Eiweissfällungsmittel. —

III. Die Weinsäure und Citronensäure haben durch Aufnahme grosser Mengen in Pulverform zu schweren, die Weinsäure sogar schon zu tödtlichen Vergiftungen geführt. Das Blut soll lackfarben gefunden worden sein. Es handelt sich im Wesentlichen um Aetzwirkung. —

Darreichen von Magnesia usta und ähnlichen Antidoten bilden bei all diesen Unglücksfällen nebst der Magenspülung die selbstverständliche Behandlung.

2. Das Schicksal der fettsauren Alkalien.

Die fettsauren Alkalien werden beim Durchwandern des thierischen Organismus zu kohlensauren Alkalien oxydirt. — Von dieser allgemeinen Reaktion, die bei der reichlichen Aufnahme von pflanzensauren Alkalien zur Bildung des alkalischen Harns der Pflanzenfresser führt, sind hier nur kurz gewisse Einzelheiten zu erwähnen.

I. Ameisensaure Salze werden im Organismus nicht vollständig zu kohlensauren umgesetzt, d. h. eine gewisse Menge von Ameisensäure erscheint im Harn. — Die Angaben hierüber sind folgende: Gréhant und Quinquaud (C. R. 104, pag. 437) und übereinstimmend Schotten (H. S. Z. 7, pag. 375) geben an, dass nach Application von ameisensaurem Salz an verschiedenen Stellen solches wieder im Harn erscheine (bis 1/4 der verfütterten Menge), Pohl (A. e. P. Ph. 31, pag. 288) hat diese Angaben dahin erweitert, dass bei Fütterung sehr kleiner Mengen von ameisensauren Salzen (1 gr auf 7 Kilo Hund) diese fast vollständig verschwinden können (6% Ausscheidung), dass aber von etwas grösseren Mengen immer ein namhafter Bruchtheil im Harn auftritt. — Auch nach Zufuhr von Methylalkohol findet sich eine gewisse Menge von Formiat im Harn, ebenso nach Formaldehyd (Blum: München. med. Wschr. 1893, pag. 602). — Zu beachten ist, dass nach dem letzten Autor schon der normale Kaninchenharn kleine Mengen von Ameisensäure enthält, nach Pohl (l. c. pag. 286) auch der Hundeharn. — Die Methylgruppe spielt eine eigenartige Rolle im thierischen Organismus, die schon an verschiedenen Stellen dieses Buches hervorgehoben ist: cf. §§ 105, 121, 122 u. a. a. O. —

II. Die essigsauren Alkalien werden dagegen sehr leicht, bei Application an verschiedenen Stellen und vollständig im Organismus umgesetzt, d. h. Essigsäure erscheint darnach nicht im Harn (Zuntz und Mallèvre: Pflüger's Archiv 49; Pohl: A. e. P. Ph. 31, pag. 288 — oppos. Schotten: H. S. Z. 7 der auch von Essigsäure einen gewissen Antheil in den Harn übergehen lässt).

Die Salze der höheren Fettsäuren, auch der Oxysäuren verschwinden vollständig im thierischen Stoffwechsel. Die Oxalsäure macht davon unter normalen Bedingungen allein eine Ausnahme. — Unter pathologischen Bedingungen (beim Diabetiker) erscheinen gewisse fette Säuren in grossen Mengen im Harn: siehe hierüber den Anhang des nächsten Abschnittes. Bei fieberhaften Erkrankungen, Leberstörungen etc. sind auch die niedrigen Glieder der Fettsäurereihe in kleinen Mengen im Harn gefunden, cf. Jaksch in H. S. Z. 10 (1886), pag. 536.

3. Die allgemeine (resorptive) Wirkung der fetten Säuren (und ihrer nächsten Substitutionsprodukte Chlor-, Bromessigsäure etc.)

kann natürlich nur mit neutralen Salzen studirt werden, bei deren Darreichung, selbst in grossen Mengen, jede Aetzwirkung ausgeschlossen ist. Benutzt wird immer das Natriumsalz. —

I. Grösseren Mengen dieser Salze kommt natürlich die sogen. Salzwirkung zu, die auch Kochsalz u. s. w. äussert und die bei „Natriumsalze", pag. 95 ff., beschrieben ist. — Daneben aber theilt Heinrich Mayer (Bonner Institut: A. e. P. Ph. 21, pag. 119) den Neutralsalzen der niederen Fettsäuren eine besondere allgemeine Wirkung zu, die in Lähmung der nervösen Centralapparate sich äussert. Kleinere Gaben machen nur Mattigkeit, Somnolenz: grössere vollständiges Coma. Als Applicationsart war subcutane, meist intravenöse Injektion gewählt. Am indifferentesten scheint sich das milchsaure Natron zu verhalten, dann folgen das essigsaure, propionsaure Salz: sehr deutlich ist die Wirkung beim buttersauren, am ausgesprochensten beim baldriansauren Salz: auch das ameisensaure ist wirksam. Die Symptome der beschriebenen Vergiftungsbilder ähneln nach meiner Meinung durchaus denen der sogen. Salzwirkung (siehe Kochsalz). Der Behauptung Mayers, dass die sogen. indifferenten Salze (Kochsalz) in grossen Mengen (über 2,0 auf 1 Kilo) neben den Lähmungs-Symptomen immer auch Krämpfe machen, kann ich nicht beistimmen: die Versuchsprotokolle von Mayer selbst weisen für Hunde und Katzen nur Lähmung auf und schon bei der allgemeinen Besprechung der Na-Salze ist angegeben, dass Fleisch- und Pflanzenfresser in Bezug auf die sogen. Salzwirkung verschieden reagiren. Es existirt also kein scharfer qualitativer Unterschied, wohl aber ein sehr deutlicher quantitativer, insofern schon kleine Gaben (nach der Molekulargrösse berechnet) der höheren Säuren deutliche Vergiftungserscheinungen machen. —

II. Interessanter ist die Thatsache, dass die Chlor- und Brom-Substitutionsprodukte der niederen Fettsäuren wesentlich anders wirksam sind. — Am meisten untersucht ist das trichloressigsaure Natrium, über dessen Wirkung die Angaben verschieden lauten (vide Hermann: Toxikologie, pag. 274). Der letzte Autor (Heinr. Mayer in A. e. P. Ph. 21, pag. 97) gibt an, dass das Na-Salz ein energisch lähmendes Mittel in Gaben sei, in denen das essigsaure Salz unwirksam ist. Die Gesammtliteratur über die Trichloressigsäure bei Heinr. Mayer: l. c., pag. 118. — Die Trichlorbuttersäure ist dagegen von schwächerer Wirkung als das buttersaure Na. Interessant ist der von Heinr. Mayer hervorgehobene Unterschied, dass bei den gechlorten Säuren zuerst die motorische Lähmung auftritt und die sensorielle folgt, während bei den einfachen fettsauren Salzen der zeitliche Verlauf beider Einzelwirkungen umgekehrt sich einstellt.

III. Die Bromessigsäuren sind von Steinauer (Virchow's Archiv 59. pag. 65) und von Pohl (A. e. P. Ph. 24. pag. 142) untersucht. Die einfach gebromte Säure macht neben centraler Lähmung schwere Herzstörung, die bald mit Starre, bald aber auch mit diastolischem Stillstand des Ventrikels endigt. Das Merkwürdigste aber ist die von Pohl constatirte Wirkung auf den quergestreiften Froschmuskel, der in der Weise verändert wird, dass er auf die ihn treffenden Reize zuerst mit regelmässigen Contraktionen antwortet, die sich aber mit fortschreitender Vergiftung immer unvollständiger lösen, so dass bald die Muskeln wie in dauerndem Tetanus starr werden. Der Verlauf der ersten Zuckungen ist noch normal, d. h. es beginnt gleich nach der Zusammenziehung die Wiederausdehnung: diese aber ist unvollständig und wird es bei fortschreitender Vergiftung immer mehr, so dass die nach einiger Zeit ausgelöste Zuckung dauernde Starre hinterlässt. Curaresirt man, so ist nun vom Nerven aus nicht mehr die Starre hervorzurufen, wohl aber gelingt dies bei direkter Reizung des Muskels. Die Monobromessigsäure verändert also die Muskelsubstanz selbst in dem Sinne, dass Reize, die den Muskel treffen, eine Contraktion, die nicht mehr lösbar ist, hervorrufen. Nur Reizung des Muskels löst diesen Zustand aus; hält man den vergifteten Muskel in dauernder vollständiger Ruhe, so bleibt er äusserlich unverändert. Vergiftete Frösche gerathen natürlich durch die Eigenbewegungen nach kurzer Zeit in allgemeine Starre. Schon 7 mgr des Na-Salzes machen bei Fröschen den beschriebenen Zustand im Laufe von einigen Stunden, Centigramme schon in 20 bis 30 Minuten. — Wie die monobromirte, wirken auch, aber weniger zuverlässig und erst in grösseren Gaben die Mono- und Dichloressigsäure: der Trichlor- und der Monojodverbindung aber geht diese Wirkung ab. — Die von Pohl weiter studirten Verbindungen: Cyanessigsäure, Monochlor- und Monojodpropionsäure, Monochlorcrotonsäure, Mono- und Dibrombernsteinsäure wirken alle hypnotisch, während sich die Trichlormilchsäure unwirksam zeigte. Die Dibrompyruvinsaure ($CHBr_2COCOOH$) tödtet durch diastolischen Herzstillstand, während die Pyruvinsäure selbst sich unwirksam erwies. — Pohl betont ausdrücklich, dass allgemeine Folgerungen über den Zusammenhang zwischen Constitution und physiologischer Wirkung sich einstweilen aus seinen Beobachtungen nicht ziehen lassen. —

Anhangsweise sei die Wirkung dreier Säuren besprochen, die wegen des Vorkommens im Stoffwechsel des Diabetikers für den Kliniker von Wichtigkeit sind.

I. Crotonsäure $CH_3CH = CHCOOH$ ist von Albertoni (A. e. P. Ph. 18. pag. 238) als neutrales Na-Salz Kaninchen ohne weitere Folgen in den Magen gespritzt (1 und 2 gr). — Sie verdient physiologische Beachtung, seit sie von Stadelmann im Harn eines Diabetikers gefunden ist (A. e. P. Ph. 17. pag. 419).

II. β-Oxybuttersäure $CH_3CHOHCH_2COOH$ ist von Araki (die inaktive H. S. Z. 18 [1893] pag. 1) und von Schwarz (die optisch aktive aus dem Harne von Diabetikern A. e. P. Ph. 40. pag. 185) an Thieren versucht. Von letzterem Autor wurde festgestellt, dass der Stoffwechsel des gesunden Hundes die von aussen zugeführte Säure nur in geringen Mengen zu zerstören vermag. Von 2,5 auf 1 Kilo ging schon ein kleiner Antheil in den Harn über. — Auffällige Symptome werden nicht angegeben.

III. Acetessigsäure und Acetessigsäure — Aethylester (CH_3COCH_2COOH und $CH_3COCH_2COOC_2H_5$) sind wegen ihres Vorkommens im Harn bei gewissen Stoffwechselerkrankungen vielfach experimentell untersucht (Fleischer, Quincke .... Albertoni, woselbst die Literatur A. e. P. Ph. 18 pag. 234. Schwarz: A. e. P. Ph. 40 pag. 186). Die Antworten enthalten verschiedene Widersprüche. Nach des letztcitirten Autors Versuchen vermag der gesunde Hund die Säure in grossen Mengen glatt zu zersetzen, während der diabetische (durch Pankreas-Exstirpation) einen Theil davon als Aceton ausscheidet. — Auf den Menschen ist Acetessigsäure in grossen Mengen ohne Wirkung: Frerichs Zeitschr. klin. Medicin 6. pag. 1. — Nach Albertoni, der diese Angabe bestätigt, macht sie bei Hunden Albuminurie: Albertoni gibt weiter an, dass sie bei Kaninchen im Harn erscheint und dass auf dieses verschiedene Verhalten bei beiden Thierarten die Harnreaktion von wesentlichem Einfluss sei, dass auch bei Hunden nach Darreichung von doppelt kohlensaurem Natron mit dem Alkalischwerden des Harns die Säure erscheine. — Diese sehr merkwürdigen Angaben, wornach die Diaceturie von besonderer Bedeutung für die Nieren sein könnte, bedürfen näherer Untersuchung.

4. Die Seifen.

Seifen zeigen Giftwirkung, wenn sie als wässerige Lösung direkt in die Blutbahn gespritzt werden (Munk: Centrbl. 1889 pag. 514. Knotte: Dissert., Würzburg 1890).

Diese Wirkung ist verständlich auf Grund folgender Ueberlegungen. Als Seifen gelten hier die neutralen Verbindungen des palmitinsauren-, stearinsauren- und ölsauren Natriums. Bringt man deren wässerige Lösungen mit einer wässerigen Kalksalzlösung zusammen, so entstehen sofort Niederschläge von den wasserunlöslichen Kalkseifen. Röhrig hat (Leipziger [Ludwigs] Arbeiten 1874) zuerst gezeigt, dass Seifenlösung zu hellem klarem Blutserum gesetzt, sofort einen Niederschlag gibt, der aus Kalkseife besteht. Es sind also im Serum Kalksalze gelöst, die mit den Natronseifen sofort reagiren. Röhrig hat den Niederschlag durch Nachweis des Kalks und der Fettsäure als Kalkseife identificirt, was insofern von Bedeutung ist, als Seifenlösungen auch durch Kochsalz gefällt werden (Aussalzen!) und zwar schon langsam durch Lösungen von der Concentration der physiologischen Kochsalzlösung (0,75 %).

Da das lebende Protoplasma Ca-Verbindungen als wesentliches Constituens enthält, so muss durch Zuführen von Seifenlösungen, wenn diese in chemische Reaktion mit dem Protoplasma treten, Kalkfällung d. i. chemische Veränderung eintreten. Die intravenöse Einspritzung von Seifenlösung bei Säugethieren (oder die direkte Einleitung in das isolirte Froschherz) ergibt rasche Schwächung der Herzkraft: die Schläge werden nach kurzdauernder Verstärkung bald seltener und schwächer und schliesslich kommt es zu Stillstand in Diastole. — Mit Kochsalzlösung ist am Froschherzen die Herzveränderung wieder „auszuwaschen“, was wichtig ist für die Auffassung der Wirkung. Auch die quergestreifte Muskulatur wird durch Seife-Injektion schwer angegriffen (zuerst fibrilläre Zuckungen, dann Lähmung). — Lässt man durch Froschmuskel Seifenlösung hindurchfliessen, so ist das anfänglich aus der Vena abdom. abfliessende frei von Fettsäure: d. h. in den Muskelcapillaren erfolgt chemische Umsetzung. — Nähere Untersuchungen hierüber stehen noch aus. — Bei subcutaner Injektion werden von Thieren viel grössere Mengen von Seife als intravenös ertragen. Ebenso bei Injektion in eine Mesenterialvene: d. h. die Leber und die Lymphdrüsen halten die Seife zum Theil zurück: lassen sie nicht in den allgemeinen Kreislauf eintreten. — Auch die Blutkörperchen werden durch Seifenlösung verändert, quellen, biegen sich um, backen zusammen. — Erwähnt sei noch — was implicite aus dem Obigen folgt — dass bei Säugethieren das Herz vor der Athmung stille steht. —

5. Anhang.

I. Die Dimethyläthylessigsäure $(CH_3CH_3C_2H_5)C-COOH$ ist als Natriumsalz schwer lähmend wirksam: Kaninchen sind durch 4,5 gr in $^1/_2{}^h$ gegen passive Verlagerungen ganz tolerant, die Reflexe verschwinden: in tiefer Betäubung tritt der Tod ein. — 3 gr werden mit wieder zurückgehenden Betäubungserscheinungen ertragen. — e Autoren (Schneegans und von Mering: Therap. M.-H. 1892 pag. 331) bringen diese Wirkung mit dem tertiär gebundenen C-Atom in Verbindung. (Salzwirkung? cf. pag. 490, oben.)

II. Die Aether oder Ester der fetten Säuren kommen in kleinen Mengen in den Früchten vor: so ist Essigsäure — Amyläther das sogenannte Birnöl, Buttersäure — Aethyläther die Ananasessenz u. s. w. Es fehlen über die physiologische Wirkung allgemeine Untersuchungen: doch sind kleine Mengen sicher harmlos, wie man aus dem reichlichen Gebrauch für Brausemischungen, für Zuckerwerk etc. unmittelbar folgern kann. —

Manche Aether sind auf medicinische Verwendung in grösseren Mengen am Menschen versucht worden. So hat man (Lersch, Bruns, Sedillot) zur Prüfung auf narkotische Wirkung besonders den Aether aceticus in Dampfform und innerlich nehmen lassen: er soll leicht schlafmachende lähmende Wirkung äussern (weit schwächer als der gewöhnliche Aether). Neuerdings hat Kulneff (ref. Virchow's Jber. 1895. I. pag. 361) dasselbe angegeben: er sei ein Beruhigungmittel, das Aufregungsstadium soll ganz fehlen. Vergl. auch: Krautwig: Centrbl. klin. Medicin 1893, 17. —

Von ganz anderer Bedeutung sind die aus der aromatischen Reihe stammenden Riechsubstanzen, so das Absinthöl, Anisöl, Wachholderöl etc.: bei diesen handelt es sich zum Theil um sehr giftige Bestandtheile. —

§ 124. Die Oxalsäure.

Die zweibasischen Säuren sind alle — mit Ausnahme der Oxalsäure — von derselben Harmlosigkeit der physiologischen Wirkung wie die Essigsäure und deren höhere Homologen. Was die Ausnahmestellung der sehr giftigen Oxalsäure bedingt, ist nur vermuthungsweise anzugeben (vide pag. 390. IX und X).

Literatur über Oxalsäure:

M. Cyon: Archiv Anatomie und Physiologie 1866, pag. 196.
Kobert und Küssner: Virchow's Archiv 78, pag. 209. Daselbst die Literatur.
Lesser: Virchow's Archiv 83, pag. 222.
R. Koch (Böhm): A. e. P. Ph. 14, pag. 153.
Gaetano Gaglio: A. e. P. Ph. 22, pag. 235.

I. Die Oxalsäure, Kleesäure, Zuckersäure kommt im Handel meist als solche ($C_2O_4H_2 + 2H_2O$) schön krystallisirt vor: auch das saure Kaliumsalz (Sauerkleesalz) wird technisch verwendet.

Sie wird in der Haushaltung benützt zum Putzen von Kupfer und Messing, zum Reinigen der Wäsche von Rost- und Tintenflecken. Weiter dient sie als Lösungsmittel für Berlinerblau, zur Bereitung von blauer Tinte und in der Färberei. — Durch diese verbreitete Verwendung kommt es gelegentlich zu ökonomischen Vergiftungen durch Unvorsichtigkeit, für Selbstmordversuch und durch Verwechselung mit ähnlich aussehenden krystallinischen Pulvern (Bittersalz, Glaubersalz, Weinsäure, Brausepulver, Citronensäure).

Die Oxalsäure findet sich weiterhin als Produkt des pflanzlichen Stoffwechsels sehr verbreitet im Pflanzenreich, so dass sehr häufig mit Pflanzennahrung kleine Mengen von oxalsaurem Salz aufgenommen werden. Diese Mengen sind gänzlich harmlos: sie bleiben als Kalksalz unresorbirt im Darm liegen oder werden nach der Resorption im Harn als Kalkoxalat ausgeschieden. Am letzteren Ausscheidungsort entstehen daraus in seltenen Fällen die Oxalatsteine. — Manche Pflanzen bilden grössere Mengen Oxalsäure in sich, so Oxalis, Rheum-Arten, Rumex. Im Sauerampfer ist bis zu 1 procent des Gewichtes von dem sauren Kaliumsalz enthalten, was nach den Mengen des vom Menschen gewöhnlich aufgenommenen Krautes harmlos ist. — Bei Schafen sollen wiederholt durch Abweiden Massenvergiftungen vorgekommen sein.

II. Die Oxalsäure ist eine Zeit lang in England sehr viel von Selbstmördern gebraucht worden (wie die Schwefelsäure in Berlin). — Für Giftmord ist die freie Säure wegen des ausgesprochenen sauren Geschmackes wohl untauglich. — Die neutralen Alkalisalze schmecken fast gar nicht oder nur leicht salzig: sie sind zu Giftmord noch nicht benützt.

III. Die Oxalsäure hat als sehr starke Säure intensive Aetzwirkung an den empfindlichen thierischen Schleimhäuten. Sie hat aber auch als neutrale Salzverbindung intensive resorptive Wirkung. — Die Thatsache der schweren Giftigkeit der neutralen Oxalsäure-Salze ist lange festgestellt und sehr leicht zu erweisen. — Die beim Menschen beobachteten Vergiftungsfälle, die meist mit der reinen Säure oder mit dem sauren Kaliumsalz ausgeführt waren, haben dies nur nicht klar erkennen lassen, weil die erst auftretenden Symptome der schweren Magenätzung das Vergiftungsbild beherrschten und die sogen. resorptiven Wirkungen verschleierten. Die gesehenen klinischen Symptome gleichen, besonders im Anfange, denen einer Mineralsäure-Vergiftung. Zu dem intensiv sauren Geschmack, dem rasch die brennenden Schmerzen in den ersten Nahrungswegen folgen, gesellt sich sofort intensives, oft anhaltendes Erbrechen, das bis zum Tode andauern kann. Ist die Oxalsäure in dünner wässeriger Lösung genommen, so dass die Aetzwirkungen gering sind, kann das Erbrechen ganz ausbleiben. Sehr häufig wird Blutgehalt des Erbrochenen angegeben. —

Bei Aufnahme grösserer Mengen tritt rasch Collaps ein, der unter schweren nervösen Erscheinungen in sehr kurzer Zeit zum Exitus letalis führt. Der rasche Verfall, die eigenartigen nervösen Störungen und der schnell eintretende Tod unterscheiden die Oxalsäureintoxikation wesentlich von den Bildern der Mineralsäure-Vergiftung.

IV. Die sogen. entfernten, resorptiven Wirkungen der Oxalsäure erstrecken sich eigentlich auf alle Organe, und darum ist der Symptomencomplex beim weiteren Verlauf oft verschieden aussehend, je nachdem die eine oder andere Veränderung mehr in den Vordergrund tritt. Immer zeigen sich: Herzstörungen. Der Herzschlag wird sehr langsam, der Puls klein, nicht mehr zu fühlen. Die Haut wird kalt: die Temperatur sinkt — wenn nicht Krämpfe eintreten. — Herzparalyse wird als Todesursache der allgemeinen Oxalsäure-Vergiftung schon lange bezeichnet: die Athemnoth, die als charakteristisch gilt, ist wahrscheinlich Folge der Herzwirkung.

Vom Centralnervensystem werden beschrieben: Zuckungen der Gesichtsmuskeln, klonische Krämpfe der Extremitäten, allgemeines Muskelzittern, Steigerung der Reflexe (Patellar- und Plantar-), auch Trismus und Tetanus, worin der Tod eintrat. — Die sensible Sphäre weist auf: Ameisenkriechen an den verschiedensten Hautstellen, Taubheit, Eingeschlafensein der Extremitäten, ziehende Schmerzen. Von Störungen der Psyche ist Stupor beschrieben. — Die Symptome am Harnapparat (Schmerzen in der Lendengegend, gegen die Extremitäten ausstrahlend, Anurie, Strangurie, Eiweiss im Harn, Cylinder) sind durch die gleich geschilderten Nierenveränderungen erklärt. — Da Thierversuche auch eine direkte Beeinflussung der quergestreiften Muskulatur durch die Oxalsäure erwiesen haben, so ist es wohl berechtigt, die in manchen Krankheitsgeschichten erwähnten fibrillären Zuckungen als direkte Muskelvergiftung zu deuten. — Auch Hautausschläge — ein stark juckendes Roseola-ähnliches Exanthem — sind in vereinzelten Fällen constatirt. — Der Tod erfolgt im tiefsten Collaps, bei besonders schlechter Herzaktion. Der Puls wird klein, unregelmässig; die anfangs beschleunigte Athmung verflacht und verlangsamt sich immer mehr, die Pupillen werden weit, die Extremitäten kalt, häufig ist — wie erwähnt — ein tetanischer Anfall der unmittelbare Vorgänger des Todes.

V. Der Verlauf ist häufig — und auch dies spricht für die specifische Giftigkeit — ein ausserordentlich rascher. Der Tod soll 3 Minuten nach Aufnahme schon eingetreten sein: 8, 10, 20, 30 Minuten sind sichere Fälle, 1 Stunde ist eine häufige Frist. Indess ist auch erst nach 13 Stunden, ja nach 7 $^1/_2$ (und 25?) Tagen der Tod erfolgt. — Die Wendung zum Besseren zeigt sich deutlich in Stunden, die Reconvalescenz ist in 4 bis 5 Tagen vollständig. Doch sind auch Nachkrankheiten (Verlust der Stimme: Aetzung im Kehlkopf?) beschrieben. — Die letale Dosis ist nicht genau zu bestimmen, da die beim Menschen vorgekommenen Fälle durch die ätzend wirkende freie Säure verursacht waren und durch das nachfolgend eintretende Erbrechen ein wesentlicher Antheil des Verschluckten wieder entfernt wird. Der Tod soll nach 4 gr (1 Drachme) eingetreten sein, und diese Menge (4 bis 5 gr) wird nach allen Beobachtungen schon als tödtliche mit Recht bezeichnet. Vom oxalsauren Natron genügt wahrscheinlich die gleiche Dosis. — Die gelegentliche Erfahrung, dass nach viel höheren Gaben Wiederherstellung erfolgt ist, widerlegt die erste Beobachtung nicht. — Neuere Autoren geben als letale Dosis 15 gr der Säure an. Mir scheint das (auch nach dem Ergebniss der Thierversuche) zu hoch. — Genau kennt man diese Zahlen für Thiere[1]).

VI. Einigen Aufschluss über diesen Punkt gibt die Untersuchung über das Schicksal der Oxalsäure im Thierkörper. Es ist dabei zu unterscheiden: das Verhalten im Darm und das Schicksal im Blut (Stoffwechsel) nach stattgehabter Resorption. Die Oxalsäure liefert mit Kalksalzen eine wasserunlösliche Verbindung, die sich nur in den starken Mineralsäuren löst. Da nun im Darmtractus Kalksalze genügend vorhanden sind, so wird überall, auch im Magen, da ja dessen Salzsäurebildung mit der Aetzung sofort aufgehoben ist, das unlösliche Kalkoxalat entstehen müssen. Es werden auch im Sektionsbericht (z. B. Bischoff: B. B. 16 1883, pag. 1350) Calcium-

[1]) Vom neutralen oxalsauren Natron (3 zu 100 löslich) ist die letale Gabe subcutan für den Frosch 0,0125, für Kaninchen 0,25, für Katze 0,375. — Vom Magen aus sind weit höhere Mengen nothwendig.

oxalatkrystalle als gewöhnlicher Befund im Schleime der Nahrungswege angegeben. Das was im Darmtractus ungelöst liegen bleibt, ist natürlich nicht mehr vergiftend wirksam. Wahrscheinlich ist das vollständige Ausbleiben von Intoxikationssymptomen nach der Aufnahme geringer Oxalsäuremengen auf diese chemische Gegenwirkung zu beziehen. Immerhin bietet diese Festlegung der Oxalsäure im Darme nur sehr geringen Schutz. Denn es tritt ja der Tod nach Einbringung der Oxalsäure in den Magen oft schon in $^1/_4$ Stunde ein und andrerseits finden wir häufig kleine Mengen von oxalsaurem Kalk im Harn, der auf resorbirte Oxalsäure, die aus Pflanzennahrung stammt, bezogen werden muss. — Es wird darnach die Oxalsäure sehr schnell und ausgiebig, offenbar schon im Magen resorbirt — Nach der Aufnahme der Oxalsäure oder ihrer Alkalisalze ins Blut muss sich daselbst oxalsaures Calcium bilden, das in dem dort vorherrschenden kohlensauren Natron unlöslich ist. Der Calciumgehalt des menschlichen Blutes ist gering. Nach der Analyse von C. Schmidt (Charakteristik der epidem. Cholera . . . Leipzig und Mitau 1850, pag. 30 ff.) sind in 1000 Plasma 0,298, in 1000 Gesammtblut 0,137 phosphorsaures Calcium, das insgesammt 0,12 Oxalsäure binden kann: das entspräche bei 5 Kilo Gesammtblut etwa 0,6 Oxalsäure. Da man mit Recht annimmt, dass das oxalsaure Calcium als unlöslich auch unschädlich ist, so würde erst die über die bezeichnete Menge hinaus resorbirte Oxalsäure die allgemeinen vergiftenden Wirkungen ausüben. Dabei ist zunächst ausser Acht gelassen, dass im gleichen Schritt wie das Blut an Kalk ärmer wird, ein Zurücktreten von Kalksalz aus der Gewebsflüssigkeit in das Blut stattfinden muss und zweitens ist die Schädigung selbst, die im Gefälltwerden der gelösten Calciumsalze des Blutes besteht, nicht in Anschlag gebracht. — (Bedeutung für die Blutgerinnung.) Dass die Lösung der Frage nicht so einfach liegt, dafür spricht die Erfahrung, dass auch auf kleine Oxalsäuremengen immer etwas durch die Nieren abgesondert wird, während die in der Blutbahn ausgefällten Partikelchen in der Leber u. s. w. abgelagert werden (cf. pag. 9. IX).

VII. Ueber das Schicksal der in den Kreislauf aufgenommenen Oxalsäure (z. B. der Nahrung) war früher die Meinung verbreitet, dass diese wie andere organische Säuren der Fettreihe zu Kohlensäure verbrannt werde. Nachdem schon Koch (Arch. f. e. P. Ph. 14, pag. 165) durch seine Versuche hierüber anderer Meinung geworden war, ist von Gaëtano Gaglio nachgewiesen worden, dass die Oxalsäure gar nicht oder nur in ganz verschwindend geringen Mengen im Organismus zerstört wird. Die ganze (in den Kropf eines Hahns) eingeführte Menge erschien in den Faeces wieder: wurde auch nur milligrammenweise subcutan Oxalsäure beigebracht, so war im Harn oxalsaures Calcium nachweisbar. — Nur ganz flüchtig kann hier die Frage der Oxalurie berührt werden. Die ganz regelmässig im Harn des Menschen nach gemischter Kost vorhandene Oxalsäure (0.02 im Tag) stammt aus der pflanzlichen Nahrung. Bei Ernährung mit Fleisch, Fett und Zucker, d. i. mit oxalsäurefreier Nahrung verschwindet die Oxalsäure aus dem Harn: d. h. es wird Oxalsäure im Organismus als Produkt der oxydativen Vorgänge regelmässig nicht gebildet. (Ueber die seltenen Fälle der Oxalsäurebildung vgl. Bunge: Physiolog. Chemie, pag. 327 und 328.)

VIII. Aus den angestellten vivisektorischen Untersuchungen über Oxalsäurewirkung hat sich folgendes sicher ergeben. Die Herzaktion wird sehr schwer angegriffen. Beim Froschherzen bleibt durch Zusatz von $^1/_{2000}$ oxalsauren Natrons zur Durchspülungsflüssigkeit die Zahl der Contraktionen zunächst unverändert, dagegen sinkt bald die Leistungsfähigkeit des Herzens: die Menge des durch die einzelne Systole vorwärtsbewegten Blutes nimmt beträchtlich ab, bald pumpt das Herz überhaupt nichts mehr über, bei immer noch fortdauernder richtiger Schlagfolge. (Gene: Dissertation. Würzburg 1891.) Durch unvergiftetes Blut ist die Oxalsäurewirkung wieder „auszuwaschen" d. h. die Herzaktion erholt sich vollkommen, ja das Herz wird dann oft leistungsfähiger als vorher, die einzelne Systole leistet mehr Arbeit. Ebenso kann man das mit Oxalsäure vergiftete Blut unschädlich machen, wenn man die zur Ausfällung der Säure nothwendige Menge von $CaCl_2$ hinzufügt: ein Wahrscheinlichkeitsbeweis dafür, dass auch im menschlichen Blute bei genügendem Ca-Vorrathe alle Oxalsäure ausgefällt wird. — Muscarin- und Atropinwirkung treten beim Oxalsäureherzen deutlich hervor.

Bei Versuchen mit $Na_2\overline{O}x$ an Kaninchen und Katzen hat sich gezeigt, dass die Wirkung um so intensiver und rascher eintritt, je mehr von dem Gifte in kurzer Zeit in den Herzmuskel kommt. Die gleiche Giftmenge, die bei centralwärts gerichteter Injektion in die Jugularvene eine starke Wirkung äussert, bleibt wirkungslos bei peripheriewärts gerichteter Injektion in die Arteria carotis. Die Oxalsäurewirkung geht also unmittelbar aufs Herz, geschieht nicht auf dem Wege der Herzinnervation. — Grosse Gaben intravenös applicirt können rasch unter Absinken des Blutdruckes auf Null durch diastolischen Herzstillstand tödten. Charakteristisch für mittlere (nicht absolut tödtliche) Gaben ist der folgende merkwürdige Erscheinungsverlauf: der Blutdruck sinkt rasch auf geringen Werth, bleibt niedrig durch etwa $^1/_2$ Minute stehen, steigt dann rasch über den Anfangswerth hinaus, sinkt nach kurzer Zeit wieder tief ab, steigt abermals noch höher als nach dem ersten Anstieg; und so wechseln Zustände geschwächter und übermässig starker Herzaktion wiederholt ab. Schliesslich Tod durch diastolischen Stillstand. Dies Verhalten ist an curaresirten Katzen und Kaninchen gefunden worden. Die Pulsfrequenz geht mit dem Blutdruck, nur unter viel weniger ergiebigen Schwankungen parallel. Beim nichtcuraresirten Thier führt in der Regel der erste Blutdruckabfall zum Tode. Durch Einleiten der künstlichen Respiration kann der tödtliche Ausgang verhindert werden. — Auch die quergestreifte Muskulatur wird ergriffen: bei Injektion kleiner Mengen neutralen oxalsauren Natrons kommt es zu fibrillären Zuckungen und zu starker Gewichtszunahme (des Froschmuskels). Dieser letztere Befund spricht für unmittelbares Ergriffensein der Muskelsubstanz selbst. Auch beim curaresirten Muskel bleiben die fibrillären Zuckungen nicht aus. — Am Nerv-Muskelpräparat erhält man mit dem elektrischen Reiz immer schwächer werdende Muskelzuckungen, die schliesslich ganz aufhören.

Am Verdauungstractus ist festgestellt, dass auch die neutralen Salze der Oxalsäure bald heftiges Erbrechen bei Hunden und Katzen hervorrufen, dazu kommt starke Salivation, Leckbewegungen, trauriges mattes Aussehen. Flüssige Fäces, auch schleimig-blutige Stüble sind angegeben.

Die Respirationsfrequenz ist anfangs erhöht, später mit eintretenden Lähmungszeichen verlangsamt und verflacht.

Im secernirten Harn fällt auf die reichliche Abscheidung von krystallinischem oxalsauren Kalk: letzterer kann durch saures phosphorsaures Natron gelöst sein: es ist darum bei saurer Reaktion Ammoniakzusatz zur Abscheidung nothwendig. — Das Centralnervensystem wird gelähmt: alle vergifteten Thiere (Kalt- und Warmblüter) zeigen ausgesprochene Erscheinungen der Paralyse. Die Lähmung ist primär am Nervencentrum angreifend: denn bei vollständig ausgebildeter allgemeiner Paralyse des lebenden Thieres ist die direkte wie indirekte Muskelerregbarkeit noch vorhanden. Die Krämpfe und sensiblen Störungen sind schon oben bei der Symptomatologie angegeben: klonische Krämpfe sind auch bei Thieren beobachtet. — Bei Kaninchen ist eigenartige Pupillenreaktion beschrieben: anfänglich starke Erweiterung, gegen den Exitus letalis zu enorme Verengerung, der dann nach dem Tode wieder Erweiterung folgt.

IX. Der Sektionsbefund ist gar nicht charakteristisch. Das Blut wird als dunkel, als hell, als normal, als lackfarben angegeben. Magen und Darm zeigen, wenn nicht Aetzwirkung durch die freie Oxalsäure vorliegt, nichts Besonderes. Die Aetzwirkung ist ganz übereinstimmend mit dem Befund bei Mineralsäurevergiftung. Die Schleimhaut der oberen Wege wird als weich weiss bezeichnet: im Magen findet man nach Verschlucken der freien Säure kaffeesatzähnliche Massen: die Schleimhaut selbst wird als blass, erweicht beschrieben, indess sind auch Hämorrhagien und ödematöse Schwellung erwähnt. Nur in den Nieren ist der Befund des krystallinischen oxalsauren Kalkes ein besonderes Zeichen: die Krystallform wird nicht als die gewöhnliche Brief-Couvert-Form (rektanguläre Pyramide), sondern als Biscuit-, Stern-, Rosetten-artig geschildert. Die Krystalle liegen nur in den Harnkanälchen: in den Blutgefässen und in den Glomerulis sind keine gefunden. — Im Körperblute überhaupt, auch in den Lungen, hat man nur ganz vereinzelt Krystalle gesehen, von denen die Natur als oxalsaurer Kalk nicht einmal sicher erwiesen ist. Ueber den Nachweis der Oxalsäure in der Leiche vergleiche man: Bischoff, R. Koch, Husemann (Toxikologie pag. 731).

X. Ueber die Vertheilung der Oxalsäure in den einzelnen Organen der damit Vergifteten liegen einige Versuche vor (Bischoff). In dem einzigen Falle, in dem alle Organe getrennt untersucht wurden, war der Tod schon nach weniger als 15 Minuten eingetreten und darum die Vertheilung und Deposition des Giftes kaum vollendet. Auffallend ist der hohe Gehalt der Leber an Oxalsäure (procentisch höher als der des Blutes). Nieren und Harn sind bei der kurzen Dauer des Lebens nach der Vergiftung nur arm an dem Gifte gefunden worden. (In 100 Leber 0,037, in 100 Blut 0,024).

XI. Eine einheitliche Erklärung der Oxalsäurewirkung ist zur Zeit nicht zu geben. Die Onsum'sche Hypothese[1]), dass durch das im Blute ausfallende Calciumoxalat die Lungengefässe verstopft würden, ist längst widerlegt. Einmal sieht man die Lungengefässe gar nicht embolisirt, weiter findet man in den Lungen kein Calciumoxalat: der feinkörnige Niederschlag, der im Blute entsteht, wird anstandslos wie andere kleinste aufgeschlämmte Partikelchen durch die Leukocyten aus dem Blute entfernt. Bei Husemann (Toxikologie, pag. 729) finde ich die Andeutung, dass von Hume die Giftwirkung der Oxalsäure auf deren grosse Verwandtschaft zum Kalke (der phosphorsauren Kalksalze des Organismus) geschoben wurde. Diese Meinung hat wohl das meiste für sich: sie verlangt nur noch weiteren Beweis. Die bisher schon erzielten therapeutischen Erfolge sprechen gleichfalls für ihre Gültigkeit. Die Oxalsäure wäre darnach ein sogenanntes Protoplasma-Gift. Eigenartig ist die oben schon erwähnte Thatsache, dass es leicht gelingt am Froschherzen die Oxalsäurewirkung wieder auszuwaschen, was am Skelettmuskel nicht möglich ist.

[1]) Onsum: Virchows Archiv 28 (1863), pag. 233.

XII. Die Behandlung der Oxalsäure-Vergiftung ist jetzt so weit klar gestellt, dass man als die wesentlichste antidotarische Maassregel die Darreichung von Kalk erkannt hat. Man gibt Zuckerkalk oder ein anderes Kalksalz, um sofort in den ersten Wegen das unlösliche Oxalat zu bilden. Bei Vergiftung mit Oxalsäure wäre es natürlich ein Kunstfehler, kohlensaure Alkalien zur Neutralisation anzuwenden. Nur Zuckerkalk oder Calcium carbonicum präcipitatum darf gebraucht werden. Auch zur Magenspülung wird man eine (etwa 1procentige) Verdünnung dieser Präparate verwenden. Sind Allgemeinerscheinungen zu befürchten, so wird man nach der Erfahrung, dass bei Thieren die intravenöse Injektion von Kalk lebensrettend wirkt, subcutane Injektionen von kalkhaltigen Lösungen machen (6 NaCl + 2 $CaCl_2$ zu 1000 Wasser): je 50 cm^3 appliciren. Auch zu Chlysmen wird man dieselbe Lösung verwenden. –

Die Folgeerscheinungen der Magenätzung sind wie bei den ätzenden Mineralsäuren zu behandeln. —

§ 125. Die Cyanverbindungen.

Die Cyanverbindungen gehören zu den starken Giften: ihre Wirksamkeit geht auf alle lebenden Organisationen (Protoplasmagifte): doch werden höhere Organismen besonders schwer ergriffen.

Die wichtigste und beststudirte Cyanverbindung ist die Cyanwasserstoffsäure oder Blausäure, auf die im Nachfolgenden besonders Bezug genommen ist.

Zur Erklärung der toxischen Wirkung der Blausäure und ihrer chemischen Verwandten ist von Löw (System d. Giftw. pag. 53) eine chemische Hypothese von J. U. Nef (Liebig's Annal. 270 [1892] pag. 267) beigezogen worden, die besagt, dass die Blausäure zu den Isocyaniden gehöre, in denen der C nur als zweiwerthig gebunden anzunehmen sei (also H — N = C). Auf dieser ausgezeichneten Struktur (wornach die Blausäure eigentlich eine ungesättigte Verbindung ist) beruhe die umfängliche Reagirfähigkeit der Cyanverbindungen. Sehr plausibel klingt diese Erklärung toxikologisch nicht. Es geht ja die Blausäure aus dem Blute hinaus in die Gewebe, ist aus dem Blute noch mehrere Tage nach dem Tode wieder zu gewinnen, tritt also gar nicht so leicht in feste chemische Beziehungen, wie dies die Fortführung der citirten Hypothese verlangte. — Aus denselben Gründen scheint auch der besser fundirte Erklärungsmodus, der die leichte Reagirfähigkeit der Blausäure mit Aldehyden zu Hilfe nimmt (Bildung von Cyanhydrinen: HCO + CNH = CH(OH)CN) noch nicht des Räthsels volle Lösung zu sein: denn im Blute ist kein Cyanhydrin nachgewiesen, oder vielmehr, die Blausäure wird im Blute nicht gebunden. Allerdings können andere Aldehydgruppen, denen wir doch ganz allgemein im thierischen Chemismus eine ausgezeichnete Stellung zuerkennen müssen, in den Organen selbst schon bei sehr geringer Verdünnung mit der Blausäure reagiren. (Ueber Glycose und Blausäure siehe Kiliani: B.-B. 19 [1886] pag. 767 und E. Fischer, Liebig's Annalen 270 [1892] pag. 64.) —

Weiteres im Anhang: organische Cyan-Verbindungen.

1. Das Cyan.

Vergiftungen durch Cyangas können gelegentlich bei Chemikern vorkommen. Weiter wird angegeben, dass bei der Elektrolyse von Cyanmetall-Lösungen (Galvanoplastik) Cyangas an der Anode auftrete: ob dadurch schon schwere Vergiftungen am Menschen vorgekommen sind, ist mir nicht bekannt geworden. — Das Cyangas ist sehr schwer giftig: es riecht stechend, reizt intensiv die sichtbaren Schleimhäute und hat nach der Aufnahme heftige allgemeine Wirkungen. In Wasser ist es leicht löslich (4,5 vol.). Die frisch bereiteten wässerigen Lösungen (es entsteht nach und nach Blausäure!) haben die Wirkung des Gases. Es ist zuletzt von B. Bunge (Dissertation, Dorpat 1880 und A. e. P. Ph. 12 [1880] pag. 41. ff.) untersucht, woselbst die frühere Literatur citirt ist. — Die Art der Giftwirkung weicht von der Blausäure ab, von welch letzterer die tödtliche Dosis wesentlich kleiner ist (2 bis 5 mal) als vom Cyangas.

Das Cyangas hat örtliche Wirkung durch die unverletzte Epidermis hindurch. Es erzeugt auf einen Finger applicirt Gefühl von Taubsein und Ameisenkriechen in der ganzen Hand, sowie Zucken einzelner Finger. Diese örtlichen Erscheinungen halten Stunden lang an.

Kaltblüter (Frösche) werden zuerst unruhig (Springen, vermehrte Hautsecretion). Dann tritt continuirlich weitergehend ohne alle Krämpfe vollständige Lähmung ein. Die mit Beginn der Lähmung sofort vollständig sistirte Athmung wird später wieder langsam in Gang gesetzt, um dann mit Eintreten des Todes allmälig zu erlöschen. Unmittelbar auf den Tod folgt Todtenstarre, die besonders die Hinterextremitäten in ganz charakteristischer Stellung fixirt. Das Blut ist post mortem in dem stark erweiterten Herzen hellkirschroth gefärbt (Blausäurebildung?).

Warmblüter zeigen zuerst starke Reizung der Schleimhäute und grosse Unruhe. Bald kommt Mattigkeit, die Thiere legen sich, und nach und nach stellt sich vollständige Lähmung ein. In diesem Stadium kommt es zu einzelnen krampfhaften Zuckungen der Extremitäten (nicht wirkliche schwere Convulsionen). Die anfangs beschleunigte Respiration nimmt im Lähmungsstadium langsam ab, wird nach und nach sehr verzögert und oberflächlich, um endlich ganz aufzuhören. Das Herz überdauert die Athmung. Die anfänglich stark verengerte Pupille wird erst gegen das Ende weit. Der Tod erfolgt ohne weitere auffällige Erscheinungen. — Das Blut ist dunkel: das Herz dilatirt. — Katzen, die von 4 mgr Blausäure sicher sterben, brauchen 20 mgr Cyangas (subcutan in wässeriger Lösung) zur tödtlichen Vergiftung (Referat der älteren Literatur bei Hermann: experim. Toxikologie pag. 299). Siehe noch pag. 515 sub V.

2. Die Blausäure.

Literatur.

Preyer: Die Blausäure. Bonn 1868.
Hoppe-Seyler: Virchows Archiv 38 und Medic. chem. Untersuch. I.
Gäthgens: Med. chem. Untersuch., Heft III.
Geppert: Zeitschrift klin. Medicin 15. 1889.

I. Die Blausäure und ihre gleichartig wirkenden chemischen Verbindungen sind für die praktische Toxikologie sehr wichtige

Substanzen. Das klinische Vergiftungsbild ist gut bekannt und zum Theil wenigstens auch gut erklärt. —

II. Die Gelegenheiten zur Vergiftung (durch technische Verwendung und natürliches Vorkommen der Blausäure) sind folgende:

a) chemisch reine Blausäure, eine wasserhelle Flüssigkeit mit dem Siedepunkt 26,5° C. verdampft schon bei gewöhnlicher Temperatur sehr reichlich, so dass Chemiker bei Herstellung und Arbeiten mit derselben die grösste Vorsicht beachten müssen (Destillation etc. nur in gut ziehender Kapelle gestattet!). Sie zersetzt sich rasch unter Bräunung (durch Spuren Ammoniak; durch Säurezusatz wird sie haltbarer). Was gewöhnlich als Blausäure benannt wird, ist eine wässerige oder alkoholige Lösung der reinen Säure, in welch beiden Flüssigkeiten sie sich in jedem Verhältniss löst. Früher waren stärkere Lösungen therapeutisch verwendet (2 bis 5 %): die jetzt noch officinelle Aqua Amygdalarum amararum soll 1 : 1000 Cyanwasserstoff enthalten (siehe unten);

b) die Salze, unter ihnen an erster Stelle das Cyankalium, sind verschiedentlich in der Technik verwendet, so von Chemikern, Photographen, in galvanoplastischen Anstalten u. s. w. Das gewöhnliche käufliche Cyankalium ist nach seiner Herstellung (aus Blutlaugensalz und kohlensaurem Kali) ein Gemenge von Cyankalium mit cyansaurem Kalium (und kohlensaurem Ka). Es enthält höchstens einige 70, meist aber viel weniger (bis herunter zu 30) procent KaCy. Auch reines Cyankalium mit 41.5 procent HCN wird bei schlechter Verwahrung zersetzt (schon durch die Kohlensäure der Luft). — Die Cyanüre der Schwermetalle, die mit Ausnahme des Cyanquecksilbers in Wasser unlöslich sind, geben im sauren Magensaft freie Blausäure und sind daher giftig im Verhältniss ihres Blausäuregehaltes.

c) Blausäure-liefernde chemische Substanzen sind im Pflanzenreich sehr verbreitet: das bekannteste ist das intensiv bitter schmeckende Amygdalin, das durch gewisse chemische Eingriffe in Zucker, Benzaldehyd und Blausäure zerfällt: ($C_{20}H_{27}NO_{11} + 2H_2O = 2C_6H_{12}O_6 + C_6H_5COH + CNH$). Die Umsetzung geschieht durch Kochen mit verdünnter Salzsäure und durch einen in den süssen und bitteren Mandeln vorkommenden Fermentstoff, das Emulsin, welch letzteres durch Kochhitze unwirksam wird[1]).

Amygdalin findet sich in den bitteren Mandeln, von denen ein Stück im Mittel 0.7 gr wiegt, zu etwa 3 procent. Hundert Theile Amygdalin liefern 5,9 Theile Blausäure. — Amygdalin ist weiter in allen frischen Theilen der Traubenkirsche (Prunus Padus), in den Samen der Aepfel, Birnen, der Zwetschgen, Pflaumen, Pfirsiche, Kirschen, Aprikosen enthalten. Im Kirschlorbeer (Prunus Laurocerasus) und zwar in dessen Blättern ist ein amygdalinähnliches Glucosid, das Laurocerasin. Auch in den Samen des Leins (Linum usitatissimum) soll eine blausäureliefernde glukosidische Substanz enthalten sein (Jorissen und Hairs: refer. in Beckurt's Jahresber. 1891, pag. 113). — Ueber weiteres Vorkommen ähnlicher Stoffe ist eine Zusammenstellung von Kobert (Toxikologie pag. 511) nachzusehen. — Die von anderer Seite herrührende Angabe, dass die frische Rinde

---

1) Auch andere fermentartige Stoffe sollen Amygdalin spalten: Kölliker und Müller in Verhandlungen der Würzburg. Ges. 1856.

von Rhamnus frangula einen blausäureliefernden complexeren Körper enthalte, sei hier nur referirend angeführt.

Bei der Spaltung des Amygdalins entsteht nicht die gesammte Menge der Blausäure als freie Säure, sondern es ist deren grösste Menge an das Benzaldehyd als Cyanhydrin chemisch gebunden. Diese Benzaldehydblausäure wirkt giftig nach ihrem Blausäuregehalt. — Es ist desshalb das rohe Bittermandelöl, das dieses Cyanhydrin in grossen Mengen enthält, schwer giftig. Die Verbindung $C_6H_5COH \cdot CNH$ enthält 20,3 procent CNH: rohes Bittermandelöl mit 10 bis 14 % CNH ist im Handel oft constatirt. — Zur Bereitung mancher Branntweinsorten benützt man die Kerne von Pflaumen, Kirschen u. s. w.; natürlich muss davon Blausäure in diese Schnäpse kommen. Es wird behauptet, dass dadurch die Giftigkeit dieser Schnäpse erhöht wird; siehe pag. 423.

d) Endlich ist nachgewiesen, dass ein Tausendfüssler. Fontaria gracilis in Hautdrüsen Blausäure absondert (Guldensteeden-Egeling: Pflüger's Archiv 28 [1882] pag. 576).

III. Eigenartig ist der Geruch der Blausäure und Jedermann bekannt, der einmal eine bittere Mandel oder einen Zwetschgenkern etc. zerbissen hat. Die Gerüche, die von den drei Substanzen. Blausäure, reines Bittermandelöl und Nitrobenzol, ausgelöst werden, gelten allgemein als sehr gleichartig, bittermandelähnlich. — Seidel (bei Maschka pag. 305) macht folgende Unterscheidungen: der reinste Geruch ist der des reinen Benzaldehyds: ihm kommt sehr nahe der Geruch des Nitrobenzols, nur ist letzterer zwar nicht so intensiv, aber viel länger haftend (was ich vollauf bestätige). Der Angabe Seidel's, dass im Geruch des Nitrobenzols noch etwas vorhanden sei, was an Benzin erinnere, kann ich nicht beipflichten. Der Geruch der Blausäure ist entschieden der unangenehmste, kratzend, scharf, lange haftend. Ich finde ihn aber trotzdem dem Geruch des Benzaldehyds ähnlich. —

IV. Die Blausäure gehört zu den stärksten Giften, die es für den Menschen gibt. Von der reinen Blausäure wird etwa 0,06 als letale Dosis angenommen, vom reinen Cyankalium 0,15, was ebenso 0,06 Blausäure entspräche. Es ist darnach die Menge der amygdalin-haltigen Substanzen, die toxisch wirken müssen, annähernd festzustellen. Da nach den oben gemachten Angaben aus einer bitteren Mandel etwa 1 mgr Blausäure sich bildet, so ist klar, dass von 50 bis 60 Stück Mandeln eine tödtliche Intoxikation entstehen kann. Husemann's Angabe, dass bei Kindern schon 6 bittere Mandeln Vergiftung machen können, habe ich sonst nicht bestätigt gefunden: doch sollen Kinder gegen Blausäure besonders empfindlich sein. Die Präparate Aqua Amygdalar. amararum und Aqua Laurocerasi enthalten 1 pro mille Blausäure (kaum einmal mehr, in der Regel etwas weniger). —

V. Die Erscheinungen der Blausäure-Vergiftung verlaufen ziemlich typisch. Bei dem gewöhnlichen Verlauf einer tödtlichen Intoxikation folgen sich die Symptome so: zuerst die unangenehmen Geschmacksempfindungen der Blausäure (kratzend, bitter . . .), darnach bald Speichelfluss. Darauf folgen die subjektiven Empfindungen (Gemeingefühle) der schon beginnenden Organstörungen, Druck, Zusammenschnüren der Brust, hochgradige Angst, Schmerz in der Herzgegend. Die Respiration beginnt sich zu verändern, wird zuerst tiefer und langsamer, mühsam, die Exspiration verzögert. Schwindel, Coordinationsstörungen, Sehstörung, Vergehen der Sinne stellt sich ein. Dann stürzen die Vergifteten plötzlich vollständig bewusstlos zusammen unter schweren allgemeinen Krämpfen (klonischer und) tonischer Art, Trismus, Tetanus der Nacken- und der Rückenstrecker. Sobald die Krämpfe nachlassen, tritt die auffallende Aenderung der Respiration hervor, die sehr verlangsamt und dabei in ihren Phasen so verschoben ist, dass ganz kurzen Inspirationen lang gezogene Ausathmungen folgen. Neigt sich das Bild rasch zu letalem Ausgang, so dauern die Krämpfe sehr kurz, darnach tritt complete Lähmung mit dauernder Bewusstlosigkeit auf, die Pausen zwischen den flachen, einzelnen Athemzügen werden immer länger, und nach und nach erfolgt der Tod unter langsamem Weitersinken der Athmung, ohne dass ein auffälliges Zeichen wie Krämpfe denselben andeutet oder einleitet. —

Bei sehr rascher Resorption grosser Blausäuremengen verlaufen die Erscheinungen furchtbar schnell: die Vergifteten stürzen zusammen (oft unter einem Schrei), es kommen Convulsionen (wie ich nach den Berichten schliessen zu können meine, mehr tetanischer Natur, Trismus, Nackenstarre), die Athmung zeigt sich in der oben angegebenen Weise verändert: es kommt aber überhaupt nach Aufhören der Krämpfe nur noch zu einzelnen Athemzügen mit langen Pausen: in wenigen Minuten ist das Leben erloschen. — In weniger schweren Fällen, bei denen die Vergiftung zuletzt günstig verläuft, sind die einleitenden Erscheinungen dieselben: die Vergifteten fallen bewusstlos zur Erde, Krämpfe treten auf, nach denen vollständige Lähmung mit verlangsamter Respiration zurückbleibt. Die Athmung bessert sich allmählich, die Patienten erwachen aus der Betäubung: häufig soll dabei Erbrechen sich einstellen. — Ein gewisses Beklemmungsgefühl auf der Brust, sowie allgemeine Mattigkeit (die aus den Krämpfen leicht erklärlich ist) soll noch einige Tage zurückbleiben, sonst aber ist die Wiederherstellung eine schnelle und vollständige. —

VI. Die gegebene Darstellung entspricht den Berichten der Aerzte, die Blausäurevergiftungen am Menschen beobachtet haben. Viel ausführlicher beschrieben sind die am Thier auftretenden Symptome (Geppert: über . . . Blausäure-Vergiftung: Zeitschrift f. klin. Medicin Bd. XV. pag. 33). Darnach kommt schon vor den Krämpfen: Dyspnoe, Erbrechen, Defäkation, Rauschzustand, Temperaturabfall; dann Krämpfe mit höchster Athemnoth; darauf Stadium der Lähmungen mit starker Athmungsabnahme und Sinken der Temperatur: hieran anschliessend Tod. Tritt Wiederherstellung ein, so bessert sich langsam die Athmung mit Beibehaltung des eigenthümlichen Typus, unter Steigerung der Athemgrösse über die Norm. Langsam geht die Athmung wieder abwärts zur Norm, die Krämpfe wie die Lähmungen schwinden. — Thiere, die man so schwach vergiftet, dass Krämpfe und Lähmungen ausbleiben, können durch starke äussere Einwirkungen Krämpfe bekommen.

VII. Von einzelnen Symptomen ist zu bemerken: die ersten Erscheinungen können in manchen Fällen sehr rasch sich einstellen, schon binnen einer halben Minute nach Verschlucken des Giftes. Man hat desshalb früher die Meinung vertreten, die allgemeinen Erscheinungen der Blausäurevergiftung seien durch Nervenleitung bedingt, nicht durch örtliche Wirkung der vom Blute in die Organe transportirten Blausäure. Diese Meinung ist ausdrücklich widerlegt. Auch bei Einspritzung der Blausäure in die grossen Venen am Hals erfolgt bei Thieren das Auftreten der Krämpfe erst nach einer Zeit, die zur Vertheilung der Blausäure durch die Circulation mehr als ausreichend war. — Die genauen Berichte der am Menschen beobachteten Vergiftungsfälle geben die Zeit zwischen der Giftaufnahme und dem Beginn der Symptome sehr verschieden an, von $^1/_2$ Minute bis zu mehreren Minuten, was einfach nur mit der verschieden schnellen Resorption im Magen (Füllungszustand, Verdauungsphase) erklärt werden kann. — Der Tod kann in wenigen Minuten nach dem Verschlucken des Giftes schon eintreten (3 bis 5), gewöhnlich ist bei den schweren Vergiftungsfällen die Dauer von 18 bis zu 50 Minuten angegeben (so in dem schweren Unglücksfall, wo sieben Epileptiker durch Arznei-Verwechselung in Bicêtre bei Paris tödtlich vergiftet wurden). — Hält die Athmung noch länger als 1 h nach der Intoxikation aus, so sind die Aussichten für Genesung sehr gross. Die Fälle, in denen später der Tod erfolgte, sind selten: doch wird angegeben, dass nach mehreren Stunden noch der Tod eingetreten sei. Hier wie bei den Fällen, wo Remissionen beschrieben sind, handelt es sich wohl um schubweise Absorption in dem Verdauungsschlauch. — Von Nachkrankheiten wird nichts Sicheres berichtet. —

Ein auffallendes aber leicht erklärliches Symptom ist die hie und da beobachtete Schaumbildung: der überreich secernirte Speichel wird im Lähmungsstadium nicht mehr geschluckt und darum von der hin- und hergezogenen Luft zu Schaum geschlagen. —

Die schwersten Erscheinungen sind die des Nervensystems: zuerst die Störungen der Athmung, Steigerung der Athmungsgrösse, die im Krampfstadium noch weiter zu höchster Dyspnoe zunimmt (bis zum acht- und zehnfachen der normalen Athmungsgrösse): im Stadium der Lähmungen dagegen Abnahme der Athmung mit langen Pausen: schwere tiefe Züge. — Mit der Besserung geht die Respiration wieder in die Höhe mit Beibehaltung des Typus: tiefe Züge mit langen Pausen, um langsam nach Art und Umfang zur Norm zurückzukehren. — Weiter gehören hieher die motorischen Störungen: Aufheben der Coordination, dann die Krämpfe und die complete Lähmung, die Bewusstlosigkeit und vollständige Reaktionslosigkeit (mit Aufheben aller Reflexe). Auf die peripheren Nerven hat die Blausäure wahrscheinlich keinen Einfluss: dagegen soll sie lähmende Wirkung auf die Nervenendapparate äussern. — Oxyhämoglobin vereinigt sich mit reiner Blausäure[1]) zu einer sehr lockeren chemischen Verbindung. Doch ist wahrscheinlich diese Verbindung im circulirenden Blute eines blausäurevergifteten Menschen nicht vorhanden, ist also wahrscheinlich für das Wesen der Vergiftung ohne Bedeutung (?)[2]). — Der interessanteste über die Blausäure-Vergiftung aufgeklärte Punkt sind die Stoffwechsel-Veränderungen. Es wird nämlich bei Blausäure-Vergiftung der innere Sauerstoff-Verbrauch stark heruntergesetzt. Diese merkwürdige Wirkung wird vor Allem erkennbar durch das

[1]) Hoppe-Seyler: Medic.-chem. Unters. Heft II, pag. 206 und physiol. Chem., pag. 384.

[2]) Hiller und Weber: Centralblatt 1877, pag. 577, siehe auch Preyer: Die Blausäure.

hellrothe Aussehen des venösen Blutes. Man sieht an der frei präparirten Vena jugularis das Blut mit Einem Schlag hellroth vom Kopf herunterschiessen. Dieses auffallende Aussehen des venösen Blutes ist lange erkannt (Gäthgens: Hoppe-Seyler's med. ch. Unters. pag. 346). Wir wissen jetzt[1], dass dieses Blut in den Venen einen sehr hohen Sauerstoffgehalt, fast den des arteriellen Blutes besitzt. Es wird also mit einem Schlage beim Strömen des Blutes durch die Körper-Capillaren kein Sauerstoff mehr aus dem Blute verbraucht. Dieser starke Abfall im Sauerstoffverbrauch, der bis zur Hälfte, ja bis zu einem Viertel des normalen Consumes heruntergeht, tritt nicht gleich mit der allerersten Veränderung des Thieres durch das Gift, aber allemal ein, wenn deutliche Symptome ausgebildet sind, das ist schon vor (und bei schwacher Vergiftung ohne) Eintritt der Krämpfe. Im Krampfstadium steigt der O-Verbrauch wieder, aber doch nimmt das in Krämpfen liegende Thier immer noch bedeutend weniger O auf als ein normales. Tetanisirt man künstlich während der Vergiftung, so ist die Wirkung auf den Sauerstoffverbrauch viel geringer als beim normalen Thier. Während der nun folgenden Lähmung steht ebenfalls meistens der O-Verbrauch noch niedriger als in der Norm: aber er steht doch hoch im Vergleich mit der Krampfzeit. Bei einzelnen Thieren und in den späteren Stadien der Lähmung erreicht der constatirte Sauerstoffverbrauch wieder die Norm, ja übertrifft dieselbe manchmal.

Parallel damit sinkt die Kohlensäure des Blutes unter dem Einflusse der Vergiftung erheblich ab. Eigenartig verhält sich die Kohlensäure-Ausscheidung: es ist nämlich deren relative Menge gegenüber dem verbrauchten Sauerstoff vermehrt (92 volumina gegen 86 vol für 100 aufgenommenen Sauerstoff in der Norm). Geppert schiebt dies auf Verminderung der Alkalescenz in den Geweben, also auf Erhöhung der CO_2-Spannung durch Säuerung[2]). Berücksichtigt man dies und nimmt dazu den Einfluss, den Krämpfe auf CO_2-Bildung haben, so ergeben die Zahlen immerhin, dass auch die Kohlensäurebildung bei schwerer Blausäurevergiftung erheblich heruntergedrückt ist. — Im hellrothen Blute des blausäurevergifteten Thieres aber ist der Sauerstoff nicht anders gebunden und vorhanden als im normalen Blute: man kann solchem Blute durch die gewöhnlichen Eingriffe (Wasserstoffathmung z. B.) in kurzer Zeit den gesammten Sauerstoff entziehen, oder kann es durch Athmenlassen von O-armer Luft gerade wie normales Blut sauerstoffarm machen. Es bleibt also um den verminderten Sauerstoffverbrauch zu erklären nur die Annahme übrig: „Die lebenden Gewebe verlieren unter dem Einfluss der Blausäurevergiftung das Vermögen, den ihnen gebotenen Sauerstoff aufzunehmen.“ —

Weiter ist festgestellt[3]), dass bei Blausäure-Vergiftung die Milchsäure im Blute bedeutend vermehrt ist und dass die schon (von

---

1) Geppert: Ueber Blausäure-Vergift. Zeitschr. f. klin. Med. 15.

2) Es wäre aber auch denkbar, dass wirklich die CO_2-Bildung in solchen Organen zunähme, in denen wie z. B. in den Muskeln CO_2 unabhängig von gleichzeitiger Sauerstoffaufnahme gebildet werden kann — oder aber es kann von der schon vorher gebildeten Kohlensäure andauernd abgeschieden werden unter Abnahme der Kohlensäurespannung (gleichsam des Kohlensäure-Vorrathes) in den Geweben und im Blute. —

3) Zillessen: H. S. Zeitschr. 15 (1891). pag. 387.

Geppert) behauptete Verminderung des Alkalescenzgrades dadurch ihre (theilweise?) Erklärung findet. Auch der Zuckergehalt im Blute ist wahrscheinlich etwas erhöht. Da immer bei verminderter Sauerstoffzufuhr zu den Geweben Milchsäure und Zucker vermehrt im Blute auftreten und sogar bei Steigerung der Erscheinungen in den Harn übergehen, so ist für die Blausäurevergiftung eine gute Uebereinstimmung mit allgemein anerkannten Stoffwechselstörungen erwiesen. —

Eine der interessantesten Theilerscheinungen der Blausäurevergiftung ist leider noch wenig studirt: die Verminderung der Wärme-Erzeugung. Wir wissen nur, dass die Binnentemperatur sinkt. Die frühere Angabe darüber von Hoppe-Seyler (med.-chem. Unters., pag. 258) ist von Fleischer (Pflüger's Archiv II, 1869, pag. 432), bestritten worden. Geppert (Monographie, pag. 34) behauptet wieder ganz bestimmt das Sinken um mehrere Grade. — In den Krankengeschichten ist ganz regelmässig die Kälte der Extremitäten berichtet. (Die Blausäure war früher als Fiebermittel empfohlen und benützt.) — Die Angabe, dass dem Sinken ein Steigen der Temperatur vorausgeht, liegt auch bei anderen Giften, die die Wärmeproduktion erniedrigen, vor.

Auf die äussere Haut gebracht soll reine Blausäure Empfindungslosigkeit machen. Das Experiment erscheint mir so gefährlich, dass man es am besten verschwiege. — Dagegen ist mir nichts darüber bekannt geworden, dass beim Hantiren mit Cyankaliumlösungen (Photographen, Galvanoplastiker, Goldschmiede . .) Vergiftungen durch Hautresorption entstanden sind.

VIII. Kaltblüter (Frösche) werden gleichfalls von Blausäure schwer ergriffen. Nach gewissen Reizerscheinungen (Athmungsbeschleunigung, Dyspnoe, Prominenz der Bulbi) kommen bald Lähmungssymptome, Schwächerwerden aller Bewegungen, Abnahme der Reflexe, vollständige Lähmung. Die immer langsamer, zuletzt irregulär werdende Herzthätigkeit hält am längsten aus. Auch bei blausäurevergifteten Fröschen wird das venöse Blut hellroth: diese Farbe dauert aber hier über die ganze Zeit der Vergiftung an, (während sie, wie oben erwähnt, bei Warmblütern schon bald wieder verschwindet). Es ist erwiesen (Zillessen: H. S. Zeitschr. 15, pag. 403), dass dieser Unterschied in der Wirkung der Blausäure auf Warm- und Kaltblüter nur auf der Verschiedenheit der Bluttemperatur beruht. Erwärmt man Frösche auf einige 30 Grade, so wird bei diesen die helle Färbung des venösen Blutes auf Blausäuredarreichung ebenso rasch vorübergehend wie bei Warmblütern. Kölliker, Virchows A. 10. 272. —

IX. Soll endlich eine zusammenfassende Hypothese über die Ursache der Blausäurewirkung gegeben werden, so könnte man das etwa so versuchen: Die erste (chemische!) Wirkung geht auf gewisse Apparate des Centralnervensystems, Respirationscentrum, vasomotorisches Centrum, Wärmecentrum (als solches sind die Apparate gemeint, die die Ernährung d. h. den Umfang der chemischen Zersetzungen in den Organen reguliren). — Dass das Centralnervensystem von der Blausäure ergriffen wird, ist durch die Beobachtungen an Kaltblütern, die ja bald vollständig gelähmt werden, erwiesen. — Die merkwürdigste Wirkung der Blausäure, die Verminderung der inneren Sauerstoffzehrung, ist als eine sogen. Contaktwirkung erklärt oder vielmehr angesprochen worden. Als eine meiner Meinung nach plausiblere Erklärung — die absolute Menge der Blausäure (5 centigr), die den Menschen tödtlich vergiftet, ist gar so gering — könnte man den oben ausgesprochenen Gedanken verwerthen, dass die Blausäure lähmend auf die nervösen Centralapparate wirkt, die die Regulirung, Anfachung, Steigerung der Stoffwechselvorgänge überwachen, das ist nach jetzigen Vorstellungen im Wesentlichen das sogen. Wärme-Centrum.

Ganz unmittelbar macht die Betrachtung der akuten Blausäurevergiftung den Eindruck, dass es sich um eine akute Erstickung handelt. Diese Hypothese ist auch schon verschiedentlich ausgesprochen. Es wird mit Einem Schlage die Abgabe von Sauerstoff an das Athmungscentrum aufgehoben und dieses reagirt nun mit Auslösung all der Erscheinungen, die wir sonst bei Erstickungen beobachten (siehe pag. 77, 83 u. 245).

X. Ueber Ausscheidung und Schicksal der Blausäure sind wir nur ungenügend aufgeklärt. Sie wird im Blute zum Theil an Na gebunden, zum Theil als freie Säure vorhanden sein (CO_2 treibt sie ja aus ihren Verbindungen aus): sie kann darum als freie Säure z. B. in den Lungen abdünsten und durch die Lungen (auch durch die Haut?) lassen manche Autoren einen wesentlichen Theil der Blausäure aus dem Körper zur Ausscheidung kommen. Ebenso wird (Böhm: Handbuch, pag. 209) berichtet, dass Ructus und Flatus den Geruch der Blausäure haben. Kobert (Lehrbuch, pag. 517) gibt an, sie im Harn gefunden zu haben. Da man nebstdem in den Leichen Blausäure-Vergifteter immer noch freie Blausäure antrifft und isoliren kann, so ist jetzt allgemein die Ansicht angenommen, dass im thierischen Stoffwechsel Blausäure nicht zersetzt wird.

XI. Die Frage, ob es eine Gewöhnung an Blausäure gibt, wird verschieden beantwortet. Geppert gibt an, dass bei den folgenden Vergiftungen die Thiere geringere Erscheinungen hatten, als bei der ersten Darreichung. Dem widersprechen geradezu Zillessen (H. S. Zeitschr. 15, pag. 399) und Kobert (Lehrbuch, pag. 514): der letztere meint sogar, dass eher eine Cumulation der Wirkung nach einander gegebener Mengen eintreten könne. —

XII. Die chronische Blausäurevergiftung macht jedenfalls keine schweren Erscheinungen. Als das prägnanteste Beispiel citirt Kobert (Lehrb. pag. 515) mit Recht die Erfahrungen, die an Phthisikern gesammelt wurden, denen Blausäure-Inhalationen als Heilmittel empfohlen worden waren. Die aufgetretenen Störungen bestanden wesentlich in Reizungserscheinungen der oberen Athmungswege: Speichelfluss, Röthung und Kratzen im Pharynx, Uebelkeit, Erbrechen, Kopfschmerz, Pulsverlangsamung. Auch Herzerscheinungen (Schmerz in der Herzgegend, Klopfen) werden angegeben: dann hartnäckige Verstopfung, Fötor ex ore, kühle Haut. Ob alle Erscheinungen, die z. B. von Goldarbeitern, Photographen und anderen Leuten die mit Cyankalium zu thun haben, angegeben wurden, von der Blausäure herrührten, ist wohl nicht in jedem Fall gründlich auszuscheiden. Ich erwähne desshalb die auch hieher bezogene transitorische Albuminurie mit aller Reserve.

XIII. Die Empfindlichkeit gegen die Blausäure ist bei allen Lebewesen eine hochgradige. Kinder sollen empfindlicher sein, als

Erwachsene. Vögel erliegen der Blausäurevergiftung besonders leicht: (ob das mit der höheren Bluttemperatur zusammenhängt, könnte man noch untersuchen). Sehr wenig empfindlich soll der Igel sein (Löw: Giftw., pag. 54. Daselbst auch einige Angaben über die Wirkung auf niedere Pflanzen).

XIV. Ueber die Behandlung der Blausäure-Vergiftung ist nicht viel Erfreuliches zu sagen. — Zu der allgemeinen therapeutischen Maassregel gegen alle Vergiftungen, der Magenausspülung, wird man wohl meistens zu spät kommen. Immerhin ziehen sich manche Fälle, besonders von Cyankaliumvergiftung über längere Zeit hin und da bei der Cyankaliumvergiftung noch die starke Aetzwirkung auf den Magen zur Blausäurewirkung hinzu kommt ist die Ausspülung hier durchaus indicirt. — Von chemischen Gegengiften sind solche vorgeschlagen, die die Bildung von Berlinerblau im Magen zu Stande bringen sollen (Magnesia + Eisenoxydulsalz). Dieser Vorschlag ist chemisch richtig gemeint: aber wo man dieses Gemisch noch anwenden kann, wird man die auf alle Fälle zweckmässigere Magenausspülung ausführen. Ein neuerer Vorschlag empfiehlt salpetersaures Cobaltoxydul (halbprocentige Lösung), das mit Blausäure eine unlösliche Verbindung eingeht (Antal: refer. Ther. M.-H. 1894, pag. 470). — Das als Blausäure-Antidot früher allgemein verwendete Ammoniak ist jetzt vollständig aufgegeben.

Der Vorschlag[1]), Wasserstoffsuperoxyd als Gegengift zu versuchen (es entsteht wenig giftiges Oxamid) wird wahrscheinlich in die Praxis keinen Eingang finden. Das Wasserstoffsuperoxyd ist selbst eine höchst bedenkliche Substanz, die zu Sauerstoffentwicklung in der Blutbahn und dadurch zu tödtlich verlaufender Gasembolie führen kann. — Bei dem wechselnden Gehalt der käuflichen Wasserstoffsuperoxydsorten an H_2O_2 ist die subcutane Einspritzung zudem eine höchst bedenkliche Operation: leicht kann zur ersten Vergiftung noch die zweite durch Gasembolie hinzugefügt werden. — Der letzte Vorschlag nennt das Kalium hypermanganicum, das den Cyanwasserstoff zu unschädlicher Cyansäure oxydirt[2]). Es sollen dadurch Kaninchen die zehnfache Menge der tödtlichen Dosis von Cyankalium überstanden haben. Man gibt 1/4 bis 1/2 procentige Lösung in wiederholten Gaben von je 100 cm^3.

Auch von den dynamischen Gegengiften und der symptomatischen Behandlung ist nicht viel Erfreuliches zu berichten. Da Athmungslähmung die proxima causa mortis ist, so sind eine Reihe von therapeutischen Vorschlägen gemacht, die die Verbesserung der Athmung anstreben. So zunächst Atropininjektionen[3]). Der Erfolg wird dieser Maassregel ausdrücklich abgesprochen (Böhm). Reizung des Phrenicus soll in einem Fall nützlich gewesen sein (Berl. kl. Wschr. 1885, pag. 121). — Auch die Tracheotomie mit aktivem Einblasen von Luft ist schon ausgeführt. Weiter hat man kalte Uebergiessungen zur Anfachung der Athmung gemacht. (Auch darüber ist schon sehr absprechend geurtheilt.) Die gewöhnlichsten Methoden der künstlichen Athmungsunterhaltung (Thoraxcompression, Methode von Sylvester,

[1]) Kobert: Toxikologie, pag. 516.
[2]) Kossa: refer. Therap. M.-H. 1892, pag. 549.
[3]) Preyer: A. e. P. Ph. 3 (1875), 381.

Marshall Hall etc.) werden merkwürdigerweise nirgends genannt. — Camphor subcutan könnte man bei schlechter Herzthätigkeit versuchen. — Endlich ist bei Vergiftung mit bitteren Mandeln empfohlen, Salzsäure (1 %) zu geben, da diese Säure die Einwirkung des Emulsins aufs Amygdalin hemmt. Natürlich würde auch dieser Maassregel doi Magenspülung vorzuziehen sein. —

Uebrig bleibt von all diesen Vorschlägen wohl nur: Magenspülung mit dünner Chamäleonlösung, Darreichen derselben Lösung, vielleicht von Cobaltsalz und künstliche Respiration.

Sehr interessant ist die Beobachtung von Heim (München. med. Wochschr. 1896, pag. 861), dass bei Morphiumvergifteten Thieren die Erscheinungen von einer nachfolgenden CyKa-Dosis sehr verzögert oder auch ganz aufgehalten werden. — Ich kann diese Beobachtung bestätigen: therapeutisch verwendbar ist sie kaum. —

XV. Die Leichenerscheinungen sind nicht besonders charakteristisch. (Dass Cyankalium ätzt wie kohlensaures Kalium, ist schon an anderem Orte gesagt: es werden darum in solchen Fällen, wo grössere Mengen von Cyankalium (besonders unreine Sorten, die Ka_2CO_3 enthalten) geschluckt worden sind, deutliche Zeichen von Magenverätzung etc. gefunden.

Als charakteristisch für die Blausäue wird folgendes angegeben: Das Blut ist ungeronnen oder doch wenigstens sehr arm an Gerinnseln, von Manchen wird es geradezu als vollständig flüssig bezeichnet. — Die Farbe des Leichenblutes wird wohl in den meisten Fällen (wie dies ja auch nach den oben referirten Geppert'schen Angaben zu erwarten steht) dunkel, schwarz angetroffen werden. Dass man bei Thieren, denen man übergrosse Mengen von Blausäure zuführt und die man moribund untersucht, noch hellrothes Blut auch in den Venen sieht, ist nach denselben Angaben nichts Besonderes und Auffallendes. Der gewöhnliche Befund den die Gerichtsärzte immer erhoben haben, lautet auf die gewöhnliche schwarze Farbe des Leichenblutes. Auffallend aber ist die von vielen Autoren gleichartig gemachte Angabe von der hellrothen Färbung der Todtenflecken, die gerade wie bei Kohlenoxydvergiftung aussehen sollen. (Allerdings ist auch ausdrücklich von dunkelvioletten Todtenflecken die Rede: Richter: Prager med. Wochenschrift. 1894. 9. 10. 11.) Kobert gibt als Erklärung (Lehrbuch pag. 515) an, es handle sich dabei um Cyanmethämoglobin. Zu dessen sicherer Annahme wäre zuerst die Methämoglobinbildung zu erweisen. — Es könnte sich vielleicht um extravasirtes Blut handeln, das auf der Höhe der Vergiftung aus den Gefässen ausgetreten und durch rasche Abkühlung als solches erhalten worden ist. Der Befund von zahlreichen Ekchymosen unter der Pleura, an dem Pericard und an anderen Orten wird wohl am besten mit den schweren Respirationsstörungen in Beziehung gebracht: bei jedem Tod durch schwere Athmungs- und Circulationsstörung sind Ekchymosen zu constatiren. Weiterhin wird als charakteristisch der Geruch nach Blausäure angegeben. Da die in der Bauchhöhle immer am raschesten auftretenden Fäulnissgase die Blausäure verdecken könnten, wird besonders empfohlen, zuerst die Sektion der Kopfhöhle zu machen, wenn Verdacht auf Blausäure-Vergiftung bestehe. In ausgesprochenen Fällen ist dieser Geruch vermisst worden.

XVI. Ueber die Einwirkung der Blausäure aufs Blut, sind noch einige vorhandene Angaben nachzutragen. Die Untersuchung des Blutes am lebenden Thier ist von **Hiller** und **Wagner** (Centrbl. 1877, pag. 594) ausgeführt und hat ergeben, dass gewisse Veränderungen (stärkere Verdunkelung zwischen den Oxyhämoglobinbändern und geringere Absorption an der Stelle der Bänder selbst, einfache Sauerstoffabnahme) erweisbar sind. Interessanter ist die Angabe von **Schönbein**: normales Oxyhämoglobinblut mit Wasserstoffsuperoxyd versetzt katalysirt das Letztere, d. h. es entweicht gasförmiger Sauerstoff: das Oxyhämoglobin wird nicht verändert. Versetzt man dagegen blausäurehaltiges Blut mit Wasserstoffsuperoxyd, so wird kein Sauerstoff entwickelt: das Oxyhämoglobin aber wird jetzt zerlegt in tief braunes Cyanhämatin (**Hoppe-Seylers**: Physiol. Ch. pag. 384) und Eiweiss. So merkwürdig diese Thatsache, so ist sie doch bis heute zu einer weiter gediehenen Erklärung der Blausäureblutwirkung nicht benützbar. Endlich ist noch einer Reaktion zu gedenken, die **Kobert** aufgedeckt hat (Ueber **Cyanmethämoglobin**, Stuttgart 1891). Wenn man eine Methämoglobinlösung (1 bis 2% am besten) mit Blausäure versetzt, so geht die braune bis braungelbe Farbe sofort in schönes Roth über. Diese neue Farbstoffmodifikation nennt **Kobert** Cyanmethämoglobin: sie besitzt keine auffallenden Absorptionserscheinungen für das Spektrum: ist also spektroskopisch vom Methämoglobin und Oxyhämoglobin leicht zu unterscheiden. Zum Nachweis von Blausäure bereitet man sich eine stark verdünnte (1 bis 2procentige) Blutlösung und macht einen Theil davon durch Zusatz von einer kleinen Spur des rothen Blutlaugensalzes (Ferricyankalium) zu einer Methämoglobinlösung. Gibt man jetzt Blausäure zu, so geht die gelbbraune Farbennuance wieder in schönes Roth über (pag. 24).

XVII. Zum **Nachweis** der Blausäure sind die Leichen möglichst früh zu untersuchen. **Dragendorff** (Ermittelung etc., pag. 59) gibt an, dass schon wenige Stunden nach dem Tode Blausäure nicht mehr in der Leiche auffindbar gewesen sei: umgekehrt ist sie nach acht Tagen, ja in Thierleichen noch vier Wochen nach dem Tode erwiesen worden. Auf alle Fälle muss die Untersuchung auch nach längerer Zeit in verdächtigen Fällen gemacht werden! Zur Abscheidung der Blausäure benützt man den Magen und oberen Theil des Dünndarms; auch die Leber, das Blut, der etwa vorhandene Harn können untersucht werden. Man destillirt aus saurer Lösung (am besten mit reiner Weinsäure!) bei niedriger Temperatur. Die Blausäure ist schon in den ersten Tropfen des Destillates nachweisbar: man destillirt nach einander Portionen von einigen cm^3 über, die man dann den einzelnen Proben unterwirft.

a) Vorprobe von **Schönbein**: man tränkt Filtrirpapier mit einer 3 procentigen frischbereiteten Guajaktinktur und trocknet: nach dem Trocknen tränkt man dasselbe Papier mit einer sehr verdünnten wässerigen Kupfervitriollösung (1 : 2000). Solches Papier wird durch die geringste Spur von Blausäuredampf blau gefärbt (**Preyer**: **Pflügers** Archiv 11, pag. 155 führt die Probe mit den gelösten Reagentien durch, was ich für umständlicher und nicht empfindlicher halte). Auch Nitrobenzol gibt diese Probe! ebenso Ammoniak und seine flüchtigen Salze!

b) Berlinerblauprobe: man versetzt die blausäurehaltige Lösung mit Eisenvitriollösung und dann mit Kalilauge im Ueberschuss, digerirt etwa 1/2 Minute und übersättigt mit Salzsäure: es entsteht Berlinerblau.

c) Eisenrhodanid: das Blausäuredestillat wird mit wenig Schwefelammon (bei alkalischer Reaktion!) auf dem Wasserbad zur Trockne verdunstet, dann mit Wasser aufgenommen, mit Salzsäure übersättigt und mit einer Spur Eisenchlorid versetzt: es entsteht blutrothe Färbung von Eisenrhodanid.

d) Nitroprussidprobe (Vortmann): beschrieben Dragendorff, pag. 61 finde ich weniger sicher in der Ausführung.

e) Pikrinprobe: man versetzt mit Aetzkali und einigen Tropfen Pikrinsäure und erwärmt auf 50 bis 60° C. — blutrothe Färbung. —

Ueber weitere Proben siehe Dragendorff: pag. 60 bis 69. — Otto: pag. 26 ff.

Von Cautelen bei der Untersuchung auf Blausäure sind noch folgende zu bemerken: Es ist die Frage aufgeworfen, ob nicht Blausäure aus den thierischen Theilen bei den durch Fäulniss, chemische Eingriffe entstehenden Umsetzungen gebildet werden könne. Die Frage ist zurückzuweisen, da ja bei sovielen durchgeführten Einzeluntersuchungen nichts gefunden wurde, wo Blausäure nicht besonders zugesetzt war. Auch bei der besonders darauf gerichteten Untersuchung (Pflüger's Archiv II, pag. 156) wurde nichts gefunden. — Die Trennung von allenfalls in den Leichentheilen vorhandenem Ferrocyankalium von Blausäure (ein äusserst seltener Fall) siehe Otto pag. 32 bis 38. —

3. Das Ferrocyankalium.

Das gelbe Blutlaugensalz $4\,KaCN + Fe(CN)_2 + 3$ Aqua gilt für ungiftig und ist dies auch als solches, wo es nicht in andere Verbindungen umgesetzt wird. Nun ist aber durch Chemiker wiederholt festgestellt, dass die freie Ferrocyanwasserstoffsäure ($4\,HCN + Fe(CN)_2$ bei Gegenwart einer freien Säure oder eines sauren Salzes (Weinstein) besonders beim Erwärmen auf 40 bis 50° C. schnell und reichlich Blausäure abgibt (siehe z. B. Otto: Ausmittelung der Gifte, pag. 33). Es sind darum Vergiftungen mit Blutlaugensalz berichtet, die so entstanden sind, dass zugleich mit dem Blutlaugensalz eine Säure (Weinsäure) verschluckt wurde (siehe z. B. Schmidt's Jahrb. 249, pag. 35: Seidel in Maschkas Handbuch, pag. 307). Die Erscheinungen sind die der Blausäure-Vergiftung. —

Es verläuft darum die Einspritzung dünner Lösungen des gelben Blutlaugensalzes in das alkalische Blut ganz harmlos, auch die Darreichung kleiner Mengen per os ist ungefährlich, wie besondere und zahlreiche Versuche der älteren Literatur (siehe Husemann: Toxik., pag. 714) beweisen. Man hat sogar 0,5 bis 1,0 als therapeutisch brauchbare Dosis viel gegeben. Dagegen ist schon bei Husemann berichtet, dass ein Experimentator nach einer täglichen Gabe von 4,0 (an einen Hund?) Blausäurevergiftung auftreten sah. Es wird zwar angenommen, dass es sich in diesem Falle um ein mit KaCN verunreinigtes Präparat gehandelt habe: diese Annahme erscheint mir aber ganz willkürlich. Es scheint mir also jetzt schon die Frage nach der Giftigkeit des gelben Blutlaugensalzes so zu liegen, dass aus grösseren Mengen dieser Verbindung schon die Salzsäure des Magens genug Blausäure abspalten kann, um schere Vergiftung zu erzeugen. —

4. Das Ferricyankalium

oder rothes Blutlaugensalz $Fe(CN)_3 + 3\,KaCN$ wird was seine Giftigkeit betrifft, etwa beurtheilt wie das gelbe Blutlaugensalz. Dass damit jemals eine Vergiftung vorgekommen sei, wird meines Wissens nicht berichtet. Die durch Säuren daraus abgespaltene freie Ferricyanwasserstoffsäure zersetzt sich gleichfalls leicht unter Freiwerden von Blausäure. — Beim Durchwandern des thierischen Stoffwechsels soll es zu Ferrocyankalium reducirt werden (Gorup-Besanez: Physiol. Chemie, pag. 604).

Interessant ist, dass der gelöste Blutfarbstoff durch Ferricyankalium rasch und energisch zu Methämoglobin umgewandelt wird, so dass man im Laboratorium das rothe Blutlaugensalz sehr gut für diese Reaktion brauchen kann (Jäderholm). — von Mering (H. S. Z. 8, pag. 186) hat erwiesen, dass das in den Blutkörperchen enthaltene Hämoglobin nicht vom rothen Blutlaugensalz angegriffen wird, so dass also in gesundem lebenden Blut die angegebene Blutstörung nicht auftritt. —

5. Nitroprussidnatrium.

$Fe(CN)_3(NaCN)_2NO$ (+ 2 Aqua) dunkelrothe Krystalle, in der analytischen Chemie zum Nachweis des Schwefelwasserstoffs alkalische Reaktion) benützt, wirkt giftig wie Blausäure: Warmblüter damit getödtet geben bei Sektion der Körperhöhlen deutlichen Blausäuregeruch (L. Hermann in Pflüger's Archiv 39 (1886), pag. 419. Eine neuere von Kobert citirte Literaturangabe, Cromme: Dissertation, Kiel 1891, stimmt damit überein.

6. Rhodanverbindungen.

Der Sulfocyanwasserstoff CN-S-H ist eine schwache Säure, die sich spontan in Blausäure und mehrfach Schwefel-Cyanwasserstoff zersetzt. In wässeriger Lösung ist sie etwas besser beständig. Sie bildet sehr beständige Salze, von denen das Rhodankalium zum Nachweis kleiner Fe-Mengen in der analytischen Chemie benützt wird. Die alte Angabe (Hermes in Beilsteins Chemie), dass Rhodanwasserstoff ungiftig sei, ist wahrscheinlich unrichtig: Eulenberg (schädliche und giftige Gase, pag. 475) beschreibt schwere Giftigkeit. Schon Setschenow hatte (Virchow's Archiv 14 [1858], pag. 356) gegen Cl. Bernard, der für die stomachale Verabreichung die Unschädlichkeit der Rhodanverbindungen behauptet hatte, die toxische Wirkung betont. Podcopaew (Virchow's Archiv 33, 1865) nimmt wieder nur geringere Schädlichkeit an. Nach Paschkis (Wien. medic. Jahrb. 1885) wird folgendes Vergiftungsbild beschrieben: Krämpfe (tonischer und klonischer Natur), vermehrte Peristaltik. — Ganz klar ist die Frage bei dem Widerspruch so ausgezeichneter Experimentatoren durchaus nicht: die Art der Application, die Wahl des Präparates (ob die freie Säure oder die beständigen Salze) sind jedenfalls mit von Bedeutung. — Auf alle Fälle ist der Grad der Giftigkeit ein wesentlich niedrigerer als der der Blausäure. — Praktisch ist die Frage nicht von Bedeutung. — Auch die Thatsache, dass im Speichel mancher Menschen Spuren von Rhodankalium vorkommen, die auch im Harn nachgewiesen werden können (confer. Drechsel in Handb. d. Physiol. V, pag. 478) hat bisher weder physiologisch noch toxikologisch irgend welche Bedeutung gewonnen. — Siehe unten Anhang: Nitrile, pag. 514. II.

Verschieden von den Rhodanverbindungen sind die isomeren Senföle, in denen man den C an S gebunden annimmt. — vide Senföle. —

Die Rhodangruppe wird im Organismus theilweise zersetzt: etwa $^1/_6$ bis $^1/_{10}$ davon wird im Harn ausgeschieden. Diese Ausscheidung ist eine über Tage lang hinverschleppte (vide Bruylants: Jber. Thierchemie 1888. pag 134 und J. Munk: Virchow's Archiv 69, pag. 354. Lang: A. e. P. Ph. 34, pag. 255).

7. Cyansäure: NCOH

als freie Säure nur bei 0° möglich, verändert sich rasch bei höherer, langsamer bei niedriger Temperatur — soll nach den Angaben der Chemiker, die sie unter Händen hatten, sehr energisch örtlich ätzen. — Ueber die cyansauren Salze, die von verschiedenen Chemikern untersucht sind (cyansaures Ammon gibt Harnstoff) liegen besondere toxikologische Versuche nicht vor. Die Salze sind wahrscheinlich gar nicht oder nur wenig giftig (Wöhler: schmecken wie Salpeter): — sie setzen sich in wässeriger Lösung rasch in kohlensaures Salz und Ammoniak um: wie sie sich im Organismus verhalten (d. h. wie rasch sie hier zersetzt und als Harnstoff ausgeschieden werden) ist nicht bekannt.

Die Cyansäure hat wahrscheinlich die Nitril-Constitution $N \equiv C - OH$. Die Knallsäure, der man die Constitution $C = N - OH$ gibt, ist physiologisch nicht näher untersucht.

8. Cyanursäure. 3(CNHO).

Ueber die Cyanursäure existiren Untersuchungen von Baldi: lo Sperimentale 1887 — referirt in Beckurts Jahresber. für 1887, pag. 572. — Die freie Säure wirkt nur stark ätzend, sonst scheint sie ungiftig. — Der Aethyläther der Säure soll narkotisch wirken.

9. Cyanamid: $CNNH_2$

weisse, leicht lösliche Krystalle ist giftig. Frösche bekommen von 0,01 klonische Krämpfe der gesammten Muskulatur, die auf reflektorischem Wege auslösbar sind und später in Tetanus (Opisthotonus) übergehen. Die tödtliche Dosis ist 0,02. — Nach Zerstörung des Rückenmarks bleiben die Krämpfe aus. Ein Kaninchen starb von 0,5 in 12 Stunden unter klonischen Krämpfen (kein Tetanus, keine Erhöhung der Reflexerregbarkeit). Das Cyanamid geht nicht als solches in den Harn über. — Gergens u. Baumann: Pflüger's Archiv 12 (1876), pag. 213. Neue experimentelle Prüfung von Cöster Dissertation, Kiel 1896. —

10. Chlorcyan (CNCl)

(das in gasförmiger, flüssiger und fester Modifikation bekannt ist) kann bei solchen chemischen Prozessen auftreten, bei denen Chlor auf cyanhaltige Körper einwirkt (Cl mit Cyanquecksilber, mit gelbem Blutlaugensalz etc.). Seine stark giftige Wirkung ist von Eulenberg (.. Gase, pag. 466 ff.) studirt. Es reizt ausserordentlich stark die Augen und die sichtbaren Schleimhäute. In geringer Zumischung (0,3 volprocent ?) zur Respirationsluft machte es nach 1 Minute bei Kaninchen Zusammenstürzen, heftige Convulsionen, Tod nach 2 Minuten. Die Respiration war stark verlangsamt: rasches Erkalten der Leiche. Nach den beobachteten Symptomen und den von Eulenberg beschriebenen (l. c. pag. 468) Blutveränderungen ist daran zu denken, dass das Chlorcyan zu Blausäure werde. Bewiesen ist dies durch die Eulenberg'schen Angaben nicht.

11. Bromcyan

wirkt nach Meyer (Dissertation, Kiel 1896) wesentlich schwächer als Blausäure (es sind bei Kaninchen die 1,6 bis 3,4 fachen Gaben nothwendig).

12. Jodcyan.

Jodcyan: CNJ ist von Kobert und Goldfarb (Dissertation, Dorpat 1891) untersucht. Es stellt lange farblose Nadeln dar und wird als Antiparasiticum in zoologischen Sammlungen benützt. Es riecht stechend, ist in Wasser, mehr in Alkohol, noch besser in Aether löslich. Nach den oben genannten Autoren ist es ein schweres allgemeines (Protoplasma-) Gift, das Kaltblüter unter Lähmungserscheinungen, Warmblüter nach Salivation und Erbrechen unter schweren vorausgehenden Krämpfen mit nachfolgender Lähmung, zuletzt durch Respirationsstillstand tödtet. Auf die Blutkörperchen wirkt ausserdem das Jodcyan lösend: doch kommt es nur bei langsamem Verlauf zu Hämoglobinurie. — Die Giftigkeit des Jodcyans ist geringer als die der äquivalenten Blausäuremenge. — Interessant ist die Angabe, dass subcutan von Warmblütern viel grössere Mengen als per os vertragen werden, was wohl nur durch die verschiedene Umsetzung, die die Substanz im alkalischen Blut oder aber im sauren Mageninhalt erfährt, zu erklären ist.

13. Die organischen Cyanverbindungen: Nitrile und Carbylamine.

Kurz sind noch die Verbindungen des Cyans mit organischen Radicalen zu besprechen. Die Chemiker unterscheiden zwei Gruppen von Körpern, die den Atom-Complex CN enthalten. die Nitrile und die Carbylamine.

I. Als Nitril wird definirt eine Verbindung, in der N endständig dreiwerthig an C gebunden ist, im Carbylamin wird C als zweiwerthig an N gebunden betrachtet. $N \equiv C - CH_3$ ist die aufgelöste Formel des Acetonitrils (auch Cyanmethyl): $C = N - CH_3$ ist die Formel des Methylcarbylamins (auch Isocyanmethyl). Die Blausäure reagirt im chemischen Sinn bald wie ein Nitril bald wie ein Carbylamin. Viele Chemiker fassen sie jetzt wohl als Carbylamin auf, für welche Auffassung auch die toxische Wirkung spricht: andere aber als Nitril $N \equiv CH$. Die Nitrile sind verschieden stark giftig. Blausäurewirkung haben sie vor Allem, nach Meinung der meisten Autoren und nach dem Verlauf der Erscheinungen nicht.

II. Acetonitril wurde einem Hund von 20 kg in der Gabe von 1,3 für den Tag ohne alle Erscheinungen, einem anderen Thiere von 18 kg. wurde täglich 4 cm^3 gegeben. Erst wenn über 5 cm^3 verabreicht waren, trat heftiges Erbrechen ein. Die Angabe von Giacosa (H. S. Z. 8. [1883] pag. 95), dass darnach Essigsäure im Harn auftrete, ist von Lang (A. e. P. Ph. 34. pag. 247) dahin richtig gestellt, dass der im Harn mit Eisenchlorid sich roth färbende Körper Rhodanwasserstoffsäure ist, die rein dargestellt und durch alle Reaktionen als solche identificirt wurde. Es wird also das Acetonitril gespalten, die CN-Gruppe mit SH gepaart: die Methylgruppe erscheint, wie nach Analogie zu erwarten war (vide Methylalkohol) zum Theil als ameisensaures Salz im Harn. — Sehr merkwürdig ist die lange Dauer der Rhodanausscheidung nach Darreichung eines Nitrils. Sie beginnt erst nach etwa 20 h, erreicht das Maximum am 2. bis 3. Tag und dauert durch 5 und 6 Tage an. — Auch nach Blausäure (in kleinen nicht vergiftenden Mengen gereicht) erscheint Rhodan im Harn. Die Menge beträgt beim Acetonitril etwa $^1/_5$ von der Quantität, die aus der eingeführten CN-Dosis theoretisch entstehen kann.

III. Auch das Propio-, Butyro-, Capronitril führte constant zum Auftreten von Rhodanverbindungen im Harn. Von dem anderen Paarling konnte nichts (speciell keine Ameisensäure) gefunden werden. Diese drei Nitrile sind nach Lang (daselbst die Literatur) schwere Gifte, die neben starker Darmreizung heftige tetanische Krämpfe, Dyspnoe, sich steigernd bis zu endlicher Athmungslähmung, verursachen. Auf die Anfälle von Tetanus folgen eigenartige Anfälle von geordneten Zwangsbewegungen (Springen, Hüpfen, Laufen). Die Vergiftungserscheinungen beginnen erst geraume Zeit nach Application der Substanz: gegen Ende sind allgemeine Lähmungserscheinungen ausgeprägt.

IV. Benzonitril C_6H_5CN und Benzacetonitril $C_6H_5CH_2CN$ sind nach Giacosa (loco cit. pag. 96) von sehr heftiger Giftigkeit: ersteres wirkt hauptsächlich aufs Nervensystem, macht Krämpfe, tödtet durch Respirationslähmung. Das letztere wird als noch giftiger geschildert: zuerst starke örtliche Reizung (stomachal und subcutan): dann Lähmung der Muskulatur und des Sensorium: Tod durch Respirations- (sehr verlangsamt) und Herzlähmung. Immerhin ertrug ein Hund von 20 kg die Gabe von 2 cm^3. Im Harn erscheint darnach (wie nach der Phenylessigsäure) Phenylacetursäure.

V. Die sogenannten Doppelnitrile, Dinitrile der Oxalsäurereihe sind von Heymans und Masoin (Archives de Pharmacodynam. III. pag. 77 ref. Virchows Jber. 1896. I. pag. 333) untersucht. Das Oxalonitril (Cyangas NC—CN siehe oben 1) hat Blausäurewirkung. Weiter sind noch das Malonitril, NC,CH_2,CN, das Succinylnitril mit $2CH_2$-Gruppen und das Glutarsäurenitril mit $3CH_2$ geprüft. Zuerst kommt ein Stadium der Erregung (Athmungs- und Herzbeschleunigung) dann der Depression und Lähmung. Bei dieser leidet die Athmung, dann das Grosshirn, erst später die Reflexe (die peripheren Apparate sind noch intakt), der Tod erfolgt durch Athmungslähmung. — Die verschiedenen Thierklassen verhalten sich verschieden. Am giftigsten sind die Anfangsglieder der Reihe, die grössten Gaben sind nothwendig vom Bernsteinsäuredinitril. Der Verlauf ist der schnellste beim Cyangas, viel langsamer (über Tage sich erstreckend) bei den übrigen Dinitrilen. — In der Symptomatologie lässt sich meines Erachtens der sehr verzögerte Ablauf der Erscheinungen der Blausäurewirkung nicht verkennen. — Das Auftreten von Thiocyansäure im Harn ist gleichfalls constatirt! Bezüglich der theoretischen Ausführungen vergleiche man das Original.

VI. Sehr widersprechend lauten die Angaben über die Carbylamine. Nach den in der letzten Zeit am meisten citirten Versuchen von Calmels (C. R. 98. 1884. pag. 536, refer. Jber. Thierchemie 14. 1884. pag. 356) gelten die Carbylamine insgesammt als sehr schwere und sehr rasch wirkende Gifte. Methylcarbylamin wirke als Dampf eingeathmet giftiger als Blausäure. Ein Kaninchen starb fast augenblicklich von den Dämpfen. Als Wirkung der niederen

Glieder der Fettreihe gibt Calmels an, dass hauptsächlich das Herz ergriffen werde: Krämpfe seien nur wenig angedeutet. — Gleichartig sollen die Carbonsäuren der Carbylamine, z. B. die Isocyanessigsäure $CNCH_2CO_2H$ wirksam sein. — Hieher vergleiche man noch die Notiz von Gautier und Etard (C. R. 98. pag. 631), dass bei der Eiweissfäulniss Carbylamine entstehen und dass im Krötengift solche Isocyanide enthalten seien(?).

Frühere Angaben in der Literatur lauten wesentlieh abweiehend. So bezeichnet Maximowitsch (Petersburger medic. Wochenschr. 1877. pag. 325) die Nitrile als schwer giftig, die isomeren Verbindungen als ungiftig. Die noch früheren Versuche von Pelikan sind in der experim. Toxikol. von Hermann pag. 298 referirt.

Nach den letzten Untersuchungen aus Falcks Schule (Wedekind, Dissertation, Kiel 1896) wirkt das Aethylisocyanid im Wesentlichen wie Blausäure. Der Tod tritt erst in $^1/_4$ bis $^5/_4$ Stunden und nach den 8 bis 30fachen Gaben der dem Isocyanid gleichwerthigen Blausäuremenge ein. Diesem langsamen Verlauf entsprechend kommen keine ausgebildeten klonischen Krämpfe, sondern nur kurz vor dem Tode schwaches Muskelzucken zur Beobachtung. — Ausdrücklich werden die Angaben von Calmels von der blitzähnlich schnellen Wirkung, sowie die von Maximowitsch als irrthümlich bezeichnet. (Vergl. noch die Dissertationen von Sternheim: (Propionitril) und Kastein [Milchsäure-Nitril]: Kiel 1896.)

§ 126. Die Benzolderivate (Aromatische Reihe). Allgemeines.

I. Die Benzolderivate oder aromatischen Verbindungen sind chemisch dadurch ausgezeichnet, dass sie nach der jetzigen Anschauung einen aus 6 Kohlenstoffatomen bestehenden Ring als sogenannten Kern enthalten. — Diesem charakteristischen chemischen Aufbau entspricht auch ein besonders physiologisches und toxikologisches Verhalten im Thierkörper. Zu erst werden Benzolverbindungen schwer von dem oxydativen Stoffwechsel angegriffen; man glaubte eine Zeit lang, sie gingen überhaupt im Kern unzersetzt durch den Stoffwechsel hindurch; dies ist wohl nicht ganz richtig. Immerhin unterscheiden sich die Benzolderivate hierin wesentlich von den Verbindungen der Fettreihe, welch letztere zum grossen Theil bis zu Kohlensäure und Wasser verbrannt werden. —

II. Sodann sind die aromatischen Verbindungen im Grossen und Ganzen betrachtet viel schwerer giftig als die fetten Körper; man könnte sagen, die Art ihres chemischen Angriffs aufs lebende Protoplasma ist eine intensivere, tiefer gehende, als dies bei den Verbindungen der Fettreihe der Fall ist. Ob nur die schwierigere chemische Veränderlichkeit, wodurch eben die Wirkung länger andauert, an dieser schwereren Giftwirkung Schuld ist, kann jetzt noch nicht entschieden werden. Die Wirkung ist im Wesentlichen auf das Centralnervensystem gerichtet, das von diesen Giften gelähmt wird. — Sonst aber sind an den aromatischen Verbindungen ähnliche allgemeine Beziehungen zwischen Constitution und chemischer Wirkung erkennbar wie an den fetten Körpern: die Kohlenwasserstoffe sind weniger wirksam als die Alkohole: diese letzteren übertreffen ebenso an Toxicität die verwandten Säuren, die ja bei den fetten Körpern fast ungiftig, aus der aromatischen Reihe wenigstens nicht schwer giftig sind etc. —

III. Die Vergrösserung des Moleküles geschieht bei den aromatischen Körpern (von den Naphthalin- und Anthracen- [Phenanthren-] Derivaten ist zunächst abgesehen) durch Anlagerung von Seitenketten. Im Grossen und Ganzen zeigt sich, dass mit Vergrösserung des Moleküls die Giftigkeit abnimmt, indess gibt es hievon zahlreiche Ausnahmen, die wir zum Theil aus den bisher gewonnenen allgemeinen Erkenntnissen nicht erklären können. Selbstverständlich ist die chemische Natur der Seitenketten (ob Kohlenwasserstoff, Hydroxylführende Gruppen, Säuren . . .) ausschlaggebend. —

IV.[1]) Die meisten Benzolderivate werden im Organismus chemisch verändert. Die Kohlenwasserstoffe (Benzol selbst und Benzole mit Alkylen als Seitenketten) werden oxydirt: das Benzol zu Phenol (1), die Verbindungen mit Seitenketten durch Oxydation der letzteren zur Carboxyl-hydroxylgruppe (2) es entstehen also Phenole oder aromatische Säuren. Die Phenole (die meist sehr giftig sind) werden sofort vom Organismus weiter umgeändet, indem sie durch Anlagerung von Schwefelsäure (3) (oder von Glykuronsäure) (4) in Ester der Phenole umgewandelt werden. Die aromatischen Säuren werden mit Glycocoll gepaart (5). Diese gepaarten Verbindungen erscheinen dann im Harn. —

V. Aus Benzol wird demzufolge Phenol (und dessen Umsetzungsstoffe): aus Toluol $C_6H_5CH_3$ wird Benzoesäure C_6H_5COOH. In gleicher Weise wird aus Aethylbenzol, Propylbenzol, auch aus Benzylalkohol $C_6H_5CH_2OH$ Benzoesäure (6). Sind mehrere Seitenketten angelagert, so wird in der Regel nur Eine oxydirt) (6): z. B. aus Dimethylbenzol, Xylol wird Toluylsäure $\left(C_6H_4{CH_3 \atop CH_3}\text{ wird }C_6H_4{CH_3 \atop COOH}\right)$ aus Mesitylen $C_6H_3(CH_3)_3$ wird Mesitylensäure $C_6H_3(CH_3)_2COOH$, aus Cymol $C_6H_4C_3H_7CH_3$ wird Cuminsäure $C_6H_4C_3H_7COOH$. — Aromatische Säuren mit Einer längeren Seitenkette werden genau wie die einfach alkylirten Benzole zu Benzoesäure umgewandelt: also aus Phenylpropionsäure C_6H_5, CH_2CH_2COOH wird Benzoesäure, aus Zimmtsäure $C_6H_5CH{=}CH{-}COOH$ ebenso. Nur die Phenylessigsäure wird merkwürdiger Weise als solche ausgeschieden (7) — ebenso die Oxyphenylessigsäure (C_6H_4OH, CH_2COOH). (7a).

VI. Das Phenol wird im Körper weiter oxydirt und zwar entsteht wesentlich Brenzkatechin; Hydrochinon ist nur in ganz geringen Mengen gefunden, Resorcin gar nicht. Trioxybenzole sind nicht nachgewiesen; wenn überhaupt, entstehen sie jedenfalls nur in minimalen Mengen. Nach der Einführung von Benzol tritt also nicht nur Phenol, sondern auch Brenzkatechin (8) auf.

VII. Die Phenole werden dann weiterhin im Stoffwechsel mit Schwefelsäure gepaart und als Aetherschwefelsäuren (gepaarte Schwefelsäure) ausgeschieden. Diese Umsetzung ist fast quantitativ: es erscheinen nur Spuren von freiem Phenol im Harn, dagegen

[1]) Die von jetzt ab in den Text eingeschriebenen Zahlen verweisen auf das am Schlusse dieses Paragraphen angefügte Literaturverzeichniss.

Phenylätherschwefelsaures Natron und dasselbe Salz der Brenzkatechinätherschwefelsäure. Diese Umsetzung ist erwiesen für Phenol, für die Kresole, für Thymol ($C_6H_3CH_3, C_3H_7, OH$) für die 3 Bioxybenzole (Brenzkatechin, Resorcin und Hydrochinon [Arbutinzersetzung], weiter für das Orcin ($C_6H_3CH_3OHOH$): auch für das Pyrogallol: (wie es scheint, nicht für das Phlorogluein): von Halogenderivaten der Phenole ist dasselbe dargethan, so für das Tribromphenol. Auch das Orthonitrophenol wird wenigstens theilweise mit Schwefelsäure gepaart: ebenso das Paramidophenol: dagegen scheint dies nicht einzutreten mit der Pikrinsäure und den paraphenolsulfosauren Salzen. Die aromatischen Oxysäuren verhalten sich verschieden. Für die Salicylsäure ist erwiesen, dass sie sich nicht mit Schwefelsäure paart, dagegen thun dies die beiden Oxybenzoësäuren, sicher und reichlich die Meta-, in geringerer Menge und nur im Stoffwechsel des Hundes (nicht beim Menschen) die Paraoxybenzoësäure. — Derivate der Salicylsäure, die nicht mehr den Säurecharakter haben, wie das Salicylamid und der Salicylmethylester (Gaultheria-Oel) bilden dagegen die Aethersäuren. Ebenso gibt die Protokatechusäure, nicht aber die Gallus-Säure eine Aetherschwefelsäure. — Das Anilin wird nach seiner Oxydation zu Amidophenol wahrscheinlich als Amidophenolschwefelsäure ausgeschieden: wie das Anilin verhält sich das Dimethylanilin. Nach Amidotoluol, Nitrobenzol und Azobenzol erfolgt keine Reaktion, dagegen nach Indol. Auf Naphthalin war zwar die gepaarte Schwefelsäure vermehrt: es scheint aber die gesammte S-Ausscheidung gegenüber der Norm verändert (nicht oxydirter Schwefel). (8).

VIII. Diese Aethersäuren sind fast ungiftig. Es ist wichtig zu bemerken, dass der Organismus in seinem Stoffwechsel auch chemische Hilfsmittel ausgebildet hat, sich vor Giftwirkung zu schützen (richtige chemische antidotarische Wirkung) vide pag. 529.

IX. Interessant ist das Versuchsergebniss, dass ein Hund, der nach der Auswahl der gereichten Nahrung nur sehr wenig Schwefelsäure in seinem Stoffwechsel erzeugte, das aus Benzol gebildete Phenol mit Glykuronsäure paarte, dem Paarling, der auch zur Ausfuhr des Camphors, des Chloralhydrates, des Nitrobenzylalkohols vom Organismus gebraucht wird. (4).

X. Die Benzoësäure und ebenso die aromatischen Monocarbonsäuren, wenn sie nicht mehr als Ein Hydroxyl enthalten, bilden durch den Stoffwechsel hindurchgehend Verbindungen mit Glykokoll. Die Benzoësäure wird Hippursäure, die Salicylsäure Salicylursäure. Diese Vereinigung des Glykokolls ist noch erwiesen für die Nitrobenzoësäure, Chlorbenzoësäure, Salicylsäure und Oxybenzoësäuren, Anissäure, Toluylsäure, Mesitylensäure, Zimmtsäure, Chinasäure. (auch für die Gallensäuren) aber nicht für die Mandelsäure. (5).

Diese Combination mit Glykokoll, die bei der Benzoësäure eine ganz glatte Umsetzung ist, tritt schon bei Monocarbonsäuren, bei denen gleichzeitig grössere Seitenketten vorhanden sind, nicht sicher ein. So wird z. B. über die Cuminsäure von zuverlässigen Beobachtern widersprechend die Umsetzung zu Cuminursäure angegeben und geleugnet (9), d. h. es muss hier auf individuelle Unterschiede im Stoffwechsel, die wir noch nicht erkannt haben, die Verschiedenheit der physiologischen Reaktion beruhen. Die Piperonylsäure $C_6H_3(O_2CH_2)COOH$ wird von Hunden und Kaninchen als solche, vom Menschen theilweise als Piperonylsäure ausgeschieden (10). — Die Anissäure $C_6H_4,OCH_3,COOH$ wird zum grössten Theil als Anisursäure ausgeschieden (ein Theil als Anissäure).

XI. Die Aether der Phenole verhalten sich nur scheinbar anders (11). Das Anisol (Methylphenyläther) und das Phenetol (Aethylphenyläther) werden am Benzolkern oxydirt: es entstehen Hydrochinonäther $C_6H_4OHOCH_3$ und C_6H_4OH,OC_2H_5, die mit Schwefelsäure und Glykuronsäure verestert ausgeschieden werden. — Das Anethol $C_6H_4OCH_3,CH = CH - CH_3$ wird zu Anissäure oxydirt $C_6H_4OCH_3COOH$: ebenso wird das Vanillin $C_6H_3OCH_3,OH,COH$ zu Vanillinsäure $C_6H_3,OCH_3,OH,COOH$, d. h. die ätherartig angebundene Atomgruppe bleibt unverändert: am Benzolkern oder an den offenen Seitenketten erfolgt die Oxydation: es entstehen (wie oben) höher oxydirte Phenole oder Säuren. — Je mehr Seitenketten, desto schwieriger wird dem Organismus die Oxydation: besonders wird diese durch ein freies Hydroxyl gehindert: so wird z. B. das Eugenol $C_6H_3OH,OCH_3,CH_2 - CH = CH_2$ als solches und als gepaarte Schwefelsäure ausgeschieden. —

Das Safrol $C_6H_3O_2CH_2 - CH = CH_2$ wird nur zum kleinen Theil zu Piperonylsäure ($C_6H_3O_2CH_2,COOH$) oxydirt, zum grössten Theil als solches dampfförmig ausgegeben.

XII. Die mehrfach hydroxylirten Säuren werden schwieriger verändert: so geht von der Protokatechusäure (8) $C_6H_3(OH)_2COOH$ ein Theil unverändert in den Harn über, ein Theil als gepaarte Schwefelsäure. Die Gallussäure $C_6H_2(OH)_3COOH$ erscheint als solche, ohne chemische Metamorphose. —

XIII. Die angegebenen Umsetzungen sind, wie mehrfach erwähnt, durchaus nicht quantitativ. Zu denjenigen Reaktionen, die fast mit der ganzen Menge der eingeführten Substanz geschehen, gehört die Bildung der Aetherschwefelsäuren aus den einfachsten Phenolen (Phenol: Schaffer J. f. prakt. Ch. 18 [1878] pag. 282). Es ist aber bei einer grossen Anzahl der oben aufgeführten Verbindungen schon angegeben, dass dieselben nicht quantitativ zu Aetherschwefelsäuren werden. — Ebenso ist es mit den durch Glykokoll-Anlagerung aus den aromatischen Säuren entstehenden Paarlingen: so wird die Benzoësäure fast glatt und vollständig in Hippursäure übergeführt (3 bis 5 % bleibt Benzoësäure) (12), während die drei Oxybenzoësäuren nur unvollständig und alle drei selbst wieder in verschiedenen Mengen verwandelt werden (H. S. Z. I. pag. 259 und 262).

XIV. Endlich ist noch die principielle Frage zu berühren: wieviel wird von den aromatischen Substanzen im Thierkörper bis zu CO_2 und H_2O verbrannt oder gehen dieselben alle, wie Eingangs angedeutet, quantitativ als aromatische Verbindungen in den Harn über. Die Antwort hierauf ist noch nicht ganz bestimmt zu geben (13). —

Für das Phenol hat man eine theilweise Zerstörung behauptet, weil man anfänglich dessen Oxydation zu Hydrochinon (und Brenzkatechin) nicht gekannt hatte. Es ist aber gerade bei den Versuchen, die diese theilweise Zerstörung des Phenols beweisen sollten, herausgekommen, dass die im Harn darnach auftretende Menge von Aetherschwefelsäure genau der Menge des aufgenommenen Phenols gleichwerthig war. — Bei Prüfung der Benzoësäure (14) nach dieser Hinsicht zeigte sich, dass von 6 gr Benzoësäure, die ein Hammel erhalten hatte, einmal 99,6 procent, im zweiten Versuch 94,2 procent im Harn erschienen (natürlich als Hippursäure): die Benzoësäure wird also nicht zerstört. Dasselbe ist dann für die Salicylsäure und das Benzamid erwiesen (15). Andererseits macht Mosso mit Recht darauf aufmerksam, dass die Di- und Trioxybenzole schon bei gewöhnlicher Temperatur in schwach alkalischer Lösung durch den Luftsauerstoff angegriffen werden, dass also deren gänzliches oder theilweises Verschwinden im Stoffwechsel nicht auffallend sei und nicht als eine specifisch vitale Oxydation aufgefasst werden dürfe. —

Aus dem letzterwähnten Grunde sind die positiven Angaben über Zerstörung von aromatischen Substanzen im Thierkörper nach ihrer biologischen Würdigung hin mit einiger Reserve aufzunehmen. So wird zum Resultat von Juvalta (H. S. Z. 13 [1888] pag. 26), der von eingegebener Phthalsäure nur einige 40 procent im Harn und Koth wiederfand, von Mosso die Bemerkung gemacht, dass schon durch die chemischen Eingriffe für ihre Isolirung die Phthalsäure zerstört werde. Diese Erklärung ist indess nicht anzuwenden für das Tyrosin, das beim Menschen (16) und Hunde (17) vollständig verschwindet (keine Hippursäure, keine gepaarten Schwefelsäuren: dasselbe ist für die Amidozimmtsäure erwiesen) (17). — Es wird nach diesem merkwürdigen Ergebniss einstweilen mit vollem Rechte darauf hingewiesen, dass wir einen Abkömmling des aromatischen Eiweisskernes im Harn noch nicht gefunden haben und dass nach aller Wahrscheinlichkeit ein solcher überhaupt nicht vorkommt.

Literaturverzeichniss:

1. Schultzen und Naunyn: du Bois und Reichert's Archiv 1867, pag. 349.
   Baumann und Preusse: Zeitschr. physiol. Chemie 3 (1879). pag. 156.
2. Nencki und Giacosa: H. S. Z. 4 (1880), pag. 325.
3. Baumann: Pflüger's Archiv 12 (1876). pag. 69; 13 (1876), pag. 285.
   Preusse: H. S. Z. 2 (1878), pag. 355.
   Baumann: H. S. Z. 1 (1877—78), pag. 60.
   Baumann und Herter: H. S. Z 1 (1877—78), pag. 244 (wichtig).
4. Schmiedeberg: A. e. P. Ph. 14 (1881), pag. 306.
   Hieher noch Wiedemann: A. e. P. Ph. 6 (1877). pag. 230.
   Schmiedeberg und H. Meyer: H. S. Z. 3 (1879), pag. 422.
   Thierfelder: H. S. Z. 11 (1887). pag. 388.
5. Hippursäurebildung im Thierkörper: zuerst von
   Wöhler nachgewiesen — siehe noch:
   Salkowski: B. B. 11 (1878), pag. 500.
   B. B. 12 (1879), pag. 107, 648, 653.
   H. S. Z. 7 (1882), pag. 161.
   ibidem 9 (1885), pag 229.
   Tappeiner: Zeitschr. Biologie 22 (1886), pag. 236.
   Bunge: Lehrbuch physiol. Chemie. pag. 276 ff.
   Salicylursäure: Bertagnini: Liebig's Ann. 97 (1856). pag. 248.
   Baumann und Herter: H. S. Z. 1, pag. 259 ff., siehe dort Fusscitate. pag 244.
6. Neben den sub 1. angeführten Autoren noch
   Nencki und Giacosa: H. S. Z. 4 (1880). pag. 325.
7. Salkowski: Berl. Ber. 12 (1879). pag. 653.
7a. Salkowski, E. und H.: H. S. Z. 7, pag. 171.
8. Baumann und Herter: H. S. Z. 1. pag. 244.

9. Nencki und Ziegler: Berl. Ber. 5 (1872), pag. 749.
Ziegler: A. e. P. Ph. 1 (1873), pag. 65.
opp. Jacobsen: Berl. Ber. 12 (1879), pag. 1512.
10. Heffter: A. e. P. Ph. 35 (1895), pag. 351.
11. Kossel: H. S. Z. 4 (1880), pag. 296.
Kühling: Dissertation. Berlin 1887.
Lehmann: H. S. Z. 13 (1888), pag. 181.
Heffter: A. e. P. Ph. 35 (1895), pag. 351 ff.
12. Weiske: Zeitschr. f. Biologie 12 (1877), pag. 241; dagegen hat Schröder die vollständige Umsetzung zu Hippursäure bewiesen.
von Schröder: H. S. Z. 3 (1879), pag. 323.
13. Die Literatur über diese Frage siehe bei
Mosso: A. e. P. Ph. 26 (1890), pag. 267 und Juvalta: H. S. Z. 13 (1889), pag. 26.
14. v. Schröder: H. S. Z. 3 (1879), pag. 327.
15. Mosso: siehe Nr. 13.
16. Baas: H. S. Z. 11 (1887), pag. 485.
17. Baumann: H. S. Z. 10 (1886), pag. 123.

§ 127. Aromatische Kohlenwasserstoffe.

I. Allgemeines.

Sie werden, wie im vorigen Paragraphen angegeben, im Organismus im Allgemeinen oxydirt, das Benzol zu Phenol, die Alkylverbindungen zu Benzoësäure. Diese Umsetzung geschicht aber sehr langsam und unvollständig. Vom Benzol wird erst am 2., 3., und 4. Tage nach der Aufnahme die grösste Menge als Phenol ausgeschieden (Nencki und Giacosa). Diese Verzögerung hängt wohl mit der Schwerlöslichkeit in Wasser zum guten Theil zusammen, welch letzterer Punkt bei der Beschreibung der angestellten Versuche zu wenig hervorgehoben ist. —

Die Giftigkeit ist sehr deutlich ausgesprochen, aber doch sind die Erscheinungen an Menschen und Thieren verhältnissmässig gering, was gleichfalls wieder mit der Schwerlöslichkeit zusammenhängt. — Im Grossen und Ganzen ist das Benzol wohl das giftigste, Toluol wird als viel weniger wirksam angegeben: dagegen werden vom Cymol (Ziegler: A. e. P. Ph. 1. pag. 67) schwerere Erscheinungen berichtet, als z. B. von Nencki (H. S. Z. 4. pag. 336) für das Benzol angegeben sind. (Nencki berichtet von Patienten, die auf der Berner Klinik täglich 6,0 Benzol erhielten, während Ziegler auf tägl. Gaben von 3,0 Cymol schon am 2. Tage Uebelkeit, Kopfschmerz, Erbrechen auftreten sah.) Es sind darum, weil wir über die Löslichkeit der hier behandelten Substanzen, über die Mengen, die wirklich zur Resorption gelangen, über den Umfang der Zersetzung, die die einzelnen durch die Fäulniss im Darm schon erleiden . . . noch gar nichts wissen, generelle Schlüsse über die Giftigkeit mit der grössten Vorsicht aufzunehmen.

II. Benzol.

Benzol C_6H_6: sogenanntes Steinkohlenbenzin: flüssig: siedet bei 80,5° C.: d = 0,88: riecht eigenartig unangenehm. Die Dämpfe erzeugen eingeathmet Eingenommensein, Kopfschmerz, Schwindel, starkes Brausen, rauschartige Aufregung, Verwirrtheit, Muskelzittern (auch Convulsionen sind erwähnt), zuletzt Betäubung, die viele Stunden anhalten kann. Es ist desshalb von Simpson, der das Mittel als Inhalations-Anästheticum gebrauchen wollte, selbst vor demselben gewarnt worden. Kleinere Gaben innerlich sollen Kopfschmerz, Uebelkeit: grössere Mengen Schwere im Kopf, schwankenden Gang, Delirien machen. Indess scheinen mir die Literaturangaben darüber, ob in den berichteten Fällen Petroleumbenzin oder richtiges Benzol verwendet worden ist, nicht sicher (vide pag. 394. IV). Das Benzol hat sehr intensiv deletäre Wirkung auf niedere Organismen: darum war es gegen Epizoen (Krätzmilben, deren Eier es aber nicht tödten soll) und gegen Entozoën (Trichinen) empfohlen. Es ist mit Recht vollständig verlassen. — Mittelgrosse Hunde sollen von 6 bis 8 cm^3 deutliche Vergiftungssymptome zeigen. — Menschen will man bis zu 8,0 im Tag gegeben haben. — Bei der äusseren Verwendung soll es auf empfindlichen Hautstellen lebhafte Schmerzen machen (Lewin: Nebenwirkungen pag. 107).

Es wird dampfförmig mit den Ructus und durch die Ausathmungsluft ausgegeben, das resorbirte wird zu Phenol und Brenzkatechin oxydirt, welch letztere als Aetherschwefelsäuren im Harn erscheinen (siehe oben). Diese Ausscheidung geschieht sehr langsam: die Hauptmenge am 2. und 3. Tage.

Als Folgen chronischer Benzolvergiftung bei Kautschuk-Arbeiterinnen beschreibt Santesson anfänglich rauschartige Erregung, Heiterkeit und Geschwätzigkeit, auch Abgeschlagenheit, Kopfschmerz, Uebelkeit. Es folgten schwer anämische Zustände mit Blutungen. Bei der Sektion verbreitet fettige Degeneration, besonders auch der Gefässwände und innere Blutungen. (Archiv Hygiene 31. pag. 336.)

Literatur:

Schultzen und Naunyn: Reichert und du Bois Archiv 1867, pag. 340.
Munk: Pflüger's Archiv 12 (1876), pag. 148.
Nencki und Giacosa: H. S. Z 4 (1880), pag. 335.
Simpson und Snow bei Kappeler: Anästhetica.
Baumann und Herter: H. S. Z. 1, pag. 265.

Chlorbenzol ist nach Binet: Revue médic. Suisse romande 16. 1896. pag. 449 und 537 giftiger als Benzol.

III. Toluol, $C_6H_5CH_3$, Methylbenzol erwies sich weit weniger giftig als das Benzol. Mittelgrosse Hunde konnten ohne Nachtheil 25 cm^3 ertragen. An Menschen ist es nicht geprüft. Es wird im Organismus zu Benzoesäure oxydirt, als Hippursäure ausgeschieden. (In grossen Gaben wird es wohl dem Benzol ähnliche Wirkung äussern.)

(Baumann und Herter: H. S. Z. 1, pag. 265. Schultzen und Naunyn: Reichert u. du Bois Archiv 1867. pag. 349.

IV. Xylol, $C_6H_1CH_3 . CH_3$, gibt Toluylsäure, beziehungsweise Toluylursäure. Giftwirkungen sind nicht beobachtet.

Schultzen und Naunyn: Arch. von Reichert und du Bois 1867.

V. Aethylbenzol und normales Propylbenzol sind an Hunden und Menschen versucht in Gaben von 3 bis 4 gr. Giftwirkungen werden davon nicht beschrieben. Sie geben Hippursäure.

Nencki und Giacosa: H. S. Z. 4 (1880), pag. 327 u. 328.

VI. Isopropylbenzol, $C_6H_5CH\begin{matrix}CH_3\\CH_3\end{matrix}$ lieferte weder Benzoësäure, noch Hydroatropasäure: $C_6H_5CH<\begin{matrix}COOH\\CH_3\end{matrix}$. Dagegen erschien eine gepaarte Schwefelsäure (Isopropylphenol?) Von Giftwirkungen wird nichts berichtet. —

Nencki und Giacosa: H. S. Z. 4 (1880), pag. 330.

VII. Die drei Butylbenzole, die von Nencki und Giacosa untersucht sind (H. S. Z. 4, pag. 332) ($C_6H_5 - CH_2 - CH_2 - CH_2 - CH_3$) ($C_6H_5CH_2CH\genfrac{}{}{0pt}{}{CH_3}{CH_3}$) und ($C_6H_5 - CH < \genfrac{}{}{0pt}{}{CH_3}{C_2H_5}$) lieferten keine Benzoësäure. Die beiden Iso-Verbindungen geben geringe Vermehrung der Aetherschwefelsäuren im Harn. —

VIII. Das Camphercymol $C_6H_4CH_3C_3H_7$ wird zu Propylbenzoësäure $C_6H_4CH_3 - COOH$, welch letztere sich im Organismus nicht mit Glykokoll paart. — Zwei Gramm des Kohlenwasserstoffs im Tag genommen, machten Kopfschmerzen, Uebelkeit, unruhigen Schlaf. — Ziegler (A. e. P. Ph. 1 [1873], pag. 65) schiebt diese Erscheinungen nicht auf den Kohlenwasserstoff, sondern auf die daraus entstandene Säure — wohl nicht mit Recht: einmal wurden im Tag nur etwa 0,1 der obigen Säure aus dem Harn erhalten: diese Säuremenge aber hat nur minimale Giftwirkung, da wir wohl mit Recht annehmen, dass alkylisirte Benzoësäuren schwächer wirken als die Benzoësäure selbst.

§ 128. Die Phenole.

Phenole sind die Alkohole der aromatischen Kohlenwasserstoffe. Das erste Glied dieser Reihe ist der Alkohol des Benzols C_6H_5OH, das Phenol oder die Carbolsäure. — Von den Methylphenolen $C_6H_4CH_3OH$ sind drei Isomere möglich und bekannt, die drei Kresole. — Xylenol ist Dimethylphenol, Phlorol = Aethylphenol u. s. w. Die Phenole sind stark giftige Körper, die, soweit wir es jetzt übersehen, auf alle protoplasmatischen Gebilde in gleichartiger Weise deletär einwirken. Am raschesten wird bei den höchststehenden Organisationen das Centralnervensystem ergriffen, daher die ausgesprochen lähmende Wirkung der hieher gehörigen Substanzen. Häufig gehen Reizungserscheinungen (Krämpfe) der Lähmung voraus. Im Allgemeinen gilt die Carbolsäure als der giftigste Vertreter der ganzen Gruppe: wie es scheint nicht mit Recht. Es ist nach sorgfältigen Versuchen behauptet. dass von den Kresolen das Parakresol schwerer giftig wirke als die gleiche Menge Carbolsäure. Die Kresole seien nur schwerer löslich (vor Allem das Parakresol) als die Carbolsäure, die letztere werde darum rascher bei der gewöhnlichen stomachalen Verabreichung resorbirt, es sei eine grössere Menge auf einmal in Circulation und daher die stärker erscheinende Wirkung. Mit Vergrösserung des Molekules der Phenole nimmt die Löslichkeit noch mehr ab und drum sind von den höheren Gliedern der Reihe nur geringe Giftwirkungen bekannt. — Es scheint, als ob allemal die Verbindungen, die eine Hydroxylgruppe am Benzolring enthalten, die physiologisch stärkst wirksamen sind. Vergl. pag. 536.

§ 129. Carbolsäure — Phenol.

I. Die Carbolsäure, das Phenol, ganz rein weisse rhombische Tafeln, in weniger reinem Zustand eine röthliche bis rothe krystallinische Masse. — Schmelzpunkt 40 bis 41° C. Siedepunkt 183,3 bis 184° C.

Die Löslichkeit der Carbolsäure in Wasser hängt von der Reinheit ab. Die ganz reine löst sich bei gewöhnlicher Temperatur zu etwa 6%: je unreiner, desto geringer ist die Löslichkeit: von den gewöhnlichen guten Handelssorten ist die 5procentige Lösung die gesättigte: — leicht löst sich Phenol in Kali- und Natronlauge, schwer in Ammoniak, sehr wenig in Soda. In jedem Verhältniss mischbar mit Alkohol und Aether, leicht löslich in Schwefelkohlenstoff. Chloroform, Glycerin, fetten Oelen. — 100 Theile der krystallisirten Carbolsäure geben mit 10 Theilen Wasser das Acidum carbolisum liquefactum, das sich in 18 Theilen Wasser zur gesättigten wässerigen Lösung löst. Reaktionen: mit Eisenchlorid violette Färbung; mit Bromwasser weissen Niederschlag, der nach einiger Zeit krystallinisch wird ($C_6H_2Br_3OH$). quantitative Bestimmung: Ammoniak und Chlorkalk bei Erwärmen Blaufärbung, mit salpetersaurem Millons Reagenz bei Erwärmen Rothfärbung. —

II. Die Carbolsäure ist ein sehr heftiges Gift, das bei jeder Art der Application örtliche und allgemeine Erscheinungen machen kann. Die Angabe (z. B. Hamberg: B. B. IV. pag. 751), dass die reinen Präparate weniger giftig seien, ist unrichtig. Die Vergiftungen geschehen gelegentlich des arzneilichen Gebrauchs (durch die therapeutische Verwendung an den verschiedensten Stellen), dann durch Verwechslung der Lösungen mit anderen Arzneien, endlich ist die Carbolsäure vielfach zum Selbstmordversuch verwendet[1]).

Die Carbolsäure wird von Wunden, von Schleimhäuten und von der äusseren Haut aus resorbirt, und zwar geschieht die Aufnahme ausserordentlich rasch. Ausserdem bringt sie überall örtliche Veränderungen, Aetzungen und andere Störungen hervor, so dass verschiedenartige Vergiftungsbilder zu untersuchen sind.

III. Die Erscheinungen, die nach dem Verschlucken grosser Carbolsäure-Mengen sich einstellen, sind ausserordentlich schwere und endigen häufig in sehr kurzer Zeit, manchmal in 12 bis 15 Minuten mit dem Tode. — Der Vergiftete fühlt selbst in vielen Fällen die schwere Intoxikation: doch fehlt auch manchmal diese Empfindung. Gewöhnlich sind die Schmerzen in Mund, Rachen und Magen wenig intensiv und werden bald ganz verdeckt durch die Allgemeinerscheinungen der schweren centralen Lähmung. Sofort in den ersten 3 bis 4 Minuten kommen die Zeichen des tiefsten Collapses und der rasch bis zu Bewusstlosigkeit sich steigernden Betäubung[2]). Die Patienten werden blass: Schwindel und ein eigenartiges Gefühl von Benommensein im Kopf stellt sich ein: Dann kommt (in 4 bis 5 Minuten) vollständige Bewusstlosigkeit, mit completer Anästhesie und Bewegungsunfähigkeit. Das Gesicht bleibt blass, wird selten cyanotisch, Erbrechen kommt in den schweren Fällen nicht spontan, und ist auch durch Kitzeln des Schlundes nicht mehr auszulösen. (Brechmittel sind natürlich noch weniger wirksam und desshalb nicht zu verwenden.) Die Patienten sinken gelähmt zusammen, alle Reflexe sind erloschen; mitunter stellen sich Delirien ein (unverständliches

[1]) Zusammenstellungen der Vergiftungsfälle:
Husemann, Th.: N. Jahrb. Pharmac. 36 (1871). pag. 129.
Böhm: Handbuch Intoxikationen 1880.
Kobert: Schmidt's Jahrb. 1882. Bde. 193 und 194.
Harris: Lancet 28. Novbr. 1896. gibt eine wichtige Zusammenstellung der tödtlichen Carbolvergiftungen in England, die darnach in erschreckender Zahl zunehmen. Das früher von den englischen Selbstmördern bevorzugte Opium ist jetzt vom Phenol um mehr als das Doppelte überholt.

[2]) Vergl. z. B. Friedberg in Virchow's Archiv 83 (1881), pag. 132.

Schwätzen). Die Athmung wird langsam, oft mühsam, fast immer laut, schnarchend. Der Puls meist beschleunigt, schwach. Die Extremitäten werden kalt. Häufig sind Krämpfe angedeutet (die als allgemeine klonische Krämpfe bei Thieren ein ganz wesentliches Symptom des Carbolismus sind). Starrheit der Rückenmuskeln, schwere Convulsionen der Beine, leichter Trismus (bei sonst vollständiger Lähmung) werden angegeben. Die Pupillen sind gewöhnlich verengert, mit noch träger Reaktion auf Lichteinfall, bei zunehmender Lähmung tritt starke Erweiterung auf. Die schnarchenden Athemzüge treten nach und nach mit immer längeren Pausen ein, der Puls wird unfühlbar, die Haut wird immer blasser und kälter und bald erfolgt im tiefsten Collaps der Tod.

IV. Der Sektionsbefund ergibt nichts Charakteristisches. Die Schleimhaut des Magens zeigt neben nekrotischen Stellen hämorrhagische Entzündung (cf. pag. 54). Die Venen des Magens enthalten einen schmutzigbräunlichen schmierigen Inhalt. Von Einigen wird flüssiges, dunkelfarbiges Blut als typischer Befund angegeben, was von Anderen widerstritten wird. (Ueber Blut und Lungenbefunde siehe unten.)

V. Die Behandlung dieser akutesten Phenolvergiftung muss zu allererst das Gift aus dem Magen entfernen. Da Brechmittel nicht mehr wirksam sind, so muss auf alle Fälle der Magen ausgespült werden. Nach einer Zusammenstellung in den Therapeut. M.-H. 1891. pag. 315 endigten von 12 solchen innerlichen Carbolvergiftungen die 5 Fälle mit Genesung, bei denen sofort reichlich der Magen ausgespült wurde: die 7 andern verliefen letal. Bei zwei Kindern, die je 1 Esslöffel voll Acidum carbolicum liquefactum erhalten hatten, wurde schleunigst (d. i. doch erst nach 10 Minuten die Schlundsonde angewendet: sie kamen trotz der schwersten Erscheinungen durch. (Therap. M.-H. 1889. pag. 482 und ibidem 1891. pag. 313; siehe nach Oberst: Berlin. Kl. Wochschr. 1872. pag. 157.) Zur Spülung wird die Lösung von schwefelsaurem Natron empfohlen. (Carbolsäure gibt im Stoffwechsel mit Schwefesäure die Paarung zur ungiftigen Phenylätherschwefelsäure.) Da im Magen diese entgiftende Wirkung des schwefelsauren Natrons nicht geschieht, ist dessen Gebrauch ohne Bedeutung. Werthvoller ist die Empfehlung des Kalkwassers, weil Carbolsäure mit Aetzkalk eine unlösliche Verbindung bildet. Indess ist diese Verbindung doch so leicht löslich, dass z. B. 5% Carbolsäure mit gesättigtem Kalkwasser (1 CaO:700 Wasser) keine Trübung mehr gibt. Etwas anderes ist der Vorschlag, gegen Carbolsäure Zuckerkalk[1]) zu geben, da letzterer mit Carbolsäure eine Fällung erzeugt[2]). — Neben dieser wichtigsten Maassregel werden

[1]) Husemann: N. Jahrb. d. Pharmac. 36 (1871), pag. 129. 1 $Ca(OH)_2$ + 3 Zucker + 12 Wasser werden längere Zeit digerirt. — Das Filtrat unter Kohlensäureabschluss zur Trockne gebracht: $C_{12}H_{22}O_{11} + CaO$? — Sirupus Calcis (mit etwa 0,6% Kalk) esslöffelweise.

[2]) Gewisse gelegentliche Beobachtungen sprechen dafür, dass Carbolsäure bei saurer Reaktion schneller resorbirt wird, als bei alkalischer. Das Ammoniak wurde von Hamilton (Lancet 1879) als ein Antidot bezeichnet. — Husemann hat die besten Erfolge vom Zuckerkalk gesehen: kohlensaurer Kalk erwies sich weniger zweckmässig. In Reagenzglasversuchen habe ich Magnesia usta (in dicker Aufschlämmung) als ein sehr wirksames Bindungsmittel des Phenols gefunden: in Thierversuchen ist sie nicht geprüft. Die älteren Antidote, Baumöl, Glycerin, Curare sind als unbrauchbar mit Recht vergessen (Huseman: N. Jahrb. d. Pharm. 36 [1871], pag. 129).

eine Reihe kleinerer therapeutischer Eingriffe zweckmässig mit ausgeführt. Gegen die Temperaturerniedrigung wendet man warme Tücher, Wärmflaschen an. Zur Besserung des Herz-Collaps wird Aether oder Camphor subcutan applicirt, auch starken und mussirenden Wein hat man esslöffelweise (auch als Chlysma) gegeben. Die Athmung wurde durch Aufspritzen kalten Wassers auf Stirn etc. anzuregen versucht. (Siehe auch nächsten Passus.)

VI. Von Einzelpunkten sei folgendes gesagt: In Mund- und Rachenhöhle sieht man diffus weissliche Stellen oder einzelne Flecken. Die Schleimhaut ist im Ganzen geschwollen und geröthet. Doch ist in der reichen neuesten englischen Casuistik auch ausdrücklich das Fehlen aller sichtbaren Veränderungen berichtet. Nach englischen Autoren soll das Betupfen mit Alkohol den Schmerz alsbald aufhören machen. -- Die Erscheinungen, die von der Verätzung kommen, sind überhaupt nicht sehr schwer: das Schlingen ist meist in den ersten Tagen, ja sogar Stunden wieder möglich. Ueber Brennen und Druck wird natürlich geklagt. Mit der Ernährung muss man allemale äusserst vorsichtig sein, am besten wird man nur gekühltes Getränke esslöffelweise reichen und weiterhin die Ernährung durch Chlysmen (Wein, Eier, Milch und ähnliches) versuchen. Von verschiedenen Seiten wird die günstige Einwirkung des Alkohols gegen den Collaps hervorgehoben und besonders betont, dass selbst nach grossen Gaben Wein keine ungünstige Nebenwirkung sich eingestellt habe. Erbrechen tritt bei Besserung des Zustandes oft erst nach Wiedereintreten des Bewusstseins auf; letzteres stellt sich unter langsamer Besserung des Zustandes (Erwärmen des Körpers, Zunahme des Pulses und der Respiration, Wiedererscheinen der Reflexe) im Laufe von 4 bis 8 Stunden ein. Häufig sind Beschwerden am Larynx vorhanden, heisere Stimme, Husten, Auswerfen von gefärbten Sputum: weiter wird Bronchitis, verbreitetes Rasseln und öfter Dämpfung (Pneumonie) berichtet. Diese Lungenaffektionen nach Carbolsäure sind in neuerer Zeit Gegenstand näheren Studiums gewesen (Silbermann: Deut. med. Wochschr. 1895. 41. und Heffter in Schmidts Jahrb. 257, referirend). In manchen Fällen handelt es sich zweifelsohne um Aspiration von Carbolsäure, bei anderen aber nehmen die Autoren eine allgemeine Ursache an. Diese selbst sehen Manche (Langerhans) in der Ausscheidung der Carbolsäure durch die Lungen. Silbermann dagegen erklärt diese Störungen aus „Blutbeschädigungen". Es sind Infarkte in den Lungen, zahlreiche kleine Blutungen auf der Pleura und Thromben in den Pulmonalis-Aesten nachgewiesen.

Von Blutveränderungen hat Cöster (Viertjahrschr. ger. Medicin 3. F. XI. 2. 1896. pag. 303) folgendes beschrieben. Reducirt man Blut mit Schwefelammon, so entsteht das breite Band des reducirten Hämoglobins bei spektroskopischer Betrachtung. Gibt man jetzt Carbolsäure zu, so verschwinde dieses Band und es erscheine ein neues an der Grenze von Gelb und Grün. Ich kann diese Angabe nicht bestätigen: Zusatz von mässigen Carbolmengen ändert keine erkennbare Reaktion des reducirten Hb. Silbermann l. c. hat in einem Falle von Carbol-Vergiftung Hämoglobinurie und Icterus auftreten sehen. Weiterhin beschreibt er: zahlreiche geschrumpfte Erythrocyten, einzelne Schatten, eigenartig weiche Beschaffenheit der Erythrocyten, die sich mit Methylviolett nicht färbten. — Weiterhin gehört hieher der Befund eines schmutzigbräunlichen Inhaltes in den Magenvenen (siehe oben Sektion). Endlich vergleiche man bei Carbolgangrän die Ausführungen von Frankenberger.

Weiterhin ist das Verhalten der Körperwärme beachtenswerth. Während der Intoxikation ist dieselbe deutlich und beträchtlich herabgesetzt, so dass man das Phenol sogar als Fiebermittel empfohlen und benützt hat (cf. hierüber z. B. Binz: Vorlesungen über Pharmakologie). Diese Anwendung ist mit Recht verlassen, da es sich hiebei wohl um Collaps-Temperaturen handelt. Nach Vorübergehen der Lähmungs-Erscheinungen ist wiederholt ein Steigen der Temperatur (oder vielmehr ein unregelmässiges Auf- und Abwogen der Temperatur, zwischen 39,5 und 36°, als wenn der Körper die „Regulirung" verloren hätte) beobachtet worden. Carbolfieber. Ueber Ausscheidung der Carbolsäure siehe später. — Die Verätzungen im Mund und Rachen reinigen sich bald und heilen, soweit bekannt, ohne strikturirende Narben zu hinterlassen, aus. Längerdauernde Schädigung der Magenfunktionirung (durch Cessiren der Drüsenabsonderung) scheint nicht beobachtet zu sein.

VII. Die Dosis letalis wird verschieden angegeben, wie mir scheinen will, gewöhnlich zu hoch[1]). In dem viel citirten Fall von Friedberg (Virchow's Arch. 83) wurde gerichtlich constatirt, dass 8,5 gr den Tod eines jungen starken Mannes in 12 Minuten herbeigeführt hatten. 3 gr in die Pleurahöhle gebracht (Nieden: Berl. kl. Wschr. 1882) erzeugten in kürzester Zeit Bewusstlosigkeit (nicht den Tod!). Einreibungen auf die Haut, wobei überhaupt 13 gr verbraucht waren, hatten in wenigen Minuten den Tod zur Folge (Köhler: Württemb. Corr.-Bl. 1872): hierbei war doch nicht Alles resorbirt worden! Weiter wird berichtet (Therap. M.-H. 1890 pag. 644), dass 1,5 gr in kurzer Zeit den Tod eines starken 24jährigen Mädchens verursacht haben (Selbstmord, Trinken einer 3% Lösung). Durch ein Chlysma von 0,8 gr wurde schwere Intoxikation erzeugt (Prätorius: Berl kl. Wschr. 1879). Gewiss sind viel grössere Mengen schon überstanden worden: aber die citirten Fälle beweisen doch, dass wenige Gramme auf einmal ins Blut gekommen, lebensbedrohliche Veränderungen herbeiführen. Die Schnelligkeit der Aufsaugung kommt dabei wesentlich in Betracht. Bei leerem Magen wird Aetzung und Resorption schlimmer, bei gefülltem nicht so schwer und schnell verlaufen. — Kinder sollen besonders empfindlich sein. Auch Marasmus jeder Art soll die Empfänglichkeit erhöhen. —

VIII. Es ist schon erwähnt, dass die Carbolsäure von allen Oberflächenstellen aus resorbirt wird. Es kann darum bei unvorsichtiger therapeutischer Anwendung jeder Art Vergiftung vorkommen. Als sehr rasch resorbirende Flächen gelten die Schleimhäute, besonders des Uterus, Mastdarms, Magens; weiter die serösen Häute, das Bauchfell wird mit Recht ganz besonders gefürchtet, dann Knochenhöhlen und Knochen. Subcutane Application macht bei Thieren rasch die schwersten Erscheinungen. Auch durch Anpinselung grosser Flächen der äusseren Haut sind schnelle und schwere Intoxi-

---

1) Von O. Löw (System der Giftwirk., pag. 50) werden 10 bis 20 gr, bei Kobert (Toxikologie) 10 gr als Dosis letalis bezeichnet; diese Angaben scheinen mir geeignet, unrichtige Vorstellungen über die hohe Giftigkeit des Phenols zu erwecken.

kationen entstanden. — Dagegen sollen nach Ueberrieselungen von Wundflächen, durch Inhalation zerstäubter Lösungen, auch durch Application carbolgetränkter Verbandstücke Intoxikationen von etwas anderem Verlauf und anderem Aussehen, als oben geschildert ist, sich ausbilden[1]).

In schweren Fällen (Mastdarm-, Uterus-Injektionen) kommt ganz der Symptomencomplex wie eingangs geschildert. Die Vergifteten sind in etwa 5 Minuten vollständig bewusstlos, und im tiefsten Coma kommt in wenigen Minuten, manchmal auch erst in Stunden der Tod. Dasselbe ist nach Hautpinselungen gesehen

In leichteren Fällen zeigt sich rauschartiges Benommensein (zuweilen auch Aufregung), Kopfschmerz, Schwindel, starkes Schwächegefühl, Parästhesien in Händen und Füssen, Brechneigung, Nausea, Erbrechen; Temperatur sinkt, Puls wird schlecht. Alle diese Erscheinungen gehen in kurzer Zeit ($^1/_2$ bis 1 h) ohne jede Nachwirkung zurück. — Von besonderer Behandlung ist nichts zu sagen.

IX. Anders ist, wie schon erwähnt, in seinem Verlauf das Vergiftungsbild, das an solchen chirurgisch operirten Patienten sich einstellt, bei denen während der Operation und zum Verband viel Carbollösung verbraucht wurde. Dieser akute Carbolismus der Chirurgen wird so beschrieben: Operation nebst Narkose werden gut überstanden. Der Patient collabirt aber im Laufe einiger Stunden, das Gesicht wird bleich, die Haut ist mit kaltem Schweiss bedeckt, die Pupillen werden weit, das Auge matt, Würgen und Erbrechen, das beständig fortdauert, stellt sich ein, das Athmen wird mühsam, der Puls nicht mehr zu fühlen, die Temperatur subnormal. In schlimmen Fällen steigert sich der schwere Collaps zum Tode: in günstigeren tritt eine langsame Erholung von allen Erscheinungen ein: das Erbrechen lässt nach, die Temperatur wird normal, der Puls wird besser. — Hervorgehoben sei, dass die Chirurgen selbst der Carbolsäure diesen Collaps als Wirkung nur dann zuschieben, wenn er mehrere Stunden nach dem Erwachen aus der Chloroform-Narkose sich einstellt. Weiter wird besonders betont, dass Frauen und Kinder unverhältnissmässig häufiger als starke Männer von diesem Carbolismus befallen werden. — Was im Gegensatz hiezu „chronischer Carbolismus" genannt wird, ist wohl nur eine mildere und langsamer ablaufende Form des Wund-Resorptions-Carbolismus. Unruhe, schlechtes Allgemeinbefinden, Mangel an Appetitt, Kopf-

[1]) Die Gründe für das nach der Chloroform-Inhalation etwas anders, gleichsam verschleppt aussehende Ablaufen des Carbolismus kann man in der „combinirten" Vergiftung, in der durch die schlechte Circulation verlangsamten Ausscheidung und ähnlichem suchen. Warum aber bei Inhalation des Carbolspray die Intoxikation anders aussehen soll, ist nicht sofort klar. — Die Schnelligkeit der Resorption ist jedenfalls von ausschlaggebender Bedeutung. Die Carbolsäure wird im Organismus ja dadurch „entgiftet", dass sie in Phenylschwefelsäure umgewandelt wird: geschieht die Resorption so langsam, dass die Umwandlung des Phenols fast gleichen Schritt halten kann, so werden die Symptome nur schwach ausgeprägt und langehin verzögert erscheinen. — Dass in den Lungen Carbolsäure resorbirt wird, ist nicht zu bezweifeln. Von Falkson (Archiv f. klin. Chirurgie 26 [1881], pag. 204) ist mitgetheilt, dass nach $2^1/_2$stündigem Aufenthalt im Carbolspray der in den nächsten 24 Stunden gelassene Harn mehrere Gramm Carbolsäure enthalten habe (!). — Die gleich hohe Ausscheidung wird von carbolbehandelten Kranken beschrieben, die fast keine Vergiftungssymptome gezeigt hatten. Es bleibt hier kaum eine andere Erklärungsmöglichkeit, als dass bei der verzögerten Aufnahme die entgiftenden Gegenwirkungen des Organismus kräftig und ausreichend funktioniren können.

schmerz, Schwäche, Uebelkeit und Erbrechen kennzeichnen dieses Vergiftungsbild, das ohne weitere Behandlung in kurzer Zeit spurlos zur Norm zurückgeht.

X. Eine andere Frage ist die, ob nicht solche Leute, die ständig berufsgemäss mit Carbolsäure zu thun haben, als z. B. Chirurgen oder Arbeiter in Verbandstoff- oder chemischen Fabriken durch die fortgesetzten kleinen Vergiftungen sich ein chronisches Siechthum irgend welcher Art zuziehen. Die Frage hatte früher höheres praktisches Interesse, weil durch den bei allen Operationen benützten Carbol-Spray fortgesetzt nicht unerhebliche Phenolmengen eingeathmet wurden: sie wurde von verschiedenen Chirurgen discutirt, aber nicht gleichartig beantwortet[1]). Während die Einen einen Carbolmarasmus und sogar Todesfälle in Folge hievon als wahrscheinlich annehmen, leugnen andere Chirurgen eine solche Wirkung. Ja es gibt sogar Angaben, nach denen bei fortgesetzter Carbolzufuhr eine zunehmende Toleranz gegen das anfänglich stark wirksame Gift sich ausgebildet habe. Auf alle Fälle erscheint mir eine definitive Entscheidung dieser Frage noch nicht möglich. Dass einzelne gegen Phenol besonders empfindliche Individuen schwerer und länger zu leiden hatten, berechtigt noch nicht, einen besonderen Carbolmarasmus aufzustellen.

XI. Die Ausscheidung der aufgenommenen Carbolsäure geschieht sehr rasch und vollständig im Harn (und diese Thatsache, sowie die der raschen Erholung vom akuten Carbolismus spricht sehr bestimmt gegen die Existenz des Carbolmarasmus). Schon $^1/_4$ Stunde nach der Aufnahme zeigt der Harn deutliche Carbolreaktion, das meiste ist nach 4 bis 5 Stunden ausgeschieden: nach 12 Stunden erscheinen nur noch verschwindend kleine Mengen[2]). Zerstört wird die Carbolsäure wahrscheinlich nicht: sie erscheint in Form der schon genannten Umwandlungsprodukte. In sehr geringen Mengen hat man Carbolsäure gefunden: das meiste wird in Form gepaarter Schwefelsäure (Natriumsalze), (die in der Leber entstehen), mit dem Harn ausgegeben. Baumann in Pflüger's Archiv 12 (1876) pag. 69 und 13 (1876) pag. 285. — H. S. Z. 10 (1886) pag. 123 und an anderen Stellen. — Diese Aetherschwefelsäuren sind so gut wie ungiftig: Stolnikow: H. S. Z. 8 pag. 281.

Da im Organismus das Phenol zu Aetherschwefelsäure wird, hat man vorgeschlagen, zur Unterstützung dieser chemischen Aktion schwefelsaure Salze in den Stoffwechsel einzuführen (Deut. Zeitschr. Chirurgie 9. [1875] pag. 356). Die theoretischen Ueberlegungen, auf welche sich der Vorschlag stützt, sind aber unzutreffend oder wenigstens

---

1) Vergleiche z. B. Czerny: Deut. medic. Wochschr. 1882, Nr. 6.
Küster: Archiv klin. Chirurgie 23, pag. 117.
Müller: Virchow's Arch. 85 (1881), pag. 244.

2) Tauber (H. S. Z. 2, 1878, pag. 366) und Auerbach (Virchow's Archiv 77, 1879, pag. 226) haben solche quantitative Bestimmungen bei Hunden ausgeführt. Ein sehr merkwürdiger Versuch stammt von Schaffer (Journal prakt. Chemie N. F. 18 [1878], pag. 282). Schaffer fand bei Bestimmung der gepaarten Schwefelsäure im Harn, dass diese genau im Verhältniss des aufgenommenen Phenols vermehrt war. — Oxalsäure, die früher als Oxydationsprodukt der Carbolsäure gegolten hatte, wurde nicht gefunden, weder im Harn noch im Blut.

nur theilweise richtig (Tauber: A. e. P. Ph. 36 pag. 197). Ob schwefligsaures oder vielleicht unterschwefligsaures Natron brauchbar sind, müssen Versuche entscheiden. Interessant ist die schon erwähnte Beobachtung, dass der thierische Organismus bei Mangel an schwefelsäurebildendem Material[1]) das Phenol mit Glykuronsäure paart (Schmiedeberg: A. e. P. Ph. 14 pag. 306). Ein wesentlicher Theil der Carbolsäure wird zu Bioxybenzol $\left(C_6H_4{OH \atop OH}\right)$ oxydirt und zwar entsteht viel Hydrochinon, Brenzkatechin dagegen nur in sehr geringen Mengen. (Resorcin ist nicht gefunden): beide Bioxybenzole erscheinen im Harn als Aetherschwefelsäuren (Baumann und Preusse: H. S. Z. 3 [1879] p. 156 f.). Durch die weitere Oxydation dieser (?) Bioxybenzole sollen die dunkel gefärbten Oxydationsprodukte entstehen, die die Färbung des sogen. Carbolharns verursachen. Manchmal wird der Harn schon dunkel gelassen (grünlich-schwarz), in anderen Fällen erscheint zunächst der Harn bernsteingelb und wird erst beim Stehen an der Luft immer stärker gefärbt (grünlich bräunlich bis schwarz). Alkalische Reaktion begünstigt die Färbung (ist für dieselbe nothwendig?). Das Dunkelwerden ist eine Oxydationswirkung, wie man deutlich am Vorschreiten der Verfärbung sehen kann. Solch dunkler Harn enthält noch reichlich Hydrochinonschwefelsäure. Die Intensität der Dunkelfärbung soll mit dem Phenolgehalt parallel gehen. Carbolharn ist in der Regel concentrirt (abnorm hohes specifisches Gewicht): es wird desshalb reichliches Trinken, sowohl als Schutzmittel für die Nieren wie als Hilfsmittel zur Beschleunigung der Ausfuhr empfohlen: das Allgemeinbefinden werde besser, die Späterscheinungen nach Operationen rascher gehoben. — Die Mengen, die an solchen Phenolumwandlungsprodukten von Patienten die nach Lister behandelt wurden, in 24h zur Ausscheidung gelangten, waren sehr hoch (bis über 5 gr). Hie und da erscheinen nach Carbolaufnahme im Harn Eiweiss und Cylinder. In den meisten Fällen der schweren akuten Intoxikationen, bei denen sich überhaupt Angaben finden, wird ausdrücklich bemerkt, dass der „Carbol"-Harn eiweissfrei war. — In einzelnen Fällen, die zur Sektion gekommen sind, wird Hyperämie und Schwellung der Rindensubstanz, auch Veränderung an den Epithelien der ersten Wege beschrieben. Es ist noch nicht klar woher dieser Unterschied kommt und ob überhaupt Nierenveränderungen zum eigentlichen Bereich der Carbolwirkung gehören. (Für Thiere erwähnt Husemann ausdrücklich, dass Albuminurie ein ganz inconstantes Vorkommen sei, fügt aber bei, dass meistens die Harnsecretion vermindert oder unterdrückt gefunden werde.)

XII. Durch die äussere Haut geht Phenol hindurch und macht dabei auch örtliche Störungen. Reines Phenol oder Acidum carbol. liquefactum setzt einen weissen pergamentähnlichen Fleck mit vollständiger Gefühllosigkeit. Die Verschorfung soll (nach Lemaire: De l'acide phénique etc. Paris 1865) nicht über den Papillarkörper hinaus sich erstrecken. Sehr langsam heilen diese Stellen ab. Die 5 procentige Lösung macht bei etwas längerer Berührung (z. B. an den Fingern

[1]) Ich erinnere mich, die Behauptung gelesen zu haben, nach Carbolaufnahme sei der Eiweisszerfall, daher auch die Schwefelsäurebildung im Organismus vermindert.

der die Instrumente besorgenden chirurgischen Assistenten) Parästhesien (Kriebeln, Pelzig sein), die Tage lang anhalten können. Die Haut wird runzelig, trocken, spröde.

XIII. Ein sehr schwerer Zufall ist die Carbolgangrän. Sie entsteht durch Dauerumschläge von wässeriger Phenollösung auf die unverletzte Haut und ist immer noch ein sehr häufiges Vorkommniss. (Frankenburger: Dissertation, Erlangen 1891. Leusser: München. medic. Wochenschr. 1896. pag. 338 . .) Schon 2procentige Lösungen (rascher natürlich stärkere) bringen sie zu Stande. Der häufigst befallene Ort sind Finger und Zehen: doch kann sie überall entstehen. Schon nach 5 bis 6 Stunden hat man sie fertig und ausgebildet gesehen. Der Verlauf ist der, dass zuerst ein örtliches stärkeres Brennen auftritt, das bald nachlässt und im Gegentheil in Gefühllosigkeit umschlägt. Nach einigen Stunden soll sich wieder Schmerzhaftigkeit geltend machen: wird dann der Umschlag entfernt, so ist die Haut schon weiss oder schwarzbraun und gegen Nadelstiche unempfindlich. — Die Genesis dieser stets als „trockne Gangrän" auftretenden Veränderung ist nicht klar. Zur Zeit der ausschliesslichen Herrschaft der Carbolsäure auf den grossen chirurgischen Kliniken haben manche Assistenten oft durch Stunden fortgesetzt in die Carbolsäure greifen müssen: es ist aber von dieser Carboleinwirkung das Vorkommen von Gangrän nicht berichtet. — Da auf alle Fälle diese Gangrän mit Störungen in der Blutversorgung in Zusammenhang gebracht werden muss, so ist diese Beobachtung der Chirurgen von Wichtigkeit, weil sie beweist, dass durch die Carbolbenetzung allein, wenn nur durch aktive Bewegung für gute Circulation gesorgt wird, die Gangrän nicht entsteht. Die gewöhnlich gegebene Erklärung geht dahin, die Carbolsäure wirke örtlich auf die Vasomotoren oder auf die Gefässe, verengere die letzteren und daher Gangrän durch Ernährungsstörung. Frankenburger gibt die andere Erklärung, die er durch Thierversuche stützt: dass das erste eine Veränderung des Blutes (der weissen und roten Blutkörperchen) sei: es entstehe zuerst Stase und dann Thrombose, aus der leichteren Gerinnbarkeit, die durch die Aenderung der Blutkörperchen bedingt sei. Die Veränderung beginne in den Venen und greife dann erst auf die Arterien über. — Die Behandlung soll möglichst conservativ geleitet werden.

Nicht selten sind (besonders häufig bei hellblonden Individuen) Carbol-Ekzeme. Zuerst beginnt die Störung am Orte der Application, kann sich aber von da aus weiter über den Körper verbreiten. Das Erste ist Erythem, aus dem dann durch Bläschenbildung sich das Ekzem entwickelt: die Entzündung der Haut steigert sich bei Einzelnen bis zum Auftreten von Eiterblasen (Pemphigus), die zu langwieriger Eiterung und erst nach Wochen zur Heilung führen. — Seltener kommt es zu Urticaria.

XIV. Von Elementarwirkungen der Carbolsäure wissen wir wenig Zuverlässiges. Fünfprocentige Lösungen fällen Eiweiss, auch Blut, dreiprocentige machen nur noch Trübung. Die Blutveränderungen sind schon besprochen. Es sei dazu noch nachgetragen, dass ältere Autoren von besonderen Versuchen immer negativen Erfolg angeben.

XV. Vergiftungsversuche an Thieren sind vielfach angestellt[1]). Frösche zeigen im Wesentlichen nur Lähmungserscheinungen aller Gebiete, selten klonische Krämpfe.

Von den Säugethieren sind die Katzen die empfindlichsten, weniger reagiren Hunde, noch geringer Kaninchen. Das hervorstechendste Zeichen der Intoxikation sind heftige klonische Krämpfe der gesammten Muskulatur, denen bei tödtlichem Verlauf Collaps und Lähmung folgt. Sinken der Temperatur und Respirationsabnahme sind regelmässig vorhanden. Weiter wird als constantes Symptom Vermehrung der Thränen- und Speichelabsonderung angegeben. Die Krämpfe sind centraler Natur: sie hören auf nach Durchschneidung der motorischen Nerven, sowie auf Chloroform. —

Anhang.

Für die gechlorten Derivate des Phenols macht Binet die Angaben, dass die Giftigkeit geringer sei als die der Muttersubstanz: am ungiftigsten Jod-, dann Brom-, dann Chlorphenol. — Näheres Travaux du Laboratoire de Thérapeutique .... par Prévost (et Binet): Genf 1896 pag. 143—221. — Auch die Referate über die jetzt schon vielgeübte therapeutische Anwendung der Chlorphenole (besonders Parachlorphenol zu 5 bis selbst 20 procentiger Lösung in Glycerin bei Kehlkopftuberkulose) wissen nichts von auffälligen üblen Nebenwirkungen. Vergleiche hiezu Simanowsky in Therap. M.-H. 1894. pag. 329.

§ 130. Die rohe Carbolsäure und die Kresolpräparate.

1. Als rohe Carbolsäure kommen schwarze theerähnliche Flüssigkeiten im Handel vor, die für Desinfektionszwecke bestimmt sind. Die Zusammensetzung dieser Gemenge hat sich nach und nach wesentlich geändert. Während noch die erste Auflage des deutschen Arzneibuches für die rohe Carbolsäure einen Gehalt von 50 procent Phenol forderte, ist in der heutigen (nicht mehr officinellen) rohen Carbolsäure entweder gar keine oder nur geringe Mengen von Carbolsäure enthalten; als solche wird vielmehr ein Gemenge von verschiedenen höher siedenden Theerölen verkauft, unter welchen besonders die Kresole vorwiegen. Dass solche Gemenge bei gelegentlich vorkommenden Unglücksfällen zu tödtlichen Vergiftungen führen können, dafür sei nur beispielsweise ein solcher von Reubold beschriebener Fall angeführt. Ein 60 jähriger Mann trank durch Verwechselung einen Schluck roher Carbolsäure (für Stallreinigung bestimmt). Nach einer Stunde fand man ihn bewusstlos, leise athmend; nach 2^h trat unter Weitergehen der Lähmung der Tod ein. — Der Sektionsbefund war fast negativ; nur im Magen deutlich geschwellte geröthete Flecken, kein Blutaustritt.

[1]) Buchholtz: Dissertation, Dorpat 1866.
Husemann und Ummethun: Deutsche Klinik 1870 und 71. refer. Jahresber. Pharmacie 1870 u. 71 und N. Jahrb. f. Pharmacie 36 (1871), pag. 129.
Salkowski, E.: Pflüger's Archiv 5, pag. 335.
Hoppe-Seyler: ibidem 5 pag. 470.
Tardieu: Gazette des hôpitaux 1871. Gies: A. e. P. Ph. 12. p. 401 etc. etc.

II. Die Präparate des Rohkresols.

Nachdem einmal festgestellt war, dass den schwer löslichen und höher siedenden Phenolen, die in den sogenannten Theerölen vorkommen. und hierunter speciell den Kresolen eine noch energischere fäulnisswidrige Wirkung zukommt als der Carbolsäure selbst, hat die Industrie eine Reihe von Präparaten hergestellt, in denen durch geeignete Zusätze die Löslichmachung dieses Rohkresols angestrebt und zum guten Theil auch in zweckmässiger Form erreicht ist. Die Desinfektions-Technik sowohl als die ärztliche Antiseptik hat diese Präparate vielfach in Verwendung genommen: es sind dadurch Intoxikationen vorgekommen, und darum muss von diesen Präparaten kurze Erwähnung geschehen. —

1. Saprol (Nördlinger) ist ein für grobe Desinfektionszwecke bestimmtes Präparat, bestehend aus Rohkresolen (die noch Pyridinbasen etc. enthalten) und Kohlenwasserstoffen (aus Petroleumrückständen?), welch letztere dem Gemisch ein specifisches Gewicht geringer als Wasser geben. Es soll auf dem Senkgruben-Inhalt schwimmen und langsam seine wasserlöslichen Bestandtheile an die tieferen Schichten abgeben, welche Forderungen es in der That gut erfüllt. Natürlich ist dieses Gemisch schwer giftig. Ernstlich zu beanstanden ist, dass es in Wasserkrügen verpackt in den Handel gebracht wurde.

2. Sapocarbol, Kresolin . , . sind Rohkresole (mit Pyridinbasen und Kohlenwasserstoffen), durch Harzseife löslich gemacht. Während die Kresole beim Verdünnen mit Wasser in Lösung bleiben, fallen die Kohlenwasserstoffe aus, daher die milchige Trübung, die beim Wasserzusatz in diesen Präparaten sich einstellt.

3. Ein ganz ähnliches Präparat ist das Kreolin Pearson, das eine Zeit lang wegen kräftiger desinfektorischer Wirkung und angeblich geringer Giftigkeit vielfach in der ärztlichen Praxis verwendet wurde. Es ist eine schwarze, theerähnliche Flüssigkeit, eine Lösung höher siedenden Theeröls in Harzseife, von schwach alkalischer Reaktion. Die Zusammensetzung wird angegeben: Kohlenwasserstoffe 45 %, Phenole 13 % (Phenol, Kresol, Xylenol, Phlorol), Pyridinbasen 2 bis 3 %, Harz (?) 32 %, Wasser 5 bis 6 %. — Bei Verdünnung mit Wasser entsteht starke milchige Trübung, ausgefallene Kohlenwasserstoffe. Gebraucht wurden 0,5 bis 2 % Lösungen (d. i. Verdünnungen). Auch von diesem Präparat sind Giftwirkungen beobachtet, deren Gelegenheitsursachen waren: Trinken des Präparates (von Irren eines Krankenhauses), Blasenspülung, Uterusspülung etc. Eine tödtliche Vergiftung wird auf eine Uterusspülung (4 mal 1 Liter einer 1 % Lösung) berichtet: schwerer Collaps, unstillbares Erbrechen, Temperaturabfall bis 36°, Tod wenige Stunden nach Ausbruch der Intoxikationserscheinungen unter tiefstem Collaps. Aus dem Erbrochenen, das wie der Harn, stark nach Kreolin roch. war Phenol darstellbar (Therap. M.-H. 1888, pag. 480). —

Collaps und Carbolharn wird wiederholt geschildert (z. B. Ther. M.-H. 1889, pag. 434): auch Exantheme sind beobachtet. In dem Falle, wo drei Irren Kreolin getrunken hatten, waren Collaps, Erbrechen, kühle Haut, Durchfälle von grünlich gefärbten Massen, schlechter Puls, Temperaturabfall — wiederholentlich ist aber auch Fieber berichtet! — Harnverminderung, Carbolharn (meist ohne Eiweiss) die übereinstimmenden Symptome. Magenausspülung, Organismuswaschung, Analeptica waren die erfolggekrönten therapeutischen Maassnahmen. —

Literatur:

Penzoldt: München. med. Woschr. 1888, Nr. 32 (Thiervers.).
Behring: Deutsch. militärärztl. Zeitschr. 1888 (Experim.).
Henle, Zeitschr. Hygiene 1889, pag 188.
van Ackeren: Berl. klin Woschr. 1889, pag. 709.
Dinter: Therap. M.-H. 1889, pag. 578.
Pinner: Deutsche med. Wochschr. 1895, Nr. 41.

4. Kreolin (Artmann), eine Nachbildung des vorigen Präparates ist von demselben chemisch wesentlich im Lösungsmittel verschieden. Die Grundlage bilden wieder Rohkresole, die durch Behandeln mit Schwefelsäure löslich gemacht sind. Auch bei diesem Präparate werden durch Verdünnen mit Wasser die beigemengten Kohlenwasserstoffe als milchige Trübung ausgefällt. Das Präparat muss die Giftigkeit der Kresole besitzen: Intoxikationen sind meines Wissens damit nicht vorgekommen. —

Eine ganze Anzahl von therapeutisch benützten Präparaten beruht auf Löslichmachung der Rohkresole durch Seifenmischung.

5. Sapocarbole (Eisenbüttel) sind solche Kresol-Seifenlösungen von verschiedener Reinheit. —

6. Lysol (Schülke und Mayer), ein viel gebrauchtes und darum gut bekanntes Präparat, ist gleichfalls eine 50procentige Lösung eines ziemlich reinen Rohkresols in Kaliseife. Das Präparat reagirte früher stärker alkalisch als jetzt (stärker alkalische Seife?), ist von Aerzten, besonders von den Gynäkologen häufig verwendet. Es theilt mit allen gleichen Seifenpräparaten den Missstand, dass durch Verdünnen mit hartem Wasser viel Kalkseife ausfällt (die sich später zu schmierigen Klumpen zusammenballt) und dass es die Hände des Operirenden stark schlüpfrig macht und dadurch die sichere Führung der Instrumente benachtheiligt. Es wird in 1procentiger Lösung (also ½ procent Kresol) für die verschiedensten Zwecke der Antiseptik (auch intrauterin) angewandt. So ungiftig, wie es hingestellt wird, ist es jedenfalls nicht. So werden (Therap. M.-H. 1892 pag. 677) zwei Fälle berichtet, wo unverdünntes Lysol auf die Haut aufgestrichen wurde: ein Kind war darnach unter Lähmungserscheinungen in wenigen Minuten todt: ein junger Mann bekam davon in ebenso kurzer Zeit Bewusstlosigkeit und heftige allgemeine Krämpfe: die Epidermis der bepinselten Stellen löste sich in Fetzen ab: — der Patient erholte sich. Der Harn enthielt Eiweiss — sonst nichts Abnormes. Ein Kind von 10 Monaten ging an einem Kinderlöffel voll reinen Lysols, das ihm innerlich gegeben war, nach 36 Stunden zu Grunde (Th. M.-H. 1894. pag. 73). Ein Knabe von 4 Jahren genas, nachdem er etwa 25,0 Lysol verschluckt hatte: es trat spontan reichliches Erbrechen ein (Th. M.-H. 1893 pag. 522). Solcher Fälle, dass 20 bis 30 gr verschlucktes Lysol zwar schwere, aber doch nicht tödtlich verlaufende Intoxikationen gemacht haben, sind noch mehrere in der Literatur beschrieben. Unterscheidend von der (sonst gleichartig verlaufenden) Phenolvergiftung sind die allemal gemeldeten schweren Nierenstörungen. — Siehe Therap. M.-H. 1893. pag. 439. Mir ist von einem Todesfall bei einer Frau berichtet, bei der nach Abortus der Uterus ausgekratzt und darauf mit 2procentiger Lysollösung ausgespült wurde. Da die Erscheinungen unvollständig angegeben sind, ist nicht sicher und ausschliesslich das Lysol zu beschuldigen. Doch ist bei Uterus-Spülungen, besonders nach

Geburten (Fehlen der schützenden Epitheldecke!) Vorsicht in der Weise geboten, dass man höchstens 1 procentige Lösungen (½ proc. Kresol) zu Einspritzungen verwenden und allemal auf die Lysollösung sterilisirte Kochsalzlösung zur Entfernung des Liegengebliebenen folgen lassen sollte. —

Das Lysol, d. h. die in ihm enthaltenen Kresole, gehen durch die unverletzte Epidermis hindurch. Das beweist der oben beschriebene Fall einer tödtlichen Vergiftung von der Haut aus und das Auftreten der eigenartigen Parästhesien (wie nach Carbolsäure) bei länger dauernder Benetzung der Fingerspitzen mit Lysol-Lösung. — Das unverdünnte Lysol ätzt stark die äussere Haut. Es sind dadurch schwere Fälle von Haut-Gangrän entstanden, die nur sehr langsam ausheilten (Therap. M.-H. 1896. pag. 291, 348, 404).

Wie Lysol sind natürlich alle anderen ähnlichen Präparate, die Kresole enthalten, wirksam.

Kresol Raschig und

Liquor Kresoli saponatus unseres jetzigen Arzneibuches, genau wie voriges eine Lösung von 1 Theil Rohkresol in 1 Theil Kaliseife. —

Aqua cresolica (auch Aqua Kresoli saponata) unseres Arzneibuches enthält 5 % Kresol (aus dem vorigen durch Zumischen von 9 Theilen Wasser). Soll als Desinfektionsmittel dienen: es wird seinem hohen Kresolgehalt entsprechend giftig sein.

Solveol ist eine Lösung von Kresol in kresotinsaurem Natrium. Was die resorptive Giftwirkung betrifft, so wird dieselbe mit der aller übrigen Kresolpräparate übereinstimmen. — Solveol enthält in 37 cm^3 (= 42,4 gr) 10,0 Kresole.

Solutol ist eine Lösung von Rohkresol in Kresolnatrium, mit d = 1,17, wovon 100 cm^3 60,4 Kresole enthalten (¾ als Kresolnatrium, ¼ als Kresol); soll nur für Desinfektionszwecke dienen — reagirt natürlich stark alkalisch. — Seine Giftigkeit entspricht seinem Kresolgehalt. Ausserdem käme in concentrirter Form die Aetzwirkung des darin enthaltenen Natrons in Betracht.

Ausserdem kommt jetzt schon reines Kresol in verschiedenen Präparaten im Handel vor: Trikresol (Schering) ist ein Gemisch der drei im Steinkohlentheeröl vorkommenden, daraus rein dargestellten Kresole durch Zusatz von etwas über 10 % Wasser löslich gemacht (entspricht also etwa dem Acidum carbolicum liquefactum). Es ist in Wasser zu 2,2 bis 2,5 % löslich. — Verwenden soll man ½ bis 1 procentige Lösungen. — Angeblich ist darin: Orthok 35 %, Metak 40 %, Parak 25 %.

Kresolum purum liquefactum (Nördlinger) ist reines Orthokresol durch 14 % Wasserzusatz verflüssigt. Gebraucht wird die ½ bis 1 procentige Lösung. —

Auch reines Metakresol ist schon gebraucht. —

III. Die reinen Kresole.

Die reinen Kresole selbst verhalten sich folgendermassen:

Orthokresol, farblose Krystalle, Schmelzpunkt 31 bis 31,5 °C., Siedepunkt 185—186 °C.

Metakresol, eine farblose Flüssigkeit, schon bei Zimmertemperatur gelblich werdend, Siedepunkt 201 °C.

Parakresol, farblose Krystalle; Schmelz- und Siedepunkt bei 36° und bei 199° C. —

1. Die Kresole sind in Wasser schwerer löslich als Phenol. Die Angaben über die Löslichkeit der einzelnen Verbindungen schwanken, was damit zusammenhängt, dass durch Gegenwart anderer Substanzen die Löslichkeit verändert, vermindert wird. Sie liegt etwa von 2 bis 2,6 procent: wahrscheinlich ist das Parakresol das schwierigst lösliche. — Für die Praxis kommen höchstens 2procentige Lösungen in Betracht. — Die Kresole gehen im Stoffwechsel in Aetherschwefelsäuren über: von der Ortho- und Paraverbindung ist das sicher erwiesen. —

2. Die Angaben über Giftigkeit dieser drei Körper schwanken ausserordentlich. Eine mit sehr genauen Angaben ausgestattete Arbeit von Meili (Dissertation, Bern 1891) kommt zu dem Ergebnisse, dass die Stärke und die Art der Giftwirkung ungefähr dieselbe sei wie die des Phenols, nur kommen bei der Carbolsäure die Erscheinungen rascher als bei den Kresolen. (Meili hat an Kaninchen Lösungen in Paraffinum liquidum subcutan injicirt; er ordnet nach aufsteigender Giftigkeit: Mkr., Phenol, Okr., Pkr.) Dagegen ist es die Meinung fast aller anderen Autoren, dass die Kresole wesentlich weniger giftig wirken als die Carbolsäure. Schütz (Dissertation Halle 1896 bei C. Fränkel) hat im Einzelnen das reine Metakresol neben verschiedenen Kresolgemischen und neben Phenol untersucht: 0,75 Metakr. ist für 1 Kilo Meerschweinchen nicht tödtlich, während 0,3 Phenol tödtlich wirken. — Froschversuche, die ich vor Jahren mit den drei Kresolen gemacht habe, sind im Sinne von Meili ausgefallen. Doch bin ich nicht sicher, ob die damals verwendeten Präparate rein waren. — Eine neue Prüfung der Frage, speciell der Untersuchung über die Schnelligkeit der Resorption von verschiedenen Oberflächenstellen aus wäre erwünscht.

3. Die Erscheinungen bei Kaninchen sind ähnlich denen des Phenols. Die Temperatur sinkt, Athemzüge nehmen an Zahl und Tiefe ab. Sehr bald kommt Zittern, das sich rasch zu klonischen Zuckungen der Extremitäten, die auch auf den Rumpf übergehen, steigert. Dann folgt Nackenstarre, starke Pupillenverengerung, Speichelfluss, Aufhören aller willkürlichen Bewegungen. Kommt es zur Restitution, so nehmen allmählig die Krämpfe ab (das Zittern dauert aber manchmal Stunden an). Pupillenenge, Temperaturerniedrigung und Respirationsverminderung bestehen ebenfalls bei sonst deutlicher Besserung noch lange fort.

Neigt sich die Vergiftung zu tödtlichem Ausgang, so bleiben Krämpfe und besonders das Zittern bis zu Ende. Die Lähmung nimmt zu: häufig kommt es zu Diarrhoen. Im Harn ist nach dem Exitus regelmässig Eiweiss und Blutcylinder: der Harn ist trübe gelblich bis braun röthlich. — Beim Parakresol treten (entsprechend seiner schweren Löslichkeit) die Erscheinungen weit langsamer als bei den anderen Kresolen auf. —

4. Erwähnt ist die grosse Verschiedenheit in den Angaben der Autoren über den Grad der Giftigkeit der Kresole und des Phenols.

Nach den jetzt schon aus der Verwendung am Menschen vorliegenden Erfahrungen muss die Annahme geringerer Schädlichkeit der Kresole richtig sein. Aus dem vielfachen praktischen Gebrauch des Lysols, des Trikresols etc. kommen unverhältnissmässig seltener

Meldungen über üble Zufälle als das früher bei der Carbolsäure geschah. — Die Carbolsäure ist mehr wie doppelt so löslich und die Kresole werden zudem meist in alkalischer Lösung (vide Fussbemerkung pag. 525) applicirt. Diese physikalischen Bedingungen könnten auf die Schnelligkeit der Resorption und damit auf die Menge dessen, was auf einmal circulirt, von ausschlaggebender Bedeutung sein. —

5. Die Kresole gehen in wässeriger Lösung durch die Haut hindurch Man spürt — aber schwächer als nach Phenol — die eigenartigen örtlichen Störungen (Parästhesien), Kriebeln, Pelzig sein, wenn man längere Zeit die Finger mit der 1 procentigen Lösung benetzt hat. Vergl. Lysol. —

Literatur:

Kresole: Vergleichende Bestimmung der Giftigkeit der Kresole und des Phenols.
Meili (bei Sahli): Dissertation, Bern 1891.
Hammer: Desinfic. Wirkung der Kresole. Archiv f. Hygiene 12 (1891). pag. 357. (Daselbst Literatur!)
Gruber: Archiv f. Hygiene 17 (1893), pag. 618. (Antibakterielle Wirksamkeit!)
Keppeler (maassanalyt. Bestimmung): Archiv f. Hygiene 18 (1893), pag. 51.
Behring: Deutsche medic. Wochschr. 1887, Nr. 37, 38.
Hanau: Deutsche med. Wochschr. 1895, Nr. 7.
Schütz: Dissertation. Halle 1896.

Die weiteren Phenole sind soweit wir darüber aus vereinzelten Beobachtungen Kenntniss haben, gleichfalls alle giftig. (Siehe Kreosot.) Da die Wasserlöslichkeit mit Vergrösserung des Moleküls stetig abnimmt, so ist dadurch die Schädlichkeit eingegrenzt. — Specielle Betrachtung verdient wegen seines therapeutischen Gebrauches das Thymol.

§ 131. Thymol.

Thymol: C_6H_3, CH_3, OH, C_3H_7 : 1, 3, 4; im Thymianöl und verschiedenen anderen ätherischen Oelen: krystallinisch, vom Schmelzpunkt 50° C., schwachem Geruch nach Thymian in Wasser 1 : 1100, leicht in Alkohol, Aether, fetten Oelen löslich. — Es wurde als Antipyreticum und Antisepticum gebraucht und verdient darum Beachtung. — Schwer giftig scheint es auf den Menschen nicht zu wirken, wohl wegen seiner geringen Wasserlöslichkeit: seine Wirkung auf niedrige Organismen ist sehr intensiv, übertrifft die der Carbolsäure. — Thiere werden durch tödtliche Gaben in einen immer mehr zunehmenden Zustand von Schwäche versetzt: Krämpfe fehlen: Motilität und Sensibilität sind heruntergesetzt, aber nicht vollständig aufgehoben. Respiration und Temperatur sinken, Pulszahl nimmt zu; das Herz steht in Diastole schliesslich still. Die Nieren sind entzündet (Albuminuria), die Harnfarbe aber ist nicht geändert: ausserdem besteht Bronchitis und Lungen-Hepatisation (nicht Embolie!): der Darm zeigt klinisch und anatomisch nichts Besonderes; auffallend ist die Leberverfettung. Die tödtliche Gabe beträgt subcutan 3,0 bis 4,0, intern 5,0 bis 6,0 für Kaninchen. — In den Harn geht das Thymol theilweise als solches über. Auf Frösche wirkt Thymol sehr ähnlich wie Phenol: es nimmt zuerst die Beweglichkeit, dann Respiration,

Sensibilität, Reflexerregbarkeit ab. Die Muskeln bleiben länger erregbar als die Nervenstämme: am längsten dauert die Aktion des Herzens, das zuletzt in Diastole stille steht. —

Die antipyretische Wirkung wird von Buss als unsicher angegeben: die subjectiven Nebenwirkungen seien eher noch unangenehmer als die der Salicylsäure: Brennen und Kratzen auf der Zunge, im Schlund und im Magen seien die (allerdings ohne Nachwirkung verschwindenden) Symptome. Von anderen Autoren werden stärkere örtliche Reizerscheinungen, auch nach grossen Gaben, nur als Seltenheiten bezeichnet: dagegen sind am Menschen Nierenerscheinungen gesehen worden (Autor?). Auf Wunden macht Thymol nur kurz dauerndes Brennen: Allgemeinvergiftung ist nach der früher viel gebrauchten Verwendung zur Imprägnirung von Verbandstücken nicht beobachtet worden. — Die Verwendung wässeriger Thymollösung als Mundspülflüssigkeit ist wegen des unangenehmen Geschmackes bald wieder abgekommen. In Substanz auf die Mundschleimhaut gebracht, macht es weissliche (Aetz-) Flecken, die in einigen Stunden unter Abstossung der Epithelschicht verschwinden. -

Bälz: Archiv d. Heilkunde 17 und 18.
Buss: Behandlung des Fiebers. Stuttgart 1878 (pag. 201).
Lewin: Virchow's Archiv 65 (1875), pag. 164. (Experimentelles.)
Valverde (Husemann): Dissertation, Göttingen 1875; Virchow's Jber. 1875, I, pag. 495 (Giftigkeit).
Coghen: Virchow's Jber. 1876, I. pag. 425.

§ 132. Die Di- und Trioxybenzole.

I. Die Dioxybenzole.

1. Die drei möglichen Diphenole (ortho-, meta-, para) sind alle drei wohlbekannte, krystallinische Körper: Brenzkatechin, Resorcin und Hydrochinon. Die beiden ersten sind sehr leicht, das letzte immer noch gut in Wasser löslich. — Sie sind dadurch von Interesse, dass sie gelegentlich im Harn auftreten (Brenzkatechin als solches und wenig Hydrochinon als Aetherschwefelsäure nach Phenoleinführung in den Thierkörper). Auch therapeutisch wurden sie empfohlen und trotz ihrer Giftigkeit als Desinficientia und Antipyretica eine Zeit lang verwendet. Wir haben daher über die Wirkungen am Menschen ziemlich umfängliche Erfahrungen.

Brieger: du Bois Arch. 1879. Suppl. B. pag. 61 u. Centrbl. 1880, Nr. 37.
Andeer: Monographie: Würzburg 1880 u. Centrbl. 1880, Nr. 27.
Lichtheim: Correspbl. Schweiz. Aerzte 1880, Nr. 14.
Masing: Brenzkatechin, Dissert., Dorpat 1882.
Laurentz: Hydrochinon. Dorpat, Dissert. 1886.
Schomacker: Resorcin u. Brenzkatechin. Dissert., Dorpat 1886.

—

Alle drei Körper sind durch energische eiweissfällende Kraft ausgezeichnet. Sie sind verschieden stark giftig: dem Brenzkatechin wird die stärkste, dem Resorcin die geringste Wirkung zugeschrieben. —

2. Die schwere Giftigkeit des Brenzkatechins war schon zu der Zeit anerkannt, wo man die beiden anderen Homologen noch als Arzneistoffe vielfach verwendete. Es wirkt örtlich stärker, als Hydrochinon und Resorcin, nach Art der Carbolsäure, aber schwächer

als diese. Bei Thieren macht es Krämpfe; es soll schon in Gaben von 0.5 Kaninchen tödten (welche Menge von der Carbolsäure überstanden wird). Der Tod erfolge duch Athmungslähmung. —

3. Das Hydrochinon war als Antipyreticum beim Menschen gebraucht: bei 0,2 beginnt schon die Wirkung: 0,4 bis 0,6 waren die mittleren Gaben: von 0,8 bis 1,0 wurden meist schon deutliche Vergiftungserscheinungen gesehen, die denen durch Resorcin glichen. Die örtlichen Störungen sind sehr gering, so dass die 10 procentige Lösung subcutan für antipyretische Wirkung applicirt wurde. Nur zersetzte (durch Licht und Luft braun gewordene) Lösungen darf man nicht anwenden, auch nicht auf Schleimhäute, sie machen heftige Schmerzen und starke Reizungserscheinungen. Die antipyretische Wirkung kommt und vergeht sehr rasch, so dass schon aus diesem Grunde das Hydrochynon als Fiebermittel nicht brauchbar ist. Dabei sind die bei allen brüske wirkenden Mitteln vorkommenden unangenehmen Begleiterscheinungen deutlich ausgebildet: starke Schweissabsonderung, Schüttelfrost beim Wiederanstieg der Temperatur. — Als dem Hydrochinon typisch zugehörige Veränderungen werden angegeben Magenstörungen bis zu Erbrechen: olivbraune Verfärbung des Harnes, der beim Stehen nachdunkelt: leichte Collaps-Erscheinungen, Blässe des Gesichtes, kleiner Puls: Eingenommensein des Kopfes, Schwindel; auch Zuckungen sind bei Kindern gesehen.

Seifert: Neue Arzneimittel, Würzburg 1883.
Steffen: Jahrb. Kinderheilk. 18 (1882). pag. 82.
Schröder: Dissert., Berlin 1883. (Betont die schädliche Herzwirkung.)
Seifert, P.: Berlin. klin. Wschr. 1894, Nr.. 29.
Danilewski, A. e. P. Ph. 35. 105.

Im Grossen und Ganzen lauten die Angaben nicht schwer für das Hydrochinon belastend.

4. Das Resorcin, das allgemein als das mindest giftige gilt, wurde vielfach therapeutisch angewendet. Bei Selbstversuchen ist eine schwere akute Selbstvergiftung mit 10 gr in 250 Wasser gelöst vorgekommen (Andeer). Rasch trat Abnahme der Sinne und plötzliche Bewusstlosigkeit auf: die Extremitäten wurden kühl, die Haut mit Schweiss bedeckt, schwere klonische Krämpfe, in Opisthotonus übergehend; die Athmung war keuchend. Erst nach 5h hörten die Krampfanfälle gänzlich auf: das Bewusstsein kehrte wieder: die Wiederherstellung war bald vollständig. Auch von Thieren werden Krämpfe neben schwerer Lähmung, in der der Tod erfolgt, als die Hauptsymptome geschildert. — Die antipyretische Gabe betrug 2 bis 3 Gramm: die Erniedrigung der Temperatur trat sehr rasch auf und betrug 2 bis 3 Grad, war aber nach 2 bis 3 Stunden wieder verschwunden. Dabei war das Allgemeinbefinden der Patienten nicht gebessert, die Somnolenz der Typhösen, die Unruhe der Pneumoniker, der Collaps der Hektischen bestanden fort. Uebereinstimmend wird von verschiedenen Beobachtern der häufig sich einstellende und mit der Entfieberung zunehmende Collaps erwähnt. Weiter sind Zuckungen, Delirien, schwere Dyspnoe als diejenigen Symptome bezeichnet, die das Resorcin abweichend von der sonst gleichartig wirkenden Carbolsäure hervorbrachte. Auch tödtlich endigende Vergiftungen sind beschrieben, hervorgerufen durch Ausspülen des Magens mit der zweiprocentigen Lösung: im Wesentlichen bestand schwerer Lähmungszustand. (Citat?)

Von der Therapie der Vergiftung durch die Dihydroxybenzole ist kaum etwas zu sagen. Die Stoffe werden jetzt glücklicherweise nicht mehr verwendet. Magenausspülung und weiterhin symptomatische Behandlung sind die einzig möglichen Maassregeln. —

II. Die Trioxybenzole.

Von den Trioxybenzolen $C_6H_3(OH)_3$ sind drei Isomere gut gekannt und studirt: das Pyrogallol (1, 2, 3), das Oxyhydrochinon (1, 2, 4) und das Phloroglucin (1, 3, 5).

1. Das interessanteste und wichtigste ist das Pyrogallol (oder die Pyrogallussäure), die zum Haarfärben, in der Medicin äusserlich gegen Psoriasis, technisch beim Photographiren und in der analytischen Chemie benützt wird.

Es ist sehr giftig und hat bei der medicinischen Anwendung schon wiederholt, ausserdem auch als Selbstmord-Mittel Veranlassung zu schweren Intoxikationen gegeben. Rein ist es eine weisse, lockere, blätterförmig krystallisirte Masse, die sich sehr leicht in Wasser, in Alkohol und Aether löst und aus der sauren wässerigen Lösung durch Aether ausgeschüttelt werden kann. Mit mehrprocentiger Eiweisslösung gibt es einen Niederschlag, der schwer in viel Wasser, leichter in überschüssiger Eiweisslösung und in kohlensaurem Natron löslich ist. Pyrogallol reducirt Gold-, Silber-, Quecksilberoxydullösung: Wismuth und Indig werden davon nicht reducirt. Durch Kalkwasser wird es violett gefärbt (sehr vergänglich): die Fällung mit Millon's Reagenz hat keine charakteristische Färbung. Oxydhaltige Eisenvitriollösung macht zuerst blauviolette Färbung, die bald in blauschwarze Fällung übergeht. Es ist vollständig fällbar durch basisch essigsaures Blei; aus dem sich rasch bräunenden Niederschlag ist durch H_2S die Pyrogallussäure zu gewinnen. — Die genau neutralen wässerigen Lösungen sind ziemlich luftbeständig: durch kleine Alkalimengen aber entsteht rasch fortschreitende Bräunung bis Schwarzfärbung, Oxydation durch Aufnahme des Luftsauerstoffs. Es wird die Pyrogallussäure zur Sauerstoffabsorption in der Gasometrie benützt. Auch kohlensaures Natron und phosphorsaures Natron der Lösung zugesetzt bedingen langsam dieselbe Bräunung und Zersetzung. Die durch Oxydation entstandenen braunen Umsetzungsprodukte sind ihrer chemischen Natur nach nicht näher bekannt (siehe unten Petrone). — Die Haut wird durch Behandlung mit Salben und Lösungen des Pyrogallols gleichfalls gebräunt (nicht immer, auch hier ist Alkalimitwirkung betheiligt). Seife, deren verdünnte wässerige Lösungen Alkali frei werden lassen, färbt darum die mit Pyrogallol behandelten Stellen immer braun.

Pyrogallussäure hat örtlich, auf Schleimhäuten, auf wunden Hautstellen mässig starke Aetzwirkung, die nur in einzelnen Fällen zu stärkerer örtlicher Reaktion, Schmerzen, Erythem führt. —

Die sehr schweren resorptiven Wirkungen der Pyrogallussäure kommen als Folge der innerlichen Aufnahme, auch in einzelnen Fällen nach Behandeln grösserer erkrankter Hautpartien mit der (meist 10procentigen) Salbe zu Stande. Die Resorption von Schleimhäuten und wunden Stellen ist nicht weiter auffallend. Die Aufnahme von psoriatisch erkrankten Hautstellen wird von Dermatotherapeuten angenommen. Ob Salben auch auf der gesunden Haut zur Resorption führen, wird bestritten, ist aber wahrscheinlich: es wird an gesunden Hautstellen Erythem gesehen, also dringt Pyrogallol ein. Da es sich aber bei der Behandlung mit solchen Salben allemal um kranke Haut handelt, der die schützende Decke der normalen Epidermis fehlt, so ist die Warnung sehr berechtigt, nie zu grosse Oberflächenpartien auf einmal mit solcher Salbe zu überdecken. Einen tödtlich verlaufenen Fall der Art, der allerdings ganz besonders gelagert ist, beschreibt Neisser (Zeitschr. klin. Medicin 1 [1880] pag. 88). — Von Selbstmördern sind verschiedene schwere, auch tödtlich endigende Intoxikationen beschrieben: vergl. z. B. Therap. M.-H. 1891. pag. 648 und 1896 pag. 389. — Lancet 1892. II. pag. 308.

Die Erscheinungen kommen sehr rasch: sie bestehen in Kopfschmerz, starkem Kältegefühl, Uebelkeit, Erbrechen schwarzer Massen, manchmal kommen Diarrhoen, dabei eigenartig cyanotisches Aussehen. In der Regel sinkt die Temperatur (bis 35^{0} ist beobachtet), doch wird auch von geringer Steigerung berichtet. Mässig entwickelte Erscheinungen bilden sich rasch zurück: sonst gehen unter stets zunehmendem Collaps die Patienten am 2. bis 3. Tage in Coma zu Grunde.

Die Erklärung der toxischen Effekte des resorbirten Pyrogallols wird aus dessen deletärer Wirkung auf die Blutkörperchen abgeleitet. Oxyhämoglobin wird energisch in Methämoglobin umgewandelt. Ueber die nähere Art, wie dies geschehen soll, hat Vorkampff-Laue (Kobert: Dissertation, Dorpat 1892) besondere Meinungen ausgesprochen. — Thierversuche sind von Neisser (l. c.), von Jüdell (Hoppe-Seyler's med.-chem. Untersuch. pag. 417) u. A. A. angestellt. Des letzteren Autors Versuche haben speciell das auch für andere Blutgifte wie chlorsaure und salpetrigsaure Salze erwiesene Resultat ergeben, dass eine gewisse Menge Pyrogallol glatt ohne alle sichtbaren Störungen ertragen wird. Auf eine etwas grössere Menge folgen dann plötzlich die Symptome schwerer Vergiftung (vide „Blut" pag. 26). Ob neben der Blutwirkung das Pyrogallol noch direkt das Centralnervensystem lähmt — wie dies nach Analogie der verwandten Hydroxybenzole vermuthet werden kann — ist nicht sicher entschieden. Jedenfalls ist eine solche Wirkung von kleinen Mengen nicht nachgewiesen. Jüdell (l. c. pag. 425 und 26) hat zweimal je 0,5 Pyrogallol ohne alle Folgen selbst eingenommen.

Pyrogallol geht schnell durch den Organismus hindurch und ist merkwürdiger Weise zum Theil als solches im Harn enthalten (ein anderer Theil als Aetherschwefelsäure, ein bestimmter Theil wird zu den erwähnten braunen Oxydationsprodukten umgewandelt). Die Ausscheidung bei kleinen Gaben ist nach 5^{h} schon vollendet. Der Harn wird dunkel olivbraun bis schwarz und enthält wie erwähnt Methämoglobin. Hämoglobinschollen etc. Verschiedene Male ist eigens stark alkalische Reaktion in demselben erwiesen (pag. 69), doch wird auch saure Reaktion auf der Höhe der Vergiftung beschrieben. Mit concentrirter Salpetersäure gibt der Harn feuerrothe Färbung, die nach einigen Stunden verschwindet. — Auch ikterische Zeichen sollen im Leben vorhanden (und im Harn nachweisbar) sein. — Weiter wird Traubenzuckergehalt angegeben. —

Der Verlauf ist in der Folge der einzelnen charakteristischen Zeichen dem bei anderen Blutgiften ähnlich: immerhin besonders durch die Schnelligkeit auffallend. Die Zerstörung der rothen Blutkörperchen durch grosse Mengen des Giftes muss eine ganz rapide und sehr umfängliche sein. Jüdell (l. c. pag. 427) hat die Farbstoffmenge in Blutproben bis zu 10 procent des Normalen vermindert gefunden. — Bei der Sektion sind die typischen Zeichen wie bei anderen Blutgiften, so besonders Hämoglobin-Infarkt der Nieren, auch Leber- und Milzschwellung und Verfärbung constatirt. — Silbermann (Virchow's Archiv 117) nimmt wie bei anderen ähnlich wirksamen Giften intravitale Gerinnungen an (vide Blut).

Bei der Behandlung kommt in Anwendung: Magenspülung, Erwärmen, bei Dyspnoe Sauerstoff-Inhalationen (Forest: Thèse de Paris 1883). Die Transfusion ist vorgeschlagen, meines Wissens aber noch nicht ausgeführt. Am meisten sind die Sauerstoff-Inhalationen gerühmt.

Eine neue Monographie von Petrone (ricerche cliniche .... del acido pirogallico Catania 1895: ref. Virchow's Jber. 1895 I. pag. 364) hat ihren Ursprung aus einer Massenvergiftung mit Pyrogallol genommen, der zwei Vergiftete am 7. Tag erlagen, während drei weitere nach längerer Zeit wieder gesund wurden. Icterus, Fieber, Collaps werden als die Haupterscheinungen angegeben. — Die Pyrogallussäure verwandelt sich nach Petrone im Blut in das bekannte (?) an der Luft entstehende braune Oxydationsprodukt, Pyrogallin genannt, das in Wasser löslich, in Alkohol, Chloroform, Glycerin unlöslich ist und hauptsächlich in der Leber, auch in den Nieren abgelagert wird: es ist ungiftig. Aus diesem Pyrogallin soll durch Erhitzen auf 250° C. oder durch Behandeln mit Säuren die Metagallussäure gebildet werden. Das in der Leber deponirte Pyrogallin soll als Pyrogallussäure in die Galle übergehen. (Ueber Näheres cf. den Autor selbst. Mir scheint nicht sicher erwiesen, dass die beobachteten Intoxikationssymptome wirklich von Pyrogallussäure verursacht waren.)

2. Phloroglucin: $C_6H_3(OH)_3$ (1 : 3 : 5): vorgebildet in kleinen Mengen in vielen Pflanzen: abgespalten aus Phloretin durch Kali. — Durch Schmelzen mit Kali aus einer grossen Zahl von Pflanzenstoffen (Quercetin, Katechin, Kino, Gummigutt, Scoparin, Drachenblut) — aus Resorcin durch Schmelzen mit Natron. Krystallinisch, leicht in Wasser löslich, schmeckt süsslich, reducirt Fehling'sche Lösung. Siehe: Phloridzin. –

Seine physiologischen Reaktionen sind von Andeer untersucht: Centralblatt med. Wiss. 1884, Nr. 12 und 33); es fällt Eiweiss nicht, hindert im Gegentheil die Blutgerinnung, es hat auf Blutfarbstoff und -Körperchen keine Einwirkung, tödtet auch Bakterien nicht. (Mit HCl zusammen soll es ein gutes Entkalkungsmittel für Knochen sein.) — Bei Kaninchen hatte es in der Gabe von 0,5 subcutan gar keine Wirkung (Pittinger: Dissertation, Würzburg 1895, pag. 6). Der darnach gelassene Harn reducirte nicht: er enthielt kein Phloroglucin: auch nach Kochen mit HCl (wodurch eine vorhandene Aetherschwefelsäure zersetzt worden wäre), war solches nicht nachzuweisen. —

§ 133. Die Aether der Phenole — Kreosot.

In dieser chemischen Gruppe findet sich eine Anzahl von Substanzen, die nach ihrem natürlichen Vorkommen und nach der medicinischen Verwendung praktisch wichtig geworden sind. — Eine übersichtliche Betrachtung der hieher gehörigen Präparate ist von Heffter im A. e. P. Ph. 35. pag. 342 ff. gegeben.

I. Methylphenyläther: Anisol, $CH_3OC_6H_5$. Flüssigkeit mit dem Siedepunkt 155° C. Nach Angaben von Kossel: H. S. Z. 4, pag. 296, ist es giftiger als das genauer studirte Phenetol: auf 8 cm³ kamen langdauernde Krämpfe. Im thierischen Stoffwechsel verhält es sich wie das nächste.

II. Aethylphenyläther: Phenetol $C_2H_5OC_6H_5$, flüssig — siedet bei 172° C. — Hunde von 7 bis 9 Kilo ertrugen 8 bis 10 cm³: die Vergiftungserscheinungen bestehen in Zittern des ganzen Körpers, besonders der Nackenmuskulatur, zuweilen Durchfälle: stärkere Gaben machen langdauernde Krämpfe. Beim Durchlaufen des Hunde-Stoffwechsels wird es im Benzolkern oxydirt zu Aethylhydrochinon, welch letzteres dann gepaart mit Glykuronsäure und mit Schwefelsäure in Harn zur Ausscheidung kommt (Kossel: H. S. Z. 4, pag. 296, Kühling: Dissertation, Berlin 1887, V. Lehmann: H. S. Z. 13, pag. 181).

III. Guajacol, der Monomethyläther des Brenzkatechins C_6H_4OH. OCH_3. — Das chemisch reine Präparat ist fest, schmilzt bei 33° C., die gewöhnlichen Handelssorten sind flüssig: Siedepunkt 202° C. — Reaktionen: B. B. 23, 1890, 3 Bd., pag. 766, Marfori. — In Wasser löst es sich um so reichlicher, je reiner es ist: (1 : 200 auch 1 : 100 und mehr wird angegeben). In den gewöhnlichen organischen Lösungsmitteln löst es sich meistens gut (Glycerin, Oel . .). Es ist der Hauptbestandtheil des Kreosots: neuerdings wird das reine Guajacol therapeutisch gebraucht. — Nach Griesebach (Deut. medic. Wschr. 1893) wird es in um so grösseren Mengen von Thieren ertragen, je reiner es ist: die gewöhnlichen unreinen Handelssorten sollen am giftigsten sein (Kreosol und Kresol). Doch wird von anderer Seite auch vom reinen Guajacol starke Giftigkeit nach Thierversuchen beschrieben. Die Ausscheidungsverhältnisse hat Eschle untersucht (Zeitschrift klin. Medicin 29). Darnach ist im menschlichen Harn nur ein Theil an Schwefelsäure gebunden: ein wesentlicher Theil ist mit Glykuronsäure gepaart Ein kleiner Theil wird im Stoffwechsel oxydirt. — Nach sehr grossen Gaben erscheint im Harn ein stickstoffhaltiger Körper, der in schleimigen Flocken durch Salzsäure gefällt wird.

Es wird bei jeder Art von Application resorbirt, auch wenn das flüssige Präparat auf die Haut aufgepinselt wird. (Die bei letzterer Anwendung beobachtete fieberwidrige und schmerzstillende Wirkung ist hier nicht weiter zu besprechen; vergl. z. B. Brill: Centrblatt. Inn. Medicin 1894, Nr. 47.) Ein durch Verwechslung entstandener schwerer Vergiftungsfall — ein 9jähriges Mädchen erhielt 5 cm³ Guajacol — verlief trotz spontanem Erbrechen und Magenspülung in drei Tagen tödtlich. Die Erscheinungen bestanden in Lähmung (Benommenheit, Aufhebung des Cornealreflexes und der Pupillenbewegung, der Hautsensibilität), starkem trotz Magenspülung andauerndem Erbrechen, Sinken der Temperatur, Ekchymosenbildung an Armen und Beinen. Dazu traten: Leber- und Milzschwellung, Icterus, Albuminurie; unter zunehmendem Coma, Delirien, Dyspnoe trat der Tod ein. — Die Sektion zeigte Entzündung der Nahrungswege, Milztumor, starke Veränderung in den Nieren (Hämaturie und Hämoglobinurie am dritten Tag), Ekchymosen an den serösen Häuten und am Endocard. Im Blute am zweiten und dritten Tage starke Veränderungen (Vacuolenbildung, Poikilocytose, Vermehrung der weissen Blutkörperchen): Wyss: Deut. med. Wschr. 1894, Nr. 13, 14.

Oertlich auf Schleimhäute macht Guajacol zuerst Schmerzen und Brennen mit nachfolgender Herabsetzung der Sensibilität. Die Anästhesie soll so stark ausgeprägt werden, dass man darin schmerzhafte Eingriffe machen kann. — Nasen- und Mundhöhlen-Sekret wird vermehrt und verflüssigt. —

Bei all diesen praktischen Anwendungen sind bisher nur geringe Giftwirkungen am Menschen beobachtet worden, so Collaps-Symptome (Stolzenburg: Therap. M.-H. 1894, pag. 224), Schwindel, Hitze, Schweissausbruch, Appetitstörung (Goldberg: Deut. med. Wochschr. 1897, Nr. 32) etc. Bei der subcutanen Application sind harte schmerzhafte Knoten entstanden, die aber nicht zu Eiterung führten. — Ist man nur mit der Dosirung vorsichtig, so ist auch die lange fortgesetzte Anwendung ohne alle unangenehme Folgen. —

Vom Guajacol sind eine Reihe von Estern mit verschiedenen Säuren hergestellt, die alle für die therapeutische Verwendung bestimmt sind. Der bekannteste ist das Guajacolum carbonicum $CO<^{O-C_6H_4OCH_3}_{O-C_6H_4OCH_3}$, ein in Wasser fast unlösliches Pulver, das den Magen unzersetzt passiren und erst in dem alkalischen Darminhalt zerspalten werden sollte. Eschle's Untersuchungen (Zeitschr. klin. Medicin 29), haben es sehr wahrscheinlich gemacht, dass es nur durch die Darmfäulniss zersetzt wird: je stärker diese, desto mehr Guajacol erscheint im Harn. Von grossen Mengen erscheint ein bedeutender Antheil unzersetzt als Carbonat in dem Koth. Es haben darum nur kleine Gaben einen praktischen Werth. Die Zersetzung im kranken Magen (Fäulnissprozesse) ist schon früher erwiesen (Hölscher und Seifert: Berlin. klin. Wochschr. 1892). Bei Hunden waren enorme Gaben (bis 75 gr) ohne Schädigung gegeben worden: der Grund ist klar, sie wurden nur zum kleinsten Theil resorbirt. — Die noch weiter dargestellten Ester des Guajacols, der phosphorsaure, benzoesaure und der baldriansaure, letzterer auch Geosot (oder Eosot) genannt, haben ähnliche Eigenschaften wie der kohlensaure und werden sich auch gleichartig verhalten. — Anders wird wahrscheinlich der Ester der phosphorigen Säure wirksam sein, der wasserlöslich ist (Ballard: Répertoire de Pharmacie 1897 — ref. in Merck's Bericht über 1897. pag. 77): er ist wahrscheinlich stärker und andersartig giftig. —

IV. Hieher gehört die Besprechung des Kreosots, des bekannten, wesentlich aus Aethern der Phenole bestehenden Gemisches, das vielfache therapeutische Anwendung gefunden hat. Es soll aus Buchenholztheer dargestellt sein, ein specifisches Gewicht nicht unter 1,07 haben, zwischen 205 und 220° destilliren: (über Darstellung, Verfälschung, Prüfung etc. vergl. Commentar zum deutschen Arzneibuch von Hager, Fischer und Hartwig). — Es besteht hauptsächlich aus Guajacol (60 bis 90%) und Kreosol (Methylguajacol $C_6H_3CH_3,OCH_3,OH$). Weiter enthält es noch etwas Methylkreosol ($C_6H_2CH_3,CH_3,OCH_3,OH$), Xylenol ($C_6H_3CH_3CH_3OH$), Phlorol ($C_6H_4C_2H_5OH$) und Kohlenwasserstoffe; Phenol und Kresole sollen nicht vorkommen. Das sogenannte englische Kreosot aus Fichtenholztheer ist ein wesentlich anders zusammengesetztes Gemenge (wenig Guajacol, viel Kreosol, daneben Phenol, Kresole, Veratrol (Brenzkatechindimethyläther $C_6H_4(OCH_3)_2$. — Zu beachten ist, dass unter dem gleichen Namen ganz differente Präparate im Handel sind. — Im Handverkauf der Apotheken wird an manchen Orten als Kreosot eine Verdünnung mit dem gleichen Volumen Weingeist abgegeben.

Eine vergleichende Bestimmung der Giftigkeit der einzelnen Bestandtheile ist von Main (Bulletin de Thérapeut. 1892 pag. 205 — refer. Virchows Jber. 1892. 1. pag. 396) ausgeführt: Darnach wirkt auf 1 Kilo Kaninchen tödtlich: Kresol 2,3 bis 4,0, Guajacol 1,8, Phlorol 1,0, Paracresylol (?) 0,7. — Mit den Angaben anderer Autoren stimmt allerdings Einzelnes (Kresol!) nicht überein.

Das Kreosot wird ausserordentlich viel von den Aerzten verwendet, innerlich bei Gährungsvorgängen im Magen, besonders aber häufig und sehr lange andauernd bei der Tuberculosis pulmonum. Aeusserlich ist es in der Zahnheilkunde gebraucht. In der Dermato-Therapie — es soll schmerzstillend auf die Haut wirken — ist es wieder verlassen.

Kreosot wirkt intensiv reizend auf Haut und Schleimhäute (aber nicht so stark coagulirend und ätzend wie Carbolsäure). Auf der Zunge schmeckt es scharf brennend: ein grösseres Tröpfchen hinterlässt länger dauernden Schmerz. (Es ist darum auf alle Fälle zweckmässig, dass man innerlich das Kreosot in einer Form gibt, in der die Aetzwirkung auf die Intestinalschleimhaut möglicht vermieden wird). In der Mundhöhle sind bei unvorsichtigem Gebrauch schon stärkere Verätzungen mit Brennen, Schmerzen, Speichelfluss vorgekommen. —

Bei innerlichem Gebrauch sind die unangenehmen Nebenwirkungen theils örtlich, theils allgemein. Brennen und Trockenheit im Munde, Kratzen im Schlund, Drücken im Magen, Aufstossen des Kreosotgeschmackes kommen bei manchen Patienten sofort, bei anderen erst nach einigen Wochen. Schwere Erscheinungen sind anhaltendes Magendrücken, Appetitlosigkeit, auf die hin das Mittel ausgesetzt werden muss. Auch Würgen und Erbrechen, schwere bis blutige Durchfälle will man nach Kreosot beobachtet haben. — Die Exspirationsluft riecht nach Kreosot: tuberkulöse Kehlkopfgeschwüre sollen stärker schmerzen. Der Harn wird nach grossen Gaben schwarz und gibt angesäuert mit Bromwasser gelben Niederschlag (anderes Verhalten als nach Phenol). Zahl der Harnentleerungen und Harnmenge nimmt zu. Subjektiv wird über Harndrang geklagt. Die Menstrualblutung soll vermehrt werden, so dass Uterusblutung als Contraindicatio für den Kreosotgebrauch gilt. — Am bedrohlichsten sind die Gehirnerscheinungen, die indess selten, nur nach sehr grossen Dosen sich gezeigt haben. Mattigkeit, Abgeschlagenheit, Schwindel, leichte Coordinationsstörungen, anhaltender Kopfschmerz sind die leichteren Symptome. In einem schwereren Fall (Virchow's Jahresbericht 1892. I. pag. 395) stellte sich auf 5 gr Kreosot Bewusstlosigkeit (8—9 Stunden), Cyanose, Trismus, vollständige Anästhesie, Stuhlabgang, Rasseln auf der Brust ein. Die Erscheinungen gingen zurück. — Ein Todesfall wird von Zawadzki beschrieben (Centrbl. f. i. Med. 1894. Nr. 18). Die Kranke soll 3mal 6 Tropfen in einem Tag bekommen haben (wahrscheinlich aber hat sie mehr genommen). Schlingbeschwerden, Erbrechen, Diarrhoe, quälender Husten, Heiserkeit, Cyanose, grosse Schwäche waren die Anfangssymptome (schon in den ersten Stunden), wozu später Albuminurie kam. Am 5. Tag unter allgemeinem Collaps der Tod. Die Sektion zeigte Blutungen im Magen und oberen Darm, akute Nierenentzündung, trübe Schwellung der Leber.

Die Resorption des Kreosots geschieht von allen Schleimhäuten aus, so z. B. auch sehr rasch vom Mastdarm. Sie scheint aber keine vollständige zu sein, wenigstens ist verschiedenen französischen Autoren (Grasset, Imbert, Saillet, Main — Bulletin de Thérapeut. März bis Sept. 1892, refer. Virchows Jber. 1892. I. pag. 395 und 396) immer nur das Auffinden eines Theiles der Umsetzungsprodukte im Harn gelungen. Die Wiederausscheidung beginnt sehr schnell: schon in den ersten 4 Stunden, andauernd durch etwa 8 Stunden werden die grössten Mengen ausgeleert, doch ist noch nach 36 Stunden Kreosot nachzuweisen. Wegen der Form der Ausscheidung verweise ich auf die citirten Stellen. In das Sputum und die Ausathmungsluft gehen nur minimale Mengen über.

Die Anwendung von Kreosotöl (eine Lösung von Kreosot in Oel 1:14) ist nicht ohne Gefahr und soll desshalb hier besprochen werden. Dass so grosse Mengen desselben (subcutan und sogar intraparenchymatös in die Lungen) tolerirt werden können, kann man damit erklären, dass das Oel als das bessere Lösungsmittel das Kreosot festhält, nur sehr langsam an das Wasser der umgebenden Flüssigkeiten abgibt. Sicher ist dieser harmlose Verlauf nicht und es ist wohl nur auf glücklichen Zufall zu schieben, dass von den grossen, auf diese Weise applicirten Kreosotmengen noch nicht schwere Vergiftungen gesehen worden sind.

(Ein solcher Vergiftungsfall ist jetzt von Faisans beobachtet und beschrieben in Gazette des hôpit. 1896, pag. 198. Auf 140 gr Kreosotöl, 9,5 Kreosot, entstand Erbrechen, Bewusstlosigkeit, halbcomatöser Zustand. Delirien. — Letztere dauerten mit subnormaler Temperatur noch drei Tage fort: am sechsten Tage Wiederherstellung. Urin schwärzlich wurde unfreiwillig entleert. —)

Bei der Darreichung des Kreosots ist die wichtige Beobachtung gemacht, dass nach und nach Gewöhnung an sehr grosse Gaben eintritt. Bei Unterbrechung der Kur muss dann wieder mit kleinen Mengen begonnen werden. Die vorher tolerirten hohen Dosen machen sofort Vergiftung.

Auch vom Kreosot werden Ester verwendet, so das Kreosot. carbonicum oder Kreosotal. Es wird sich dem Guajacol. carbonic. ähnlich verhalten. Vergiftungserscheinungen sind nicht berichtet, auch viel weniger wahrscheinlich als nach dem Kreosot.

V. Guäthol: Brenzkatechinäthyläther, dicklich ölig, scheint etwa wie das Guajacol zu wirken. Es wird äusserlich verwendet, als Analgeticum. Wien. therapeut. Wschr. 1897, Nr. 30.

VI. Veratrol: Der Brenzkatechindimethyläther [$C_6H_4(OCH_3)_2$]: soll nach Marfori keine Krämpfe, nur schnelle und tiefe Lähmung hervorrufen (nach Heffter citirt). — Nach Surmont und Vermersch (Semaine médic. 1895, Nr. 38) ist es viel weniger allgemeingiftig als Guajacol, soll aber örtlich stärker ätzen. (Rausch, Taumeln, geringes Sinken der Temperatur und des Blutdruckes.)

VII. Vanillin: Der Methyläther des Dioxybenzaldehyds (Protokatechualdl. C_6H_3OH, OCH_3CHO): in der Vanille vorkommend: löst sich bei 14° C. in etwa 90 Thln. Wasser. Eine Gabe von 2,0 täglich einem Kaninchen in Milch gelöst mit der Schlundsonde beigebracht rief keine Aenderung im Befinden des Thieres, anfänglich wenigstens hervor. Nach vier Tagen minderte sich die Fresslust: das Thier verweigerte zuletzt ganz die Nahrung und starb am 10. Tage (nach 20 gr Vanillin). Der Versuchsansteller (Preusse: H. S. Z. 4, pag. 209) nimmt eine lähmungsartige Schwäche, die am achten Tage sich einstellte, für den Ausdruck der hochgradigen Inanition. Ein anderes Thier bekam gegen Ende auch Durchfälle. — Das Vanillin wird im Thierkörper zu Vanillinsäure oxydirt ($C_6H_3OCH_3$, OH COOH) und diese in kleinen Mengen als solche, grösstentheils aber als Aetherschwefelsäure ausgeschieden. Nur in Spuren erscheint unverändertes Vanillin im Harn. — Mit Recht betont Preusse, dass die nach dem Genusse von Vanille-Eis (cf. „giftige Nahrungsmittel") auftretenden Erkrankungen nicht auf das Vanillin bezogen werden können, da ja in diesem Erfrischungsmittel höchstens Milligramme Vanillin enthalten sind.

Selbstversuche sind von A. Schultz gemacht, der 0,1, dann 0,5 und zuletzt 1,0 reines Vanillin bei leerem Magen einnahm; bei keiner dieser drei Gaben wurde auch nur die geringste Störung des Wohlbefindens gespürt: auch war der Harn nach Farbe und Geruch ganz unverändert (Schultz, A.: Dissertation, Würzburg 1892). —

Auch chronische Vergiftung — durch langdauernde Aufnahme kleiner Mengen — macht das Vanillin nicht: die Vanillinfabrik von Haarmann und Tiemann streitet jede Schädigung durch Vanillin in einem 18 jährigen Betriebe ab. —

VIII. Anethol: Der wesentlichste Bestandtheil des Anisöls (neben einem Kohlenwasserstoff $C_{10}H_{16}$), ferner des Oeles vom Esdragon, Sternanis und Fenchel ist der Methyläther des Propenylphenols ($C_6H_4OCH_3$. CH = CH — CH_3): wird im Organismus zu Anissäure ($C_6H_4OCH_3COOH$) oxydirt und als Anisursäure ausgeschieden. 2 gr erzeugten beim Menschen Kopfschmerzen und leichte Betäubung: 5 gr tödteten ein Kaninchen — Hunde bekamen darnach Erbrechen. Es ist dieser Fund nicht ohne praktische Bedeutung wegen der vielfachen Verwendung der oben genannten Gewürze. (Kühling: Dissertation, Berlin 1887, Giacosa: Jb. f. Th.-Ch. 16 [1886], pag. 80.) Nach Winternitz (A. e. P. Ph. 35, pag. 77) erzeugt es (wie das Apiol), subcutan Eiterung. —

IX. Eugenol C_6H_3OH, OCH_3. CH_2—CH = CH_2 ein Methyläther, kommt vor im Oel der Gewürznelken, der Zimmtblätter, des Piments, der Canella alba, im Oel von Illicium-Arten: hat geringe physiologische Wirkung. Vom Menschen wurden 3 gr ohne Störung ertragen: grössere Mengen machten Schwindel und rauschähnliche Symptome. — Bei Hunden trat auf täglich 7 bis 8 gr Polyuria zuweilen auch Durchfälle auf. (Kühling: Dissertation, Berlin 1887 — de Regibus: Jahrber. f. Th. Ch. 16 [1886], pag. 81.) Es wird im Organismus nicht oxydirt (von homologen Benzolderivaten ist die Verbindung mit einem freien OH widerstandsfähiger gegen Oxydation!), zum geringen Theil als solcher, zum grösseren Theil als Aetherschwefelsäure ausgeschieden.

X. Toxikologisch interessanter ist eine Gruppe von Aethern, die die Methylenäthergruppe enthalten, $\begin{matrix}O\\O\end{matrix}\!\!>CH_2$. Der wichtigste hieher gehörige Körper ist das Safrol, mit dem chemisch nahe verwandt sind das Isosafrol, Apiol und Cubebin (Heffter: A. e. P. Ph. 35, pag. 342). Safrol, der Allylbrenzkatechinmethylenäther: $C_6H_3\begin{matrix}O\\O\end{matrix}CH_2$. $CH_2CH = CH_2$ ist der Hauptbestandtheil des Sassafras-Oels (Sassafras officinale), das davon gegen 90% neben einem Terpen und etwas Eugenol enthält. Weiter ist es in den Früchten von Illicium-Arten, im Campheröl und in weiteren Pflanzentheilen aus der Familie der Laurineen und der Magnoliaceen. Der früher sehr verbreitete medicinale Gebrauch des Sassafrasholzes und Oeles ist jetzt ganz verschwunden, dagegen wird das reine Safrol zum Parfümiren von Getränken und Seifen benützt. (Das nordamerikanische Sassaparilla-Water.) Es schmilzt bei 12° C., ist gewöhnlich eine wasserhelle Flüssigkeit, siedet bei 232° C., es riecht stark fenchelartig, ist in Wasser fast unlöslich. — Das Safrol wird im thierischen Organismus in Piperonylsäure umgewandelt ($C_6H_3\genfrac{}{}{0pt}{}{O}{O}CH_2, COOH$): vom eingenommenen Safrol wird aber nur ein kleiner Theil als solche ausgeschieden. Heffter nimmt an, dass der grössere Theil des eingenommenen Safrols mit der Exspirationsluft in Dampfform ausgegeben werde. Im Kaninchenharn erschien die Piperonylsäure als solche. Dagegen wurde im Harn des Menschen, nachdem 5 gr des ganz indifferenten piperonylsauren Natriums genommen war, der grössere Theil der Säure als Piperonylursäure gefunden. Merkwürdig ist, dass das Safrol intensive Giftwirkungen auf alle untersuchten Thiere äussert. Frösche werden nur narkotisirt (von 2,5 milligr. starke Trägheit, von 5 milligr. ausgesprochene Lähmung, die von selbst wieder verschwindet). Bei Warmblütern kann man verschiedene Vergiftungsbilder sehen, je nachdem man sie einmal mit einer grossen Gabe oder längere Zeit mit täglich widerholten kleinen Gaben vergiftet. Die letale Dosis für Kaninchen beträgt 1,0 auf 1 Kilo (in die Vene 0,2 pro Kilo). Die Erscheinungen bestehen in ausgesprochener Lähmung, am Gehirn beginnend: darnach werden die Reflexapparate gelähmt, weiter die vasomotorischen Centren; der Tod erfolgt durch Athmungslähmung. — Ein Hund erbrach, zitterte an ganzen Körper, zeigte ataktische Bewegungen (nach 2,0 auf 20 Kilo). Auch beim Menschen sind auf Gaben von 1 Theelöffel Sassafras-Oel schwere Vergiftungen gesehen (Bartlett: Therapeutical Gazette 1886 und Allright: eod. loco 1889, citirt nach Heffter): Krämpfe mit nachfolgender Lähmung: wiederholt Abortus. In einem Falle kam Erbrechen, Hallucinіren, Bewusstlosigkeit, die unter schweren Collapserscheinungen stundenlang anhielt.

Ganz anders sind die Erscheinungen der subakuten Safrolvergiftung, die bei Katzen besonders deutlich schon nach einer einmaligen Gabe von etwa 1 gr auftritt. Zuerst zeigt sich Erbrechen, aber keine nervösen Störungen. In den nächsten Tagen vermindert sich die Fresslust, das Thier wird immer matter, liegt zuletzt beständig, ist vollständig apathisch, die Athmung ist dyspnoisch, der Herzschlag wird nach und nach immer schlechter, Tod unter vollster Erschöpfung nach etwa einer Woche. Bei der Sektion zeigt sich ausgesprochene fettige Veränderung in verschiedenen Organen, Leber, Nieren, Herz, ganz wie bei P-Vergiftung. In einem Falle bestand im Leben Icterus. Auch bei den Organen der Kaninchen kann man die fettige Degeneration mikroskopisch erweisen, wenn sie auch lange nicht so stark ausgeprägt ist wie bei Katzen. — Nach diesen Erfahrungen wird mit Recht vor dem Gebrauch des Safrols als Aromaticum für Brausewässer, Seifen, Tabake etc. gewarnt.

XI. Piperonal oder Heliotropin, der Aldehyd der Piperonylsäure $\left(C_6H_3\genfrac{}{}{0pt}{}{O}{O}>CH_2,\ COH\right)$ ist ganz ungiftig. Bei Heffter (l. c.) ist die Mittheilung citirt, dass ein Mann zu Selbstmordzwecken etwa 10 gr davon nahm, ohne jede Wirkung. Ein Kaninchen zeigte auf 4 gr gar keine Folgen. — Es wird im Thierkörper zu Piperonylsäure oxydirt.

XII. Isosafrol: ein Isomeres des Safrols (Propenylbrenzkatechinmethylenäther), ($C_6H_3\genfrac{}{}{0pt}{}{O}{O}CH_2,\ CH=CH-CH_3$) mit höherem Siedepunkt 246°, auch bei — 18° C. noch nicht fest, von viel weniger starkem Geruch, wird im Organismus zu Piperonylsäure oxydirt: der grössere Theil wird nach Heffter mit der Exspirationsluft unverändert abgegeben. Es wirkt im Grossen und Ganzen giftig wie das Safrol: nur fehlt die eigenartige Stoffwechselwirkung, die fettige Degeneration der Leber u. s. w. ganz: dafür scheint die lähmende Wirkung aufs Gefässnervencentrum stärker ausgesprochen (Darm-Hämorrhagien). Weiter treten bei der subakuten Vergiftung deutlich nervöse Symptome: Muskelunsicherheit, Krämpfe auf, die beim Safrol fehlen. —

XIII. Apiol oder Petersiliencampher im Oel der Früchte von Petroselinum sativum ist der Dimethylmethylenäther eines Allyltetraoxybenzols (C_6HOCH_3, OCH_3, $\genfrac{}{}{0pt}{}{O}{O}CH_2$, $CH_2 - CH = CH_2$), Schmelzpunkt 30° C., Siedepunkt 294°. Durch Kochen mit alkoholigem Kali geht es genau wie das Safrol in eine isomere Verbindung, die die Propenylgruppe enthält, über: das Isapiol.

Das Apiol ist schwer giftig: die Intoxikationssymptome bilden sich aber nur sehr langsam aus, wohl wegen der geringen Löslichkeit und der davon abhängenden schlechten Resorption. Vor Allem macht es bei subakuter Application eine starke, nekrotisirende, eitrige Entzündung: durch die unverletzte Epidermis aber wirkt es nicht. Innerlich gegeben benimmt es den Thieren bald die Fresslust, diese magern ab und geben nach verschiedener Zeit zu Grunde. Immer findet man hochgradige Reizungszustände des Darms (blutige Stühle), bei solchen Thieren, die erst später (nach 8 Tagen) starben, ausgesprochene Verfettung der Leber.

Anhang zu XIII. Mit dem Namen Apiol ist neben dem abgehandelten krystallinischen Produkt, das sich aus dem Petersilienöl abscheidet, auch noch ein anderes Präparat in der Therapie bezeichnet worden, nämlich eine durch Extraktion mit Aether aus dem alkoholigen Extrakt der Petersilienfrüchte dargestellte ölige Flüssigkeit, deren Literatur bei Heffter loco citato erwähnt ist. Es ist kein reiner Körper, der Hauptbestandtheil ist wohl ein ätherisches Oel. Dieses Apiol war eine Zeit lang als Ersatzmittel des Chinins gegen Febris intermittens gerühmt und verwendet. Gaben von 2 bis 4 gr sollen Funkensehen, Ohrensausen, Betäubung hervorrufen.

XIV. Cubebin: aus den Cubeben nach Entfernung des ätherischen Oels mit Alkohol extrahirbar ist ein in der Seitenkette oxydirtes Safrol $\left(C_6H_3\genfrac{}{}{0pt}{}{O}{O}CH_2, C\underline{HOH}\,CH = CH_2\right)$: Schmelzpunkt 125° C. — Beim physiologischen Versuch ohne alle Wirkung (13 gr in einer Gabe beim Menschen) befunden. Es wird wegen seiner Unlöslichkeit nicht resorbirt: die gegentheilige Angabe von Bernatzik, dass es leicht in den Harn übergehe, ist darnach nicht richtig (Literatur bei Heffter).

§ 134. Die aromatischen Säuren. — Chinon.

I. Allgemeines.

Die Säuren der aromatischen Reihe wirken im Ganzen nicht schwer vergiftend, aber doch allgemein schädigend wie alle aromatischen Verbindungen auf das lebende Protoplasma ein. Als freie Säuren sind sie meistens sehr schwer, als Natronsalze dagegen sehr leicht löslich in Wasser. — Die örtlichen Wirkungen der freien Säuren sind darum nicht eigentlich im gewöhnlichen Sinne ätzende, werden aber bei längerer Einwirkungsdauer sehr deutlich und bestehen in typischer Gewebsnekrose. — Die freien Säuren, am ausgesprochensten die Salicylsäure, haben kräftig abtödtende Wirkung auf die verschiedensten Mikroorganismen, wegen der sie zu Conservirungszwecken (Bier, Wein, Früchte etc.) viel benützt werden. Die Neutralsalze haben diese

Wirkung nur in sehr abgeschwächtem Grade (Binz: A. e. P. Ph. 7, 1877, pag. 280). — Es ist der Gedanke ausgesprochen, dass die aromatischen Säuren, von denen ja einzelne — in Form der neutralen Salze — vielfach als Fiebermittel gegeben werden, überhaupt nur als freie Säuren wirksam sind, als welche sie ja im Protoplasma der lebenden Zellen ausgeschieden werden können. Sehr interessant für die Beurtheilung dieses Punktes sind Versuche von Binz, die erweisen, dass durch Massenwirkung die Kohlensäure aus salicylsaurem Natrium Salicylsäure frei macht und dass man aus dem Blute erstickter Thiere mit Aether freie Salicylsäure ausschütteln kann. (Binz: A. e. P. Ph. 10 [1879]. pag. 147, oppos. Köhler und Fleischer: Med. Centrbl. 1876, Nr. 32 und 36.) —

Es ist schon bei der allgemeinen Besprechung der aromatischen Substanzen erwähnt, dass die Säuren als Paarlinge mit Glycocoll (Hippursäure, Salicylursäure . . . .) ausgeschieden werden. Da in der Hippursäure der Säurecharakter durch die eingetretene Amidgruppe wesentlich abgeschwächt ist, so kann man in dieser Paarung eine Schutzmaassregel des Organismus erblicken, um Schädigungen durch diese Säuren an den Orten im Körper zu vermeiden, wo sie als freie Säuren auftreten, also vorzugsweise in den Nieren. Für diese Auffassung spricht, dass Benzoësäure, die fast quantitativ in Hippursäure umgewandelt wird, so gut wie keine Nierenschädigung macht, während Salicylsäure, die nur zu 20 bis 30 % im Stoffwechsel zu Salicylursäure wird, sehr ausgesprochen schädigend auf die Nieren wirkt.

II. Die Benzoësäure.

1. Die freie Benzoësäure, in etwa 400 Wasser löslich, leicht sublimirend, hat als freie Säure pulverförmig applicirt sehr stark reizende Wirkung auf Schleimhäute, die bei nicht sehr hohen Gaben schon zu starken örtlichen Entzündungserscheinungen führen kann: selbst Blutungen in die Schleimhaut sind gesehen. Diese Wirkungen sind wahrscheinlich den analogen der Salicylsäure vergleichbar, aber nicht näher studirt.

2. Das benzoesaure Natron ist offenbar sehr wenig giftig. Gelegentlich seiner therapeutischen Verwendung gegen Tuberkulose hat man bis zu 50 gr. im Tag einzelnen Menschen gegeben und die Patienten haben das ausgehalten. Ohne Wirkung ist sie aber nicht: sie ist ja als Antipyreticum, als Antirheumaticum benutzt und brauchbar. Wahrscheinlich treten unangenehme Nebenwirkungen nur viel seltener auf als bei den Salzen der Salicylsäure. Uebergrosse Gaben erzeugen Uebelkeit, Erbrechen, Eingenommensein, Ohrensausen, Schwerhörigkeit, welche Symptome nach dem Aussetzen des Medicamentes glatt zurückgehen. — Ueber Giftwirkungen vergleiche man Schulte: Dissert. Halle 1880. Es erscheint dann im Harn eine reducirende Substanz (Glykuronsäure). — Die Umsetzung der Benzoësäure zu Hippursäure ist schon erwähnt: vergl. hiezu Schmiedeberg: A. e. P. Ph. 14. (1882) pag. 379. Nach C. Virchow erhöht Benzoësäure den Eiweissumsatz (H. S. Z. 6. (1882) pag. 78.

3. Benzaldehyd C_6H_5COH oder Bittermandelöl ist — wenn chemisch rein — eine nur schwach giftig wirkende Substanz. Im Benzaldehyd des Handels findet sich bei der Gewinnung aus Amygdalin viel Blausäure (siehe diese) gebunden als Cyanhydrin und solches unreines Bittermandelöl ist natürlich giftig nach seinem Blausäuregehalt. Vide pag. 502. —

Der reine Benzaldehyd soll nach Schimmel & Co. vollständig unschädlich sein: nach Kobert bewirkt er Stoffwechselstörungen und centrale Krämpfe, welche „den epileptischen recht ähnlich sehen". (Beckurts: Jber. für 1893 pag. 443). Cohn hat einem Hund täglich 10 gr. innerlich gegeben: über allenfallsige Giftwirkung berichtet er nichts (H. S. Z. 14 pag. 203). Der Benzaldehyd wird im Organismus in Hippursäure: zu kleinem Theil in Benzamid $C_6H_5CONH_2$ übergeführt (Cohn l. c.).

---

4. Benzoylchlorid C_6H_5COCl aus Benzoësäure mit fünffach Chlorphosphor hergestellt, ist eine Flüssigkeit, die Dämpfe von ausserordentlich stark reizender Wirkung für die sichtbaren Schleimhäute ausschickt. — Neben der starken Aetzung ist eine andere Wirkung bisher nicht constatirt.

III. Salicylsäure.

Orthooxybenzoesäure, $C_6H_4OHCOOH$ ist bei 15° C. in 450 Theilen Wasser löslich: die bei 100° C. gesättigte Lösung enthält 7,9 %. — Reichlich löst sie sich in Alkohol und Aether, ziemlich in Glycerin und fetten Oelen. Die Alkalisalze sind sehr leicht wasserlöslich. Die freie Säure wird von kohlensauren und phosphorsauren Alkalien aufgenommen. Die Lösung in Borax schmeckt stark bitter. Die freie Säure ist mit Wasserdämpfen flüchtig: Schmelzpunkt 156,8° C. — Die käufliche Salicylsäure enthält als schädliche Verunreinigungen hauptsächlich Phenol und Kresotinsäuren: wenig von Bedeutung sind Paraoxybenzoesäure und Oxyphthalsäure. Die Methoden, diese nachzuweisen sind im Commentar zum Deutschen Arzneibuch von Hager, Fischer und Hertwig beschrieben (siehe auch Pharm. Centr.-Halle 1889 Nr. 21 und 29. Pharmac. Zeitung 1889 Nr. 42).

2. Als freie Säure (nicht als Salz: siehe Einleitung!) hat die Salicylsäure kräftige antiseptische Wirkung, die der meta- und para-Oxybenzoesäure nicht zukommt (Kolbe). Sie wird darum viel als Conservirungsmittel (Bier, Wein, Conserven), ausserdem noch als Arzneimittel benützt.

3. Bei der Salicylsäure ist eine örtliche und eine allgemeine Giftwirkung zu unterscheiden. Die erstere kommt nur der freien Säure zu und besteht in einer eigenartigen nekrotisirenden, ertödtenden, ätzenden Veränderung der thierischen Gewebe. Pulverförmig oder in wenig Wasser aufgeschlämmt auf die befeuchtete und feucht gehaltene Epidermis aufgetragen verändert sie diese in der Art, dass man nach einigen Tagen abgehobene weisse Fetzen der Epidermis wegnehmen kann. Salicylsäure dient darum in der Therapie als die Hornsubstanz ablösendes Mittel. Zähne mit Salicylsäure-Pasta bestreut werden weich (Deut. med. Wschr. 1876 Nr. 31). Auf Wunden und Schleimhäuten entsteht ein weisser Aetzschorf, nicht tief, sich bald abstossend. — Salicylsäure fällt Eiweisslösung, coagulirt Blut: doch sind damit meines Erachtens die örtlichen Wirkungen nicht vollauf erklärt. Die bei 37° C. gesättigte wässerige Lösung enthält 0,5 procent Salicylsäure: das ist noch keine ätzend wirkende Concentration. Ob Alkalientziehung mit im Spiele ist, könnte vermuthet werden:

Zähne werden langsam entkalkt. Auch an Wirkung ähnlich der des Phenols oder der Gerbsäure lässt sich denken. —

4. Nach dem Gesagten muss man von der freien Säure starke Wirkungen auf die lebenden Schleimhäute erwarten. Beim Einathmen des Staubes wird heftiger Husten, Brennen, Schmerzen, Blutstreifen im Sputum angegeben. Beim Einnehmen der freien Säure ist Gefühl von Brennen und Wundsein, Erbrechen, Schlundkrämpfe beobachtet. Auch Erbrechen von blutigem Schleim, der ganze Fetzen der Mucosa enthielt, ist beschrieben. Dazu kommen dann in schweren Fällen die Zeichen der verbreiteten Magen- und Darmätzung, kleiner Puls, Temperatursenkung, schwerer Collaps. Es sollen tödtlich verlaufende Fälle solcher Vergiftungen beobachtet worden sein. Dass bei der früher viel geübten Darreichung von freier Salicylsäure nicht öfter diese ätzenden Wirkungen zur Beobachtung gekommen sind, ist meines Erachtens nur durch die schnelle Neutralisation der gereichten Säure-Portionen zu erklären. — Auch an Thieren hat man diese Schleimhautveränderungen erzeugt (z. B. Fürbringer durch Chlysma bei Kaninchen, Med. Centrbl. 1875 Nr. 18). — Zur Behandlung dieses Vergiftungszustandes ist zuerst zu bemerken, dass man innerlich, auf Schleimhäute überhaupt, nie freie Salicylsäure in grösserer Menge geben soll. Die Darreichung von doppelt kohlensaurem Natron oder Magnesia usta, wenn nöthig in zerstäubter Form, wäre das selbstverständliche Gegengift. —

5. Bei innerlicher Darreichung grösserer Mengen von salicylsaurem Natron (oder Lithion etc.) sieht man eine Reihe unangenehmer Nebenwirkungen, die Zeichen der allgemeinen resorptiven Salicylsäure-Vergiftung. Die Magenerscheinungen (Uebelkeit, Erbrechen) können als örtliche Wirkung der durch die Salzsäure frei gemachten Salicylsäure gedeutet werden: sie sind bei etwas grösseren Mengen ausserordentlich häufig: ganz ohne Magenstörungen wird eine energische Kur mit salicylsaurem Na nie verlaufen. Manche Menschen leiden schwer durch den widerlich süssen Geschmack des Mittels.

6. Von den weiteren resorptiven Folgen kann man soviel sagen, dass sie kaum alle aus einer gemeinsamen Elementarwirkung abgeleitet werden können. Eine häufig und an verschiedenen Organen beschriebene Störung sind Blutungen, so aus den weiblichen Genitalien, aus der Nasenschleimhaut, seltener aus anderen Stellen. Auch sehr starke Blutüberfüllung wird berichtet: bei Thieren Ekchymosen der Paukenhöhlenschleimhaut, röthliche Färbung der Endo- und Perilymphe in der Schnecke (Kirchner: Berlin. klin. Wochschr. 1881. pag. 726). Auch lokalisirte Störungen im Centralnervensystem, Ausfallerscheinungen werden auf capilläre Blutungen geschoben. „Vasomotorische Störungen“, also auffallende Unregelmässigkeiten im Blutgehalt der Organe sind in der Literatur öfter beschrieben. —

7. Das Bild einer schweren Vergiftung beim Menschen wird so geschildert: 15,0 salicylsaures Na aus Versehen auf einmal genommen riefen nach 2^h Erbrechen hervor: dann folgte Bewusstlosigkeit, von wilden Delirien zeitweise unterbrochen. Schwerhörigkeit, beschleunigter Puls. Besonders verändert war die Respiration: ver-

langsamte, tiefe, keuchende Athemzüge, die durch 2 Tage anhielten. Die Temperatur fiel unter die Norm. — Bei den durch freie Salicylsäure hervorgerufenen schweren Vergiftungen werden noch die Symptome der Aetzung und des Collapses beschrieben.

8. Wichtiger als die Kenntnissnahme dieser extrem seltenen Fälle ist die Besprechung der nicht immer vermeidlichen schädlichen Nebenwirkungen medicinaler Dosen. Die Wirkungen der freien Säure auf Haut, Zähne, Schleimhäute sind schon beschrieben: es soll darum jetzt die freie Säure als Pulver oder in stärkeren glycerinigen Lösungen nicht mehr verwendet werden. — Auch das Vorkommen von Erbrechen ist erwähnt: es ist (10 bis 15%) jetzt seltener als nach den früheren Statistiken. Ganz selten sind Diarrhoen: das gewöhnliche ist leichte Verstopfung. — Ueber Ekelgefühl, schlechten Geschmack, Nausea klagen viele Patienten. Diese Beschwerden dauern häufig, sogar unter Steigerung durch die ganze Behandlungsdauer an.

9. Von allgemein nervösen Störungen sind sehr gewöhnlich die sogen. Congestions-Erscheinungen: Eingenommensein des Kopfes, Schwindel- und Mattigkeitsgefühl. Selten kommt es zu schwereren psychischen Veränderungen: es werden heitere Delirien berichtet, Aufregung, Lachen, Schwätzen, Bewegungstrieb überhaupt, Hallucinationen, unruhiger Schlaf. Seltener sind Depressionszustände: bei Diabetikern (ob nicht Coma diabeticum?), bei Säufern: vide unten „Nieren“. —

10. In mehr als 60% der behandelten Fälle kommen nach zuverlässigen Statistiken Störungen am Gehörapparat vor: Ohrensausen, Schwerhörigkeit, Gehörstäuschungen, Erscheinungen, die in ganz seltenen Fällen über die Salicylvergiftung andauern. Bei Thieren, die mit übergrossen Salicylgaben vergiftet waren, sind Blutungen in der Paukenhöhle beschrieben worden. Auch von Seiten der Netzhaut sind funktionelle transitorische Störungen angegeben.

11. Sehr zu beachten — wahrscheinlich der wichtigste Punkt beim medicinalen Gebrauch der Salicylsäure — ist der Zustand der Nieren. Die Salicylsäure hat unzweifelhaft Nierenwirkungen, wie alle die Körper, die als freie Säuren in den Nieren ausgeschieden werden. Vermehrung der Harnabsonderung wird häufig berichtet. Dabei soll die Säure vermindert, das specifische Gewicht sehr hoch sein. Häufig wird als Harnbefund Albuminurie, Auftreten von Cylindern, Epithelien, Leukocyten angegeben. Bei Thieren sind Nierenstörungen durch Salicylsäure leicht künstlich zu erzeugen (Hesselbach: Dissertation, Halle 1890). Die Fälle von Hämaturie, die bei Salicyl-Therapie vorkommen, werden von den Klinikern in die Nieren verlegt. — Aus dem gleichen Erklärungsgrund hat man die schweren Störungen, die bei manchen Krankheiten auf gewöhnliche Salicylgaben vorkommen, von der langsamen Ausscheidung in den Nieren abgeleitet: so die Erscheinungen bei Säufern, Diabetikern, Hochschwangeren, Herzkranken. Dieser Punkt ist noch weiter zu beachten. (van Ackeren: Charité Annalen 15.)

12. Die Ausscheidung der Salicylsäure beginnt sehr rasch (im Harn, den man aus den freiliegenden Uretheren-Oeffnungen auf-

fangen konnte, schon nach 9 Minuten): gewöhnlich findet man nach 30′ bis 1ʰ deutliche Reaktion. Die vollständige Ausgabe wird in vielen Fällen, die man daraufhin beachtet hat, enorm verzögert: noch am 10. und selbst am 16. Tage hat man nach Cessiren der Zufuhr Salicylsäure im Harn gefunden: gewöhnlich sei die Ausscheidung mit dem 3. Tage beendigt (Petersen: Deut. med. Wochschr. 1877 Nr. 2 und 3). Auch durch andere Secretionen wird die Salicylsäure aus dem Körper entfernt: sicher ist der Uebergang in die Milch (im Säuglingsharn nachweisbar): auch im Schweiss, in der Galle hat man sie gefunden: die Angaben über den Speichel lauten widersprechend. — Von verschiedenen Autoren wird transitorische Glykosurie (Traubenzucker!) auf Salicylsäure angegeben. Die N-Ausfuhr im Harn nimmt zu (Wolfsohn bei Jaffé: Dissert., Königsberg 1876). Siehe auch: C. Virchow, H. S. Z. 6. pag. 78.

13. Die Blutungen als Folge der Salicylwirkungen sind schon erwähnt. Am wichtigsten ist die Anschuldigung, die Salicylsäure mache Uterus-Blutung und bei bestehender Graviditas Abortus. Beide Angaben sind durch so viele eclatante Fälle unterstützt, dass man den angenommenen ursächlichen Zusammenhang kaum mehr abweisen kann (z. B. Wacker: Centralblatt Gynäkologie 1889 Nr. 39: siehe auch Binz: Berl. klin. Wochschr. 1893 Nr. 41). Es ist darum bei menstruirenden, bei graviden und bei kranken Frauen mit Neigung zu Uterus-Blutung die äusserste Aufmerksamkeit in der Salicyl-Verwendung zu gebrauchen.

14. Ein seltenes aber schweres Symptom ist anfallsweise auftretende Dyspnoe (Weckerling: Deut. Archiv klin. Med. 19 [1877] pag. 319), die gewöhnlich nur nach grösseren wiederholten Gaben sich einstellt. Die Athmung wird vertieft, keuchend, mit allen Auxiliärmuskeln ausgeführt: dabei besteht hochgradiges Erstickungsgefühl und schwere Angstzustände.

15. Die Erscheinungen von Seiten des Herzens sind weniger bedrohlich. Normal soll ja die Salicylsäure wie jedes Antipyreticum während der ausgebildeten Wirkung die Pulsfrequenz vermindern. Zuweilen sieht man aussetzenden, sehr schwachen, elenden Puls. Enorme Pulsbeschleunigung wird andererseits wiederholt berichtet. Endocarditis bildet bei den Praktikern keine Contra-Indication des Salicyl-Gebrauches. — Von Wirkungen auf das Blut ist nichts Besonderes bekannt geworden.

16. Auf der Haut sind wie bei vielen Arzneistoffen die verschiedenartigsten Erkrankungsformen nach Salicyl-Gebrauch gesehen worden, Quaddeln mit starkem Jucken, Petechien, Purpura: im Ganzen scheinen solche selten zu sein. — Schweissbildung gehört zu den typischen Begleiterscheinungen des Fieberabfalles, ist desshalb bei 60 bis 70 procent der Salicylbehandelten angegeben. Doch scheint gerade nach Salicylsäure der Schweissausbruch besonders stark.

17. Endlich ist noch die sog. perverse, paradoxe Temperatursteigerung zu erwähnen, eine Erscheinung, die bei verschiedenen antipyretischen Mitteln auftritt: bei normaler oder wenig erhöhter Temperatur macht Salicylsäure (in seltenen Fällen) beträchtliche Temperatur-Erhöhung mit allen Begleiterscheinungen, die zum Fieber gehören. — Bei Thieren wird die gleiche Beobachtung von verschiedenen Autoren angegeben.

18. Gegenüber dem reichen Beobachtungs-Materiale, das über Salicylwirkung auf Menschen vorliegt, ist die Beschreibung der **Thierversuche** nicht mehr nothwendig. Ich verweise hierüber auf die Literatur:

Kolbe und Mitarbeiter in Journal f. prakt. Chemie 10 (1874) u. ff.
Köhler: Centralbl. f. m. Wiss. 1876, Nr. 10 u. 11.
Lymas (Rosenthal): Dissertation. Erlangen 1876.
Köhler: Deut. Zeitschr. f. prakt. Med. 1877, Nr. 13, 14.
Oltramare: Thèse Paris 1879. etc. etc.

Als letale Dosis gilt ungefähr bei Injektion in Venen 1,0 Na-Salicyl, bei stomachaler Darreichung 2.5 pro Kilo Thier.

---

19. Noch nicht einstimmig entschieden scheint mir die Frage zu sein, ob es eine chronische Salicylsäurevergiftung gibt; die Mehrzahl der Autoren verneint die Frage. Praktisch von Bedeutung ist diese Untersuchung desshalb, weil die Salicylsäure als Conservirungszusatz bei manchen Lebensmitteln dient, z. B. beim Bier. Durch Versuche (Lehmann: Archiv f. Hygiene 5 [1886]) ist erwiesen, dass 0,5 Salicylsäure Monate lang im Bier gegeben, keinerlei Schädigung hervorgebracht haben. In Frankreich ist indess dieser Zusatz auf Grund eines Hygieniker-Gutachtens verboten. Lewin (Real-Encyclopädie ...) betont, dass bei Nierenerkrankungen eine fortgesetzte, wenn auch leichte Schädigung der Nieren durch ausgeschiedene Säure nicht gleichgültig sein könne. — Es fragt sich nur, ob Salicylsäure in Centigrammen zugeführt, irgend welche Veränderung im Harn hervorbringt. — Die Literatur über die Salicylsäure-Intoxikation ist so umfänglich, dass nur Einzelnes als Beispiel citirt werden kann. — Neben den schon genannten Autoren vergleiche man noch:

Buss: Ueber . . Fieber. Stuttgart 1878 und Dissertation, Basel 1875.

Die Zeitschriften der Jahre 1875 und 76 sind sehr reich an Casuistik. —

IV. Anhang zu Salicylsäure.

1. Salol ist der Salicylsäure-Phenyläther ($C_6H_5O—CO—C_6H_4OH$): weisse krystallische Masse, nur sehr schwer in Wasser, leicht in Spiritus löslich. — Das Salol wird durch den pankreatischen Saft in seine Componenten gespalten (vollständig ist die Umwandlung nicht!). Man wollte desshalb Salol innerlich geben, um eine langsame Salicylsäure-Wirkung im Darm durchzuführen (antipyretisch und Darmdesinficiens) und dabei die Magenschleimhaut intakt zu lassen. — Wie vorauszusehen und auch vorausgesagt war, konnte die grosse Menge Carbolsäure, die dabei im Darm entsteht, nicht gleichgültig sein (100 Salol geben unter Wasseraufnahme 44 Phenol und 64 Salicylsäure). In der That wurden, als man zu grösseren Gaben überging, bald Vergiftungserscheinungen berichtet und auch ein Todesfall ist damit vorgekommen. Ein 22 jähriges Mädchen, das wegen Gelenkrheumatismus in 8^h zusammen 8,0 Salol bekommen hatte, zeigte schon nach der dritten Gabe (6,0) Müdigkeit, Verworrenheit und fiel bald in tiefes Coma mit schnarchendem Athmen: Pupillenerweiterung. Am 3. Tage erfolgte der Tod. Der mit Katheter abgenommene Harn (Anurie) ent-

hielt Eiweiss, Salicylursäure und Phenol. Erschwerend war in dem Fall, dass die Patientin seit lange an Schrumpfniere und Herzhypertrophie litt, wodurch die Ausscheidung des Phenols gehindert und verzögert war. Die Nieren zeigten die für Phenol charakteristischen Verfettungen des Epithels der gewundenen Kanälchen (während Salicylsäure in vergiftenden Mengen Hyperämie und interstitielle Blutungen in den Nieren macht). — In weniger schweren Fällen ist stürmisches Erbrechen, Dysurie, Phenolharn angegeben: besonders auch wird über Magenschmerz, Vollsein, Druck, Uebelkeit, Appetitmangel geklagt. — Leichtere Andeutungen der Phenol- und Salicylvergiftung sind wiederholt angegeben. — Auch von äusserlicher Anwendung ist Vergiftung vorgekommen: nach Salol in Salbenform entstanden typische Carbolerscheinungen (Heffter in Schmidt's Jahrbüch. Bd. 257).

Auf alle Fälle ist Salol nur in kleinen Gaben (einige Decigramme bis 1,0!) und nur bei gesunden Nieren zu verabreichen.

Kobert: Therap. M.-H. 1888, pag. 220.
Sahli: Therap M.-H. 1888, pag. 358.
Falk: Therap. M.-H. 1890, pag. 370. (Literatur!
Hesselbach: Dissert., Halle 1890.
Sahli: Ther. M.-H., 1890, pag. 559. (Refer.)

2. Betol: Salicylsäure — Naphthyläther $C_{10}H_7O - COC_6H_4OH$: krystallinisch noch schwerer löslich als Salol, ist wie dieses innerlich versucht worden. Als Folgen werden Magenbeschwerden und Erbrechen berichtet. — Nach aller Wahrscheinlichkeit müssen grössere Gaben giftig wirken (cf. Naphthol und Ther. M.-H. 1890, pag. 371).

3. Salicin ist der bitter schmeckende Stoff der Weidenrinden (helix, präcox, pentandra) in Wasser 1 : 24 löslich, löslich in Alkohol, unlöslich in Aether. Es ist ein Glykosid, das durch Emulsin, Speichel etc. in Glykose und Saligenin gespalten wird: — hat nur schwache antiseptische Wirkungen. — Man gab es früher (jetzt noch in England) als Antipyreticum, stündlich zu 2,0, bis 12,0 im Tag. — Es ist therapeutisch weniger wirksam als Salicylsäure. Seine Ausscheidungsart ist noch nicht ganz klar gestellt: nach kleineren Gaben erscheint im Harn die gepaarte Schwefelsäure vermehrt: bei grösseren Mengen erscheint unzersetztes Salicin, Saligenin (C_6H_4OH, CH_2OH), Salicylaldehyd, Salicylsäure und Salicylursäure. — Erbrechen soll es selten machen, dagegen wird Ohrensausen, Schwerhörigkeit, auch Dyspnoe, Pulsbeschleunigung, Muskelschwäche berichtet: Shaw (refer. in Therap. M.-H. 1890, pag. 196) gibt auch Hämorrhagien an. — (Vergl. Lewin: Nebenwirkungen, pag. 510.) —

4. Salicylaldehyd oder salicylige Säure C_6H_4OHCOH, farblose Flüssigkeit, an der Luft roth werdend, wenig in Wasser löslich: — wird wahrscheinlich als Salicylsäure ausgeschieden. — Sie wurde therapeutisch (als Diureticum) versucht: grössere Gaben sollen giftig sein.

5. Saligenin: Oxybenzylalkohol $OH - C_6H_4CH_2OH$ aus dem Salicin abgespalten (siehe oben 3): in 15 Thl. Wasser löslich: ist sicher giftig, doch liegen keine speciellen Angaben darüber vor. Vielleicht kommen die beim Salicin beobachteten Störungen: Parästhesien, Sehstörungen, Funkensehen, Tremor, Reflexsteigerung, die ja nicht gut auf Salicylsäure bezogen werden können, diesem Stoff zu. (Löst sich in conc. H_2SO_4 roth, mit $FeCl_3$ blau). — Nencki (du Bois und Reichert A. 1870, pag. 406) gibt an, es gehe in Salicylsäure über. — Baumann und Herter (H. S. Z. 1, pag. 264) vermuthen, dass es mit Schwefelsäure gepaart wird.

V. Oxybenzoesäuren. Die Meta- und Para-Oxybenzoesäure sollen so gut wie ungiftig sein (Baumann und Herter: H. S. Z. 1, pag. 259). Sie machen in Gaben, die von der Salicylsäure beim Hunde sicher Erbrechen erregen, gar keine Beschwerden. Ein Kaninchen, das 5,0 Paraoxybenzoesäure ohne jede Nebenwirkung erträgt, wird von der gleichen Salicylsäuremenge in einigen Stunden getödtet. — Praktisch sind sie ohne Bedeutung. —

VI. Kresotinsäuren: C_6H_3OH, CH_3COOH haben toxikologisch-praktisches Interesse, weil sie als Antipyretica benützt und empfohlen sind und weil sie als Verunreinigung der käuflichen Salicylsäure vorkommen können. Die früheren Angaben über ihre antipyretische und toxische Wirksamkeit sind desshalb unsicher, weil man immer Gemenge der drei Isomeren (o. m. p.) angewendet hat. — Nach neueren Untersuchungen hat die Orthokresotinsäure ($COOH : OH : CH_3 = 1 : 2 : 3$) sehr ungünstige Herzwirkung, wegen deren sie praktisch unbrauchbar erscheint. — Die Metakresotinsäure soll ganz ungiftig und therapeutisch unwirksam sein. — Die Parakresotinsäure wird als therapeutisch brauchbar empfohlen. 6,0 innerhalb einer Stunde genommen, machte nur Erweiterung der Hautgefässe und Schweiss. Die Ausscheidung erfolge, theils als Parakresotinsäure, theils als Verbindung mit Glykuronsäure, eine Paarung mit Glykokoll oder mit Schwefelsäure wurde nicht nachgewiesen. — Nach den Erfahrungen bei der praktischen Anwendung sei sie weniger unbequem, auch ungiftiger als die Salicylsäure: der Geschmack dagegen entschieden unangenehmer.

Literatur:

Buss: Berl. klin. Wschr. 1876, Nr. 31.
idem: Wesen und Behandlung des Fiebers. Stuttgart 1878.
Demme (Lösch): 26. Bericht über das Kinderspital in Bern 1888. Bern 1889. ref. Ther. M.-H. 1890, pag. 191.

VII. Methylsalicylsäure und die isomere (p-) Anissäure ($C_6H_4OCH_3COOH$) sollen schwächer antiseptisch wirken und von Thieren in grösseren Mengen ertragen werden, als die Salicylsäure. (Giacosa: Annal. di chim e di famacol. 1877.)

VIII. Protokatechusäure: $C_6H_3OHOHCOOH$ hat auf alle Fälle nur geringe Giftwirkungen. Sie wird zum Theil unverändert, zum Theil als Aetherschwefelsäure ausgeschieden. Baumann und Herter (H. S. Z. 1. pag. 263).

IX. Phthalsäure: $C_6H_4(COOH)_2$ hat Juvalta untersucht H. S. Z. 13 (1889) pag. 26. Vgl. auch Mosso: A. e. P. Ph. 26 (1890) pag. 267. Nach Juvalta's Beobachtungen scheint sie ungiftig zu sein.

X. Oxyisophthalsäure: $C_6H_3OHCOOHCOOH$ kommt als Verunreinigung der Salicylsäure (0,5 bis 1 %) in Betracht. — Sie ist bedeutend schwerer löslich als Salicylsäure — von Giftwirkung ist nichts bekannt.

XI. Mellithsäure: $C_6(COOH)_6$ wird bei Löw (Giftwirkungen pag. 28) als für Pflanzen giftig angegeben. (Ob specifische oder Säurewirkung?)

Was von aromatischen Säuren, deren Estern, den Laktonen u. s. w. noch von Bedeutung ist, wird bei den „ätherischen Oelen“ besprochen.

Anhang.

Chinon $C_6H_4O_2$, gelbe Krystalle, wasserlöslich, mit dem Schmelzpunkt 116° C., ist von Cohn Sally (Dissert. Königsberg 1893 bei Jaffé) untersucht. Es macht örtlich an den Geweben Braunfärbung und Nekrose, in den Nieren schwere Störungen (interstitiell?) mit Eiweiss, Cylindern im Harn. Im Blute bildet es Methämoglobin mit den darnach sich einstellenden Folgen (Farbstoff im Harn). — Im Harn zum Theil als Hydrochinon ausgeschieden. —

§ 135. Nitroderivate der aromatischen Reihe: Nitrobenzol — Pikrinsäure.

I. Nitrobenzol $C_6H_5NO_2$ entsteht aus Benzol durch Eintragen in kalt gehaltene Salpetersäure (beim Erwärmen Dinitroderivate). Es ist eine gelbe Flüssigkeit, erstarrt bei Abkühlung, schmilzt bei + 3° C., siedet bei 205°: specifisches Gewicht 1,187 bei 15° C. Es löst sich nicht in Wasser, leicht in Alkohol und fetten Oelen. — Das Nitrobenzol des Handels enthält immer gewisse Mengen von Nitrotoluol. Dadurch wird der Siedepunkt erhöht. Man unterscheidet darnach leichte, schwere, sehr schwere Sorten (Siedepunkt 205 bis 210°, 210 bis 220°, 220 bis 235° C.).

1. Das Nitrobenzol wird wegen seines eigenartigen Geruches (Mirbanöl, falsches Bittermandelöl pag. 550) viel in der Parfumerie, jetzt hauptsächlich nur mehr als Zusatz zu Seifen, früher aber auch für die verschiedensten Wohlgerüche, sogar zur Beimengung in Schnäpsen verwendet. Es waren darum die Vergiftungen früher ausserordentlich häufig. Da es in den Anilinfabriken in grossen Mengen erzeugt wird (aus Nitrobenzol wird durch Reduktion das Anilin dargestellt), so ist es vor Allem auch für die Fabrikhygiene praktisch wichtig. Vergiftungen passiren immer noch so zahlreich, dass das Nitrobenzol in den „toxikologischen" Jahresberichten ständig aufgeführt wird.

2. Das Nitrobenzol gehört zu den stark wirksamen Substanzen: der Tod ist schon nach sehr kleinen Mengen eingetreten. So werden Fälle in der Literatur erzählt, die nach Aufnahme von $^1/_2$ gr. von 20 Tropfen, von 7 bis 8 Tropfen tödtlich verliefen. Es ist auch wieder nach viel grösseren Gaben völlige Wiederherstellung eingetreten. Die Erkenntniss dieser hochgradigen Toxicität hat merkwürdiger Weise sehr lange gedauert. Man hielt früher Nitrobenzol für eine ziemlich harmlose Substanz und da sein Dampf den meisten Menschen angenehm riecht, so war es ein viel benütztes Mittel, wurde sogar manchen Schnäpsen zugesetzt. — Auch durch Aufnahme in Dampfform können schwere, selbst tödtliche Vergiftungen entstehen. — Ob es durch die unverletzte Epidermis hindurchgeht, ist nicht sicher ausgemacht: nach Analogie mit anderen ähnlichen Substanzen ist dies nicht unwahrscheinlich. Da aber beim Aufbringen auf die Hände immer Gelegenheit zum Einathmen der Dämpfe gegeben ist, so ist die Frage praktisch nicht von so grosser Bedeutung. Benetzen grösserer Oberflächenstücke mit Nitrobenzol ist immer ein gefährlicher Unglücksfall, der rascheste Abwehr verlangt. Es spielt jetzt bei Selbstmördern und merkwürdiger Weise auch als Abortivum noch eine Rolle. (Schild: Berlin. Klin. Wochenschrift 1895. Nr. 9.)

3. Die Erscheinungen verlaufen verschieden nach Menge und Schnelligkeit der Aufnahme. In den leichtesten Fällen klagen die Kranken über allgemeines Unbehagen, Brennen im Munde und Rachen, Prickeln der Zunge, Uebligkeit, Schwindelgefühl. Dabei ist geringe grau-cyanotische Verfärbung der Lippen, der Gesichtshaut, der Nägel vorhanden. Das Schwindelgefühl kann mehrere Tage anhalten.

Die schweren Fälle beginnen ganz gleichartig, Verstimmung, Mattigkeit, Uebelkeit, Schwindel, die geschilderten Mundhöhlenerscheinungen. Die Störungen in der sensoriellen Sphäre werden stärker: Schläfrigkeit, Angstgefühl, perverse Empfindungen in der Kopfhaut, Ohrensausen, Kopfschmerz: dazu kommen Lähmungssymptome, taumelnder Gang, lallende Sprache, Doppelsehen, die Reflexerregbarkeit ist vermindert, nur in schweren Fällen ganz aufgehoben. Die graublaue Verfärbung an Gesicht, Lippen, Fingernägeln wird stärker. Meist tritt Bewusstlosigkeit ein, in der der Tod bald erfolgen oder aus der die Vergifteten nach Stunden (2 bis 18) unter Besserung der schlimmsten Erscheinungen erwachen. Weitere Störungen von Seiten des Centralnervensystems sind sehr verschiedenartig: es wird (in wenigen Fällen) hochgradige Unruhe mit tobsuchtähnlichen Anfällen beschrieben. Sehr häufig sind Krampfanfälle tonischer und klonischer Art: Trismus, Opisthotonus, Streckkrämpfe der unteren Extremitäten, Contraktion der Armbeuger. Auch allgemeine klonische Convulsionen und Zuckungen einzelner Muskelgruppen sind beschrieben, so z. B. Rollen der Bulbi, Nystagmus horizontalis, Stunden lang anhaltend. Die Pupillen werden fast ausnahmslos als erweitert und von schlechter Reagirfähigkeit beschrieben (gläserner, glotzender Ausdruck). Erbrechen kommt meist spontan und dauert dann stundenlang an; dabei heftige Leibschmerzen. Die erbrochenen Massen riechen stark nach Nitrobenzol. — Die Respiration wird angestrengt, mühsam (aktive Exspiration), keuchend, später im Coma unregelmässig, oberflächlich. Die Ausathmungsluft riecht deutlich nach Nitrobenzol. Die Pulszahl anfänglich vermehrt wird später abnehmend, auf der Höhe der Vergiftung wird die Herzaktion sehr schwach. Die Haut ist kalt: Sinken der Temperatur ist indess nur in wenigen Fällen ausdrücklich erwähnt.

4. Eigenartig ist in der Casuistik die grosse Verschiedenheit der Angaben über die Zeit des Eintrittes der Symptome. In einzelnen Fällen bilden sich ausserordentlich rasch (sofort bis etwa 20 Minuten nach Aufnahme) die schwersten Erscheinungen aus, während bei vielen Vergifteten wieder 1 und selbst 2 Stunden bis zum Beginn der Intoxikationszeichen vergehen. Der richtige Erklärungsgrund hiefür ist nur in der verschieden schnellen Resorption zu suchen. Da das Nitrobenzol nur ganz minimal in Wasser löslich ist, so kann bei gefülltem Magen sehr leicht Verzögerung der Resorption durch Stunden geschehen. Die Thierversuche Filehnes haben ganz klar gestellt, dass nur von der Begünstigung der Aufsaugungs-Bedingungen die Schnelligkeit der Vergiftung abhängt (Oberflächenvermehrung des Präparates, leerer Magen . .). Bei direkter Einführung in die Gefässe erfolgt die Reaktion momentan. Es kann darum auch die Hypothese, nach der das Nitrobenzol erst durch Verwandlung in eine andere chemische Substanz innerhalb des Thierkörpers (Anilin oder Blausäure) giftig werden sollte, unbedingt zurückgewiesen werden: das Nitrobenzol ist als solches wirksam; Anilin oder Blausäure hat man auch nicht in Spuren im vergifteten Thier gefunden: zudem ist die Art der Giftwirkung specifisch verschieden. — Auch die früher (physikalisch nicht ganz klar) gestellte Frage, ob nicht das Nitrobenzol immer als Dampf wirksam werde, ist durch Versuche als bedeutungslos zurückzuweisen. Man kann reines Nitrobenzol in Froschgefässe (Aorta descendens) injiciren: es macht sofort in den Organen, denen es zugeführt wird, Veränderungen z. B. Muskelstarre, d. h. das flüssige Nitrobenzol berührt und durchsetzt die lebende Gefässwand.

5. Von Einzelwirkungen des Nitrobenzols ist die Muskelstarre beim Frosch schon angegeben. Das wichtigste ist die Einwirkung auf das lebende Blut, das dadurch chocoladebraun wird und die Fähigkeit verliert, Sauerstoff aufzunehmen. Im Blute lebender vergifteter Hunde wurden nur drei und sogar nur 0,9 Volumprocente Sauerstoff gefunden, gegen 17 normal. Daraus erklärt sich die starke Dyspnoe und die hochgradige livide Verfärbung der Haut und der sichtbaren Schleimhäute. Auch der Kohlensäure-Gehalt des Blutes ist stark vermindert gefunden, während die Menge der exhalirten Kohlensäure als etwas gesteigert angegeben wird. Man erklärt diese letztere Abweichung durch die vermehrte Athmungsthätigkeit, wahrscheinlich aber ist die verminderte Alkalescenz (Auftreten organischer Säuren im Blute) die richtige Ursache. Ueberlebendes arterielles Hundeblut wird durch Nitrobenzol nicht verändert [1]). — Spektroskopisch ist im Blute vergifteter Hunde neben den Oxyhämoglobinstreifen ein Absorptionsband zwischen C und D (näher an D) gefunden, das als das Band des sauren Hämatins angesprochen worden ist (siehe Schlusssatz der Fussnote). Beim Kaninchen ist dieser Streifen nicht immer deutlich zu sehen. —

6. Ueber die beim Nitrobenzol vorkommenden Krämpfe haben Thierversuche folgendes ergeben. Frösche zeigen keine Convulsionen, sterben unter fortschreitender Lähmung. Bei Kaninchen und Hunden sind Krämpfe willkürlich zu erzeugen. Geschieht nämlich die Vergiftung d. i. die Resorption langsam, so bildet sich fortschreitende Lähmung aus (ohne alle Convulsionen). Kommt aber rasch eine grosse Nitrobenzolmenge auf einmal ins Blut, so tritt sofort grosse Unruhe auf, dann Zwangsbewegungen und heftige allgemeine Krämpfe (mit Pupillenverengerung). Diese Krämpfe werden demgemäss als primäre, Reizwirkung des Nitrobenzols auf das Centralnervensystem, nicht als Erstickungskrämpfe aufgefasst. — Auch beim Menschen kommen nicht in allen Fällen Krämpfe vor. —

7. Im Harn hat man Nitrobenzol gefunden. Ein Theil des Giftes aber wird im Stoffwechsel verändert: wiederholt ist im menschlichen Harn eine reducirende Substanz nachgewiesen, die optisch aktiv, links drehend ist und nicht vergährt (wahrscheinlich

---

1) Filehne hat auf entgastes Blut normaler Thiere Nitrobenzol einwirken lassen, hat aber darnach beim Zulassen von Sauerstoff nichts Abnormes an dem Blute nachweisen können. — Ich habe die Ueberlegung experimentell verfolgt, ob nicht die Einwirkung des Nitrobenzols auf den Blutfarbstoff in dem Augenblick geschieht, wo das Hämoglobin in den Körpercapillaren seinen Sauerstoff abgegeben hat. Es wurde überlebendes Blut durch Stehenlassen (Spontanreduktion), sowie durch anhaltendes Durchleiten von reinem Wasserstoff vollständig reducirt und darnach Nitrobenzol mit dem Blute zusammengebracht. Dabei zeigt sich, dass solches Nitrobenzol-Blut sich nicht wieder arterialisiren lässt, sondern eine dunkle schmutzig-braunrothe Farbe annimmt, nicht so stark ausgeprägt, aber von demselben Aussehen wie das Blut eines mit Nitrobenzol vergifteten Thieres. (Weissenstein: Dissertation, Würzburg 1892.) Man kann daran denken, entweder, dass das Nitrobenzol selbst sich mit dem reducirten Hämoglobin verbindet, oder aber dass die chemischen Umsetzungen, die die Anknüpfung und Ablösung des Sauerstoffs am Hb-Molekul ausmachen, bei Gegenwart von Nitrobenzol eine tiefe Umwandlung des Hämoglobins bedingen. — Entscheidende Versuche hierüber fehlen noch. — Das tief dunkle Nitrobenzolblut behält seine Farbe beim Schütteln mit Luft: optisch ist es ausgezeichnet durch einen Absorptionsstreifen, der auf der Grenze zwischen Roth und Gelb gelegen und mit keinem anderen Absorptionsband identisch, also dem Nitrobenzol charakteristisch ist. —

Glykuronsäure, siehe unter Nitrotoluol!). Eiweiss ist nicht immer angegeben.

8. Eine schwere Theilerscheinung ist Druckgangrän an den verschiedensten Stellen: bei der schlechten Circulation und der abnormen Blutbeschaffenheit nicht auffällig. Am Kreuzbein, an den Fersen ist schon zu Beginn des 4. Tages der Decubitus gesehen. — Auch Pneumonien wurden constatirt (Hypostasen? oder Schluckpneumonien von dem Erbrechen im bewusstlosen Zustand?).

9. Der Verlauf der Intoxikation ist immer ein sehr verzögerter (durch 12 bis einige 20 Tage). Schon oft sind Intermissionen beobachtet der Art, dass nach deutlicher Besserung ein neuer Anfall und dann noch der schlimmste Ausgang erfolgte. Man muss in solchen Fällen an Resorption liegen gebliebener Mengen aus dem Darm denken und sollte darum allemal durch eine ausreichende Gabe eines Laxans das ganze Darmrohr reinigen.

10. Das Sektionsergebniss ist nicht charakteristisch. Der in allen inneren Organen vorhandene intensive Nitrobenzolgeruch ist das wichtigste Zeichen. Die Leichenstarre soll mehrere Tage anhalten. Sehr schnell bilden sich, am Lebenden, Hypostasen, von eigenartig blauschwarzer Farbe (Glutäen, Schulterblätter), die zusammen mit dem graublauen Aussehen der Haut und der Schleimhäute für die Diagnose verwerthet werden können. Das Blut ist dünnflüssig, hauptsächlich in den Venen angehäuft, es wird als theerschwarz, tiefdunkel beschrieben. Von der mikroskopischen Untersuchung wird besonders erwähnt, dass an der Form der rothen Blutkörperchen nichts auffallendes zu bemerken war. Dagegen wird übereinstimmend von verschiedenen Beobachtern auffällige Vermehrung von kernhaltigen Leukocyten angegeben. Näheres über Form und Färbbarkeit z. B. bei Posselt (Wien. med. Wochschr. 1897. Nr. 30 ff.). Das Blut ist nicht vollständig zu arterialisiren. Weiteres siehe oben sub 5. Im Magen und Darm ist Schwellung, Röthung, auch Ekchymosen der Schleimhaut vorhanden.

11. Der Nachweis ist zunächst aus dem Geruch zu führen. Nitrobenzol ist mit Wasserdämpfen flüchtig und verdichtet sich in der Vorlage zu ölig-gelblichen Tropfen; man säuert, um Anilin festzuhalten, an und destillirt. Das Nitrobenzol wird erst gegen Ende zu erwarten sein. In Alkohol gelöst lässt sich Nitrobenzol mit Zinkstaub und verdünnter Schwefelsäure leicht zu Anilin reduciren (10 bis 15 Minuten). Man alkalisirt dann mit fixem Alkali und schüttelt das Anilin mit Aether aus. Die alkoholische Lösung des Nitrobenzols gibt mit Schwefelalkalien eine rothe Färbung.

12. Bei der Behandlung ist vor Allem an die Prophylaxe zu erinnern. In Fabrikräumen ist mit peinlichster Sorgfalt jede Verdunstung der schwer giftigen Substanz zu verhüten. — Für Parfümeriezwecke wird jetzt Nitrobenzol — ausser in der Seifenfabrikation — nicht mehr verwendet. Es soll nur gegen Giftschein abgegeben werden. — Bei geschehener Aufnahme wird zuerst für schleunigste Entleerung des Magens zu sorgen sein. Man führe immer die Magenspülung aus und zwar nach Stunden noch, da Nitrobenzol sehr lange im Magen liegen bleibt. Vor Allem verlasse man sich nicht auf den Brechakt, der immer den Magen sehr unvollständig entleert. — Nitrobenzol löst sich in Alkohol und fetten Oelen: man soll in der ersten

Zeit wenigstens darauf achten, um nicht die Resorption zu begünstigen. Ob Mittelsalze, die beim Anilin empfohlen sind, auch hier das zweckmässige Laxans sind, ist ohne praktische Erprobung nicht zu sagen. Vielleicht ist auch hier Ricinusöl das beste. — Sonst ist nur symptomatische Behandlung möglich. Warme Bäder, bei grosser Unruhe mit kalten Uebergiessungen, Erwärmung, Friktionen (?), Reizmittel bei Collaps. Ganz nahe liegt der Vorschlag, in verzweifelten Fällen nach einem depletorischen Aderlass die Transfusion gesunden Blutes zu machen. In einem schweren Falle hat Posselt (Citat siehe sub 10) unmittelbar nach der Venäsektion, die chocoladebraunes dickflüssiges Blut entleerte, eine hohe Eingiessung von 1 1/2 Liter einer starken (2 1/2 procent), alkalisirten Kochsalzlösung mit sehr gutem Erfolg ausgeführt, (Besserung der Athmung, des Pulses, der Cyanose, Schwinden der Krämpfe und der Bewusstlosigkeit). — Dieser Eingriff wird wohl immer mehr dem gefährlichen Transfundiren von Blut vorgezogen werden: nur hielte ich die 1 1/2 procentige Kochsalzlösung mit Zusatz von 1 pro mille doppelt kohlensauren Natrons für concentrirt genug.

Literatur:

Grandhomme: Vierteljschr. ger. Med. N. F. 32, pag. 286 f.
Jüdell: Habilitationsschrift, Erlangen 1876.
Filehne: A. e. P. Ph. 9, pag. 329.
Jaffé: Zeitschr. physiol. Chemie 2, pag. 47—64 (62).
von Mering: Centralblatt 1875. pag. 945.
Ehlich und Lindenthal: Zeitschr. klin. Medicin 30.

II. Dinitribenzol — $C_6H_4(NO_2)_2(1:3)$, technisch als Sprengmittel benützt, ist von Strassmann und Strecker an Thieren geprüft (Blätter für gerichtl. Medicin von Friedreich 1896 pag. 1). Braunfärbung des Blutes und Zerstörung der rothen Blutkörperchen, die bei Kaninchen weit ausgesprochener ist, als bei Hunden und Katzen, sind die allgemein auftretenden Veränderungen. Bei letzteren Thieren sind auch nervöse Störungen (chronische Vergiftung), spastische Lähmung gesehen, die von Degeneration der Seitenstränge herrühren soll. — Beim Menschen cyanotische Verfärbung.

III. Nitrophenole: Krystallinische Verbindungen. Ueber das Orthonitrophenol machen Baumann und Herter (H. S. Z. 1. pag. 252) die Angabe, dass sie einem Hunde innerlich 2 gr gegeben haben und erwähnen dabei nichts von Giftwirkung. Das Nitrophenol war nach Behandeln des Harns mit Salzsäure im Destillate nachweisbar. — Nach einer anderen Angabe (Citat?) sollen sie Herzgifte sein, die schon in Decigrammen tödten. —

IV. Die Nitrotoluole sind alle drei bekannt (1—2, 1—3, 1—4), auch physiologisch untersucht. (Jaffé: B. B. 7. 1874. pag. 1673 und H. S. Z. 2. pag. 47). Sie wirken im Allgemeinen nur mässig giftig, da sie vom Organismus zu Nitrobenzoesäuren umgewandelt werden.

Die Orthoverbindung, die schwerst oxydable, ist die giftigste. Sie macht bei Hunden centrale Erscheinungen, die aber bei geringer Gabe in einigen Stunden vorübergehen: bald tritt Gewöhnung ein. Sie wird im Organismus in Orthonitrobenzoesäure (nicht Hippursäure!) und in eine Uronitrotoluolsäure genannte Verbindung umgewandelt. Diese letztere Verbindung, ein Paarling aus Nitrobenzylalkohol und Glykuronsäure ($C_6H_4NO_2CH_2OH + C_6H_{10}O_7 - H_2O$) ist im Harn an Harnstoff gebunden, sie besitzt starke linksseitige Circumpolarisation und reducirt alkalische Kupfer- (auch Bi und Ag) Lösung; gährungsfähig ist sie nicht.

Das Meta- und Paranitrotoluol sind viel weniger giftig, nur Katarrhe der Verdauungswege wurden beobachtet. Ausgeschieden werden die entsprechende Benzoesäure und die Hippursäure und zwar deren Verbindung mit Harnstoff.

V. Pikrinsäure: Trinitrophenol $C_6H_2OH, (NO_2)_3$; $OH, NO_2NO_2NO_2 = 1.2.4.6$. eine hellgelbe krystallinische Masse. In 100 Wasser lösen sich bei 20° C. 1,2 bei 30° C. 1,5 Theile; in Alkohol und Aether leicht löslich. Den Salzen gibt man die Zusammensetzung $C_6H_2OKa(NO_2)_3$. Das Kaliumsalz ist schwer löslich: das Ammonsalz wird als Sprengmittel benützt. Durch reducirende Stoffe (auch theilweise im Thierkörper) wird die Pikrinsäure zu Pikraminsäure umgewandelt. $C_6H_2OHNH_2(NO_2)_2$. Pikrinsäure wird als Färbemittel (Wolle und Seide echt!), dann als Zusatz zu Zündmassen und Explosionsstoffen (Melinit) verwendet. Neuerdings ist sie äusserlich in der Therapeutik bei Verbrennungen empfohlen (halbprocentige Lösung, auch 5 proc. Salbe). Der innerliche Gebrauch als Wurmmittel und als Specificum bei Malaria ist jetzt wohl allgemein verlassen.

Die freie Säure schmeckt intensiv bitter (soll desshalb zum Fälschen des Bieres verwendet worden sein); sie ist aus den sauren Lösungen durch Alkohol und Aether ausziehbar.

Auf Wolle und Seide schlägt sie sich direkt aus der sauren Lösung nieder und kann so in dem mit Schwefelsäure angesäuerten Harn nachgewiesen werden. Dem Aether wird sie wieder durch verdünntes Alkali entzogen. Sie fällt energisch Eiweiss (und viele N-haltige Körper, ist als Fällungsmittel für Alkaloide gebraucht). Sie wird durch Zusatz von Cyankalium und Alkali intensiv roth gefärbt, (ebenso mit Schwefelkalium): Traubenzucker mit verdünnter Lauge erwärmt, gibt auf Zusatz von Pikrinsäure intensiv rothe Färbung. Fehling'sche Lösung wird durch Pikrinsäure grün gefärbt (ist keine charakteristische Reaktion). Bleiessig fällt sie. —

Die Pikrinsäure gehört nicht gerade zu den schwer giftigen, aber doch zu den allemal schädlich wirkenden Substanzen. Sie setzt örtlich nur geringe Reizungserscheinungen (bei Verbrennung schmerzlindernd!), die erst bei der gesättigten Lösung durch längere Zeit applicirt auffallend werden sollen. Dass sie durch die unversehrte Haut resorbirt werde, ist behauptet. Von verletzten Stellen, so von Brandwunden, wird sie aufgenommen. Nach Anwendung einer 5 procentigen Salbe wurde gelbe Haut, Rothfärbung des Harns und fleckiges Erythem beobachtet. (Schmidts Jahrb. 257. Refer. Hefftter.)

Innerlich sind früher 0,5 und mehr ohne besondere Folgen gegeben worden. In einem Selbstmordversuch soll 3,8 überstanden worden sein. Giftwirkungen werden von Mengen über 1,0 berichtet. Bei innerlicher Darreichung bestehen die Erscheinungen in Uebelkeit, Erbrechen, Durchfall. Dann kommt es zu allgemeiner Gelbfärbung aller Theile durch abgelagerte Pikrinsäure, an der Sclera beginnend und dann auch an der Haut sich zeigend. Weiterhin kann die Pikrinsäure Methämoglobin bildend wirken. Offenbar ist diese Aktion schwach und geht nur langsam weiter. Doch ist Methämoglobin bei Thieren im Pfortaderblut gesehen. Auch beim Menschen ist oft gar keine Störung an dem Harn constatirt, in anderen Fällen aber wird schon nach 0,5 Nierenschmerzen, Hämaturie auch Anurie berichtet. Wahrscheinlich ist die Pikrinsäure für die Nieren niemals ganz indifferent. Sie wird zum Theil als solche, zum Theil als Pikraminsäure ausgeschieden; nur die letztere Säure soll theilweise als gepaarte Schwefelsäure excernirt werden. Es kann sich also auch um direkte Säurewirkung in den Nieren handeln. Albuminurie soll selten, öfter aber Cylinder nachweisbar sein. — Bei Thieren sind schwere Krämpfe gesehen worden, deren Entstehen auf direkte Wirkung auf die nervösen Centra bezogen wird: das letale Ende soll durch Herzlähmung bedingt sein. —

Die Erscheinungen der schweren Intoxikation beim Menschen bestehen in Uebelkeit, Erbrechen, diarrhoischen Ausleerungen, starke Schweissausbrüche, bald kommt die gelbe Färbung der Sclera und dann der äusseren Haut. Leichtes Fieber. Der Harn ist sauer, roth. Fast immer bestehen Hauterscheinungen: scharlachähnliches Exanthem, Hautblutungen: charakteristisch soll das starke Jucken sein. Die Nierenstörungen sind schon erwähnt. Auch Sehstörungen (Netzhautblutungen?), die nach einigen Tagen vorübergingen, sind beobachtet. Krämpfe sind beim Menschen sehr selten. — Die Hautfärbung geht etwa im Laufe einer Woche zurück: ebenso verzögert soll die Ausscheidung der Pikrinsäure im Harn sein: in einem schweren Vergiftungsfall wurde noch am 17. Tage Pikrinsäure nachgewiesen.

Auch von einer mehr chronisch verlaufenden leichteren Vergiftungsform wird berichtet (Einathmen des Staubes. Verunreinigung der Gebrauchsgegenstände mit den beschmutzten Fingern). Allgemeine Abgeschlagenheit, Niessen, Schnupfen, Stomatitis, Hauterscheinungen sollen die Folgen sein. Die Haare werden durch den Staub dauernd gelb gefärbt; erst in Wochen soll die Färbung verschwinden.

Die bei der Melinit-Fabrikation in Frankreich gesehenen Krankheitszeichen werden wohl nur theilweise mit Recht der Pikrinsäure imputirt. Die schweren Lungenstörungen (katarrhalische Pneumonie) sind durch die Dämpfe der Salpetersäure verursacht (cf. pag. 282. VII).

Die Therapie wird in Magenspülung, Ausleerung des Darmes durch Ricinusöl, sonst in symptomatischen Maassregeln bestehen.

Die Pikrinsäure wird zum grössten Theil als solche mit dem Harn ausgeschieden. Aus den thierischen Organen, in denen sie überall abgelagert ist, kann man sie mit salzsäurehaltigem Alkohol ausziehen. — Die (echt) gefärbten Wollfaden geben an Ammoniak den Farbstoff wieder ab. — Siehe: Christel im Archiv Pharmacie 21 (1884) pag. 190 und Dragendorff, Ermittelung pag. 545 ff.

Erb: Dissertation. Würzburg 1865.
Rymsza: Dissertation, Dorpat 1889.
Adler: Wien. med. Wochschr. 1880 und
Chéron: Journ. de Therap. 1880 — beide referirt Pharmaceut. Jber. 1880. pag. 251.
Karplus: Zeitschr. kl. Medicin 22 (1893), pag. 210 günstig abgelaufener Fall nach etwa 6,0 Pikr.

VI. Binitrobenzoësäure: wirkt blutkörperchenlösend — macht Hämoglobinurie — Bauer: Zeitschrift Biologie 7 (1871) pag. 66. —